B. Kaussmann · U. Schiewer

Funktionelle Morphologie und Anatomie der Pflanzen

Funktionelle Morphologie und Anatomie der Pflanzen

Von

Professor (em.) Dr. sc. nat. Bernhard Kaussmann
und Professor Dr. sc. nat. Ulrich Schiewer

Sektion Biologie der Wilhelm-Pieck-Universität Rostock

Mit 349 Abbildungen und 26 Tabellen

SEMPER BONIS ARTIBUS

Gustav Fischer Verlag · Stuttgart · New York · 1989

CIP-Titelaufnahme der Deutschen Bibliothek

Kaussmann, Bernhard:
Funktionelle Morphologie und Anatomie der Pflanzen / von Bernhard Kaussmann u. Ulrich Schiewer. — Stuttgart ; New York : Fischer, 1989

ISBN 3-437-20412-2
NE: Schiewer, Ulrich:

Lizenzausgabe für Gustav Fischer Verlag, Stuttgart, New York

Printed in the German Democratic Republic
Gesamtherstellung: Druckerei „Thomas Müntzer“, Bad Langensalza

ISBN 3-437-20412-2

Vorwort

Mit diesem Buch wird der Versuch unternommen, Morphologie und Anatomie der Pflanzen in Verbindung mit ihren Funktionen darzustellen. Ausgangspunkt sind die anatomisch-morphologischen Grundlagen, in die aus der Vielfalt der physiologischen Abläufe weitgehend zu verallgemeinernde funktionelle Aufgaben einbezogen wurden. Durch die enge Verknüpfung mit den Erkenntnissen der Physiologie wird es möglich, die funktionelle Aufgabe eines Gewebes bzw. eines Organs insgesamt zu überblicken. So werden beispielsweise im Kapitel „Sproßachse“ nicht nur die Entwicklung der Sproßachse und der primäre Sproßbau behandelt, sondern beide Abschnitte sind mit den Wachstums- und Differenzierungsregulationen im Sproß und den physikalisch-chemischen Grundlagen des Konstruktionsprinzips eng verbunden. Die Darstellung des Leitgewebesystems berücksichtigt auch den Assimilate-, Wasser- und Mineralstofftransport, diejenige des Holzkörpers die hydraulische Architektur von Holzgewächsen und den Quertransport.

In erster Linie wurden Kultur- und Nutzpflanzen berücksichtigt. Die physiologischen Teilabschnitte erarbeitete U. Schiewer, die morphologischen, anatomischen, ontogenetischen und phylogenetischen B. Kaussmann.

Für wertvolle fachliche Hinweise sind wir Herrn Professor Dr. W. Braune, Jena, dankbar, der sich der Mühe unterzog, das Manuskript durchzusehen. Die Nomenklatur der Pflanzennamen wurde mit A. Engler „Syllabus der Pflanzenfamilien“, R. Zander „Handwörterbuch der Pflanzennamen“ und W. Rothmaler (Herausgeber: R. Schubert, K. Werner, H. Meusel) „Exkursionsflora“ abgestimmt.

Das Lehrbuch soll der Grundlagenausbildung von Biologen, Biologiepädagogen, Landwirten, Agrarpädagogen, Phytopathologen, Forstwirten und Gärtnern dienen, wobei die ausführlicher dargestellten Kapitel der Anatomie und Morphologie als weitere fachliche Orientierung gedacht sind.

Ein Teil der Abbildungen wurde nach Originalunterlagen durch die Zeichnerin Frau F. Fischer ausgeführt. Das Sachregister erstellte die technische Assistentin Frau A. Murr, die uns auch beim Lesen der Korrekturen unterstützte. Beiden Kolleginnen danken wir für die geleistete Arbeit.

Unser besonderer Dank gilt den Mitarbeitern des VEB Gustav Fischer Verlag, die uns in allen Phasen der Entstehung dieses Buches sachkundig berieten.

Bernhard Kaussmann
Ulrich Schiewer

Inhaltsverzeichnis

1. Die Formenmannigfaltigkeit im Pflanzenreich

1.1. Probionten, Einzeller, Zellkolonie

Die ältesten Lebensspuren auf der Erde werden auf mehr als 3 Milliarden Jahre geschätzt. Diese ersten Lebewesen, die höchstwahrscheinlich einen bakterienähnlichen Bau hatten (Prokaryoten), zeigten eine **primäre Heterotrophie.** Sie deckten ihren Stoff- und Energiebedarf aus angereicherten organischen Verbindungen. Diesen Urformen sind sog. „Probionten" vorangegangen, die auf einer niederen molekularen Organisationsstufe standen. Sicherlich gab es eine größere Anzahl verschiedener Organisationstypen, die miteinander im Wettbewerb standen. Ein Typus wurde schließlich der Ahne des rezenten Organismenreiches.

Der Reproduktionsapparat dieser ersten heterotrophen Urorganismen war im Vergleich zu den heutigen Organismen einfacher gebaut. Eine Unterscheidung zwischen Replikation und Transkription mit den dazugehörigen DNA und mRNA gab es wahrscheinlich nicht. Denkbar ist, daß eine einzige Nucleinsäure, ähnlich den einsträngigen RNA-Viren, sowohl als Genom wirkte als auch mit der Funktion eines „messengers" betraut war. Die Replikation kann eine Einzelstrangverdoppelung gewesen sein, deren Stränge thermisch voneinander getrennt wurden.

Eine Verknappung der organisch-chemischen Energiequellen in der „Uratmosphäre" führte dann bei frühen Prokaryoten zu einem allmählichen Übergang zur Autotrophie. Es kann angenommen werden, daß damals mehrere Formen der anoxybiontischen Chemosynthese und ursprüngliche Formen der Photosynthese entstanden sind. Den Cyanobakterien ähnliche Urorganismen waren schließlich in der Lage, die typische Photosynthese (Wasserspaltung und Sauerstoffreduktion) durchzuführen.

Von den heute lebenden Einzellern sind die Prokaryoten (Bakterien, Cyanobakterien) die einfachsten. Ihre Zellen **(Protocyten)** besitzen zwar wie die **Eucyten** der anderen Pflanzensippen ein Grundplasma mit Ribosomen (70-S-R) sowie eine Plasmamembran, jedoch nur ein membranloses **Kernäquivalent** aus Nucleoproteiden. Desoxyribonucleinsäure (DNA) ist bei den Bakterien auch in sog. Plasmiden vorhanden. Plasmamembraneinstülpungen übernehmen wahrscheinlich die funktionellen Aufgaben der Mitochondrien bzw. Plastiden. Urformen der Eukaryoten, deren Eucyte Grundplasma, Zellkern, Plastiden, Mitochondrien, ein Endoplasmatisches Retikulum und andere Organellen besitzt, sind die gemeinsame Basis für die Evolution der rezenten Pflanzen und Tiere.

Viele niedere Organismen sind zeitlebens einzellig, wie z. B. Bakterien und Kieselalgen. Auch bei den übrigen Algen und Pilzen gibt es neben vielzelligen Individuen einzellige Organisationsformen (z. B. monadoide, rhizopodiale, kokkale Formen).

Bei den Thallophyten findet man neben gewebeartigen Zellverbänden mit einem einfachen Bau lose Zellanhäufungen (Coenobien, Aggregationsverbände, Zellkolonien), die durch Übergänge mit den Geweben verbunden sind. Eine strenge Scheidung zwischen Coenobien, Aggregationsverbänden (rein mechanische Zellverbindungen ohne eine ernährungsphysiologische Gemeinschaft) und Zellkolonien, bei denen bereits eine Arbeitsteilung vorhanden ist, kann schwer vorgenommen werden.

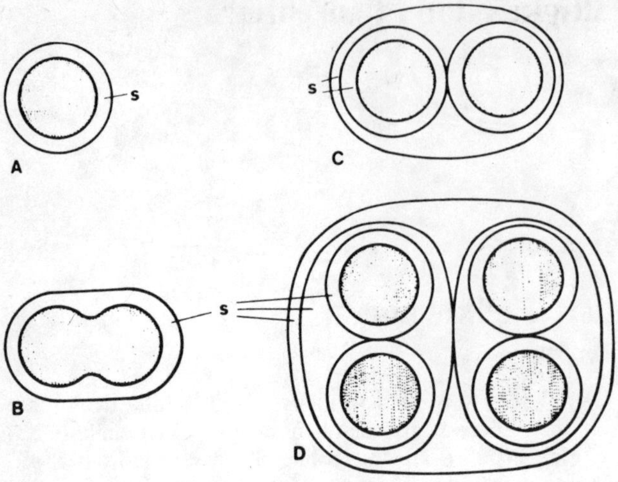

Abb. 1. *Gloeocapsa*. Bildung eines Coenobiums. Cyanobakterienzelle (A) spaltet sich (B). Die Tochterzellen bleiben zu zweien (C) oder vieren (D) vereinigt. *s* verquollene Gallerthüllen. Aus STRASBURGER 1983.

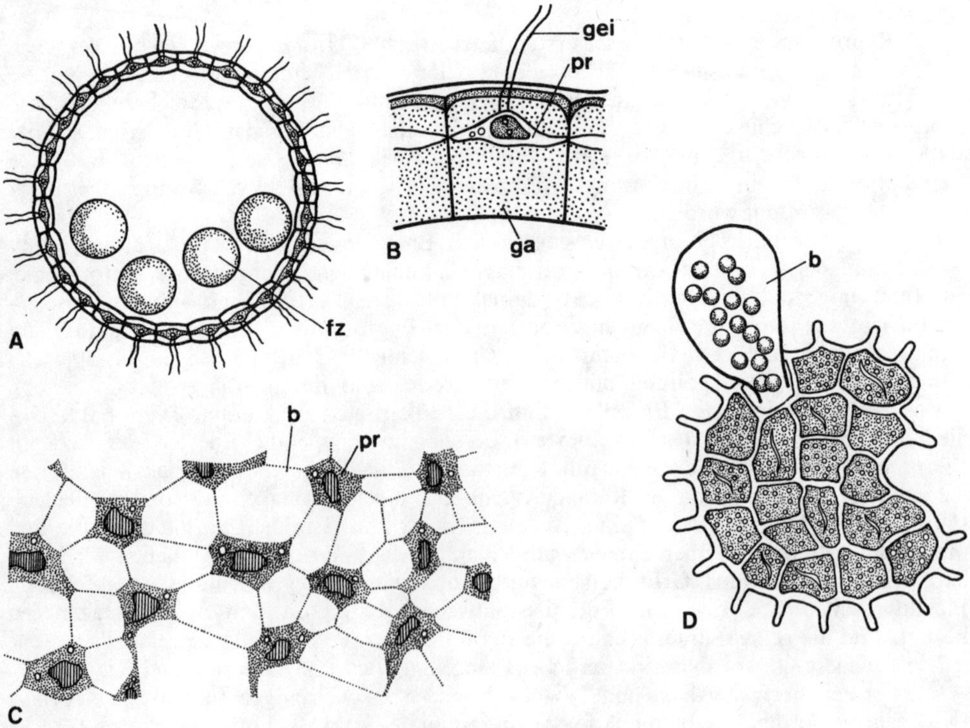

Abb. 2. A—C: *Volvox*. A: Schema einer Zellkolonie, die Lage der Zellen an der Oberfläche zeigend. Oberer Teil vegetativ, unterer generativ. B: Querschnitt durch den Rand. C: Oberflächenansicht der Kolonie. *pr* Protoplast mit Chloroplast und Augenfleck, *gei* Geißel, *ga* Gallerte, *fz* Fortpflanzungszelle bzw. Tochterkolonie, *b* Plasmabrücke. D: *Pediastrum*. Tafelförmiges Zellaggregat. Die Zoosporen werden von einer Gallerthülle (*b*) umgeben und treten gemeinsam aus der Mutterzelle aus. B nach A. MEYER aus OLTMANNS 1922/23, C nach GEITLER 1934, verändert.

Coenobien gibt es u. a. bei den Cyanobakterien, wie z. B. bei *Gloeocapsa* (Abb. 1). Die rundlichen, blaugrünen Zellen sind von Gallerthüllen (*s*) umgeben. Tritt eine Zellteilung ein, so bleiben die Tochterzellen zu zweien oder zu vieren zusammen. Da die Gallerthüllen der jeweiligen Mutterzellen erhalten bleiben, wird das Coenobium von mehreren Gallerthüllen umgeben.

Aggregationsverbände, die bei manchen Grünalgen (Chlorophyceen) zu finden sind, entstehen durch eine postgenitale Zusammenlagerung von getrennten Einzelzellen. So bilden z. B. die *Pediastrum*-Arten (Abb. 2D) einschichtige, tafelförmige Zellplatten, deren Zellen dicht aneinanderschließen. Die randlichen Zellen sind von den mittleren verschieden, da sie eine Wandskulptur besitzen. Die Gleichwertigkeit der Zellen zeigt sich darin, daß sie alle zur Erzeugung von Zoosporen befähigt sind.

Am differenziertesten sind die **Zellkolonien** der Gattung *Volvox* (Abb. 2A—C). Die einzelnen Zellelemente geraten in ein größeres Abhängigkeitsverhältnis voneinander, so daß bereits der Charakter eines vielzelligen Lebewesens erreicht wird. Sämtliche Zellen der *Volvox*-Kolonien liegen an der Oberfläche einer Kugel, deren Innenraum mit einer Gallerte ausgefüllt ist. Zweigeißelige Protoplasten mit einem Chloroplasten und Augenfleck sind durch Plasmafortsätze miteinander verbunden. Die Oberflächenansicht ähnelt dem Filarplasmodium des Goldnetzes (*Chrysarachnion*; Chrysophyceae). Diese Zellkolonie zeigt eine Arbeitsteilung, da man zwischen einem vegetativen (2A oberer Teil) und einem generativen Abschnitt (2A unterer Teil) unterscheiden kann. Während der obere Teil der Ernährung und Fortbewegung dient, sind im generativen Teil die Fortpflanzungszellen bzw. die Tochterkolonien lokalisiert.

1.2. Fadenthalli, polare Differenzierung, Teilungsmodi

Bei einer gleichartigen Orientierung der Teilungsspindeln kann es bereits bei Coenobien zur Bildung eindimensionaler Zellfäden kommen (*Anabaena*-, *Plectonema*-Arten). Die echten Fadenthalli unterscheiden sich von diesen primitiven Formen dadurch, daß die einzelnen linear angeordneten Zellen fest miteinander verbunden sind. Sie besitzen gemeinsame Zellwände. Die Zellen sind durch Tüpfel miteinander verbunden. Eine Gleichwertigkeit der Zellen kommt durch den Teilungsmodus zum Ausdruck, da sich alle Zellen gleichmäßig teilen (Abb. 3A).

Einzeller können schon eine deutliche Polarisierung zeigen (z. B. *Euglena*-Arten). Die Zoosporen der Grün- und Braunalgen sowie der Pilze lassen ebenfalls eine **polare Differenzierung** erkennen. Die Schwärmsporen setzen sich mit dem apikalen Ende

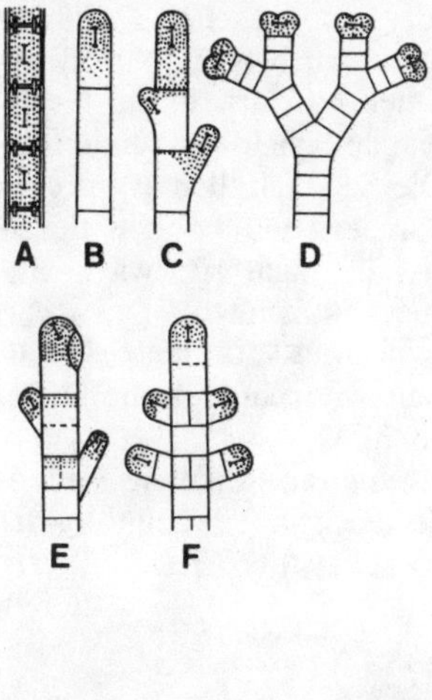

Abb. 3. Wachstums- und Verzweigungstypen der Algenthalli. A: Fadenthallus mit gleichmäßig teilenden Zellen. B: Scheitelzellwachstum. C: Scheitelzellwachstum mit apikal-polarer Verzweigung. D: Dichotome Verzweigung durch äquale Längsteilung der Scheitelzelle. E: Subapikale seitliche Verzweigung der Scheitelzelle. F: Seitliche Verzweigung der Fadenthalli. Die Begrenzungsstriche geben die jeweilige Lage der Kernspindel an. Aus Strasburger 1983, verändert.

fest. Durch Zellteilungen wird ein fadenförmiger Thallus entwickelt. Das Haftorgan heißt **Rhizoid.** Bei vielen Thallophyten und den Moosen ist diese Polarität noch ausgeprägter, so daß sich die Teilungsaktivität auf die Spitzenregion beschränkt. Häufig befindet sich an den Spitzen der Thalli bzw. an den Stämmchenenden nur eine einzige **Initiale**, die sich im Gegensatz zu ihren Nachbarzellen durch besondere Größe und Färbbarkeit auszeichnen kann. Sie wird als **Scheitelzelle** (Scheitelzellwachstum) bezeichnet (Abb. 3B—F, Abb. 4, 10, 11) und teilt sich meist inäqual, d. h. daß bei einer Querteilung zwei ungleiche Tochterzellen entstehen. Während die apikal abgegebene neue Scheitelzelle sich unbegrenzt weiterteilen kann, ist die Zellteilungsrate der basalen Tochterzelle stark eingeschränkt.

Gibt diese apikale Initiale nur in eine Richtung Zellmaterial ab (Abb. 4, 10, z. B. Algen), dann spricht man von einer **einschneidigen Scheitelzelle.** Neben den einschneidigen Scheitelzellen sind **zweischneidige** und **dreischneidige** verbreitet, die nach zwei (z. B. „Moosblätter") bzw. drei Richtungen (Moosstämmchen, Abb. 11; Farnsproßspitzen, Abb. 53A) Segmente abgliedern.

Bei einer Verzweigung wird der Teilungsmodus geändert. Im einfachsten Fall (Abb. 3D, Abb. 10) folgt auf eine Anzahl inäqualer Querteilungen in gewissen Zeitabständen eine äquale Längsteilung, die zwei gleichwertige Scheitelzellen liefert. Der Thallus wächst nun mit zwei Scheitelzellen, so daß es zu einer **Gabelung** oder **dichotomen Verzweigung** kommt. Häufig erfolgt die Achsendrehung der Kernspindel nicht in der Scheitelzelle, sondern weiter rückwärts in den abgegliederten Segmenten. Bei einer apikal-polaren Verzweigung (Abb. 3C) beschränkt sich die Verzweigung auf die Spitzenregion. Die nach rückwärts abgegebenen Segmente können durch Querteilungen auch eine apikale Knotenzelle und eine basale Internodienzelle bilden (Abb. 3E—F, Abb. 5). Nach einer Teilungspause setzt dann, von den Knotenzellen ausgehend, eine subapikale-seitliche (Abb. 3E) bzw. eine seitliche Verzweigung (Abb. 3F) der Fadenthalli ein. Dadurch entsteht ein charakteristisches Verzweigungsmuster.

1.3. Wichtigste Typen der Thallophyten

Im Gegensatz zu den **Kormophyten**, deren Vegetationskörper (Abb. 12) in Sproßachse, Blatt und Wurzel gegliedert ist, besitzt der Vegetationskörper **(Thallus)** der **Thallophyten** keine derartige Gliederung. Durch eine Aufgliederung des Thallus kann es jedoch zu Gestaltähnlichkeiten (Konvergenzen) kommen. Man unterscheidet je nach der Gestalt zwischen blattartig abgeflachten Thallusästen **(Phylloide)**, achsenartigen Gliedern **(Cauloide)** und wurzelartigen Thallusästen **(Rhizoide).**

Viele Algen und Pilze bilden einen Fadenthallus, der entweder aus einfachen Zellfäden oder, was häufiger der Fall ist, aus reich verzweigten Fadensystemen besteht. Am übersichtlichsten sind die Verhältnisse bei den apikal-polar verzweigten Fadenthalli der Grünalgen, wie z. B. bei *Cladophora glomerata* (Abb. 4). Es handelt sich um eine festsitzende Alge, die schon ein Scheitelzellwachstum andeutet. Die Scheitelzellen (*s*), die an den Enden der Thallusäste sitzen, bewahren ihre Teilungsfähigkeit und können durch inäquale Zellteilungen neue Scheitelzellen (s_1) und **Segmente**, die nach rückwärts abgegeben werden, abgliedern. Alle Segmente können jedoch erneut aufspalten.

Bei den Armleuchteralgen (Characeen, Abb. 5) wird der quirlförmig verzweigte, fadenartige Thallus in Knoten und lange Internodien gegliedert. Diese morphologische Differenzierung geht auf die Polarität der Segmente zurück (vgl. Abb. 3F).

Größere Thalli können durch Verflechtung oder Verwachsung aus dichten Fadensystemen entstehen, so daß gewebeähnliche **Flechtgewebe (Plectenchyme)** herausgebildet werden, wie z. B. bei den Rotalgen (Rhodophyceen) und bei den Fruchtkörpern höherer

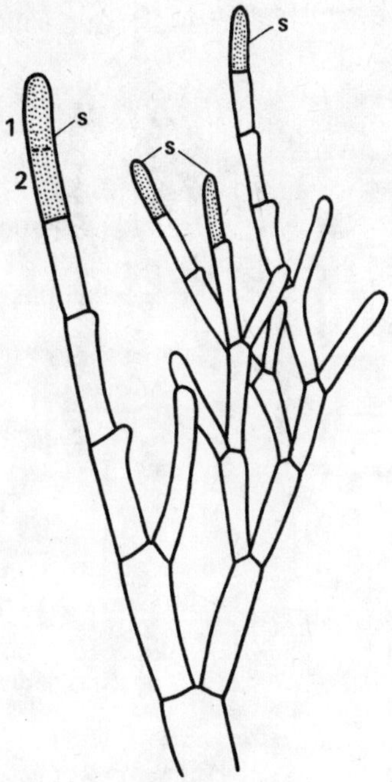

Abb. 4. *Cladophora glomerata.* Fadenthallus, dessen verzweigte Zellfäden sich durch einschneidige Scheitelzellen erneuern (*s*). Die Scheitelzellen geben nach rückwärts Segmente (2) ab.

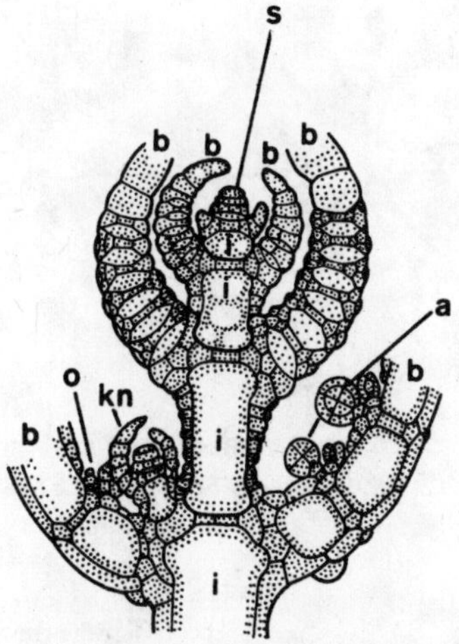

Abb. 5. *Chara.* Längsschnitt durch die Thallusspitze mit der Scheitelzelle *s*, *i* Internodialzellen, *b* aus den jeweiligen Knotenzellen ausgewachsene Seitentriebe, *kn* Seitenknospen, *a* Antheridien-, *o* Oogonienanlage. Nach SACHS, verändert.

Pilze. Die Verbindung der Fäden kann durch Verquellung der Zellwände in einer wasserunlöslichen Gallerte erfolgen, die das gesamte Fadensystem einhüllt.

Beim Aufbau des Rotalgenthallus lassen sich zwei Organisationstypen unterscheiden, der **Springbrunnen-** und der **Zentralfadentypus.** Beim Springbrunnentyp (Abb. 6A) wird der zweidimensionale oder räumliche Thallus durch längsverlaufende, parallele Fäden aufgebaut, die sich an den Enden dichotom verzweigen. Es ergibt sich das Bild einer „Fontäne". Der Thallus des Zentralfadentyps (Abb. 6B) wird von einem gegliederten, zentralen Achsenfaden durchlaufen, der eine subapikale Verzweigung erkennen läßt. Die reich verzweigten Seitenäste, deren Enden besonders dicht zusammenschließen, bilden eine rindenähnliche, lückenlose Schicht. Außen ist der Thallus von einer Gallerte umgeben, die auch alle Lücken zwischen den Fäden ausfüllt.

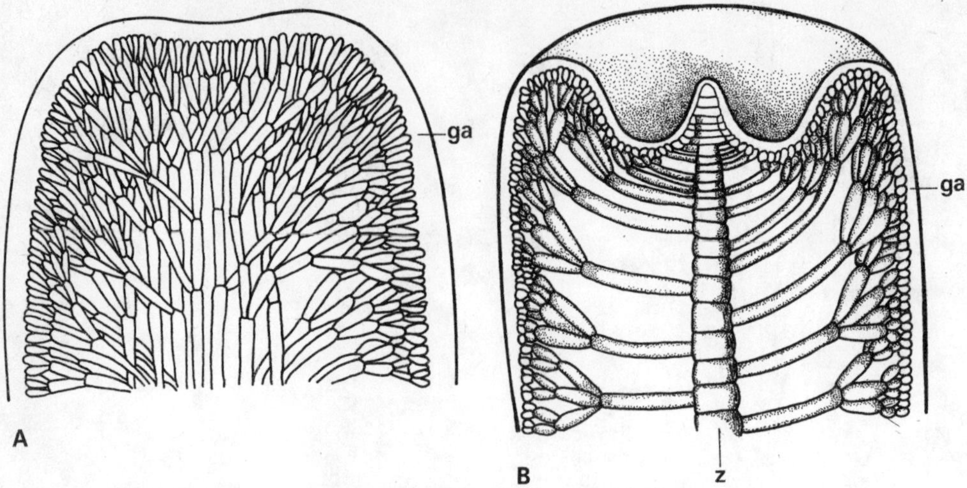

Abb. 6. Thallusbau. A: *Furcellaria fastigiata.* Der axiale Längsschnitt zeigt den Springbrunnentypus, da der Verlauf der einzelnen, verzweigten Fäden das Bild einer Fontäne ergibt. B: *Chondria tenuissima.* Zentralfadentypus. *z* zentraler Faden, *ga* Gallerte. A nach OLTMANNS 1922/23, B nach FALKENBERG aus OLTMANNS 1922.

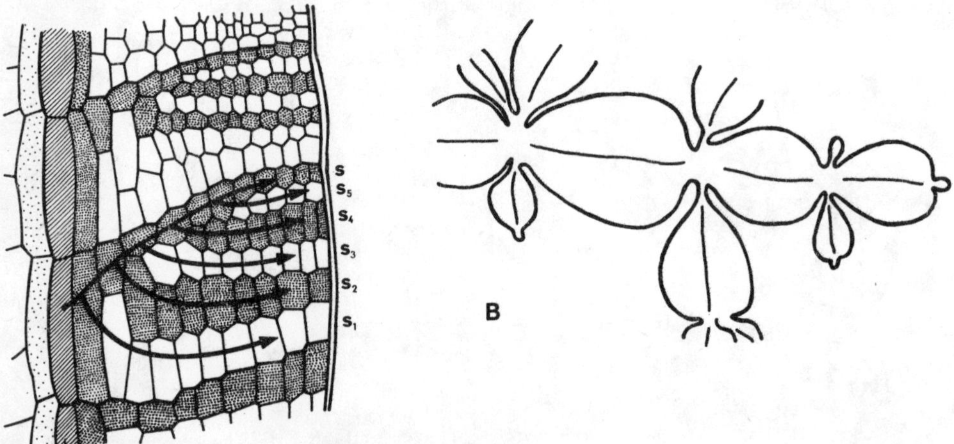

Abb. 7. *Caloglossa leprieurii.* Der Thallus der Rotalge ist abgeflacht. A: Die vom Zentralfaden (*z*) ausgehenden Seitenzweige (*s*) liegen alle in einer Ebene und sind von vornherein mit ihren Auszweigungen (s_1–s_5) verwachsen. Die entwicklungsgeschichtlich zusammengehörigen Zellen sind durch Pfeile bzw. Punktierungen markiert. B: Habitus der Pflanze. Nach FALKENBERG aus OLIMANNS 1922, verändert.

Zu erwähnen sind die zweidimensionalen, blattartig abgeflachten Thalli einiger Rotalgen (Delesseriaceen). Bei *Caloglossa leprieurii* (Abb. 7) wird die flächige Gestalt des Thallus durch die zweizeilige Anordnung aller Seitenäste bedingt, die nicht durch eine Gallerte verbunden werden, sondern während ihrer Entwicklung kongenital miteinander verwachsen. Von einem zentralen Achsenfaden gehen nach rechts und links Seitenzweige (*s*) ab, die wiederum in der gleichen Ebene Auszweigungen höherer Ordnung bilden. Zwischen den Zellen der einzelnen Äste bestehen Tüpfelverbindungen. Damit ist die entwicklungsgeschichtliche Zusammengehörigkeit der Zellen angezeigt.

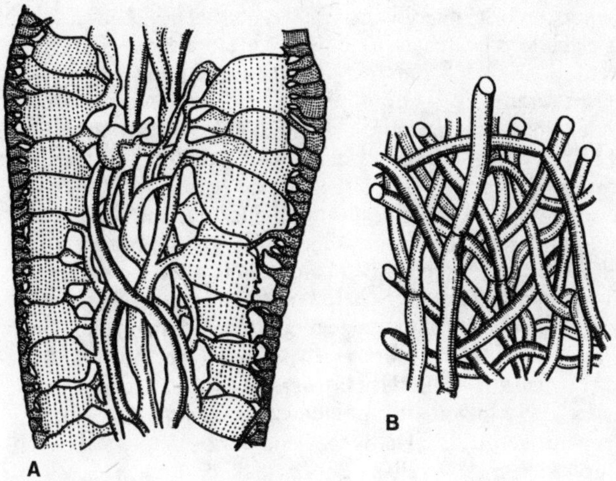

Abb. 8. A: Thallusbau der Schlauchalge *Halimeda discoidea*. Der Längsschnitt zeigt den Springbrunnentypus der Rotalgen. B: Längsschnitt durch den Stiel des Steinpilzes (*Boletus edulis*), der aus einem Plectenchym besteht. A nach HOWE, verändert; B nach SCHENCK, verändert, aus KAUSSMANN 1955.

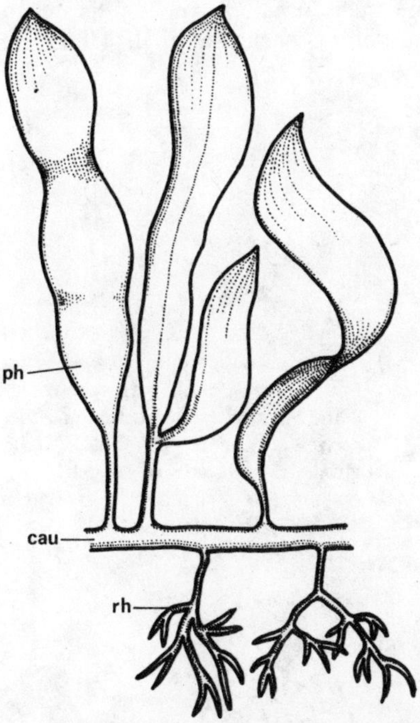

Abb. 9. *Caulerpa prolifera*. Habitus. *ph* Phylloid, *cau* Cauloid, *rh* Rhizoid.

Bei manchen Schlauchalgen (Siphoneen) ist das Flechtgewebe des Thallus ebenfalls nach dem Springbrunnentyp der Rotalgen organisiert (Abb. 8A). Die Achsenfäden laufen annähernd parallel und sind untereinander verflochten. Ihre Aussackungen (coenocytische Organisation) sind rindenartig angeordnet.

Die reich verzweigten Thallusäste (Hyphen) der höheren Pilze können bei der Ausbildung der Fruchtkörper zu Plectenchymen verkleben (Abb. 8B). Durch postgenitale Verwachsung dieser Plectenchyme entstehen **Pseudoparenchyme.**

Bei der Grünalge *Caulerpa prolifera* (Abb. 9) gliedert sich der vielkernige Protoplasmaschlauch in aufrecht angeordnete Phylloide, die an einem horizontal kriechenden Cauloid sitzen, das auf der Unterseite büschelige Rhizoide trägt. Andere *Caulerpa*-Arten sind ähnlich gebaut.

Bei den höherentwickelten Braunalgen (Phaeophyceen) werden echte Gewebethalli herausgebildet, die ein deutliches Scheitelzellwachstum zeigen. Im einfachsten Fall bildet sich ein mehrreihiger, runder Zellfaden. Die Segmente der einschneidigen Scheitelzelle teilen sich durch Längs- und Querwände zu Zellkomplexen. Bei einem abgeflachten Thallus nimmt die einschneidige Scheitelzelle eine uhrglasähnliche Form an (Abb. 10B). Die sich teilenden Segmente (1, 2) bilden eine innere großzellige, einschichtige Lage, die von einer kleinzelligen Rindenschicht umgeben wird (z. B. *Dictyota dichotoma*). Der Thallus (A) ist dichotom verzweigt, da fallweise die Scheitelzelle äqual aufgliedert (B). Beide Tochterzellen nehmen die alte Gestalt an (C) und geben erneut Segmente ab. Andere Phaeophyceen können mit **mehrschneidigen** Scheitelzellen wachsen (z. B. *Fucus*-Arten) bzw. sie bilden eine aus mehreren kurzen Initialzellen zusammengesetzte **Scheitelkante** aus (z. B. *Dictyopteris*-Arten). Die höherentwickelten Braunalgen besitzen einen gegliederten Thallus, da an einem stengelartigen Cauloid der Assimilation dienende blattartige Phylloide sitzen. Auf der Unterseite des Cauloids befinden sich Rhizoide, die als Haftorgane dienen. Die Gewebe dieser Thalli sind wenig differenziert. Bei einigen Braunalgen (z. B. *Nereocystis*-, *Macrocystis*- und *Laminaria*-Arten) liegen im zentralen Thallusgewebe verzweigte „Siebzellen" mit durchlöcherten Siebplatten, durch deren Poren Plasmafäden ziehen.

Auch die Thalli der Moose (Bryophyten), die aus mehreren Zellschichten bestehen, wachsen mit Scheitelzellen. Bandartige Thalli wie die der Lebermoose (z. B. *Metzgeria*,

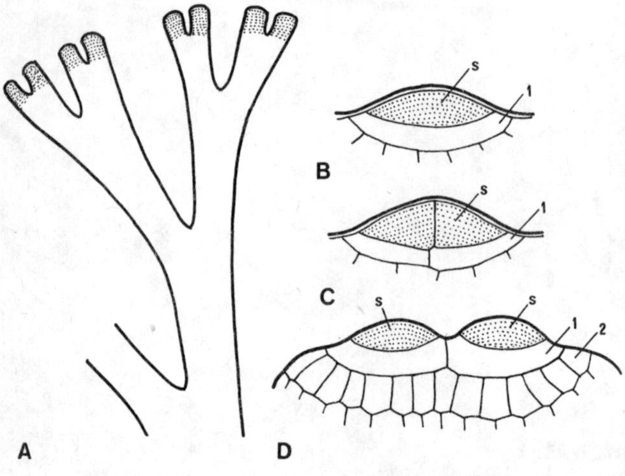

Abb. 10. *Dictyota dichotoma* (Phaeophyceae). A: Thallusstück, das sich wiederholt dichotom verzweigt hat. Die Spitzen (punktiert) wachsen mit einschneidig segmentierenden Scheitelzellen (*s* in B—D). C—D: Gabelung durch äquale Teilung. 1, 2 Segmente, die sich erneut aufgliedern. B—D nach Oltmanns 1922/23, verändert.

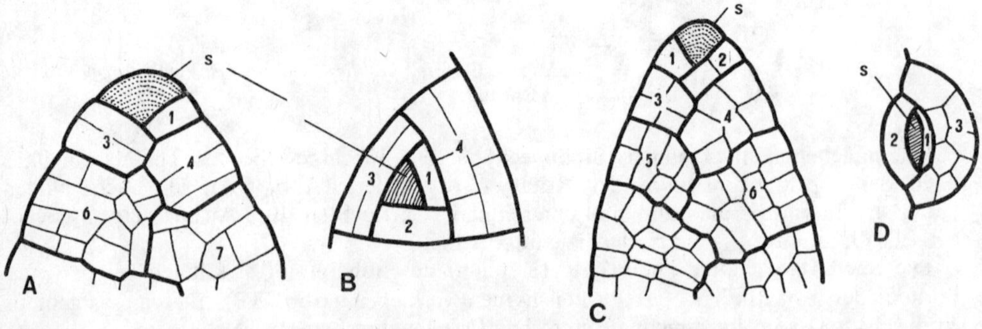

Abb. 11. A—B: Dreischneidige Scheitelzelle (*s*) eines Moosstämmchens. A im Längsschnitt. B in der Aufsicht. C—D: *Rhytidiadelphus triquetrus*. Spitze eines jungen Blattes in Flächenansicht (C) und zweischneidige Scheitelzelle (*s*) von oben (D). Die genetisch zusammengehörenden Zellgruppen (Segmente) sind stark umrissen und numeriert. A—B nach Troll 1934, C nach Pottier aus Troll 1954.

Aneura, Pellia) oder die Blätter der Laubmoose bilden eine keilförmige, zweischneidige Scheitelzelle (Abb. 11C, D) mit zwei flachen Seitenwänden und einer gewölbten Außenfläche. Die nach rechts und links abgegebenen Segmente (1—6) gliedern erneut auf. Eine gabelige Verzweigung der Lebermoosthalli ist nicht auf äquale Teilungen der jeweiligen Scheitelzellen zurückzuführen, sondern sie geht von neuen Scheitelzellen aus, die sich in den abgegliederten Segmenten entwickeln. Die Stämmchen vieler Laubmoose und einige aufrecht wachsende Lebermoose wachsen mit dreischneidigen Scheitelzellen (Abb. 11A, B). Die abgegliederten Segmente liegen in drei verschiedenen Richtungen (B). An Längsschnitten (A) erkennt man daher jeweils zwei benachbarte Segmente (1 und 3,4 und 6, . . .).

Die Moosthalli befestigen sich an der Unterlage mit haarförmigen Rhizoiden. Bei den Lebermoosen sind sie einfach, bei den Laubmoosen verschieden stark verzweigt. In den Gewebethalli mancher Moossippen sind bereits primitive Leitstränge herausdifferenziert worden. Am vollkommensten sind diese in den Stämmchen der Polytrichaceen entwickelt, da sich der Strang aus dünnwandigen, prosenchymatischen Wasserleitungselementen, aus dickwandigen Zellelementen, die der Festigung dienen, und aus Zellen, die eiweiß- und kohlenhydrathaltig sind, zusammensetzt.

1.4. Aufbau der Kormophyten

Im Gegensatz zu den Thallophyten ist der Vegetationskörper der **Kormophyten**, der als **Kormus** bezeichnet wird, in die drei Grundorgane **Sproßachse, Blatt** und **Wurzel** gegliedert (Abb. 12). Zu den Kormophyten gehören die Samenpflanzen (Spermatophyta) und die Farnpflanzen (Pteridophyta). Die Entwicklung eines Kormophyten beginnt mit der Zygote (6.2.9.), aus der sich durch eine Reihe von Teilungen ein bipolarer Spermatophyten- oder ein unipolarer Farnembryo herausdifferenziert. Der junge **Embryo** einer sich noch entwickelnden Samenanlage zeigt bei den Dikotyledonen ein „herzförmiges“ Stadium (Abb. 12B), da die Anlagen der beiden Keimblätter als seitlich hervorgewölbte Höcker erkennbar sind. In diesem Stadium ist das Gewebe noch wenig differenziert. Letzteres gilt auch für den jungen Embryo einer monokotylen Pflanze, die aber nur ein Keimblatt besitzt.

Im reifen Samen (3.1.) befindet sich der Embryo im ausgebildeten Zustand (Abb. 12C). Er besteht nur aus wenigen Organen. Die beiden **Kotyledonen** (Keimblätter) sitzen auf einem kurzen, achsenartigen Organ, das als **Hypokotyl** (Keimachse) bezeichnet wird. Zwischen den beiden Keimblättern befindet sich die **Plumula** (Sproßpol) und am unteren Ende der Keimachse die **Radikula** (Wurzelpol). Einen ähnlichen Bau zeigt der Keimling der Monokotyledonen (3.1.).

Während der weiteren Entwicklung gesellen sich neue Organe hinzu, da die Pflanze in jeder Vegetationsperiode neue Blätter, Triebe, Blüten, Früchte und Wurzeln produzieren kann. Die Organbildung hört erst auf, wenn die Pflanze abstirbt. Man spricht von einer **offenen Gestalt.**

Die weitere Organbildung geht vom Sproß- und Wurzelpol des Keimlings aus (Abb. 12D). Beide entwickeln sich zur **Sproß-** und **Wurzelspitze** (Sproß- und Wurzelvegetationspunkt), an deren Ende die **Spitzenmeristeme** (4.2.2.) liegen. Während der vegetativen Entwicklung nimmt die junge zweikeimblättrige Pflanze das Aussehen des Schemas in Abbildung 12A an. Aus dem Wurzelpol entwickelt sich eine **Primär-** oder **Hauptwurzel**, die sich verzweigt. Durch fortlaufende Verzweigungen der **Seitenwurzel** 1. Ordnung entsteht ein **Wurzelsystem**, das der Verankerung im Boden, der Nährsalz- und Wasseraufnahme dient. Gleichzeitig nimmt auch der Sproßpol seine Tätigkeit auf und bildet in Verlängerung der Keimachse einen **Primärsproß,** der **Laubblätter** und an der Spitze eine

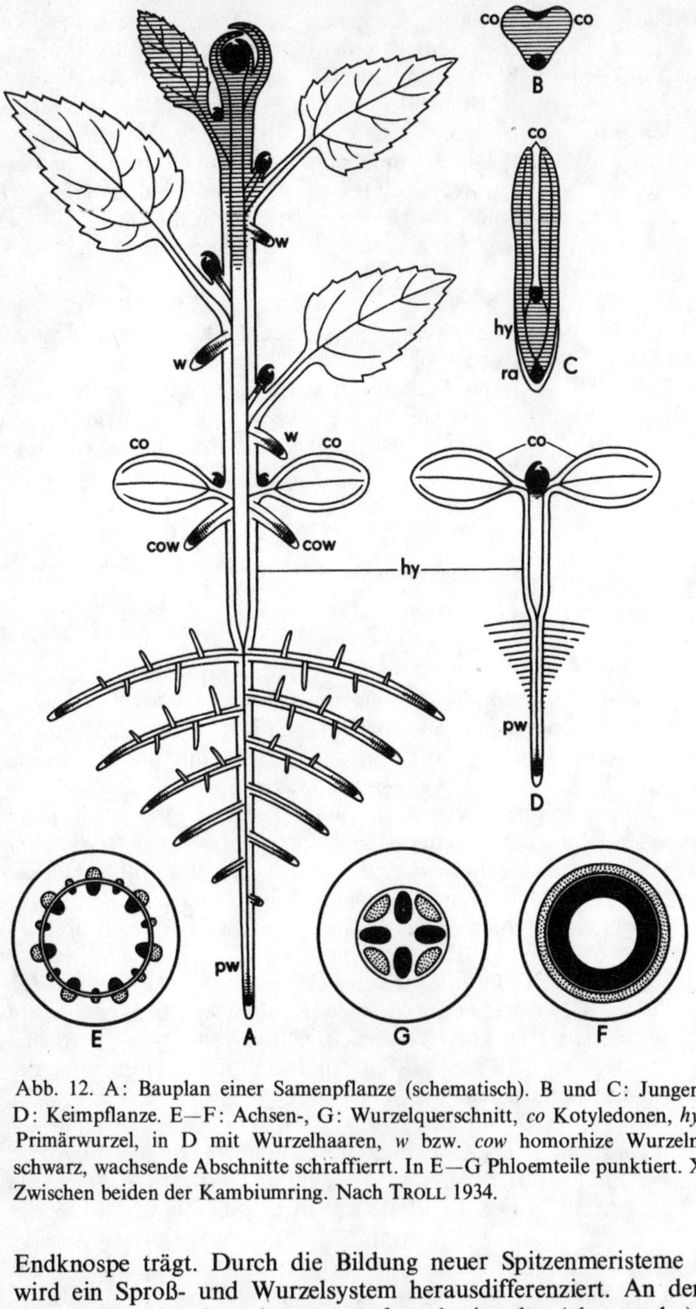

Abb. 12. A: Bauplan einer Samenpflanze (schematisch). B und C: Junger Embryo in der Entwicklung D: Keimpflanze. E—F: Achsen-, G: Wurzelquerschnitt, *co* Kotyledonen, *hy* Hypokotyl, *ra* Radikula, *pw* Primärwurzel, in D mit Wurzelhaaren, *w* bzw. *cow* homorhize Wurzeln. In A—D Spitzenmeristem schwarz, wachsende Abschnitte schraffierrt. In E—G Phloemteile punktiert. Xylemteile schwarz gezeichnet. Zwischen beiden der Kambiumring. Nach TROLL 1934.

Endknospe trägt. Durch die Bildung neuer Spitzenmeristeme (schwarzgetönte Partien) wird ein Sproß- und Wurzelsystem herausdifferenziert. An den Spitzenmeristemen des Sprosses werden in spitzenwärts fortschreitender (akropetaler) Weise Blätter angelegt, so daß die jüngsten Blattanlagen sich in der Nähe des Achsenscheitels befinden. Da sie auf der Unterseite rascher wachsen als auf der Oberseite, neigen sie sich schützend über die Sproßspitzen (Scheitelwendigkeit = Akrovergenz). Eine derartige von jungen Blättern umhüllte Achsenspitze wird als **Knospe** bezeichnet. Liegt diese am Ende des Primärsprosses, nennt man sie **Endknospe.** Bei manchen Kulturpflanzen sind diese Endknospen besonders groß, wie z. B. bei Kopfsalat, bei Weiß-, Rot- und Wirsingkohl. Knospen sind aber auch in den Blattachsen vorhanden (**Seiten-** oder **Achselknospen**). Die in den Achseln der Kotyledonen befindlichen Knospen bezeichnet man als **Kotyledonarknospen.** Manche Dikotyledonen bilden neben dem Hauptwurzelsystem Wurzelorgane aus, die seitlich aus dem Achsenkörper in der Nähe der Blattansätze entspringen (**sproßbürtige = homorhize Wurzeln**, 7.1.).

1.5. Entwicklungsprinzipien Thallophyten → Kormophyten

Die große Formenmannigfaltigkeit der pflanzlichen Lebewesen kann als das Ergebnis einer langen historischen Entwicklung angesehen werden. Die Frage, wie die drei Organe (Sproßachse, Blatt und Wurzel) der höheren Pflanzen sowie die verschiedenen Leitbündeltypen entstanden sind, ist bis heute nicht restlos geklärt. Es bestehen mehrere Theorien, die entweder mit phylogenetischen Betrachtungen unter Beachtung paläontologischer Tatsachen oder aus einem allgemeingültigen „Bauplan" der höheren Pflanzen heraus Zusammenhänge zu bringen versuchen. Die beiden wesentlichen Theorien sind die **Telomtheorie** und die **Typenlehre.**

Die Telomtheorie will die Sproßachse (Kaulom), das Blatt (Phyllom) und die Wurzel der höheren Pflanzen auf ein einziges morphologisches Grundorgan, das **Telom**, zurückführen und faßt die devonischen Psilophyten, speziell die Rhyniaceen, an denen das Telom in ursprünglicher Form vorkommen soll, als die „Urlandpflanzen" auf. Ein Telom ist die einnervige, radiäre Endausgliederung des gabelig verzweigten Vegetationskörpers bei *Rhynia* und kann vegetativ **(Phylloid)** oder fertil **(Sporangium)** sein. Dieses Telom hat während der Entwicklungsgeschichte im allgemeinen Aufbau, in der Organverkettung, der äußeren Organdifferenzierung und in der anatomischen Differenzierung durch die sog. „Elementarprozesse" eine Umwandlung zu den Organen der höheren Pflanzen erfahren.

Durch **Übergipfelung** ursprünglich gleichwertiger, gabelig verzweigter Telome soll eine Differenzierung in eine radiäre Sproßachse und spiralig gestellte Seitenorgane (u. a. Blätter) erfolgt ein. Die Blätter, die man in Flächen- (makrophyller Typ) und Nadelblätter

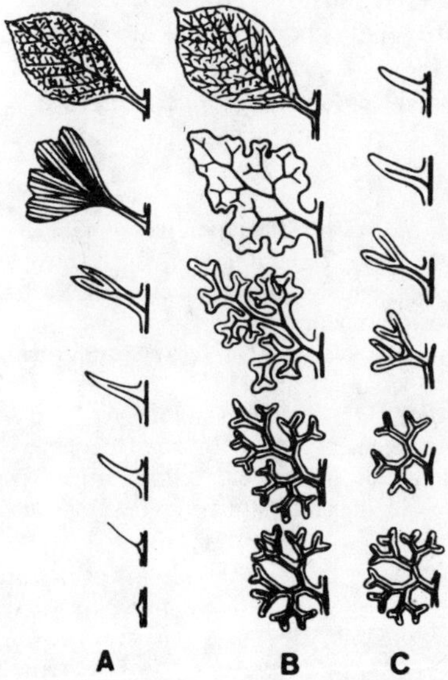

Abb. 13. Schematische Darstellung der Blattentwicklung nach der Emergenztheorie (A) und nach der Telomtheorie (B—C). Unten die jeweils angenommenen Urformen, in der Mitte Zwischenformen. Oben von links nach rechts: Buchen-, Magnolien- und Nadelblatt. Aus ZIMMERMANN 1965.

(mikrophyller Typ) unterteilen kann, sind nach der Telomtheorie aus übergipfelten letzten Auszweigungen eines Phylloidstandes oder aus einzelnen Phylloiden hervorgegangen. Das Flächenblatt (Abb. 13B) wurde durch die **Planation** (Einebnung), **Übergipfelung** und **Verwachsung** von Phylloidständen herausgebildet. Durch die Planation entstanden flächenartige, dorsiventrale Seitenorgane, die zunächst gabelig verzweigt waren. Die Übergipfelung führte zu unterschiedlich gebauten Fiederblättern, und durch die seitliche Verwachsung einzelner Segmente (13B oben) entwickelte sich das großflächige Laubblatt der Angiospermen.

Das Nadelblatt (= Lycoblatt) soll entweder durch die flächige Verbreiterung einzelner Phylloide oder durch **Reduktion** der seitlichen Abschnitte eines Gabelblattes entstanden sein (Abb. 13C).

Im Gegensatz zur Telomtheorie wird von der **Emergenztheorie** angenommen, daß an den blattlosen Trieben von *Rhynia* Emergenzen auftraten (Abb. 13A), die nervenlos waren. Später entstanden aus diesen Emergenzen Nadelblätter. Im Verlauf dieses Entwicklungsprozesses wurden Leitbündel an die Basis dieser Organe herangeführt (z. B. *Asteroxylon*), die schließlich die neuentstandenen Nadelblätter innervierten (z. B. Lepidophyten und Koniferen). Weiterhin läßt die Emergenztheorie die Möglichkeit offen, daß durch Leitbündelverzweigungen und Verbreiterung der Blattfläche auch Makrophylle zustande kommen können (Abb. 13A, obere drei Stadien).

Die phylogenetische Ableitung der Wurzel ist nicht geklärt, da sowohl den ältesten Kormophyten als auch thallösen Gewächsen echte Wurzeln fehlten. Die Telomtheorie postuliert, daß die Wurzeln aus kriechenden Sprossen abzuleiten sind. Es fanden die gleichen Elementarprozesse wie bei der Bildung der Sproßachse statt.

Die vergleichende Morphologie (Typenlehre) nimmt an, daß den rezenten höheren Pflanzen (spez. Spermatophyten) ein bestimmter einheitlicher „Bauplan" zugrunde liegt, der in den Mittelpunkt der Betrachtung gestellt wird. Sproßachse, Blatt und Wurzel sind **Grundorgane**, die zwar in verschiedener Weise modifiziert sein können, aber zumindest in frühen Entwicklungsphasen den ursprünglichen Bau erkennen lassen. Über ihre Herkunft wird nichts ausgesagt. Dieser „Bauplan" mit seinen in ihm verankerten **Organisationsmerkmalen** bestimmt die gesamte Organisation der einzelnen ihm zugeordneten Lebewesen. Die Mannigfaltigkeit der im „Bauplan" sich gleichenden Einzelformen, d. h. die gestaltlichen Verschiedenheiten typisch ähnlicher Organismen, wird auf die bloße Verschiedenheit des Größenverhältnisses, in dem ihre Glieder zueinander stehen, zurückgeführt (Prinzip der variablen Proportionen). Da diese Unterschiede mit dem Wachstum zusammenhängen, ist zu erwarten, daß die typische Ähnlichkeit in frühen ontogenetischen Entwicklungsstufen deutlicher hervortritt als im adulten Zustand.

Die typologische Struktur des Organismenreiches wird als eine Urgegebenheit der organischen Entwicklung angesehen, und die natürliche Verwandtschaft beruht auf der Ähnlichkeit im „Bauplan" (typologische Verwandtschaft).

Nach diesem klassischen Sproßmodell besteht der Sproß nur aus zwei Kategorien von Organen: Kaulom und Phyllom. Bei einer seitlichen Verzweigung liegt eine axilläre Verkettung vor, d. h. sowohl Kaulom als auch Phyllom sind am Kaulom inseriert. Bei diesem Sproßmodell ergeben sich zwei Nachteile, da einmal Übergangsformen als solche nicht anerkannt werden können, und zum anderen gewisse Lageänderungen als solche ebenfalls nicht akzeptabel sind, sondern durch kongenitiale Verwachsungen erklärt werden müssen. Kongenitale Verwachsungsprozesse sind jedoch kaum erklärbar.

Ein neues Sproßmodell verwendet die Begriffe „Sproß", „Kaulom", „Phyllom" und „Emergenz", die sich gegenseitig nicht ausschließen. Übergangsformen werden als solche anerkannt, z. B. eine Übergangsform zwischen einem Kaulom und einem Phyllom. Alle Lageveränderungen sind möglich, und der Begriff der kongenitalen Verwachsung wird vermieden. Hinsichtlich der Stellungsverhältnisse gibt es folgende Möglichkeiten:

— Kaulom und Phyllom sind am Kaulom inseriert
— Kaulom und Phyllom sind am Phyllom inseriert
— Übergangsformen sind am Kaulom, Phyllom oder an Übergangsformen inseriert
— Wurzeln sitzen sowohl am Kaulom als auch am Phyllom.

2. Die Gewebe

In den meisten Fällen besteht ein Pflanzenkörper aus Zellvereinigungen (= Geweben). Unter einem **Gewebe** versteht man einen Zellverband, dessen Zellen von vornherein in engster Verbindung stehen und auch später bleiben. Die Gewebebildung ist für die höheren Gewächse (Pteridophyten, Spermatophyten) besonders charakteristisch, aber ebenfalls bei Moosen verbreitet. Bei den Thallophyten sind gewebeartige Zellverbände vorhanden, die einen einfacheren Bau zeigen.

2.1. Zell- und Gewebedifferenzierung

Die Genesis von Form und Funktion bezeichnet man als Morphogenese. Sie beginnt mit der Zygotenbildung und führt über die drei Grundprozesse **Zellteilung** (Mitose, Meiose), **Zelldetermination** und **Zelldifferenzierung** zur Gewebe- und Organbildung. Am Ende dieses Entwicklungsprozesses steht der mehrzellige Organismus, dessen Vermehrung und Fortbestehen durch das geordnete, koordinierte Zusammenwirken seiner Gewebe und Organe gewährleistet wird.

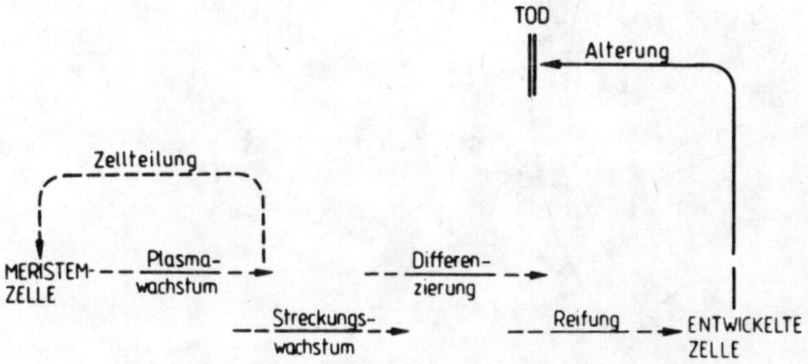

Abb. 14. Schematische Darstellung der Zellentwicklung bei höheren Pflanzen.

Der Lebenszyklus (Abb. 14) einer Zelle beginnt mit der Zellteilung, gefolgt von Determination und Plasmawachstum. In den meisten Fällen findet eine Differenzierung auf molekularer oder zellulärer Ebene statt, während die nachfolgende Bildung eines morphogenetischen Musters nicht obligatorisch ist. Ein früher Schritt im Differenzierungsprozeß ist das Streckungswachstum. Koordinierte Zelldifferenzierungswege führen zur **Gewebebildung** und zur Organogenese. Nach dem Erreichen des differenzierten Status setzt früher oder später die **Zellalterung** ein. Sie ist gekennzeichnet durch die Zerstörung der Strukturen und die mehr oder minder starke Einstellung der Stoffwechselaktivität. Nur die Zellen der Meristeme altern nicht. Sie setzen immer wieder den Teilungs-, Wachstums-, Differenzierungs- und Alterungszyklus und damit den Reproduktionsprozeß in Gang.

2.1.1. Der Zellteilungszyklus

Der **Zellteilungszyklus** besteht aus der Interphase, der Mitose und der Zellteilung. Er ist die Voraussetzung für das Wachstum und für die Entwicklung aller eukaryoten Organismen. In der Interphase werden alle plasmatischen Strukturen (z. B. Mitochondrien), Substrukturen (z. B. Membranen) und Substanzen (z. B. DNA, RNA, Proteine, Lipide) mengenmäßig verdoppelt. Die **Mitose** garantiert bei kernhaltigen Organismen, daß die in verschiedenen Chromosomen lokalisierten Gene genau gleich auf die Tochterzellen verteilt werden. Sie ist damit für die Konstanterhaltung des Genbestandes von gleicher Wichtigkeit wie die identische Replikation der DNA.

In sich teilenden Zellen unterscheiden wir den **Mitosekern** und den **Interphasekern.** Letzterer zeichnet sich durch seine hohe Steuerungsaktivität aus. Bei nicht mehr teilungsfähigen, ausdifferenzierten Zellen sprechen wir vom **Arbeitskern**, dem nur noch eingeschränkte Steuerungsfunktionen im Rahmen des Gesamtsystems zukommen.

In Pflanzen sind Zellteilungen normalerweise auf **Meristeme** begrenzt. Sich teilende Zellen sind in der Regel charakterisiert durch intensives Plasmawachstum und das Fehlen der großen Zentralvakuole.

Im Zellteilungszyklus werden 5 Phasen unterschieden (Abb. 15), wobei die Phasen G_1, S und G_2 als Interphase zusammengefaßt werden. Wesentlich ist, daß alle Phasen nacheinander durchlaufen werden müssen, bevor es zur Zellteilung kommen kann.

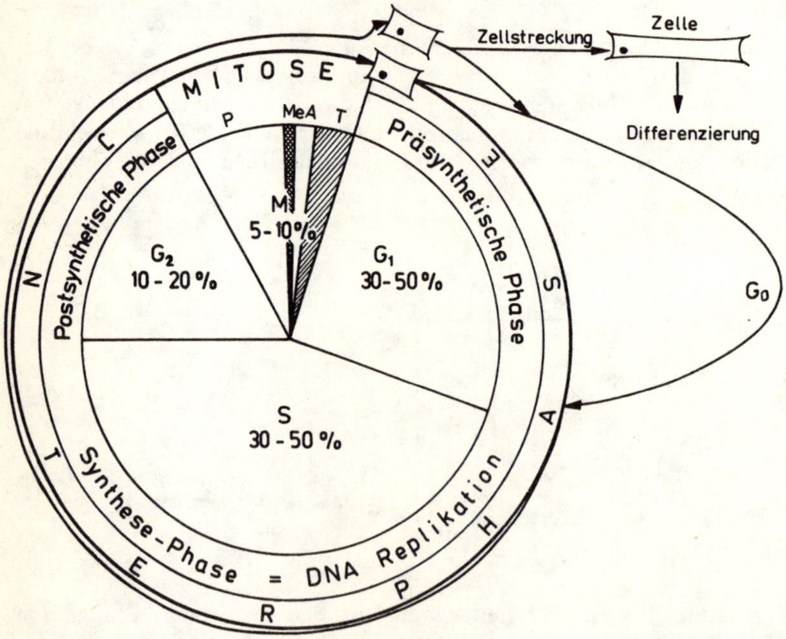

Abb. 15. Zellteilungszyklus. Zeitanteile der Einzelphasen am Gesamtzyklus in Prozent. G_0 sehr stark verlängerte G_1-Phase, nicht Bestandteil des Zellteilungszyklus. G_1-Phase Präsynthetische Phase. S Synthesephase. G_2 Postsynthetische Phase. M Mitosephase einschließlich Zellteilung (Zytokinese). P Prophase, Me Metaphase, A Anaphase, T Telophase. Die neuentstandenen Zellen können den Zyklus erneut durchlaufen (Meristemzellen) oder einer physiologischen und morphologischen Differenzierung unterliegen.

G_1-Phase (G = Gap, Lücke; präsynthetische Phase):
Sie schließt sich unmittelbar an die Zellteilung an. In ihr findet die Verdopplung der Zellmasse, die Synthese der Enzyme für den Grundstoffwechsel und für spezielle zelluläre Funktionen sowie die Bereit-

stellung der Vorstufen für die DNA-Synthese statt. Der Übergang von der G_1- zur S-Phase ist mit der Zellgröße korreliert. Wahrscheinlich steht er unter Kontrolle einer Substanz(en), die erst nach Erreichen einer kritischen Konzentration wirksam wird. Zur Synthese dieser Substanz(en) bedarf es der RNA- (Ribonucleinsäure) und Protein-Synthese, da sowohl Cycloheximid- als auch Actinomycingaben in der G_1-Phase den Übergang G_1-S blockieren. Die Natur des Signals zum Beginn der DNA-Synthese ist unbekannt. Es stammt offenbar aus dem Zytoplasma. Die in der G_1-Phase aufrechterhaltene DNA-Synthesehemmung ermöglicht eine Differenzierung der Zelle innerhalb des Zellteilungszyklus.

S-Phase (S = Synthese):
Sie ist die Phase der semikonservativen DNA-Replikation. In ihr werden der komplette Satz der neuen **Chromosomen** hergestellt und die Kernproteine synthetisiert. Im ersten Teil der S-Phase wird das Euchromatin, im zweiten Teil nur noch das Heterochromatin verdoppelt. Die nachfolgende Organisation der Chromosomenstruktur ist ein typischer Prozeß der Selbstorganisation der Materie. Er ist aber, wie auch die vielfältigen anderen Selbstorganisationsvorgänge bei der Morphogenese, regulatorischen Beschränkungen unterworfen.

G_2-Phase (postsynthetische Phase):
In dieser Phase erfolgt die Induktion der Spindelfaserproteine. Sie ist damit äußerst wichtig für das Verständnis des Zellteilungsmusters in mehrzelligen Pflanzen (2.1.3.). Der Übergang G_2-M ist empfindlich gegen Hemmstoffe der Proteinsynthese und gegenüber Hitze.

M-Phase (M = Mitose und Zellteilung):
Hierin vollzieht sich die Gleichverteilung der verdoppelten Chromosomen auf die Tochterzellen. Dazu werden die ausgebildeten Chromosomen längs geteilt und die Spalthälften (Chromatiden) genau gleich auf die Zellpole verteilt. Der Prozeß verläuft in den bekannten 4 Phasen: Pro-, Meta-, Ana- und Telophase. Die strenge Koordination des Wachstums in Meristemen wird über intrazelluläre Signale zur Mitoseregelung erreicht. Obwohl viele Signale für jede Mitosephase beschrieben wurden, ist bisher keins ausreichend charakterisiert. Die Zellteilung (Zytokinese) beginnt mitunter bereits in der Anaphase und liefert bei der äqualen Zellteilung nach vollzogener Bildung der primären Zellwand zwei völlig identische Tochterzellen.

Während im Zellteilungszyklus die DNA-Synthese auf die S-Phase beschränkt ist, verläuft die RNA-Synthese über den gesamten Interphasebereich. Lediglich im S-G_2-Übergangsbereich ist eine deutliche Abnahme festzustellen. In der Mitose ist eine RNA-Synthese noch eindeutig in der Prophase nachweisbar. In der Meta- und Anaphase sinkt sie unter die Nachweisgrenze ab. Die Schlüsselenzyme der DNA-Synthese verhalten sich entsprechend der DNA. Die anderen Enzyme werden kontinuierlich oder periodisch synthetisiert. Dabei gibt es „Step"-Enzyme, deren Aktivität sich innerhalb kurzer Perioden verdoppelt.

Tabelle 1. Dauer der Phasen im Zellteilungszyklus (Stunden)

Organismus	G_1	S	G_2	M
Vicia faba				
Wurzelspitzen	4,9	7,5	4,9	2,0
Zea mays				
Wurzelkappeninitialen	0	8	5	2
Ruhezentrum	151	9	11	3
Stele oberhalb Ruhezentrum	2	11	7	2
Tradescantia				
Wurzelspitzen bei 13 °C	15	23	8	5
bei 21 °C	1—6	11	3	2—3
bei 30 °C	2	10	2	2
Maus				
Fibroblasten	9,1	7,5	4,9	2,0
Chin. Hamster				
Fibroblasten	2,7	8,8	2,1	0,4

Unklar ist bisher, wie die exakte **Zeitgebung** im Zellteilungszyklus zustande kommt. Entweder resultiert sie aus oszillierender Induktion und Repression des Genoms, oder sie ist das Ergebnis der geordneten Transkription des Genoms. Dabei ist charakteristisch, daß die Phasen S, G_2 und M recht zeitkonstant sind.

Die G_1-Phase ist dagegen in starkem Maße zeitvariabel (Tab. 1). Bei schnellwachsenden Zellen kann die G_1-Phase völlig fehlen, bei anderen ist sie oft ausgedehnt. Verbringen die Zellen einen sehr langen Zeitraum ihres Lebens in diesem Stadium, so wird es als **G_0-Phase** bezeichnet (Abb. 15). Die G_0-Phase ist nicht Bestandteil des Zellteilungszyklus. In der G_0-Phase erfüllen die Zellen ihre spezifischen biochemischen Funktionen. Durch ein geeignetes extrazelluläres Signal treten sie erneut in den normalen Zellteilungszyklus ein.

Auf die Dauer des Gesamtzyklus einer Zelle hat in einem vielzelligen System ihre jeweilige Lokalisierung im Gewebeverband einen wichtigen Einfluß. Die Abbildung 16 belegt das für zwei Wurzelmeristemtypen. Diese Festlegung ist jedoch nicht starr, sondern kann z. B. bei der Maiswurzel durch die Entfernung der Wurzelkappe verändert werden. Bereits kurze Zeit nach der Entfernung werden Zellteilungen im **Ruhezentrum** ausgelöst, die in der Endkonsequenz zur Neudifferenzierung von Wurzelkappenzellen führen.

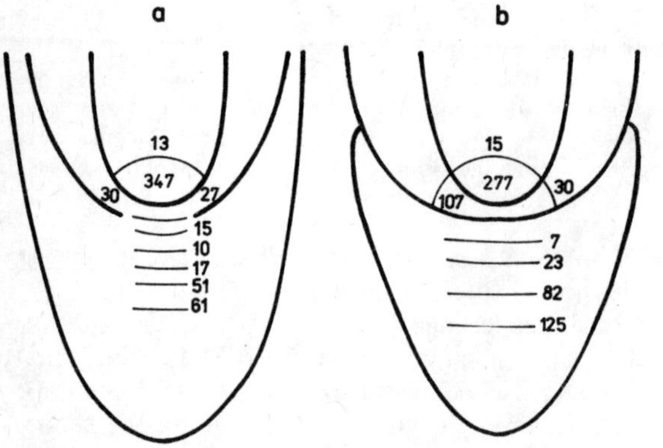

Abb. 16. Potentielle Zellverdopplungszeiten in den Wurzelmeristemen. A: *Helianthus annuus*, B: *Zea mays*. Verdopplungszeiten in Stunden. Nach Clowes 1984.

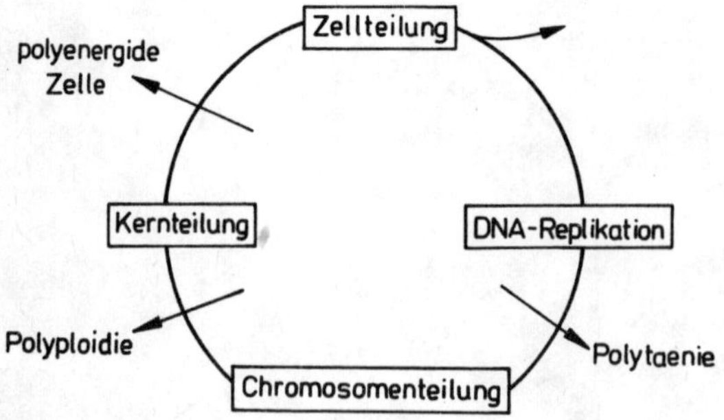

Abb. 17. Mögliche Störungen im Zellteilungszyklus. Nach Strasburger 1983.

Unter den externen Faktoren beeinflußt vor allem Licht den Zellteilungszyklus. So reduziert Blaulicht die Dauer der G_1-Phase, während Rotlicht eine Rückkehr der G_1- zur G_0-Phase veranlaßt. Bei verschiedenen Pflanzenwurzeln wurde eine Beschleunigung der Zellteilung durch Rotlicht nachgewiesen. Sie soll auf einer Verkürzung der G_1- und G_2-Phase bei unveränderten S- und M-Phasen beruhen. In allen Fällen wird eine Beteiligung des Phytochromsystems vermutet (3.5.).

Während der **Zellteilungszyklus** in den Meristemen in der Regel normal abläuft, kann er in anderen Geweben an beliebiger Stelle **unterbrochen** werden (Abb. 17). So findet bei

Haustorialzellen der Embryonen von *Phaseolus*-Arten die DNA-Verdopplung ohne nachfolgende Chromosomenteilung statt (Polytaenie und Riesenchromosomenbildung). Ruheperioden der G_2-Phase kommen bei manchen Samen vor. Drüsenzellen und nukleäres Endosperm zeichnen sich durch Polyploidie aus, die durch Chromosomenbildung ohne Kernteilung (Endomitose) entsteht. Andererseits führen Kernteilungen ohne nachfolgende Zellteilungen bei vielen Algen und Moosen zu polyenergiden Zellen.

2.1.2. Molekulare Basis der Zelldifferenzierung

Die Merkmale einer Zelle oder eines Organismus entstehen durch Wirksamwerden der an den Ribosomen gebildeten Polypeptide als Struktur- oder Reserveproteine bzw. als Enzyme zur Steuerung des Stoffwechsels. Dabei bestimmt ein Strukturgen mit seiner Nucleotidsequenz die Aminosäuresequenz eines Polypeptids (Abb. 18).

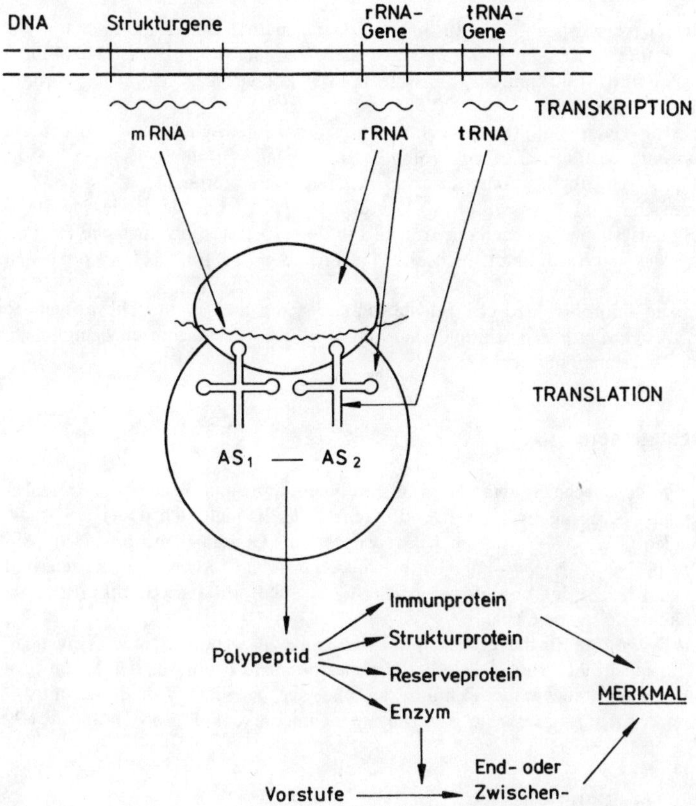

Abb. 18. Allgemeine Darstellung der Genwirkung. mRNA Messenger-Ribonucleinsäure, rRNA ribosomale Ribonucleinsäure, tRNA Tranfer-Ribonucleinsäure, AS_1, AS_2 Aminosäuren. Nach GÜNTHER 1983.

Da die **Totipotenz** der Zellen erhalten bleibt, resultieren Zelldifferenzierungen (= Ausbildung verschiedener Zellphänotypen) aus der qualitativen und quantitativen Realisierung distinkter Teile des in der Zelle enthaltenen genetischen Materials **(differentielle Genaktivität).** Durch die **Determination** wird festgelegt, welche Teile der genetischen Information der Zelle realisiert werden. Die Determination einer Zelle kann programmiert oder durch die verschiedenen Außenfaktoren bedingt sein.

Die Genexpression vollzieht sich in einer vom Zytoplasma gestützten und regulierten Umwelt. Damit haben die Zytoplasmafaktoren entscheidende Bedeutung für die Auslösung der differentiellen Genaktivität und für die Kontrolle ihrer quali- und quantitativen Aspekte. Hinzu kommt die filternde Wirkung der Zellmembran und des Zytoplasmas auf die Informationen aus dem extrazellulären Milieu.

Wir können 4 Hauptaspekte der **Zelldifferenzierung** unterscheiden: Signalaufnahme und -umwandlung, selektives Genarrangement, differentielle Genexpression und Genexpressionsprogramme.

2.1.2.1. Signalaufnahme und -umwandlung

Umweltfaktoren üben einen maßgeblichen Einfluß auf das Differenzierungsgeschehen aus. Sie wirken aber in der Regel nicht direkt auf die intrazelluläre Zielreaktion ein, sondern über ein Signalsystem (vgl. z. B. Phytochromsystem, 3.5.).

Dieses **Signalsystem** muß zwischen „sinnvollen" und „unsinnigen" Signalen unterscheiden können und die Reaktionen in den metabolischen und in den Entwicklungsstatus der Zielzellen integrieren. Gewöhnlich sind solche Signalsysteme komplex und Multikomponentensysteme. Wir können drei Gruppen, geordnet nach zunehmender Komplexität, unterscheiden:

- Nährstoffsignalsysteme: Substrat- oder Endproduktbeeinflussung des Proteinspiegels, der direkt am Stoffwechsel dieser Signalsysteme beteiligt ist. Trotz völlig unabhängiger Wirkungsweise werden oft gleiche Wirkungen bei sehr unterschiedlichen Arten über dieses Signalsystem erreicht.
- Stoffwechselintegratorsysteme: Sie sind begrenzt auf Nährstoffe, die eine zentrale Rolle im Stoffwechsel einnehmen. Diese Signalsysteme koordinieren sowohl die Genexpression als auch die Enzymaktivitäten in Teilabschnitten des Intermediärstoffwechsels. Häufig sind sie an Entwicklungsprozessen beteiligt.
- Hormon- oder hormonähnliche (morphogenetische Substanzen) Systeme und Licht: Die ausgelöste Reaktion wird durch den Typ der Zielzelle bestimmt. Dadurch kann die gleiche Substanz am selben Organismus unterschiedliche Reaktionen hervorrufen.

2.1.2.2. Selektives Genarrangement

Seit vielen Jahren sind metastabile genetische Systeme bekannt. Sie verändern häufig ihren funktionellen Status und finden im Phänotyp ihre Ausprägung („springende Gene"). Es handelt sich dabei um **transposable Elemente.** Das sind Nucleotidsequenzen, die einen Ortswechsel im Genom (Transposition) vollziehen können. Sie kommen z. B. bei *Zea mays* vor. Unterschieden werden Insertionssequenzen und Transposons. Die Transposons sind beiderseits von gleichen Insertionssequenzen flankiert. Im Gegensatz zu den Insertionssequenzen enthalten sie eigene Gene.

Dem Genarrangement kommt Bedeutung für die Transkriptionskontrolle zu, wenn gerichtete Transpositionen erfolgen. Ungerichtete Transpositionen sind durch die damit verbundene Erhöhung der Mutationsrate wichtig für die Evolution. Bisher unbekannte Zellfaktoren und der beteiligte Typ des Kontrollelementsystems legen den Zeitpunkt für das genetische Rearrangement im Entwicklungsprogramm fest.

2.1.2.3. Differentielle Genexpression

Jede Genexpressionskette eines bestimmten Typs der genetischen Information ist durch ihr eigenes regulatorisches Muster charakterisiert. Die intrazelluläre Umwelt beeinflußt diese Muster, andererseits trägt das Muster selbst zur Ausprägung dieser Mikroumwelt bei. Dadurch entsteht ein Netzwerk des Genexpressionssystems, das den **Differenzierungsphänotyp** der jeweiligen Zelle bestimmt.

Endprodukte der Genexpression sind biologisch aktive Proteine oder RNAs in den jeweiligen Kompartimenten der Zelle.

Die differentielle, d. h. nur bestimmte Gene betreffende Genexpression umfaßt drei funktionelle Abschnitte (Abb. 19):

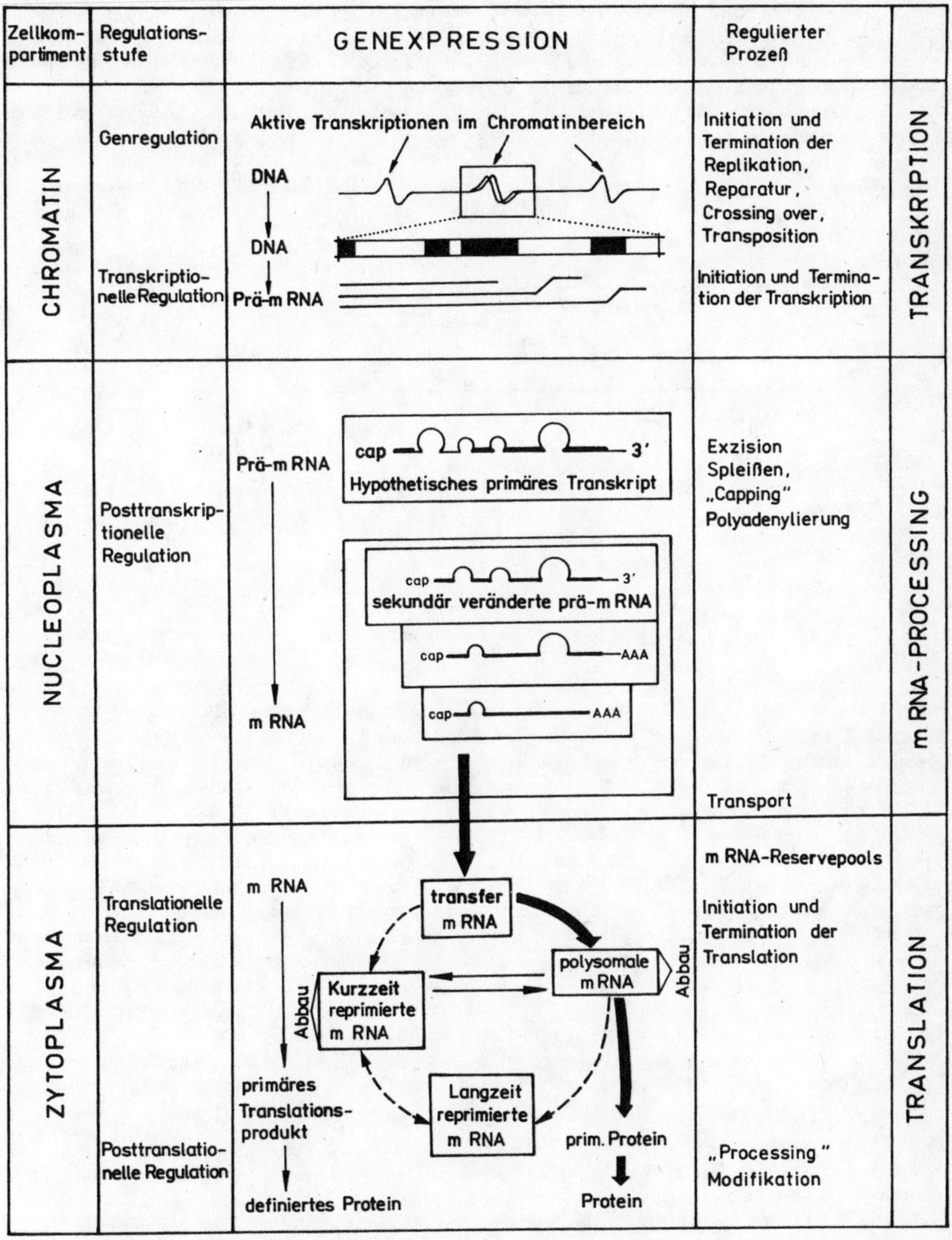

Abb. 19. Schematische Darstellung der Genexpression bei Eukaryoten und ihre strukturelle Kompartimentierung. DNA Desoxyribonucleinsäure, mRNA Messenger-Ribonucleinsäure, cap katabolisches Aktivatorprotein. Nach Nover et al. 1982, modifiziert.

— **Genaktivierung und Transkription**

Diese Vorgänge sind im Kern lokalisiert und an das Chromatin gebunden (Abb. 19).

In fast allen eukaryoten Zellen liegt das Interphasechromatin in zwei unterschiedlichen Morphotypen vor: dem genetisch aktiven **Euchromatin** und dem genetisch inaktiven **Heterochromatin**. Das Euchromatin enthält 3 Fraktionen: nichtaktivierte, präaktivierte aber nicht transkribierte, aktivierte und transkribierte DNA. Der Übergang der Euchromatinbereiche vom inaktivierten zum präaktivierten Zustand ist ein essentieller Zelldifferenzierungsaspekt und vollzieht sich wahrscheinlich während bestimmter Phasen des Zellteilungszyklus. Bedeutung kommt dabei der Mikroheterogenität der **Histone** zu (Methylierung, Acetylierung, Phosphorylierung, ADP-Riboxylierung). Unter geeigneten zytoplasmatischen Bedingungen können auch die inaktiven, kondensierten Teile des Heterochromatins aktiviert werden. Die Regulation dieser Vorgänge ist weitgehend unbekannt.

Die **Transkription** ist ein komplexer Prozeß, dessen **Regulationsmechanismus** bei **Prokaryoten** bisher am besten untersucht worden ist. Eine vereinfachte allgemeine Vorstellung vermittelt die Abbildung 20.

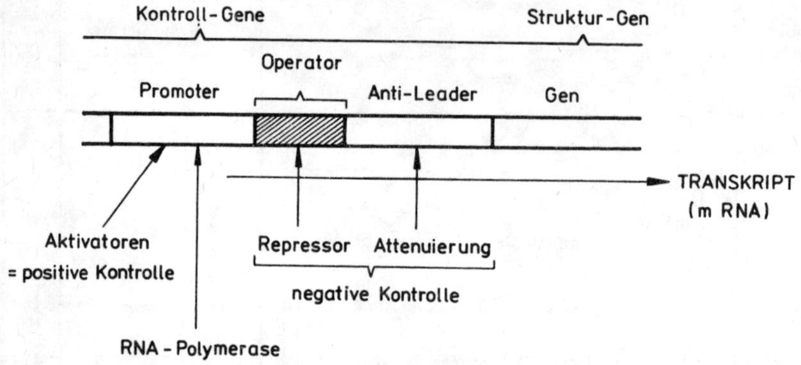

Abb. 20. Schematische Darstellung der positiven und negativen Kontrolle der Genaktivität bei Prokaryoten. Nach GÜNTHER 1983.

Bei der Transkription werden nur definierte Abschnitte des doppelsträngigen DNA-Moleküls abgelesen. Das setzt voraus, daß das wirksame Enzym, die **RNA-Polymerase**, exakt den Anfang und das Ende des jeweiligen Informationsabschnitts des DNA-Moleküls erkennt. Dafür sind dem Strukturgen zwei besondere Nucleotidsequenzen vorgeschaltet, die **Promoter-** und die **Operatorsequenz.** Die Promotersequenz ist der spezifische Erkennungs- und Bindungsort für die RNA-Polymerase beim Start der RNA-Synthese. Hier ist eine positive Kontrolle über eine verstärkte Bindung der RNA-Polymerase möglich. Zur Auswahl des spezifischen Promoterabschnittes ist der Sigmafaktor erforderlich. Die Operatorsequenz ist der Ort der negativen Kontrolle durch die **Repressorproteine.** Erst nach deren Entfernung kann der von ihnen kontrollierte Abschnitt des Strukturgens abgelesen werden. Die RNA-Synthese beginnt danach immer an einer bestimmten Basensequenz, dem **Initiatorort**. An der Beendigung der RNA-Synthese sind spezielle Proteine beteiligt, die **Terminatoren.** Sie werden ebenfalls durch spezifische DNA-Basensequenzen gebunden und bewirken neben der Beendigung der RNA-Synthese auch die Freisetzung des neusynthetisierten RNA-Moleküls und der RNA-Polymerase. Eine vorzeitige Terminierung wird durch die **Attenuierung** erreicht, z. B. bei Überschuß an der zu synthetisierenden Aminosäure. Der Attenuator ist im Antileader lokalisiert.

Bei Prokaryoten ist die entstandene RNA sofort funktionsfähig. Bei den **Eukaryoten** entsteht dagegen eine Prä-RNA, die erst nach erheblichen Veränderungen ihre Funktionsfähigkeit erlangt.

— Processing der Prä-RNA

Dieser für die Eukaryoten charakteristische Prozeß der **RNA-Verarbeitung („Processing")** spielt sich im Nucleoplasma ab. Er betrifft alle drei RNA-Arten (mRNA = Messenger-, rRNA = Ribosomale-, tRNA = Transfer-Ribonucleinsäure). In der Abbildung 19 ist er nur für die mRNA dargestellt.

Stets ist die **Prä-RNA** erheblich länger als das spätere funktionelle Molekül. Die umfangreichsten Abwandlungen erfährt die Prä-mRNA. Diese Veränderungen umfassen neben der auch bei der Prä-rRNA und Prä-tRNA nachgewiesenen **Modifizierung** des 5'-Endes („Caping", Kappenbildung), die Anlagerung einer Polyadenylkette am 3'-Ende und das Herausschneiden („Splicing", Spleißen) der nicht kodierenden Bereiche, den Introns. Da die Introns oft bis mehr als 90% der Prä-mRNA ausmachen, ist die funktionsfähige mRNA entsprechend kürzer. Sie enthält neben dem modifizierten 5'-Ende (cap = katabolisches Aktivatorprotein; 7-Methyl-Guanosinrest) und der Polyadenylkette am 3'-Ende sowohl vor und hinter der RNA-Basensequenz, die in Aminosäuren umgesetzt wird, nicht translatierbare Abschnitte.

— Translation; Inaktivierung und Abbau der mRNA

Eine weitere wesentliche funktionelle Seite der Eukaryotenorganisation ist die Verteilung der Transkription und der **Translation** auf verschiedene Kompartimente. Dazu muß die RNA das Nucleoplasma verlassen und durch die Kernhülle ins Zytoplasma transportiert werden. Die Kenntnisse über diese **Transportvorgänge** sind noch gering. Es wird angenommen, daß in der Kernmembran ein Austausch von Kern- gegen Zytoplasmaproteine stattfindet, da die mRNA als mRNA-Protein-Komplex (Informosomen) im Zytoplasma vorliegt.

Der eigentlichen Translation an den Ribosomen (Abb. 18) geht die Aktivierung der Aminosäure und deren Übertragung auf tRNAs mittels spezifischer Enzyme voraus. Der Vorgang der **Peptidsynthese** an den **Ribosomen** besteht aus drei Phasen: der **Initiation,** d. h. des Starts der Peptidsynthese; der **Elongation**, d. h. der Verknüpfung der Aminosäuren zur Peptidkette; und der **Termination**, d. h. der Beendigung der Peptidkettenbildung und der Freisetzung des neugebildeten Proteins.

Da die Regulation der differentiellen Genexpression überwiegend vor der Translation stattfindet (s. o.), ist die Verfügbarkeit von mRNA der wesentliche begrenzende Faktor für die Translation. **Zusätzliche Regulationsmöglichkeiten** ergeben sich aus der Existenz kurz- und langlebiger mRNAs. Ihre Stabilität wird durch bisher unbekannte strukturelle Besonderheiten bestimmt. Sie bestimmen offenbar auch gleichzeitig die sekundäre Struktur der mRNA und damit die Translationssequenz und die Bindungsaffinität für strukturelle und regulatorische Proteine. Bedeutung kommt ferner der **mRNA-Abbaugeschwindigkeit** zu, wobei ihr zunächst eine funktionelle Inaktivierung vorausgeht.

— **Proteinprocessing; Inaktivierung und Abbau der Proteine**

Die spezifische räumliche Anordnung der synthetisierten Proteine (sekundäre und tertiäre Strukturen) entsteht spontan in einem thermodynamisch freiwilligen Prozeß. Das gilt auch für die Bildung von Proteinmolekülen aus Submolekülen (Selbstorganisation).

Viele Proteine unterliegen während und nach ihrer Synthese noch chemischen Veränderungen, dem **Proteinprocessing** (Posttranslationsmodifikationen), die sowohl reversibel als auch irreversibel sein können. Erst diese Veränderungen führen zum funktionsfähigen Proteinmolekül. Zu den ablaufenden Vorgängen gehören: die Oxidation von SH-Gruppen zu Disulfidbrücken, Phosphorylierungen, Glycosylierungen, Acetylierungen, Methylierungen, Carboxylierungen u. a. m. Hinzu kommen N-terminale Methioninabspaltungen, Abspaltung einer N-terminalen Oligopeptidkette während der Proteinsynthese (Signalfrequenz) und postsynthetische Proteolysen. Alle diese Prozesse sind regulierbar. Das Endprodukt ist ein definiertes, funktionsfähiges Protein. Eine zusätzliche **Kontrollmöglichkeit** ergibt sich über den Proteinabbau. So konnten hochspezifische Proteasen nachgewiesen werden, die einen differentiellen, d. h. nur einige Enzyme betreffenden Abbau durchführen. Die genauen Abläufe sind vielfach nicht bekannt.

Überblicken wir den Gesamtprozeß der differentiellen Genexpression, so spielen im Regulationsprozeß, von einigen, wenn auch bedeutsamen Ausnahmen regulatorischer RNA abgesehen, Proteine die dominierende Rolle: Signaltransformation, Übertragung der regulatorischen Information zum geeigneten Kompartiment und zur Zielreaktion der Genexpressionskette. Dabei sind vier Reaktionstypen beteiligt: Wechselwirkungen mit meist niedermolekularen Effektoren, deren Bildung und/oder Entfernung Teil des Signaltransformationssystems ist; reversible Enzymmodifikation; Kontrolle der Synthese oder des Abbaus; Rekompartimentierung z. B. durch Effektorbindung und/oder Modifikation.

2.1.2.4. Genexpressionsprogramme

Ein wichtiger Aspekt der Zelldifferenzierung liegt in der Koordinierung der **Genexpression in Programmen.** Vielfach werden solche Programme durch extrazelluläre Signale nur ausgelöst. Der weitere Ablauf vollzieht sich dann weitgehend unbeeinflußt in einer zeitlich und räumlich festgelegten Art und Weise. Bei Eurkaryoten ist wenig über die regulatorische Organisation solcher Programme bekannt. Wie einleitend erwähnt, ist für die Reaktion auf das äußere Signal die Bildung von Signalumwandlungssystemen oder von intrazellulären Rezeptorproteinen erforderlich. Die meisten Schritte des ausgelösten Programms sind in der Regel frei reversibel. Die Summe aller Ereignisse führt jedoch zur praktisch irreversiblen Veränderung des Zelltyps. Er wird bestimmt durch die Umwelt und durch die Differenzierungsvorgeschichte der Zelle.

Einfache Genexpressionsprogramme sind bei Mikroorganismen in Form der sequentiellen Enzyminduktion weit verbreitet (z. B. lac-System bei *E. coli*), kommen aber auch bei höheren Pflanzen vor. Weit komplizierter sind Programme, die zu morphologisch unterschiedlichen Zellen und Geweben führen. Das vorgeformte regulatorische Netzwerk der Genexpressionsprogramme kann normalerweise nur durch drastische Einflüsse verändert werden. Das führt dann zur abnormen Differenzierung in der Ontogenese.

2.1.3. Zelldifferenzierung und Entwicklung

Im Regulationsprozeß der Zelldifferenzierung müssen wir zwei Aufgaben unterscheiden:
- die **reversible (Kurzzeit-) Regulation**, eine Regulation auf innere und äußere Umwelteinflüsse
- die **irreversible (Langzeit-) Regulation**, die den Ablauf des Zellteilungszyklus steuert. Sie bewirkt die Differenzierung der Zellen bei Eukaryoten, so daß Gewebe und Organe entstehen.

Die Zelldifferenzierung erfolgt trotz des anscheinend determinierten und autonomen Ablaufs der Genexpressionsprogramme als Reaktion auf die vielfältigen Signale aus der extrazellulären Umwelt (Nährstoffe, physikalische Signale, Hormone). Die primären Produkte der Zelldifferenzierung sind Proteine (Tab. 2).

Tabelle 2. Proteine als primäre Produkte der Zelldifferenzierung. Nach NOVER et al., modifiziert

1. Proteine des Grundstoffwechsels — weit verbreitet — Voraussetzung für Lebensfähigkeit der Zelle — Regulation ihrer Synthese und Funktion vorwiegend durch zellinterne Signale	2. Proteine der Zellspezialisierung — Vorkommen auf bestimmte Zelltypen oder einige Arten begrenzt — nicht direkt bedeutsam für Zellexistenz, aber z. T. wichtig für die Existenz und das Überleben des ganzen Organismus — Regulation ihrer Synthese und Funktion häufig durch extrazelluläre Signale
1.1. Enzyme — Enzyme des Genexpressionsapparates — Enzyme des Nuclein- und Proteinvorstufenstoffwechsels — Enzyme des Energiestoffwechsels — Enzyme des Fettsäure- und Lipidstoffwechsels	2.1. Enzyme — Enzyme des Sekundärstoffwechsels, einschließlich der Zellwandbildung — Enzyme des photosynthetischen Apparates — Enzyme der Signaltransformation — Adaptive Enzyme zur Umwandlung oder Detoxifikation von Nährstoffen oder Xenobiotika aus dem extrazellulären Milieu — Enzyme, die an der Virusvermehrung beteiligt sind
1.2. Nichtenzymatische Proteine — Strukturproteine der Zellmembranen — Strukturproteine der Ribosomen — nichtenzymatische Proteinfaktoren des Genexpressionsprogramms — Proteine des Zytoskelettsystems (z. B. Tubulin, Actin)	2.2. Nichtenzymatische Proteine — Proteine mit speziellen Funktionen in mehrzelligen Organismen (z. B. Speicherproteine in Pflanzensamen) — Strukturproteine des photosynthetischen Apparates — regulatorische Proteine der Genexpression — Strukturproteine von Viren

Ein wichtiger Schritt der irreversiblen Regulation ist die Ausprägung von **Zellteilungsmustern** als Prozeß und Resultat der Zellteilung. So vollziehen sich entlang der Wurzel- und Sproßachse (7.5.1., 4.2.) räumliche und zeitliche Veränderungen im morphogenetischen Prozeß, wobei Zeitmaß, Ort und Orientierung der Zellstreckung bedeutsam für die Ausbildung artspezifischer Zellformen sind.

Gewebe-, Organ- und Organismusentwicklung unterliegen einer **Kodifferenzierung.** Zwei essentielle Aspekte bestimmen diesen Prozeß: **Positionierung** und **Musterbildung.** Sie sind beide miteinander verbunden durch
- Positionierung der prädifferenzierten Zellen durch kontrollierte Verlagerungen
- Musterbildung in einer Population von präpositionierten Zellen infolge differenzierter Reaktion auf einen extrazellulären Gradienten von „morphogenetischen“ Substanzen.

Dadurch bedingt kann bei Pflanzen ein Einzelsignal an vielen Typen der Organogenese beteiligt sein **(pleiotroper Effekt).** Die Spezifität der Reaktion beruht auf dem reagierenden Ort.

2.1.3.1. Ursprung der Zellteilungsmuster

Charakteristisch für alle mehrzelligen Organismen ist die Ausbildung einer **Zellplatte** im Zellteilungsprozeß. Ihre **Position** und **Orientierung** bestimmt die weitere Morphogenese, da die Richtung der Entwicklung von Geweben und Organen mehrzelliger Pflanzen von der Richtung der Zellteilung und Zellstreckung abhängt. So resultieren aus den verschiedenen internen und externen Faktoren unterschiedliche Zellteilungsmuster während des Entwicklungsvorganges:

— nichtpolare oder polare Zellteilung als eine Funktion der Zellpolarität
— symmetrische oder asymmetrische Zellteilung, induziert durch eine unterschiedliche Verteilung der Zellkomponenten
— apikale oder interkalare Zellteilung, zumindest teilweise reguliert durch den Positionseffekt im Zusammenhang mit der Apikaldominanz
— transverse oder longitudinale bzw. radiale oder perikline Zellteilung, verursacht durch die Lage der Zellplatte.

Alle genannten Muster sind weitgehend unabhängig voneinander. An einem morphogenetischen Phänomen sind stets mehr als zwei von ihnen beteiligt. So führen wiederholte transversale Zellteilungen, apikal oder interkalar, zu Fäden oder zu linear angeordneten Zellen. Alternierende transversale oder longitudinale Zellteilungen oder eine links-rechts-alternierende Zellplattenorientierung bedingen die zweidimensionale Entwicklung und führen zu einer Plattenstruktur (4.2.2., Spitzenmeristeme).

Ein charakteristisches Beispiel ist die **unsymmetrische (inäquale) Zellteilung**: Jede Mutterzelle im Meristemverband ist durch ihre Lage im Meristem polarisiert, d. h. sie besitzt zwei voneinander verschiedene Pole. Erfolgt die Zellteilung so, daß die neue Zellwand senkrecht zur **Polaritätsachse** steht, dann entstehen im Ergebnis der Teilung zwei Tochterzellen, die zwar hinsichtlich der chromosomalen Erbfaktoren völlig gleich, aber sonst ungleich sind (inäqual). Da die Strukturen und Stoffe einschließlich der zytoplasmatischen Erbträger entlang der Polaritätsachse verteilt sind, führen Polarität und inäquale Zellteilung zu stofflich voneinander verschiedenen Tochterzellen. Damit können in jeder Zelle andere Regulationsmechanismen und andere Stoffwechselprozesse gehemmt oder eingeleitet werden. Das kann soweit gehen, daß die eine Zelle den Zellteilungszyklus normal fortsetzt, während sich die andere zu differenzieren beginnt.

Die biochemische Basis der inäqualen Teilung ist unbekannt. Es wird ein Zusammenhang mit Prozessen der semikonservativen DNA-Synthese vermutet. Klassische Beispiele für inäquale Zellteilungen mit nachfolgender unterschiedlicher Differenzierung sind z. B. die Spaltöffnungsentwicklung, die Wurzelhaarbildung und die Siebröhren- und Geleitzellenbildung.

Jede inäquale Zellteilung bietet nur die Möglichkeit für eine binäre Entscheidung. Entsprechend diesem Konzept verläuft die Zelldifferenzierung über eine festgelegte Zahl solcher determinierender inäqualer Zellteilungen, kontrolliert durch instruktive Signale. Dieses Konzept ist jedoch nicht unwidersprochen geblieben.

Die Vielfalt von Zellzyklusdauer, der Teilungsart und der zeitlichen Abstimmung, verursacht durch das Wechselspiel von genetischen und Umweltfaktoren, führt zu den spezifischen morphogenetischen Erscheinungen. Es gibt heute bereits Computermodelle, die die wesentlichen Prozesse der Morphogenese anhand von Veränderungen im Zellteilungsmuster zu simulieren vermögen, ohne daß die zugrunde liegenden Mechanismen bekannt sind.

2.1.3.2. Zellkernpositionierung und Zellplattenorientierung

Über die **Zellplattenorientierung** entscheidet die Lage des Zellkerns zum Zeitpunkt der Zellteilung. Nach einer zufallsbedingten Wanderung durch die Zelle gelangt der Zellkern in die für die Zellplattenbildung wichtige Position, in der er während des Teilungsprozesses festgelegt wird. Für diese Festlegung sollen zytoplasmatische Faktoren ausschlaggebend sein.

Genetische und Umweltfaktoren sind an der nachfolgenden Ausrichtung der **Spindelachse** beteiligt. Über den Mechanismus ist wenig bekannt. Die Ausrichtung der Zellspindelachse ist in der Metaphase noch labil. Erst in der späten Ana- bzw. Telophase wird sie im Ergebnis einer gerichteten Neuorientierungsbewegung des Spindelphragmoplasten und der entstandenen Tochterkerne fixiert. Dieser Vorgang ist energiebedürftig. Außerdem beeinflussen die umgebenden Zellen auf physikalischem (z. B. Druckgradienten) oder chemischem Wege (z. B. Hormongradienten) die Zellplattenorientierung. Wichtig ist dabei auch die Größe, die Gestalt und die minimale Oberfläche der sich teilenden Zelle.

2.1.4. Zellstreckungswachstum

Das **Zellstreckungswachstum** ist ein früher integraler Bestandteil der Differenzierung der Pflanzenzelle. Es charakterisiert ein Übergangsstadium zwischen den meristematischen Zellen und den differenzierten Zellen. Durch das Zellstreckungswachstum wird das Volumen der Zelle vervielfacht. Häufig sind Teilung, Streckung und Differenzierung auf diskrete Zonen im wachsenden Sproß oder der Wurzel verteilt. Sie überlappen jedoch zum Teil deutlich. Selbst die sich teilenden Zellen des Meristems strecken sich vor der Zellteilung.

Die Größe und Form, die eine Zelle im Verlauf des Streckungswachstums erreicht, hängt ab vom Gewebe, in dem sich die Zelle befindet. Wichtig ist auch die Position der Zelle in diesem Gewebe. Zusätzlich wird die Zellgröße durch Umweltfaktoren beeinflußt (z. B. Licht, Wasserstreß).

Die Hauptveränderungen beim Streckungswachstum werden durch den **osmotischen Wassereinstrom** in die Vakuole und durch die **Biosynthese der Primärwandbestandteile** bedingt. Hinzu kommt eine Nettozunahme des Zytoplasmas, einschließlich der Organellen, Membranen, löslichen Proteine, gelösten Substanzen u. a. m.

Die treibende Kraft der Zellstreckung ist der **Turgor.** Der molekulare Mechanismus der Zellstreckung ist nur in Teilen bekannt. Er umfaßt die Erhöhung der **plastischen Dehnbarkeit** der Wand durch Auflockerung der intermolekularen Bindungen und den Einbau von neuem Wandmaterial. Kontrolliert wird der Prozeß durch das Hormon **Auxin** (Indol-3-essigsäure). Die **Auxinwirkung** beruht auf einer schnellen Aktivierung einer elektrogenen H^+-heraustransportierenden oder H^+/K^+-austauschenden ATPase in der Zytoplasmamembran. Vermutlich wird der H^+-Kanal der ATPase durch Auxin aktiviert. Langsamer einsetzend tritt eine Wirkung des Auxins auf den **Transkriptions-/Translationsprozeß** und die **Wandsynthese** hinzu. Dadurch wird das Proteinmuster der Zelle spezifisch verändert. Durch die H^+-Ausscheidung kommt es zur Zellwandansäuerung und zur Alkalinisierung des Zytoplasmas. Der gleichzeitige Ionen- und Solute-Influx führt zur **Hyperpolarisation**, die die Wandpolysaccharidbildung reguliert (z. B. Glucanbiosynthese).

Offen ist, wodurch die Prädisposition für das Streckungswachstum bedingt wird. Eventuell ist Auxin über Konzentrationseffekte an der Umschaltung von der Zellteilung auf die Zellstreckung beteiligt. Dazu müßte es in irgendeiner Weise am Genom angreifen.

2.1.5. Der weitere Differenzierungsprozeß

Die Ausbildung von typischen Zellmerkmalen hängt davon ab, ob die in den Strukturgenen, tRNA-, und rRNA-Genen vorhandenen Informationen zur richtigen Zeit in ausreichender Menge realisiert werden. Bei den **Prokaryoten** kommt der Regulation der

Genaktivität auf der Transkriptionsebene entscheidende Bedeutung zu: kurzlebige mRNA, einsetzende Translation noch während der Transkription. Bei den **Eukaryoten** kann auf Grund der langlebigen mRNA-Vorstufen die Genexpression in zwei Phasen unterteilt werden:

— die Information des Kerns wird transkribiert und in das Zytoplasma transportiert
— die Information im Zytoplasma wird nacheinander für die Einzelschritte der Morphogenese verfügbar gemacht.

Diese Vorgänge konnten am Beispiel von *Acetabularia mediterranea* experimentell belegt werden. In Abbildung 21 ist der für unsere Betrachtung wichtige morphogenetische Abschnitt der **Hutbildung** dargestellt. Die komplette Transkription der Information für den Gesamtprozeß der Hutbildung findet bereits auf einem sehr frühen Stadium der Entwicklung (Einkernphase) statt. Das ist die einzige Möglichkeit zur Regulation der Hutbildung auf der Transkriptionsebene. Der weitere zeitliche Ablauf des Differenzierungsprozesses wird nicht durch die Transkriptionsregulation festgelegt.

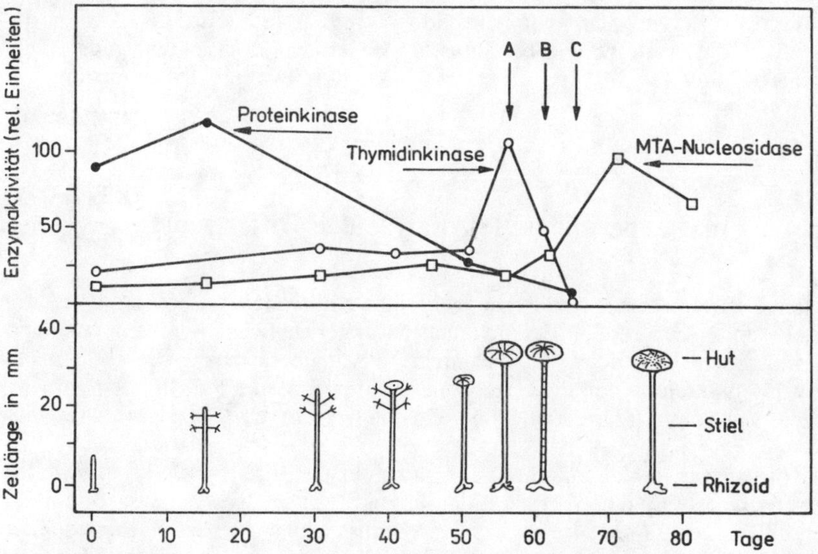

Abb. 21. Differenzierung bei *Acetabularia mediterranea* und damit verbundene Enzymaktivitätsänderungen. A—C: unterschiedliche Entwicklungsstadien des reifen Hutes. Die Zysten sind im Stadium C ausgebildet. Nach Freisetzung entstehen in ihnen Gameten. Nach Nover et al. 1982, modifiziert.

Die transkribierte mRNA wird in stabiler Form im Zytoplasma gespeichert. Dabei prägt sich ein apikal-basaler Gradient aus mit höherer mRNA-Konzentration in der Spitzenregion des Stiels, wo die morphogenetischen Vorgänge ablaufen.

Die Aktivierung der mRNA-Information erfolgt in einer für die Realisierung der Einzelschritte der Differenzierung vorbestimmten zeitlichen Sequenz. Sie ist unabhängig vom Vorhandensein des Zellkerns in der Zelle. Diese zeitliche Sequenz steht aber im Zusammenhang mit einer zeitlichen Sequenz des Erscheinens individueller Enzyme im Zytoplasma (Abb. 21). Das Beispiel von *Acetabularia* beweist, daß die **Translationsregelung** ein bedeutsames Prinzip der Differenzierung eukaryoter Zellen ist. Es belegt außerdem, wie wichtig die Wechselwirkung von Kern, Organellen und Zytoplasma für die Regulation der Enzymsynthese ist.

Sehr wenig ist über die Natur der Signale bekannt, die die Realisierung der genetischen Information für die verschiedenen Schritte der Differenzierung veranlassen. Bei *Acetabularia* spielen hierbei neben internen auch externe Faktoren eine wichtige Rolle (z. B. Lichtintensität).

Bei **höheren Pflanzen** liegen die Zellen in der Regel im Verband vor. Hier bestimmen die **Adhäsion** zwischen den Zellen und die Adhäsion an die Unterlage die Ausbildung der charakteristischen Form und Größe wesentlich mit. In nachfolgenden Entwicklungsphasen treten Wechselwirkungen zwischen den Zellgruppen auf. Es entstehen Zellklone, d. h. Zellen, die frühzeitig durch im **Zellverband** produzierte Faktoren geprägt werden. Sie haben während ihres ganzen nachfolgenden Lebens ein gemeinsames Schicksal. Dadurch entstehen Zellverbände mit einem stabilen spezifischen Profil der stofflichen Zusammensetzung, Form und Stoffwechselleistung: die **Gewebe.**

Im Gegensatz zum tierischen Organismus sind Diversität und Spezifität der Pflanzenzellen weit weniger ausgeprägt. So finden wir bei Pflanzen etwa 9 verschiedene Hauptzelltypen, die in noch weniger übergeordnete Gewebesysteme (2.2.) zusammengefaßt werden können.

Der Gewebeentwicklung übergeordnet ist die **Organentwicklung.** Sie bestimmt die Ausbildung der organspezifischen Gewebe. So können entlang der Wurzel- oder Sproßachse zeitlich unterschiedlich ablaufende morphogenetische Prozesse beobachtet werden, die auch räumlich getrennt sind (7.5.1., 4.2.). Das Zeitmaß, der Ort und die Orientierung der Zellteilung sind wiederum bedeutsam für die Ausbildung artspezifischer Pflanzenformen. Innerhalb der komplexen Meristemzone von Sproß und Wurzel fördern Auxine die longitudinale Zellteilung, während Gibberelline in den ersten 24 Stunden transversale und longitudinale Zellteilungen verhindern. Actinomycin D und 2,4-Dinitrophenol wirken als Auxinsynergisten.

2.1.6. Totipotenz und experimentelle Analyse der Differenzierung

Im Verlauf der **Differenzierung** der Zellen geht ihre **Multivalenz** verloren, d. h. ihre Möglichkeiten zur vollen Expression der in ihnen enthaltenen Gene werden fortlaufend eingeschränkt. Das geschieht stufenweise über mehrere Zellgenerationen. Die Differenzierungsvorgänge werden durch Zellteilungen stabilisiert. Sie erfordern nur die RNA-Synthese. So unterscheiden sich die Organe der höheren Pflanzen in ca. 6000 mRNAs voneinander.

Es konnte nachgewiesen werden, daß mit Ausnahme der Gefäßzellen alle Pflanzenzellen das gesamte genetische Potential der embryonalen Phase behalten. Jede Zelle ist totipotent, d. h. sie kann die Gesamtpflanze regenerieren. Voraussetzung für die Expression der Totipotenz einer differenzierten Zelle ist oft ihre physikalische Isolierung. Isolierte Zellen, aber auch Protoplasten, nehmen nach dem Zerbrechen der vorher existierenden **Korrelationen** in der Pflanze neue Korrelationen auf und werden organogenetisch kompetent. Hier liegt ein Ansatzpunkt für die experimentelle Analyse der Zell-, Gewebe- und Organdifferenzierung. Um ein relativ geschlossenes Bild über diese Vorgänge zu erhalten, sind wenigstens drei Befunde erforderlich:

- Charakterisierung des Differenzierungsprogramms durch spezifische Makromoleküle (Proteine oder RNA). Diese spezifischen Makromoleküle können als Kennmarken für das jeweilige Genexpressionsprogramm verwendet werden
- Auffinden von spezifischen Rezeptormolekülen für das jeweilige induzierende Signal (physikalische, chemische Faktoren, Phytohormone)
- Kenntnis der Regulatorgene. Hierzu eignet sich vor allem der Einsatz von „Entwicklungsmutanten".

Die experimentelle Analyse der Differenzierung setzt neben der Beherrschung der Kulturverfahren (Zellsuspensions-, Gewebe-, Organkultur) die Beherrschung der Techniken zur Extraktion, Trennung und Analyse der Makromoleküle und der signalinduzierenden Moleküle sowie der Kreuzung und der Selektion voraus. Die Einbeziehung der **Gentechnik** eröffnet zusätzliche Möglichkeiten zur Analyse der Signalwandlung und Zelldifferenzierung. Auf diese Weise wird z. B. die Übertragung ganzer Genexpressionsprogramme auf nicht verwandte Pflanzen möglich.

Auf dem Gebiet der **Zellsuspensionskultur**, der **Gewebe- und Organkultur** wurden in den letzten Jahren beachtliche Fortschritte erreicht. Ihnen kommt neben ihrer Bedeutung für die Grundlagenforschung auf dem Gebiet der Differenzierung und Entwicklung bereits heute praktische Bedeutung zu: z. B. Produktion sekundärer Pflanzenstoffe in Kultur, Selektion herbizidresistenter Pflanzenklone, Schaffung von Genbanken durch Gefrierkonservierung von Zellen, somatische Hybridisierung. Mittels der Gentechnik lassen sich an Einzelzellen Eingriffe vornehmen, die zu Veränderungen der genetischen Konstitution führen, die auf sexuellem Wege nicht oder nur weit zeitaufwendiger zu erreichen wären. Auf Grund der bisher nur lückenhaften Kenntnisse über die Differenzierungs- und Entwicklungsprozesse der Pflanzenzelle sind aber Erwartungen an einen schnellen Erfolg kaum angebracht.

2.2. Gewebesysteme

Den kompliziertesten Bau lassen die Gewebe der höheren Pflanzen erkennen. Durch eine ausgeprägte Gewebedifferenzierung (2.1.) nach dem Prinzip der Arbeitsteilung entstehen Gewebeeinheiten mit mehr oder weniger morphologisch oder physiologisch gleichem Verhalten, die man als **Gewebesysteme** bezeichnet. Es fehlte nicht an Versuchen, anhand von morphologischen oder physiologischen Merkmalen Einteilungen der Gewebesysteme zu schaffen. Die topographischen Gewebeklassifizierungen wurden durch die „Physiologische Pflanzenanatomie“ abgelöst, die die Gewebesysteme nach anatomisch-physiologischen Merkmalen abgrenzte. Ontogenetische und phylogenetische Gesichtspunkte zur Gewebeentwicklung und Homologien werden hier außer acht gelassen. Außerdem besitzen viele Gewebe bzw. Zelltypen mehr als eine Funktion, so daß eine Unterscheidung zwischen Haupt- und Teilfunktion erforderlich wurde, die jedoch recht willkürlich erscheint. Moderne histogenetische Studien und experimentelle Arbeiten haben viele Fakten in Frage gestellt. Bei Berücksichtigung dieser neu gewonnenen Erkenntnisse erscheint es zweckmäßig folgende Gewebesysteme zu unterscheiden:

Bildungsgewebe (Meristem)
Grundgewebesystem
Hautgewebesystem
Leitgewebesystem.

2.2.1. Meristeme

Aus der Zygote (6.2.9.) der Gefäßpflanze bildet sich ein Embryo (Abb. 12), dessen Gewebe, mit Ausnahme des Sproß- und Wurzelpols, bereits differenziert sind. Die Zellen am Sproß- und Wurzelpol bleiben teilungsfähig und liefern später die **Scheitel-** oder **Spitzenmeristeme** der Sproß- und Wurzelspitzen (4.2.2.). Sie umfassen die am Scheitel liegenden **Initialzellen** und ihre unmittelbaren Abkömmlinge. Eine präzise Abgrenzung von den darunterliegenden Geweben ist nicht möglich, da es zwischen den Zellen des Scheitelmeristems und den teilweise differenzierten meristematischen Geweben fließende Übergänge gibt. Die weitere Organbildung der Pflanze geht von diesen Spitzenmeristemen aus. **Seitenmeristeme** liegen parallel zur Außenseite des jeweiligen Organs und geben durch tangentiale Teilungen in radialer Richtung Zellderivate ab. Man unterscheidet zwischen dem Bündelkambium (4.3.1.) bzw. Kambiumring (4.9.1.), dem Korkkambium (Phellogen, 4.9.5.) und dem primären Meristemmantel (4.1.4.).

Die Laubblätter werden an der Sproßachse in akropetaler Weise herausdifferenziert, an Stellen, die später die Knoten (Nodien) bilden. Die blattanlagenfreien Zwischenknoten

(Internodien) sind in der Nähe der Sproßspitze noch unentwickelt. Beide erfahren durch das primäre Dickenwachstum (4.1.4.) eine erhebliche Verdickung, so daß die Sproßspitze die Form eines Kegels annimmt (Vegetationskegel, Abb. 47). Während der weiteren Entwicklung verlängern sich allein die Internodien, deren Zellen im jugendlichen Zustand voll meristematisch sind. In einiger Entfernung von der Sproßspitze beginnen sie sich zu strecken, wobei nicht nur Streckungsvorgänge, sondern auch aktive Zellvermehrungen eine Rolle spielen. Die Zellteilungen lokalisieren sich später auf bestimmte Wachstumszonen, die man als **interkalare Meristeme** (eingeschaltete Meristeme) bezeichnet. Sie sind zwischen bereits differenzierten Gewebepartien eingeschaltet und unterscheiden sich von den Spitzenmeristemen dadurch, daß sie nicht nur aus embryonalen Zellen, sondern auch aus differenzierten Zellelementen bestehen. Außerdem stellen die Meristemzellen später ihre Teilungstätigkeit ein und gehen in den erwachsenen (= adulten) Zustand über. So sind beispielsweise bei den Poales, Cyperaceen und Liliaceen in den interkalaren Wachstumszonen Xylemprimanen herausgebildet, die der Wasserleitung dienen.

Die Lage der interkalaren Meristeme ist verschieden. Bei den Monocotyledonen und vielen Dikotyledonen findet man sie an der Basis der Internodien (basal-interkalar), bei *Stachys*-Arten am oberen Ende (apikal-interkalar) und bei manchen Apiales (z. B. *Astrantia major*) an beiden Internodienenden. Im letzten Fall nimmt erst die untere, dann die apikale Wachstumszone ihre Tätigkeit auf. Während bei den Dikotyledonen der interkalare Zuwachs gering ist, erreicht er bei den Internodien und Blattscheiden der Gräser erhebliche Werte. So kann z. B. das unmittelbar unter dem Blütenstand befindliche Halminternodium beim Pfeifengras (*Molinia coerulea*) im adulten Zustand über 1 m, bei *Arundinaria schomburgkii* sogar 3,5 m lang sein. Da die interkalaren meristematischen Wachstumszonen wenig widerstandsfähig sind, müssen sie frühzeitig versteift werden. Dies geschieht entweder durch subepidermale Kollenchymlagen (4.2.5.) oder, wo diese fehlen, durch Blattscheiden (z. B. Gräser), Bei den Getreidearten, die basal-interkalar wachsen, würden die Internodien an ihrem basalen Ende umknicken, wenn nicht die scheidenartigen Blattbasen der Laubblätter, die an ihrem Grunde knotenförmig verdickt sind, die Standfestigkeit des Grashalmes erhöhten (Abb. 45).

Mit dem Internodienwachstum ist auch die Ausbildung knotenartiger Verdickungen an der Sproßachse verknüpft. Diese sogenannten **Sproßgelenke** gehen aus den interkalaren Wachstumszonen hervor, ehe diese ihre Tätigkeit einstellen. An diesen Sproßgelenken können sich noch geotropische Wachstumskrümmungen abspielen, während in benachbarten Internodienbereichen das Wachstum bereits erloschen ist. Beispiele dafür liefern die sogenannten Grasknoten, die man in Scheiden- und Internodialgelenke einteilen kann. Werden z. B. wachsende Getreidehalme durch ein Unwetter umgelegt, so daß die Scheidengelenke in eine horizontale Lage geraten, dann nehmen mehrere Scheidengelenke auf ihrer beschatteten Unterseite das Wachstum erneut auf und richten die Halme auf.

Im Vergleich zu den Internodien haben die Sproßgelenke einen abweichenden anatomischen Bau. Die Holzelemente treten in ihnen stark zurück, die Aussteifung erfolgt durch Kollenchyme.

2.2.2. Meristemoide

Wie bereits gezeigt, spielt bei der Gewebedifferenzierung (2.1.) der unterschiedliche Embryonalitätsgrad eine Rolle. Ein Ort höherer Embryonalität verhindert das Plasmawachstum und die Zellteilung in seiner unmittelbaren Nachbarschaft. Diese Hemmwirkung erstreckt sich über ein oder mehrere Zellen und kann nach Wegfall höherer Embryonalität aufgehoben werden, so daß ein vorübergehendes Wiederaufleben der Embryonalität in der Nachbarschaft erfolgen kann. Im Gegensatz zu den Meristemen spricht man hier von **Meristemoiden.**

Diese Meristemoide spielen z. B. bei der „Musterbildung" der Blattepidermis (5.4.) eine Rolle, da eine erneute Meristemoidbildung zur Entwicklung der Spaltöffnungen und

Trichome (4.2.4.) führt. Die Zellen mit einem Meristemoidcharakter teilen sich inäqual, wobei der plasmareichere Pol von dem plasmaärmeren abgegrenzt wird. Die kleinere plasmareiche Tochterzelle wird zur Spaltöffnungs- oder Haarmutterzelle. Bei vielen Monokotyledonen teilt sich jede die zur Bildung einer Spaltöffnung bestimmte Zelle durch eine Querwand in eine kleine, plasmareiche Zelle, die zur **Schließzellenmutterzelle** wird, und in eine größere, die sich zu einer Epidermiszelle weiter entwickelt (Abb. 22A). Die Schließzellenmutterzelle teilt sich durch eine Längswand in die beiden jungen Schließzellen. Zwischen diesen beiden Längswänden bildet sich eine schizogene Interzellulare (2.2.4.), die zum Porus wird. Besitzen die Spaltöffnungen zwei oder mehrere Nebenzellen (5.7.3.1.), so finden in den Meristemoiden mehrere Teilungen in verschiedenen Richtungen statt, bevor die

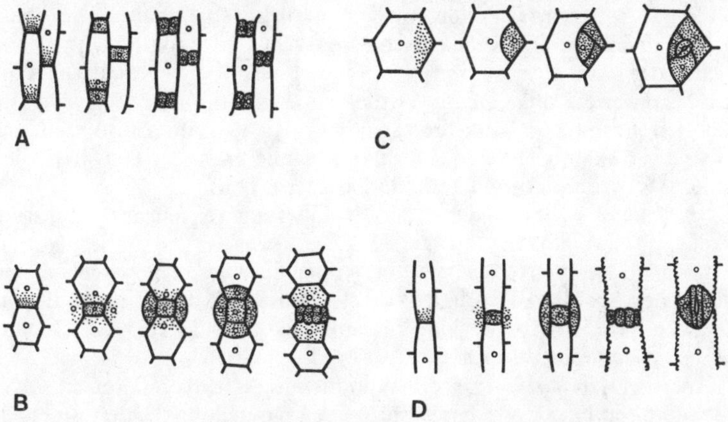

Abb. 22. A—D: Schematische Darstellung der Entwicklungsgeschichte einiger Spaltöffnungstypen. A: *Iris* spec. Durch inäquale Teilungen werden die Spaltöffnungsmutterzellen abgespalten, die sich wiederum längs spalten und die beiden Schließzellen liefern. B: *Tradescantia* spec. Durch inäquale Teilungen werden die Spaltöffnungsmutterzelle und die vier Nebenzellen ausgegliedert. C: *Sedum* spec., D: *Zea mays*. Nach POPHAM, verändert, aus KAUSSMANN 1963.

Schließzellenmutterzelle entsteht (z. B. Crassulaceen, Abb. 22C). Nebenzellen können sich auch von jungen Epidermiszellen herleiten, die der Schließzellenmutterzelle benachbart sind (Abb. 22B und D). So teilen sich z. B. vier der Schließzellenmutterzelle benachbarte Oberhautzellen inäqual (22B). Die kleineren Zellen werden zu Nebenzellen (*Tradescantia*, *Zebrina*-Arten). Da diese Meristemoide wiederum ein Hemmungsfeld besitzen, bilden sich relativ regelmäßige Spaltöffnungsmuster heraus, wobei auch die Blattontogenese von Bedeutung ist. Durch die Hemmzentren werden bestimmte Mindestabstände eingehalten, so daß zunächst keine neuen Meristemoide herausdifferenziert werden. Neue Anlagen können erst dann entstehen, wenn das vorhandene Muster durch das Flächenwachstum so stark geweitet ist, daß sich die Hemmungsbereiche nicht mehr berühren. Für die Entwicklung der Haarinitialen gilt grundsätzlich das gleiche. Bei vielzelligen Haaren (4.2.4.) findet jedoch ein lebhafteres Plasmawachstum statt.

2.2.3. Grundgewebesystem

Das Grundgewebesystem umfaßt alle Gewebe, die zwischen dem Haut- und Leitgewebesystem liegen, sowie das Markparenchym (Abb. 55). Es besteht aus den verschiedensten Zelltypen, die sich sowohl morphologisch als auch physiologisch voneinander unterscheiden. Das Grundgewebesystem enthält das eigentliche **Grundgewebe** oder **Parenchym** und das der

Festigung dienende **Kollenchym** und **Sklerenchym** (4.2.5.), die aus entwicklungsgeschichtlichen Gesichtspunkten hier eingeordnet werden können. Im Zusammenhang mit dem Parenchym werden auch die der Exkretion dienenden Gewebe, wie z. B. die Exkretbehälter, Harzgänge und Milchröhren, behandelt.

2.2.4. Grundgewebe (Parenchym)

Das Parenchym besteht in der Regel aus lebenden **Parenchymzellen,** deren stark vakuolisierte Protoplasten von dünnen oder nur mäßig verdickten Zellwänden umgeben sind und die eine polyedrische Gestalt besitzen. Es bildet in den pflanzlichen Organen die überwiegende Grundmasse, die von dem Hautgewebe umschlossen wird, und in die die Leitgewebe eingebettet sind. Die Zellen des Parenchyms können funktionell nur wenig spezialisiert sein, jedoch kann auch eine bestimmte Funktion im Vordergrund stehen, Zeichnen sich die Parenchymzellen durch den Besitz von Chloroplasten aus, wie das im Mesophyll der Laubblätter (5.4.) oder in den äußeren Teilen der primären Rinde krautiger Gewächse der Fall ist, dann dient es der CO_2-Assimilation **(Assimilationsparenchym).**

Speicherparenchyme sind farblos und dienen der Speicherung organischer Reservesubstanzen (z. B. Stärke, Öle, Eiweiße). In charakteristischer Form sind sie in Samen und Früchten (Abb. 30), Rhizomen, Knollen, Zwiebeln und Rüben entwickelt. Besorgen sie die Wasserspeicherung wie bei den Sproß-, Blatt- und Wurzelsukkulenten, dann bilden die mit großen Vakuolen versehenen Parenchymzellen ein **Wassergewebe.** Andere Teile des Grundgewebes sind als Durchlüftungsgewebe differenziert.

Das Parenchym ist ferner bei den Vorgängen der Wundheilung und Regeneration sowie bei den primären und sekundären Dickenwachstumsprozessen parenchymaler Art maßgeblich beteiligt (4.1.4.). Parenchymatische Elemente sind auch als Xylem- und Phloemparenchym im Holz- bzw. Siebteil verbreitet, wo sie speziell dem Stoffaustausch dienen. Da die Parenchymzellen lebende Protoplasten besitzen, lassen sie eine gewisse physiologische Variabilität erkennen und zeigen, sobald der normale Entwicklungsablauf gestört wird, eine erhebliche Plastizität, d. h. sie können eine De- und Redifferenzierung erfahren. Zusammenhängende Parenchyme sind für das Mark und die primäre Rinde der Sproßachse und Wurzel, für das Mesophyll der Laub- und Blütenblätter, für fleischige Früchte (speziell Beeren) und für das Endosperm der Samen bezeichnend. Im Leitgewebesystem dagegen sind die parenchymatischen Zellen als Markstrahlen und als Xylem- bzw. Phloemparenchyme mit anderen Elementen eng verknüpft.

Das Parenchym des primär gebauten Pflanzenkörpers, die primäre Rinde, das Mark, das Mesophyll der Laub-, Staub- und Fruchtblätter, leitet sich vom Grundgewebe ab, während die parenchymatischen Elemente des primären und sekundären Leitgewebes ihren Ursprung im Prokambium bzw. im Bündelkambium oder Kambiumring haben.

Die jugendlichen Grundgewebe zeigen ein festes Zellgefüge, da die Zellwände benachbarter Zellen durch die **Mittellamellen** zusammengehalten werden. Nach Beendigung des Flächenwachstums der Zellen wird die Primär- und Sekundärwand aufgelagert, so daß jede Mittellamelle (= Primordialwand) zwei benachbarten Zellen gemeinsam angehört. Da die Mittellamellen aus Pektin bzw. aus deren Calcium- und Magnesiumsalzen bestehen, sind sie quellbar und relativ gut löslich (z. B. durch das Ferment Pektinase).

Das entwickelte Parenchym enthält in der Regel eine wechselnde Anzahl von Luftlücken, die, da sie zwischen den einzelnen Zellen liegen, als **Zwischenzell-** oder **Interzellularräume** bezeichnet werden. Ihre Größe und Gestalt kann recht unterschiedlich sein (Abb. 23). Sie entstehen in **schizogener, lysigener** und **rhexigener** Weise. Bei schizogener Interzellularenbildung (Abb. 23 A und B) wird die Mittellamelle (*mi*) streckenweise aufgelöst. Infolge des Turgordruckes runden sich die benachbarten Zellen ab (23 B), so daß ein Zwischenraum entsteht. Bevorzugte Orte für die schizogene Interzellularenbildung

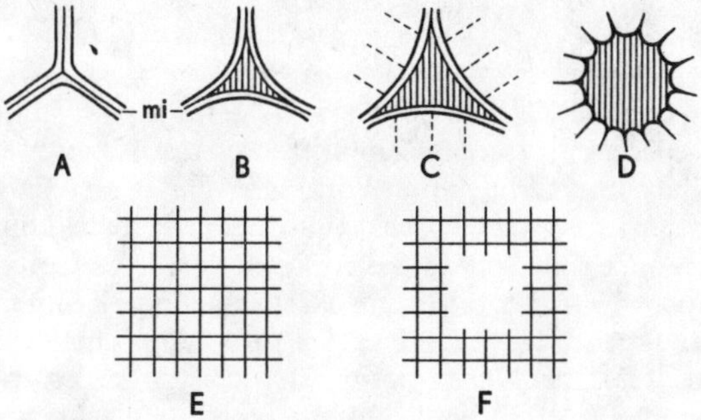

Abb. 23. Schema zur Entwicklung der schizogenen und lysigenen Interzellularen sowie zur Lakunenbildung. Durch streckenweise Auflösung der Mittellamelle (*mi* in A und B und durch Abrundung der Zellen infolge des Turgordruckes bildet sich ein schizogener Interzellulargang (schraffiert). Teilen sich die den Interzellulargang umgebenden Zellen (C unterbrochenen Linien), so erweitert sich durch das nachfolgende Wachstum der Tochterzellen der Interzellularraum zur Lakune (D). Bei lysigener Interzellularraumbildung (E—F) lösen sich mehrere Zellen eines Gewebes auf.

sind die Ecken, in denen sich mehrere Zellwände berühren. Entstehen die Zwischenzellräume auf lysigenem Wege, dann sterben einzelne Zellgruppen eines Gewebeverbandes ab und lösen sich auf (Abb. 23 E und F), so daß ein größerer Interzellularraum gebildet wird. Große Hohlräume, wie z. B. hohle Stengelglieder, entstehen durch ein ungleichmäßiges Wachstum und nachträgliches Zerreißen (rhexigen). Interzellularräume können während der weiteren Entwicklung noch vergrößert werden. Durchlaufen die Zellwände ein örtlich begrenztes Flächenwachstum, so entstehen armartige Fortsätze, deren radiale Anordnung den Zellen ein sternartiges Aussehen verleiht (**Sternparenchym** der *Juncus*-Arten, Abb. 24 B). Teilen sich die den Interzellularraum umgebenden Zellen (Abb. 24 C) und wachsen diese heran, dann bilden sich **Lakunen** (Abb. 23 D, Abb. 24 C), die vor allem bei Wasser- und Sumpfpflanzen verbreitet sind. **Interzellularsysteme** bilden sich, wenn in einem Parenchym zahlreiche Zwischenzellräume miteinander in Verbindung treten (z. B. Schwammparenchym der Laubblätter, 5.4.). Ausgeprägte Interzellularsysteme sind für Wasser- und Sumpfpflanzen charakteristisch, deren Organe besonders von zahlreichen Lakunen durchsetzt sind (Durchlüftungsgewebe = Aerenchym). Das Aerenchym steht mit der Außenluft in Verbindung, so daß Sauerstoff und Kohlendioxyd auf dem Diffusionswege zu den Orten des Verbrauchs gelangen können.

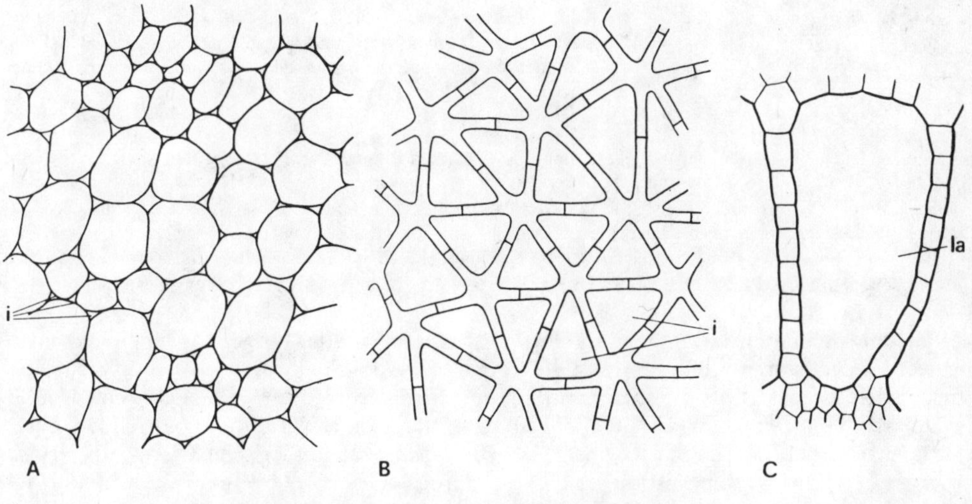

Abb. 24. A: *Zea mays*. Stengelquerschnitt durch das Grundgewebe. Zwischen den erwachsenen polyedrischen bzw. gerundeten Zellen haben sich zahlreiche Interzellularen gebildet. B: *Juncus effusus*. Sternparenchym. Die armartigen Fortsätze werden durch ein örtlich begrenztes Flächenwachstum der Zellwände gebildet. C: *Myriophyllum spicatum*. Adulte Lakune (*la*), *i* Interzellularen.

Im Parenchym werden **zelluläre** und **interzelluläre Exkretbehälter** herausdifferenziert, in denen Nebenprodukte des pflanzlichen Stoffwechsels, sog. **Exkrete**, abgeschieden werden. Hierher gehören u. a. die Kieselsäure, Calciumcarbonat, Oxalate, ätherische Öle, Harze, Alkaloide, viele Gerbstoffe und Schleime.

Die einfachste Form der Exkretbehälter sind die **Ölzellen** (Abb. 25A) die für ganze Familien (Magnoliaceen, Aristolochiaceen, Lauraceen, Piperaceen, Zingiberaceen u. a.) charakteristisch sind. Sie fallen durch ihren Inhalt, die Größe und Form auf und sind meist schon differenziert, während das benachbarte Gewebe noch wächst. Die Entwicklung der Ölzelle beginnt mit der Ausscheidung eines kleinen Initialtropfens, der der äußeren Plasmaschicht entstammt. In einem Näpfchen (Kupula, *Ku*) vergrößert sich dieser Tropfen und wird von einer Haut umgeben (membranogener Tropfen). Das im Protoplasma gebildete ätherische Öl ergießt sich in den Ölbeutel. Bei seiner Vergrößerung degeneriert der Protoplast, so daß die gesamte Zelle vom Ölbeutel ausgefüllt wird. Durch eine in die Celluloseschichten eingelagerte Suberinlamelle (*su*) wird die Ölzelle isoliert.

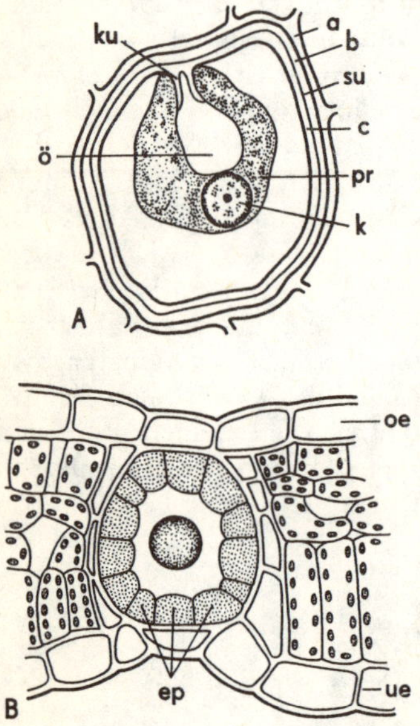

Abb. 25. A: *Magnolia grandiflora*. Ältere Ölzelle aus dem Laubblatt, Protoplast (*pr*) stark kontrahiert. *k* Kern, *a* Nebenzellwand, *b* äußere, *c* innere Zellwand, *su* Suberinlamelle, *ö* Ölbeutel, *ku* Kupula. B: *Hypericum perforatum*. Schizogener Exkretbehälter. Das Exkret (Tropfen) wird von einem Epithel *ep*, das den Interzellularraum auskleidet, abgeschieden. *oe*, *ue* Epidermis. A nach LEHMANN 1925, B nach HABERLANDT 1924.

Schleimzellen sind große, runde Zellen, die in der lebenden Pflanze durch gequollenen Schleim ausgefüllt werden (z. B. Cactaceen, Malvaceen, Tiliaceen).

Sind in den Zellvakuolen Gerbstoffe konzentriert, entstehen rundlich gestaltete **Gerbstoffzellen.** Als **Gerbstoffschläuche** werden langgestreckte Zellen (z. B. Farne, Fabales, *Sambucus*) bezeichnet.

Bei den Capparidaceen und Brassicaceen gibt es schlauchförmige **Enzymbehälter**, die Myrosin beinhalten. Beim Verletzen einer Pflanze tritt das Ferment Myrosinase aus und führt zur Bildung der Senföle.

Die interzellulären Exkretbehälter entstehen schizogen oder lysigen. Wie bei der schizogenen Interzellularenbildung beginnt die Entwicklung des Spaltes zwischen zwei bis mehreren Zellen. Wachsen diese Zellen heran, dann vergrößert sich dieser Spalt zu einem interzellularen Hohlraum. Durch radiale Teilungen der den Hohlraum begrenzenden Zellen differenziert sich ein **Epithel** (Abb. 25B, *ep*), welches das ätherische Öl oder bei **Harzgängen** (5.4.2.) die Harze produziert. Diese werden in den Interzellularraum bzw. Harzgang abgeschieden.

Lysigene Exkretbehälter entstehen in der Regel durch Auflösung einer Zellgruppe (Abb. 26A–B). Nach einer Anzahl räumlich angeordneter Zellteilungen (A) löst sich das kleinzellige Gewebe von der Mitte her auf, so daß ein Sammelraum für die Exkrete ent-

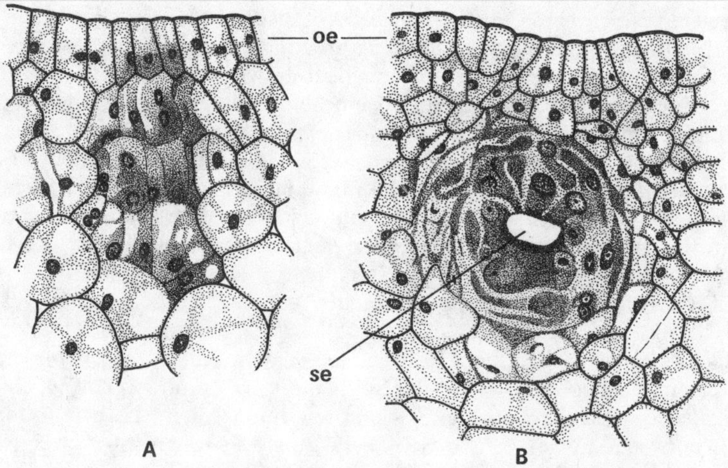

Abb. 26. *Citrus medica.* Lysigener Exkretbehälter. Aus einer kleinen Zellgruppe (A) entsteht durch fortgesetzte räumliche Zellteilungen ein kleinzelliger Zellkomplex, dessen Zellen sich von der Mitte her auflösen (B). *oe* obere Epidermis, *se* junger Exkretbehälter. Nach FOHN 1935, verändert.

steht. Letztere treten zunächst im Protoplasma der Zellen auf. Bei Auflösung der Zellen fließen sie zu einem großen Tropfen zusammen.

Man unterscheidet zwischen Exkretlücken und Exkretgängen. Exkretlücken sind mehr oder weniger abgerundet und führen meist ätherisches Öl (= Öllücken), wie z. B. die Exkretlücken der Fruchtschalen und Blätter der Zitronen und Apfelsinen. Für Rutaceen und Myrtaceen sind diese charakteristisch. Exkretgänge sind langgestreckt, durchziehen oft ganze Pflanzenorgane und können netzartig verbunden sein (z. B. Harzgänge bei den Pinaceen, Ölgänge bei Apiales, Schleimgänge bei Cycadeen).

Abb. 27. A: *Scorzonera hispanica.* Längsschnitt durch das Rübenparenchym mit den netzartig miteinander verbundenen Milchröhren (punktiert). B: *Euphorbia alcicornis.* Ungegliederte, verzweigte Milchröhren in der Sproßspitze und den jungen Blattanlagen (*bl*). *sm* Scheitelmeristem, *m* Mark, *prri* primäre Rinde. Nach SCHAFFSTEIN 1932.

Manche Pflanzen besitzen **Milchröhren**, aus denen bei Verletzungen ein milchig-trüber Saft ausfließt (z. B. *Euphorbia*-Arten, *Ficus elastica*, *Taraxacum*-, *Scorzonera*-, *Papaver*-Arten). Man unterscheidet zwischen **gegliederten** und **ungegliederten** Milchröhren. Erstere zeichnen sich dadurch aus, daß sie von vornherein aus einzelnen röhrenartigen Zellen bestehen, die kettenförmig aneinander gereiht sind und deren polare Wände entweder erhalten bleiben oder perforiert bzw. gänzlich aufgelöst werden. Bei Auflösung der Querwände entstehen lange röhrenartige Gebilde (Abb. 27A). Die ungegliederten Milchröhren dagegen leiten sich von einzelnen Zellen ab, die mit dem Wachstum der Pflanze Schritt halten, sich meist stark verzweigen, nicht miteinander verschmelzen und daher lange Schläuche (Milchsaftschläuche) bilden (Abb. 27B).

Gegliederte Milchröhren können entweder aus einfachen gegliederten Schläuchen bestehen, die seitlich nicht miteinander verschmelzen (gegliederte nichtanastomosierende Milchröhren), oder aus einzelnen gegliederten Röhren, die seitlich Anastomosen bilden (z. B. Asteraceen) und daher netzartig verflochten sind (gegliederte anastomosierende Milchröhren). Bei den ungegliederten Milchröhren entwickeln die Initialzellen, die bereits im Embryo angelegt sind, entweder lange, gerade Schläuche (ungegliedert nichtverzweigte M., z. B. *Vinca minor*) oder reich verzweigte Schläuche (ungegliederte verzweigte M., z. B. Euphorbiaceen).

Die Verteilung der Milchröhren in den einzelnen Geweben ist unterschiedlich. Bevorzugt werden die Parenchyme der primären Rinde und des Markgewebes. Sie kommen aber auch im sekundären Phloem und seltener im Xylem vor.

Der **Milchsaft** (Latex) bildet eine Emulsion, da eine wäßrige Grundsubstanz („Serum") vorhanden ist, in der zahlreiche wasserunlösliche Partikel suspensieren, die aus Polyterpenen (Kautschuk, Balata, Guttapercha) bestehen. Diese Stoffe werden im Protoplasma gebildet und in die Vakuolen der Milchröhren abgeschieden.

2.2.5. Hautgewebesystem

Echte **Haut-** oder **Abschlußgewebe** findet man nur bei den höheren Pflanzen. Manche Thallophyten besitzen ein hautähnliches Gewebe (epidermoides Gewebe), das aber nicht mit einer Epidermis gleichgesetzt werden kann. In der Regel besteht das **primäre Abschlußgewebe** (4.2.4.) aus einer einzigen Zellschicht, die man als **Oberhaut** oder **Epidermis** bezeichnet. Bei einer physiologisch-anatomischen Betrachtungsweise, die nur eine funktionelle Definition in den Vordergrund stellt, werden die Spaltöffnungen (5.7.3.1.), Drüsenhaare, Drüsenschuppen (4.2.4.), Wurzelhaare u. a. Teile ausgeklammert. Da sich ontogenetisch gesehen ein- und mehrschichtige Epidermen, die Anhangsgebilde und die Spaltöffnungen von dem Protoderm ableiten, kann man das primäre Abschlußgewebe als eine entwicklungsgeschichtliche Einheit auffassen. Im übrigen stellen die genannten Strukturen den Kontakt zur Umwelt her. Es überzieht den gesamten Vegetationskörper und bleibt bei den krautigen Gewächsen dauernd erhalten. Auch die primäre Wurzelhaut (Rhizodermis, 7.5.1.), die einen unterschiedlichen Bau und eine andere Funktion besitzt, kann zu dem primären Abschlußgewebe gezählt werden.

Bei Pflanzenteilen, die eine sekundäre Verdickung erfahren, stirbt die Epidermis in der Regel ab und wird durch ein **sekundäres Abschlußgewebe** ersetzt, das man als **Korkgewebe** (= **Periderm**) bezeichnet (4.9.5.). Bei dem langanhaltenden sekundären Dickenwachstum der Holzgewächse differenziert sich am Stamm, den Zweigen und an den älteren Wurzeln ein **tertiäres Abschlußgewebe** heraus, das man als **Borke** (= Rhytidom) bezeichnet.

2.2.6. Leitgewebesystem

In den höheren Pflanzen finden ständig Stoffwanderungen statt. Einerseits wird das durch die Wurzelhaare aufgenommene Wasser, in dem die Mineralsalze gelöst sind, nach den Assimilationsorganen und den wachsenden Pflanzenteilen transportiert, andererseits müssen die in den Laubblättern gebildeten Assimilate zu den verschiedenen Speicherorganen (z. B. Sproß- und Wurzelknollen, Rüben, Zwiebeln, Rhizome, Samen), zu den Meristemen und den heterotroph lebenden Pflanzenorganen geleitet werden. Ein derartiger Massentransport über größere Entfernungen erfordert ein **Leitgewebe-** (4.3.) bzw. **Stranggewebesystem.**

Der doppelten Leitungsfunktion entspricht der Bau der Leitgewebe. Durch die Anpassung an den Stofftransport sind die Zellen röhrenförmig lang gestreckt und zwar in Richtung des Stofftransportes (Längsrichtung der Organe). Die wandernden Stoffe passieren daher relativ selten Zellwände. Das Leitgewebesystem tritt in Form von **Leitbündeln** oder **Leitsträngen** hervor, die sich in das wasserleitende Gewebe, das **Xylem** (4.3.2. = Holzteil) und in das Assimilate führende Gewebe, das **Phloem** (4.3.2. = Siebteil) gliedern. In der Regel sind die Leitbündel von einer sklerenchymatischen Bündelscheide umgeben. Da zwischen den einzelnen Zellelementen meist Interzellularräume fehlen, bilden die Leitbündel einen festen Verband.

Die physiologische Planzenanatomie unterscheidet zwischen Hadrom und Leptom, die nur den eigentlichen Holz- bzw. Siebteil umfassen. Beide ergänzen sich zum Leit- oder Gefäßbündel. Wird die sklerenchymatische Bündelscheide einbezogen, dann werden die Begriffe Xylem bzw. Phloem verwendet.

Phylogenetische Gesichtspunkte sowie die physiologische Besonderheit der Leitbündel führte zur Bildung der Begriffe **Gefäßpflanzen** bzw. **Tracheophyten.** Beide Begriffe beziehen sich auf die charakteristischen Elemente des Xylems, die Gefäße oder Tracheen, die auch im fossilen Pflanzenmaterial gut erhalten sind. Sie besitzen für phylogenetische Schlußfolgerungen eine wichtige Bedeutung. Zu den Tracheophyten gehören die Pteridophyten (Psilophytopsida, Lycopsida, Psilotopsida, Sphenopsida, Pterophytina) und die Spermatophyten (Gymnospermae, Angiospermae).

3. Der Samen und die Entwicklung der Keimpflanze

3.1. Bau des Samens

Der **Samen** entwickelt sich aus der im Fruchtknoten befindlichen Samenanlage. Er ist im allgemeinen von einer festen **Samenschale** (Testa) umgeben. Im Inneren des Samens ruht der chlorophyllfreie **Embryo**, der während der Keimung und der ersten Entwicklungsphase auf eine heterotrophe Ernährung angewiesen ist. Die erforderlichen Nährstoffe werden von der Mutterpflanze mitgegeben und im Samen in zweierlei Weise gespeichert. Findet die Speicherung der Reservesubstanzen in einem besonderen **Nährgewebe** (Endo- oder Perisperm, 6.2.9.) statt, so ist dieses zwischen Testa und Embryo eingelagert. Derartig gebaute Samen werden als **nährgewebehaltige Samen** bezeichnet (z. B. Rizinus-Pflanze, Küchenzwiebel, Getreidefrüchte). Die Nährstoffe können aber auch im Embryo selbst gespeichert sein, so daß man von **nährgewebelosen Samen** spricht (z. B. Stein- und Kernobstgewächse, Fabales, Rot-Buche, Haselnuß, Kürbis, Eichen, Paranuß).

Der **nährgewebehaltige Samen** der Rizinus-Pflanze (*Ricinus communis*, Abb. 28) ist von einer harten, gesprenkelten Samenschale umgeben und trägt am Grunde ein weißliches Anhängsel, die sog. **Samenwarze** (Karunkula). Die Rückenseite des Samens (A) ist stärker gewölbt als die Bauchseite (B), auf der sich ein bandartiger Streifen entlangzieht (**Nabelstrang** oder Raphe). Im Nabelstrang liegt ein Leitgewebe, das die heranreifende Samenanlage von der Mutterpflanze aus ernährt. An Samenlängsschnitten (C und D) läßt sich erkennen, daß das Innere des Samens von einem Gewebe ausgefüllt ist, das den jungen Embryo umgibt. Es handelt sich um das Nährgewebe, das neben Eiweißstoffen reich-

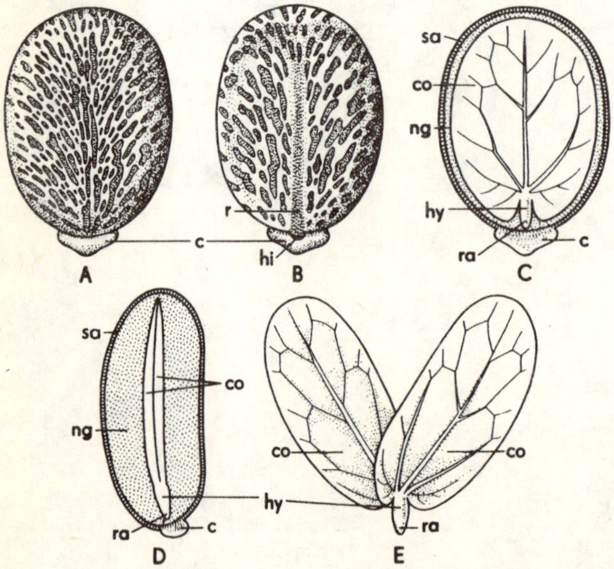

Abb. 28. *Ricinus communis*. A und B: Samen von der Rücken- (A) und Bauchseite (B). C und D: Samen im medianen (C) und transversalen Längsschnitt (D). E: Isolierter Embryo. *sa* Samenschale, *c* Karunkula, *hi* Hilum, *ng* Nährgewebe, *r* Raphe, *co* Kotyledonen, *hy* Hypokotyl, *ra* Radikula. Nach Troll 1954.

lich Öl enthält. Da unsere Beispielpflanze zu den Dikotyledonen gehört, gliedert sich der Embryo (E) in die beiden Keimblätter, in die Keimachse (Hypokotyl), in die Wurzelanlage (Radikula) und in den Sproßpol (Plumula), der zwischen den Keimblättern liegt.

Zu den einkeimblättrigen Pflanzen mit einem nährgewebehaltigen Samen gehört die Küchenzwiebel (*Allium cepa*). Auch hier liegt ein chlorophyllfreier Embryo inmitten eines Nährgewebes (Abb. 37 A), und der Samen ist von einer festen Testa umgeben. Der Embryo besitzt nur ein in der Regel eingerolltes Keimblatt, dessen basaler Teil als **Keimblattscheide** den Sproßpol schützend umgibt.

Ein verhältnismäßig großes Nährgewebe besitzen die Früchte der **Getreidepflanzen** (Weizen, Roggen, Hafer, Gerste, Mais, Reis u. a.), das in gemahlener Form als Mehl zu unseren Hauptnahrungsmitteln zählt. Das **„Getreidekorn“** (Abb. 29 A) entspricht einer **einsamigen**

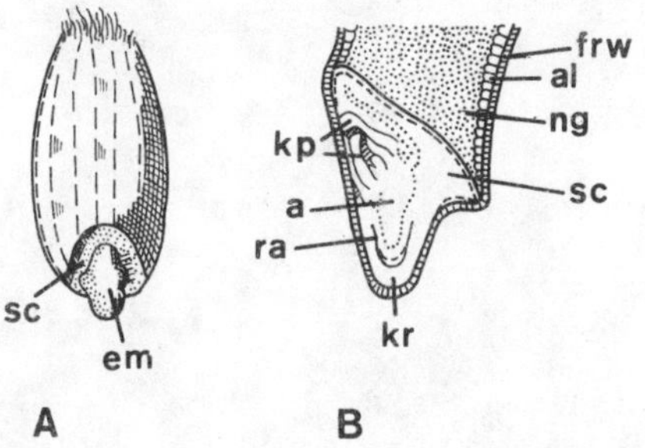

Abb. 29. Weizenkorn (*Triticum aestivum*). A: Totalansicht von der Unterseite. B: Längsschnitt durch den basalen Teil der Frucht. Der Embryo (*em*) liegt dem Nährgewebe, das sich in den stärkeführenden Mehlkörper (*ng*) und die eiweißführende Aleuronschicht (*al*) gliedert, seitlich an. *sc* Skutellum (Keimblatt), *kp* Koleoptile, *a* Keimachse, *ra* Wurzelpol, *kr* Koleorhiza, *frw* Fruchtwand, die mit der Samenschale verklebt ist. Nach TROLL 1959.

Frucht (Karyopse), da die dünne Samenschale (Abb. 29 A und B) mit der Fruchtwand verklebt ist. Der Embryo liegt hier nicht wie bei der Küchenzwiebel inmitten des Nährgewebes, sondern seitlich am Endosperm und berührt mit dem schildartig entwickelten Keimblatt (Skutellum) das Nährgewebe. Der Sproßpol des Embryos ist schon von einigen Blattanlagen umhüllt, die von einer gemeinsamen Scheide, der **Keimblattscheide (Koleoptile)**, umgeben werden. Der Wurzelpol der Getreidearten ist von einer **Wurzelscheide (Koleorhiza)** eingehüllt. Zwischen der Koleoptile und dem Keimblattansatz befindet sich bei vielen Gräsern ein erst während der Keimung deutlicher hervortretendes Glied (Abb. 39), das man als **Mesokotyl** bezeichnet. Das Nährgewebe der Getreidearten setzt sich aus dem stärkeführenden Mehlkörper (Abb. 30) und aus eiweißhaltigen, dünnen peripheren Schichten **(Aleuronschichten)**, die den Mehlkörper umgeben, zusammen.

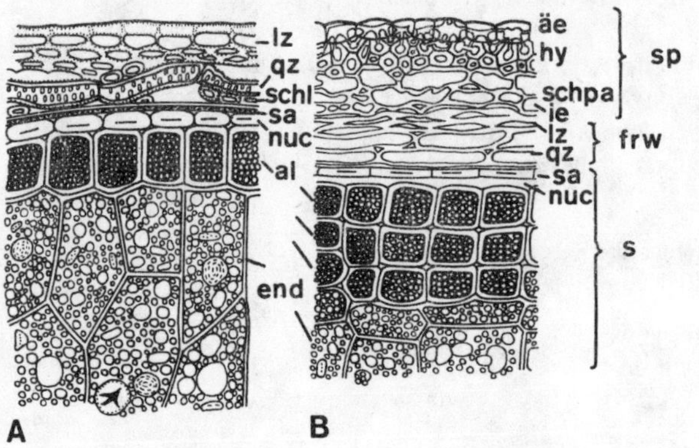

Abb. 30. A: *Secale cereale*. Querschnitt durch den Rand einer Frucht. *lz* Längs-, *qz* Querzellen, *schl* Schlauchzellen, *sa* Samenschale, *nuc* Nuzellarrest, *al* Aleuronzellen, *end* Endosperm. B: *Hordeum sativum*. Querschnitt durch den äußeren Teil eines Korns. *äe* äußere, *ie* innere Epidermis, *hy* Hypoderm, *schpa* Schwammparenchym, *sp* Spelze, *frw* Fruchtwand, *s* Same. Sonst wie in A. Nach GASSNER 1951.

Der stark abgeleitete Bau des Poaceen-Keimlings führte auch zu anderen morphologischen Deutungen der Organe. Während das einzige Keimblatt dem Kotyledonar-Haustorium entspricht, ist die Koleoptile als sekundäre Verlängerung der Keimblattscheide, das Mesokotyl als kongenitales Verwachsungsprodukt aus Epikotyl und Koleoptilenbasis und die Koleorhiza als Scheide der ersten sproßbürtigen Wurzel aufzufassen, die im Bereich des Wurzelpols entsteht. Eine Primärwurzel fehlt demnach den Poaceen-Keimlingen.

Die Samen der Palmen entwickeln ebenfalls ausgedehnte Nährgewebe. Bei der Kokospalme (*Cocos nucifera*) besteht das Endosperm aus einem festen und einem flüssigen Anteil. Den festen bildet ein ölhaltiges Nährgewebe, das getrocknet als „Kopra" gehandelt wird, der flüssige ist zuckerhaltig und vitaminreich („Kokosmilch"). Das harte Nährgewebe der Dattelplame (*Phoenix dactylifera*) besteht aus Reservecellulose.

Bei den **nährgewebelosen Samen** werden die Reservestoffe in der Regel in den Keimblättern abgelagert. Entfernt man beim Samen der Feuer-Bohne (*Phaseolus coccineus*, Abb. 31) die derbe Samenschale und eines der Keimblätter (B—C), so kann nirgends ein

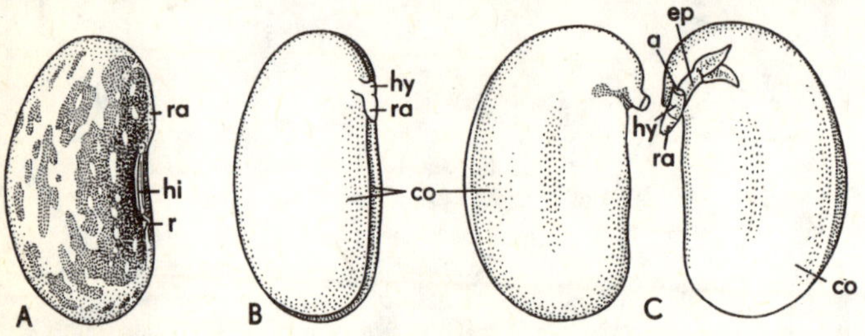

Abb. 31. *Phaseolus coccineus*. A: Samen total. B: Embryo nach Entfernung der Samenschale, C: nach Abtrennung eines der beiden Keimblätter (*co*). *r* Raphe, *hi* Hilum, *a* Ansatzstelle des entfernten Keimblattes, *ep* Epi-, *hy* Hypokotyl, *ra* Radikula. Nach TROLL 1954.

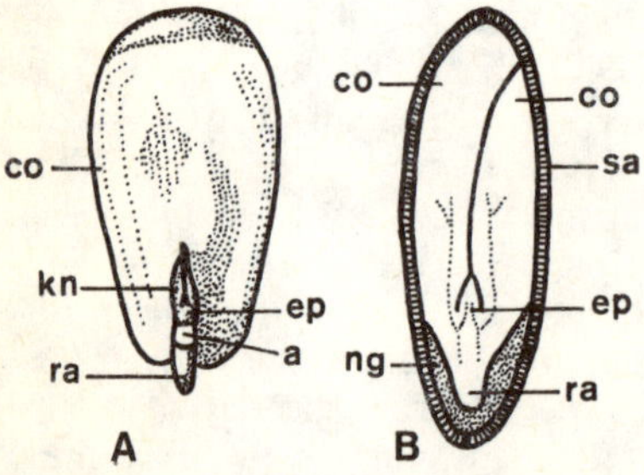

Abb. 32. A—B: *Prunus amygdalus*. Samenbau. A: Embryo nach Entfernung des einen Keimblattes. B: Transversaler Längsschnitt durch den Samen. *co* Kotyledonen, *kn* Knospe, *ep* Epikotyl, *ra* Radikula, *a* Ansatzstelle des entfernten Kotyledos, *s* Samenschale, *ng* Nährgewebe. Nach TROLL 1954.

Nährgewebe nachgewiesen werden. Durch die Speicherfunktion verlieren die beiden stark verdickten Keimblätter weitgehend ihre blattähnliche Gestalt. Das Hypokotyl ist relativ kurz, die Wurzelanlage dagegen in ihrer Entwicklung gefördert. Außerdem ist am Embryo bereits eine Sproßknospe entwickelt, die auf einem kleinen, die Keimachse über den Kotyledonen fortsetzenden Achsenglied sitzt, das man als **Epikotyl** bezeichnet.

Beim Mandelbaum (*Prunus amygdalus*, Abb. 32), der wie Kirsche, Pflaume, Pfirsich und Aprikose zu den Steinobstgewächsen gehört, ist der Embryo ähnlich gebaut. Er füllt fast das ganze Innere des Samens aus. Nur am basalen Ende befindet sich noch ein Nährgeweberest.

Bei der Paranuß (*Bertholletia excelsa*) werden die Reservestoffe nicht in den Kotyledonen, sondern in der Keimachse gespeichert, die an Größe und Dicke die übrigen Embryoteile übertrifft.

Während der Entwicklung des Embryos und des Nährgewebes wandeln sich die Integumente der Samenanlage zur Samenschale um. Die junge Testa besteht anfangs aus dünnwandigen, mehr oder weniger stark vakuolisierten Zellen, die im Laufe der Entwicklung die verschiedensten strukturellen Veränderungen erfahren.

So entwickelt sich z. B. die junge Testa der Zuckerrübe (*Beta vulgaris* ssp. *altissima*) aus zwei Integumenten, von denen das äußere drei und das innere zwei Zellagen stark ist. Die absterbenden Zellen der ersten Zellschicht des äußeren Integuments werden von einem harzigen braunen Material ausgefüllt. Die innere Zellschicht des äußeren Integuments wächst durch Zellteilung stark heran, ihre Zellen bleiben aber dünnwandig und parenchymatisch. Während die äußere Zellage des inneren Integuments obliteriert, verdicken sich die Zellwände der inneren Lage nur wenig. Die Oberfläche des Samens wird von einer Kutikula überzogen. Die Samenschale der Zuckerrübe bleibt also relativ weich. Da die Samen aber innerhalb der Frucht verbleiben, sind sie gut geschützt.

3.2. Schutz- und Speicherfunktion

Auf Grund ihrer Wasserarmut (nur ca. 10 % des Frischgewichtes) sind Samen sehr widerstandsfähig gegenüber ungünstigen Umweltbedingungen. Der niedrige Wassergehalt bedingt geringe Stoffwechselraten und ermöglicht damit das Überdauern längerer Ruheperioden durch die Samen.

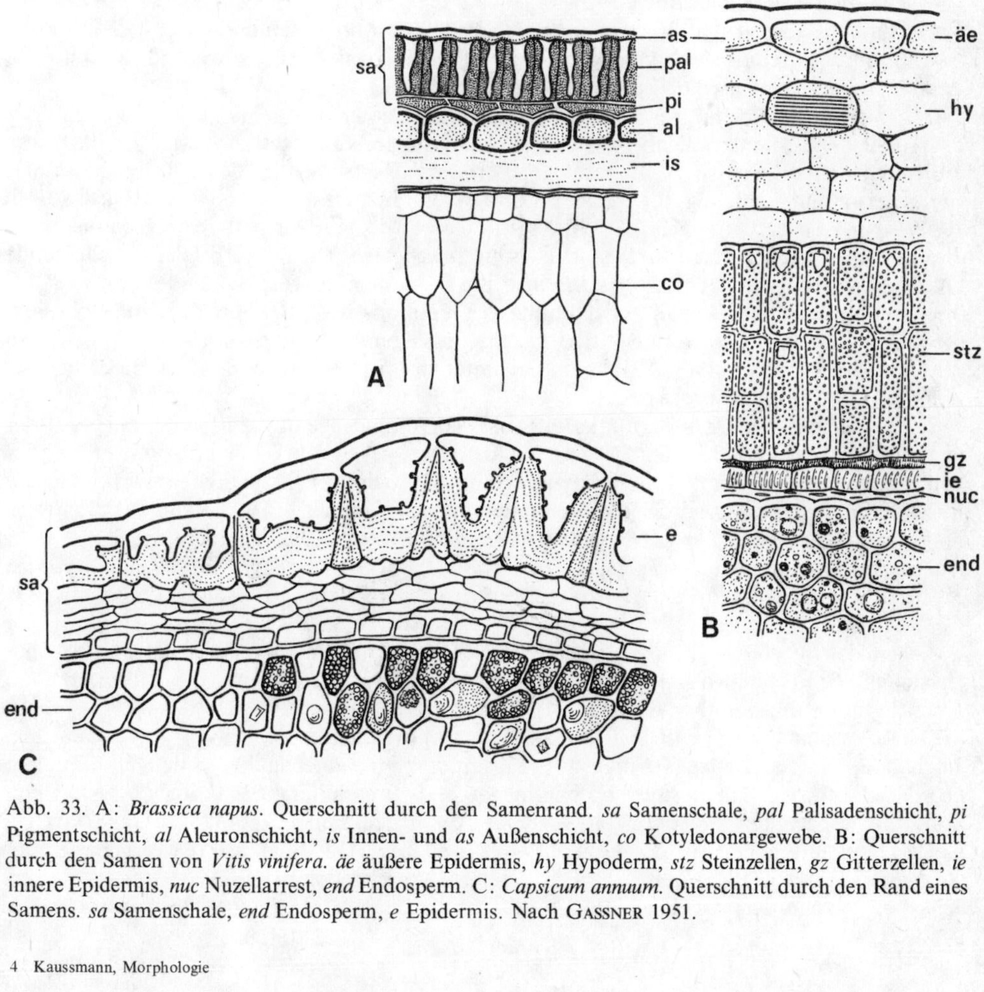

Abb. 33. A: *Brassica napus*. Querschnitt durch den Samenrand. *sa* Samenschale, *pal* Palisadenschicht, *pi* Pigmentschicht, *al* Aleuronschicht, *is* Innen- und *as* Außenschicht, *co* Kotyledonargewebe. B: Querschnitt durch den Samen von *Vitis vinifera*. *äe* äußere Epidermis, *hy* Hypoderm, *stz* Steinzellen, *gz* Gitterzellen, *ie* innere Epidermis, *nuc* Nuzellarrest, *end* Endosperm. C: *Capsicum annuum*. Querschnitt durch den Rand eines Samens. *sa* Samenschale, *end* Endosperm, *e* Epidermis. Nach GASSNER 1951.

In der Regel sind die Samenschalen durch besondere, den jungen Embryo schützende Strukturen gekennzeichnet (Abb. 33). Bei der Samenschale von *Brassica napus* (A) obliterieren die Außenschichten. Darunter liegt eine **Palisaden-** oder **Steinzellenschicht,** deren Zellen aus becherartigen Elementen mit engem Zellumen und stark verdickten, rotbraunen Radialwänden bestehen. Unter dieser befindet sich eine zartwandige Pigmentschicht, der sich eine eiweiß- und ölführende Aleuronschicht anschließt. Zwischen letzterer und dem Kotyledonargewebe liegen stark kollabierte Innenschichten.

Hochdifferenziert ist die Samenschale der Echten Weinrebe (*Vitis vinifera*, B). Unter der schwach verdickten äußeren Epidermis liegt ein mehrschichtiges parenchymatisches Hypoderm mit Raphiden führenden Zellen. Es folgt eine zwei- bis dreischichtige Steinzellenschicht. Die Wände dieser häufig Einzelkristalle bergenden Zellen sind stark verdickt und getüpfelt. Es folgen die Gitterzellschicht mit schmalen Zellen und netzartig verdickten Wänden sowie die innere Epidermis, deren Zellen stark verdickte Zellwände mit parallel angeordneten Tüpfelfeldern besitzt.

Die feste Samenschale von *Capsicum annuum* (C), die dem Endosperm aufliegt, besteht aus 5—6 Zellschichten, von denen die Epidermis einen besonderen Bau erkennen läßt. Die relativ großen Epidermiszellen besitzen stark verdickte, deutlich geschichtete Innen- und Radialwände mit zapfenartigen, in das Lumen ragende Wandverdickungen (Gekrösezellen). Da die Wandverdickungen verholzen, ist ein wirksamer Schutz des Embryos gegeben.

Mechanisch **widerstandsfähige Samenschalen** bieten Schutz vor mechanischer Zerstörung. Sie verhindern aber auch z. B. bei *Canna indica*, *Amaranthus*-Arten und vielen Leguminosen jede Volumenzunahme des Samenkorns durch Quellung oder Embryowachstum. Erst nach Zerstörung der Samenschale kann die Keimung erfolgen.

Oft hängt das Unvermögen zur Quellung nicht von einer besonders hohen mechanischen Festigkeit der Samenschale ab, sondern von der **Undurchlässigkeit** einer den Embryo umhüllenden Schicht. So sind Samenschale, Perikarp, Restschichten des Nuzellus oder das Endosperm undurchlässig für Wasser (z. B. viele Leguminosen) oder für Gase (z. B. *Fraxinus excelsior*, *Xanthium*-Arten). Mitunter wird der Austritt von Hemmstoffen, die sich im Samen befinden, durch solche undurchlässigen Schichten verhindert. Die fehlende Quellung, die zu hohe Hemmstoffkonzentration im Samen oder der fehlende Sauerstoff für die Atmung bedingen dann eine Hemmung der Keimprozesse. Bei Sauerstoffmangel reicht die aus der Glycolyse gewonnene Energie für den Keimungsprozeß nicht aus. Außerdem führt die Anreicherung von Kohlendioxid unter der Samenschale zu einer Blockade der Atmungs- und Gärungsprozesse.

Schutzmechanismen zur Verhinderung einer vorzeitigen Keimung basieren auch auf der **morphologischen Unreife** der Samen. Vielfach ist der Embryo beim Freiwerden des Samens oder der Frucht von der Mutterpflanze noch unvollständig entwickelt. Diese Entwicklung wird während der dadurch erzwungenen Keimruhe nachgeholt. Dazu müssen die Samen eine bestimmte Zeit feucht bzw. nicht zu trocken bei Temperaturen über 0 °C lagern. Diese Lagerzeit beträgt z. B. für *Caltha palustris* 10 Tage, für *Clematis vitalba* 17 Tage, für *Actaea spicata* 2 Monate, für *Fraxinus excelsior* 4—6 Monate und für *Corydalis cava* 10 Monate.

Neben den mechanisch-morphologischen Schutzmechanismen verfügt der Samen über **physiologische Schutzmechanismen.** Sie können mit den Begriffen Keimruhe (Dormanz) und Keimrhythmik umschrieben werden.

Die **Keimruhe** basiert auf 2 Prinzipien, der **„physiologischen Unreife"** und auf dem Vorhandensein von **Keimungshemmstoffen.** Einige Arten erreichen ihre volle Keimfähigkeit erst dann, wenn die Samen einen Trocknungsprozeß durchlaufen haben. So ist bei *Zea mays* unmittelbar nach der Ernte nur ein geringer Anteil der Samen keimfähig. Ungeklärt ist, warum erst nach einer mit der Lagerung verbundenen Abnahme des Wassergehaltes der Körner die vollständige Keimfähigkeit erreicht wird. Bei anderen Arten (z. B. Kiefer, Kirsche, Wacholder) ist eine **Embryoruhe** eingeschaltet, d. h. der herauspräparierte

Embryo keimt trotz morphologischer Vollentwicklung nicht aus. Offenbar sind in diesem Fall Genexpressionen unterbrochen. Diese Unterbrechungen sind von Art zu Art an verschiedenen Stellen lokalisiert, z. B. eine allgemeine Blockade des Translationsvorganges bei Vorhandensein von mRNA oder eine allgemeine Blockade der Transkription bei aktionsbereitem Proteinsyntheseapparat. Es kann sich dabei aber auch um die Blockade der Transkription bestimmter Gene handeln, wie z. B. fehlende Gibberellinsynthese bei *Avena fatua*.

Hemmstoffe der Samenkeimung sind weit verbreitet. Sie können in allen Teilen eines Samens oder einer Frucht einschließlich des Embryos enthalten sein. Eine zentrale Rolle spielt die **Abscisinsäure** (Abb. 34). Sie ist ein pflanzliches Hormon mit überwiegend hemmender Wirkung und kommt in fast allen Pflanzenteilen vor, besonders in alten Blättern. Sie wird in Blättern, Stengeln, Wurzelspitzen, Früchten und Samen synthetisiert. Im Samen reichert sie sich bei verschiedenen Pflanzen während der Reife auf der Mutterpflanze an.

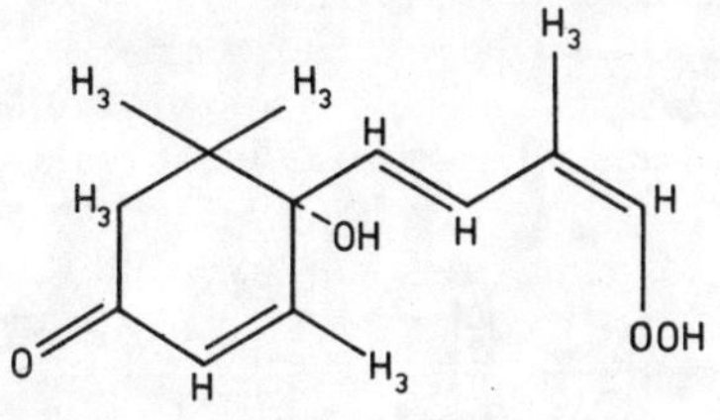

Abb. 34. Abscisinsäure. Pflanzliches Hormon mit überwiegend hemmender Wirkung. Sesquiterpenoid.

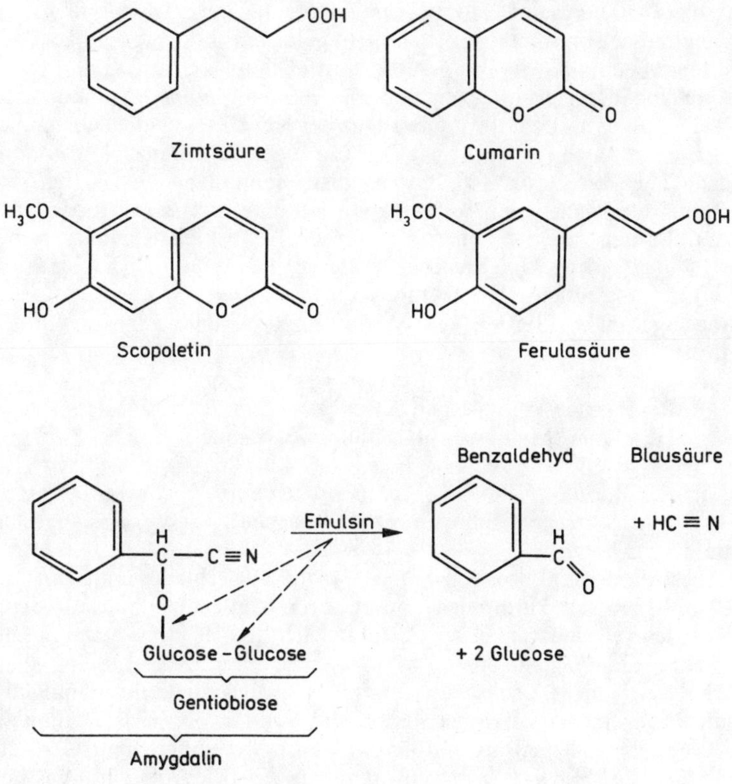

Abb. 35. Unspezifische natürliche Hemmstoffe und Spaltung des Amygdalins durch die β-Glucosidase Emulsin.

Sie blockiert wahrscheinlich die RNA-Synthese. Oft besteht ein quantitativer Zusammenhang zwischen der Abscisinsäurekonzentration in Samen oder Früchten und der Samenruhe.

Beteiligt sind ferner als Keimungshemmstoffe **spezifische Inhibitoren** von proteolytischen Enzymen (z. B. Polypeptide wie die Endopeptidasen in Gerstenkaryopsen). Sie verhindern die Mobilisierung der Proteinreserven für die Keimung.

Daneben gibt es Hemmstoffe, die eine **unspezifische Hemmung** enzymatischer Reaktionen bedingen. Hierzu gehören Benzoesäure-, Zimtsäure- und Cumarinderivate (Abb. 35). Ein bekanntes Beispiel ist **Amygdalin**, das in Rosaccac, vor allem in unseren Stein- und Kernobstgewächsen, vorkommt. In quellenden Samen spaltet die aktivierte β-Glucosidase Emulsin die beiden Glucosemoleküle vom Amygdalin ab. Das Aglycon zerfällt spontan in Benzaldehyd und Blausäure. Da das Endosperm der betreffenden Arten gasundurchlässig ist, hemmt die Blausäure die Keimung solange, bis das dünne Endosperm verrottet ist. Nicht ganz so unspezifisch wie das Amygdalin sind die im Fruchtfleisch vorhandenen Hemmstoffe **(Blastokoline).** Es handelt sich dabei um Substanzen des „Inhibitor-β-Komplexes", zu dem u. a. Salicyl-, Ferula-, o- und p-Cumarsäure, Abscisinsäure (ABA) gehören. Sie verhindern das Auskeimen der Samen im Fruchtfleisch. Sie erscheinen damit ökologisch notwendig, da das Fruchtfleisch in der Regel ohne diese Hemmstoffe beste Voraussetzungen für die Keimung bietet.

Viele Samen sind jahrelang keimfähig, unterliegen aber einer **Keimungsrhythmik.** Als Beispiel kann *Rhinanthus alectorolophus* dienen. Der Samen wird im Herbst, 5 Monate nach der Samenreife, keimfähig. Diese Keimfähigkeit erlischt im April des nächsten Jahres, sie kehrt aber zu Beginn der Winterperiode rhythmisch zurück. Die Pflanze erlangt dadurch einen Selektionsvorteil, da vor Beginn der Hauptwachstumsperiode bereits junge Pflanzen vorliegen. Die Aufklärung dieser Rhythmik ist bisher nicht gelungen. Erschwerend ist, daß sie auch bei konstanten Lagerbedingungen (Temperatur, Luftfeuchtigkeit) auftritt.

Die beschriebenen Mechanismen gewährleisten in der Regel, daß Samen erst dann auskeimen, wenn sie auf Bedingungen treffen, die die Existenz des Keimlings ermöglichen. Die **Lebensdauer der Samen** ist aber auch im trockenen Zustand nicht unbegrenzt. Die Keimdauer reicht von einigen Tagen bis zu ca. 100 Jahren, im Extremfall bis zu 400 Jahren. Häufig ist ein sofortiges Auskeimen nach der Isolierung von der Mutterpflanze erforderlich. Das trifft vor allem für Samen zu, die kein oder nur ein sehr kleines Nährgewebe ausbilden und somit leicht bleiben. Die **Samengewichte** reichen von 0,0003 mg/Korn (*Schomburgkia undulata*) bis zu 250000—750000 mg/Korn (*Cocos nucifera*).

Die in den Samen abgelagerten wichtigsten Reservesubstanzen gehören folgenden Stoffgruppen an:

- Reservestärke (Amylose und Amylopektin)
- Hemicellulosen < Pentosane (Arabane und Xylane) / Hexosane (Mannane, Galactane, Glucosane u. a.)
- Raffinose u. a.
- Reserveeiweiß (Albumin, Globulin, Glutelin, Prolamin, Legumin, Vicilin)
- Phytin (Ca-Mg-Salz der Inosithexaphosphorsäure) als Phosphatreserve
- Speicherlipide (Fette oder Öle).

Seit dem Neolithikum ist die Produktion von Samen für die menschliche und tierische Ernährung eine der Grundlagen der kulturellen Evolution. Vor allem die stärkereichen Karyopsen unserer Getreidearten und die relativ proteinreichen Samen der Leguminosen spielen hierbei eine hervorragende Rolle (Tab. 3).

Die Formen der **Stärkekörner**, die in Leukoplasten gebildet werden, sind sehr mannigfaltig und meist für einzelne Pflanzenarten charakteristisch (Abb. 30). Die im Zellsaft kolloidal gelösten Reserveeiweiße bestehen vielfach aus Globulinen und Albuminen. Bei stärkerer Konzentration der Eiweißstoffe bilden sich Eiweißvakuolen, die bei größerem Wasserentzug (z. B. bei Samenreife) austrocknen. Die Eiweißstoffe liegen dann als **Protein-** oder **Aleuronkörner** vor, wie z. B. in den Aleuronschichten der Getreidefrüchte (Abb. 30) oder in

Tabelle 3. Zusammensetzung von verschiedenen Samen. Nach BEWLEY und BLACK

Art	Durchschnittlicher prozentualer Gehalt (Trockengewicht)			Hauptspeicherorgan
	Protein	Fett	N-freier Extrakt (Hauptkomponente)	
Mais (*Zea mays*)	11	5	75 (Stärke)	Endosperm
Saat-Hafer (*Avena sativa*)	13	8	66 (Stärke)	Endosperm
Saat-Weizen (*Triticum aestivum*)	12	2	75 (Stärke)	Endosperm
Saat-Roggen (*Secale cereale*)	12	2	76 (Stärke)	Endosperm
Saat-Gerste (*Hordeum vulgare*)	12	3	76 (Stärke)	Endosperm
Pferdebohne (*Vicia faba*)	23	1	56 (Stärke)	Kotyledonen
Saat-Lein (*Linum usitatissimum*)	24	36	24 (Stärke)	Kotyledonen
Pisum arvense	24	6	56 (Stärke)	Kotyledonen
Erbse (*Pisum sativum*)	25	6	52 (Stärke)	Kotyledonen
Erdnuß (*Arachis hypogaea*)	31	48	12 (Stärke)	Kotyledonen
Sojabohne (*Glycine max*)	37	17	26 (Stärke)	Kotyledonen
Baumwolle (*Gossypium*)	39	33	15	Kotyledonen
Raps (*Brassica napus*)	21	48	19 (Stärke)	Kotyledonen
Wassermelone (*Citrullus vulgaris*)	38	48	5	Kotyledonen
Paranuß (*Bertholletia excelsa*)	18	68	6	Radikula/Hypokotyl
Ölpalme (*Elaeis guineensis*)	9	49	28	Endosperm
Dattelpalme (*Phoenix dactylifera*)	6	9	59 (Galactomannan)	Endosperm
Rizinus (*Ricinus communis*)	18	64	Spuren	Endosperm

den Samen der Fabaceen. Die Aleuronkörner mancher Samen (z. B. Rizinus, Lein) bestehen aus einer eiweißhaltigen Grundsubstanz, in die Eiweißkristalloide und eiweißarme kugelige Gebilde (Globoide) eingelagert sind. Diese Globoide enthalten Phytin. Von den Speicherlipiden sind die Fette (Glycerinester von höheren Fettsäuren) die wichtigsten, da die ölhaltigen Früchte und Samen der Ernährung für Mensch und Tier dienen und für industrielle und medizinische Zwecke Verwendung finden. Speiseöle liefern z. B. Raps (*Brassica napus*), Rübsen (*Brassica rapa*), Schlaf-Mohn (*Papaver somniferum*), Sonnenblume (*Helianthus annuus*), Kokospalme (*Cocos nucifera*), Echte Walnuß (*Juglans regia*), Erdnuß (*Arachis hypogaea*), Sojabohne (*Glycine max*) und Sesam-Pflanze (*Sesamum indicum*). Das Öl der Rizinus-Pflanze dient medizinischen Zwecken, und das der Saat-Lein (*Linum usitatissimum*) wird bei der Herstellung von Firnis und Ölfarben, aber auch als Speiseöl, verwendet. Der Ölgehalt der in Europa angebauten Ölfrüchte schwankt zwischen 20—70% des Trockengewichtes.

Die Ausnutzung der in den Samen gespeicherten Reservesubstanzen durch die Pflanze erfolgt während der Keimung, da die Pflanze in dieser Entwicklungsphase auf eine heterotrophe Ernährung angewiesen ist. Da die genannten Reservestoffe im Samen durchweg in unlöslicher Form vorliegen, müssen diese erst in eine lösliche Form überführt werden, damit sie zu den Orten des Wachstums (Sproß- und Wurzelpol) transportiert werden können.

3.3. Der äußere Verlauf der Samenkeimung und der Bau der Keimpflanze

Die Keimung eines Samens wird im allgemeinen durch eine Wasseraufnahme (Quellung) eingeleitet. Dabei vergrößern sich der Embryo und das Nährgewebe stärker als die Samenschale, die gesprengt wird (Abb. 36). Als nächstes entwickelt sich aus dem Wurzelpol eine

Primärwurzel, die den Keimling im Boden verankert, sich verzweigt und den wachsenden Embryo mit Mineralstoffen und Wasser versorgt. Die für die erste Wachstumsphase notwendigen organischen Substanzen werden durch die **Mobilisierung** der im Samen gespeicherten Reservesubstanzen gewonnen, die resorbiert werden. Zuletzt entfalten sich die übrigen Keimlingsorgane. Die Samenschale bleibt als leere Hülle zurück.

Man unterscheidet zwischen einer **epigäischen** oder oberirdischen **Keimung** (z. B. *Ricinus communis* (Abb. 36), Kohlarten, Radieschen, Linde, *Allium cepa*) und einer **hypogäischen** oder unterirdischen **Keimung** (z. B. viele nährgewebelose Samen wie Feuer-Bohne, Feldbohne).

Bei der Keimung der Rizinus-Pflanze tritt nach der Sprengung der Testa als erstes die Primärwurzel hervor (Abb. 36), die sich dem Boden zuwendet und unter gleichzeitiger Verzweigung in ihn eindringt. Das Hypokotyl beginnt sich zu strecken und richtet sich langsam auf (B). In diesem Entwicklungsstadium bleiben die Keimblätter im stark gequollenen Nährgewebe. Sie scheiden die für die Mobilisierung erforderlichen Fermente ab und besitzen eine haustoriale Funktion, da sie die gelösten Reservestoffe aufnehmen. Erst nach

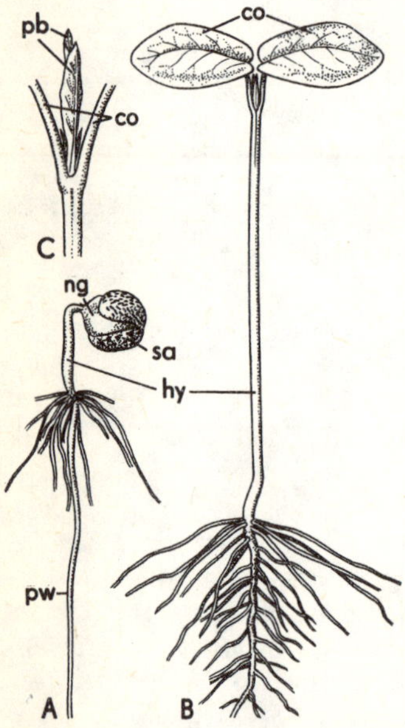

Abb. 36. *Ricinus communis*. A: Hypokotyl (*hy*) und Primärwurzel (*pw*) sind nach der Sprengung der Samenschale (*sa*) hervorgetreten, die beiden Keimblätter (*co*) befinden sich noch im Nährgewebe (*ng*). B: Keimpflanze entfaltet. C: Endknospe von B. *pb* Primärblätter. Nach Troll 1954.

vollständiger Ausbeutung der Reservestoffe befreien sich die beiden Keimblätter aus der Samenhülle. Durch ein starkes Flächenwachstum vergrößern sie sich, ergrünen und bilden die ersten Assimilationsorgane der jungen Pflanze (C). Die Keimachse hat sich erheblich verlängert und setzt die beiden Keimblätter vom Boden ab. Bei der epigäischen Keimung übernehmen die Keimblätter zwei Funktionen: die Resorption der gelösten Reservestoffe und die CO_2-Assimilation. Aus dem Sproßpol entwickelt sich eine Sproßknospe, die nun austreibt. Durch Streckung eines Epikotyls werden die ersten Laubblätter **(Primärblätter)** entfaltet. Nach dem Absterben der Keimblätter wird die CO_2-Assimilation von den Laubblättern übernommen.

Bei der epigäischen Keimung der Küchenzwiebel (Abb. 37), die zu den einkeimblättrigen Pflanzen gehört, streckt sich das Hypokotyl nicht. Auch hier tritt die Primärwurzel (B) als erstes aus der Testa, wendet sich dem Erdboden zu und verankert die junge Pflanze im Boden. Das einzige Keimblatt (B, C) wird durch interkalare Verlängerung aus dem Samen geschoben, wobei es sich knieförmig krümmt, den Boden durchbricht und ergrünt. Das schneckenförmig eingerollte Keimblattende bleibt im Samen und resorbiert die mobilisierten

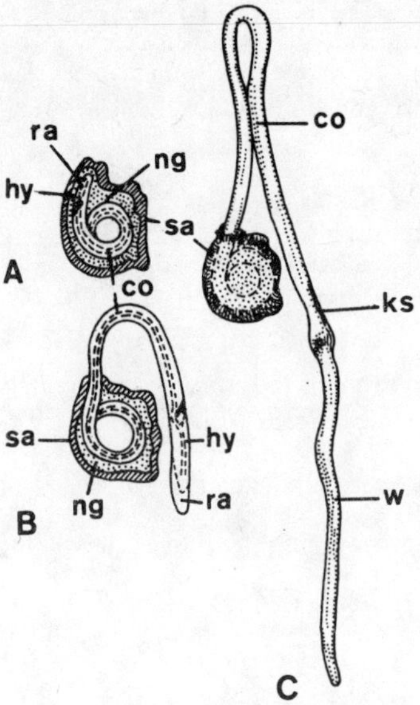

Abb. 37. *Allium cepa*. A: Längsschnitt des Samens mit Samenschale (*sa*), Nährgewebe (*ng*) mit Embryo. Der Embryo gliedert sich in den Wurzelpol (*ra*), das Hypokotyl (*hy*) und den Kotyledo mit der Kotyledonarscheide. B: Keimen der Samen, dessen Embryo durch Streckung der Keimblattbasis aus der Samenschale hervorbricht. C: Keimpflanze mit knieartig gekrümmtem Kotyledo (*co*), dessen Endabschnitt als Haustorium im Samen verbleibt. *ks* Öffnung der Kotyledonarscheide, *w* Keimwurzel. A und B nach SACHS, C nach TROLL aus KAUSSMANN 1969.

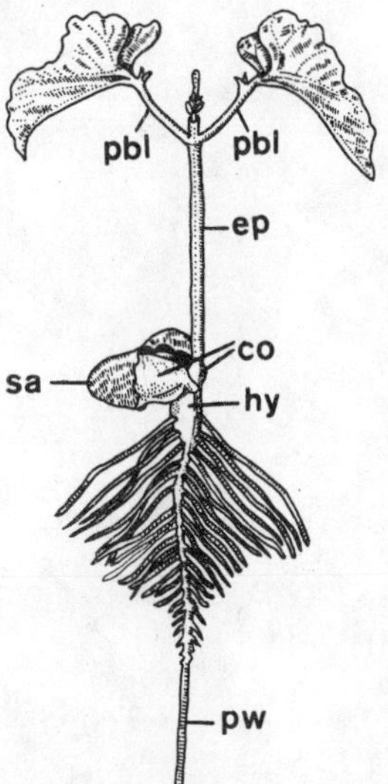

Abb. 38. *Phaseolus coccineus*. Keimpflanze. Pflanze keimt hypogäisch, da die Keimblätter (*co*) nicht mehr entwicklungsfähig sind. Die ersten Assimilationsorgane sind die Primärblätter (*pbl*). *pw* Primärwurzel, *ep* Epikotyl, *hy* Hypokotyl, *sa* Samenschale. Nach TROLL 1959.

Nährstoffe des Nährgewebes. Der absteigende Teil des Keimblattes, der mit der Keimblattscheide die Sproßknospe umschließt, verlängert sich weiter und zieht den aufsteigenden Schenkel aus dem Boden. Nachdem die Testa abgefallen ist, vertrocknet die Keimblattspitze. Aus der Keimblattscheide tritt das erste Laubblatt hervor.

Die nährgewebelosen Samen keimen in der Regel **hypogäisch.** So entfällt bei der Keimung der Feuer-Bohne (*Phaseolus coccineus*, Abb. 38) die Streckung des Hypokotyls. Die fleischigen, nicht mehr entwicklungsfähigen Keimblätter bleiben in der Samenschale bzw. im oder in der Nähe des Bodens, auch hier tritt die Primärwurzel als erstes hervor und verankert die Keimpflanze im Boden. Im Gegensatz zur Rizinus-Pflanze werden bei der Feuer-Bohne die ersten Assimilationsorgane von den beiden Primärblättern gebildet, die durch die starke Verlängerung des Epikotyls über der Erde entfaltet werden.

Andere Fabaceen, wie z. B. die Garten-Bohne (*Phaseolus vulgaris*), die Lupine (*Lupinus* spec.) und die Sojabohne (*Glycine max*) nehmen eine Mittelstellung zwischen der epigäischen und hypogäischen Keimung ein. Bei diesen Pflanzen verlängert sich auch das Hypokotyl etwas und hebt die Keimblätter, die leicht ergrünen, über den Boden. Da sie bald abfallen, sind auch hier die Primärblätter die ersten funktionstüchtigen Assimilationsorgane.

Eine Reihe von Samenpflanzen ordnen sich nicht in den Gesamtrahmen dieser beiden Keimungstypen ein. So bleiben u. a. bei der Sonnenblume (*Helianthus annuus*), beim Garten-Kürbis (*Cucurbita pepo*) und der Rot-Buche (*Fagus sylvatica*) die reservestoffspeichernden Kotyledonen entwicklungsfähig, so daß diese Pflanzen epigäisch keimen. Umgekehrt gibt es auch Pflanzen, die trotz der Entwicklung eines reichhaltigen Nährgewebes hypogäisch keimen, wie z. B. die Kokospalme (*Cocos nucifera*), die Dattelpalme (*Phoenix dactylifera*) und die einsamigen Früchte der Gräser (Poaceen).

Als Beispiel für die Keimung der Poaceen soll die Mais-Pflanze (*Zea mays*, Abb. 39) dienen. Die Karyopse von *Zea mays* zeigt einen ähnlichen Bau wie die des Weizens (Abb. 29). Als erstes entwickelt sich bei der Keimung die Primärwurzel, die die Koleorhiza durch-

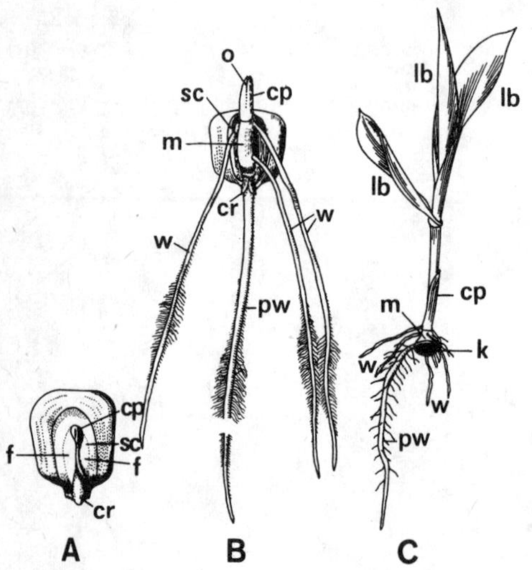

Abb. 39. *Zea mays*. Keimung und ältere Keimpflanze. A: Keimende Karyopse, bei der die Schale entfernt und dabei der Embryo freigelegt wurde. B: Keimpflanze. C: Ältere Keimpflanze. *pw* Primärwurzel, *w* sproßbürtige Wurzeln, *m* Mesokotyl, *sc* Skutellum, *cp* Koleoptile mit dem Öffnungsporus (*o*), *cr* Koleorhiza, *f* seitliche Flügel des Skutellums, *lb* Laubblätter, *k* Korn. Nach Troll 1954.

bricht und die Pflanze im Boden verankert. Anschließend treibt die von der Koleoptile umschlossene Sproßknospe aus, die durch das sich verlängernde Mesokotyl über den Boden gehoben wird. Gleichzeitig entwickeln sich aus dem Mesokotyl einige sproßbürtige Wurzeln. Das Keimblatt verbleibt im Samen und dient der Mobilisierung und Resorption der Reservestoffe **(Kotyledonarhaustorium).** Die ersten Assimilationsorgane bilden die aus der Keimblattscheide hervortretenden Laubblätter.

3.4. Physiologie der Keimung

Die **Verbreitung** der Art und die **Überdauerung** ungünstiger Umweltperioden sind die Hauptfunktionen des Samens. In der genetischen Evolution ist mit seiner Entstehung gleichzeitig die Speicherung von Baustoffen, Energie und Information gelöst worden. Der Samen enthält die Information für die gesamte Entwicklung der Pflanze, für alle biochemischen Leistungen sowie für alle während der Entwicklung in Erscheinung tretenden morphologischen, physiologischen und verhaltensphysiologischen Merkmale. Die Entwicklung des Samens zur Pflanze ist in der Regel ein in Raum und Zeit perfekt organisierter Prozeß der im Embryo bereits als Anlage vorliegenden wesentlichen Organe der Pflanze.

Die Keimung und die Entwicklung der Keimpflanze als der Beginn des Übergangs von einem Entwicklungsstadium in ein anderes ist eine besonders kritische Phase im Leben der Pflanze. Findet dieser Übergang zum falschen Zeitpunkt oder am falschen Ort statt, kann das Individuum oder die ganze Population Schaden nehmen. Deshalb unterliegt die Keimung einer genauen und vielfältigen **Regulation.** Dazu gehört auch die Herausbildung eines artspezifischen **Temperaturoptimums** für die Keimung. Es entspricht immer der Temperatur, die für die Weiterentwicklung des Keimlings optimal ist.

Die Samen der meisten Pflanzen durchlaufen eine **endonome Ruheperiode (Dormanz),** d. h. sie können auch bei genügendem Wasserangebot und optimalen Temperaturen nicht auskeimen (3.2.). Die Beseitigung dieser Dormanz erfolgt auf sehr unterschiedliche Weise. Im Falle der Hemmung durch zu feste Samenschalen oder undurchlässige Samenhüllen müssen diese durch mehrfaches Austrocknen, durch Gefrieren und Tauen durchlässiger und instabiler werden. Sie können auch vermodern, durch Bakterien oder Pilze, manchmal auch durch ausgeschiedene eigene Enzyme oder durch Verdauungsvorgänge nach Fraß durch Tiere keimfähig gemacht werden. Ein Sonderfall der Temperaturwirkung ist die Beendigung der endogenen Samenruhe durch eine kürzere oder längere Einwirkung von Temperaturen zwischen 0 und 10 °C auf gequollene Samen. In Samen, die darauf reagieren, wird durch diese niedrige Temperatur der Hemmstoffgehalt erniedrigt, werden keimungsfördernde Substanzen gebildet und Enzyme aktiviert. In der Praxis werden solche Samen oft durch **Stratifikation**, d. h. Aufbewahrung der gequollenen Samen bei 0—10 °C, keimfähig gemacht.

Die im Samen vorliegenden Hemmstoffe werden entweder durch Wasser eluiert oder durch Erde absorbiert. In einigen Fällen tritt auch Oxidation durch Luftsauerstoff oder enzymatischer Abbau auf. Wichtig ist, daß nicht alle Hemmstoffe beseitigt werden müssen. Vielmehr können ihre Wirkungen durch **keimungsinduzierende Substanzen** überwunden werden. Entscheidend ist das Gleichgewicht zwischen hemmenden und fördernden Substanzen, insbesondere von Abscisinsäure und **Gibberellin** und/oder **Cytokinin.** Durch Neusynthese oder Freisetzung aus Vorstufen gebildete Gibberelline bzw. Cytokinine verschieben dieses Gleichgewicht. Dadurch wird auf der Ebene der Transkription oder der Translation in die Genexpression eingegriffen.

Der ungequollene Samen verfügt über fast alle erforderlichen Enzyme des heterotrophen Stoffwechsels, die jedoch weitgehend inaktiv sind. Charakteristisch ist das Vorliegen **langlebiger mRNA**, die während der Embryogenese aktiv war. Je nach Pflanzenart können Ribosomen und der komplette Photosyntheseapparat vorhanden sein oder fehlen. Manche Zellorganellen, wie Mitochondrien, sind zum Teil morphologisch nicht voll entwickelt, Chloroplasten fehlen. Mit einsetzender Quellung werden Atmung und Wachstum in Gang gesetzt. Anhand der Intensität der einzelnen Prozesse lassen sich nacheinander eine Quellungs-, Atmungs- und Wachstumsphase unterscheiden. An diese Prozesse, die dem Keimungsvorgang im engeren Sinne entsprechen, schließt sich die Phase der Reservestoffmobilisierung an.

3.4.1. Quellungsphase

Am Beginn der Keimung steht die Wasseraufnahme. Das Anfangswasserpotential der Samen ist extrem niedrig und kann auf Grund des hohen Matrixpotentials -10^8 Pa überschreiten. Die anfängliche Wasseraufnahme weist bei vielen Samen 3 Charakteristika auf:

— eine scharfe Trennfront zwischen feuchten und trockenen Teilen des Samens
— ein kontinuierliches Schwellen mit dem Eindringen des Wassers in neue Regionen
— eine Zunahme des Wassergehaltes in den feuchten Bereichen.

Die Wasseraufnahme verläuft in der Regel in 3 Phasen (Abb. 40). Die **Phase I** ist die **Quellung.** Sie resultiert aus dem Matrixpotential (Ψm) der Zellwände und der Zellinhalte. Diese Phase läuft in lebenden und toten Samen, nichtruhenden und ruhenden Samen ab und ist reversibel.

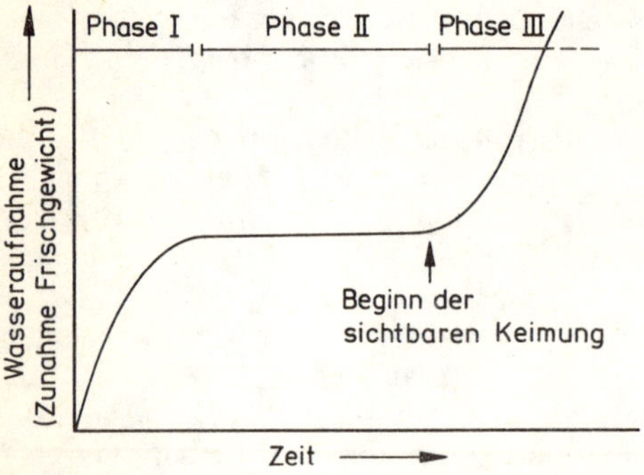

Abb. 40. Verlauf der Wasseraufnahme durch den keimenden Samen. Nach BEWLEY und BLACK 1983.

Die **Phase II** ist die **lag-Periode** der Quellung. Sie wird erreicht, wenn das Matrixpotential gleich dem Lösungs- oder osmotischen Potential (Ψ_π) ist. Diese Phase ist gekennzeichnet durch einen aktiven Stoffwechsel zur Vorbereitung der Keimung bei den nichtruhenden Samen bzw. bei den ruhenden Samen. Die abgelaufenen Prozesse sind irreversibel. In dieser Phase werden auch die Schäden einer längeren Lagerung beseitigt. Damit wird die Überdauerung der Samen verlängert. Tote Samen und ruhende Samen verbleiben in dieser Phase.

Die **Phase III** ist mit der **Radikula-Streckung** verbunden. Sie wird nur von lebenden Samen erreicht. Diese Phase ist entscheidend für die weitere Entwicklung des Keimlings. Es stellt sich hier, z. B. in Abhängigkeit von der Temperatur, die zukünftige Rate des Stoffwechsels im Keimling ein. So führt die Stratifikation (Chilling) bei gequollenen Haselnüssen zur Beseitigung einer Blockade der Gibberellinsäurebiosynthese, zur Zunahme des Gehaltes der Dehydrogenasen des Pentosephosphatzyklus und der Lipase-, Isocitratlyase- und Proteaseaktivität. Damit verbunden ist der Beginn des Abbaus der Reservesubstanzen, die Proliferation der Membranorganellen und des „rauhen“ Endoplasmatischen Retikulums.

Die Anfangsaufnahme des Wassers durch den Samen ist mit der Freisetzung eines größeren Gasvolumens, mit Wärmentwicklung und dem Auftreten von größerem **Druck** verbunden. Bei Walnußarten können dabei 28—33 · 10^5 Pa erreicht werden. Das ist für das Aufbrechen der Samenschale von Bedeutung.

Bei intakten Samen tritt das Wasser durch die Samenschale oder, falls vorhanden, durch die Mikropyle bzw. Raphe ein. Dadurch wird der Wassereintritt verlangsamt. Das ist wichtig, da die normalerweise **semipermeablen Zellbarrieren** Plasmalemma und Tonoplast im trockenen Samen diese Eigenschaft verloren haben. Somit ist der Quellungsvorgang stets begleitet von einem schnellen **Auswaschen** von Substanzen, wie z. B. Zucker, organischen Säuren und Aminosäuren. In gesunden Samen wird die Semipermeabilität während der Quellung innerhalb von Minuten wiederhergestellt. Damit wird ein weiteres Auslaugen unterbunden. Dieser Prozeß ist mehrfach reversibel, also weitgehend physikalischer Natur. Ungleichmäßige Wasserzuführung oder zu schnelle Wasseraufnahme durch Schäden in der Samenschale können zu **Membranschädigungen** führen. Sie sind eine der Hauptursachen für den Verlust der Keimfähigkeit.

3.4.2. Atmungsphase

Die Atmungsintensität wird bei vielen Samen zunächst gleichmäßig schnell gesteigert. Die unmittelbar nach dem Einbringen des Samens in Wasser zu beobachtende Gasfreisetzung (vgl. oben) hat mit der Respiration nichts zu tun. Die später einsetzende lag-Phase der Respiration beruht bei den jetzt gequollenen Samen vorwiegend auf der begrenzten Sauerstoffzufuhr durch die intakte Samenschale. Der relativ hohe CO_2-Gehalt aus anaeroben Prozessen hemmt die Atmung zusätzlich. Beim Durchbrechen der Radikula durch die Samenschale kommt es deshalb zu einem erneuten Anstieg der Atmung. Infolge der Erschöpfung der gespeicherten Reserven im Samen nimmt sie später wieder ab.

Als erster Atmungsweg wird der Pentosephosphatzyklus aktiv, wenig später die Glycolyse. Die Atmungskette und die Atmungskontrolle werden später komplettiert. Im keimenden Gewebe sind die Mitochondrien in der Regel intakt, während sie in den Speichergeweben zunächst wenig differenziert sind und die Christae fehlen. Zur Zeit der Mobilisierung der Reservestoffe besitzen sie besser ausgebildete Strukturen.

3.4.3. Wachstumsphase

Das Wachstum der **Radikula** basiert anfangs offenbar ausschließlich auf Streckungswachstum. Zur Synthese der Wandsubstanz werden die zellinternen Vorräte verwendet. In dieser Phase vergrößert sich lediglich die Frischmasse, das Trockengewicht des Samens bleibt unverändert. Mit dem Austreten der Radikula aus der Samenschale setzt das Plasmawachstum ein und damit die Zunahme der Embryotrockenmasse. Die erforderlichen Substrate kommen jetzt aus den Speichergeweben des Samens.

Sehr früh beginnt die **Proteinsynthese**, wobei das Proteinsynthesemuster von der 2. bis zur 48. Stunde der Keimung oft gleichartig ist. Trotzdem gibt es bemerkenswerte qualitative Differenzen. So können bereits 15 h nach Quellungsbeginn definierte Veränderungen der mRNA-Population nachgewiesen werden. Von der vorhandenen langlebigen mRNA aus der Endphase der Samenbildung kommt einigen Fraktionen in der ersten Periode der Keimung offenbar Bedeutung zu. Sie erlaubt dem Embryo beim Einsetzen der Keimung durch Fortsetzung des Proteinsynthesemusters, wie es am Ende der Samenbildung vorlag, eine sehr schnelle Rückkehr zum Wachstum. Der Wechsel des Genexpressionsmusters kann naturgemäß nicht durch die gespeicherte mRNA realisiert werden. Er ist abhängig von neu synthetisierten mRNA-Formen. Die Bildung neuer mRNA und rRNA wird in der frühen Keimungsphase durch **Gibberellinsäure** über eine gesteigerte Transkription stimuliert. Die Menge der gebildeten mRNA limitiert die Rate der Proteinsynthese.

Während der Keimung laufen **Regulationsprozesse** mit vielfältigen Korrelationen ab. An ihnen sind vor allem Gibberilline, Cytokinine, aber auch Auxin beteiligt. So werden durch ansteigenden Gibberellingehalt im Embryo von Getreidearten und Transport dieses Hormons zur Aleuronschicht die Synthese von α-Amylase, Proteasen und diversen anderen Hydrolasen induziert. In einem späteren Keimungsstadium beschleunigt Gibberellinsäure das Verschwinden von mRNA und rRNA. Cytokinine sind vor allem bei Dikotyledonen für die Initiation des Radikulawachstums wichtig. Sie spielen aber auch eine große Rolle bei der **Mobilisierung der Nährstoffe.** Das aus dem Endosperm freiwerdende Auxin wirkt auf das Wachstum des Embryos zurück.

3.4.4. Reservestoffmobilisierung

Die nachfolgend beschriebenen Vorgänge finden nach dem Austreten der Radikula aus der Samenschale statt. Sie sind für die Aufrechterhaltung des Wachstums des Embryos erforderlich. An den Anfang der Betrachtung sollen die Vorgänge bei Getreidekörnern gestellt werden; sie sind bisher am besten untersucht.

Die Tabelle 4 gibt einen chronologischen Überblick über den Ablauf der Vorgänge beim Gerstenkorn.

Tabelle 4. Veränderungen im Gerstenkorn während der ersten 2 Tage der Keimung und des Wachstums. Nach BEWLEY u. BLACK

Zeit (h)	Vorgänge
0	Beginn der Quellung im Wasser — trockene Körner enthalten 12% Feuchtigkeit, Fetttropfen, aber keine Stärke im Skutellum. β-Amylase ist vorhanden
1	Feuchtigkeitsgehalt des Embryos: 40%
5	Lignifizierung des Skutellarknotens und des Gefäßtrakts beginnt
12	Im Skutellum treten Stärkekörner auf. Abnahme der Fettspeicher
16	Feuchtigkeitsgehalt des Endosperms: 34%
17	Verlagerung des synthetisierten Gibberellins in die Aleuronschicht. Die Koleorhiza durchbricht die Samenschale
22—24	Die Auflösung der intermediären Schicht beginnt, die Skutellar-Epithelzellen sind verlängert. Freisetzung von Endo-β-Glucanase und α-Amylase aus der Aleuronschicht
22—29	Die Auflösung der Stärkekörner im Endosperm ist sichtbar
24	Vorkommen von Isocitratlyase im Skutellum
48	Die Embryoachse akkumuliert Stärke

3.4.4.1. Poaceensamen

Bei der Gerste sind, wie bei allen Poaceensamen, die Reservestoffe in zwei unterschiedlichen Kompartimenten gespeichert. Im **Mehlkörper** (Stärkeendosperm) finden wir vorwiegend **Stärkekörner**. Daneben kommen **Proteintropfen** vor, die in einer proteinogenen Matrix eingebettet sind. Sie enthalten 60% des ca. 12% betragenden Gesamtproteins der Karyopsen. Der Mehlkörper ist tot, da in ihm während der Keimung weder Respiration noch Proteinsynthese ablaufen.

Die lebende **Aleuronschicht** besteht aus Zellen, die dickwandig und relativ klein sind. Im Gegensatz zum Mehlkörper dominieren **Triglyceride** als Hauptkohlenstoffspeicher. Die Zellen sind gefüllt mit großen Globoiden, Sphärosomen, **Proteinkörpern** u. a. Organellen. Die Aleuronschicht hat wenigstens zwei physiologische Funktionen: Sie ist der Hauptort der Mineralspeicherung im Samen. Die Hauptmasse des **Phytins** und der Kationen ist in den Globoiden eingelagert. Außerdem ist die Aleuronschicht der Hauptort der Synthese hydrolytischer Enzyme während der Keimung.

Das **Skutellum**, bestehend aus einem parenchymähnlichen Grundgewebe und dem Epithelium, kleidet mit letzterem den Mehlkörper ein. Die Epitheliumzellen sind zytoplasmareich und von hoher Stoffwechselaktivität. Dem Skutellum kommen mindestens 3 physiologische Funktionen während der Keimung zu: Es sezerniert einige hydrolytische Enzyme (u. a. α-Amylase) in den Mehlkörper. Ferner nimmt es aktiv Glucose, Aminosäuren, kleine Peptide und anscheinend verschiedene andere Substanzen vom sich autolysierenden Endosperm auf. Schließlich ist es der Ort der Synthese von Saccharose und Glutamin, den Haupttransportformen für Kohlenstoff und Stickstoff.

Im Detail (Triglyceridmobilisierung vgl. Rizinus) laufen während der Keimung der Gerstenkaryopse koordiniert die folgenden drei **Prozesse der Reservestoffmobilisierung** ab:

— Am Beginn steht eine massive Synthese **hydrolytischer Enzyme** in der **Aleuronschicht** und deren **Sekretion** in den Mehlkörper. Im Falle der α-Amylase (Stärkeabbau bis zu

Dextrinen) erfolgt die Induktion ihrer Synthese durch Gibberellinsäure, die aus dem gequollenen embryonalen Gewebe stammt. Dagegen braucht die β-Amylase (Stärkeabbau bis zur Maltose) nur aktiviert zu werden.

Die für die Synthese der Enzyme erforderlichen freien Aminosäuren stammen teilweise aus einem Abbau der Reserveproteine.

— Die Hauptmenge der Speicherstoffe im **Mehlkörper** wird anschließend durch die aus der Aleuronschicht hineinsezernierten Enzyme hydrolysiert. Der notwendige optimale pH-Wert (pH 4—6) für diese Enzyme wird durch Sekretion von Äpfelsäure aus der Aleuronschicht in den Mehlkörper aufrechterhalten. Die Amylasen greifen die Stärkekörner an, die β-Glucanasen die Zellwände, und die Proteinasen wirken auf die Proteine ein. Das Reaktionsprodukt der Proteinasen ist eine Mischung von löslichen Peptiden. Die zahlreich vorhandenen Carboxypeptidasen setzen vom C-Ende der Peptide her nacheinander die Aminosäuren frei. Durch das Zusammenwirken aller Enzyme wird der gesamte Mehlkörper in der späteren Periode der Reservestoffmobilisierung zu einer klaren Lösung verflüssigt.

Die wichtigsten Vorgänge, die in der Aleuronschicht eines Weizenkorns ablaufen, sind in der Tabelle 5 zusammengefaßt.

— Das **Skutellum** nimmt die freien Zucker, die Aminosäuren und einen Teil der kleinen Peptide aus dem Mehlkörper auf. Letztere werden hier endgültig zu freien Aminosäuren hydrolysiert. Gleichzeitig wird die Umwandlung der Spaltprodukte in die **Transportformen** Saccharose und Glutamin vollzogen. Diese Transportmetaboliten werden über die Leitungsbahnen des Phloems zu den Orten des Bedarfs in den wachsenden Achsenorganen des Keimlings (Hypokotyl, Radikula) transportiert.

Wir haben es also mit einer **Arbeitsteilung** zwischen den drei Geweben zu tun: Enzymsynthese in der Aleuronschicht, Haupthydrolyse im Mehlkörper, Transport und Vervollständigung der Hydrolyse im Skutellum. In Samen mit einem einzelnen, homogenen Speichergewebe, wie den Kotyledonen der Leguminosen, vollzieht sich offenbar der ganze Prozeß der Bildung der freien Aminosäuren aus unlöslichen Reserveproteinen in der einzelnen lebenden Zelle. Eventuell ist hier eine Arbeitsteilung auf Organellebene vorhanden.

Tabelle 5. Embryounabhängige und -abhängige Veränderungen in der Aleuronschicht von eingequollenen Weizenkörnern. Nach BEWLEY u. BLACK

Embryounabhängig

1. Entwicklung der Aktivität der Enzyme des Glycolyse-Gluconeogenese-Weges, des Pentosephosphatzyklus, des Citratzyklus und der Elektronentransportkette
2. Entwicklung der Phytaseaktivität und der Anfangsmobilisierung des Phytins
3. Induktion der gesamten Nucleinsäuresynthese
4. Induktion der Phospholipidsynthese und Proliferation des Endoplasmatischen Retikulums

Embryoabhängig

1. Induktion der Aktivität der neutralen Lipase (Triglyceridstoffwechsel)
2. Entwicklung der Aktivität der Enzyme der β-Oxidation, der Isocitratlyase und der Malatsynthetase des Glyoxylatzyklus (Aktivität der Glyoxysomen)
3. Entwicklung der Phytaseaktivität über das Niveau hinaus, das in trockenen Samen und am Anfang der Quellung vorhanden war
4. Freisetzung der anorganischen Produkte der Phytinhydrolyse (K^+, Ca^{2+}, Mg^{2+} und Phosphation)
5. Induktion der α-Amylasesynthese

3.4.4.2. Rizinussamen

Betrachten wir jetzt die **Mobilisierung von Reservefett** (Triglyceride). Es liegt in Form von **Oleosomen** vor. Das sind Fetttröpfchen, die von einer einfachen Hülle umgeben sind. Ihre Remobilisierung bis zu dem Transportmetaboliten Saccharose verläuft in allen fettspeichernden Samen prinzipiell in gleicher Weise ab. Daran sind neben den Oleosomen die **Mitochondrien** und die **Glyoxysomen** beteiligt. Die Fettmobilisierung soll am Beispiel von Rizinussamen dargestellt werden.

Ein Rizinussamen enthält ca. 260 mg Fett und 15 mg Kohlenhydrate im Endosperm. Zwei Tage nach der Quellung setzt eine intensive Fettverdauung ein. Sie erreicht nach etwa 5 Tagen ihren Höhepunkt, wobei ca. 2 mg Saccharose $\cdot$ h^{-1} von den Kotyledonen resorbiert werden. Am 9. Tag ist der Fettvorrat bis auf ca. 50 mg erschöpft, dafür liegen im Keimling 230 mg Kohlenhydrate vor. Die Kotyledonen streifen jetzt die absterbenden Endospermreste ab, ergrünen und entwickeln sich zu normalen Laubblättern. Die ablaufenden komplexen biochemischen Vorgänge gibt in vereinfachter Form Abbildung 41 wieder. Die Abbauvorgänge lassen sich in 5 Schritte zerlegen:

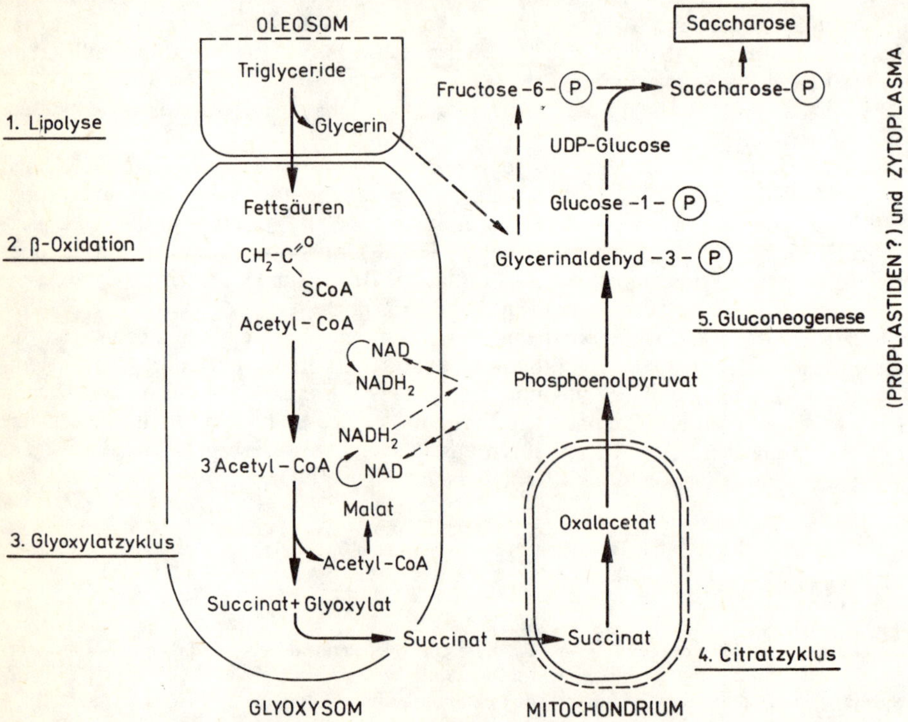

Abb. 41. Fettmobilisierung. Abbau der Triglyceride zu Saccharose im Rizinus-Samen. Angegeben sind die fünf Hauptphasen (1—5) und die beteiligten Organellen. Nach MOHR und SCHOPFER 1978.

— **Lipolyse** des Fetts der **Oleosomen** in die wasserlöslichen Komponenten Glycerol und Fettsäure durch eine Lipase, die fest an die Hülle der Oleosomen gebunden ist. Das freigesetzte Glycerol kann leicht zu Aldehyd oxidiert werden und erlangt damit unmittelbaren Anschluß an die Glycolyse.

— Schrittweise ***β*-Oxidation** der **Fettsäure** zu C_2-Einheiten (Acetat) an der Innenseite der **Glyoxysomenmembran.** Das zwischenzeitlich entstehende H_2O_2 wird durch Katalase gespalten.

— **Synthese** von **Succinat** aus je 2 Acetatresten in der **Glyoxysomenmatrix** über den Glyoxylatzyklus. Schlüsselenzyme sind die Isocitratlyase (Isocitrat → Glyoxylat + Succinat) und die **Malatsynthetase** (Glyoxylat + Acetyl-CoA → Malat). Durch Reduktion (Malatdehydrogenase) entsteht daraus wieder der Acetatakzeptor Oxalacetat.

— Über Teilreaktionen des Citratzyklus wird in den **Mitochondrien** Succinat zu **Oxalacetat** oxidiert.
— In der abschließenden **Gluconeogenese** wird Oxalacetat zu Phosphoenolpyruvat decarboxiliert (Phosphoenolpyruvatcarboxykinase) und dieses über die glycolytische Reaktionskette zu **Hexosephosphaten** umgewandelt. Diese Prozesse laufen außerhalb der Mitochondrien, vermutlich in den Proplastiden, ab. Im **Zytoplasma** findet dann die Verknüpfung von Fructose und Glucose zu **Saccharose** über Uridindiphosphatglucose statt (Saccharosephosphatsynthetase).

Die β-Oxidation im keimenden Rizinusendosperm ist ausschließlich auf die Glyoxysomen beschränkt. Wir finden diese Organellen nach der Keimung in großer Zahl in den Endospermzellen in engem Membrankontakt mit den abzubauenden Oleosomen. Im Rizinusendosperm gibt es offenbar im Gegensatz zu Gersten- und Weizenkaryopsen kein **Hormonsignal** (Gibberellin) des Embryos für die Synthese und Ausschüttung der abbauenden Enzyme. Die De-novo-Synthese der Enzyme vollzieht sich am Endoplasmatischen Retikulum. Durch Ausknospung entstehen dort die sie aufnehmenden Glyoxysomen. Nach dem 5. Keimungstag setzt eine Verdauung der nicht mehr benötigten Glyoxysomen ein. Ihr Baustoffmaterial wird ebenfalls vom Embryo resorbiert.

In anderen pflanzlichen Geweben finden wir den Fettsäureabbau auch in den Mitochondrien.

3.5. Licht als beherrschender Entwicklungsfaktor

Neben dem Wasser kommt vor allem dem Licht wesentliche Bedeutung für die Samenkeimung zu. Es ist bei einer Reihe von Samen notwendig für die **Nachreife**, es fördert oder hemmt bei vielen Samen die Keimung (Tab. 6), und es steuert den **Übergang** vom heterotrophen zum autotrophen Wachstum des Keimlings (Photomorphose).

Das charakteristische Sensorpigment ist das **Phytochromsystem**, ein blaugrünes Chromoprotein mit photochromen Systemeigenschaften (Abb. 42). Es spielt nicht nur bei der Keimung, sondern in allen Lebensphasen der höheren Pflanzen bei **Photomodulationen** eine Rolle. Photomodulationen sind reversible, offensichtlich lichtabhängige Reaktionen von Organen, Geweben, Zellen und Organellen der Pflanze.

Vereinfacht kann das Phytochromsystem mit Hilfe von 4 Komponenten beschrieben werden (Abb. 43). Im Dunkeln liegt nur das Phytochrom Pr vor. Es entsteht aus einer Phytochromvorstufe Pv. Die physiologisch aktive Pigmentkomponente ist das Phytochrom Pfr, das nur im Licht aus Pr entsteht. Die photochemische Reaktion Pr → Pfr ist photoreversibel. Daraus resultiert z. B. bei Licht- oder Dunkelkeimern, daß jeweils die letzte Behandlungsart über den Keimungsablauf entscheidet (vgl. Tab. 6). Im Dunkeln ist nur Pr stabil, das Pfr zerfällt. Die erste Reaktion von Pfr mit einem Bindungspartner führt zum gebundenen Phytochrom Pfr X′ und von hier zum Effekt.

Bei Lichtkeimern löst das Licht über das Pfr verschiedene voneinander unabhängige Wirkungen aus. Dazu gehören der Abbau endogener Hemmstoffe und die Zunahme des

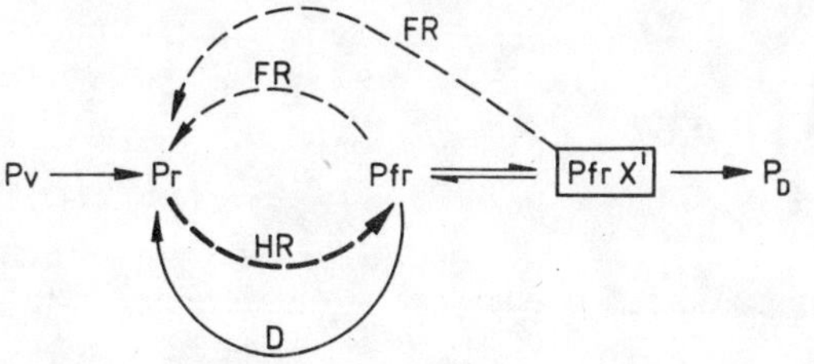

Abb. 42. Vereinfachtes Modell der Phytochromumwandlungen. Pv Phytochromvorstufen, Phytochrome Pr, Pfr. Pfr X′ gebundenes Phytochrom Pfr, P_D Phytochromabbauprodukt, HR Hellrot (660 nm), FR Dunkelrot (730 nm), D Dunkelreversion.

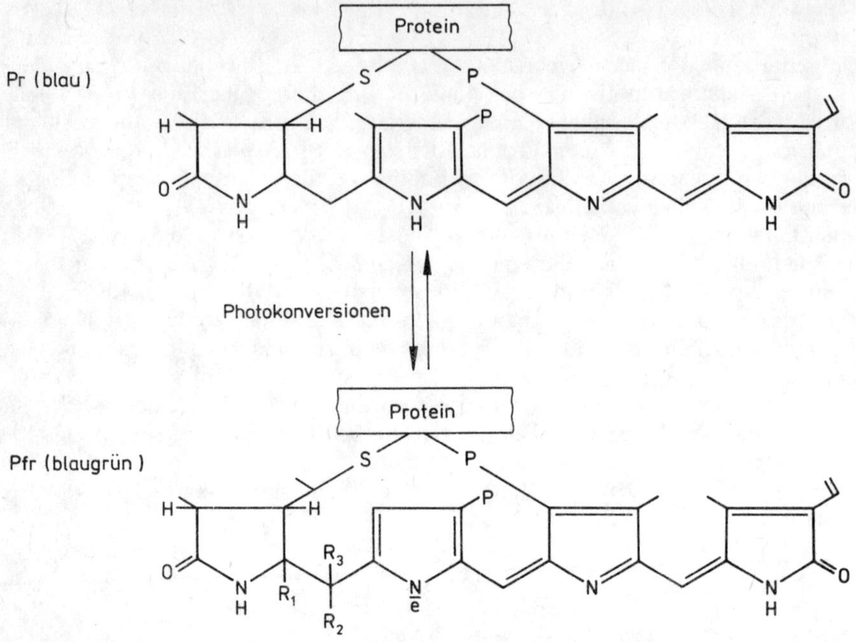

Abb. 43. Strukturvorschlag für die Pr- und Pfr-Chromophore und ihre Bindung an Protein. R_1, R_2, R_3 funktionelle Gruppen unklarer Identität. Problematisch ist auch die anionische Struktur des Pfr. — S Thioetherbindung, — P Propionsäureseitenketten. Nach KLEIN et al. 1977.

Tabelle 6. Beeinflußbarkeit der Keimung durch Licht.
a) Keimfähigkeit (in %) von Licht- und Dunkelkeimern
b) Einfluß der Hellrot- (HR, 660 nm) und Dunkelrotgabe (FR, 730 nm) auf die Samenkeimung des Lichtkeimers *Lactuca sativa* (Salat)

	Licht	Dunkel
a) Lichtkeimer		
Lactuca sativa	95—100	0
Nicotiana tabaccum	90— 95	0
Digitalis purpurea	80— 90	0
Epilobium hirsutum	80— 85	2— 5
Dunkelkeimer		
Cucurbita pepo	0	90—100
Nigella sativa	0	90
Veronica persica	15— 20	100
Amaranthus caudatus	5— 10	95—100

b) Bestrahlungsprogramm	% Keimung
HR	70
HR — FR	6
HR — FR — HR	74
$(HR - FR)_3$ — HR	81
$(HR - FR)_3$ — HR — FR	7

Gibberellin- und Cytokiningehaltes. Da bei den meisten Lichtkeimern Gibberellinsäure wie Rotlicht wirkt, ist die Kontrolle über die Gibberellinkonzentration wahrscheinlich besonders wirksam.

Wesentlich ist, daß die Spezifität der Photomorphosen nicht auf das Phytochrom Pfr zurückzuführen ist, sondern auf den Zustand der Zellen in dem Moment, wenn Pfr in ihnen durch Licht gebildet wird. So kann sich z. B. die Richtung einer bestimmten, durch Pfr ausgelösten Reaktion der Keimpflanze während der Entwicklung ändern: Wird Senfsamen bereits vor der Aussaat dunkelrotes Licht geboten, so tritt bis zu 55 h ein starker Hemmeffekt auf die CO_2-Abgabe auf. Erst danach steigt sie im Licht über die entsprechende Dunkelkontrolle an. Setzt dagegen die Dunkelrotgabe erst 36 oder 64 h nach der Aussaat ein, erfolgt sofort eine Steigerung der CO_2-Abgabe.

Es gibt eine Reihe von Belegen, daß das Phytochrom Pfr im Rahmen der Photomorphogenese sehr schnell sowohl eine **differentielle Enzyminduktion**, wahrscheinlich über eine vermehrte mRNA-Synthese, als auch eine **differentielle Enzymrepression** bewirkt. Das belegt die hohe Spezifität der Phytochromwirkung auch in ein und demselben Organ.

Die Schnelligkeit der Reaktion ist ein wesentlicher Punkt für das Verständnis der Signal-Reaktionskette. Folgende Generalisierung erscheint gerechtfertigt (Abb. 44):

— Die Determination des zeitlichen Musters der Induzierbarkeit von Enzymen ist unabhängig vom Licht, d. h. auch vom Phytochrom Pfr. Die **Determination** ist vielmehr völlig unter **endogener Kontrolle.**
— Die **Musterrealisation**, d. h. die tatsächliche Induktion eines Enzyms durch das Phytochrom Pfr, hat in manchen Fällen keinen erkennbaren Effekt auf die weitere Musterspezifikation. Offenbar muß zwischen einer **Induktions-** und einer **Realisierungsperiode** klar unterschieden werden.
— Das Phytochrom Pfr induziert vermutlich in der ersten Periode die **Synthese** von **inaktivem Enzymprotein.** In der zweiten Phase kommt es dann, unabhängig vom Phytochrom, zur Aktivität des inaktiven Proenzyms. Das Proenzym wäre damit der stabile **Transmitter.**

Die Rolle des Phytochroms kann bei der Samenkeimung anschaulich beim **Hypokotylhaken** der Dikotyledonen demonstriert werden. Mit diesem Haken, der auf einer Krümmung des Hypokotyls beruht, durchdringt die Keimpflanze die Erdoberfläche. Im Haken ist besonders viel Phytochrom Pr vorhanden. Unter Lichteinfluß wird es sehr schnell in das

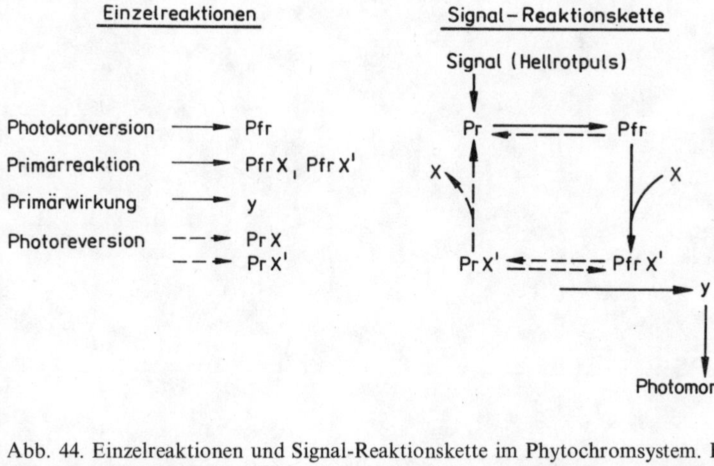

Abb. 44. Einzelreaktionen und Signal-Reaktionskette im Phytochromsystem. Die Photokonversion von Pr führt zum Effektormolekül Pfr. Die Primärreaktion von Pfr mit einem hypothetischen Reaktionspartner führt zum gebundenen Phytochrom Pfr X′. Die Primärwirkung von Pfr X′ liefert das Produkt Y. Dieses Y ist, nachdem es entstanden ist, völlig unabhängig von Pfr (gebunden und ungebunden). Y ist langlebig, ein Transmitter, der zur Photomorphose führt.

physiologisch aktive Phytochrom Pfr überführt. Durch dieses Signal wird das Hypokotylwachstum reduziert und die Synthese des Enzyms Lipoxygenase blockiert. Dadurch wird die Oxidation bestimmter ungesättigter Fettsäuren in den Kotyledonen unterbunden. Die Reservestoffe der Kotyledonen werden nun für die Photomorphogenese verfügbar. Der Haken selbst öffnet sich unter dem Einfluß von Phytochrom Pfr durch ein gesteigertes Wachstum der Zellen auf der konkaven Flanke. Das führt zur Entfaltung der Primärblätter, mit denen zugleich das Epikotyl heranwächst. Durch einsetzende Chlorophyllsynthese ergrünen die Primärblätter. Damit wird die heterotrophe Stoffwechselphase des Keimlings beendet.

In der Regel verläuft die Keimung relativ schnell, und der Übergang von der heterotrophen zur autotrophen Phase wird nach wenigen Tagen oder Wochen erreicht. Ausnahmen bilden die schweren Früchte von *Cocos nucifera* und *Lodoicea maldivica* (Seychellennußpalme), bei denen die photosynthetische Aktivität erst 4 bzw. 9 Monate nach der Keimung einsetzt.

4. Die Sproßachse

4.1. Entwicklung der Sproßachse

4.1.1. Gliederung des Achsenkörpers

Die Sproßachse erfährt durch die Blattansätze eine Gliederung, die für das Verständnis der Pflanzengestaltung wichtig ist (Abb. 12A). Die gelegentlich knotenartig verdickten Blattansätze (Abb. 45) werden als **Knoten** oder **Nodien** bezeichnet, die dazwischenliegenden, blattfreien Achsenteile als **Zwischenknoten** oder **Internodien.** Die ersten Internodien sind das unter den Keimblättern liegende Hypokotyl (Abb. 12A u. D) und das über den Keimblättern ausgebildete Epikotyl. Beide werden durch den Kotyledonarknoten voneinander getrennt. Die Grenzstelle zwischen Primärwurzel und Hypokotyl heißt **Wurzelhals.**

Die Gliederung der Sproßachsen in Nodien und Internodien ist bereits im Bereich der Endknospe (Abb. 47) gegeben. Die Internodien sind aber noch unentwickelt, so daß die Blattanlagen dicht beieinander stehen. Erst in einiger Entfernung von der Sproßspitze verlängern sich die Internodien, wobei neben Zellstreckungsvorgängen vor allem Zellteilungen eine Rolle spielen. Letztere sind auf bestimmte, meist an der Basis des Internodiums gelegene Stellen lokalisiert (interkalare Meristeme, 2.2.1.).

Da diese interkalaren Meristeme wenig widerstandsfähig sind, werden sie meist schon frühzeitig versteift. Diese Versteifung erfolgt entweder durch unter der Epidermis (4.2.4.) liegende festigende Gewebe (Kollenchyme, 4.2.5.) oder, wo diese fehlen, wie z. B. bei den Gräsern, durch die Blattscheiden (Abb. 45). Bei den Poaceen befinden sich die interkalaren

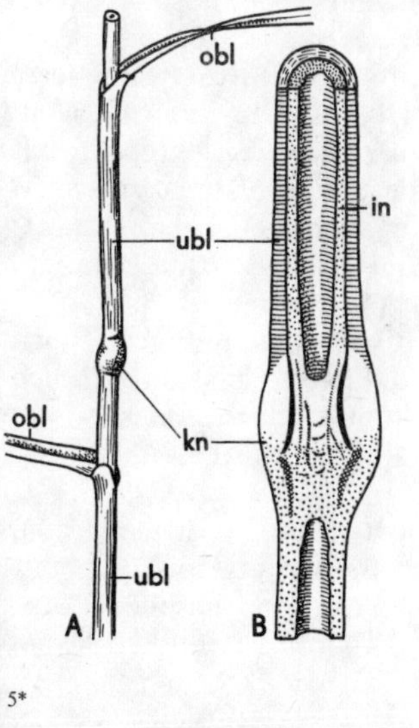

Abb. 45. A: Getreidehalmstück mit Knoten (*kn*) und Blättern, die aus dem scheidenförmigen Unter- (*ubl*) und dem flachen Oberblatt (*obl*) bestehen. B: Knotenlängsschnitt. *in* Internodium. Wachstumsfähiger Teil weiß. Nach RAUH 1950, verändert.

Meristeme an der Basis der jungen Internodien, d. h. über dem Nodium. Die jungen Internodien würden an dieser Stelle umknicken, wenn nicht durch das scheidenartige Unterblatt der Laubblätter (Abb. 45A u. B) eine Stütze gegeben würde. Da die Basis der Unterblätter knotenartig verdickt ist, wird die Standfestigkeit des Grashalms wesentlich erhöht. Diese Zonen bleiben längere Zeit wachstumsfähig, so daß sich noch entwicklungsfähige Getreidehalme, die vom Unwetter umgelegt wurden, wieder aufrichten können.

4.1.2. Internodienlänge und Rosettenbildung

Die Internodienlänge an dem Primärsproß einer krautigen Pflanze oder an den Trieben der Holzgewächse ist unterschiedlich, da in der Regel die basalen Internodien stark verkürzt sind. Diesen kurzen Internodien folgen längere und an der Triebspitze bzw. in der Blütenregion (6.2.) wieder kürzere, so daß man von einer **Längenperiode** der Internodien sprechen kann.

Unterbleibt die Internodienstreckung vollständig, dann kommt es zu einem **Rosettenwuchs.** Bei dieser Wuchsform (z. B. Erdbeere, Rübe (Abb. 46), Primel, Agave, Löwenzahn, Wegerich, Hirtentäschel) bleibt die Sproßachse infolge einer Internodienstauchung kurz und die Laubblätter stehen dicht gedrängt an der Sproßspitze. Bei einem Rosettenwuchs müssen die Blätter, deren Form und Stellung keine Rolle spielen, im Gegensatz zum Achsenumfang eine erhebliche Größe erreichen. Ihre Lebensdauer muß außerdem beschränkt sein, so daß nur die jüngeren Blätter erhalten bleiben. Bei einer längeren vegetativen Entwicklung mancher Rosettenpflanzen und einer geringen Streckung der rückwärtigen Internodien entstehen hochstämmige Rosetten (z. B. *Aloe*-Arten, *Aeonium arboreum*), die in extremer Form als **Schopfbäume** der Palmen erscheinen.

Die krautigen Rosettenpflanzen, zu denen auch unsere einheimischen Rosettenpflanzen gehören, werden nach dem Verhalten der Sproßachse zur Zeit der Blütenbildung in folgende, durch Übergänge miteinander verbundene Gruppen eingeteilt:

1. **Halbrosettenpflanzen**
2. **Ganzrosettenpflanzen** < mit begrenzter Achse / mit unbegrenzter Achse

Die Entwicklung der Halbrosettenpflanzen (Abb. 46A) beginnt mit einem Rosettenstadium, das auch während der vegetativen Phase beibehalten wird. Beim Eintritt in die Blühphase (reproduktive Phase) erfolgt eine Internodienstreckung, so daß die Pflanze einen beblätterten, mit einem endständigen Blütenstand abschließenden Stengel ausbildet (Beispiele: Hirtentäschelkraut, Rettich, Radieschen, Futter- und Zuckerrüben (8.3.5.), Petersilie, Salat, Raps). Bei der Blattbildung kann man zwischen den **Grund-** oder **Rosettenblättern**, die der Blattrosette angehören, den **Stengelblättern** und den **Hochblättern** unterscheiden. Die Grundblätter sind infolge der Achsenerstarkung (4.1.3.) am vollständigsten entwickelt und gliedern sich in einen Blattsiel und eine Blattspreite. Die Stengelblätter werden in ihrer Entwicklung gehemmt, da der Blattsiel entfällt und häufig auch die Blattspreite verkleinert ist. Noch stärker reduziert sind die Hochblätter, die unterhalb des Blütenstandes inseriert sind (vgl. Blattfolge, 4.8.).

Im Gegensatz zu den Halbrosettenpflanzen bleibt bei den Ganzrosettenpflanzen auch zur Blütezeit die Rosette erhalten. Beim Übergang zur reproduktiven Phase streckt sich lediglich das unter dem endständigen Blütenstand oder der Blüte befindliche Internodium und setzt diese von der dem Erdboden aufliegenden Rosette ab (Abb. 46B u. C). In der Blütenregion können Hochblätter entwickelt werden.

Ganzrosettenpflanzen mit einer **begrenzten Achse** (Abb. 46B, Primel-, Erdbeerarten) schließen die Hauptachse mit einer entständigen Blüte bzw. Blütenstand ab. Bei ausdauernden Rosettenpflanzen übernehmen Erneuerungsknospen, die in den Achseln der oberen Rosettenblätter sitzen, die Fortführung des Sproßsystems, Ganzrosettenpflanzen mit

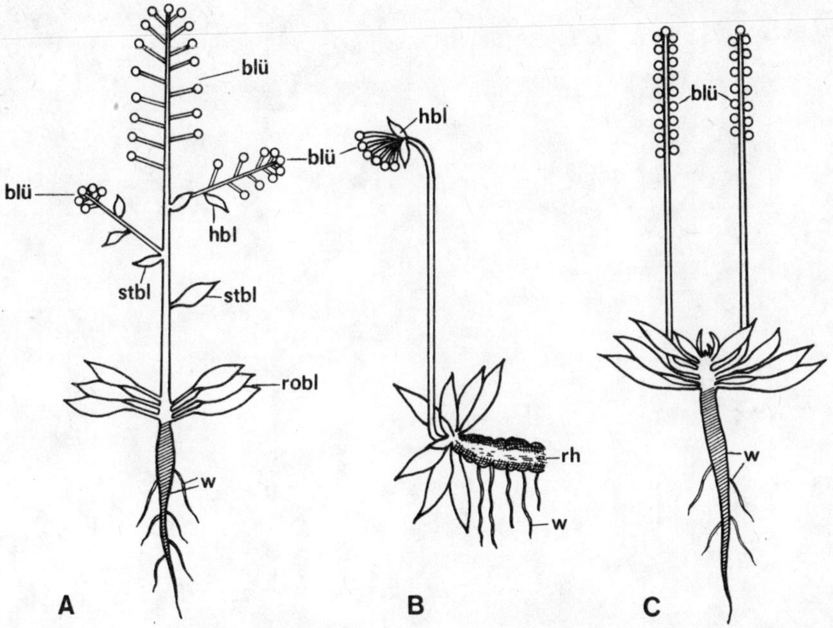

Abb. 46. A: Halbrosettenpflanze (z. B. Hirtentäschelkraut oder Rübe). In der vegetativen Phase bildet die Pflanze eine Rosette, beim Übergang in die reproduktive Phase einen Stengel mit gestreckten Internodien. *robl* Rosetten-, *stbl* Stengel- und *hbl* Hochblätter, *blü* Blütenstände. B: Ganzrosettenpflanze mit begrenzter und C: mit unbegrenzter Achse. Bei beiden löst sich die Rosette während der Blühphase nicht auf. *w* Wurzel, *rh* Rhizom.

unbegrenzter Achse entwickeln die Blüten oder Blütenstände in den Achseln der Rosettenblätter (Abb. 46C), während die Endknospe unbehindert weiterwächst und neue Rosettenblätter bildet (Beispiele: Wegerich, Löwenzahn, Kreuz-Enzian).

4.1.3. Erstarkungswachstum

Bevor sich die gestauchten Internodien an der Sproßspitze zu strecken beginnen, erfahren sie gemeinsam mit den Nodien eine Verdickung, so daß die Sproßspitze einen Vegetationskegel bildet (Abb. 51). Diese kegelförmige Gestalt geht auf das **primäre Dickenwachstum** (4.1.4.) zurück. An der jugendlichen Pflanze ist diese primäre Verdickung nur gering, nimmt mit fortschreitendem Alter bis zu einem Maximum zu und klingt bei Eintritt in die Blühphase wieder ab. Man spricht von einem **Erstarkungswachstum** der Pflanze, dem zwei Vorgänge zugrunde liegen. Einmal erstarkt das Spitzenmeristem, da es während der Entwicklung der Pflanze an Umfang gewinnt, zum anderen wird das damit verbundene primäre Dickenwachstum gesteigert. Diese **Dickenperiode** der Internodien wird äußerlich in einer doppelkegelförmigen Gestalt sichtbar, wie z. B. bei den Monokotyledonen. Als Beispiel soll der Mais (*Zea mays*, Abb. 47) dienen. Die Sproßbasis einer älteren Pflanze läßt eine spitzenwärts fortschreitende Achsenverdickung erkennen. Gleichzeitig erfolgt eine Internodienverkürzung. Das Erstarkungswachstum beeinflußt ebenfalls die Ausbildung der Seitenorgane (sproßbürtige Wurzeln und Blätter). Bei der Maispflanze z. B. nehmen Anzahl, Länge und Dicke der sproßbürtigen Wurzeln (Abb. 47, w_1—w_6) mit der Achsenerstarkung zu. Bildet die Maispflanze den endständigen ♂ Blütenstand aus, dann verlängern sich die Internodien wieder und ihre Dicke nimmt ab **(Verjüngungszone).**

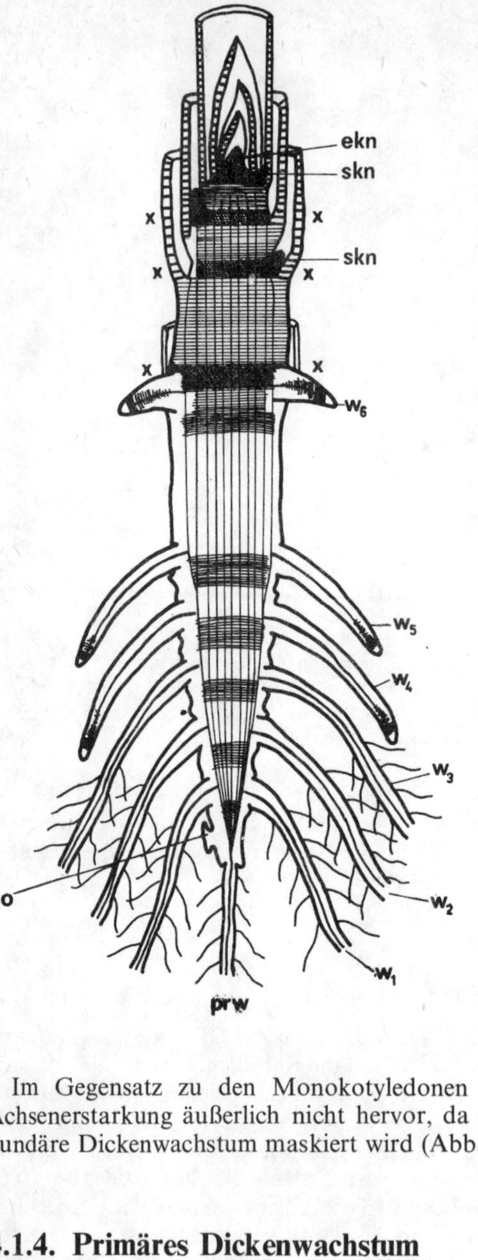

Abb. 47. Schema einer jungen Maispflanze im Längsschnitt. *prW* Primärwurzel, w_1—w_6 sproßbürtige Wurzeln, *ekn* End- und *skn* Seitenknospen, *co* Kotyledo. Der Achsenkörper ist in Nodien und Internodien gegliedert. Die jungen Internodien wachsen mit interkalaren Meristemen (*xx*). Vgl. Text. Nach SACHS, verändert, aus KAUSSMANN 1969.

Im Gegensatz zu den Monokotyledonen tritt bei den meisten Dikotyledonen die Achsenerstarkung äußerlich nicht hervor, da die kegelförmige Sproßbasis durch das sekundäre Dickenwachstum maskiert wird (Abb. 50).

4.1.4. Primäres Dickenwachstum

Das primäre Dickenwachstum der Monokotyledonen geht von einem in der Nähe des Sproßscheitels gelegenen **primären Meristemmantel** aus (Abb. 48), der zwischen den Blattansätzen (*bl*) und dem Zentralzylinder liegt. Fortgesetzte Periklinalteilungen (Abb. 49) innerhalb dieser Bildungszone ergeben bogenförmige Zellzüge, die antiklinal ausgerichtet sind. Die teilungsfähige Zone des primären Meristemmantels liegt häufig in seiner Mitte. Die mittleren Zellen sind schmal, plasmareich und mit großen Zellkernen ausgestattet.

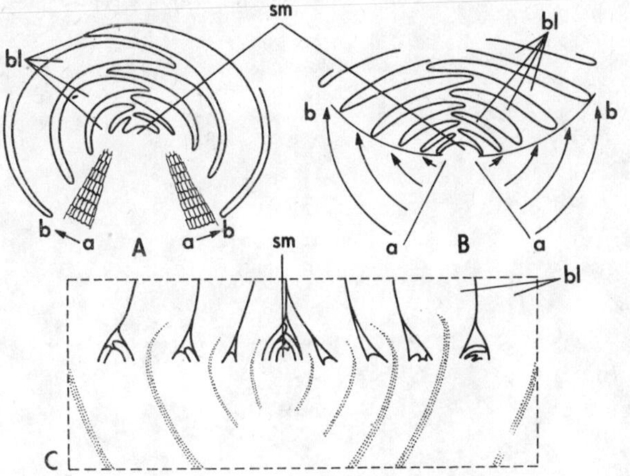

Abb. 48. Primäres Dickenwachstum bei den Monokotyledonen (schematisch), A: Der Meristemmantel, der zwischen den Blattbasen (*bl*) und dem Zentralzylinder liegt, entwickelt von *a* → *b* antiklinale, meristematische Zellreihen. B: Bei starker Meristemmantelaktivität (Pfeile) wird eine Scheitelgrube ausgebildet. C: *Typha latifolia.* Medianer Längsschnitt durch den Rhizomscheitel. Nach Abschluß des primären Dickenwachstums liegen die Endknospe und die in den Blattachseln (*bl*) befindlichen Seitenknospen in einer Scheitelebene. *sm* Scheitelmeristem. A nach TROLL 1959, B nach HELM 1936, verändert, C nach ECKARDT 1941.

Ist die Tätigkeit des Meristemmantels von kurzer Dauer (Abb. 48A, z. B. *Zea mays*, a → b), so ist das primäre Dickenwachstum nur gering. Besonders lange ist der Meristemmantel bei den Palmen tätig. Die Gewebeproduktion ist so groß, daß die scheitelfernen Teile über das Scheitelmeristem (Abb. 48B, *sm*) hervorgehoben werden. Das Scheitelmeristem wird in eine **Scheitelgrube** verlagert. Bei mittelmäßiger Tätigkeit des Meristemmantels liegen die scheitelfernen und scheitelnahen Blattbasen mit den dazugehörigen Achselknospen und das Scheitelmeristem in einer **Scheitelebene** (Abb. 48C), z. B. *Typha latifolia*, *Ophiopogon japonicus* (Abb. 49). Da bei den Monokotyledonen der Meristemmantel in Form eines Kambiums wirkt, kann man auch von der **kambialen Form des primären Dickenwachstums** reden. Bei den meisten Monokotyledonen stellt die kambiale Zone innerhalb des Meristemmantels in geringer Entfernung von der Sproßspitze ihre Tätigkeit ein, sobald die definitive Achsendicke erreicht ist. Bei anderen Monokotyledonen (z. B. *Ophiopogon japonicus*, Abb. 49A—B; *Liriope muscari*, *Testudinaria elephantipes*) bleibt der primäre Meristemmantel auch in rückwärtigen Achsenteilen aktiv und liefert nach innen einen sekundären Gewebezuwachs.

Im Gegensatz zu den einkeimblättrigen Pflanzen geht das primäre Dickenwachstum der Dikotyledonen, Gymnospermen und leptosporangiaten Farnen auf unregelmäßige Zellteilungen im Mark und der primären Rinde zurück (parenchymale Form). Finden die Zellvermehrungen nur im Markgewebe statt, dann wird dieses erweitert, und die primäre Rinde behält im wesentlichen ihre Ausmaße bei **(medulläre Form).** Spielen sich die Zellvermehrungen nur in der primären Rinde ab, so wird diese erweitert und der Markkörper bleibt annähernd gleich stark **(kortikale Form).** Bei den meisten leptosporangiaten Farnen herrscht die **gemischte Form** vor, da sich die Zellteilungen in der primären Rinde und im Markkörper die Waage halten.

Zusammenfassend ergibt sich folgende Übersicht:
Primäres Dickenwachstum (Primärverdickung)
in Scheitelnähe stattfindend.

1. Kambiale Form (Monokotyledonen-Typ)
   Die Verdickung geht von einer kambialen Zone aus, die in einem primären Meristemmantel liegt.
2. Parenchymale Form (Dikotyledonen-, Gymnospermen- und Farn-Typ)
   Die Verdickung geht auf unregelmäßige Zellvermehrungen im Grundgewebe (Mark und Rinde) der Scheitelregion zurück.

— Medulläre Form. Zellvermehrungen im Mark. Häufig bei Dikotyledonen, vereinzelt bei leptosporangiaten Farnen.
— Kortikale Form. Zellvermehrungen in der primären Rinde. Beispiele: *Echinocactus*-Arten, *Sempervivum*-Arten, *Phyllanthus angustifolius*
— Gemischte Form. Zellvermehrungen gleichmäßig im Mark und primärer Rinde. Beispiele: die meisten leptosporangiaten Farne.

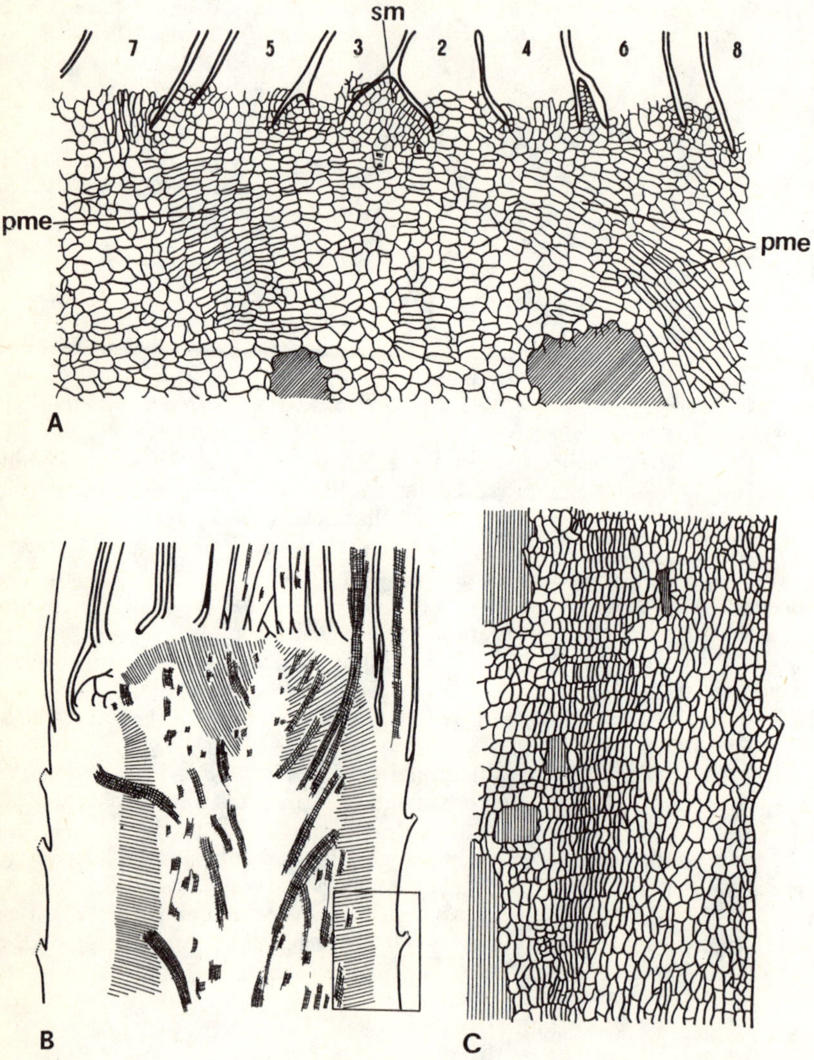

Abb. 49. *Ophiopogon japonicus*. A: Medianer Längsschnitt durch das Ausläuferende. Die antiklinal zu den Blattbasen (2—8) verlaufenden Reihen des primären Meristemmantels (*pme*) sind deutlich markiert. *sm* Scheitelmeristem. B: Medianer Längsschnitt durch die Endknospe eines Rhizoms. Der primäre Zuwachs ist im oberen Teil des Schnittes durch Striche angedeutet (vgl. A). Im unteren Teil ist der Kambiumzylinder und das von ihm produzierte Gewebe schraffiert. C: Ausschnitt aus dem Kambiumzylinder, der sekundär tätig ist. Die Leitbündel sind unregelmäßig schraffiert. Nach ECKARDT 1941.

Wie bereits erwähnt, tritt bei den Dikotyledonen und offenbar auch bei den Gymnospermen die durch das primäre Dickenwachstum bedingte Achsenerstarkung nicht deutlich hervor, da die verkehrt kegelförmige Sproßbasis durch das sekundäre Dickenwachstum maskiert wird (Abb. 50). Nur der Markkörper behält die ursprüngliche Form bei. Es ergeben sich daher bei der Achsengestaltung der zweikeimblättrigen Pflanzen mehrere Möglichkeiten. Entfällt eine sekundäre Verdickung, dann behält der basale Teil des Achsenkörpers die verkehrt kegelförmige Form bei (Erstarkungswachstum mit fehlender Maskierung, Abb. 50A; z. B. *Oenanthe aquatica, Sium latifolium*). Häufig wird die Achsenerstarkung von dem sekundären Dickenwachstum nur teilweise ausgeglichen, so daß ein Erstarkungswachstum mit unvollständiger Maskierung vorliegt (Abb. 50B; z. B. *Brassica oleracea* var. *capitata, Tropaeolum majus, Helleborus foetidus*). Bei einem Erstarkungswachstum mit vollständiger Maskierung (C) wird die verkehrt kegelförmige Basis durch das sekundär gebildete Gewebe vollständig maskiert, so daß man äußerlich von dem Erstarkungswachstum nichts mehr bemerkt (z. B. *Helianthus annuus, Nicotiana tabacum*). Bei den meisten Holzgewächsen ist das Ausmaß der Erstarkung so gering, daß der Markkörper sich aufwärts nicht erweitert (D).

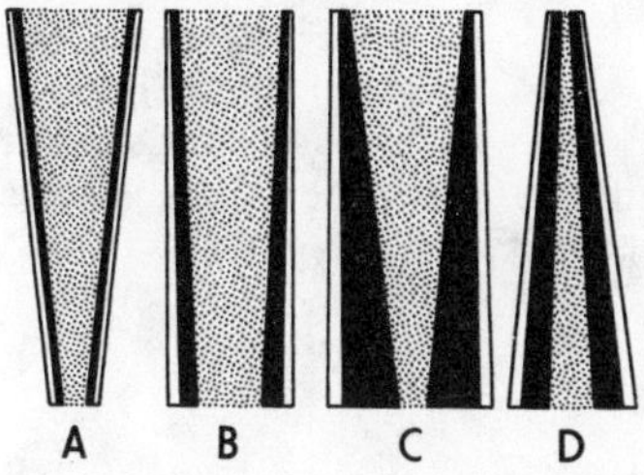

Abb. 50. Schematische Darstellung des Erstarkungswachstums bei Dikotyledonen. A: Erstarkungswachstum mit fehlender, B: unvollständiger, C: mit vollständiger Maskierung. D: Fehlendes Erstarkungswachstum. Mark punktiert, kambialer sekundärer Zuwachs schwarz, primäre Rinde weiß. Nach TROLL und RAUH 1950.

4.2. Primärer Sproßbau

In einiger Entfernung von der Sproßspitze beginnen die Differenzierungsprozesse, die die Gewebe der primären Sproßachse bilden (Abb. 55). Als erstes entwickeln sich die **Prokambienstränge,** die später zu Leitbündeln werden. Außerdem differenzieren sich das primäre Abschlußgewebe (Epidermis, 4.2.4.), das **Grundgewebe** (2.2.4., Mark und primäre Rinde) und festigende Elemente (Kollenchym, Sklerenchym, 4.2.5.) heraus. Die primär gebaute Sproßachse umfaßt also das Haut-, Grund- und Leitgewebesystem.

Die Leitbündelanordnung (4.5.1.) weist in größeren systematischen Gruppen bemerkenswerte Unterschiede auf. Bei den Dikotyledonen differenziert sich ein Leitbündelring heraus (Abb. 51, *leir*). Hier wird das Leitgewebesystem außen von der **primären Rinde** umgeben, es selbst umschließt das **Mark.** Die Lücken im Bündelrohr sind von parenchymatischen Zellen ausgefüllt und verbinden als **primäre Markstrahlen** die primäre Rinde mit dem Mark. Bei vielen Pflanzen degeneriert das Markgewebe, so daß sich eine **Markhöhle** bildet.

Diese Gewebearten des primären Achsenkörpers werden in verschiedenen Zonen in einiger Entfernung der Sproßspitze herausdifferenziert, die gleitend ineinander übergehen. Der Scheitel der Sproßspitze wird von den embryonalen Zellen des Scheitelmeristems und seiner unmittelbaren Derivate eingenommen (**Embryonalzone**, Abb. 51, *emzo*). Diese Zone ist etwa 0,01—0,05 mm lang. Sie geht ohne sichtbare Grenze in die darunterliegende **Determinationszone** über. (ca. 0,02—0,08 mm). In der Determinationszone (Abb. 51, *detzo*) erfolgt die erste Sonderung in das spätere Leit-, Rinden- und Markgewebe. In einiger Entfernung vom Scheitelmeristem läßt sich in dieser Region, z. B. bei den Dikotyledonen,

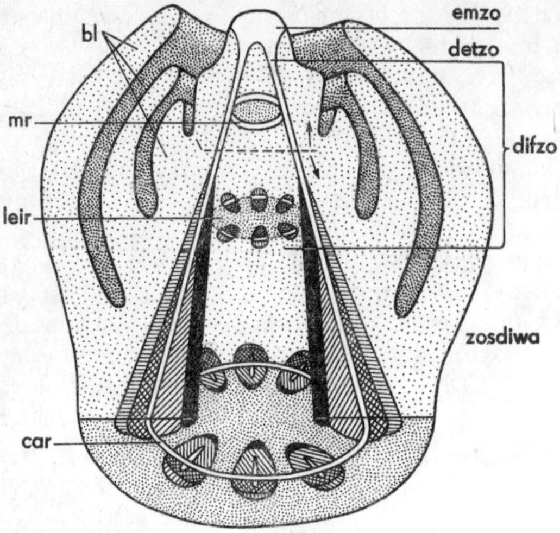

Abb. 51. Schema eines dikotyledonen Sproßscheitels im Längsschnitt mit drei Querschnitten kombiniert. Das Scheitelmeristem an der Spitze, das in den Meristemring (*mr*) übergeht, der die Faszikularkambien und den Kambiumring (*car*) ausbildet, ist weiß wiedergegeben worden. *emzo* Embryonal-, *detzo* Determinations-, *difzo* Differenzierungszone, *zosdiwa* Zone des sekundären Dickenwachstums. *bl* junge Blätter, *leir* Leitbündelring. Gestrichelte Linie, Grenze zwischen den primären und sekundären Verdickungsvorgängen. Nach TROLL und RAUH 1950, verändert.

aber auch bei den Nadelhölzern und vielen Pteridophyten, an Sproßquerschnitten eine ringförmig angeordnete Gruppe von Zellen erkennen, die noch meristematisch ist. Man bezeichnet diesen aus plasmareichen, kleinzelligen Elementen bestehenden Ring als den **primären Meristemring.** Während die Zellen des späteren Marks und der primären Rinde sich bereits vergrößern und mit der Vakuolisierung beginnen, behalten die Zellen des Meristemringes (Abb. 51, *mr*) ihren embryonalen Charakter bei und können als Rest des Scheitelmeristems aufgefaßt werden **(Restmeristem).**

Die Determinationszone geht fließend in die Differenzierungszone (Abb. 51, *difzo*) über (Länge etwa 0,04—25 mm). In ihr differenzieren sich die Zellen des **Urmarks** und der **Urrinde** zu Parenchymzellen, während im Meristemring bzw. (Meristemzylinder) durch longitudinale Zellteilungen die Prokambien herausgebildet werden. Verhalten sich alle Zellen des primären Meristemringes in dieser Beziehung gleich, dann wird ein **Prokambiumring** entwickelt, wie beispielsweise bei den Holzgewächsen und manchen krautigen Dikotyledonen. Aus dem inneren Bereich des Prokambiumringes entsteht später der **Kambiumring** (4.9.1.). Differenzieren sich aus dem Meristemring nur einzelne Prokambienstränge heraus, so bildet sich später ein **Leitbündelring** (*leir*).

Bei Pflanzen, die eine sekundäre Verdickung erfahren, schließt sich an die Differenzierungszone die **Zone des sekundären Dickenwachstums** an (Abb. 51, *zosdiwa*).

4.2.1. Wachstums- und Differenzierungsregulation im Sproß

Das kausale Verständnis der morphogenetischen Prozesse und ihrer Regulation ist bisher nur in Ansätzen vorhanden. Ursachen sind die komplexen Wechselwirkungen und die geringe Spezifität der wirksamen Faktoren. Die grundlegenden Zusammenhänge wurden bereits im Kapitel 2 dargestellt. Deshalb sollen hier nach einigen notwendigen Vorbemerkungen vor allem Erkenntnisse zur **Gefäßdifferenzierung** vorgestellt werden.

Unter **Determination** wird die Festlegung der Differenzierungsrichtungen einer Zelle verstanden. Über differentielle Genexpression wird die embryonale Zelle stufenweise in eine strukturell und funktionell spezialisierte Dauergewebszelle umgewandelt. Wesentlich ist, daß die meisten Potenzen der embryonalen Zelle unterdrückt werden müssen und die nicht unterdrückte Potenz im Zuge der Differenzierung realisiert wird. Bereits die Abgrenzung einer Determinations- von einer Differenzierungszone ist umstritten, da in der embryonalen Zone bisher beide Prozeßbereiche weder strukturell noch funktionell voneinander zu trennen sind. Die erste Determination erfolgt bereits in der ganz jungen Zelle. Mit der Aufnahme des Streckungswachstums wird der Übergang zur Differenzierung vollzogen. Wichtig für die Analyse der zugrunde liegenden Prozesse ist die zunächst fortschreitende Vereinfachung des Untersuchungssystems vom Gesamtorganismus über Organexplantate und Kalluskultur bis zur Suspensionskultur von isolierten Dauerzellen.

Untersuchungen zur **Regeneration** von Solanaceensprossen an ganzen Pflanzen haben gezeigt, daß die Regeneration in drei Phasen abläuft:
— eine **Anfangs-Lag-Phase** von zwei Tagen. In ihr finden weder Zellvergrößerung noch -teilung statt. Etwa 300 µm von der Schnittstelle entfernt treten mitotische Figuren auf.
— eine **Teilungsphase** vom 2. bis zum 10. Tag. Die Zellteilungen und nachfolgenden Zellvergrößerungen setzen vorwiegend in den zweiten Zellagen ein, die am nächsten zur Schnittstelle liegen. Am Ende dieser Phase werden die Mitosen in den meisten Zellen eingestellt. Sie laufen nur in den Bereichen weiter ab, in denen später die Gefäße und das Korkkambium entstehen.
— eine **Differenzierungsphase.** In ihr sind die Zellteilungen auf die Kambiumzone begrenzt. Deren Abkömmlinge differenzieren sich in Kork-, Phloem- und Xylemzellen in Abhängigkeit von ihrer Position im Gewebe. Die intern zum Gefäßkambium entstehenden Zellen werden lignifiziert und entwickeln sich zu Xylemzellen. Die extern zum Korkkambium liegenden Zellen werden durch Auflagerung von Suberin in Korkzellen umgewandelt. Diese Korkbildung wird nach Ausbildung einer 0,15—0,20 nm dicken Gewebelage durch Einstellung der externen Zellbildung durch das Kambium beendet. Zwischen den Kambien entsteht ein Kallus, der zu einer sich nicht teilenden Region, zum Kortex, wird. In diesem Gewebe setzt benachbart zum Gefäßkambium die Phloemdifferenzierung ein. Dabei sind anfangs Kortex- und Phloemzellen nicht zu unterscheiden. Weder die Ursache der Zellteilungseinstellung im Kortex (evtl. Sink-Konkurrenz des Kambiums), noch der Kork-, Xylem- und Phloemzellbildung sind durch diese Experimente zu erklären.

Nähere Aufschlüsse über die chemischen Faktoren der Umwandlung von parenchymatischen Dauerzellen in tracheidale Elemente sowie zur Rolle des Zellzyklus bei der Zytodifferenzierung geben Versuche mit **Explantaten** und **Zellkulturen.** Übereinstimmend gilt, daß Phytohormone, vor allem **Auxin**, für die **Xylogenese** entscheidend sind. Die Wirkung anderer Phytohormone, wie Gibberellinsäure, Abscisinsäure und Cytokinine, kann bisher weitgehend durch ihre Einflüsse auf den Transport oder die verfügbare Auxinmenge erklärt werden. Möglicherweise sind weitere hormonale Faktoren, die sich nicht in die bisher bekannten Phytohormone einordnen lassen, am Wechselspiel mit Auxinen beteiligt.

Neben den Phytohormonen können auch Faktoren der **äußeren Umwelt** direkt oder indirekt Determinationen und differentielle Genexpression auslösen (z. B. Licht, Temperatur, mechanischer Druck, O_2-, CO_2-Partialdruckgradienten).

Untersuchungen an **Kallusgeweben** belegten, daß Auxin offenbar auf Vorgänge wirkt, die am Beginn des Differenzierungsablaufes stehen (Determinationsphase?). Die Geschwindigkeit der Sekundärwandbildung und der Lignifizierung wird durch Auxin nicht reguliert. Eine Veränderung der DNA-Syntheserate durch Auxin konnte ausgeschlossen werden.

Detaillierte Untersuchungen an *Helianthus*-Explantaten beweisen, daß sich **Mesophyllzellen** ohne vorherige Mitose und Zellteilung in **tracheidale Elemente** umzuwandeln vermögen (Typ 1 der Tracheenentwicklung; ca. 60% der Zelle). Nur bei ca. 40% trat die Differenzierung zu Tracheiden im Gefolge einer zusätzlichen Teilung auf (Typ 2). Versuche mit DNA-Synthesehemmstoffen lassen den Schluß zu, daß nicht die S-Phase, sondern die **G_1-Phase** den kritischen Abschnitt des **Zellzyklus** (2.1.1.) für die Initiation der Xylogenese ist. Eine vollständige Replikation des Zellgenoms ist für diese Differenzierung nicht erforderlich. Es genügt, daß eine **Replikation bestimmter DNA-Abschnitte** stattfindet. Offenbar müssen distinkte DNA-Familien, die für die Bildung der tracheidalen Elemente spezifisch sind, zu Beginn der Zelldifferenzierung synthetisiert werden. Damit wird durch selektive Kontrolle aus dem vorhandenen vielfachprogrammierbaren System ein **spezielles Programm** ausgewählt. In Abhängigkeit vom Genotyp entstehen dann stufenweise innerhalb von 8—10

Tagen unterschiedliche Organe. Darin eingeschlossen sind bisher kaum verstandene drei Einflußgruppen:

— Veränderungen in der Zellstruktur und -funktion, wie z. B. Freisetzung oder Festlegung von Lectinen (spezifische Oberflächenproteine; vgl. 4.2.3.2.)
— äußere und innere Gradienten, transmembrane Kontrollvorgänge und Oberflächensignale
— Zell-Zell-Wechselwirkungen, Zellwiedererkennung (Plasmodesmata, positionelle Information); Zellteilung (Mitose und Meiose), einschließlich Kernwanderung und inäquale Zellteilung.

Komplexität und Vielfalt werden deutlich, wenn man sich z. B. die Vorgänge beim sekundären Dickenwachstum vergegenwärtigt (vgl. 4.9.). Hinzu kommt die jahreszeitlich bedingte Steuerung. Stets beachtet werden muß ferner, daß nach Erreichung einer definierten **Spezialisierung** der Zelle weitere Differenzierungen z. B. durch Hormonzustrom und Licht möglich sind. Auch Determinationen (außer Dauerdeterminationen wie Wurzel- oder Sproßmeristem) sind reversibel, wenn die spezialisierte Zelle wieder embryonal wird. Die **Dedifferenzierung** setzt mit DNA-Replikationen unter Einleitung der Zellteilung ein, wodurch frühere Determinationen gelöscht werden.

4.2.2. Spitzenmeristeme

Bei den Kormophyten befinden sich an den Sproß- und Wurzelspitzen (1.4.) **Scheitel-** oder **Spitzenmeristeme** (Apikalmeristeme), die der wachsenden Pflanze ständig neues Gewebe hinzufügen. Sie umfassen die am Scheitel liegenden **Initialzellen** und ihre unmittelbaren Abkömmlinge. Wegen der fließenden Übergänge, die sich zwischen den Initialzellen, ihren unmittelbaren Derivaten und noch tiefer liegenden, teilweise differenzierten meristematischen Geweben ergeben, ist eine präzisere Abgrenzung nicht möglich.

Die Initialzellen erneuern sich unbegrenzt durch **inäquale Teilungen** und fügen dem Pflanzenkörper laufend Zellen hinzu, die der Differenzierung unterliegen. An der Sproßspitze der Schachtelhalmgewächse (Equisetaceae) und der meisten leptosporangiaten Farne liegt eine einzige große Scheitelzelle, die drei- bzw. zweischneidig segmentiert und von der sich alle Gewebe ableiten. Andere Vertreter (z. B. manche *Selaginella*-Arten) besitzen 2—5 Scheitelzellen. Die *Lycopodium*-Arten leiten die Gewebe von mehreren terminal gelegenen Initialzellen ab, die inäqual, periklinal und antiklinal aufgliedern.

An der Sproßspitze von *Polypodium glaucum* (Abb. 52) liegt eine große dreischneidige, tetraedrische Scheitelzelle (*s*), die durch Segmentation sog. Prismenzellen (*pz*) abgliedert. Die weiter rückwärts gelegenen Prismenzellen spalten periklinal auf und bilden die kleinen vollplasmatischen Zellen des **Eumeristems.** In unmittelbarer Nähe des Scheitels wird die Protostele (*lei*, 4.5.2.) angelegt, an die sich nach außen die Rinde (*ri*) anschließt.

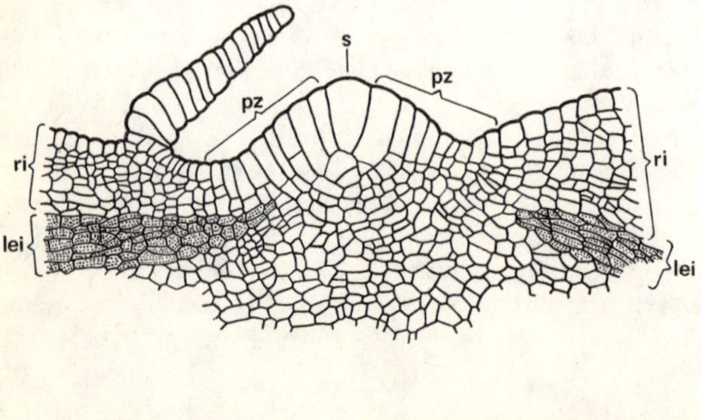

Abb. 52. *Polypodium glaucum.* Medianschnitt durch die Scheitelregion. *s* Scheitelzelle, *pz* Prismenzellen, *lei* Anlage des Leitgewebes, *ri* Rinde. Nach R. und C. Wetter 1954.

Die Sproßscheitel der lebenden Pteridophyten lassen infolge der zytologischen Differenzierung eine Zonierung erkennen. Es können drei Typen aufgestellt werden (Abb. 53). Der Farn-Typ (A) ist durch eine einzige apikal gelegene Scheitelzelle (*s*) charakterisiert, die entweder zweischneidig (z. B. *Selaginella hortensis*, *Pteris aquilinum*) oder dreischneidig segmentiert (z. B. *Polypodium glaucum*, *Nephrolepsis*-, *Equisetum*-Arten). Der Übergangstyp (B) besitzt an der Sproßspitze 2—5 prismatische Scheitelzellen (*s*), die antiklinal, gelegentlich auch periklinal aufgliedern (z. B. *Selaginella grandis*, *Marattia fraxinea*). Beim *Lycopodium*-Typ (C) entstehen alle Gewebe aus einer Gruppe periklinal und antiklinal aufteilenden Initialzellen (*i*). Die Differenzierung führt zur Ausgliederung des Zentral- (*zg*) und Außengewebes (*ag*), die aber nicht scharf voneinander getrennt sind (*Lycopodium*-Arten).

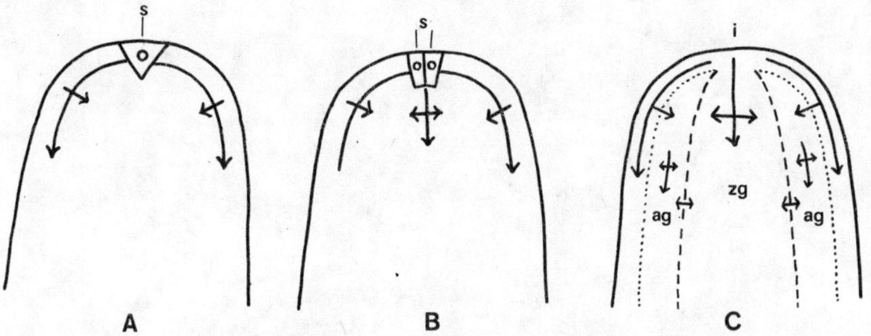

Abb. 53. Schematische Darstellungen, die die unterschiedliche Organisation der Sproßspitzen der Pteridophyten zeigen. A: Farn-Typ (Ferntype), B: Übergangs-Typ (Transitionstype) und C: *Lycopodium*-Typ. *s* Scheitelzelle, *i* terminale Initialen, *zg* Zentralgewebe, *ag* Außengewebe. Durch die Pfeile sind die vorherrschenden Zellteilungsrichtungen markiert. Nach Popham 1951, verändert.

Zytohistogenetische Studien haben ergeben, daß sich bei zahlreichen Gymnospermen alle Zellen des Spitzenmeristems von einer am Scheitel gelegenen Gruppe von Initialzellen (**apikale Initialgruppe**, Abb. 54, 1) ableiten lassen, die antiklinal und periklinal aufgliedern. Sie fügen der **Oberflächenlage** (*o*) und den **Zentralmutterzellen** (2, Pfeilrichtungen) laufend neue Zellen zu. Die großen polygonalen hellgefärbten, vakuolisierten Zellen dieser Zone teilen sich in allen Richtungen des Raumes (Allwärtsteilung). Die Mitosehäufigkeit ist jedoch gering. Es schließt sich an die basalen und seitlichen Teile der Zentralmutterzellen eine **Übergangszone** (3, gestrichelte Linie) an, die durch kleinere, sich häufig teilende Zellen charakterisiert ist. Sie ergänzt die beiden Zonen 4 und 5. Die Zellen der 4. Zone (periphere Gewebezone, **Flankenmeristem**) sind klein, plasmareich, dunkler gefärbt und teilen sich relativ häufig. Die Oberflächenlage (*o*), die sich aus antiklinalen Derivaten der apikalen Initialgruppe ableitet, fügt durch sporadische periklinale Teilungen vereinzelt Zellen der

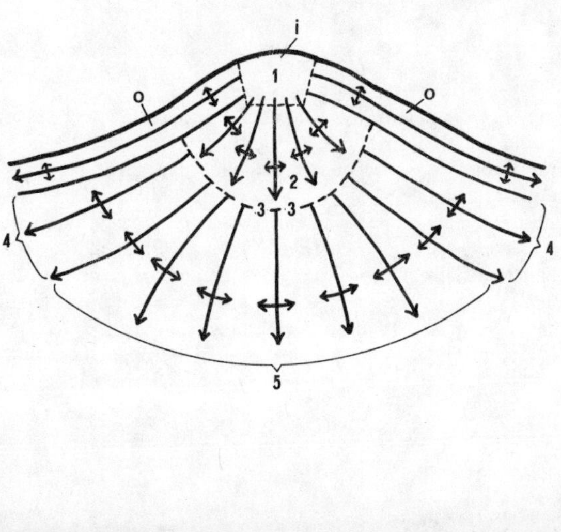

Abb. 54. *Gingko biloba*. Schematische Darstellung der zonalen Sonderung des median geschnittenen Sproßscheitels. Die vorherrschenden Wachstumsrichtungen sind durch die Pfeile angegeben. 1 (*i*) apikale Initialgruppe, die durch antiklinale und periklinale Teilungen die Oberflächenlage (*o*) und die inneren Gewebe des Sproßscheitels ergänzt. 2 Zone der Zentralmutterzellen, die sich in allen Richtungen des Raumes teilen (Allwärtsteilung). Zone 3, die Übergangszone, ist durch eine unterbrochene Linie dargestellt. Sie leitet sich von Zone 2 ab und ergänzt die Zonen 4 und 5. 4 Periphere Gewebezone, 5 Rippenmeristem. Nach Foster 1938.

Zone 4 hinzu. Da im Flankenmeristem neben antiklinalen Zellteilungen auch andere Zellspaltungsrichtungen gegeben sind, erscheint das Gewebemuster unregelmäßig. Aus dem Flankenmeristem bilden sich die Epidermis, die Blattanlagen, die primäre Rinde und das Leitbündelsystem der Sproßachse. Die 5. Zone, das **Rippenmeristem**, geht aus den mittleren Teilen der Übergangszone hervor. Es besteht aus Kurz- und Langketten (vgl. auch Abb. 55), die achsenparallel angeordnet sind und deren Zellen im adulten Zustand das Mark liefern.

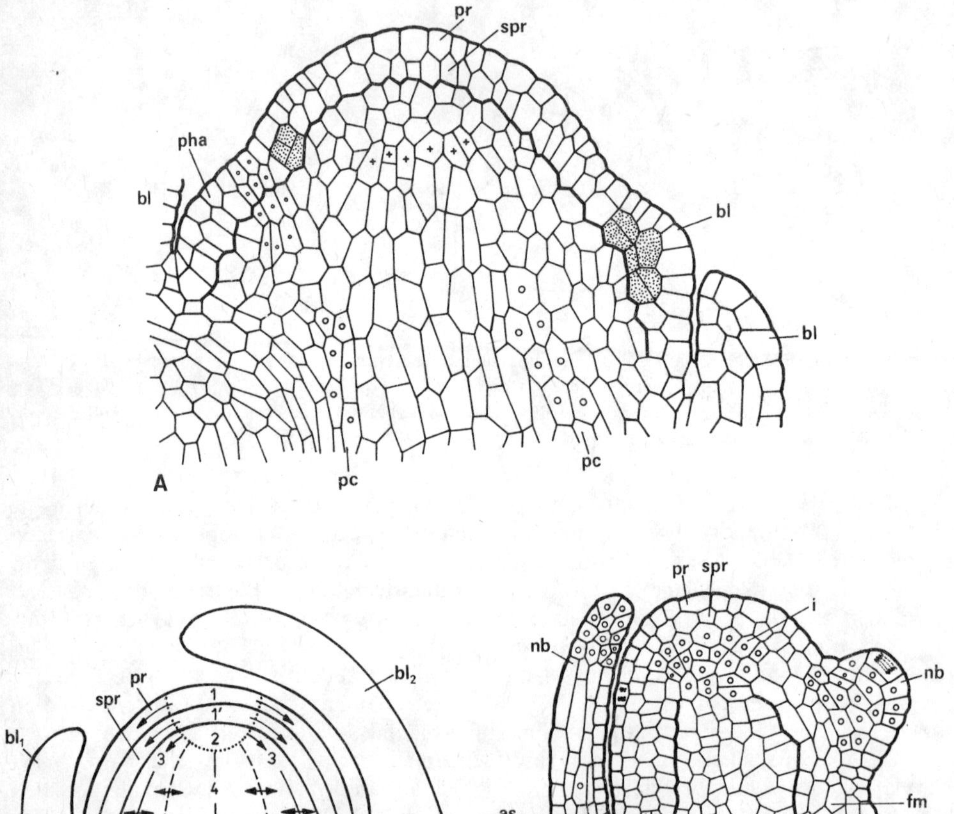

Abb. 55. Sproßscheitelbau der Angiospermen. A: *Asparagus falcatus*. Medianer Längsschnitt durch eine Sproßspitze eines Seitentriebes. Ein Protoderm und ein Subprotoderm (*pr* und *spr*) umschließen einen zentralen Gewebekörper. *bl* verschieden alte Schuppenblätter. Zwischen den Prokambiensträngen (*pc*) liegt das junge Mark, an dessen Scheitel die Markmutterzellen (+) liegen. *pha* Phyllokladienanlagen. B: *Sinocalamus beecheyana*. Medianer Längsschnitt durch eine Sproßspitze, die eine zytohistologische Zonierung erkennen läßt. *pr* Proto-, *spr* Subprotoderm, *i* Initialen des zentralen Gewebekörpers. *fm* Flankenmeristem (= periphere Zone), *rm* Rippenmeristem, *nb* Niederblattanlagen, *pc* Prokambiumstrang, *as* Achselsproßanlage. C: Schematische Darstellung der einzelnen zytohistogenetischen Zonen mit Wachstumsrichtungen in der Sproßspitze der Dikotyledonen. Die Pfeile geben die Wachstumsrichtungen an. *pr* Proto-, *spr* Subprotoderm, bl_1, bl_2 Laubblattanlagen, 1, 1′, 2 Zentralmeristem, 3 Flanken- und 4 Rippenmeristem. B nach Hsü 1944, verändert, sonst Original.

Bei einigen Gymnospermen (Taxodiaceen, Cupressaceen, Podocarpaceen, Araucariaceen, Gnetales) besitzt der Sproßscheitel eine Schichtung, die der der Angiospermenscheitel (Abb. 55) entspricht. Diese Verschiedenheiten im Sproßscheitelbau haben zur Aufstellung mehrerer Typen geführt.

Der Sproßscheitel der Bedecktsamer (Angiospermen) gliedert sich normalerweise in eine periphere ein- bis zweischichtige, seltener mehrschichtige Hüllzone (Abb. 55 A—C). Die äußerste Schicht heißt **Protoderm** (*pr*) und die darunterliegende **Subprotoderm** (*spr*). Beide umschließen einen zentralen Gewebekörper. Die Initialen des Proto- und Subprotoderms (C, 1 1′) spalten nur antiklinal auf (senkrecht zur Oberfläche), so daß ihre Segmente seitlich verlagert werden. Dabei bleibt ihr Schichtcharakter stets erhalten **(Oberflächenwachstum).** Erst in einiger Entfernung vom Sproßscheitel können sich ihre Derivate auch periklinal (parallel zur Außenfläche) aufgliedern (Abb. 55 A u. B), ein Vorgang, der mit der Bildung der Blattprimordien bzw. Achselknospen zusammenhängt. Die am Scheitel des zentralen Gewebekörpers gelegenen Initialen (C, 2) teilen peri-, antiklinal und schräg auf. Diese Art der Teilung führt zu einem **Volumenwachstum**, das für das eigentliche Wachstum der Sproßspitze verantwortlich ist. In einiger Entfernung vom Spitzenmeristem beginnt bereits die Determinierung bzw. Differenzierung der Gewebe.

Umfangreiche Studien an den Spitzenmeristemen der Angiospermen haben ergeben, daß viele Scheitel eine zytologische Differenzierung erkennen lassen, die zu zytohistologischen Zonen führt. Es wurden daher viele Theorien entwickelt. In allgemeiner Form ist diese Zonierung in Abbildung 55C wiedergegeben. Zone 1, das **Zentralmeristem** (1, 1′, 2), umfaßt die antiklinal aufgliedernden Initialen des Proto- und Subprotoderms, die räumlich aufspaltenden Initialen des zentralen Körpers bzw. ihre unmittelbaren Derivate (2). Ihr schließt sich seitlich das **Flankenmeristem** (3) und im mittleren Abschnitt das **Rippenmeristem** (4) an. Beide erhalten ihr Zellmaterial aus der Zone 1 (Pfeile). Eine präzise Abgrenzung dieser zytohistogenetisch unterschiedlichen Zonen ist aber nicht möglich, da Zellmaterial von einer Zone in die andere abgegeben werden kann.

Die Achselknospen werden in der Regel erst in einiger Entfernung vom Sproßscheitel angelegt, so daß ihre Herausdifferenzierung gegenüber den Blattprimordien verzögert ist (Abb. 12). Wird das Scheitelmeristem von einem Proto- bzw. Subprotoderm umgeben, dann nehmen die Seitensproßprimordien von den darunterliegenden Derivaten ihren Ausgang (Abb. 56 A, punktiert). Diese teilen sich unregelmäßig und wölben das junge Primordium

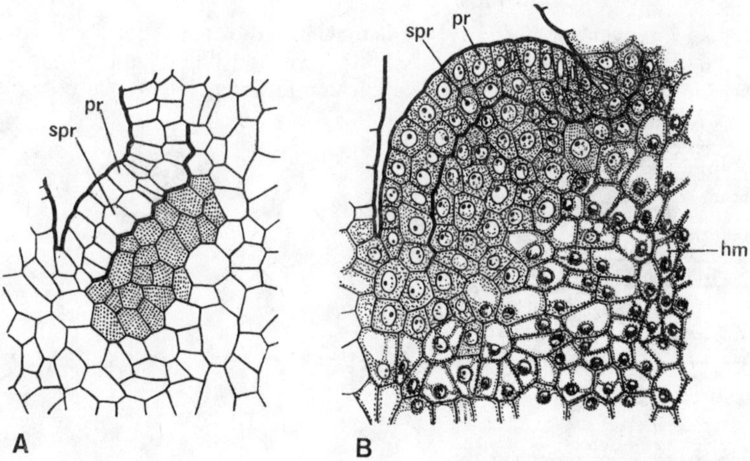

Abb. 56. *Asparagus falcatus.* A—B: Mediane Längsschnitte durch verschieden alte Stadien einer Seitenknospenanlage (exogene Entstehung). *pr* — *spr* Proto- bzw. Subprotoderm nur antiklinal teilend. In den darunterliegenden Derivaten (A, punktiert) findet ein Volumenwachstum statt. *hm* Parenchym im halbmeristematischen Zustand. Original.

nach außen (Abb. 56B). Das Proto- bzw. Subprotoderm teilt nur antiklinal auf und folgt auf diese Weise der Dehnung. Das Primordium wird exogen angelegt (B), was auch aus der Größe der Zellkerne und dem Plasmareichtum der sich teilenden Zellen hervorgeht. Das tieferliegende Gewebe befindet sich im halbmeristematischen Zustand (*hm*). Seine Zellen sind reich an Vakuolen, die Kerne klein, dicht und kaum strukturiert. Eine erwachsene Seitensproßanlage zeigt den gleichen Bau wie die Sproßspitze der Hauptachse und gliedert in akropetaler Weise Blätter aus.

4.2.3. Physikalisch-chemische Grundlagen des Konstruktionsprinzips

Zellen der Pflanzen besitzen eine **Zellwand.** Ihre Entstehung beginnt bei der Zellteilung mit der Bildung der **Zellplatte** durch Vereinigung zahlloser Golgi-Vesikel im Phragmoplasten. Sie wird von Mikrotubuli und dem Endoplasmatischen Retikulum durchsetzt. Über tausende solcher Plasmodesmata wird die Einheit des Protoplasten gewahrt. Das sich ausbildende Plasmalemma trennt die sich entwickelnde Zellwand vom Protoplasten ab. Bereits die junge Wand ist kein Teil des lebenden Protoplasten mehr. Die zunächst noch cellulosefreie **Primordialwand** entwickelt sich durch an beiden Seiten aufgelagerte Primärwandschichten zur **Primärwand.** Weitere Veränderungen führen dann zur **Sekundär-** bzw. **Tertiärwand.** Die Zellwand ist bei Pflanzen als Widerlager für den Protoplasten wichtig, da dieser durch die meist stark entwickelten Vakuolen mit ihrem osmotischen Binnendruck aufgebläht wird.

4.2.3.1. Primärwand

Die wesentlichen **Funktionen** der Primärwand bestehen
- in der Verhinderung des Platzens der Protoplasten
- in der Fähigkeit zur metabolisch-kontrollierten Reaktion auf Veränderungen im Turgordruck (Streckungswachstum) und
- in ihrer Schutzreaktion auf mikrobielle Attacken.

Sie finden ihre Widerspiegelung in der Struktur.

Typisch ist der **Aufbau** aus geordneten **Mikrofibrillen** (Gerüstsubstanz), die die Form der Zelle erhalten. Sie bestehen zu 20—30% aus Cellulose und sind untereinander durch 3 Brückenpolysaccharide (Xyloglucan, Arabinogalactan, Rhamnogalacturonan) relativ starr

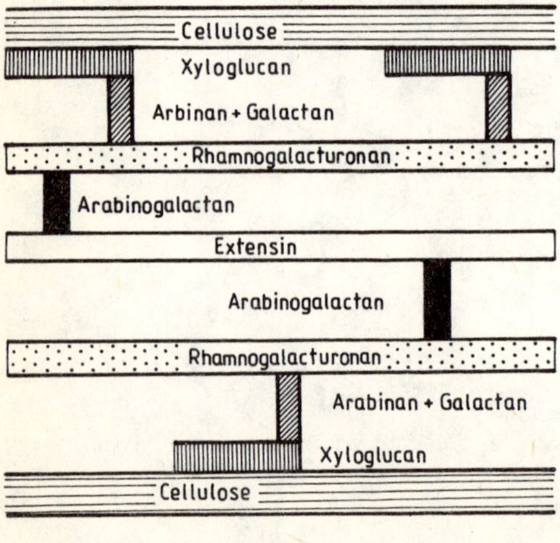

Abb. 57. Anordnung der Zellbestandteile in der Primärwand von *Acer pseudoplatanus*. Berücksichtigt wurde das Extensin, ein Zellwandprotein, dem beim Streckungswachstum Bedeutung zukommen soll.

verknüpft (Abb. 57). Hinzu kommen **Zellwandproteine** (meist Glycoproteine mit hohem Hydroxyprolingehalt), von denen das „**Extensin**" mit der Zellstreckung in Verbindung gebracht wird. Eingebettet ist diese Gerüstsubstanz in eine amorph-isotrope Füllmasse, die **Matrix.** Sie stellt ein Gemisch aus stark polaren Polyolen und Polyuroniden dar. Mikrofibrillen und Matrix repräsentieren 20% des Zellwandgewichtes, der überwiegende Rest ist Wasser. Der beschriebene Aufbau ist analog dem Eisenbeton bzw. glasfiberverstärkter Plaste, aber im Gegensatz zu diesen wasserdurchlässig. Die **mechanischen Eigenschaften** werden vor allem beeinflußt durch

— die Länge und den Kreuzungsbereich der fibrillären Komponenten
— die relativen Anteile von Fibrillen und Matrix
— die Elastizitätsmodule der Komponenten
— die Anordnung von Fibrillen und Matrix
— die interfaszialen Wechselwirkungen zwischen den Einzelkomponenten der Matrix und zwischen Fibrillen und Matrix.

Unter Druckbedingungen wird das Material deformiert. Ist diese Deformation reversibel, so wird sie als elastisch bezeichnet. Irreversible Deformationen resultieren aus plastischen Streckungen. Pflanzenwände zeigen ein **viskoelastisches Dehnungsverhalten.** Die Dehnung erfolgt nach Krafteinwirkung nicht augenblicklich wie bei einer elastischen Dehnung, und sie ist nicht endlos wie der visköse Fluß (Abb. 58). Die Rückkehr in die Ausgangsform ist verzögert und nicht immer vollständig. Bei erneutem Einsetzen der Belastung sind beide Komponenten elastischer Natur. Dadurch wird verhindert, daß die in der ersten Dehnung erreichte maximale Länge überschritten wird. Ursache der viskoelastischen Verformung ist die Auflösung von Verknüpfungspunkten (Crosslinks) der Moleküle unter Krafteinwirkung, die sich später wieder an anderen Stellen schließen.

Während des **Streckungswachstums** werden unter Auxineinwirkung die Crosslinks zwischen den Zellwandkomponenten schnell gelöst. Das erlaubt die unabhängige Bewegung der verschiedenen Komponenten und damit eine hohe viskoelastische Verformbarkeit (Dehnung) der Zellwand. Die schnelle **Wirkung des Auxins** soll über eine pH-Erniedrigung in der Zellwand (H^+-Eintrag über eine Protonenpumpe) ausgelöst werden. pH-empfindlich sind die Hydroxyprolin-Arabinosebindungen, die Arabinogalactan-Serinbindungen und die in großer Zahl vorhandenen Wasserstoffbrücken zwischen Xyloglucan und Cellulose. Durch Hydrolyse wird das Matrixgerüst an der Verbindungsstelle Protopektin-Extensin aufgerissen.

Die **Richtung der Zellstreckung** ist durch die Mikrofibrillenkomponente der Primärwand festgelegt. Das Ausmaß hängt von den Veränderungen der Wechselwirkungen zwischen den

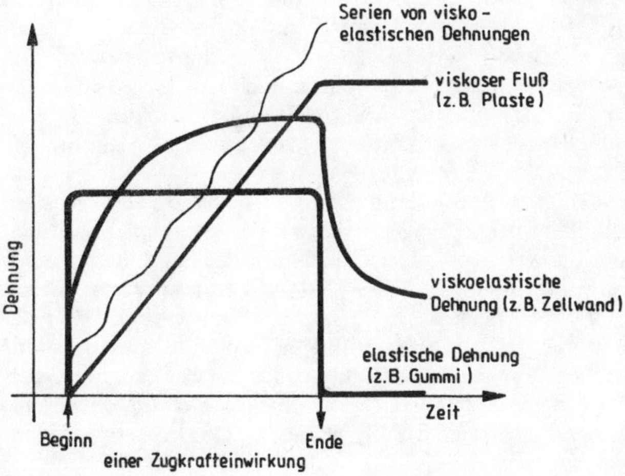

Abb. 58. Grundformen des Dehnungsverhaltens bei Einwirkung einer Zugkraft. Bei der serienweise viskoelastischen Dehnung wird die Zugkraft wiederholt unterbrochen.

Mikrofibrillen und der Matrix sowie von den Eigenschaften der Matrix selbst ab. Die vorübergehend aus ihrer Verklammerung gelösten Cellulosemikrofibrillen werden mehr und mehr zur sich ausbildenden Längsachse ausgerichtet (bei anisotroper Streckung). Neue Lagen von Mikrofibrillen lagern sich in Streutextur der gedehnten Zellwand auf (Apposition). Ihre Netzmaschen werden scherengitterartig in Längsrichtung gestreckt **(Multinet-Wachstum).**

Neben der schnellen, aber nur kurzzeitig möglichen Zellstreckung ohne Synthese von Zellwandmaterial ist jede länger anhaltende Streckung an die gleichzeitig ablaufende **Wandsubstanzsynthese** gebunden und erfordert vermutlich eine differentielle Genaktivierung:

$$\text{Auxin} \begin{cases} \nearrow \text{Wandlockerung} \rightarrow \text{Wasseraufnahme} \searrow \\ \searrow \text{mRNA-Synthese} \rightarrow \text{Wandsynthese} \nearrow \end{cases} \text{Streckung}$$

Eine Vorstellung über Wachstumsgeschwindigkeiten pflanzlicher Organe vermittelt die Tabelle 7.

Tabelle 7. Wachstumsgeschwindigkeiten pflanzlicher Organe. Nach FREY-WYSSLING

Organ	Streckungsdauer	Streckungsgeschwindigkeit
Keimwurzel der Saubohne	3 Tage	$0{,}012\ \text{mm} \cdot \text{min}^{-1}$ $1{,}7\ \text{cm} \cdot \text{d}^{-1}$
Haferkoleoptile	2 Tage	$0{,}025\ \text{mm} \cdot \text{min}^{-1}$ $3{,}7\ \text{cm} \cdot \text{d}^{-1}$
Bambussprosse	mehrere Tage	$0{,}4\ \text{mm} \cdot \text{min}^{-1}$ $57\ \text{cm} \cdot \text{d}^{-1}$
Staubfäden des Roggens	10 Minuten	$2{,}5\ \text{mm} \cdot \text{min}^{-1}$

Die plastische Verformbarkeit und damit das Streckungswachstum wird dann beendet, wenn die Zellwand durch den Aufbau der abweichend konstruierten Sekundärwand elastische Eigenschaften annimmt.

4.2.3.2. Sekundärwand

Die funktionellen Aufgaben der Primär- und Sekundärwand sind völlig unterschiedlich. Die **Primärwand** umschließt Zellen des gleichen Typs (sich teilende, nicht voll ausdifferenzierte Zellen). Dadurch sind Struktur, Zusammensetzung und Eigenschaften der Primärwände verschiedener Gewebe in größeren Grenzen einander ähnlich. Im Gegensatz dazu bedingt die Vielfalt der unterschiedlich differenzierten Zelltypen und ihre sehr unterschiedlichen Funktionen sehr große Unterschiede in der Zusammensetzung und Struktur der **Sekundärwand.**

Unabhängig vom Zelltyp ist die Sekundärwandbildung charakterisiert durch eine **massive Cellulosesynthese.** Matrixpolysaccharide werden dagegen weit weniger gebildet. Außerdem nimmt offenbar beim Übergang von der sich streckenden zu der sich nicht mehr streckenden Zelle die Menge der **Zellwandproteine** zu. Verändert wird ferner der **Polymerisationsgrad der Cellulose** von ca. 2500 Molekülen in der Primärwand auf ca. 14000 in der Sekundärwand. Während in der Primärwand die Mikrofibrillen zufällig oder quer zur Verlängerungsachse orientiert sind, liegen sie in der Sekundärwand an der inneren Oberfläche mit einer spezifischen Orientierung, die mehr oder weniger stabil bleibt. Von wesentlicher Bedeutung für die Sekundärwand ist ferner die **Lignifizierung** (Verholzung). Lignin ist ein Derivat verschiedener aromatischer Alkohole, das in der Primärwand vollkommen

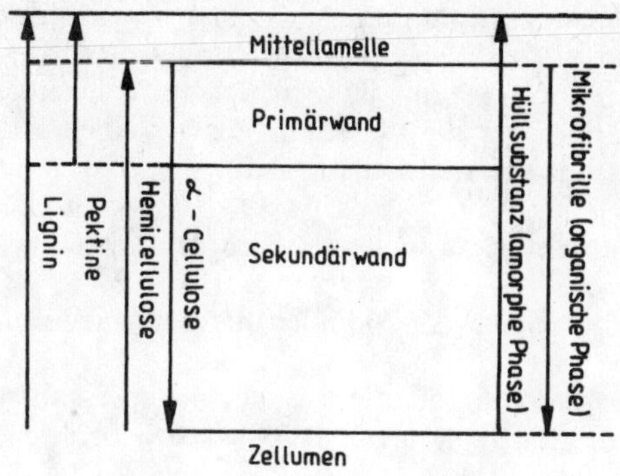

Abb. 59. Verteilungsschema und relative Konzentration der einzelnen Zellbestandteile in der verholzten Wand einer ausdifferenzierten Zelle. Die Pfeile geben die Richtung der zunehmenden Konzentration der einzelnen Substanzen an. Nach NORTHCOTE 1963.

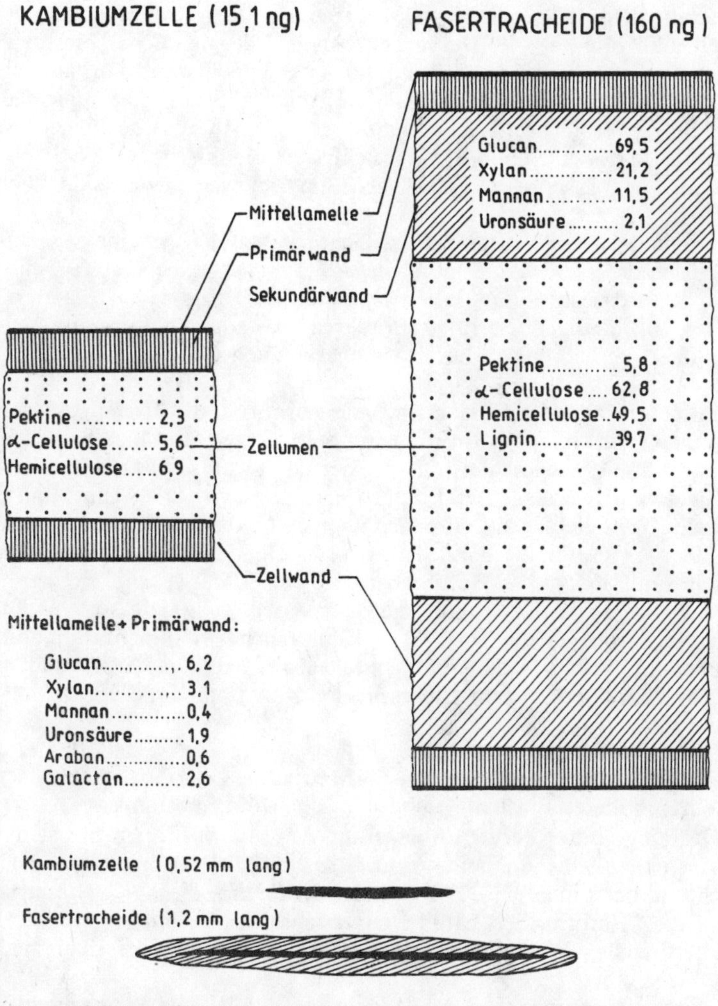

Abb. 60. Schematische Darstellung der Veränderungen in der stofflichen Zusammensetzung der Zellwand bei einer Zelldifferenzierung. *Acer pseudoplatanus*. Übergang einer Kambiumzelle in eine Fasertracheide. Angabe der Stoffkonzentrationen in Nanogramm (ng). Nach NORTHCOTE 1963.

fehlt. Seine Bildung geht von der Mittellamelle aus und setzt sich nach innen fort. Vermutlich liefern die angrenzenden Zellen die erforderlichen Vorstufen. Zusätzlich werden noch **Suberin** und **Kutin** während des sekundären Wachstums in verschiedene Zellwände eingelagert. Die Abbildung 59 gibt einen Überblick über die Verteilung der verschiedenen Substanzen in der Wand einer verholzten, ausdifferenzierten Zelle und die Richtung ihrer zunehmenden relativen Konzentration.

Die **weiteren Differenzierungen** der sekundären Zellwand vollziehen sich in drei Hauptrichtungen:

— der Art und Weise der Mikrofibrillenorientierung in den Wänden der verschiedenen Zelltypen
— in der Art und Weise, in der die Zell-zu-Zell-Kommunikation erreicht oder erhalten wird (z. B. Auflösung von Endwänden bei der Bildung von Xylemgefäßen und Siebröhren, Tüpfelausbildung)
— der Ablagerung von Substanzen in oder auf die Zellwand (Lignifizierung, Suberinisierung, Kutinisierung, Sporodermbildung).

Eine Vorstellung über die Vorgänge bei der **Differenzierung** einer Kambiumzelle zu einer **Holzfaser** vermittelt die Abbildung 60. Hervorzuheben sind der deutliche Rückgang der Pektinsubstanzen in der Sekundärwand, der nur in der Sekundärwand vorhandene Ligninanteil und die relative Verschiebung in der Cellulose/Hemicellulosefraktion zugunsten der Cellulose. Durch die Inkrustierung von Lignin und die zusätzliche Celluloseanlagerung entsteht ein Mischkörper aus zugfester Cellulose und druckfestem Lignin. Er ist nach Struktur- und Formfestigkeit etwa dem Eisenbeton vergleichbar, im Unterschied zu diesem aber wasserdurchlässig.

Die **Zellwände** der **Assimilatleitbahnen** verholzen im Gegensatz zu den Xylemelementen nicht, da die Siebelemente sich als lebende Zellen durch ihren Turgor gegenüber dem Gewebedruck behaupten können. Sobald sie ihre Funktion verlieren und der Protoplast degeneriert, kollabieren die Siebröhren vollständig. Viele Pflanzen weisen aber auch deutlich verdickte Siebelemente auf, wobei diese Verdickungen durch Auflagerung von Cellulose und Pektin entstehen.

Auffällige Erscheinungen bei Sekundärwänden sind Aussparungen, die **Tüpfel** bzw. die **Hoftüpfel** der **Angiospermen** und **Gymnospermen** (Abb. 112). Gegen die Nachbarzellen sind sie durch eine „Schließhaut" abgeschlossen, die aus der Primordialwand (Mittelwandlamelle) mit den beidseitig aufgelagerten Primärwänden besteht. Die Schließhäute sind ihrerseits durch primäre Tüpfelfelder unterbrochen und von tausenden Plasmodesmata durchsetzt. Dadurch bildet die Gesamtheit der Zellen trotz der trennenden Zellwände eine plasmatische Einheit. Die Funktion dieser Hoftüpfel ist in 4.6.2.2. dargestellt.

Verbunden mit der unterschiedlichen Struktur der **sekundären Zellwände** sind unterschiedliche Funktionen. Sie lassen sich in zwei Hauptfunktionen zusammenfassen, die mechanische und die Schutzfunktion. Für die erhöhte **mechanische Funktion** der Sekundärwände sind eine Reihe von charakteristischen Unterschieden zur Primärwand von Bedeutung:

— die Verlängerung der Celluloseketten
— die Zunahme des Verhältnisses von Mikrofibrillen zur Matrix; die Cellulose besitzt einen um 1—2 Zehnerpotenzen höheren Elastizitätsmodul als die Matrixsubstanzen
— die Erhöhung des Ordnungsgrades bei der Ablagerung der Mikrofibrillen. So ist die elastische Dehnbarkeit einer Zellwand umso größer, je kleiner der Winkel zwischen den Cellulosefibrillen und der Längsachse der Zelle ist. In Fasern, die nur Dehnungsfunktion haben, sind die Mikrofibrillen parallel zur Längsachse orientiert.
— die zunehmenden interfaszialen Wechselwirkungen zwischen den Mikrofibrillen und der Matrix
— der Ersatz des Wassers als Füllmasse durch Lignin. Dadurch wird einerseits der Druckwiderstand erhöht, andererseits die Mikrofibrillenorientierung „eingefroren". Beides fördert erheblich die Wandfestigkeit.

Zu den häufigsten mechanischen Beanspruchungen gehören Zerreißfestigkeit, Tragvermögen, elastische Dehnbarkeit, Druck-, Biegungs-, Säulen- und Zugfestigkeit. Die Anordnungsprinzipien der Festigungselemente entsprechen der jeweiligen Hauptbeanspruchungsart. So ist z. B. bei der Beanspruchung auf Biegungsfestigkeit eine periphere Anordnung der Festigungselemente zweckmäßig. Sie werden dabei in der „Verbundbauweise" an den Orten der höchsten mechanischen Beanspruchung fixiert (vgl. Armierung bei Stahlbeton). Bei vorrangiger Zugbeanspruchung (z. B. Wurzel) erfolgt die Anordnung der zugfesten Elemente in der Regel als zentraler, kabelartiger Strang. Zusätzliche Festigung wird dabei durch die mit verdickten Wänden ausgestatteten Gefäße erzielt.

Bei der **Schutzfunktion** können unterschieden werden:

1. die Verhinderung des Eindringens fremder Organismen oder Substanzen,
2. die Sicherung eines kontrollierten Verlustes von Substanzen aus der Zelle.

Im Gegensatz zu früheren Vorstellungen kommt seit der Entdeckung der **Phytoalexine** auch antibiotischen Reaktionen bei der Verhinderung des Eindringens fremder Organismen große Bedeutung zu. Phytoalexine sind niedermolekulare, antibiotikaartige Substanzen, die von der Pflanze bei Befall durch parasitäre Mikroorganismen synthetisiert und akkumuliert werden (Isoflavone, z. B. Phaseolin; Polyene und Polyacetylene; Stilben, z. B. Resveratrol aus der Erdnuß). Sie entstehen meist auf dem Shikimisäure-, dem Isoprenoid- oder Polyketidweg. Sie fehlen in gesunden Pflanzen. Die Auslösung ihrer Synthese und Akkumulation erfolgt durch abiotische oder biotische Faktoren, wobei ein bis dahin unwirksamer biotischer Auslöser in der gesunden Zelle innerhalb von 30 Minuten aktiviert wird. Vermutlich handelt es sich um die Synthese von mRNA für die Kodierung der Phytoalexinsyntheseenzyme. Die Phytoalexine greifen die Zellmembranen der pathogenen Mikroorganismen an und haben in physiologischen Konzentrationen eher eine statische als toxische Wirkung auf die Mikroben.

Eine weitere Gruppe von Abwehrstoffen gegenüber pathogenen Mikroorganismen sind die **Lectine**. Es sind antikörperähnliche Pflanzenproteine, die sich hochspezifisch an Polysaccharide, Glycoproteide oder Glycolipide der Zelloberflächen binden. Dadurch werden die Zellen von Bakterien, Pilzen, Viren, aber auch Blutkörperchen inaktiviert, z. B. agglutiniert.

Lectine sind im Samen weit verbreitet, z. B. Concanavalin A bei *Canavalia ensiformis*, Favin bei *Vicia faba*, Ricin bei *Ricinus communis*. Sie sind vor allem in den Kotyledonen lokalisiert. Sie kommen aber auch in anderen Geweben, in Zellwänden von Blättern und Stengeln und gehäuft in Wurzelhaaren vor. Eine besondere Rolle spielen sie im Prozeß der Leguminosenknöllchenbildung. Bei der Ausbildung der Symbiose mit *Rhizobia* sind sie offenbar mitbestimmend für die Resistenz der Wirtspflanze und die Wirtsspezifität der Rhizobien. Neben den genannten Funktionen sollen Lectine auch als hochspezifische Enzyme für Kohlenhydrate, bei der Wandstreckung und bei Regulations- und Differenzierungsvorgängen beteiligt sein.

Andere Schutzfunktionen sind direkter mit der Sekundärwand verbunden, sei es durch Erschwerung des Eindringens (Kutinisierung, Kohlenhydratapposition, Bildung von Strukturproteinen), oder durch Einschließen der eindringenden Mikroorganismen durch sekretiertes extrazelluläres Material, wie z. B. ligninähnliche Substanzen, Gefäßgele, Kallose, Cellulose bzw. Tannin- und Melaninbildung, Phenolsäurekomplexe. Zum Schutz vor unkontrolliertem Verlust von Substanzen dienen die Kutinisierung und Suberinisierung der Zellwände. Sie werden dadurch vor allem wasserundurchlässig.

4.2.4. Epidermis

Ein echtes **Haut-** oder **Abschlußgewebe** (2.2.5.) trifft man im allgemeinen nur bei den höheren Pflanzen an. Im Normalfall stellt es eine aus einer einzigen Zellschicht bestehende Haut dar, die als **Oberhaut** oder **Epidermis** bezeichnet wird. Sie überzieht den gesamten Vegetationskörper und ist als **primäres Abschlußgewebe** zu bezeichnen, das bei krautigen Gewächsen dauernd erhalten bleibt.

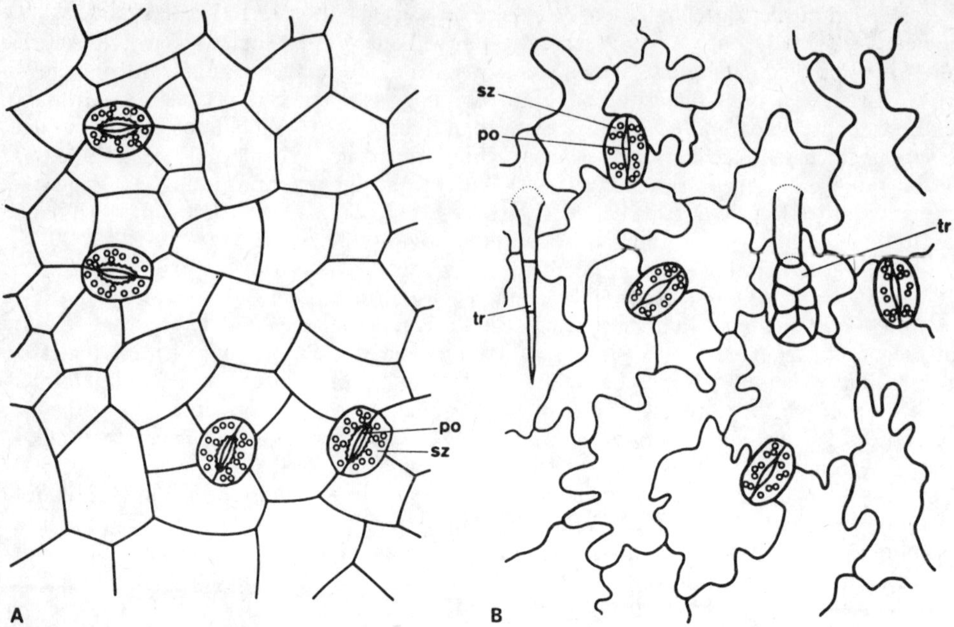

Abb. 61. Flächenansichten verschiedener Epidermisunterseiten, die die Zellformen, die Anordnung der Zellen und der Spaltöffnungen zeigen. A: *Vitis vinifera.* Die Zellen sind isodiametrisch, die Stomata liegen verstreut. B: *Solanum tuberosum.* Die Epidermiszellen sind ineinander verzahnt, da die antiklinalen Wände gewellt sind. *sz* Schließzellen, *po* Porus, *tr* Trichome. Original.

In ursprünglicher Form erscheint die Epidermis bereits an den Spitzenmeristemen in Form des Protoderms. Zeigt die Sproßspitze eine Gliederung in Proto- und Subprotoderm (Abb. 55), dann leitet sich die Epidermis von dem Protoderm ab. Da diese Schicht sich senkrecht zur Oberfläche teilt, bleibt das Hautgewebe einschichtig. In Ausnahmefällen können oberflächenparallele Teilungen auftreten, so daß **mehrschichtige Epidermen** entstehen (z. B. *Ficus*-Arten, Abb. 65). Bei ungegliederten Sproßspitzen (viele Gymnospermen, Farnpflanzen) erscheint das Protoderm in einiger Entfernung von der Sproßspitze.

Die Masse der Epidermiszellen ist relativ wenig spezialisiert und gleicht daher den Grundgewebezellen. Spezialisierter sind die Schließzellen der Stomata (5.7.3.1.), manche Anhangsgebilde, wie z. B. die Trichomhydathoden, Drüsenhaare und Drüsenschuppen (Abb. 69).

Die einschichtige Epidermis besteht aus lückenlos miteinander verbundenen, lebenden Zellen, die eine geschlossene Haut bilden. Die Form der Epidermiszellen zeigt Beziehungen zur Organlage. Isodiametrische Zellen (Abb. 61 A) sind bei Organen zu finden, die in alle Richtungen annähernd gleichmäßig wachsen, wie z. B. in den Interkostalfeldern bei Laubblättern und bei saftigen Früchten. Häufig sind die antiklinalen Zellwände wellig bzw. unregelmäßig gestaltet (Abb. 61 B), wodurch die Festigkeit des Abschlußgewebes noch erhöht wird. Tafelförmig gestreckte Epidermiszellen (Abb. 62 A u. B) sind regelmäßig an Sproßachsen, Blattstielen, Blattnerven und an bandförmigen, linealen Blättern verbreitet (*Dianthus*-Arten, Monokotyledonen). Nur selten gleichen die Epidermiszellen eines Organs einander. So zeigen z. B. die Epidermen der Poaceen einen starken Polymorphismus. Neben **Langzellen** (Abb. 62 B, *lz*), die meist rechteckig sind und gewellte Zellwände aufweisen, gibt es **Kurzzellen** (*kz*), die entweder als Kieselkurzzellen oder als Korkkurzzellen auftreten können. Bei Kieselkurzzellen (Abb. 62) ist das Zellumen mit SiO_2-Kristallen ausgefüllt. Ihre Gestalt ist variabel, aber artspezifisch. Die Korkkurzzellen sind

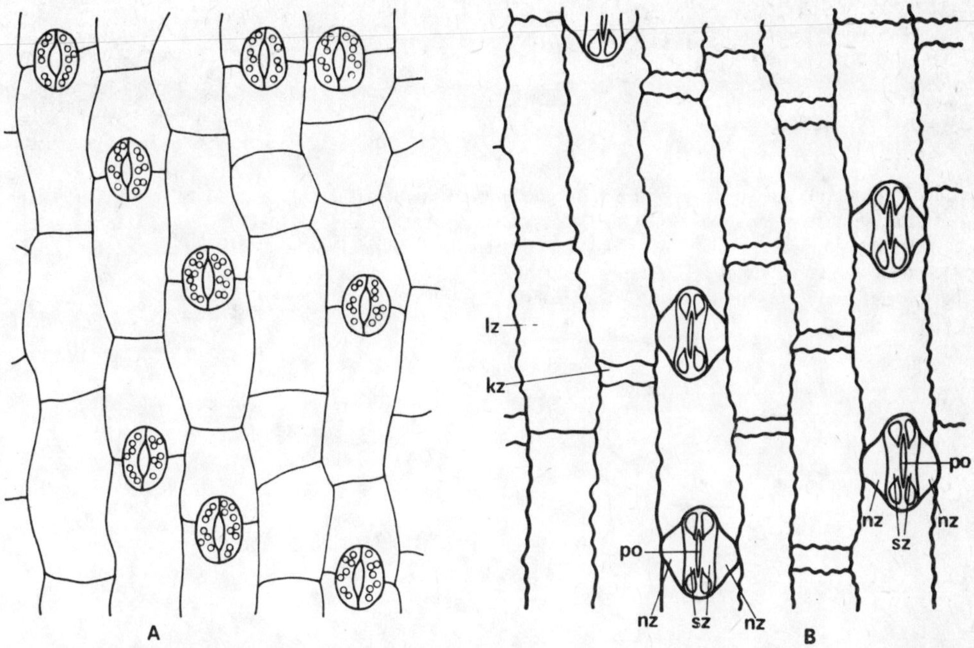

Abb. 62. Flächenansichten von Epidermisunterseiten. A: *Dianthus caryophyllus.* Lange und kurze Zellen sowie die Stomata sind in Reihen angeordnet. B: *Zea mays.* Lang- (*lz*) und Kurzzellen (*kz*) sind in Reihen angeordnet, ihre Zellwände gewellt. Die Stomata sind longitudinal gestellt. *po* Porus, *sz* Schließzellen, *nz* Nebenzellen. Original.

oft mit organischen Stoffen gefüllt, ihre Außen- und Seitenwände verkorkt. Daneben gibt es noch **Blasen-** oder **Fächerzellen** und **Querzellen.** Für die Poaceen ist es bezeichnend, daß Epidermiszellen, Stomata und Trichome in parallelen Längsreihen (Abb. 62 B) oder Feldern angeordnet sind. Diese Zellreihen setzen sich entweder aus Lang- und Kurzzellen oder aus Langzellen und Spaltöffnungen zusammen.

Der Zellinhalt der Epidermiszellen besteht in den meisten Fällen aus einem zarten Protoplasmawandbelag, der entweder eine zentrale Vakuole umgibt oder mehrere Vakuolen abgrenzt. Ein weiteres Merkmal typischer Epidermiszellen ist das Fehlen von Chloroplasten. Häufig werden Leukoplasten beobachtet. Lediglich die Schließzellen der Stomata führen Chloroplasten. Eine Ausnahme machen extreme Schattenpflanzen, die meisten Farnpflanzen und submerse Wasserpflanzen, bei denen Chloroplasten in den Epidermiszellen der grünen vegetativen Teile zu finden sind. Der wäßrige Zellsaft ist meist farblos oder durch Anthocyan rot gefärbt. Er kann auch reich an Gerbstoffen sein.

Mit Ausnahme der Blumenblätter sind die Außenwände bei allen oberirdischen, vom Luftmedium umgebenen Epidermiszellen verschieden stark verdickt. Bei relativ dünnwandigen Epidermiszellen sind die äußeren Zellwände meist stärker verdickt (Abb. 63 A) als die inneren und radialen. Im Extremfall kann die Verstärkung der Außenwände ein solches Maß annehmen, daß das Zellumen stark eingeengt wird (Abb. 63 B) und sein radialer Durchmesser kleiner ist als die Wandauflagerung (*Senecio kleinia*). An den Blättern vieler Nadelhölzer, wie z. B. *Pinus sylvestris* (Abb. 63 C), werden sämtliche Wände der Epidermiszellen stark verdickt, so daß nur ein ganz kleines Zellumen erhalten bleibt und die inneren Gewebeteile wie von einem Panzer umgeben sind. Die einzelnen Zellen sind durch Tüpfelkanäle miteinander verbunden.

Die Außenwände aller Epidermiszellen werden von einer für Wasser und Gase schwer durchlässigen, zusammenhängenden Schicht bedeckt, die man als **Kutikula** (Abb. 63 A—C,

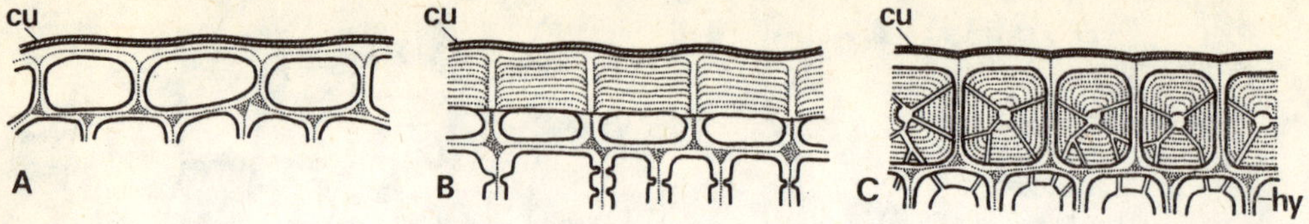

Abb. 63. Epidermisquerschnitte. A: Epidermisaußenwand wenig verdickt (schematisch). B: *Senecio kleinia.* Die Stammepidermis zeigt sehr starke Verdickungen in der Außenwand. C: *Pinus sylvestris.* Durch allseitige Verdickung sämtlicher Wände wird das Lumen der Blattepidermiszellen stark eingeengt, die Tüpfel erscheinen als Tüpfelkanäle. Unter der Epidermis liegt eine verdickte Hypodermis (*hy*). *cu* Kutikula. Nach MOHL und KNY, aus TROLL 1959, verändert.

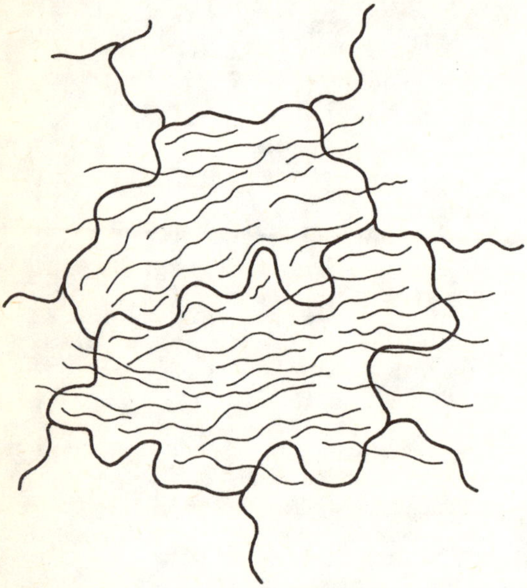

Abb. 64. *Helleborus foetidus.* Flächenansicht der oberen Blattepidermis, die Kutikularfalten zeigend. Die radialen Zellwände sind ineinander verzahnt.

cu) bezeichnet. Sie überzieht alle Blütenteile, Trichome und Drüsenhaare. Vereinzelt ist sie auch an Scheitelmeristemen und im Bereich der Wurzeln beobachtet worden. Die Kutikula ist bei den einzelnen Pflanzen verschieden dick und kann mit Fettfarbstoffen (Sudan III, Scharlach R) nachgewiesen werden. Ihre Dicke wird durch innere und äußere Faktoren beeinflußt. Sie besteht hauptsächlich aus **Kutin**, das häufig gemeinsam mit Wachsen auftritt. Die Kutikula bildet eine deutlich abgegrenzte Lamelle, die Fältelungen erkennen läßt (Abb. 64) und alle Epidermiszellen überzieht. Die Kutikularfalten werden bereits vor der Streckung der Oberhautzellen angelegt und sind meist nicht geordnet. Bei gestreckten Epidermiszellen kann man eine gewisse Ordnung der Falten parallel zur Zellachse erkennen. Durch die Außenwände der Epidermis wird die Kutikula als halbfeste Masse abgeschieden. Bei *Aloe*- und *Gasteria*-Arten ist diese Ausscheidung oft so reichhaltig, daß man von einem Ergußwachstum spricht.

Die Entstehung der Kutikula geht wahrscheinlich auf eine lösliche Vorstufe, das sog. Prokutin, zurück, das ungesättigte Fettsäuren enthält. Ungesättigte Fettsäuren können als Vorläufer von Oxyfettsäuren, gesättigten Fettsäuren und Paraffinen als Ausgangsprodukt für Pflanzenwachs angesehen werden. Es ist nun denkbar, daß z. B. Linolsäure bzw. Ölsäure die Vorstufen für größere Kohlenstoffketten (z. B. C_{18}-Ketten, Phloionsäure, Phloionolsäure) bilden. Diese durchdringen als wasserlösliche Seifen die Zellwände (Intermizellarsystem bzw. Ektodesmen) und werden an der Epidermisoberfläche durch den Luftsauerstoff zum festen, unlöslichen Kutin oxidiert und polymerisiert. Bei der Kutikulabildung an Äpfeln scheint die Kutinsynthese eine spontane Oxidation zu sein, die durch Enzymreaktionen gesteuert wird.

Bei den stark verdickten Epidermisaußenwänden vieler Xerophyten wird zwischen die Kutikula und die Celluloseschicht eine mehrschichtige **Kutikularschicht** eingelagert. In dieser sind außer Pektin und Kutin auch celluloseartige Zellwandstoffe nachweisbar, die auf der Innenseite reichlich vorhanden sind, nach außen allmählich abnehmen und unter der Kutikula fehlen. Die Kutikularschichten können auch zwischen die antiklinalen Epidermisseitenwände tief eindringen bzw. alle Epidermiswände erfassen. Ein **Kutikularepithel**, bei dem die gesamte Oberfläche der Oberhautzellen kutinisiert, findet man an mehrjährigen Epidermen.

Bei vielen Pflanzen scheiden die Epidermiszellen Wachse ab, die der Kutikula aufgelagert werden. Die Wachsüberzüge können körnchen- oder stäbchenförmig sein bzw. in Form von Krustenüberzügen erscheinen. Die Wachskörnchen bilden sich wahrscheinlich durch Sammelkristallisation, wenn das Lösungsmittel der Wachse verdunstet. Ein einfacher Körnchenüberzug ist bei vielen Blättern (z. B. *Dianthus*-, *Tropaeolum*-, *Brassica*-Arten) und Früchten (Beeren von *Vitis vinifera* und Steinfrüchte von *Prunus domestica*) verbreitet und verleiht namentlich den Früchten einen bläulichen, reifartigen Schimmer. Der Überzug läßt sich leicht abwischen. Gehäufte Körnchenüberzüge mit zarten Körnchen und kurzen, dicken Stäbchen, die in mehreren Schichten übereinander liegen, sind z. B. bei *Picea*-, *Eucalyptus*-Arten, *Elymus arenarius*, *Agave americana* u. a. zu finden. Stäbchenförmige Überzüge sind besonders für monokotyle Gewächse (z. B. *Musa*-, *Canna*-, *Strelitzia*-Arten, *Saccharum officinale*, *Phragmites australis*) charakteristisch. Die einzelnen Stäbchen stehen senkrecht zur Epidermisaußenwand.

Glasige, homogene, oft mit Sprüngen und Rissen versehene Wachsüberzüge sind bei *Sempervivum tectorum*, *Thuja occidentalis*, sukkulenten Euphorbien und manchen Cactaceen vorhanden.

Wachskrusten, bei denen die Wachsmassen in mächtigen, parallel zur Epidermisaußenwand angeordneten Schichten liegen, sind bei der Wachsbeere (*Myrica pensylvanica*), *Euphorbia canariensis*, manchen Kakteen (*Opuntia cereus*), bei den südamerikanischen Wachspalmen (*Ceroxylon andicola*, *Copernicia cerifera*) zu finden. Letztere liefern technisch verwertbare Wachse (Carnaubawachs von *Copernicia cerifera*).

Die ökologische Bedeutung der Wachsabscheidungen kann in einem zusätzlichen Transpirationsschutz gesehen werden, obwohl die lückenhafte Wachsbedeckung bei Körnchenüberzügen hierfür wenig geeignet erscheint. Schon ein mäßiger Wachsüberzug führt zu einer erheblichen kutikularen Transpirationshemmung, die je nach Art und Alter des Blattes 25—100% betragen kann.

Wachse werden chemisch als Ester höherer Fettsäuren mit höheren aliphatischen Alkoholen (Wachsalkoholen) definiert, die zusätzlich freie Säuren, freie Alkohole und Kohlenwasserstoffe enthalten können.

Mehrschichtige Epidermen entstehen durch periklinale Aufspaltungen der jungen Oberhautzellen. Man findet sie häufig bei Laubblättern, aber auch an Sproßachsen. Für manche Pflanzenfamilien bzw. Gattungen ist eine mehrschichtige Epidermis ein Charaktermerkmal (z. B. Moraceen, Piperaceen, Begoniaceen, Malvaceen, Myrsinaceen, Pittosporaceen). Bei den Monokotyledonen ist eine mehrschichtige Oberhaut bei manchen Palmen und Orchideen beschrieben worden.

Die äußerste Zellage einer mehrschichtigen Epidermis gleicht im Bau und in der Funktion einer normalen Oberhaut, während die inneren, ebenfalls chlorophyllfreien Lagen als epidermales Wassergewebe dienen.

Bei den *Ficus*-Arten (Abb. 65) treten die Periklinalteilungen frühzeitig auf. Zuerst teilen sich die Zellen der oberen jungen Epidermis (A), während die untere Epidermis nur teilweise aufspaltet. Durch wiederholte periklinale Aufspaltungen in den äußeren Tochterzellagen (B u. C) wird die Zahl der Schichten vermehrt. Beim ausgewachsenen Blatt ist die Epidermis der oberen Blattseite meist vier-, die der Blattunterseite dreischichtig. Durch ein unterschiedliches Streckungswachstum vergrößern sich die inneren Zellen der mehrschichtigen Epidermis mehr als die äußeren (C). Cystolithenbildende Zellen (*cy*) teilen

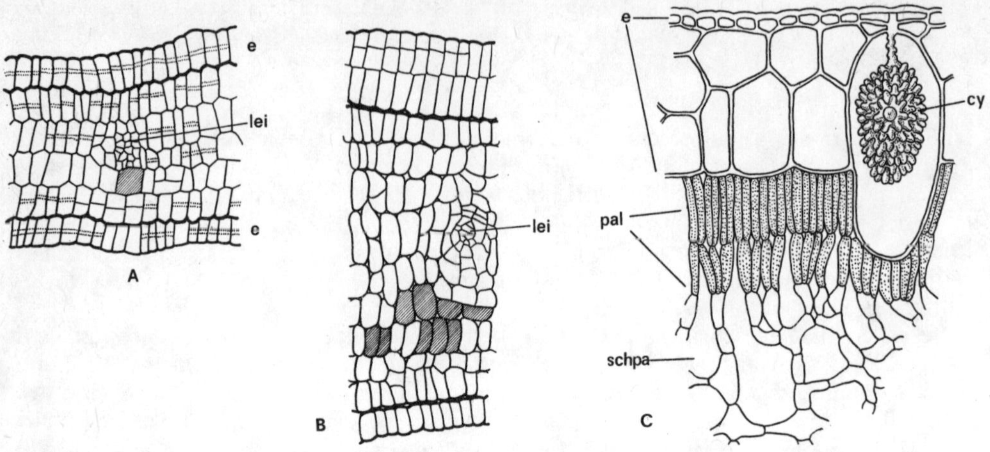

Abb. 65. *Ficus elastica.* A—C: Verschiedene Blattentwicklungsstadien. A: Querschnitt durch ein junges äußeres Knospenblatt. In den Epidermen (*e*) werden periklinale Teilungen eingeleitet. B: Querschnitt durch ein etwas älteres Blatt der Knospe. Die obere Epidermis ist bereits mehrschichtig. C: Adultes Laubblatt. *cy* Cystolithenzelle. *schpa* Schwammparenchym, *pal* Palisaden, *lei* Leitbündelanlage. A und B nach SCHNEIDER 1952, C Original.

sich nicht periklinal und reichen auf Grund des Streckungswachstums bis tief in das Blattmesophyll hinein.

Die Epidermis der meisten Pflanzen ist nicht glatt, sondern mit epidermalen Anhangsgebilden, die man **Haare** oder **Trichome** nennt, bedeckt. Viele Pflanzenorgane besitzen nur im jugendlichen Stadium Haare, die während der weiteren Entwicklung verloren gehen. An der Bildung der Trichome ist in der Regel nur eine Epidermiszelle (Initialzelle) beteiligt (Meristemoide, 2.2.2.), die sich entweder zu einem **einzelligen Haar** oder durch mehrfache Aufgliederung zu einem **mehrzelligen Haar** entwickelt.

Die einfachste Form eines einzelligen Haares ist die **Papille**, bei deren Entwicklung sich die Außenwand der Oberhautzelle kegelförmig hervorwölbt. Diese Papillenbildung ist für viele Blumenblätter charakteristisch (z. B. *Viola tricolor*) und führt zu dem samtartigen Aussehen der Oberfläche. Durch Längenwachstum einer Papille bildet sich ein **Schlauch-** oder **Fadenhaar.** Besonders lange Schlauchhaare besitzen die Samen der Baumwoll-

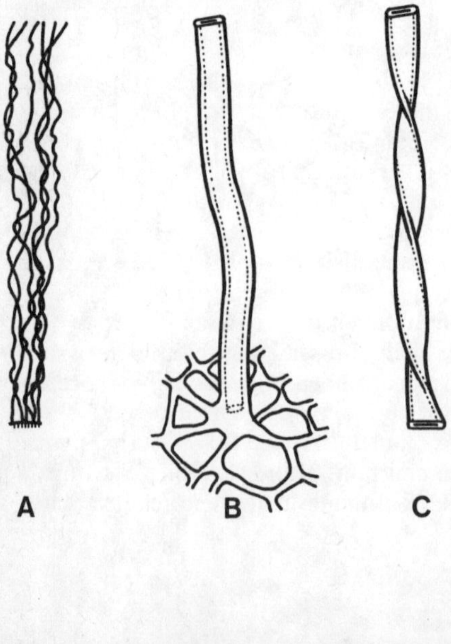

Abb. 66. *Gossypium herbaceum.* A—C: Schlauchhaare vom Samen der Baumwollpflanze. A: Teil der Samenschale mit Haarbesatz. B: Basis eines Schlauchhaares mit den benachbarten Oberhautzellen. C: Ausschnitt einer stark tordierten Haarzelle. Nach STRASBURGER aus KAUSSMANN 1963.

pflanze (*Gossypium herbaceum*). Sie gehen aus dem Protoderm der Samenanlagen hervor (Abb. 66 A—B), haben stark verdickte Sekundärwände, die fast aus reiner Cellulose (90%) bestehen. Ihre Länge variiert zwischen 19,6 und 45,7 mm. Während der Samenreife verlieren die Schlauchhaare ihren lebenden Inhalt, und da ihre Wände eine schraubige Textur besitzen, tordieren die ausgetrockneten toten Haarzellen (Abb. 66 A u. C).

Bei der Baumwollernte werden die aufgeplatzten Kapseln geborgen. Mit Hilfe einer „Entkörnungsmaschine" trennt man die langen Samenhaare von den Körnern und gewinnt die sog. Linterbaumwolle, die versponnen werden kann. Bei diesem Prozeß bleiben zahlreiche kurze Samenhaare („Kurzfasern") an der Samenschale sitzen (Grundwolle), die mit Spezialmaschinen entfernt werden. Die auf diese Weise gewonnenen Linters- oder Virgofasern verarbeitet man zu Watte, Kunstseide und Papier.

Zugespitzte, spröde **Borstenhaare** (z. B. Boraginaceen) haben stark verdickte Zellwände, die verkieselt bzw. verkalkt sind. Bei den Sternhaaren verzweigt sich die Haarinitiale durch ein lokal gefördertes Flächenwachstum ihrer Wand, so daß kurz gestielte, verzweigte Zellen entstehen (z. B. *Matthiola incana*).

Die **Brennhaare** der Großen Brennessel (*Urtica dioica*) besitzen die Gestalt einer feinen zugespitzten Kapillare (Abb. 67 A—D), die am basalen Ende ampullenartig erweitert und in einen Gewebesockel eingesenkt ist (A—B). Die Spitze trägt ein Köpfchen, das von einer zirkulären, dünnwandigen Zone begrenzt wird (C). Die Haarwand ist verkalkt und an der Spitze verkieselt. Bei Berührung bricht das Köpfchen schräg ab und das Haar dringt, wie eine Injektionsnadel, in die Haut ein. Im Haarinhalt befindet sich ein Reizstoff, der Acetylcholin und Histamin enthält. Durch den Turgordruck wird dieser in die Wunde gespritzt und ruft den brennenden Schmerz bzw. eine Entzündung hervor.

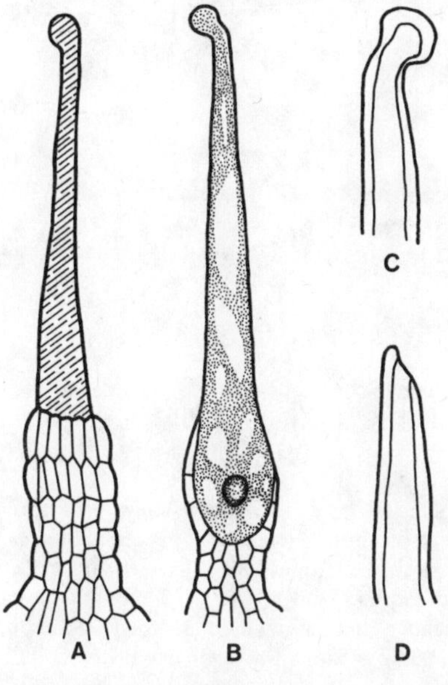

Abb. 67. *Urtica dioica.* A—D Brennhaar. A: Totalansicht des Brennhaares mit mehrzelligem Fuß und Haarzelle. B: Haar im optischen Längsschnitt. C—D: Oberes Ende der Haarzelle. In D ist die köpfchenförmige Spitze abgebrochen. A nach Strasburger, B nach Kny, C—D nach Kienitz-Gerloff aus Kaussmann 1963.

Teilt sich eine Trichominitialzelle durch eine oder mehrere Querwände, so entsteht ein einfaches mehrzelliges Haar (Abb. 68 D; Abb. 61 B, *tr*). Häufig werden in der Initialzelle außer Querwänden auch senkrechte Wände eingezogen (mehrreihige, mehrzellige Haare, z. B. *Hieracium*-Arten). Verzweigt sich die Haarzelle mehr oder weniger regelmäßig, dann entstehen **Etagenhaare** (Abb. 68 E, z. B. *Verbascum*-Arten), die wolligflockige Überzüge auf den Laubblättern bilden. Bei den **Schild-** oder **Schuppenhaaren** beschränkt sich die Verzweigung auf die obere Haarzelle, so daß gestielte oder ungestielte, einschichtige, schuppenförmige Zellflächen entstehen (z. B. *Tillandsia usneoides*, *Hippophaë rhamnoides*).

Die Zellwände der ein- und mehrzelligen Trichome bestehen in der Regel aus Cellulose und sind von der Kutikula bedeckt. Im Vergleich zu den normalen Epidermiszellen treten jedoch hier häufig gleichmäßige oder lokale Wandverdickungen und chemische Verände-

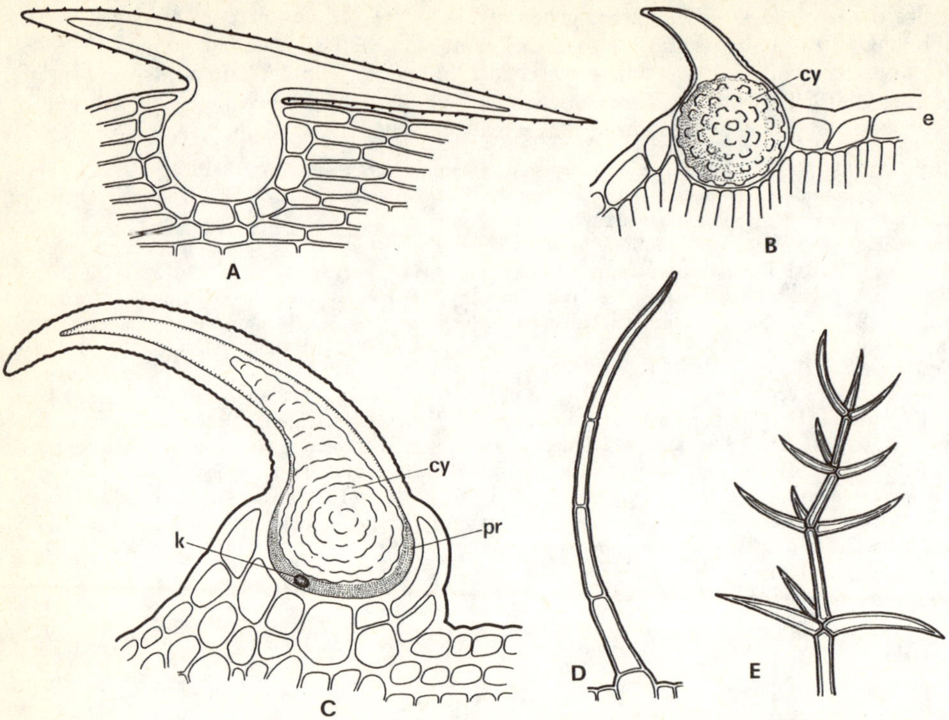

Abb. 68. A—B *Humulus lupulus*. Verschiedene Haarformen. A: Klimmhaar. B: Hakenhaar mit eingelagertem Cystolithen (*cy*). C: *Cannabis sativa*. Hakenhaar mit Cystolithen (*cy*). D: *Mentha piperita*. Mehrzelliges, einfaches Haar. E: *Verbascum longifolium*. Vielzelliges Etagenhaar. *pr* Protoplast, *k* Nukleus, *e* Epidermis.

rungen auf. Gleichmäßig verdickte Zellwände besitzen die Schlauchhaare der Baumwolle (Abb. 66), viele Borstenhaare und die Klimm- und Cystolithenhaare von *Humulus lupulus* (Abb. 68 A—B). In Haaren können sich Kristalle und Cystolithen bilden (Abb. 68 B—C).

Häufig unterstützen die Trichome die Funktionen der Epidermis. Lebende Haare vergrößern die Blattoberfläche und fördern daher, wie bei den Hygrophyten, die Transpiration. Tote weißfilzige Haarbezüge setzen die Transpiration herab und schützen die Pflanzen vor einer zu starken Sonneneinstrahlung (Edelweiß, Königskerzen-Arten) oder einer plötzlichen Abkühlung. Haken- und ankerförmige Haare (*Humulus lupulus*, Abb. 68 A—B; *Galium aparine*) ermöglichen als Klimmhaare bei Lianen und Spreizklimmern das Festhalten an einer Stützte. Bei Samen und Früchten (6.4.) dienen verschiedenartig gebaute Trichome der Propagation durch Tiere und Wind.

Sekretions- und Exkretionsorgane sind die **Drüsenhaare**, die ein- oder vielzellig sein können. Verbreitet sind Köpfchenhaare (Abb. 69 A u. C), die sich in Fuß-, Stiel- und Köpfchenzellen (*kö*) gliedern. Das Köpfchen kann kugelig oder abgeflacht, einzellig (A) oder vielzellig (C) gebaut sein. Die Zellen des Köpfchens, die bei gestielten Trichomen allein sezernieren, sind plasmareich und besitzen große Zellkerne. Von **Drüsenschuppen** (Abb. 69 B) spricht man, wenn die Zellen des Köpfchens schildförmig in einer Ebene angeordnet sind (z. B. Lamiaceae). Die Wände sämtlicher Drüsenhaare werden von einer Kutikula überzogen. Das Sekret bzw. Exkret besteht häufig aus ätherischen Ölen oder Harz, das zwischen der Außenwand der Köpfchenzellen und der Kutikula abgeschieden wird. (Abb. 69).

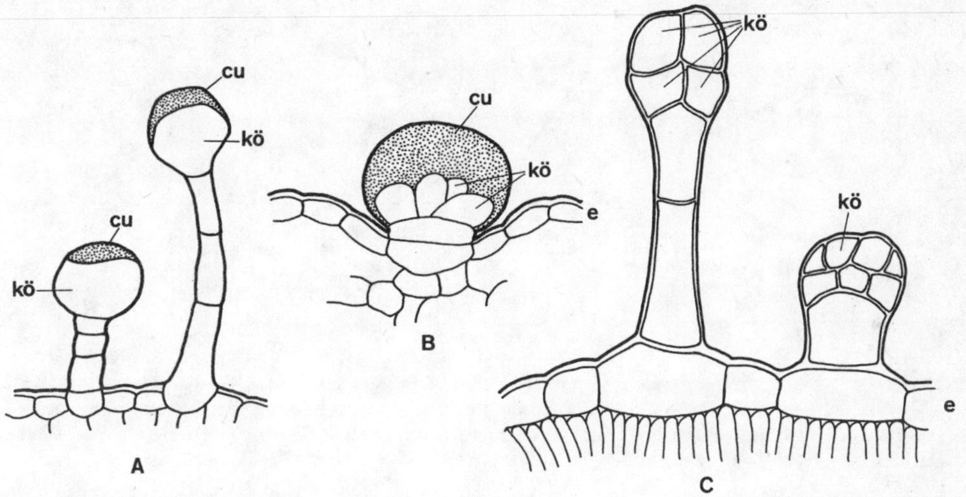

Abb. 69. A: *Pelargonium* spec. Einköpfige Drüsenhaare mit verschieden langem Stiel. B: *Mentha piperita*. Drüsenschuppe, die etwas in die Epidermis eingesenkt ist. C: *Nicotiana tabacum*. Mehrzelliges Köpfchenhaar. *cu* Kutikula, *kö* Köpfchenzelle, ätherisches Öl punktiert, *e* Epidermis.

Neben ätherischen Ölen gibt es noch andere Ausscheidungsprodukte. Man teilt die epidermalen Drüsen in Schleim-, Harz-, Salz-, Öl-, Verdauungsdrüsen und Nektarien (6.2.7.) ein. Weitere epidermale Gebilde sind die mehrzelligen Trichomhydathoden, die Wasser ausscheiden und als Entfaltungsorgane die Guttation (5.6.) sich entfaltender Organe besorgen. Durch einen Funktionswechsel können sie später in einigen Fällen der Wasseraufnahme dienen.

Ätherische Öle sind leicht flüchtige, aromatische, stark lichtbrechende Substanzen, die Gemische von Terpenen, Terpenalkoholen, -aldehyden und -ketonen sowie von Phenolen, höheren Alkoholen und Estern darstellen. Den Terpenen im engeren Sinn, die man aus ätherischen Ölen und Balsamen isolieren kann, liegt der Grundbaustein **Isopren** (C_5H_8) zugrunde. Das Isopren selbst wurde nie in der Natur gefunden, dagegen ein sauerstoffhaltiges Derivat, das Prenol. Alle anderen Terpenverbindungen können als Polymere des Isoprens aufgefaßt werden, da dieses als ungesättigter Kohlenwasserstoff zu starker Kettenbildung neigt. Bei der Polymerisation bleibt das Verhältnis C:H = 5:8 erhalten, so daß die Terpene die allgemeine Formel $(C_5H_8) \cdot n$ besitzen. Die Polymerisationsgrade n = 2 bzw. 3 zeichnen sich durch ihre hohe Flüchtigkeit und den aromatischen Charakter aus. Es handelt sich um Monoterpene ($C_{10}H_{16}$) und Sesquiterpene ($C_{15}H_{24}$). Ihre oxidierten Abkömmlinge bilden die ätherischen Öle. Oxidierte Monoterpene (z. B. Geraniol, Kampfer, Menthol) gehören, frei oder mit niederen Fettsäuren verestert, regelmäßig zu den ätherischen Ölen der Lauraceen, Rosaceen, Geraniaceen, Rutaceen, Myrtaceen, Apiales, Labiatae u. a.

Als Vertreter der Sesquiterpene ist das Farnesol zu erwähnen, das im ätherischen Öl der Maiglöckchen und Lindenblüten vorkommt. Harze sind Abkömmlinge zyklischer Terpene. Die höchste Polymerisationsstufe der offenen Terpene erreichen der Kautschuk, Guttapercha und Balata. Die Polymerisationszahl liegt beim Kautschuk etwa zwischen n = 1000—3000 (Molekulargewicht: 70000 bis 200000). Der Grundkörper sieht wie folgt aus:

$$\ldots CH_2 \cdot \overset{\overset{\displaystyle CH_3}{|}}{C}{=}CH \cdot CH_2 \cdot \;\Big|\; CH_2 \cdot \overset{\overset{\displaystyle CH_3}{|}}{C}{=}CH \cdot CH_2 \cdot \;\Big|\; CH_2 \cdot \overset{\overset{\displaystyle CH_3}{|}}{C}{=}CH \cdot CH_2 \ldots$$

Kautschuk (n = 1000 – 3000)

Unter dem Begriff der **Drüsen-** oder **Leimzotten** (Kolleteren) faßt man eine Reihe drüsiger Strukturen zusammen, die entweder einfache mehrzellige Drüsenhaare sind oder an deren Bildung sich epidermale und subepidermale Zellelemente beteiligen (Abb. 70 A u. C). Meist besitzen sie einen vielzelligen Stiel und ein vielzelliges Köpfchen. Sie scheiden ein Gemenge von Harz und Gummi ab. Leimzotten sind z. B. auf den Tegmenten (5.2.2.) der Winterknospen vieler Laubbäume zu finden (z. B. *Aesculus hippocastanum*,

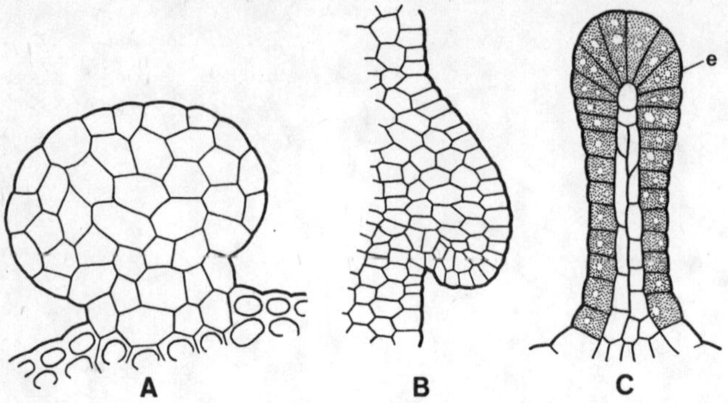

Abb. 70. A: *Aesculus hippocastanum*. Drüsenzotte von den Tegmenten. B: Emergenzanlage einer Rose, längs. Am Aufbau nimmt nicht nur die Epidermis, sondern auch das subepidermale Gewebe teil. C: Drüsenzotte vom Nebenblatt eines Stiefmütterchens. Die Epidermis (*e*) ist als Drüsenepithel entwickelt. B nach Hegi, C nach Strasburger aus Kaussmann 1963.

Abb. 70 A, *Carya*-Arten). Damit sind aber bereits Emergenzen erreicht, an deren Entwicklung sich subepidermale Zellderivate beteiligen (Abb. 70 B, *Rosa*-Arten).

4.2.5. Kollenchym und Sklerenchym

Landpflanzen, die sich frei über den Boden erheben und noch die Last ihrer Seitenorgane zu tragen haben, sind ständigen mechanischen Beanspruchungen ausgesetzt. Der Pflanzenkörper muß daher eine bestimmte Festigkeit besitzen. Bei jugendlichen, wachsenden Organen ist eine gewisse Festigung bereits durch die Zellwände gegeben, die in der Pflanze ein zusammenhängendes Gerüst bilden. Da die meisten Zellwände im gequollenen Zustand weich und biegsam sind, kann die Zelle erst durch die **Zellspannung** die erforderliche Steife erhalten. In jungen, noch wachsenden Pflanzenteilen ist der Zellspannung die **Gewebespannung** übergeordnet. Diese durch Turgeszenz hervorgerufene Gewebespannung ist nur gegeben, wenn der Pflanze genügend Wasser zur Verfügung steht. Ist dies nicht der Fall, treten Welkerscheinungen auf, wie z. B. in den wechselfeuchten Klimaten. Im allgemeinen benötigen auch die krautigen Pflanzenorgane besondere **Festigungsgewebe** (mechanische Gewebe). Hierzu gehören das **Kollenchym** und das **Sklerenchym.** Das Kollenchym ist ein Festigungsgewebe wachsender Organe und ist ausschließlich in oberirdischen Sproßachsen, Blättern und Blütenteilen der Dikotyledonen zu finden. Im Gegensatz zum Kollenchym besteht das Sklerenchym in der Regel aus toten Zellelementen. Es ist daher das Festigungsgewebe adulter Pflanzenorgane.

Das Kollenchym setzt sich aus lebenden, noch streckungsfähigen Zellen zusammen. Die Kollenchymzellen, deren Länge variiert (bis 2 mm), sind meist faserähnlich verlängert und an den Enden zugespitzt (Abb. 71 D). Man kann zwischen einem **Ecken-** oder **Kantenkollenchym** (Abb. 71 A), einem **Plattenkollenchym** (B) und einem **Lückenkollenchym** (C) unterscheiden.

Bei dem Ecken- oder Kantenkollenchym (A) sind die Zellwände der Zellen nur an den Ecken verdickt, während die dazwischenliegenden Zellwände dünn bleiben (z. B. *Vitis-*, *Salvia-*, *Lamium-*, *Beta-*, *Rumex-*, *Cucurbita-*, *Nymphaea*-Arten). Für das Plattenkollenchym (B) ist charakteristisch, daß die Tangentialwände der lückenlos aneinandergrenzenden, meist rechteckigen Zellen verdickt werden, während die radialen Wände dünn bleiben. Da die Tangentialwände zweier benachbarter Zellen verstärkt werden, entstehen zusammenhängende Zellwandplatten, die parallel zur Organoberfläche angeordnet sind

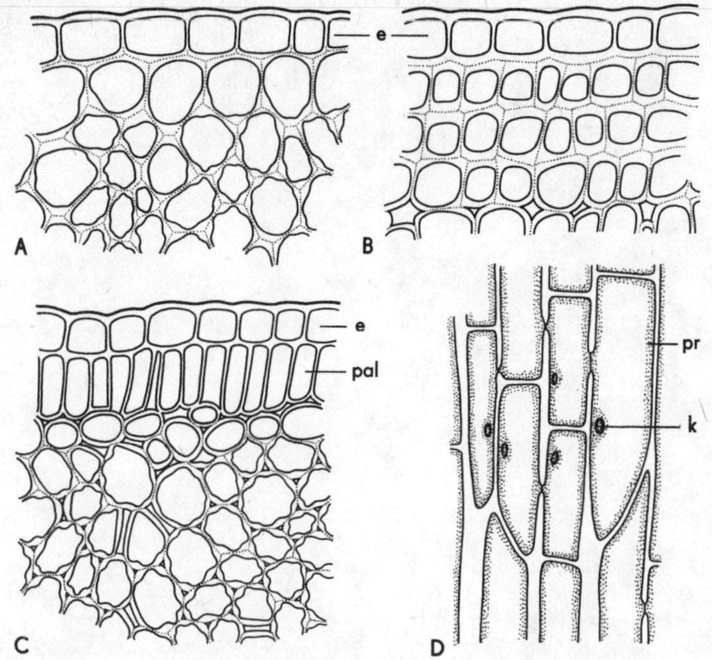

Abb. 71. A: *Cucurbita pepo*. Eckenkollenchym. B: *Solanum tuberosum*. Plattenknollenchym und Übergang zum Lückenkollenchym. C: *Nicotiana tabacum*. Lückenkollenchym. D: *Salvia sclarea*. Längsschnitt durch das Kollenchym eines Blattstiels. *e* Epidermis, *pal* Palisadenschicht, *pr* Protoplast, *k* Nukleus. D nach Haberlandt 1924 verändert.

(*Solanum-*, *Hieracium-*, *Aster-*, *Sanguisorba*-Arten). Beide Kollenchymarten können auch kombiniert vorkommen. Ein Lückenkollenchym entsteht, wenn sich in den Zwickeln der gemeinsam verdickten Zellecken Interzellulargänge befinden (C, z. B. *Salvia hians*, *Tussilago farfara*).

Da die Wandverdickungen bereits vor Beendigung des Längenwachstums der Zellen einsetzen, liegen offenbar primäre Zellwände vor. Die Wandverdickungen des Kollenchyms zeigen einen lamellaren Bau, da regelmäßig Cellulose- und Pektinlamellen miteinander abwechseln. Mit dem Pektinreichtum des Kollenchyms hängt auch sein Wasserhaltungs- bzw. Quellungsvermögen zusammen (Wassergehalt 60—70% des Gesamtgewichts). Da das Kollenchym ein Festigungsgewebe junger wachsender Pflanzenorgane ist, weist es spezifische Festigkeits- und Elastizitätsverhältnisse auf. Es reißt bei einer Belastung von ca. 10—12 kg/mm^2, während die Sklerenchymfasern eine Belastung von 12—25 kg/mm^2 vertragen. In seiner Elastizität dagegen unterscheidet sich das Kollenchym von den Sklerenchymfasern. Es genügt eine Belastung von 1,5—2 kg/mm^2, um eine bleibende Verlängerung zu erzielen. Durch diese große Geschmeidigkeit kann das Kollenchym in interkalar wachsenden jungen Organen als Stütze dienen, ohne das Längenwachstum zu hindern.

Im Gegensatz zum Sklerenchym zeigt das Kollenchym im allgemeinen keinen Zusammenhang mit den Leitsträngen, sondern befindet sich in den subepidermalen Lagen der primären Rinde (Abb. 72 A—E). In Sproßachsen bildet das Kollenchym, wie z. B. bei *Helianthus annuus* (A, *col*) oder *Solannum tuberosum* (C, *col*), eine mehrschichtige periphere Lage, die unmittelbar unter der Epidermis (*e*) liegt und nur unter den Stomata auf kurze Strecken unterbrochen wird. Zwischen Epidermis und Kollenchym können auch eine Palisadenschicht (z. B. *Nicotiana tabacum*, Abb. 72 B, *pal*) oder ein bis mehrere Parenchymlagen eingeschaltet sein. In anderen Fällen, wie in der Sproßachse von *Cucurbita pepo* (D, *col*), ist das Kollenchym zu subepidermalen Gewebesträngen zusammengefaßt, die in der Regel unter den Rippen liegen (D—E) und mit peripherem Assimilations-

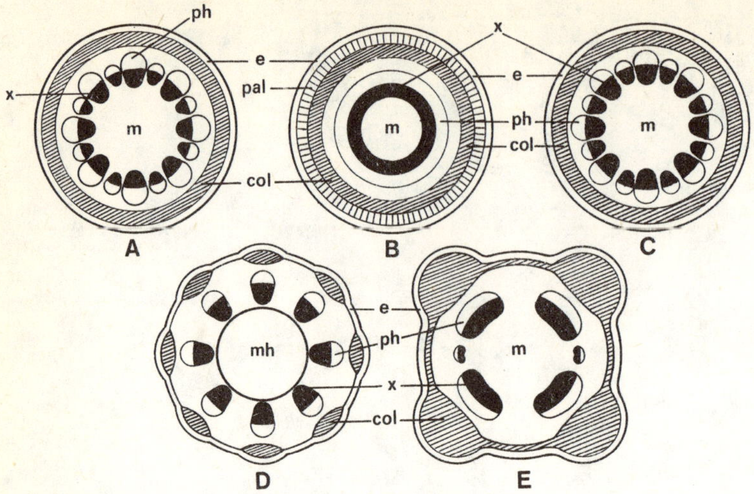

Abb. 72. A—E: Verteilung des Kollenchymgewebes in den Sproßachsen (schematisch). Bei *Helianthus annuus* (A) und *Solanum tuberosum* (C) liegt unmittelbar unter der Epidermis (*e*) ein geschlossener Kollenchymmantel (*col*). Während bei *Nicotiana tabacum* (B) zwischen Epidermis (*e*) und Kollenchym (*col*) noch eine Palisadenschicht (*pal*) eingeschaltet ist. In der Sproßachse von *Cucurbita pepo* (D) sind einzelne subepidermale Kollenchymstränge (*col*) in den Rippen der Achse herausdifferenziert. Das gleiche gilt auch für die jungen Achsen von *Lamium album* (E). In den Kanten liegen hier isolierte Kollenchymstränge, die später durch eine kollenchymatisch verdickte Zellage miteinander verbunden werden. *m* Mark, *mh* Markhöhle, *ph* Phloem, *x* Xylem. Bei *Cucurbita pepo* liegen bikollaterale Bündel vor.

parenchymgewebe abwechseln. Auch in den jungen, kantigen Stengeln der *Lamium*-Arten (E) liegen zunächst unter den Kanten isolierte Kollenchymstränge (*col*), die in adulten Sproßachsen durch eine kollenchymatisch verdickte, subepidermale Zellage miteinander verbunden werden. Grenzt das Kollenchym an die Epidermis, dann werden meist die inneren, tangentialen Epidermiswände in Form eines Plattenkollenchyms verdickt. Die Anordnung des Kollenchyms in den Blattstielen ähnelt der der Sproßachsen.

Die in der Regel toten Sklerenchymzellen besitzen gleichmäßig stark verdickte, sekundäre Zellwände, die auch verholzt sein können. Die dadurch eintretende Härte führte zur Bezeichnung Sklerenchym oder Hartgewebe. Die einzelnen Sklerenchymzellen variieren in Form und Bau erheblich, so daß eine Reihe von Zelltypen, die durch Übergangsformen miteinander verbunden sind, unterschieden werden können. Gewöhnlich unterscheidet man zwischen **Sklereiden (= Sklerenchymzellen)** und **Sklerenchymfasern.**

Die Sklereiden, deren Größe, Form und Wandverdickungen variieren, lassen sich in vier Gruppen einordnen, in die **Steinzellen** oder **Brachysklereiden,** die **Stabzellen** oder **Makrosklereiden,** die **Osteosklereiden** und in die **Astrosklereiden** (5.4.).

Die isodiametrischen Steinzellen ähneln in ihrer Form den Parenchymzellen. Man findet sie im Mark, in der Rinde und Borke (4.9.7.) der Holzgewächse, im Fruchtfleisch mancher Früchte und in den Schalen der Nuß- und Steinfrüchte. In den fleischigen Früchten der Birne und Quitte sind die Steinzellen häufig zu Nestern vereint, die im Parenchym liegen (Abb. 73 A). Am ausgeprägtesten sind die Steinzellen in den harten Schalen bzw. Schalenteilen der Nuß- und Steinfrüchte (6.4.) entwickelt, wo sie sich zu einem festen **Steingewebe** zusammenfügen. Die Brachysklereiden bilden sich durch eine nachträgliche Sklerotisierung von Parenchymzellen aus. Die sekundären Wandauflagerungen sind besonders stark, so daß das Zellumen klein ist und die Nachbarzellen durch einfache oder verzweigte, korrespondierende Tüpfelkanäle untereinander verbunden sind (A). Stabzellen (Makrosklereiden, Abb. 73 B—C_1) sind stabförmig verlängerte Sklerenchymzellen, die sich vor allem bei Frucht- und Samenschalen (6.4.2.2.) entwickeln. Bei den

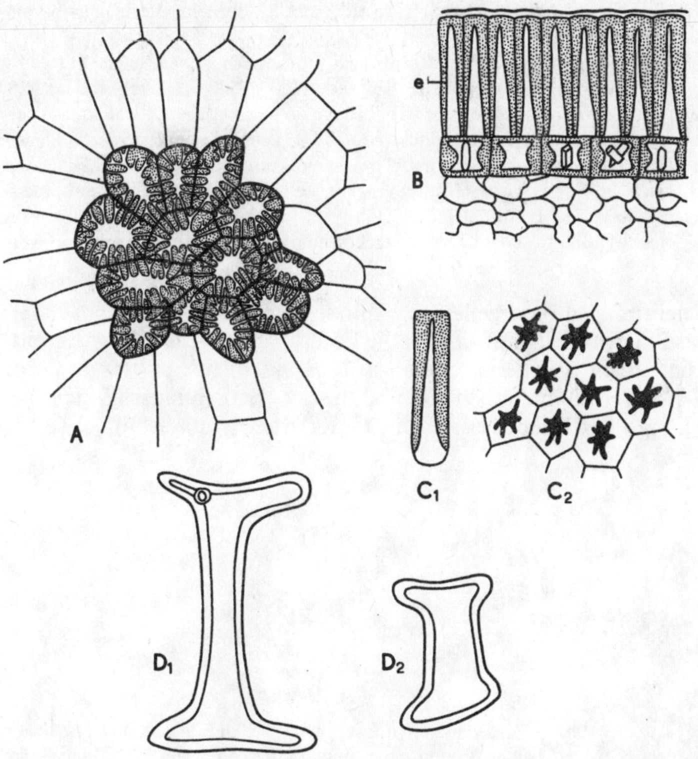

Abb. 73. A: *Pyrus communis*. Brachysklereidennest aus dem Fruchtfleisch. B—C: *Phaseolus vulgaris*. B: Querschnitt durch die Samenschale. Die Epidermis (*e*) besteht aus Makrosklereiden, die senkrecht zur Organoberfläche angeordnet sind. Die Wandverdickungen sind unregelmäßig (C_1 und C_2), da nur die radialen Wände und die innere tangentiale Wand verdickt sind. D: Osteosklereiden aus dem xeromorphen Laubblatt von *Hakea suaveolens* (D_1) und aus den Samenschalen von *Pisum sativum* (D_2). A nach GASSNER 1951.

Leguminosensamen sind sie senkrecht zur Organoberfläche angeordnet (Palisadensklerenchym). Ihre Wandverstärkung erfolgt unregelmäßig. Die radialen Wände und die äußere tangentiale Wand sind stärker verdickt als die innere Wand. Durch unregelmäßige Verdickungsleisten entsteht ein sternförmiges Zellumen. Die Osteosklereiden sind knochenförmig gestaltet (Abb. 73 D), da ihre Enden in horizontaler Richtung verbreitert sind. Man findet sie in xeromorphen Laubblättern (z. B. *Hakea suaveolens*, D_1) und Samenschalen (z. B. *Pisum sativum*, D_2). Die Astrosklereiden verzweigen sich sternförmig (in vielen Laubblättern, 5.4.).

Sklerenchymfasern sind langgestreckte, an beiden Enden zugespitzte Zellen, die häufig zu Sklerenchymfaserbündeln zusammengefaßt sind (Abb. 74 B). Sklerenchymfaserbündel bzw. geschlossene Sklerenchymfaserzylinder kommen in der primären Rinde und im Phloem (4.3.2.) vor. Ferner bilden sie die Leitbündelscheiden (4.3.2.) bzw. -kappen und können als einzelne Gruppen im sekundären Phloem (4.9.6.) und Xylem (4.9.2.) verbreitet sein.

Aus dieser Verteilung in den einzelnen Geweben ergibt sich, daß die Sklerenchymfasern unterschiedlicher Herkunft sind und in bestimmten Gewebemustern erscheinen. Bis heute gibt es Klassifizierungsschwierigkeiten. Es wäre zweckmäßig, zwischen **intraxylaren Fasern (Holz-** oder **Xylemfasern)** und **extraxylaren Fasern** zu unterscheiden. Die intraxylaren Fasern können bei manchen Angiospermenhölzern mehr als 50% des Holzes ausmachen. Sie sind klar definierbar, da sie sich wie die übrigen Holzelemente vom Kambiumring (4.9.1.) ableiten.

Extraxylare Fasern (Bast oder Bastfasern) sind ihrer Herkunft nach schwieriger zu beurteilen. Einerseits lassen sie enge Beziehungen zum Phloem erkennen (**primäre** bzw. **sekundäre Phloemfasern**), andererseits auch zum Grundmeristem, wie z. B. in den Sproßachsen der Monokotyledonen, in denen die Sklerenchymfasern einen geschlossenen subepidermalen Hohlzylinder bilden (Abb. 75B; **Rindenfasern**). Ferner umgeben die Sklerenchymfasern die geschlossenen kollateralen Leitbündel der Monokotyledonen als Bündelscheiden (Abb. 79). Diese Fasern leiten sich hier teils vom Grundmeristem, teils vom Prokambium ab **(perivasculäre Fasern).** Bei den offenen kollateralen Leitbündeln der Dikotyledonen bilden sie die Bündelkappen (Abb. 80). Weiterhin können Sklerenchymfasern innerhalb der Stärkescheide der Sproßachsen angelegt werden **(Perizykelfasern).**

In der Regel besitzen die einzelligen Faserzellen eine spindelförmige Gestalt (Abb. 74 A). Durch ein unterschiedliches Spitzenwachstum variiert die Faserlänge (0,02 mm—1—2 mm). Besonders lange Fasern sind beim Saat-Lein (*Linum usitatissimum*) mit ca. 40 mm, bei der Großen Brennessel (*Urtica dioica*) mit ca. 80 mm und bei der Ramiepflanze (*Boehmeria nivea*) mit etwa 550 mm Länge beschrieben worden. Die Sklerenchymfaserbündel (Abb.

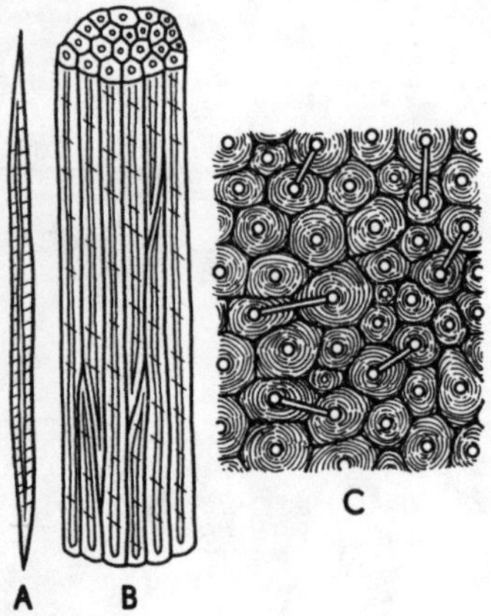

Abb. 74. A: Sklerenchymfaser im optischen Längsschnitt. Die Faser ist an beiden Enden zugespitzt, besitzt ein kleines Zellumen und schräggestellte, einfache Tüpfelkanäle. B: Sklerenchymfaserbündel. Die lückenlos aneinandergrenzenden Fasern sind miteinander verzahnt. C: Faserbündel im Querschnitt, die starken Wandverdickungen zeigend. A nach STRASBURGER, B nach TSCHIRCH, C nach STRASBURGER 1983, verändert.

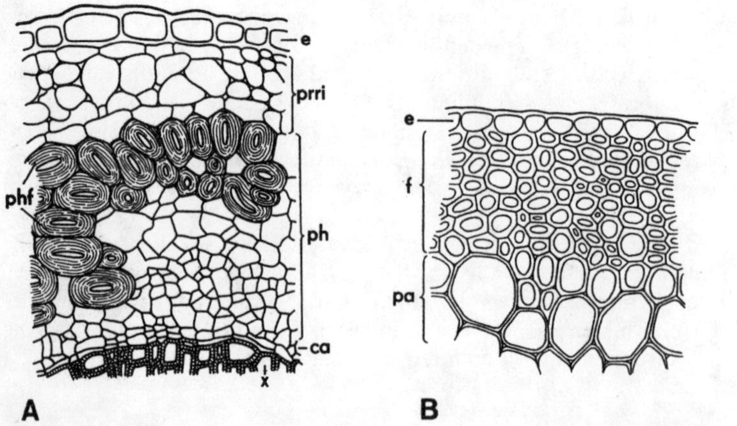

Abb. 75. A: *Linum usitatissimum*. Querschnitt durch einen Teil einer adulten Sproßachse mit einer Gruppe primärer Phloemfasern (*phf*). B: *Secale cereale*. Querschnitt durch die Stengelperipherie mit Rindenfasern (*f*). *e* Epidermis, *prri* primäre Rinde, *ca* Kambiumring, *x* Xylem, *pa* Parenchym, *ph* Phloem.

74B) besitzen eine hohe Zugfestigkeit, da die einzelnen Faserzellen gegenseitig verzahnt sind, d. h. die zugespitzten Zellenden schieben sich zwischen die oben und unten angrenzenden Fasern (B). Außerdem fehlen die Interzellularen, so daß die einzelnen Zellen fest aneinander schließen (C). Im Querschnitt (Abb. 74C; Abb. 75A) gleichen die Sklerenchymfasern den Steinzellen, da ihre Wände ebenfalls stark verdickt sind. Oft sind auch hier die Zellwände verholzt, wie z. B. bei den Rindenfasern der Monokotyledonen (Abb. 75B). Die Wände der Sklerenchymfasern zeigen wie bei der Leinfaser eine Schraubentextur mit sich kreuzenden Mikrofibrillen und einfachen Tüpfelkanälen, die auf Grund der schraubigen Textur schräg orientiert sind.

Mit der schraubigen Textur der Wände hängt auch die große Festigkeit der Rindenfasern zusammen. So beträgt die Größe ihres Elastizitätsmoduls 12—25 kg/mm^2 und reicht damit an den Elastizitätsmodul des Schmiedeeisens bzw. Stahls heran. Jedoch ist im Gegensatz zu den Metallen die Biegungsfähigkeit, die mit der Dehnbarkeit der Wand zusammenhängt, wesentlich höher. Die Elastizität wird bei einer Verholzung erheblich herabgesetzt.

Die Sklerenchymfasern haben einen ganz bestimmten Wachstumsrhythmus. Eine Phloemfaserinitiale ist kurz und dünnwandig (Abb. 76A). Sie entwickelt sich mit Hilfe eines symplastischen Wachstums, wobei nicht nur eine Verlängerung (B), sondern auch ein Weitenwachstum eintritt. Später beschränkt sich das Wachstum nur noch auf die Faserspitzen (C u. D, Pfeile), die allein dünnwandig bleiben. Im mittleren Faserteil entwickelt sich die erste Lage der Sekundärwand (C). Das Spitzenwachstum kann sich später nur auf das obere Ende beschränken (D), während das untere Ende das Wachstum einstellt. Weitere sekundäre Wandlamellen werden aufgelagert, die auch das untere Faserende erfassen (D—E).

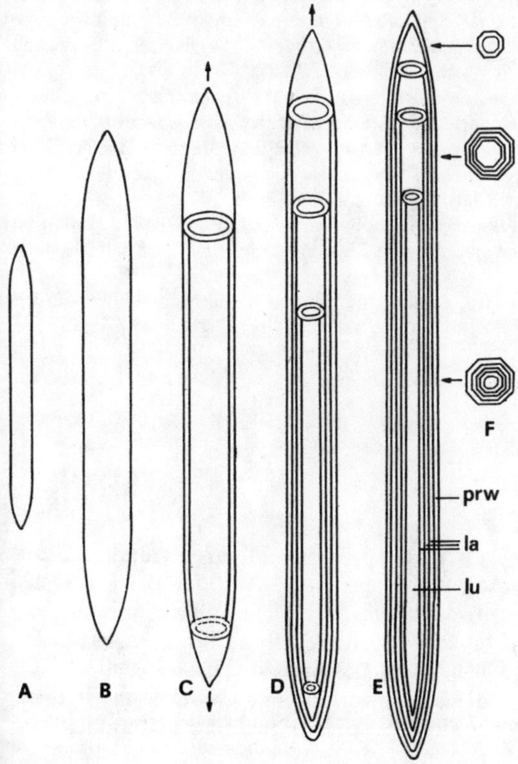

Abb. 76. Schematische Darstellung der Wachstums- und Differenzierungsvorgänge bei primären Phloemfasern. A: Faserinitiale. B: Die junge Faser hat durch symplastisches Wachstum eine Verlängerung und durch Weitenwachstum eine Verbreiterung erfahren. C: Im mittleren Teil der Faser setzt das Appositionswachstum ein, die erste Lage der sekundären Wand wird abgeschieden. Die Faser wird durch Spitzenwachstum (Pfeile) verlängert. D: Im unteren Faserende ist das Spitzenwachstum erloschen und wird nur noch im oberen Ende fortgesetzt. Weitere Wandlagen sind durch das Appositionswachstum aufgelagert worden. E: Das Längenwachstum ist abgeschlossen. Vier sekundäre Wandschichten sind am unteren Ende ausgebildet, während das obere Faserende noch nicht fertiggestellt ist. F: Querschnitt durch verschiedene Faserzonen (Pfeile). *prw* Primärwand, *la* Lamellen der Sekundärwand, *lu* Zellumen. Nach ESAU 1938, verändert.

Faserpflanzen sind durch den Menschen schon von frühester Zeit an genutzt worden. Auf technischem Gebiet versteht man jedoch unter dem Begriff „Faser" nicht nur die Phloemfasern des Leins, des Hanfes, der Jute, der Ramiepflanze u. a., sondern auch die Samenhaare der Baumwolle und des Kapokbaumes.

Je nachdem, ob die Sklerenchymfaserbündel in den Sproßachsen oder in den Blättern zu finden sind, kann man zwischen **Sproß-** und **Blattfaserpflanzen** unterscheiden.

Die wichtigsten Sproßfaserpflanzen sind der Flachs oder Lein, der Hanf, die Große Brennessel, die Jute, die Ramie, der Bombay- oder Combohanf und der Bengalische Hanf.

Der Saat-Lein (*Linum usitatissimum*) ist eine der ältesten Kulturpflanzen der heute als Öllein oder Faserlein kultiviert wird. Es handelt sich um eine annuelle Pflanze, die nach etwa 100 Tagen reift und geerntet werden kann. Die Pflanzen werden aus dem Boden „gerauft" und zum Trocknen aufgestellt. Durch „Riffeln" entfernt man die Samenkapseln und Seitenäste und gewinnt das „Flachsstroh", das den Flachsröstereien zugestellt wird. Hier werden die Sklerenchymfaserbündel durch „Rösten" aus den übrigen Geweben herausgelöst. Das Rösten erfolgt entweder auf chemischem oder auf biologischem Wege, wobei beim biologischen Röstverfahren die besten Fasern gewonnen werden. Man bringt das Flachsstroh etwa 14—20 Tage in Wasser (Rösten des Flachses), damit die im Wasser lebenden Mikroorganismen, speziell *Bacillus macerans* und *B. amylobacter*, die pektinhaltigen Mittellamellen herauslösen mit dem Ergebnis, daß das Gewebe gelockert und die Sklerenchymfasern isoliert werden. Anschließend trocknet man das Flachsstroh. Durch Schlagen, Brechen und Knicken (Schwingen des Flachses) befreit man die Fasern, die nun auf einem Nagelbrett auseinandergenommen und gerichtet werden (Hecheln des Flachses). Durch beide Prozesse wird die Langfaser, der **Reinflachs**, von der Kurzfaser, dem Werg, getrennt. Die gebleichte Langfaser wird zum Herstellen von dauerhafter Wäsche und Leinenzwirn verwendet.

Der aus Indien stammende Hanf (*Cannabis sativa*) ist eine annuelle, diözische Pflanze, deren Faser im Vergleich zu der des Flachses gröber und weniger elastisch ist, so daß sie sich hauptsächlich zur Fertigung von Tauen, Segeltuch und Bindfaden eignet.

Als vielseitig verwendete pflanzliche Faser kann die Jute (*Corchorus capsularis* u. a.) gelten, eine mehrjährige, 1—4 m hohe Pflanze der Tropengebiete. Die Jutefaser wird zu Bindfäden, Seilen, Teppichen, Läufern, Decken und Säcken verarbeitet.

Die Ramiepflanze (*Boehmeria nivea*), die sehr lange Sklerenchymfasern besitzt, wird hauptsächlich in Süd- und Ostasien angebaut, und zwar als Chinesische oder Weiße Nessel (*B. nivea* f. *chinensis*) und als Grüne Nessel (*B. nivea* f. *indica*). Aus der Ramiefaser stellt man damastartige Stoffe, Netze, Stricke und Bindfäden her.

Als Jute-Ersatz ist der Bombayhanf (*Hibiscus cannabinus*) mit einer sehr festen Faser zu nennen. Schließlich sei auch noch der in Indien, auf Kalimantan und Java angebaute Bengalische Hanf (*Crotalaria juncea*) erwähnt, dessen Fasern zu Fischernetzen verwendet werden. Von den Blattfaserpflanzen sind besonders die Sisalagave und der Manilahanf hervorzuheben. Für die Fasergewinnung eignen sich hauptsächlich drei Agaven-Arten, *Agave sisalana* (Grüner Sisal), *A. fourcroyoides* (Weißer Sisal) und *A. cantala*. Die Hauptanbaugebiete sind Mexiko, Kuba und Jamaika. Die plurienn-hapaxanthen Rosettenpflanzen (4.1.2.) liefern nach etwa 5 Jahren die erste Ernte und sind bis zum 25. Jahr ertragreich. Die Sisalfaser dient zur Fertigung von Stricken, Tauen und Seilen.

Der Manilahanf, der aus *Musa textilis* gewonnen wird, ist auf den Philippinen und Molukken zu Hause. Die feinen Fasern der Blattscheiden dienen zur Gewebefabrikation, während die groben Fasern Schiffstaue liefern.

4.3. Leitgewebesystem

Wie bereits erwähnt, finden im Leitgewebesystem der höheren Pflanzen ständige Stoffwanderungen statt. Das von den Wurzeln aufgenommene Wasser mit den darin gelösten Mineralsalzen und die in den Laubblättern produzierten Assimilate müssen über größere Entfernungen transportiert werden (4.4.). Dieser doppelten Leitungsfunktion entspricht auch der Bau der Leitgewebe. Sie treten in Gestalt von **Leitbündeln (Leitsträngen)** auf. Da das wasserleitende Gewebe, das **Xylem**, und das assimilateführende Gewebe, das **Phloem**, in den Leitbündeln unterschiedlich angeordnet sind, lassen sich mehrere Leitbündeltypen unterscheiden (4.3.2.).

4.3.1. Das Bündelkambium

Das **Bündel-** oder **Faszikularkambium** gehört zu den Seitenmeristemen (2.2.1.), da es durch tangentiale Teilungen in radialer Richtung neues Zellmaterial abgibt. Bei den offenen kollateralen Leitbündeln (Abb. 80) liegt es zwischen Xylem und Phloem und erzeugt das sekundäre Leitbündelgewebe **(sekundäres Holz** und **sekundäre Rinde).** Bei den meisten krautigen Dikotyledonen mit einem geringen sekundären Dickenwachstum sind die offenen kollateralen Leitbündel zu einem Ring angeordnet (Abb. 51), der durch breite, primäre Markstrahlen durchbrochen wird. Das Bündelkambium ist hier nur auf die Leitbündel beschränkt. Bei einem starken sekundären Dickenwachstum werden die Bündelkambien zu einem geschlossenen Seitenmeristem, dem **Kambiumring**, ergänzt (Abb. 51).

Das Bündelkambium bzw. der Kambiumring enthält zwei verschiedene Zelltypen, die **Fusiforminitialen** und die **Markstrahlinitialen** (Abb. 77). Während die Fusiforminitialen (*fi*) spindelartig verlängert sind, ist die Form der kleineren Markstrahlinitialen (*mst*) isodiametrisch. Die plasmareichen, einkernigen Fusiforminitialen sind in radialer Richtung

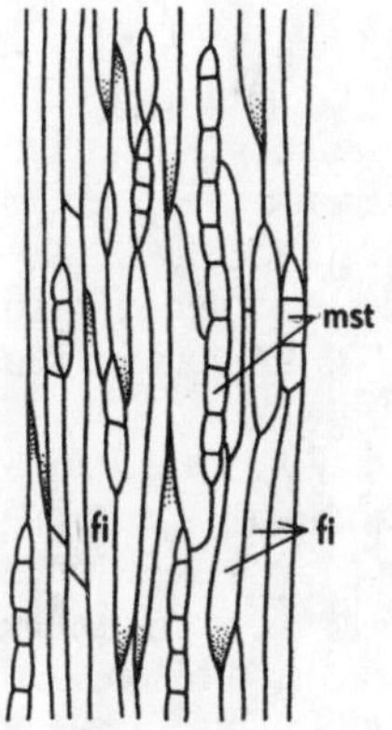

Abb. 77. *Nicotiana tabacum*. Tangentialer Längsschnitt durch das Bündelkambium. Die relativ langen Fusiforminitialen (*fi*) greifen übereinander (ungeschichtetes Kambium), da die einzelnen Elemente ein deutliches Spitzenwachstum zeigen (Interpositionswachstum). Wachsende Enden punktiert. Die Markstrahlinitialen (*mst*) sind in Gruppen angeordnet. Nach Esau (1953, verändert.

relativ stark abgeflacht und an beiden Enden zugespitzt (Vierzehn- bzw. Achtzehnflächner). Sowohl bei den Gymnospermen als auch bei den Dikotyledonen nimmt die Länge der Fusiforminitialen im Laufe des Alters zu, bis ein maximaler artspezifischer Wert erreicht ist. Die Zellwände der isodiametrischen Markstrahlinitialen liegen horizontal. Lediglich die Zellen, die die Markstrahlen oben und unten begrenzen, sind keilförmig zugespitzt

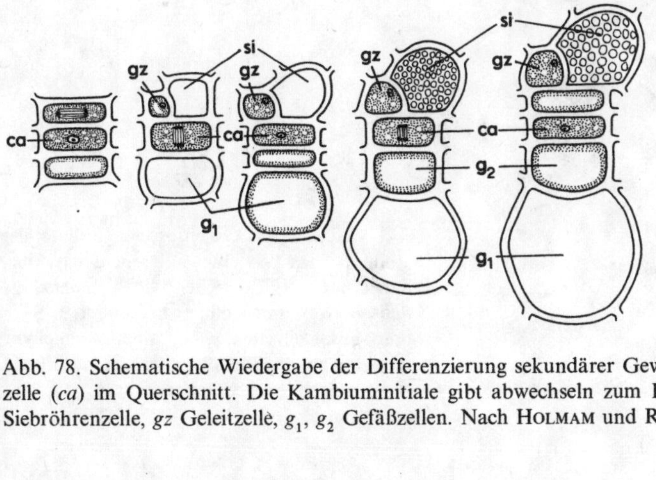

Abb. 78. Schematische Wiedergabe der Differenzierung sekundärer Gewebeelemente aus einer Kambiumzelle (*ca*) im Querschnitt. Die Kambiuminitiale gibt abwechseln zum Holz- und Siebteil Derivate ab. *si* Siebröhrenzelle, *gz* Geleitzelle, g_1, g_2 Gefäßzellen. Nach Holmam und Robbins aus Kaussmann 1963.

(*mst*). Wird ein sekundärer Markstrahl herausdifferenziert (4.9.2.), so gliedern sich eine oder mehrere Fusiforminitialen auf. Durch Einschaltung von Quer- und radialen Längswänden zerfallen diese in eine oder mehrere Reihen kurzer, isodiametrischer Zellen.

Ein aktives Bündelkambium gibt abwechselnd nach innen und außen Zellderivate ab, die entweder direkt oder nach nochmaliger Teilung in differenzierte Zellelemente übergehen (Abb. 78). Man bezeichnet ein nach zwei Seiten tätiges Kambium als **dipleurisch.** Der dipleurische Charakter des Bündelkambiums ist an Querschnitten deutlich zu sehen. Hat die zwischen der jungen Holz- und Rindenzelle gelegene Kambiumzelle (*ca*) ihren maximalen radialen Durchmesser erreicht, teilt sie sich. Von den beiden Tochterzellen wird im ersten Teilungsschritt die innere zur Holzzelle und die äußere zur neuen Kambiuminitiale. Beim zweiten Teilungsschritt entsteht aus der äußeren Tochterzelle die Rindenzelle und die innere wird zur neuen Initiale. Die abgegebenen Derivate differenzieren sich zu den Gefäßen (*g*) bzw. zu den Sieb- (*si*) und Geleitzellen (*gz*).

4.3.2. Leitbündeltypen

In den primär gebauten pflanzlichen Organen sind die Leitgewebe zu Leitsträngen oder Leitbündeln zusammengefaßt, die in einzelnen Strängen parallel zur Organachse verlaufen. Da sie durch Anastomosen miteinander verbunden sind, bilden sie ein zusammenhängendes Netzwerk (Abb. 99).

Xylem und Phloem können innerhalb der Leitbündel verschieden angeordnet sein, so daß man zwischen **kollateralen, konzentrischen** und **radialen Leitbündeln** (7.5.) unterscheiden kann.

Die kollateralen Leitbündel sind am weitesten verbreitet und sowohl bei den Angiospermen als auch bei den Gymnospermen zu finden. Sie zeichnen sich dadurch aus, daß neben einem Holzteil (Xylem) ein Siebteil (Phloem) liegt (Abb. 79 u. 80). Bei den Monokotyledonen (z. B. *Zea mays*, Abb. 79) wird das Leitbündel von einer geschlossenen, sklerenchymatischen **Bündelscheide** (*sk*) umgeben, die auf der Außen- und Innenseite verstärkt ist. Phloem und Xylem grenzen unmittelbar aneinander. Das Phloem setzt sich aus relativ weitlumigen

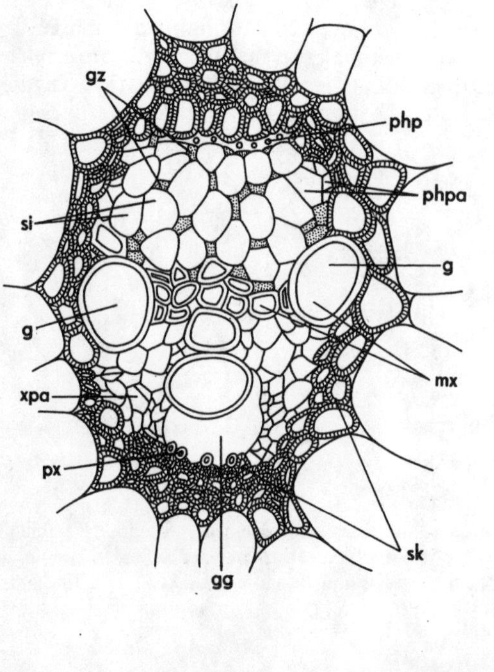

Abb. 79. *Zea mays*. Geschlossenes kollaterales Leitbündel, das von einer sklerenchymatischen Bündelscheide (*sk*) umgeben wird. Phloem und Xylem grenzen unmittelbar aneinander. *si* Siebröhren, *gz* Geleitzellen, *phpa* Phloemparenchym, *gg* Gefäßgang, *php* Phloemprimanen, *mx* Meta-, *px* Protoxylem, *xpa* Xylemparenchym, *g* Gefäße. Original.

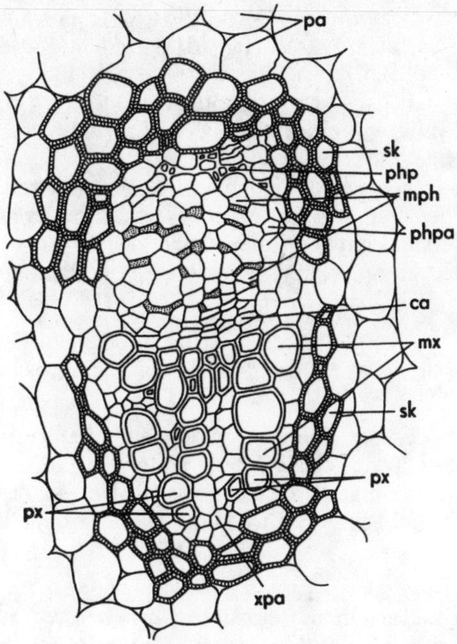

Abb. 80. *Ranunculus repens*. Offenes kollaterales Leitbündel. Zwischen Holz- und Siebteil ist ein Faszikularkambium (*ca*) eingeschaltet, in dessen Nachbarschaft die sklerenchymatische Bündelscheide (*sk*) unterbrochen ist. *php* Phloemprimanen, *mph* Metaphloem, *phpa* Phloemparenchym, *mx* Metaxylem, *px* Protoxylem, *xpa* Xylemparenchym, *pa* Parenchym. Im Phloem sind die Siebröhren weiß, die Geleitzellen punktiert wiedergegeben.

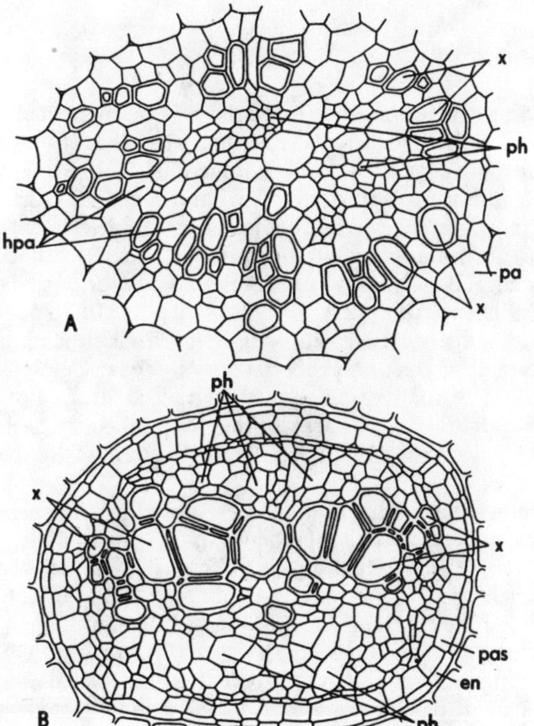

Abb. 81. A: *Iris germanica*. Perixylematisches Bündel quer. Das zentralgelegene Phloem (*ph*) wird von dem Xylem (*x*) umgeben. Zwischen dem Xylem und Phloem liegt Holzparenchym (*hpa*). *pa* Grundgewebe. B: *Polypodium glaucophyllum*. Periphloematisches Bündel quer. Das zentralgelegene Xylem (*x*) wird vom Phloem (*ph*) umgeben. *pas* stärkehaltige Parenchymscheide, *en* Endodermis.

Zellen, den **Siebröhren** (*si*), aus kleineren Zellelementen, den **Geleitzellen** (*gz*), und aus gewöhnlichen Parenchymzellen (**Phloemparenchym**, *phpa*) zusammen. Alle Elemente sind lebend und besitzen unverholzte Zellwände. Die meisten Zellen des Xylems sind tot und ihre Zellwände verholzt. Der Holzteil besteht aus den weitlumigen **Gefäßen** (*g*), die in ein kleinzelliges, lebendes **Xylemparenchym** (*xpa*) eingebettet sind. Ein derartiges Leitbündel wird als **geschlossen kollateral** bezeichnet.

In den Sproßachsen der Dikotyledonen und Gymnospermen finden wir **offene kollaterale** Bündel (Abb. 80), da zwischen Holz- und Siebteil ein **Bündel-** oder **Faszikularkambium** (*ca*) eingeschaltet wird. Im Bereich des Bündelkambiums ist die Bündelscheide unterbrochen. In den Laubblättern der Dikotyledonen kommen häufig geschlossen kollaterale Bündel vor.

Bei manchen Dikotyledonen-Familien (z. B. Cucurbitaceen, Solanaceen) sind in den Sproßachsen **bikollaterale Leitstränge** entwickelt. Sie besitzen an der Innen- und Außenseite des Xylems je ein Phloem. Beide Siebteile können vom Xylem durch ein Bündelkambium getrennt sein.

Bei den **konzentrischen Leitbündeln** wird entweder das Phloem vom Xylem ringförmig umgeben (perixylematisch) oder umgekehrt, das zentralgelegene Xylem wird vom Phloem eingeschlossen (periphloematisch). Die erste Anordnung wurde häufig in Rhizomen der Monokotyledonen, aber auch bei Dikotyledonen beobachtet, während die zweite vor allem bei Farnen beschrieben wird (Abb. 81 A u. B).

Bei vielen Wasserpflanzen weicht der Bau der Leitbündel von der normalen Form ab, da das Xylem mehr oder weniger stark reduziert sein bzw. ganz wegfallen kann. In den Blattstielen der *Nymphaea*- und *Nuphar*-Arten besteht das Xylem der Leitbündel nur aus Xylemparenchym, das einen lakunösen Gefäßgang umgibt. Das Phloem ist normal entwickelt. Eine Stärkescheide umschließt das reduzierte Leitbündel. Submersen Wasserpflanzen (z. B. *Ceratophyllum submersum*) kann das Xylem fehlen.

4.3.3. Leitbündelentwicklung

Die primären Leitbündel entwickeln sich in den Sproßachsen unterhalb des Scheitelmeristems in der Determinationszone (Abb. 51), wo sie zunächst als **Prokambienstränge** (Initialbündel) erscheinen. Das **Prokambium**, das entweder als solider Zylinder, als Hohlzylinder oder in Form einzelner Stränge in Erscheinung tritt, gibt etwa die Lage des zukünftigen primären Leitbündelsystems an. Die Herausdifferenzierung der einzelnen Bündelelemente aus dem Prokambium erfolgt gleichzeitig in longitudinaler und transversaler Richtung. Die jüngsten Prokambienstränge zeigen enge Beziehungen zur Laubblattentwicklung, da bereits in die Blattanlagen Initialbündel ziehen (Abb. 82 A, *pc*), die später zu Blattspursträngen (5.2.) werden. Häufig ist die Blatthistogenese (5.4.) aufs engste mit der Leitbündeldifferenzierung gekoppelt. In der Determinationszone vergrößern sich die Zellen der späteren primären Rinde und des Markes und werden vakuolenreich. Die Zellen des Prokambiums dagegen behalten ihren meristematischen Charakter bei und zeichnen sich durch ein dichtes, stark färbbares Plasma aus (Abb. 82 B u. C). Die Prokambiumstränge entstehen in der Regel in akropetaler Weise.

Die jungen Prokambienstränge erscheinen an Querschnitten als kleinzellige, intensiv färbare Gewebekomplexe (Abb. 82 B, *pc*), deren Zellteilungsebenen parallel zur Längsachse liegen. Sie werden aber auch in transversaler Richtung erweitert (B—C). Bei der Differenzierung zu kollateralen Leitbündeln geht diese von zwei diametral gegenüberliegenden Punkten aus (C). Zunächst werden die Erstlinge des Phloems (Phloemprimanen, **Protophloem**, *php*) herausgebildet und dann die Primanen des Xylems (**Protoxylem**, *xp*). Von diesen beiden Stellen aus schreitet die Ausbildung weiterer Phloem- und Xylemelemente nach der Bündelmitte hin fort. Es entsteht das **Metaphloem** (*mph*) und **Metaxylem** (*mx*), deren Zellelemente allein funktionstüchtig bleiben. Wird das gesamte Prokambium-

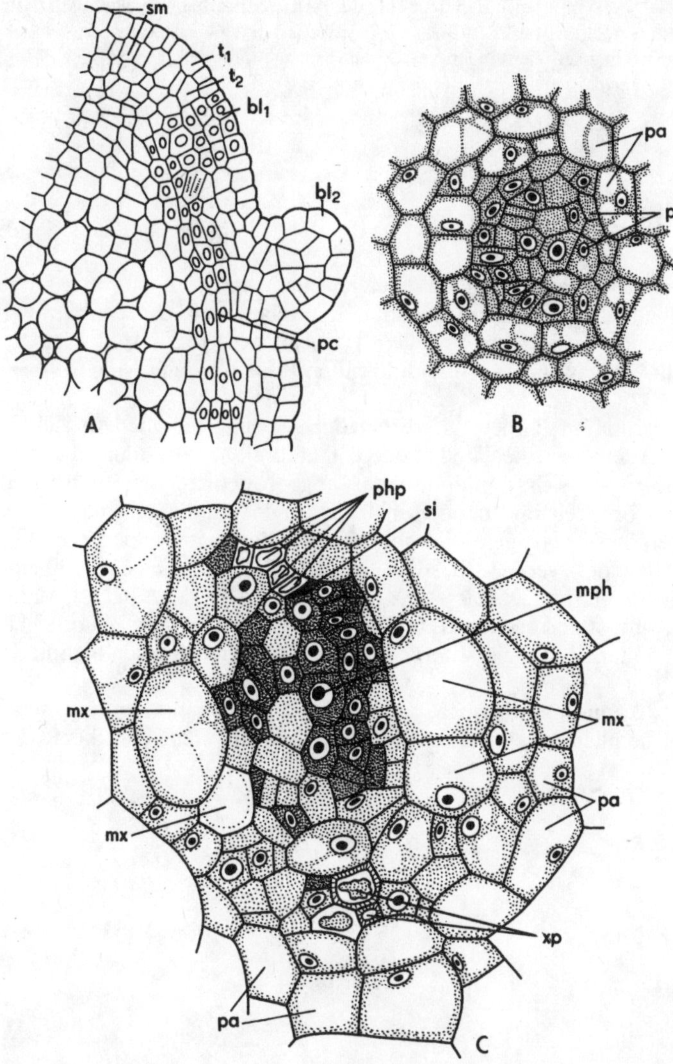

Abb. 82. A: *Linum perenne*. Längsschnitt durch die Sproßspitze. *sm* Scheitelmeristem, bl_1 und bl_2 Blattanlagen. In den Zellen des jüngsten Blattprimordiums (bl_1) sind die Prokambienzellen (*pc*) und die Zellkerne eingezeichnet. t_2 hat unter bl_1 gerade periklinal aufgespalten. Der Prokambiumstrang entwickelt sich akropetal nach $bl_1 \cdot t_1$ und t_2 Tunikaschichten. B—C: *Asparagus officinalis*. B: Junger Prokambiumstrang quer (*pc*). Die Prokambiumzellen sind plasmareich und besitzen große Zellkerne und Nukleoli. C: Beginnende Differenzierung. *php* Siebröhren des Protophloems, *si* obliterierte Siebröhre des Protophloems, *xp* Xylemprimanen, *mx* und *mph* noch nicht differenzierte Elemente des Metaxylems bzw. Metaphloems. Die verschiedene Plasmadichte ist durch unterschiedliche Punktierung wiedergegeben. *pa* Parenchymzellen. A nach Esau 1954.

gewebe differenziert, so entsteht ein geschlossenes kollaterales Leitbündel (Abb. 79). Bei einem offenen kollateralen Leitbündel (Abb. 80) bleibt in der Bündelmitte eine Lage meristematischer Zellen erhalten, die später das Faszikularkambium bildet.

Bei der Leitbündelausbildung lassen sich anhand der Xylemdifferenzierung drei Muster erkennen. So kann die Xylemdifferenzierung, wie z. B. an den Holzteilen der Wurzel (7.5.1.3.), von der Peripherie zur Achsenmitte (zentripetal) fortschreiten. Man spricht von einer **exarchen** Xylementwicklung. Als **endarch** bezeichnet man das Xylem, wenn seine ersten Elemente in der Nähe der Achsenmitte angelegt werden und die weitere Differenzierung nach außen (zentrifugal) erfolgt. Beispiele hierfür liefern die kollateralen Leitbündel. Die Xylemdifferenzierung kann auch in zwei Richtungen von Xylemprimanen aus erfolgen. Es liegt dann ein **mesarches** Xylem vor (z. B. periphloematische Bündel (Abb. 81 B). Die exarche und mesarche Ausbildungsform des Xylems ist wahrscheinlich phylogenetisch älter als die endarche Form.

4.3.4. Primäres Phloem

Das Phloem als der Assimilate leitende Teil des Leitgewebes setzt sich aus mehreren Zellelementen mit unterschiedlicher Funktion zusammen. Neben den der Stoffleitung dienenden Siebelementen findet man Parenchymzellen, Phloemfasern (4.3.2.), Sklereiden, verschieden spezialisierte Idioblasten und bei milchführenden Pflanzen auch Milchröhrensysteme (2.2.4.).

Die wichtigsten Teile des primären Phloems sind die **Siebelemente.** Sie gliedern sich in die primitiveren **Siebzellen** (Gymnospermen und niedere Gefäßpflanzen) und in die spezialisierteren **Siebröhrenglieder**, die sich, hintereinander angeordnet, zu den **Siebröhren** ergänzen (Abb. 83 A u. B). Siebröhren sind bei den meisten Angiospermen zu finden.

Sie verdanken ihren Namen den siebartigen Durchbrechungen der Querwände (Abb. 83), die als **Siebplatten** (*sip*) bezeichnet werden. Besteht die Siebplatte nur aus einem einzigen Siebfeld, wie z. B. beim Garten-Kürbis (*Cucurbita pepo*, Abb. 83 A u. C), dann liegt eine **einfache Siebplatte** vor. **Zusammengesetzte Siebplatten** (*Vitis vinifera*, Abb. 83 D) bestehen aus mehreren Siebfeldern (*sif*), die leiterartig oder netzförmig in der Siebplatte angeordnet sind.

Die lebenden Siebelemente kann man als hochspezialisierte Parenchymzellen auffassen, deren Siebfelder sich wahrscheinlich aus primären Tüpfelfeldern ableiten. Die Siebfelder

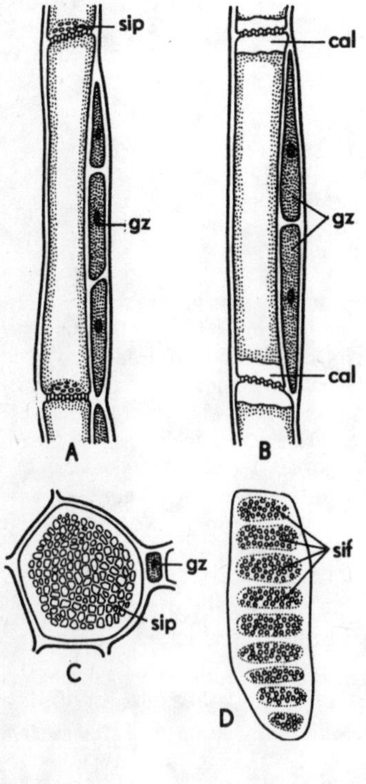

Abb. 83. *Cucurbita pepo.* A und B: Längsschnitte durch Siebröhrenglieder mit den dazugehörigen Geleitzellen (*gz*). A: Siebröhren im funktionstüchtigen Zustand, B: nach Verschluß der Siebplatten mit einem Kallus (*cal*). C: Querschnitt durch eine Siebröhre in der Höhe der einfachen Siebplatte (*sip*). gz Geleitzelle, Protoplasma punktiert. Nach STRASBURGER 1983, verändert. D: Aufsicht auf eine zusammengesetzte Siebplatte. Die einzellnen Siebfelder (*sif*) sind durch nichtperforierte Brücken voneinander getrennt. Die Kallosehohlzylinder sind nicht eingezeichnet. Nach DE BARY, verändert, aus KAUSSMANN 1963.

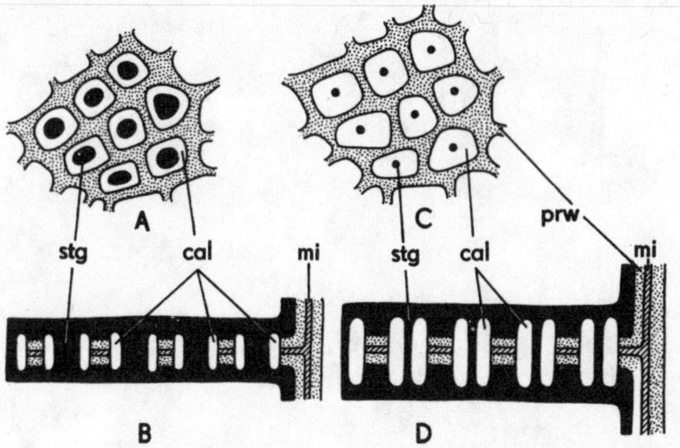

Abb. 84. Schematische Darstellung des Siebfelderbaus einer Angiospermensiebröhre. A und C: Flächenansichten, B und D: Längsschnittbilder eines Teils des Siebfeldes. Der Plasmabelag auf den Siebfeldern und die Verbindungsstränge (*stg*) sind schwarz gezeichnet. A—B: Jüngere Siebfelder mit relativ kleinen Kallosehohlzylindern (*cal*) und C—D: ältere Siebplatten mit mächtigen Kallosehohlzylindern und schmalen Verbindungssträngen. *mi* Mittellamelle, *prw* Primärwände. Nach ESAU 1950, verändert.

stellen in die Zellwand eingelassene Porengruppen dar, durch deren Poren die benachbarten Protoplasten mit **Verbindungssträngen** untereinander verbunden sind. Da in den meisten Fällen die Schließhäute fehlen (Ausnahme viele Gymnospermen) wird der Stofftransport von Zelle zu Zelle wesentlich erleichtert. Bei allen Gefäßpflanzen wird in den Siebfeldern **Siebröhrenkallose** ausgebildet, die in Form kleiner Hohlzylinder die Verbindungsstränge umgibt und die Cellulosewände in unmittelbarer Nachbarschaft der Zylinder imprägniert (Abb. 84A u. D). Bei der Aufsicht eines Siebfeldes erscheinen die Verbindungsstränge (Abb. 84A u. C, *stg*) als punktförmige Gebilde, die von einem Kallosering (*cal*) umgeben sind. An Längsschnitten (B u. D) zeigt sich, daß die Kallosehohlzylinder etwas über das Siebfeld hervorragen. Junge Siebfelder haben meist große Verbindungsstränge und kleine Kallosehohlzylinder (A u. B), während bei alten Siebplatten (C u. D) die Mächtigkeit der Kallosehohlzylinder zunimmt. Die Verbindungsstränge sind dann plasmodesmenartig.

Im Spätherbst tritt in den Siebröhren eine vermehrte Kallosebildung ein. Bei annuellen Pflanzen werden die Siebfelder bzw. Siebplatten durch Kallosepolster (Kallus) verschlossen Abb. 83B), die Siebröhren funktionsuntüchtig. Bei biennen und perennierenden Gewächsen treten ebenfalls Siebplatten verschließende Kallosepolster auf. Die funktionsuntüchtig gewordenen Siebröhren obliterieren meist, ihr Protoplast stirbt ab, und sie füllen sich mit Luft (definitive Kallusbildung). In anderen Fällen können jedoch die Siebröhren zwei (z. B. *Phragmites*, *Rosa*-Arten, *Liriodendron*) oder mehrere Jahre (z. B. *Tilia*-Arten) funktionstüchtig bleiben, da der Kallus im Frühjahr wieder aufgelöst wird (vorläufige Kallusbildung).

Kallose ist ein wasserunlösliches, aus β-D-Glucopyranose aufgebautes Polysaccharid, ein β-D-1,3-Glucan. Kallose ist auch bei anderen Zelltypen (Pollenschläuche, Wurzelhaare, Epidermis- u. Parenchymzellen) meist als Wandauflagerung nachgewiesen worden. Sie entsteht auch als Folge- oder Nebenprodukt bei Stoffwechselstörungen (Verletzungen, Ernährungs- oder Umwelteinflüsse bzw. Parasitenbefall).

Der sog. Kallosetest eignet sich zum Nachweis von Blattrollvirusinfektionen bei der Kartoffel. Bei derartigen Infektionen wird in den Siebröhren von Kartoffelknollen die Kallosebildung verstärkt, die u. a. mit Resorcinblau nachweisbar ist.

Vollentwickelte **Siebröhren** haben einen Durchmesser von 20—40 µm (max. bis 100 µm) und eine Länge von 100—500 µm. Der Protoplast der Siebröhrenglieder unterscheidet sich von dem einer gewöhnlichen Parenchymzelle durch die **Kernlosigkeit** des adulten und funktionstüchtigen Protoplasten (Abb. 83A), der trotz des verlorengegangenen Zellkerns Lebensfunktionen aufweist. Der Verlust des Zellkerns tritt erst während der Entwicklung der Siebröhre ein. Außerdem fehlen der Tonoplast und die Vakuolen; das Endomembransystem ist weitgehend reduziert, es existiert ein wandständiges Endoplasmatisches Retikulum.

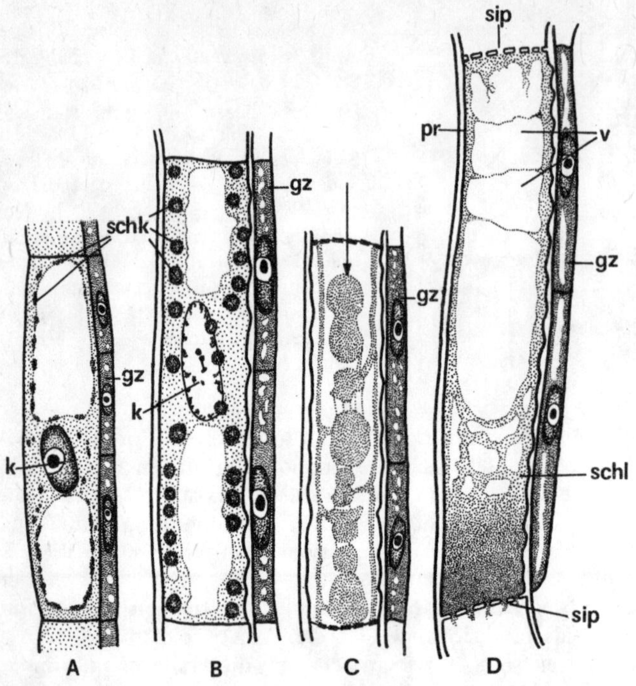

Abb. 85. *Cucurbita pepo*. A—D: Herausdifferenzierung eines Siebröhrengliedes. A: Junges Siebröhrenglied mit den benachbarten Geleitzellen (*gz*), einem Nukleus (*k*) und den sich bildenden Schleimkörpern (*schk*). B: Die Schleimkörper (*schk*) haben ihre maximale Größe erreicht, der stark vakuolisierte Zellkern (*k*) degeneriert, die Zellwände verdicken sich. C: Der Zellkern ist verschwunden und die Schleimkörper (↓) fließen zu einer amorphen Masse zusammen. D: Siebröhrenglied, dessen Protoplast (*pr*) mit denen der oberen und unteren benachbarten Siebröhrenglieder durch die Siebporen verbunden wurde. *schl* Schleim, *v* Vakuolen, *sip* Siebplatten. Nach ESAU 1953, verändert

Für die Siebröhrenprotoplasten der Dikotyledonen und der meisten Monokotyledonen (außer *Lemna* und alle Poaceae) ist die Herausdifferenzierung sog. **Schleimkörper** (Schleimtropfen) charakteristisch. Diese proteinreichen, kugeligen, spindelförmigen oder unregelmäßig gestalteten Gebilde, die entweder in Mehrzahl (z. B. *Cucurbita pepo*) oder in Einzahl (z. B. *Vicia faba*) vorkommen, können später einen amorphen Siebröhrenschleim bilden (Abb. 85). Sie werden in den jungen, noch kernhaltigen Siebelementen als **P(hloem)-Proteine** synthetisiert und haben sehr verschiedene Formen, z. B. Tubuli, Fäden oder sind amorph. Der P-Protein-Tubulus besteht aus einer zweifädigen Superhelix mit 6—9 nm weiten Fäden. Die basisch oder sauren P-Proteine (Molekulargewicht 15000 bis 150000) sind artspezifisch lysin-, leucin-, glycin-, glutaminsäure- oder asparaginsäurereich. Sie enthalten weder Actin noch Tubulin. Die vorhandenen Lectine sind vermutlich verantwortlich für die Verankerung an der Zellwand. Der beschriebene Aufbau der P-Proteine schließt eine aktive Beteiligung am Transportprozeß und an der Kallosebildung aus. Die in den Siebzellen nachgewiesenen Proteinstränge (Bündel von Proteingefäßen) sind das Ergebnis von Störungen, oder sie entstehen infolge der Strömungen während des natürlichen Transportvorganges. Die Eigenheiten des adulten Siebröhrenprotoplasten hängen zweifellos mit der physiologischen Spezialisierung dieser Zellen zusammen. Dieser Bau ist für den Assimilattransport sehr geeignet (4.4.1.).

Die Siebelemente der meisten Tracheophyten besitzen primäre Zellwände, die aus Cellulose bestehen. Nur bei den Abietineae sind sekundäre, unverholzte Wände beschrieben worden. In der Regel erscheinen die Wände völlig homogen, so daß die Mittellamelle nicht sichtbar ist. Andererseits kann die Zellwand auch in eine dünnere, der Mittellamelle benachbarten Lage und in eine dickere Schicht, die auf der Seite des Zellumens liegt, gegliedert sein. Letztere ist gegen das Zellumen unregelmäßig abgegrenzt und erscheint an Frischschnitten stark glänzend (hydratisiert). Sie wird daher perlmutterartige Wandschicht (franz. Nacrewand) genannt.

Die Siebröhrenglieder der Angiospermen sind in der Regel mit einer oder mehreren hochspezialisierten Parenchymzellen verbunden, die man als **Geleitzellen** (Abb. 83 A—C, *gz*) bezeichnet. Sie entstehen durch inäquale Teilungen gemeinsam mit dem Siebröhrenglied aus einer Mutterzelle. Die Siebröhren der Gymnospermen und Gefäßkryptogamen besitzen keine Geleitzellen. Bei den Gymnospermen lassen manche Phloemparenchym- und Markstrahlzellen enge Beziehungen zu den Siebzellen erkennen, obwohl ontogenetische Zusammenhänge nicht bestehen. Ihr Zytoplasma ist reich an Proteinen **(Eiweißzellen).** Es besitzt viele Ribosomen und Mitochondrien. Die Vakuolen sind klein, die Zellkerne verlängert, die Plastiden stärkefrei. Das Plasmalemma der Geleitzellen und der Siebzellen zeichnet sich durch eine hohe ATPase-Aktivität aus. Sie soll durch die hohe Respiration der Geleitzellen gestützt werden, da in reifen Siebröhrenzellen nur wenige Mitochondrien vorhanden sind. Die Zellwände zwischen den Siebzellen und Eiweißzellen besitzen Tüpfelfelder. Da die funktionsuntüchtig gewordenen Siebzellen gemeinsam mit den Eiweißzellen zugrunde gehen, können auch physiologische Beziehungen zwischen ihnen angenommen werden (4.4.).

Im Gegensatz zu den Siebröhrenzellen bleibt bei den Geleitzellen der Kern erhalten, das Plasma dicht und vakuolenfrei. An den gemeinsamen verdickten Längswänden zwischen beiden Zellelementen treten zahlreiche Siebfeldporen auf, die erkennen lassen, daß beide Elemente physiologisch eine Einheit bilden. Bei stärkerem Längenwachstum der Siebröhrenglieder teilen sich die Geleitzellen oft quer auf (Abb. 83 A u. B; Abb. 65). Die Entwicklung der Geleitzellen beginnt mit einer inäqualen Zellteilung, wobei verschieden große Tochterzellen entstehen. Die Differenzierung setzt mit dem Längenwachstum beider Zellen ein. Beide Zellkerne vergrößern sich, und es tritt ein deutlicher Unterschied in der Plasmadichte auf. Der Kern des Siebelements löst sich langsam auf (Chromatolyse), während der Kern der Geleitzelle hyperchromatisch wird und einen vergrößerten Nukleolus

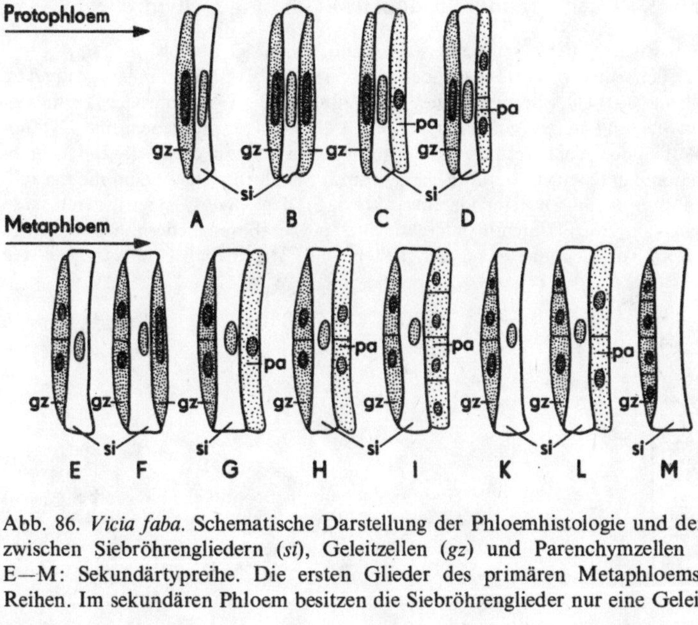

Abb. 86. *Vicia faba.* Schematische Darstellung der Phloemhistologie und der Kombinationsmöglichkeiten zwischen Siebröhrengliedern (*si*), Geleitzellen (*gz*) und Parenchymzellen (*pa*). A—D: Primärtypreihe, E—M: Sekundärtypreihe. Die ersten Glieder des primären Metaphloems vermitteln zwischen beiden Reihen. Im sekundären Phloem besitzen die Siebröhrenglieder nur eine Geleitzelle. Nach Resch 1954.

besitzt. An den Querwänden der Siebröhrenglieder bilden sich die Siebporen aus. An der gemeinsamen Längswand zwischen beiden Zellelementen treten zahlreiche Siebfeldporen auf, die der gegenüberliegenden Wand der Geleitzelle fehlen.

Strasburgerzellen kommen nur bei **Koniferen** vor. Diese Zellen zeichnen sich durch Vergrößerung der Zellwand- und Plasmaoberfläche aus (Faltungen, Auswüchse). Sie sind vermutlich strukturelle und funktionelle Äquivalente der Geleitzellen.

Die Phloemhistologie zeigt verschiedene Kombinationsmöglichkeiten zwischen den Siebröhrengliedern und den Geleitzellen (Abb. 86). So teilt sich z. B. bei *Vicia faba* die Geleitzellenprimane einmal quer (äquale Teilung), so daß eine Zweier-Geleitzelle entsteht (Abb. 86E, G—J, *gz*). Bei manchen Siebröhrengliedern können an beiden Seiten Geleitzellen ausgebildet werden, und zwar entweder mit zwei Einer-Geleitzellen (B) oder mit einer Zweier-Geleitzelle und einer Einer-Geleitzelle (F). Einer-Geleitzellen findet man im Protophloem (A—D) und bei den ersten Gliedern des Metaphloems. In der Übergangszone zwischen primärem und sekundärem Phloem sind beide Typen in etwa gleicher Anzahl vorhanden. Das sekundäre Phloem (4.9.6.) zeichnet sich durch Zweier-, Dreier- und Vierer-Geleitzellen aus (H—L). Außerdem gibt es primäre und sekundäre Phloemzellen, die in den ersten Entwicklungsstadien enge morphologische Beziehungen zu den Siebröhrengliedern haben, jedoch auf Grund ihres Baues als Parenchymzellen zu werten sind (Abb. 86C—D, G—J u. K, *pa*). Sie können ungeteilt oder gegliedert sein und leiten sich von Kambiuminitialen oder Phloemmutterzellen ab.

Beim primären Phloem kann man zwischen **Proto-** und **Metaphloem** (Abb. 86) unterscheiden. Die Elemente des Protophloems differenzieren sich bereits vor der Organverlängerung. Ein Protophloem bildet sich in der Sproßachse, in den Blättern und in der Wurzel der Angiospermen. Die Funktionsdauer der Phloemelemente ist kurz, da bereits während der Organverlängerung die Siebröhren obliterieren und bei vielen Dikotyledonen die restlichen Zellen in Phloemfasern umgewandelt werden. Die Zellen des Metaphloems differenzieren sich erst nach der Organverlängerung heraus und sind auch länger funktionsfähig. Siebröhrenglieder sind länger und weiter als die des Protophloems. Das Metaphloem der Gefäßkryptogamen und der meisten Monokotyledonen, die keine sekundäre Verdickung durchlaufen, bleibt zeitlebens funktionstüchtig. Krautige Dikotyledonen und Holzgewächse mit einem sekundären Dickenwachstum (4.9.1.) entwickeln ein sekundäres Phloem. Das Metaphloem geht dann zugrunde und die Siebröhren obliterieren. Während sich bei den meisten Dikotyledonen das Metaphloem aus Siebröhren, Geleit- und Phloemparenchymzellen zusammensetzt, fehlen bei den Monokotyledonen oft die Parenchymzellen.

Obgleich die Siebelemente an fossilem Material schlecht erhalten sind, lassen sich doch gewisse phylogenetische Rückschlüsse ziehen. Bei den Rhyniaceen (1.5.) findet man an Stelle des Phloems langgestreckte, dünnwandige Zellen, die noch keine Siebfelder besitzen. Diese Elemente waren offenbar mit der Assimilateleitung betraut. Als nächste Entwicklungsstufe können die Siebzellen der Gefäßkryptogamen und Gymnospermen angesehen werden. Außer den Veränderungen des Protoplasten sind in den Zellwänden Siebfelder entwickelt, die aus primären Tüpfelfeldern hervorgegangen sind. Durch ihre Poren sind die benachbarten Protoplasten durch Verbindungsstränge miteinander im Kontakt. Bei den Angiospermen differenzieren sich Siebröhren heraus, die aus einzelnen hintereinandergeschalteten Siebröhrengliedern bestehen und die, phylogenetisch gesehen, wohl von den Siebzellen herzuleiten sind. Die Siebabschnitte zeigen eine

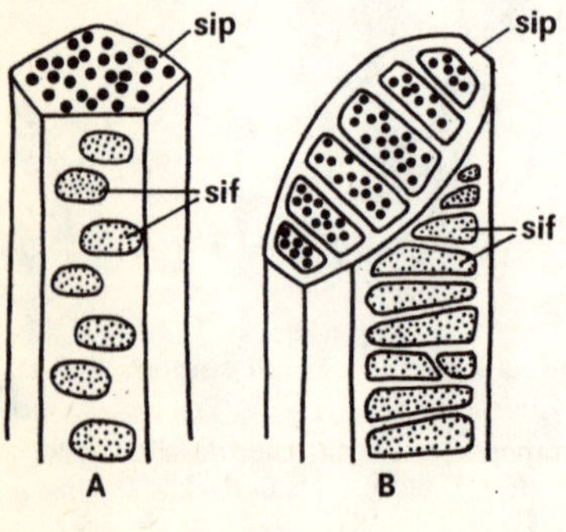

Abb. 87. Teilansichten von Siebröhrengliedern (schematisch) mit einfacher (A) horizontal ausgerichteter Siebplatte (*sip*) und B mit einer zusammengesetzten schräggelagerten Siebplatte (*sip*). In beiden Fällen sind auch an den Seitenwänden Siebfelder (*sif*) entwickelt. Nach ESAU und CHEADLE 1959.

zunehmende Differenzierung, da in den ersten Evolutionsstadien alle Siebfelder eines Siebröhrengliedes gleich gebaut sind. Später besitzen die Siebfelder der End- und Seitenwände einen unterschiedlichen Differenzierungsgrad. An den Endwänden entwickeln sich Siebplatten, die aus mehreren oder einem Siebfeld bestehen (Abb. 87). Diese Siebfelder haben weite Poren und stärker entwickelte Kallosezylinder, und die schwer zerreißbaren Verbindungsstränge erreichen eine beträchtliche Dicke. Die Seitenwände dagegen zeigen weniger spezialisierte Siebfelder. Im Laufe der Evolution sind aus den gestreckten, lang zugespitzten Siebröhrengliedern mit einer langen, schrägen Endwand Siebröhrenglieder mit immer weniger schrägen Endwänden entwickelt worden. Schließlich nehmen die Endwände eine horizontale Lage ein (Abb. 87). Auch die Länge der Siebröhrenglieder hat im Laufe der Evolution abgenommen. Gleichzeitig entwickelte sich aus der zusammengesetzten Siebplatte eine einfache Siebplatte. Der Besitz der Geleitzellen bei den Angiospermen kann als phylogenetischer Fortschritt gedeutet werden. Mögliche Vorstufen sind die Eiweißzellen der Gymnospermen.

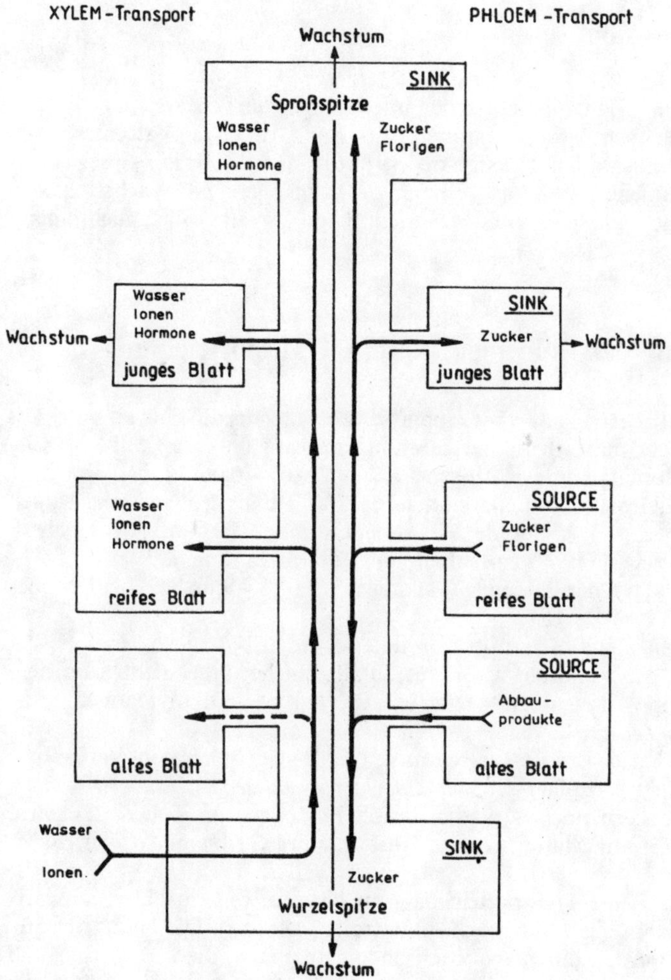

Abb. 88. Stark vereinfachte Übersicht zum Xylem- und Phloemtransport. Der Xylemtransport ist stets akropetal. Im reproduktiven Stadium geht der Hauptteil des Phloemtransportes in die sich entwickelnden Früchte. Nach Street und Öpik 1984.

4.4. Die Sproßachse als Organ des Stofftransportes

Die Transportvorgänge in der Pflanze vollziehen sich auf drei Ebenen, als **Kurzstreckentransport** in den Zellen, als **Mittelstreckentransport** zwischen den Zellen und als **Langstreckentransport** zwischen den Organen. Als Verbindungsglied zwischen Wurzel und Blatt ist die Sproßachse das Organ des Langstreckentransportes (Abb. 88). Transportiert werden Wasser und mineralische Nährstoffe (vorwiegend im Xylem) von der Wurzel zum Blatt sowie organische Nährstoffe, Hormone und Cofaktoren (Phloem) vom Blatt in die Sproßspitze und in die Wurzel. Bedeutsam für den **Quertransport** innerhalb der Sproßachse sind die Markstrahlen, die aus relativ unspezialisierten Zellen bestehen. Auch der Mittelstreckentransport zu den Stranggeweben hin und aus ihnen heraus vollzieht sich vorwiegend in Zellen unspezialisierter Gewebe.

4.4.1. Assimilattransport

Der Assimilattransport in der Pflanze ist einer der interessantesten Prozesse, sowohl aus der Sicht der Grundlagen- als auch der angewandten Forschung. Im ersten Fall interessiert der Mechanismus und das Zusammenwirken von Struktur und Funktion, im zweiten Fall geht es um die Zusammenhänge von Kohlenhydrattransport und Wachstum von Nutzpflanzen sowie um die Beweglichkeit von Pestiziden. Beide Aspekte sollen nachfolgend berücksichtigt werden.

4.4.2. Zusammensetzung des Phloemsaftes und Transportrichtung

Im Gegensatz zum Xylemsaft besteht die **Trockenmasse** des Phloemsaftes bis zu 90% aus **Zucker** (2—25%ige wäßrige Lösungen). **Aminosäuren** machen nur 0,2—12% aus, in Ausnahmen bis zu 50%. Das dominierende Kation ist $\mathbf{K^+}$ mit 0,03—0,06 M, es kann aber auch 0,5 M erreichen. Reguläre Bestandteile sind ferner ATP und Protein. In geringen Mengen kommen organische Säuren, Alkaloide, Vitamine, Hormone, Hemmstoffe, Nucleinsäuren, Viren und künstlich zugesetzte Chemikalien vor (Tab. 8).

Im Gegensatz zum Xylemsaft ist der Phloemsaft alkalisch (pH 7,5—8,6). Sein osmotisches Potential beträgt Ψ_π —0,6 bis —3,4 MPa.

Bezüglich der **Zucker** lassen sich drei Haupttypen unterscheiden.

a) Hauptzucker **Saccharose.** Am weitesten verbreitet; in allen bisher untersuchten Farnen, Gymnospermen und Monokotyledonen nachgewiesen. Bei den Dikotyledonen z. B. in allen untersuchten *Fabaceae*.

b) **Saccharose** und **Oligosaccharide** der Raffinosefamilie (Raffinose, Stachyose, Verbascose u. a.). Ebenfalls noch häufig verbreitet; z. B. in *Corylaceae*, *Tiliaceae*, *Ulmaceae* u. a.

c) Außer den genannten Zuckern noch zusätzlich größere Mengen an **Zuckeralkoholen.** Beispiele sind die *Oleaceae* mit Mannit, einige Rosaceae mit Sorbit und *Celastraceae* mit Dulcit.

Im Gegensatz zum Xylem ist die **Transportrichtung** im Phloem weit variabler, aufwärts und abwärts gerichtet und unter enger Stoffwechselkontrolle (Abb. 88). Die Hauptrichtungen des Verteilungsmusters werden durch die wachsenden Regionen, die generativen und die Speicherorgane der Pflanzen bestimmt (Sink-Regionen). Eine zu starke Vereinfachung des **Source-Sink-Systems** ist unangebracht, denn niemals werden z. B. Nährstoffe in reife Blätter transportiert, auch bei starker Beschattung nicht. Unter diesen Bedingungen verhungern sie.

Tabelle 8. Zusammensetzung des Phloemexsudates von *Ricinus communis*

	$mg \cdot ml^{-1}$
Trockenmasse	100—125
Saccharose	80—106
Reduzierende Zucker	fehlen
Protein	1,45—2,2
Glutaminsäure	5,2
Ketosäuren	2,0—3,2
Phosphate	0,35—5,5
Sulfate	0,024—0,048
Chloride	0,355—0,675
Nitrat	fehlt
Bicarbonat	0,010
Kalium	2,3—4,4
Natrium	0,046—0,276
Calcium	0,020—0,092
Magnesium	0,109—0,122
Ammonium	0,029
Auxin	$10{,}5 \cdot 10^{-6}$
Gibberelline	$2{,}3 \cdot 10^{-6}$
Cytokinine	$10{,}8 \cdot 10^{-6}$
ATP	0,24—0,36

Junge vegetative Pflanzen transportieren die Assimilate vorwiegend zu den wachsenden Wurzeln, zur Sproßspitze und zu sich entwickelnden Blättern. In älteren Pflanzen versorgen die älteren Blätter die Wurzeln, die jüngeren den wachsenden Sproß. Im reproduktiven Stadium ist der Transport fast ausschließlich zu den Blüten, Samen und Früchten gerichtet. Hierin eingeschlossen ist auch der Transport mineralischer Nährstoffe aus den Blättern. Eine vergleichende Übersicht zum **Xylem- und Phloemtransport** im Verlauf der **Blattontogenese** vermittelt Abbildung 89.

Die Ursache der **Attraktion** liegt vermutlich im wesentlich höheren **Auxingehalt** der wachsenden Pflanzenteile und in seinem Fehlen in älteren Teilen. Unklar ist, ob Auxin die Verlagerung direkt beeinflußt oder die Förderung indirekt über die gesteigerte Stoffwechselaktivität im Sink zustande kommt. Bei der Beurteilung der Verhältnisse am Sink sind aber zusätzlich eine Reihe von Eigenschaften zu berücksichtigen:

— Unterschiedliche halbmaximale Aufnahmeraten für Saccharose (K_m 36 mM) und Hexosen (K_m 0,9 mM) der Phloemzellen. Dabei können noch gewebespezifische Unterschiede auftreten.

— Für Syntheseprozesse wird vorwiegend frisch aufgenommener Zucker verwendet, da die in der Vakuole vorhandenen Zucker nicht so schnell mobilisiert werden können.

— Zuckerkonzentration im Free Space des Sinkgewebes.

Zusätzliche Veränderungen in der **Transportrichtung** ergeben sich z. B. durch **diurnale Schwankungen** (bei älteren Pflanzen Aufwärtstransport am Tage gefördert, nachts stärkerer Abwärtstransport), oder durch die **Vegetationsdauer:** mehrjährige Pflanzen transportieren im Frühjahr ähnlich wie Samen bevorzugt aus den Speicherorganen in die Sproßspitzen.

Da die Pflanze von einem kontinuierlichen Netzwerk von Siebröhren durchzogen wird, gelangen, über längere Perioden betrachtet, an einer Stelle injizierte markierte organische Substanzen in alle Teile der Pflanzen. Verletzte Gefäße werden schnell mittels Brückensträngen umgangen, ohne daß die angrenzenden Gewebe mit Saccharose überflutet werden.

Kurzzeituntersuchungen des **Lateraltransportes** (^{14}C-Transport) belegen oft, daß Quertransporte von einem Phloemgefäßstrang zum anderen in Sprossen und Wurzeln kaum vorkommen. Blätter transportieren ihre ^{14}C-Photosyntheseprodukte zu jungen Blättern, die direkt über ihnen stehen bzw. zu den Teilen des

Wurzelsystems, die direkt unter ihnen liegen. Dabei können in der Kurzzeitverteilung schon zwischen den Blatthälften Unterschiede auftreten. Das gilt auch für den Xylemtransport bei ausreichender Wasserversorgung. Umstellungen erfordern also ein gewisses Zeitminimum.

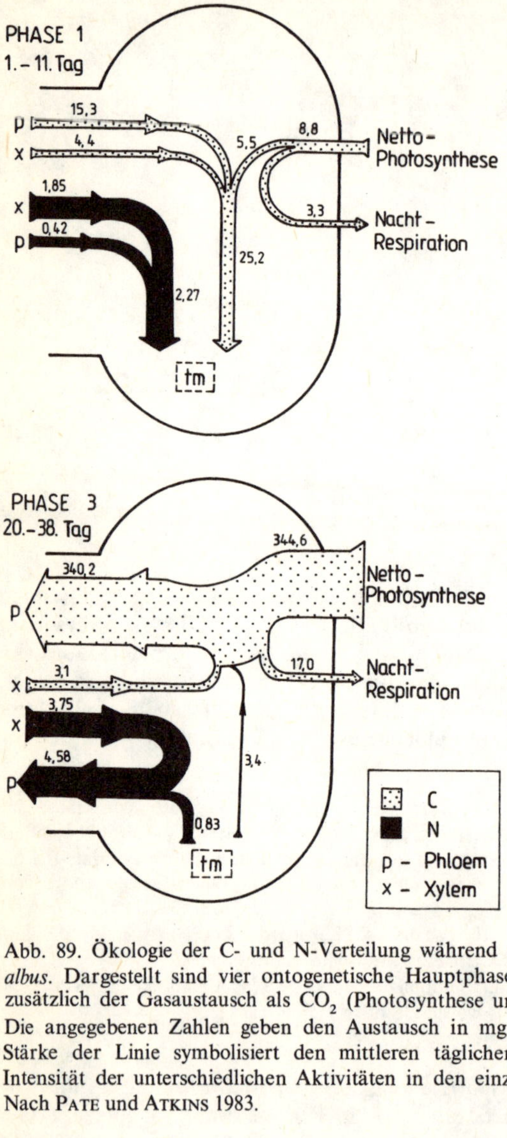

Abb. 89. Ökologie der C- und N-Verteilung während der Ontogenese des obersten Blattes von *Lupinus albus*. Dargestellt sind vier ontogenetische Hauptphasen. Neben dem Phloem- und Xylemtransport ist zusätzlich der Gasaustausch als CO_2 (Photosynthese und Respiration) dargestellt. *tm* Blatttrockenmasse. Die angegebenen Zahlen geben den Austausch in mg C bzw. mg N in der jeweiligen Phase an. Die Stärke der Linie symbolisiert den mittleren täglichen C- bzw. N-Flux. Dadurch kann die relative Intensität der unterschiedlichen Aktivitäten in den einzelnen Phasen der Ontogenese verglichen werden. Nach Pate und Atkins 1983.

Die **Wanderungsgeschwindigkeit** im Phloem liegt zwischen 20—100 cm · h^{-1}. Sie kann in Extremfällen bis 450 cm · h^{-1} betragen. Vielfach haben C_4-Pflanzen 2—3mal größere spezifische Massentransporte als C_3-Pflanzen. Das steht in Übereinstimmung mit der beobachteten höheren Assimilattransportgeschwindigkeit bei C_4-Pflanzen. Die transportierten Mengen sind beträchtlich, so transportiert bei *Cucurbita pepo* 1 cm^2 Siebröhrenfläche 1,7 g · h^{-1} Zucker. In Petiolen können bis zu 2 g · h^{-1} und in Fruchtstielen bis zu 20 g · h^{-1} transportiert werden. Eine Zusammenstellung von spezifischen Massentransporten pro Flächeneinheit des Gesamtphloems gibt Tabelle 9.

Tabelle 9. Transportraten des Massentransportes in Phloemgefäßen auf Trockenmassebasis. Nach HALL

Pflanzenorgan und Pflanzenart	Spezifischer Massentransport ($g\ TM \cdot cm^{-2} \cdot h^{-1}$) im Phloem
Stengel	
Solanum-Stolonenstiel	4,5—2,1
Dioscorea-Stolonenstiel	4,4
Kigelia-Fruchtstiel	2,6
Cucurbita-Fruchtstiel	3,3—4,8
Petiolen	
Phaseolus	0,56—0,7
Trapaeolum	0,7
Blatt-Flächen	
Lolium temulentum	4,4
Digitaria sanguinalis	4,7
Paspalum dilatatum	12,7
Cynodon dactylon	6,6
Chloris gayana	14,9

Auf Grund der hohen Transportraten erscheint eine Limitierung des Wachstums am Sink durch den Massenstrom unwahrscheinlich. Siebröhren enthalten außerdem weit höhere Saccharosekonzentrationen (800 mM) als für das Wachstum an dem Sinkgewebe erforderlich ist (gesättigt mit Saccharosekonzentrationen von 60—200 mM im Free Space).

Neben dem Assimilattransport gibt es einen beachtlichen **Ionentransport** im Phloem. Die Ionen gelangen über einen Lateraltransport aus dem Xylem in das Phloem. Vor allem **Phosphat** und **Kalium** werden in beträchtlichen Mengen zusammen mit Saccharose über das Phloem zu den verschiedenen Sinks gebracht. Andere Ionen, vornehmlich zweiwertige Kationen, gelangen kaum ins Phloem. Das gilt besonders für Ca^{2+}. Die Pflanze hängt somit bei der Versorgung mit diesen Elementen weitgehend vom Angebot im Boden ab, da Umverlagerungen nicht möglich sind. Schwefel und Magnesium nehmen eine Mittelstellung zwischen den genannten Extremen ein.

Im Phloemsystem transportiert werden auch **Pestizide** (Herbizide, Fungizide, Insektizide, synthetische Wachstumsregulatoren) und andere nicht pflanzeneigene Stoffe. Allerdings sind die meisten Pestizide unbeweglich oder werden vorwiegend im Xylem transportiert. Ein bedeutsames Forschungsfeld ist daher die Entwicklung von im Phloem freibeweglichen Pestiziden. Allgemein kann angenommen werden, daß jede Substanz, die in das Phloem eindringt und es nicht zerstört, auch transportiert und an den Sinks angereichert wird. Solche Substanzen könnten gezielt zur Bekämpfung von Krankheiten an den Sinks oder zur Vernichtung der wachsenden Teile eingesetzt werden. Damit würde ein sehr effektiver Einsatz der Herbizide möglich. Für das Herbizid 2,4-Dichlorphenoxyessigsäure wurde z. B. bei *Cirsium arvense* eine gute Beweglichkeit im Phloem und eine Gleichverteilung mit den Assimilaten nachgewiesen.
Vier Probleme sind vor allem zu lösen:

1. Erhöhung der Eindringfähigkeit ins Phloem. Nur ein relativ geringer Anteil der Pestizide gelangt wirklich ins Phloem. Dadurch müssen hohe Dosierungen verwendet werden. Zur Lösung dieser Aufgabe ist die Kenntnis über den Arbeitsmechanismus des Phloembeladungssystems eine wichtige Voraussetzung.

2. Die meisten Pestizide bewegen sich nur langsam im Phloem, zum Teil auch nicht weit genug. Auch für native Hormone wurden nie Transportgeschwindigkeiten über 2,0 $cm \cdot h^{-1}$ gemessen. Hinzu kommt, daß der aktive polare Transport mit zunehmender Gewebealterung abnimmt. Inzwischen sind Pestizide entwickelt worden, die sich sehr schnell im Phloem bewegen, wie z. B. Picloram und Glyforat. Sie werden erfolgreich zur Beseitigung von *Pteridium aquilinum*, *Elytrigia repens* und *Rumex* spec. eingesetzt.

3. Die eingesetzten Pestizide dürfen die Struktur und Funktion des Phloemsystems nicht sehr beeinträchtigen.

4. Vielfach werden die eingesetzten Substanzen auch im Xylem transportiert und vom Phloem ins

Xylem übertragen. Das kann für eine angestrebte Zirkulation in der Pflanze von Vorteil sein, andererseits aber auch zu unerwünschten Anreicherungen in der Blattspitze führen.

Die Untersuchungen zu dieser Problematik werden intensiv und weltweit betrieben, da eine akzeptable Lösung von großem praktischem Nutzen ist.

4.4.3. Mechanismus des Phloemtransportes

Während beim Xylemtransport der Massenstrom, getrieben durch die Transpiration oder den Wurzeldruck, generell akzeptiert wird (4.6.2.), ist das Problem des Stofftransportes im Phloem noch nicht geklärt. Die Fragestellung konzentriert sich auf die **Alternative Massenstrom oder unabhängige Beweglichkeit** der gelösten Substanzen im Phloemsaft. In unmittelbarem Zusammenhang damit steht die Frage nach der Antriebskraft für den Phloemtransport.

Die **funktionellen Leistungen** des Siebröhrensystems lassen sich in zehn Punkten zusammenfassen:

1. es ist ein lebendes System
2. es ist sehr empfindlich gegen Stoffwechselhemmstoffe
3. es ist energiebedürftig
4. es verwendet Saccharose als Energiequelle
5. es transportiert eine große Palette von Substanzen
6. der Transport ist schnell
7. es werden große Substanzmengen pro Zeiteinheit transportiert
8. es hat einen hohen Turgordruck (1—3 MPa)
9. es verfügt über einen Saccharosegradienten (z. B. bei Saubohnen im Stiel der Seitenblätter 10,5—12,5%, in den Wurzelsiebröhren 4,4—6,3%)
10. der Transport verläuft in beiden Richtungen.

Vor allem die Punkte 2, 3, 4 und 10 werden immer wieder diskutiert und in Frage gestellt. Nachfolgend wollen wir uns den Einzelprozessen des Assimilattransportes zuwenden.

4.4.3.1. Transport der Lösungen zu den Siebröhren

Als gesichert gilt, daß die Zufuhr der gelösten Substanzen über den **apoplastischen Weg** erfolgt (Abb. 90). Hauptstützen dafür sind die zwei- bis dreimal höheren Saccharosekonzentrationen der Lösungen in den Siebröhren als in den Mesophyllzellen. Das schließt einen „Bergauftransport" durch offene, wassergefüllte Poren, wie z. B. Plasmodesmata, aus. Außerdem ist der **Geleitzellen-Siebröhrenkomplex** strukturell vom Symplasten des Mesophylls getrennt (geringe Plasmodesmatazahl), während die Mesophyllzellen mit den Bündelscheidenzellen über eine Vielzahl von Plasmodesmata verbunden sind. Neuere Befunde über hohe Saccharoseexkretionsraten von isolierten Mesophyllzellen in den Apoplasten sind eine zusätzliche Stütze.

Auf Grund des apoplastischen Weges muß die Phloembeladung über einen **aktiven transmembranen Aufnahmeprozeß** erfolgen. Unklar ist bisher, ob die Saccharose direkt in die Siebröhre oder über die Geleitzelle in die Siebröhre transportiert wird. Da das Siebröhrenplasmalemma über eine beträchtliche **ATPase-Aktivität** verfügt, liegt eine Spezialisierung als Transportorganell nahe. Das setzt eine enge Integration von transportkatalysierenden Proteinen und ATPasen voraus. Offen bleibt dabei, woher das erforderliche ATP stammt, da der Anteil der Mitochondrien in den Siebröhren zu gering ist. Die Aufgabe der **Geleitzellen** würde sich in diesem Fall auf die ATP-Lieferung sowie den Aufbau von Proteinen und Membranen für die Siebröhren beschränken. Den Siebröhren fehlen Zellkerne und Ribosomen.

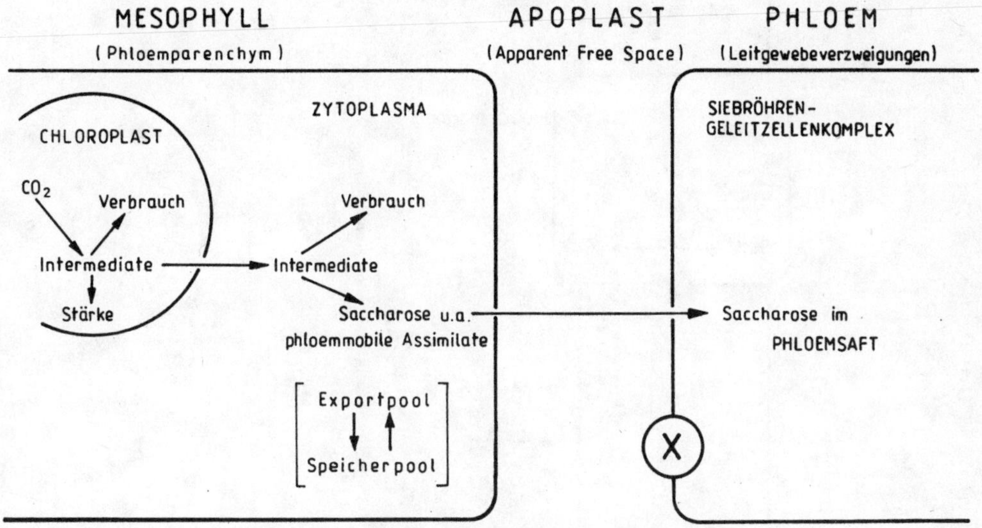

Abb. 90. Schematisches Modell zum Assimilattransport und zur Phloembeladung mit Saccharose. → stoffwechselkontrollierte Schritte des Assimilationstransportes. x Ausschnitt, der in Abbildung 91 detailliert dargestellt wird.

4.4.3.2. Aufnahme der Lösungen durch die Siebröhren

Die Vorstellungen über ein **Protonen-Symportsystem** basieren z. T. auf Detailstudien über Transmembranprozesse bei Tieren. Ein in der Zellmembran lokalisiertes, sehr hydrophobes katalysierendes **Protein** (Molekulargewicht 40000—50000) soll über spezifische Bindungsorte für **Zucker und Protonen** in einer porenähnlichen Proteinstruktur verfügen. Durch die gleichzeitige Bindung des Zuckers und eines Protons kommt es zur **Konformationsänderung.** Sie ist vergleichbar dem Öffnen eines Tores, so daß Zucker und Proton Zutritt zum Zellinnern erlangen (Abb. 91). Ein starkes elektrisches Feld (Innenseite der Poren negativ), das sich über die Plasmamembran erstreckt, zieht das Proton unter Mitnahme des Zuckers in die Zelle hinein. Dort dissoziiert das Proton unter gleichzeitiger Förderung der Dissoziation des Zuckers. Nach diesen Vorstellungen würde die Zuckerakkumulation ihre energetische Basis im pH-Gradienten (Zytoplasma alkalischer als Apoplast) und im Membranpotential (innen negativ) haben. Beide entstehen durch die Protonenpumpaktivität einer im **Plasmalemma** gebundenen **ATPase** (7.7.2.1.). Da alle bisher bei Pflanzen bekannten Transportsysteme Protonen-Symportsysteme sind, besitzt die beschriebene Vorstellung einen hohen Wahrscheinlichkeitsgrad. Ähnlich soll auch die Aminosäurebeladung des Phloems erfolgen. Wichtig ist, daß die **Siebröhren** insofern spezialisiert sind, als sie **Saccharose** und nicht Hexosen transportieren. Demgegenüber sind Phloemparenchymzellen offenbar nicht in der Lage, Saccharose aufzunehmen. Sie hydrolysieren gewöhnlich die Saccharose durch eine **zellwandgebundene Invertase** und nehmen dann die Hexosemoleküle auf (Abb. 94). Bei der Aminosäureaufnahme gibt es keine Unterschiede.

Der hohe K^+-Gehalt der Siebröhren resultiert aus ihrem höheren Zytoplasmagehalt, verglichen mit normalen Pflanzenzellen, da ihnen Vakuolen fehlen. Der Protonensymport bedingt lediglich vorübergehend eine passive K^+-Bewegung zum Ladungsausgleich. Eine besondere Bedeutung des K^+ für Siebröhren gibt es nicht. Eine K^+-Düngung der Pflanze fördert den Kohlenhydrattransport nur über eine Langzeitwirkung auf die Differenzierung der kohlenhydratliefernden Blätter.

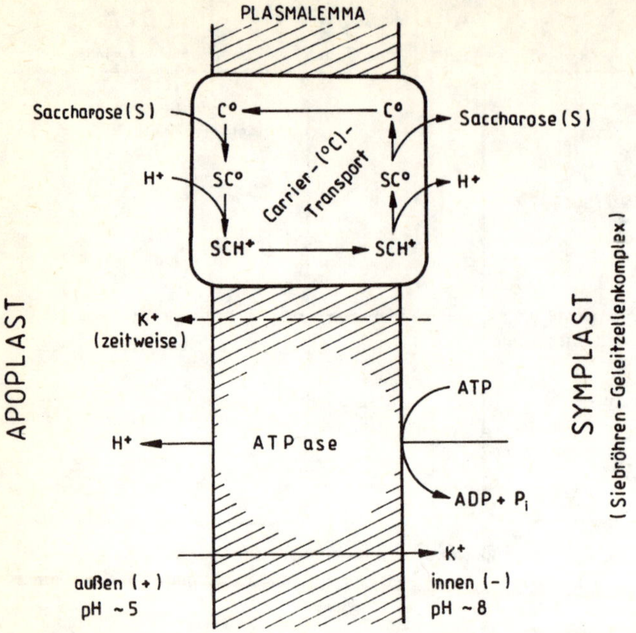

Abb. 91. Schematisches Modell zur Phloembeladung mit Saccharose. C^0 ungeladener Saccharosecarrier. S Saccharose. S und H^+ sind Kosubstrate für C^0. SCH^+ geladener Dreikomponentenkomplex. SCH^+ wird durch das negative Ionenpotential des Plasmalemmas von der Apoplastenseite auf die Symplastenseite des Plasmalemmas transportiert. Die Substrate S und H^+ dissoziieren hier in die Zelle, der ungeladene Carrier C^0 kehrt zur Apoplastenseite des Plasmalemmas zurück. Treibende Kraft ist der elektrochemische Potentialgradient zwischen Außen- und Innenseite des Plasmalemmas. Aufbau des Potentialgradienten unter ATP-Verbrauch durch eine aktive, vektorielle protonentransportierende ATPase. Zeitweiser K^+-Efflux in Verbindung mit dem Protoneninflux während der elektrogenen Saccharoseaufnahme. Die Nettoakkumulation von K^+ im Phloem kann über einen ähnlichen Mechanismus oder über eine H^+/K^+-Austausch-ATPase erfolgen.

4.4.3.3. Langstreckentransport der aufgenommenen Lösungen

Die aktive Saccharoseaufnahme hat einen konstanten osmotischen Wasserstrom in die Siebröhren zur Folge. Das führt zum Anstieg ihres **Turgors.** Es entsteht der schon von MÜNCH (1930) postulierte **Massenstrom** (Abb. 92). Die treibende Kraft des Massenstromes ist die Differenz zwischen dem osmotischen Potential der Siebröhren und dem Wasserpotential des Apoplasten. Durch osmotische Wasseraufnahme an jeder Stelle des Leitsystems findet eine Verdünnung der Lösung und damit eine Ausdehnung in den Siebröhren statt. Bei dieser Ausdehnung werden die Assimilate und ungelösten Partikeln in der Siebröhre in einem Massenstrom passiv mitgeschleppt. Die Transportbahn für die Assimilate beginnt dort, wo außerhalb des Chloroplasten Saccharose synthetisiert wird. Sie endet, wo (außerhalb der Amyloplasten) die entstandene Saccharose metabolisiert wird. Dieser Massenfluß bedarf offener Kanäle. Je weiter diese sind, umso besser. Bei offenen Siebröhren mit einem Siebröhrendurchmesser von 10—5 µm, mit Siebplatten im Abstand von 150—1000 µm von 0,5—2 µm Dicke und Siebporen von 2—6 µm Durchmesser (feinere <1 µm) reicht für den Transport ein Druck von 0,06—0,10 MPa · m^{-1} aus. Gemessen wurden 0,02—0,55 MPa · m^{-1}. Da für mit Zytoplasma gefüllte Siebporen 28 MPa · m^{-1} erforderlich wären, ist ein **turgorgetriebener Transport** nur bei mehr oder minder offenen Siebporen möglich. Alle neueren Befunde sprechen dafür. Dem P-Protein kommt im Gegen-

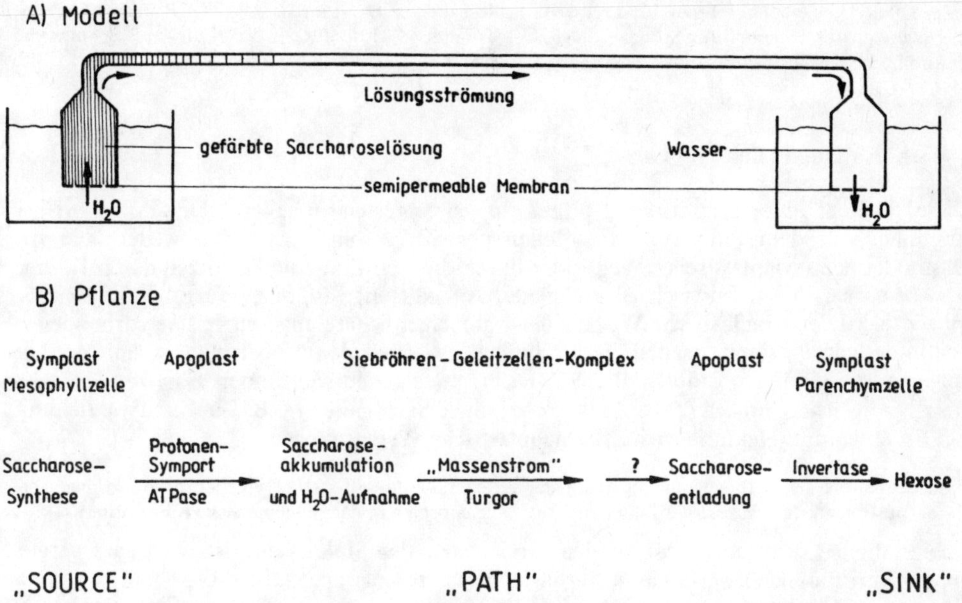

Abb. 92. Druckstrommodell des Phloemtransportes nach MÜNCH. A: Modellversuch nach MÜNCH (1930). B: Analoge Vorgänge beim Phloemtransport. Angegeben sind die beteiligten Zellkomplexe und Prozesse (Source = Quelle, Path = Weg, Sink = Verbrauch).

satz zu früheren Annahmen keine Bedeutung für den eigentlichen Transport zu. Es spielt offenbar eine Rolle beim Wundverschluß und bei der Stimulierung der Kallosebildung in den Siebporen.

Untersuchungen am Mais haben gezeigt, daß Saccharose sowohl vor als auch zurück transportiert werden kann. Die Richtung ist abhängig vom Saccharosebedarf (**Sink)** in den verschiedenen Regionen. Er wird u. a. reguliert durch Licht, das CO_2-Angebot, den Verbrauch. Offenbar sind auch in einem Bündel verschiedener Siebröhren verschiedene Transportrichtungen als Massenströmung möglich, abhängig wiederum von den örtlichen Beladungs- und Entladungsaktivitäten der Siebröhren. Selbst in einer Siebröhre können zwei entgegengesetzte Transportrichtungen vorliegen.

Wesentlich für die einwandfreie Funktion des Transportes ist die Anordnung des **Endoplasmatischen Retikulums.** Es liegt in den Siebröhren als dicht gepacktes, gewundenes Membrangewebe entlang dem Plasmalemma. Dadurch werden die Mitochondrien verankert und das Strömen essentieller Reagentien für die Plasmafunktion verringert.

Neben dem Massenstrom existieren eine Reihe **alternativer Hypothesen** zur Erklärung des **Phloemtransportes,** z. B. über eine Spreizung entlang innerer Oberfläche wie den P-Proteinen; Protoplasmaströmung und Strömung in transzellulären Strängen; pumpende Tubuli und peitschende Filamente; Elektroosmose. Sie alle sind weit weniger widerspruchsfrei als die Massenstromhypothese und in keinem Fall experimentell eindeutig gestützt, so daß sie hier nicht im Detail dargestellt werden sollen.

Eingeschränkt wird der Massenstrom durch **Kallosebildung.** Dadurch kann der Porendurchmesser auf <0,1 μm eingeengt werden. Die Kallosebildung vollzieht sich bei Verletzung des Phloems innerhalb von Sekunden. Die Menge der gebildeten Kallose ist durch die Pflanze regulierbar. Ihre Entstehung ist als Schutzmechanismus aufzufassen. Dieser Mechanismus versagt zeitweise, wenn wiederholte Verletzungen im gleichen Bereich auftreten. Das wird praktisch genutzt, z. B. beim Anzapfen von Zuckerpalmen.

In perennierenden Pflanzen sterben die Siebröhren und die Geleitzellen am Ende der Vegetationsperiode ab, nur die Phloemparenchym- und die -faserzellen leben länger. Bei Monokotyledonen, wie Palmen, denen ein sekundäres Dickenwachstum fehlt, sind die Phloeme 6—7 Jahre aktiv. Ähnlich verhalten sich auch einige Dikotyledonen (*Tilia*, *Vitis*). Eine zeitweise Kalloseablagerung ist im Winter (z. B. bei der Weinrebe), aber auch nur für Tage und für Stunden möglich. Das unterstreicht die Rolle der Kallose als Schutz- und Kontrollmechanismus beim Langstreckentransport.

4.4.3.4. Entladung des Phloems

Dieser Teil der Phloemfunktion ist bisher am schlechtesten aufgeklärt. Der Transport der Assimilate aus dem Phloem in die Zellen des Sinkgewebes erfolgt entweder über die Plasmodesmen **(symplastischer Weg)** oder durch die Zellwände und interzellulären Räume **(apoplastischer Weg).** Für sich **entwickelnde Organe** (junge Blätter, Wurzel- und Stengelspitzen) wird der **symplastische Weg** als der wahrscheinlichere angesehen. Die vorhandenen kontinuierlichen symplastischen Verbindungen zwischen den Siebelementen und den sie umgebenden Geweben stützen diese Ansicht. In sich entwickelnden **Samen**, Getreidekörnern, **Speichergeweben** (z. B. Zuckerrohr), Speicherorganen (z. B. Zuckerrübe), fleischigen Früchten und Nektarien wird der **apoplastische Weg** gegangen.

Im Leitgewebe selbst findet nur ein minimaler radiärer Austausch statt. Durch Diffusion in den Apoplasten austretende Saccharose wird über effektive Mechanismen in das Phloem zurücktransportiert.

Die Abgabe der Saccharose in den Apoplasten der Sinkgewebe ist eher ein energieabhängiger, möglicherweise **carriervermittelter Prozeß** als eine Diffusion, trotz des Konzentrationsgradienten zwischen dem Siebröhrensymplasten und dem Sinkapoplasten. Saccharose wird mittels eines **Saccharose-Protonen-Komplexes** (Abgabemechanismen unklar) in den Free Space (Abb. 93) des Apoplasten transportiert. Die dafür erforderliche Stoffwechselenergie wird durch ein ATP/ATPase-System bereitgestellt. Die Phloementladung ist somit vom verfügbaren ATP abhängig (Abb. 94)!

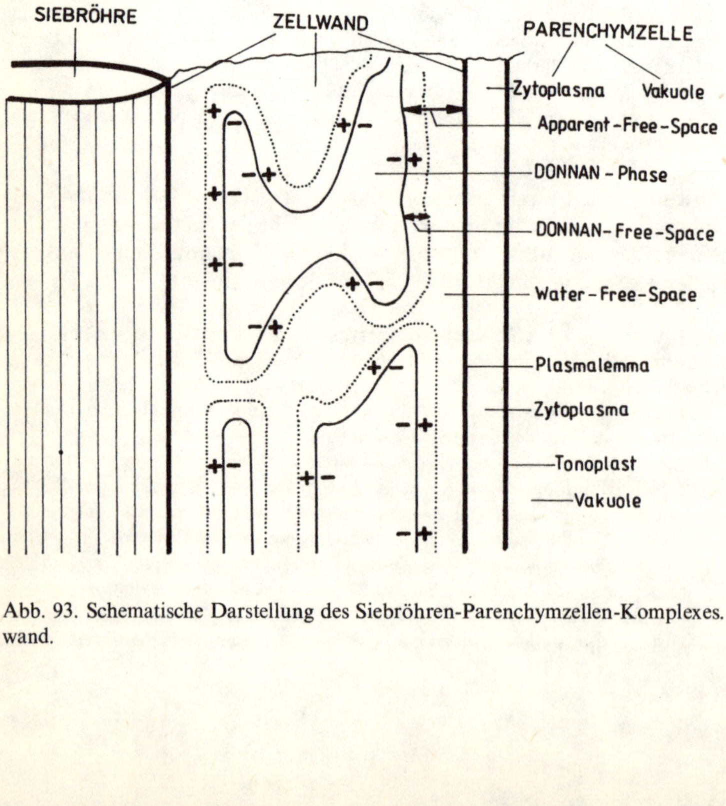

Abb. 93. Schematische Darstellung des Siebröhren-Parenchymzellen-Komplexes. Reaktionsräume der Zellwand.

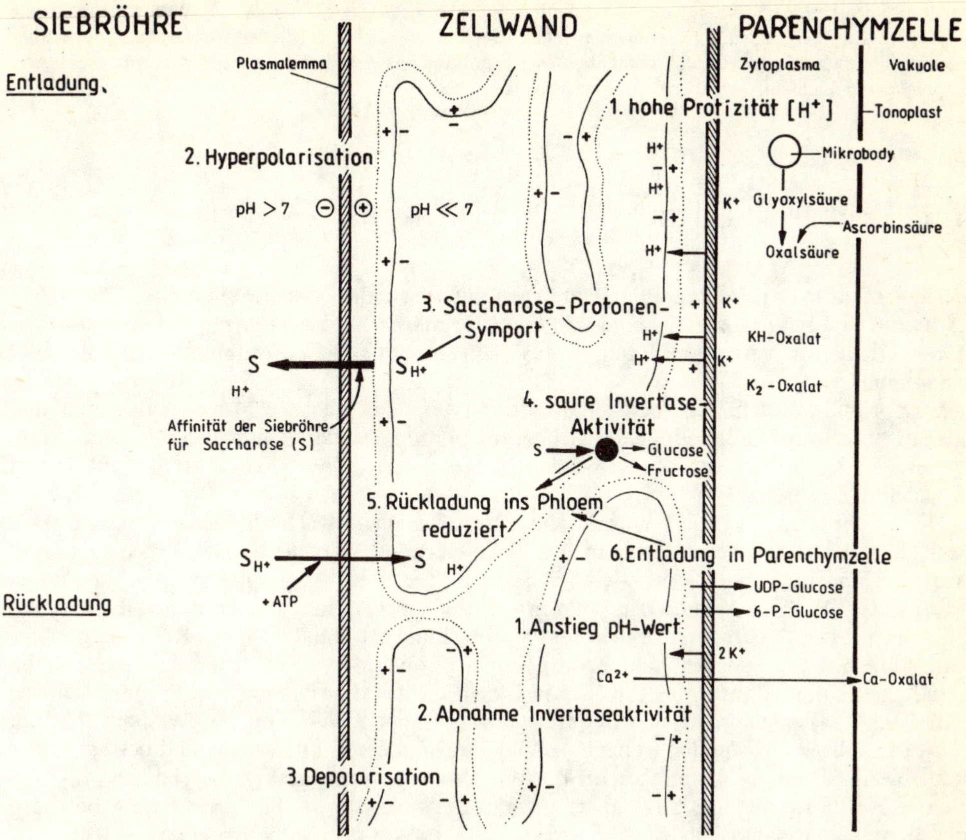

Abb. 94. Phloementladung in wachsenden Pflanzenregionen von *Zea mays* (Sinks). **Entladung:** In der Zellwand können Wasser und Ionen gebunden (Donnan Free Space) oder frei (Water Free Space) auftreten. Durch Dissoziation organischer Säuren (Oxalat, Tartrat) kann die Acidität im Free Space erhöht werden. Die dann auftretende Hyperpolarisierung fördert den Saccharose-Protonen-Symport in die Siebröhre. Die höhere Acidität im Free Space aktiviert aber auch die Free Space-Invertase. Diese spaltet die Saccharose in Glucose und Fructose und hemmt dadurch die Rückladung der Saccharose ins Phloem. Hexosen können vom Phloem nicht aufgenommen werden. Damit stehen die Hexosen nach rascher Phosphorylierung den wachsenden Zellen zur Verfügung. **Rückladung:** Mit abnehmender Wachstumstätigkeit steigt der pH-Wert im Free Space wieder an. Die organischen Säuren bilden schwerlösliche Salze (Ca-Oxalat, Ca-Tartrat). Gleichzeitig nimmt die Invertaseaktivität ab. Im Free Space auftretende Saccharose wird nicht mehr gespalten, sondern in die Siebröhren zurückgeladen. Nach ESCHRICH 1984.

Der spezielle Entladungsmechanismus ist abhängig vom jeweiligen Sinkgewebe. In 6.3.2.2. wird er für die Samenschale dargestellt. Nachfolgend soll er für die Entladung im vegetativen **Sink des Maisstengels** beschrieben werden (Abb. 94). Im Free Space der *Zea mays*-Sinks entsteht durch Dissoziation organischer Säuren (Oxalat, Tartrat) eine Hyperpolarisation. Sie fördert den Saccharose-Protonen-Symport in die Siebröhre. Gleichzeitig bedingt das saure Milieu des Free Space die Aktivierung einer dort lokalisierten Invertase. Sie spaltet Saccharose in Glucose und Fructose. Dadurch wird das osmotische Potential Ψ_π der Apoplastenlösung erniedrigt und außerdem die Rückladung von Saccharose in die Siebzellen gehemmt. Das niedrige Ψ_π verursacht einen osmotischen Wasserausstrom aus den Siebgefäßen und den mit den Siebröhren symplastisch verbundenen Zellen. Das führt zu einer Abnahme des Turgordrucks im Phloem. Dadurch wird die Assimilataufnahme in die Sinkgewebe gefördert. Außerdem fördert die Abnahme des Turgordrucks am Sinkende des Phloems und das niedrige osmotische Potential der Lösung im Sinkapoplasten den Assimilattransport zur Sinkregion. Die durch **Invertasespaltung** entstandenen **Hexosen** werden von den Siebröhrenzellen nicht aufgenommen, aber von den Parenchymzellen des Sinkgewebes und dort sofort phosphoryliert. Bei Abnahme der Wachstumstätigkeit steigt der pH-Wert im Free Space wieder an. Dadurch gehen die organischen Säuren in schwerlösliche Salze über (Ca-Oxalat, Ca-Tartrat). Gleichzeitig nimmt die Invertaseaktivität ab. Die jetzt im Free Space vorhandene Saccharose wird nicht mehr gespalten und kann in die Siebröhren zurückgeladen werden.

4.5. Primäres Xylem

Bei einem primär gebauten Pflanzenkörper entstehen die Xylemelemente aus dem Prokambium (4.3.), daher spricht man von einem **primären Xylem.** Pflanzen mit einem sekundären Dickenwachstum (4.9.) bilden aus dem geschlossenen Kambiumring (Abb. 106) ein **sekundäres Xylem.**

Das primäre Xylem, das bei den Pteridophyten, den meisten Monokotyledonen und einigen krautigen Dikotyledonen allein herausdifferenziert wird, setzt sich aus dem **Protoxylem** (Abb. 80, *px*) und dem **Metaxylem** (*mx*) zusammen. Beide sind nicht scharf voneinander zu trennen.

Die wasserleitenden Zellelemente des Xylems, die auch als **tracheale Elemente** oder **Gefäße** bezeichnet werden, gliedern sich in die **Tracheiden** und **Tracheen.** Die Tracheiden sind stark verlängerte, tote Zellen, deren Enden in der Regel zugespitzt sind (Abb. 95 A; Abb. 97 G). Es fehlen ihnen die polaren Öffnungen zwischen den einzelnen Elementen. Im Gegensatz zu den Tracheiden bilden die Tracheen relativ weite Röhren, die aus Längsreihen vieler langgestreckter oder kurzer, tonnenförmiger Zellen bestehen, deren Gefäßglieder durch Auflösung ihrer Endwände (Zellfusion) miteinander verbunden wurden (Abb. 95 E—H). Während der Differenzierung findet gleichzeitig ein Weitenwachstum statt. In größeren Abständen treten einzelne Querwände auf. Dieser Abstand beträgt in der Regel weniger als 1 m, kann aber bei holzigen Lianen und ringporigen Gehölzen (4.9.2.2.) mehr als 5 m ausmachen. Sowohl im primären als auch im sekundären Xylem befinden sich Parenchymzellen (Abb. 80, *xpa*; Abb. 95 C), die im primären Xylem das **Xylem-** oder

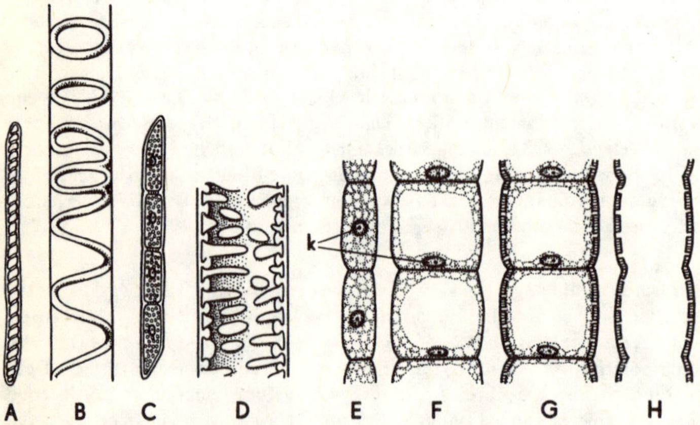

Abb. 95. A: Schraubentracheide. B: Trachee mit teilweise ring- und teilweise schraubenartigen Wandverdickungen. C: Gruppe von Holzparenchymzellen (längs). D: Netzgefäß. E—H: Entwicklung einer vielgliederigen Trachee aus einer Anzahl ursprünglich selbständiger Zellen. E: Jugendstadium, das zunächst ein Weitenwachstum (F) erfährt. Nach der Wanddifferenzierung werden die Querwände aufgelöst (H), und die Protoplasten sterben ab. *k* Nukleus. A und C nach STRASBURGER 1891, D nach TROLL 1959; E—H nach SINNOT 1945, etwas verändert.

Holzparenchym bilden. Im sekundären Xylem sind neben dem Holzparenchym noch **primäre** bzw. **sekundäre Markstrahlen** (Abb. 107) und **intraxylare Fasern** (Abb. 97 A—D) vorhanden.

Die Gefäße, insbesondere die Tracheen, stehen mit Holzsparenchymzellen in Verbindung, die man als **Begleitzellen** bezeichnet (Abb. 96 A—C). Diese bilden um die größeren oder um eine Gruppe kleinerer Gefäße einen geschlossenen Mantel und spielen bei der Enddifferenzierung der Gefäßwandung eine Rolle. Der geschlossene Begleitzellmantel ist die Voraussetzung für die Erhaltung eines kontinuierlichen Wasserfadens in den Gefäßen (4.6.2.1.).

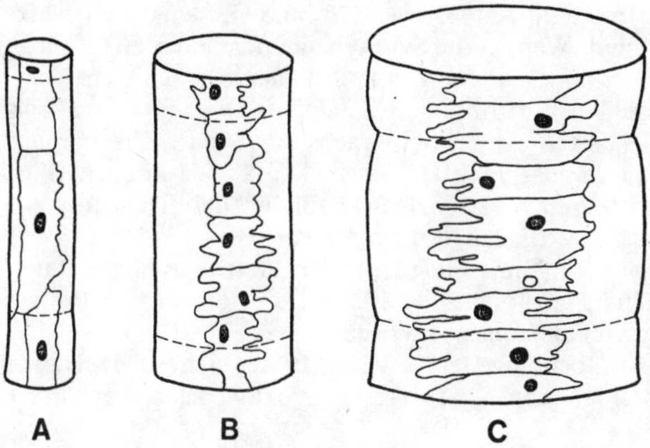

Abb. 96. A—C: *Cucurbita pepo*. Halbschematische Darstellung verschiedener Tracheengliedergrößen mit Begleitzellen. A: Kleine Trachee mit Begleitzellen, deren Längswände z. T. gerade, z. T. gewellt sind. B: Mittelgroße Trachee mit stark gewellten Längswänden. C: Großes Tracheenglied, dessen Begleitzellen durch Fortsätze stark verbreitert und gekammert wurden. Der Übersichtlichkeit halber ist jeweils nur eine Reihe Begleitzellen gezeichnet worden. A—C nach Resch 1955.

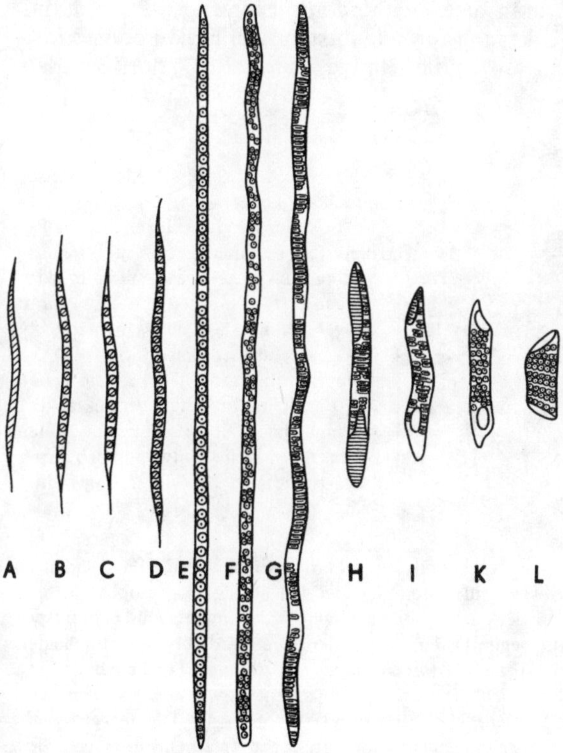

Abb. 97. Darstellung der Hauptentwicklungslinien der Gefäße und Xylemfasern. A—D: Xylemfasern. Die phylogenetische Reihenfolge verläuft von D nach A. Bemerkenswert ist die Verkürzung der Fasern und die Vereinfachung der Tüpfel. E—G: Tracheiden einfach gebauter Hölzer mit kreisrunden Hoftüpfeln (E bis F) und mit verlängerten, leiterförmig angeordneten Hoftüpfeln (G). H—L: Phylogenetische Reihenfolge der Tracheenglieder. Bei zunehmender Spezialisierung nimmt die Gliedlänge und die Neigung der Endwände ab. Die leiterartige Perforationsplatte (H) geht in eine einfache Perforationsplatte (K—L) über. H—J leiterförmig getüpfelte, K gegenständig getüpfelte und L wechselständig getüpfelte Gefäßglieder. Nach Bailey und Tupper 1918, etwas verändert.

Tracheen und Tracheiden besitzen unregelmäßig verdickte, stark verholzte sekundäre Wände, so daß sie neben der Funktion als Wasserleitungsbahnen auch eine Stützfunktion übernehmen. Je nach der Art der Verdickung kann man zwischen **Ring-** (Abb. 95 B), **Schrauben-** (Abb. 98; 95 B), **Netz-** (Abb. 95 D) und **Tüpfelgefäßen** (Abb. 97 H—K) unterscheiden. Im Protoxylem, das vor dem Streckungswachstum herausdifferenziert wird, sind kurze, englumige, tracheale Elemente, die ring- bzw. schraubenartig verdickt sind, entwickelt. Ring- und schraubenförmige Verdickungen können in einem Gefäß kombiniert sein (Abb. 95 B). Im Laufe des Streckungswachstums, das im benachbarten Grundgewebe stattfindet, werden die leblosen Protoxylemelemente gedehnt und obliterieren schließlich. Das Protoxylem ist relativ kurz funktionstüchtig. Im Metaxylem und im sekundären Xylem erfaßt das Appositionswachstum die meisten Teile der Gefäßwand. Es entstehen Netz- oder Tüpfelgefäße, die nicht dehnbar sind. Werden die Schraubenbänder einer Gefäßwand durch querliegende leiterartige Maschen miteinander verbunden, dann bilden sich Netzgefäße. Sind die Maschen der Netzgefäße horizontal verlängert, dann spricht man von **leiterartigen Netzgefäßen.** Bei einem starken Appositionswachstum werden die meisten Teile der Gefäßwand verdickt, so daß Tüpfelgefäße entstehen. Die Tüpfel können elliptisch, kreis- oder spaltförmig sein und besitzen unverholzte Schließhäute (häufig Hoftüpfel). Sind diese transversal verlängert und in vertikalen Reihen angeordnet (Abb. 97 G—H), spricht man von **Leiter-** oder **Treppengefäßen.** Kreisrunde Hoftüpfel können in horizontalen kurzen Reihen (Abb. 97 K; gegenständig getüpfelte Gefäße) oder in diagonalen Reihen (Abb. 97 L; wechselständig getüpfelte Gefäße) angeordnet sein.

Zwischen allen Gefäßformen gibt es Übergänge (Abb. 95 B). In den Schraubengefäßen können ein Schraubenband (Abb. 98 E), aber auch mehrere selbständige Schraubenbänder (Abb. 98 D) entwickelt werden.

Die Durchbruchstellen der Tracheenwände bezeichnet man als **Perforationsplatten,** die unterschiedlich gebaut sein können (Abb. 98 A—E). Die phylogenetisch ältesten Tracheenenden der Dikotyledonen waren schräg zugespitzt und mit leiterartigen Perforationsplatten versehen (Abb. 98 A—B). Aus Übergangsformen entstand dann die Porenperforation (C). Im Laufe der Entwicklung richtete sich die schräge Endwand (D) horizontal aus (E), und die Poren rundeten sich ab.

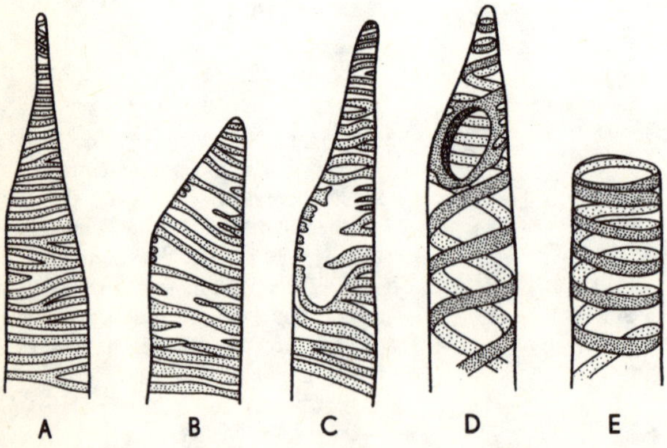

Abb. 98. A—E: Verschieden gestaltete Tracheengliederenden des Xylems von Dikotyledonen, in phylogenetischer Reihenfolge geordnet. A: Schraubenartig verdicktes Tracheenglied mit einer leiterartigen Perforationsplatte. B—C: Schraubengefäßenden, die den Übergang von einer leiterartigen Perforation (B) zur Porenperforation (C) erkennen lassen. D—E: Schraubenartig verdickte Tracheenglieder mit Porenperforationen. Während in D die Endwand noch schräg liegt, ist sie in E horizontal ausgerichtet. Nach Bailey 1944.

Vergleichende Studien an fossilen und rezenten Tracheophyten haben ergeben, daß die Tracheiden als die ursprünglichen Gefäßtypen gelten können. Tracheiden kommen bei den ältesten Kormophyten (z. B. Psilophyta, Lepidophytales, Pteridospermen), den meisten lebenden niederen Tracheophyten und Gymnospermen vor. Die phylogenetische Entwicklungsreihe beginnt offenbar mit den Ring- und Schraubentracheiden, da diese ausschließlich bei den ältesten Landpflahzen zu finden waren. Weitlumige Tracheiden späterer Kormophyten waren leiterartig bzw. netzartig verdickt. Bei den Gymnospermen, wie z. B. bei den heute lebenden Koniferen, bildeten sich schließlich Hoftüpfeltracheiden heraus (Abb. 97 E—G). Die ontogenetische Tracheidenfolge bei den Pteridospermen läßt die gleiche Entwicklung erkennen. Während im Protoxylem

Schraubentracheiden gefunden wurden, sind im Metaxylem Treppen- und Netztracheiden verbreitet gewesen. Im sekundären Xylem differenzierten sich Tüpfeltracheiden heraus.

Bei den meisten Angiospermen sind Tracheen vorhanden, deren Glieder sich während der Evolution aus Tracheiden entwickelt haben. Weitere Tracheen wurden bei den Selaginellales, Filicales und Gnetales gebildet.

Ein Vergleich der Reihenfolge in der die Tracheen in den verschiedenen Xylemteilen bei den Dikotyledonen und Monokotyledonen entstanden sind, ergibt, daß bei den Dikotyledonen die Tracheen zuerst im sekundären Xylem der Sproßachse und offenbar auch der Wurzel erscheinen und anschließend im Metaxylem, zuletzt im Protoxylem. Während die tracheenlosen Ranales (*Trochodendron*, *Tetracentron*) dünnwandige, leiterartige, behöfte Tracheiden und dickwandige, schmalere, faserähnliche Tracheiden mit kreisrunden Tüpfeln besitzen, sind bei anderen wenig spezialisierten Dikotyledonen im sekundären Xylem Tracheen herausdifferenziert, die an die leiterartigen Hoftüpfeltracheiden der ersteren erinnern. Die längsangeordneten, tracheidenähnlichen Zellen mit schrägen übergreifenden Endwänden besitzen leiterförmige Perforationsplatten (Abb. 98 A; 97 H). Im Laufe der Evolution sind folgende phylogenetische Modifikationen eingetreten: 1. Die einzelnen Tracheenglieder verkürzen sich (Abb. 97 H—K), die Überlappung nimmt ab und damit wird die Endwand horizontal gestellt. 2. Durch Weitenwachstum werden die Gefäßglieder breiter (Abb. 97 K). 3. Die Perforationsplatten werden verändert (Abb. 98 A—E; 97 H—K). Die primitiveren Perforationsplatten sind leiterförmig mit vielen (100—150) oval bzw. spaltenförmigen Öffnungen, die weiter entwickelten Perforationsplatten besitzen eine große, ovale oder ringförmige Öffnung. 4. An die Stelle der leiterförmigen seitlichen Tüpfel (Abb. 97 H—J) primitiver Tracheenglieder treten runde Hoftüpfel (K—L).

4.5.1. Leitbündelverlauf und -anordnung

Das Leitbündelsystem der Samenpflanzen bildet ein netzartig durchbrochenes Bündelrohr (Abb. 99; 101 D—F). An jedem Knoten tritt ein Teil der Leitbündel in das Laubblatt ein. Man bezeichnet diese als **Blattspurstränge** (Gesamtheit: **Blattspur**). Vom Laubblatt aus gesehen, laufen die Blattspurstränge durch ein oder mehrere Internodien abwärts und vereinigen sich dann mit anderen tiefergelegenen Blattspuren bzw. mit **stammeigenen Bündeln.** Stammeigene Bündel, die bis in die Nähe des Sproßscheitels laufen ohne in die Laubblätter auszubiegen, sind nur bei wenigen Pflanzensippen zu finden.

Bei den Dikotyledonen gabelt sich häufig der Blattspurstrang an seinem unteren Ende in zwei Äste (Abb. 99 A), die auseinandertreten und mit benachbarten Leitbündeln verschmelzen. Es bildet sich ein Netzwerk (A u. B). Der Blattspurstrang kann auch unverzweigt bleiben und direkt mit einem Leitbündel verschmelzen (C—D). Gewöhnlich treten dann in den Nodien stammeigene Querverbindungen auf, wodurch das Bündelsystem netzartig verbunden wird.

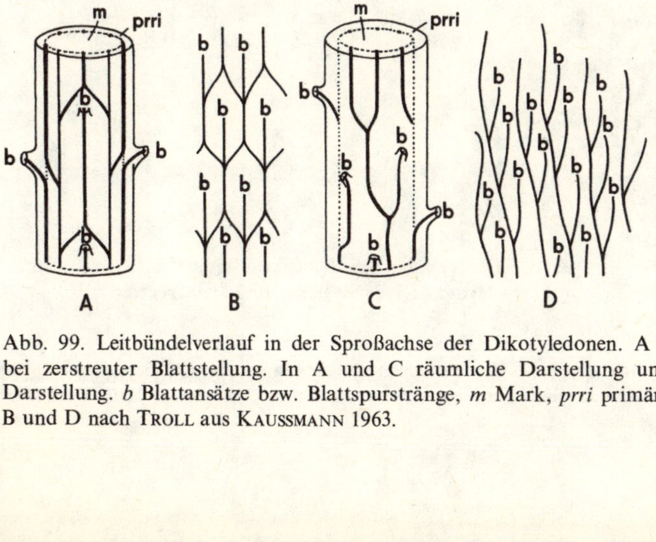

Abb. 99. Leitbündelverlauf in der Sproßachse der Dikotyledonen. A und B: bei wirteliger, C und D: bei zerstreuter Blattstellung. In A und C räumliche Darstellung und in B und D diagrammatische Darstellung. *b* Blattansätze bzw. Blattspurstränge, *m* Mark, *prri* primäre Rinde. A und C nach WALTER, B und D nach TROLL aus KAUSSMANN 1963.

Bei netzartig durchbrochenen Bündelrohren (Abb. 99; 101 D—F) markieren die Lücken **(Blattlücken)** die Stellen, an denen die Laubblätter an der Sproßachse inseriert sind. Ihre Anordnung gibt außerdem über die Art der Blattstellung Auskunft. Breitet man den aufgeschnittenen Hohlzylinder in einer Ebene aus (Abb. 99 A—B; vgl. Abb. 101 F), dann erhält man bei einer gegenständigen Beblätterung mit dimeren Wirteln (4.8.) ein Maschennetz mit den Blattspursträngen (*b*) und den darüberliegenden Blattlücken. Dagegen treten bei zerstreuter Blattstellung (Abb. 99C—D) selbständig schraubig verlaufende Bündelzüge auf, und die Blattlücken erscheinen an Querschnitten durch die Sproßachse als interfaszikulare parenchymatische Felder. Bei großen Blättern kann ihre Anzahl über Hundert betragen.

Bei den Dikotyledonen unterscheidet man drei Knotentypen (uni-, tri-, multilakunär). Bei dem unilakunären Typ (z. B. *Spiraea*-Arten) verläuft nur ein Blattspurstrang in das Blatt hinein, und es wird eine Blattlücke ausgespart. Der trilakunäre Typ (z. B. *Salix*-, *Brassica*-Arten) besitzt drei Blattspurstränge und drei Blattlücken. Der multilakunäre Typ (z. B. *Rumex*-, *Polygonum*-Arten) hat viele Blattspurstränge und daher auch viele Blattlücken. Der ursprünglichste Typ ist offenbar der trilakunäre Typ, von dem sich die beiden anderen Knotentypen ableiten lassen.

Bei den Monokotyledonen sind die Leitbündel über den ganzen Sproßquerschnitt unregelmäßig verteilt (Abb. 100). Auch hier kann man zwischen einem die Leitbündel umfassenden Zentralzylinder und einer schmalen primären Rindenzone (*ri*) unterscheiden. Die meisten Sippen (Palmen, Poaceen, Liliaceen, u. a.) gehören dem sog. **Palmentypus** an. An Sproßquerschnitten zeigt sich, daß die Anzahl der Leitbündel nach innen abnimmt, während ihre Stärke zunimmt. Aus der stengelumfassenden Laubblattscheide laufen viele ungleichmäßig starke Blattspurstränge in den Achsenkörper. Die schwachen randnahen Bündel der Laubblätter biegen bereits in den peripheren Teilen der Sproßachse um und laufen parallel zur Achsenoberfläche abwärts. Die mittleren stärkeren Blattspurstränge dagegen laufen beim Übertritt in die Sproßachse zunächst zur Achsenmitte, von wo sie sich unter langsamer Verjüngung wieder nach außen wenden. Nach mehreren Internodien schließen sie sich an schwächere periphere Bündel an. Das gesamte Bündelsystem besteht nur aus Blattspursträngen. In den Nodien sind die längsverlaufenden Blattspurstränge durch zahlreiche Anastomosen untereinander verbunden. Bei vielen Gräsern bleibt der zentrale Achsenteil bündelfrei, so daß, ähnlich wie bei den Achsen der Dikotyledonen, ein Markkörper entsteht. Degeneriert das Mark, so entsteht eine **Markhöhle.**

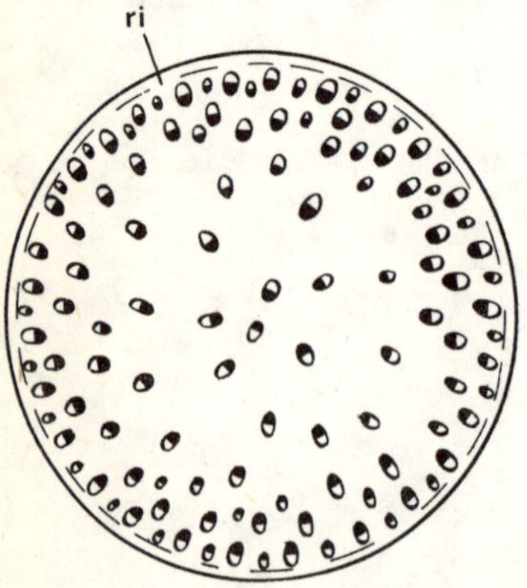

Abb. 100. *Zea mays*. Sproßquerschnitt mit zerstreut angeordneten, geschlossenen kollateralen Leitbündeln. *ri* primäre Rinde.

Bei den Pteridophyten ist der Bündelverlauf in den einzelnen Sippen, sogar bei den Arten einer Gattung, recht unterschiedlich. Die Equisetales haben ein Leitbündelsystem, das dem der Dikotyledonen gleicht.

4.5.2. Stelär-Theorie

Die Gesamtheit der Leitbündel, die von einer physiologischen Scheide umgeben sein kann, hat man als **Stele** bezeichnet. Dieser Stelenbegriff wurde zur Grundlage der **Stelär-Theorie**. Nach dieser Theorie bildet die Gesamtheit der Leitbündel eines Achsenorgans auch phylogenetisch eine Einheit und läßt sich auf die **Protostele** zurückführen (Abb. 101 A). Im Querschnitt stellt diese einen kreisrunden, in der Mitte des Achsenorgans liegenden Tracheidenstrang dar, der von einem primitiven Phloem umgeben ist. Eine Protostele war bei den ältesten Kormophyten (Rhyniaceen) viel häufiger zu finden als heute. Die Jugendstadien vieler heute lebender Farnpflanzen sind ebenfalls noch mit einer Protostele ausgestattet. Da viele Tange und manche Moose einen geschlossenen Achsenstrang besitzen, der ausschließlich aus festigenden Elementen besteht und die Tracheiden auch mechanisch wirksame Zellelemente sind, kann angenommen werden, daß sich die Protostele von derartigen zentral angeordneten, strangförmigen Festigungselementen herleiten läßt.

Weit verbreitet ist die **Aktinostele** (Abb. 101 B), die besonders bei mikrophyll beblätterten fossilen und rezenten Farngewächsen zu finden ist (z. B. Asteroxylaceen, viele Psilotales, viele Lycophyta, Sphenophyllales, Pterophyta). Die im Querschnitt sternförmig erscheinende Aktinostele soll nach der Telomtheorie (1.5.) durch Übergipfelung und parenchymatische Verwachsung der reduzierten Seitenorgane mit der Hauptachse bzw. durch basipetale Verschiebung der Stelenverzweigung entstanden sein. Das Metaxylem wird zentripetal herausdifferenziert, so daß die Xylemteile im Zentrum verschmelzen. Die **Plektostele** (z. B. *Lycopodium*) ist eine abgewandelte Form der Aktinostele, bei der die Xylemteile unvollständig miteinander verwachsen.

Der nächste Typ, die **Siphonostele** (Abb. 101 C), besitzt einen röhrenförmigen Leitbündelstrang, der einen Markkörper umschließt. Mark und primäre Rinde dienen als Speichergewebe (z. B. Gleicheniaceen, Schizaeaceen, *Lepidodendron*).

Entspringen aus dem Bündelrohr Blattspurstränge, so daß mit parenchymatischem Gewebe gefüllte Blattlücken entstehen (Abb. 101 D), dann liegt eine **Dictyostele** vor (z. B. Osmundaceen).

Eine weitere Auflösung des Bündelrohres führt schließlich zu einem Netzwerk von Einzelbündeln (**Polystele** und **Eustele**). Der ältere Typ, die Polystele, der noch heute bei Farnen verbreitet ist, zeichnet sich durch ein mesarches Xylem aus. An einem Sproßquerschnitt lassen die meist kreisförmig angeordneten Leitbündel noch den Grundaufbau der Protostele erkennen, da sie periphloematisch gebaut sind (Abb. 101 C—D).

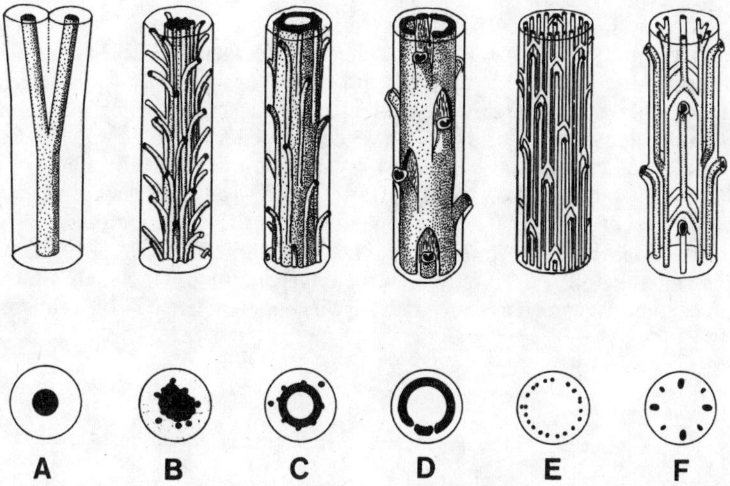

Abb. 101. Typen der Leitbündelanordnung in der Sproßachse. Längs- und Querschnitte. A: Protostele, oben mit dichotomer Gabelung. B: Aktinostele mit seitlich abzweigenden Blattspursträngen. C: Siphonostele mit seitlich abzweigenden Blattspursträngen. D: Dictyostele: Netzartig durchbrochenes Bündelrohr. Oberhalb der seitlich ausbiegenden Blattspurstränge bilden sich parenchymatische Blattlücken (Markstrahlen). E—F: Eustele. Die Bündelrohre sind in einzelne Leitbündel aufgelöst. E: *Linum*. F: Dekussiert beblätterter Sproß. Aus Strasburger 1983.

Die **Eustele**, die bei den meisten krautigen Dikotyledonen zu finden ist (Abb. 101 E—F), besitzt Leitbündel mit einem endarchen Xylem. Die Blattorgane werden hier von einem oder vielen kollateralen Blattspursträngen innerviert.

Die **Ataktostele** der Monokotyledonen nimmt eine Sonderstellung ein, da die geschlossenen kollateralen Leitbündel über den ganzen Sproßquerschnitt gleichmäßig verteilt sind. Das Leitgewebesystem besteht hier nur aus Blattspursträngen, die den Achsenkörper verschieden durchlaufen (vgl. Palmentypus). Diese Ausbildungsform scheint mit dem primären Dickenwachstum vieler Monokotyledonensprosse in Zusammenhang zu stehen.

Zwischen der primären Rinde und dem Zentralzylinder sind häufig physiologische Scheiden entwickelt, die besonders deutlich in den Sproßachsen der niederen Gefäßpflanzen und in den Wurzeln hervortreten. In den Sproßachsen der Samenpflanzen lassen sich diese nicht immer klar abgrenzen. Diese Scheiden sind die Grundlage für die Stelärtheorie, da eine morphologische Abgrenzung der Stele von dem Grundgewebe die theoretische Annahme unterstützt.

Physiologische Scheiden sind die **Exodermis**, die **Endodermis**, die **Stärkescheiden** und das **Perikambium** bzw. der **Perizykel** (7.5.).

Während in den Sproßachsen der niederen Gefäßpflanzen und in den Wurzeln der Samenpflanzen Endodermen entwickelt sind (Abb. 314), werden in den Sproßachsen der Spermatophyten nur selten Endodermen herausdifferenziert (z. B. in Hypokotylen und in Rhizomen mancher Nymphaeaceen).

Stärkescheiden sind in den Sproßachsen der Angiospermen häufiger zu finden. Im Gegensatz zur Endodermis bestehen diese aus parenchymatischen Zellen, in die große Stärkekörner eingelagert sind. Die Stärkescheiden gehen aus der innersten Rindenschicht hervor. Bei vielen Pflanzen sind die Unterschiede zwischen Rindenparenchym und der Stärkescheide gering bzw. nicht vorhanden, so daß eine Abgrenzung nicht gegeben ist. In älteren Organen verschwindet die Stärke. Die Gymnospermen besitzen keine Stärkescheiden (Ausnahme: *Ephedra altissima*).

4.6. Wassertransport

4.6.1. Mittelstreckentransport

Dieser Transport soll nur für Gewebe betrachtet werden, die nicht spezifisch für den Wassertransport modifiziert sind. Sie besitzen kleine Zellen mit kleinen Vakuolen und befinden sich weiter entfernt vom Xylem. Dadurch muß das Wasser selbst auf kurzen Strecken **Zellwände** und **Zytoplasmabarrieren** überwinden. Das Wasser kann sich in diesen Geweben als Massenstrom oder durch Diffusion bewegen. In jeder einzelnen Zelle des Gewebeverbandes steht das Wasserpotential Ψ des Protoplasten mit der umgebenden Zellwand im Gleichgewicht. Das Ψ ist durch das osmotische Potential Ψ_π und das Druckpotential Ψ_p ausreichend festgelegt: $\Psi = \Psi_\pi + \Psi_p$[1]). Soweit eine **kontinuierliche flüssige Phase** vorhanden ist, ist der **Massenstrom** das bestimmende Transportelement. Das gilt für Xylemzellwände- und protoplasten generell. Für andere Gewebe dagegen nur unter **Steady-State-Fließbedingungen**, d. h. bei einem Wassertransport, der vorwiegend dem Ersatz von Transpirationsverlusten dient:

$$\frac{\mathrm{d}v}{\mathrm{d}t} = L(\Delta\Psi) = \frac{\Delta\Psi}{r}$$

$\frac{\mathrm{d}v}{\mathrm{d}t}$ $(\mathrm{cm}^3 \cdot \mathrm{s}^{-1})$; L = durchschnittliche Leitfähigkeit des Weges zwischen der Wasserquelle

[1]) Bezugsgröße des Wasserpotentials ist gewöhnlich reines Wasser bei Atmosphärendruck. Definitionsgemäß ist dessen $\Psi = 0$. Biologische Systeme haben niedrigere, d. h. negative Wasserpotentiale. Das osmotische Potential Ψ_π ist ebenfalls stets negativ. Das Druckpotential Ψ_p kann positiv oder negativ sein, abhängig davon, ob es über oder unter dem atmosphärischen Druck liegt.

und dem Gewebe oder Organ ($cm^3 \cdot s^{-1} \cdot Pa^{-1}$); $\Delta\Psi$ = Wasserpotentialdifferenz zwischen den beiden o. g. Stellen; r = Transportwiderstand.

Die Wasserbewegung ist dann linear mit der treibenden Kraft, der Wasserpotentialdifferenz $\Delta\Psi$, verbunden.

Das Wasser bewegt sich von Zelle zu Zelle, vorwiegend durch den **Symplasten**, aber auch durch Zellwand-Plasmalemma-Barrieren. Der Apoplastenweg ist beim Transport durch Gewebezellen von untergeordneter Bedeutung. Influx und Efflux in diesem Bereich entsprechen eher der Kinetik der Gewebe als der Kinetik der Zellen des Gewebes. Die mittlere hydraulische Leitfähigkeit von Zellen höherer Pflanzen beträgt ca. 10^{-6} cm · s^{-1} · 0,1 MPa^{-1}. Unter **Nicht-Steady-State-Bedingungen** des Wasserstroms sind Membrandurchtritte des Wassers jedoch nicht immer kontinuierlich. Im Abstand zwischen mehreren Zellen können signifikante Differenzen des Wasserpotentials auftreten. Dadurch steigt die Bedeutung der **Diffusion** für den Wassertransport an, sie bleibt aber insgesamt unbedeutend.

4.6.2. Ferntransport

Der **Ferntransport** des Wassers verläuft einseitig gerichtet in den Xylemelementen. Sie sind im funktionsfähigen Zustand plasmafrei, d. h. **tot**. Wir können damit die Wasserleitungsbahnen theoretisch wie Kapillaren behandeln (vgl. aber unten).

Der **Strömungswiderstand** in idealen Kapillaren berechnet sich aus

$$h = \frac{\Delta p}{l} \cdot t \cdot \frac{r^2}{4\eta}$$

$\frac{\Delta p}{l}$ = Druckgradient entlang der Kapillaren; t = Zeit; r = Kapillarenradius; η = Viskosität der Flüssigkeit.

Daraus läßt sich die Spitzengeschwindigkeit $\left(\frac{h}{t}\right)$ errechnen:

$$\frac{h}{t} = \frac{\Delta p}{l} \cdot \frac{r^2}{4\eta} \quad (\mathrm{m} \cdot \mathrm{h}^{-1})$$

Berechnungen und Messungen weisen jedoch deutliche Differenzen auf, wobei eine klare Abhängigkeit vom Holzbau nachweisbar ist:

Gymnospermen	1,2— 1,4 m · h^{-1}
Zerstreutporige sommergrüne Laubhölzer	1 — 6 m · h^{-1}
Ringporige Laubhölzer	4 —44 m · h^{-1}
Krautige Pflanzen	10 —60 m · h^{-1}
Lianen	150 m · h^{-1}

Den Werten idealer Kapillaren am nächsten kommt die Transportgeschwindigkeit der Lianen. Ursachen der Unterschiede sind vor allem die verschiedenartigen **Wandaussteifungen** im Gefäßinnern (Abb. 98) und die auf etwa 0,5—3,0 mm begrenzte Länge der Einzelzellen.

Der **hydrostatische Druckgradient** in einer vertikalen, unbewegten Wassersäule beträgt auf der Erde 0,01 MPa · m^{-1}, d. h. er ist bei einem atmosphärischen Druck von 0,1 MPa in 10 m Höhe gleich 0. In 110 m Höhe würde er —1 MPa betragen. Das sind Werte, die z. B. bei Eukalyptus-Bäumen mit Höhen bis zu 120 m überwunden werden müssen. Der dafür theoretisch erforderliche Druckgradient beträgt 0,005 bis 0,01 MPa · m^{-1}. Werden die oben angegebenen Geschwindigkeiten berücksichtigt, so ist dafür ein Druckgradient von 0,015—0,02 MPa · m^{-1} notwendig.

Die Pflanze verfügt über zwei Wege zur Erzeugung eines Druckgradienten: den Wurzel- und Stammdruck sowie den Transpirationssog.

4.6.2.1. Wurzel- und Stammdruck

Der **Wurzeldruck** entsteht durch osmotische Wasseraufnahme in die Xylemgefäße der Wurzel. Die Abbildung 102 vermittelt ein stark vereinfachtes Bild des Ionentransportes in der Wurzel. Bis zur Endodermis verfügt die Pflanzenwurzel über einen **Water Free Space** (Abb. 95), der passive Ionenfluxe ermöglicht. Dieser Water Free Space außerhalb der

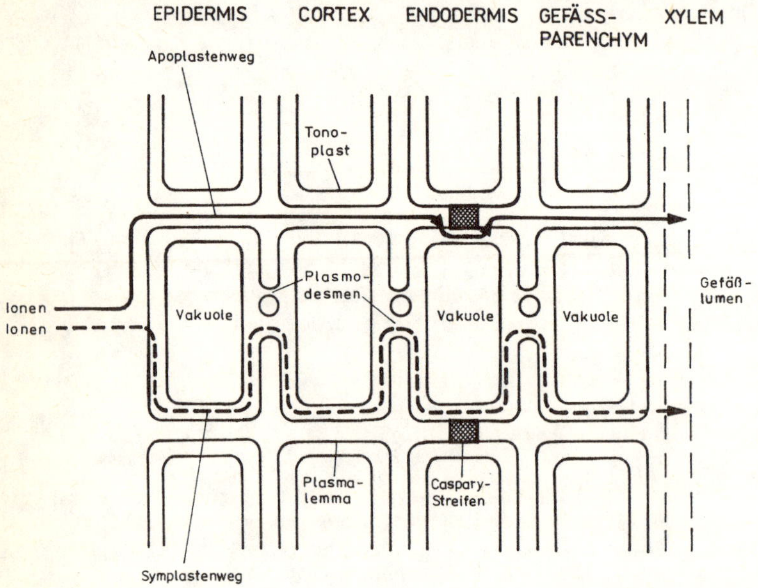

Abb. 102. Schematische Darstellung des Ionentransportes in der Wurzel. Apoplasten- und Symplastenweg. Der Casparysche Streifen in der Endodermis stellt eine Diffusionsbarriere dar. Die Ionen müssen über aktive Ionenpumpen in den Symplasten gebracht werden. Dadurch wird dieser Schritt vom Wassertransport unabhängig und kontrollierbar.

Zellen enthält eine undurchmischte Flüssigkeitsschicht, in denen sich Ionen entsprechend ihrem elektrochemischen Potential durch Diffusion ausbreiten. Durch Überlagerung mit dem durch Transpiration bedingten Wasserstrom und adsorptiven Festlegungen von Ionen an Zellwandbestandteilen treten Donnan-Verteilungen auf. Hierbei werden am Ort von unbeweglichen Anionen, z. B. Carboxylanionen des Protopektins, bewegliche Kationen angereichert **(Donnan Free Space)**. Dadurch entsteht ein Donnan-Potential. Die Ionenaufnahme in diesem Gesamtraum, dem **Apparent Free Space**, ist **passiv**, nicht selektiv und reversibel. Sie verläuft relativ schnell und folgt einer Sättigungskurve.

Die **Endodermis** mit ihrem **Casparyschen Streifen** (Abb. 314 und Abb. 315) ist die Stelle, an der ein weiteres passives Eindringen von Wasser und Ionen über den Apoplasten blokkiert wird. Für den Transport in den Zentralzylinder der Pflanze muß zumindest hier der **Symplast** benutzt werden. Dazu sind die Ionen aktiv über **Ionenpumpen** durch das Plasmalemma zu transportieren; ein Vorgang, der energiebedürftig ist und den Ionentransport unabhängig vom Wassertransport kontrollierbar macht.

Der Ionenübergang aus dem Apparent Free Space in den Symplasten findet zum großen Teil schon in den Rindenzellschichten vor der Endodermis statt, bei schwacher Transpiration und geringem Ionenangebot ausschließlich über die Rhizodermis mit ihren Wurzelhaaren.

Über den symplastischen Weg gelangen die Ionen durch die Endodermis zu den Parenchymzellen des Zentralzylinders. Die Parenchymzellen vermitteln den Übergang des Wassers mit Hilfe **aktiver Ionenabgabe** in die **Xylemgefäße** bzw. in das Metaxylem. Vorwiegend wird K^+ in das Xylem abgeschieden. Das führt zur Erniedrigung des Wasserpotentials im Xylem und zur osmotischen Wasseraufnahme aus den benachbarten Zellen. Der Mechanismus für den aktiven K^+-Transport ist im Plasmalemma lokalisiert, entsprechend hohe ATPase-Aktivitäten wurden nachgewiesen. Zur Erleichterung des osmotischen Nachdringens des Wassers dienen offenbar Öffnungen in den Zellwänden des Metaxylems.

Im Ergebnis des aktiven Ionentransportes in das Xylem entsteht in diesem unter den Bedingungen einer fehlenden oder nur geringen Transpiration ein nach oben gerichteter Überdruck, der **Wurzeldruck.** Die Casparyschen Streifen in den Radialwänden der Endodermis verhindern den Abfluß der Lösungen durch die Zellwände und sind damit eine wichtige Voraussetzung für den Aufbau dieses Druckes im Xylem. Der Wurzeldruck überschreitet in der Regel nicht 0,3 MPa, er beträgt z. B. bei Birken 0,2 MPa. Damit sind Transportvorgänge bis zu maximal 20 m Höhe möglich.

Auf Grund seiner Entstehung wird der Wurzeldruck maßgeblich von der Ernährung und vom Stoffwechsel der Pflanze bestimmt. Bedeutsam ist er vor allem für jüngere, einjährige Pflanzen, bei denen im humiden Klima der gemäßigten Klimabereiche zeitweise nur eine schwache oder keine Transpiration möglich ist. Nachweisbar ist der Wurzeldruck durch das Heraustreten von wäßrigem Exsudat aus den Schnittflächen dekapitierter Pflanzen („Bluten“).

Auf dem Wurzeldruck basiert auch die **Guttation,** das Heraustreten von Wasser an den Blattspitzen. Sie tritt besonders in feuchtwarmen Nächten an den Blattspitzen junger Blätter auf. Mitunter wird die Guttation auch zur Abscheidung überschüssiger, schädlicher Stoffe benutzt. Das trifft z. B. für Lilien und junge Gerstenpflanzen zu, die bei überreichlicher Borernährung damit beträchtliche Bormengen abscheiden können.

Für den Wassertransport der Pflanzen ist der Wurzeldruck in der Regel von untergeordneter Bedeutung. Osmotisch bedingte Wasserverschiebungen sind dagegen bei **Bäumen** der kühl-gemäßigten und der immerfeuchten tropischen Klimazone bedeutsam. Die Xylemgefäße, vor allem Tracheen, sind von **akzessorischen parenchymatischen Geweben** („Kontaktparenchym“ bzw. Begleitzellen; Abb. 96) begleitet. Sie liegen den Gefäßen unmittelbar an. Zahlreiche Tüpfel gewährleisten eine enge Verbindung (4.6.2.2.).

Bei den Bäumen der **kühl-gemäßigten Klimazone** dienen diese akzessorischen Parenchyme vorwiegend der Stoffspeicherung, vor allem von Stärke. Hinzu kommen Funktionen des Stofftransportes und des Stoffaustausches sowie der Vermeidung bzw. Beseitigung von Luft aus den Gefäßen. Im zeitigen **Frühjahr** wird bei Temperaturen über +12 °C, noch lange vor dem Laubausbruch, die gespeicherte Stärke in kurzer Zeit fast vollständig mobilisiert. Die entstehenden Zucker werden aktiv in das Gefäßwasser sekretiert und bis zu einer Konzentration von 1% (bei *Acer saccharum* bis zu 5%) angereichert. Bis zu 97% der Trockensubstanz sind Zucker, der Rest sind organische Säuren, organische N-Verbindungen, Vitamine, Enzyme, anorganische Bestandteile, vor allem Kalium. Dieser Prozeß läuft parallel im Stamm und in der Wurzel ab, bzw. beginnt teilweise sogar in der Wurzel zuerst. Die gleichzeitig einsetzende Wasseraufnahme durch die Wurzel wird durch das hohe osmotische Potential in der Wurzel und im Sproß verstärkt. Es folgt eine langsame, nicht meßbare Wasserverschiebung von der Wurzel in den Stamm und vom Hydrosystem des Holzes in die Rinde. Diese Wasseraufnahme und Wasserleitung vor dem Laubausbruch (frühjahreszeitliches Saftsteigen) erhöht den Wassergehalt im Holz, in der Rinde und in den Knospen innerhalb weniger Wochen um 1/3. Da durch die fehlende Transpirationsmöglichkeit eine Wasserabgabe unterbleibt, entsteht im Hydrosystem ein Überdruck bis zu 0,1 MPa, der **Stammdruck**. Er führt bei Verletzungen zu Blutungen. Die Menge des Blutungssaftes beträgt z. B. bei Weinreben 1 l pro 24 Std., bei Birken 5 l pro 24 Std. Beim Zuckerahorn (*Acer saccharum*) werden 4 l pro 24 Std. Blutungssaft mit einem Zuckergehalt von 2,5% abgegeben. Pro Baum können auf diese Weise im Frühjahr 2—3 kg Zucker gewonnen werden.

Da der Stammdruck im Gegensatz zum Wurzeldruck sowohl durch den Stamm als auch durch die Wurzel entsteht, sollte er besser als **„Systemdruck“** bezeichnet werden. Er ist die Voraussetzung für den Wachstums- und Transpirationsbeginn. Bei den frühaustreibenden mikroporen und bei den spätaustreibenden zykloporen Bäumen ermöglicht er vor dem Laubausbruch die Regeneration des Kambiums und das Dickenwachstum.

Bei Bäumen des **immerfeuchten tropischen Klimas** sind derartige akzessorischen Gewebe stets wesentlich stärker ausgebildet und ganzjährig aktiv. Ihr Hydrosystem steht deshalb bei gehemmter Transpiration stets unter Überdruck. Bei diesen Bäumen ist der osmotische Wassertransport ein mehr oder weniger **gleichwertiges Prinzip neben dem Transpirationssog.**

4.6.2.2. Transpirationssog

Der **Transpirationssog** ist der Hauptantrieb für die Wasserströmung im Xylem. Er entsteht durch Wasserabgabe der Blätter auf Grund des **Wasserpotentialgefälles** zwischen Blattoberfläche und Luft. Die erforderliche hohe Energie für den Übergang des Wassers aus der flüssigen in die Dampfphase und zur Überwindung des Grenzwiderstandes Epidermis/Luft stammt aus der Sonnenenergie. Die Pflanze nutzt das Wasserpotentialgefälle zwischen Boden und Atmosphäre für ihren Wasserferntransport.

Für den Xylemtransport bei transpirierenden Pflanzen ist die direkte Mitwirkung lebender Zellen nicht erforderlich. Sie sind aber vermutlich an der Verhinderung und evtl. Beseitigung von Luftembolien beteiligt, indem sie die im Wasser gelösten Luftbläschen beseitigen.

Bei einer relativen Luftfeuchtigkeit von 80% beträgt das Wasserpotential der Luft Ψ_{Luft} ca. —30 MPa. Im Erdboden liegt das Wasserpotential in der Regel nur wenig unter 0. Zwischen diesen beiden Extremen ist die Pflanze stufenweise zwischengeschaltet:

$$\psi_{\text{Luft}} < \psi_{\text{Blatt}} < \psi_{\text{Xylem}} < \psi_{\text{Wurzel}} < \psi_{\text{Erdboden}}$$

Der Wasserstrom folgt diesem Transpirationsgefälle. Der Transpirationsstrom (Wasserflux Φ) ist dabei eine Funktion des Wasserpotentialgefälles $\Delta\Psi$ und des Transportwiderstandes r

$$\Phi = \frac{\Delta\Psi}{r}$$

Der Wassertransport zur verdunstenden Stelle verläuft über **Zellwandkapillaren** (Imbibitionswasser der Zellwände). Das Imbibitionswasser der Zellwände ist miteinander verbunden und wird durch den Wassergehalt der Xylemgefäße aufgefüllt. Durch Wasserentnahme setzt sich der Sog im Xylem fort, zumindest bis zur Endodermis. Bei hoher Transpiration entsteht im Xylem ein **negativer Druck**, der sich bis in die Wurzelhaare fortsetzt. Dadurch wird Wasser aus den Bodenkapillaren entnommen und im Wurzelgewebe über eine Art Unterdruckfiltration in das Xylem gebracht.

Die negativen Drucke im Xylem können beträchtlich sein, so wurden in Holzkörpern der Baumkronen —2 MPa und mehr gemessen; Extremwerte sind —9 MPa bei *Picea engelmannii* und —16,3 MPa bei *Artemisia herba alba* unter Wassermangel. Nur wenn die Adhäsion an den Gefäßwandungen und die Kohäsion der Wassermoleküle untereinander diesen Beanspruchungen standhalten, bleiben zusammenhängende Wasserfäden erhalten. Die kritische Größe ist die Kohäsion.

Kohäsionstheorie der Wasserleitung

Auf Grund der physikalischen Eigenschaften des Wassers sind theoretisch Kohäsionskräfte von —100 MPa möglich, gemessen wurden —22 bis —36 MPa. Bereits —3,5 MPa würden genügen, um unter Berücksichtigung des Filtrationswiderstandes eine ca. 140 m hohe Wassersäule zu tragen. Diese Höhe wird von Bäumen nicht überschritten. Damit liegt das Hauptproblem nicht in den Kohäsionskräften, sondern in der Bereitstellung von gasfreiem Wasser für die Gefäße. Wassersäulen beginnen in Pflanzen bereits bei mittleren

Spannungen von 0,8 bis 1,5 MPa zu reißen. Bei den herrschenden Unterdrucken nehmen auch kleinste Gasblasen so große Volumina an, daß sie die Gefäße verstopfen. Vor allem großblumige Gefäße sind gefährdet. So sind die großen **Tracheen** von ringporigen Bäumen (z. B. Eichen) nur während einer Vegetationsperiode funktionsfähig. Einer der Gründe, daß Eichen im Frühjahr so spät austreiben, ist der erforderliche Neuaufbau des gesamten Wasserleitungssystems durch das Kambium. Weit weniger anfällig gegenüber **Gasembolien** sind Tracheiden. Fällt eine Tracheide infolge einer Gasembolie aus, führt die Druckänderung zu einem sofortigen Abschotten dieser **Tracheide** gegenüber der Nachbartracheide durch den Torus des **Hoftüpfels** (Abb. 112). Dieser Verschlußmechanismus bewährt sich auch bei Eisbildung in den Tracheiden. Die Tori schließen hier auf Grund der Volumenvergrößerung des Inhaltes durch Eisbildung. Ein evtl. vorher vorhandener negativer Druck in den Tracheiden wird durch das Gefrieren eines kleinen Teiles des Füllwassers kompensiert. Eine Gasblasenbildung durch längere Zeit bestehenden negativen Druck wird vermieden, da die verbleibende wäßrige Phase ständig zusammengedrückt wird, bis alles Wasser gefroren ist. Die umgekehrten Vorgänge laufen beim Auftauen ab. Neben anderen Baueigentümlichkeiten ist es die Funktion der Hoftüpfel, die die besondere Eignung der Gymnospermen zur Besiedlung kalter Gebiete bedingt. Hoftüpfel ohne Tori gibt es nur bei Gymnospermen wie *Cycas*, die keinem Frost ausgesetzt sind.

Für die Schaffung **gasblasenfreier Bedingungen** in den großen Tracheen (Verhinderung des Eindringens und evtl. auch Beseitigung vorhandener Luftblasen) soll das **paratracheale Parenchym** von Bedeutung sein. Der eigentliche Mechanismus ist nicht bekannt.

Durch die Kohäsion des Wassers und die Adhäsion des Wassers an den Gefäßwänden wird ein zusammenhängender Wasserfaden in jeder Tracheide bzw. Trachee garantiert. Der Transpirationssog (in Bäumen bis zu —4 MPa) hebt diesen Wasserfaden dann problemlos bis in die erforderlichen Höhen.

4.7. Mineralstofftransport

Das **Xylemsystem** hat neben der Wassertransportfunktion auch die Funktion des Ferntransportes für Mineralstoffe und einige organische Substanzen. Ein nicht unbeträchtlicher Mineralstofftransport verläuft auch im **Phloem.** Von praktischer Bedeutung ist, daß vielfach auch Pflanzenschutzmittel im Xylem transportiert werden. Die Tabelle 10 gibt den Nährstoffgehalt des Xylemsaftes wider.

Die Viskosität des Xylemsaftes liegt bei 1,0, der pH-Wert bei ca. 5,0. Das osmotische Potential Ψ geht selten unter —0,2 MPa.

Tabelle 10. Zusammensetzung des Xylemsaftes von Sonnenblumenpflanzen. Nach Mengel und Simic

	$mol \cdot l^{-1}$		$mol \cdot l^{-1}$
Nitrat	19,2	Ca^{2+}	2,1
Phosphat	5,4	Mg^{2+}	4,4
K^+	9,1	gesamte Aminosäuren	0,7

Die Ionenkonzentrationen schwanken stark in Abhängigkeit von der Pflanzenart und den physiologischen Bedingungen. Sie sind in Zeiten starker Stoffwechselaktivität hoch, während der Ruhepause dagegen niedrig. Essentiell für den Aminosäuretransport aus Speichergeweben zu den jungen Blattknospen ist das Xylem vor allem bei Bäumen und Sträuchern. Die dominierende Aminosäure ist **Glutamin.** Bei Leguminosen werden die in Wurzeln gebildeten Aminosäuren hauptsächlich über das Xylem transportiert (Abb. 311). Bei **tropischen Leguminosen** in Form von **Allantoin** und **Allantoinsäure**, bei **anderen Leguminosen** als

Glutamin und **Asparagin.** Für diese Substanzen haben die Pflanzen ein effektives System zu ihrer Entfernung aus dem Transpirationsstrom. Drei Wege sind prinzipiell möglich:
— eine Speicherung in der Sproßachse
— ein Verbrauch durch die Sproßachse
— der Transport in junge, sich entwickelnde Blätter bzw. zur Sproßspitze.

Entscheidend für die Abgabe ist der jeweilige N-Bedarf (Sink).

Alle **Ionen** und organischen Verbindungen müssen die **Endodermissperre** auf dem symplastischen Weg überwinden (Abb. 102). Unklar ist, wie sie aus dem Symplasten der Gefäßparenchymzellen in den Apoplasten der Gefäßbahnen gelangen. Diskutiert wird sowohl ein passiver Vorgang (permeable „Lecke" in der Plasmamembran der Xylemparenchymzellen) als auch eine aktive, energieverbrauchende Abscheidung.

Ionen und Anelektrolyte treten aber auch durch den Tonoplasten in die **Vakuole** ein und werden hier gespeichert. Das ist ein reversibler Prozeß. Für den direkten parenchymatischen Transport in die Gefäße stellt er jedoch eine „Sackgasse" dar.

Die **Transportrichtung** im Xylem ist ausschließlich akropetal, da sie vom **Wasserpotentialgradienten** bestimmt wird. Der Transportmechanismus beruht auf Massenströmung. Während des Transportes werden vor allem Kationen teilweise von geladenen Gruppen in den Wandungen des Xylems absorbiert (Donnan Free Space). Sie werden wieder freigesetzt, wenn bei fortlaufender Ionenentnahme durch die angrenzenden Zellen die Ionenkonzentration im Xylemsaft absinkt. Dadurch wird eine gewisse Dämpfung in den ständig vorkommenden Konzentrationsschwankungen der Ionen erreicht. Die **Ionenentnahme** findet auf der ganzen Länge der Leitungsbahnen statt. Die Ionen gelangen zunächst in den Apoplasten und von dort in den Symplasten und die Vakuole. Der hauptsächliche Quertransport vollzieht sich im Symplasten. Dabei ist ein Übergang eines Teiles der anorganischen Ionen vom Xylem oder dem Parenchym auch in die Assimilatleitbahnen des Phloems möglich. Ihre weitere Verteilung erfolgt dann zusammen mit den Assimilaten (s. u.). Ionen und andere Verbindungen, die nur schwer durch das Plasmalemma in die Gefäße permeieren, werden auch nur schwer im Verlauf des Transportweges abgegeben. Sie reichern sich deshalb oft am Ende der Gefäßstränge an und können hier toxische Wirkungen auslösen (z. B. Schwermetalle).

Der **Ionentransport** in die oberirdischen Pflanzenteile hängt sowohl von der **Ionenaufnahme** in den **Symplasten** als auch von ihrer **Abscheidung** in die **Xylemgefäße** ab. Daraus resultieren Unterschiede in der Bedeutung des Xylems für den Ionentransport. So wird der K^+-Transport weniger vom Energiestatus der Wurzel als von den Hormonen bestimmt. Cytokinine und Abscisine hemmen den K^+-Transport in die oberirdischen Pflanzenteile, die Neuaufnahme in den Chloroplasten beeinflussen sie dagegen nicht.

Der Transport der in die Phloemgefäße gelangten Ionen ist abhängig von ihrer **Beweglichkeit** in diesem Gefäßsystem (Tab. 11).

Tabelle 11. Beweglichkeit mineralischer Elemente im Phloem. Nach Ebstein

beweglich	mäßig beweglich	unbeweglich
Kalium	Eisen	Lithium
Rhubidium	Mangan	Calcium
Caesium	Zink	Strontium
Natrium	Kupfer	Barium
Magnesium	Molybdän	Bor
Phosphor		Blei
Schwefel		
Chlor		Polonium

Am wichtigsten ist der K^+-Transport, während Stickstoff und Schwefel nur als organische Verbindungen im Phloem transportiert werden. In größeren Mengen werden freie Cl^- und PO_4^{3-}-Anionen transportiert (5—10 meq $\cdot$ l^{-1}).

Bedeutsame Folgen ergeben sich aus dem praktisch immobilen Verhalten des Ca^{2+} im Phloem für die Membranstruktur der Phloemzellen (vgl. 4.4.3.2.), aber auch für die mineralische Versorgung von Organen. So finden wir in Organen, bei denen die Phloemversorgung überwiegt, sehr niedrige Ca/K-Verhältnisse in der Asche (z. B. unterirdische Organe wie Kartoffelknollen, Erdnußfrüchte). Eine praktische Nutzung ergibt sich mit der Unterscheidung von pflanzlichen und tierischen Phloem- und Xylemparasiten. So beträgt beim Xylemparasiten *Viscum* das Ca/K-Verhältnis 3/1, beim Phloemparasiten *Cuscuta* 1/17. Ferner führt der fehlende Ca^{2+}-Transport im Phloem zur Ca^{2+}-Anreicherung im Blatt, die irreversibel ist. Vermutlich ist das ein wesentlicher Grund für die Lauberneuerung bei „immergrünen" Pflanzen.

4.8. Blattstellung und Blattfolge

Die Anordnung der Blattanlagen rings um die Sproßachse folgt bestimmten Gesetzmäßigkeiten, die man als **Blattstellung** bezeichnet. Man unterscheidet zwischen
— einer **wirteligen Blattstellung**
— einer **zweizeiligen Blattstellung** (Distichie)
— und einer **zerstreuten (spiraligen** oder **schraubigen) Blattstellung** (Dispersion)

Bei der **wirteligen Blattstellung** stehen an jedem Knoten der Sproßachse zwei oder mehrere Blätter. Sind die einzelnen Wirtel vielzählig, dann liegen **Quirle** vor (z. B. Schachtelhalme, *Hippuris vulgaris*). Häufiger sind nur zwei Blätter an jedem Knoten inseriert, so daß man von **zweizähligen** (dimeren) Wirteln sprechen kann. An einem Knospenquerschnitt (z. B. Flieder, Abb. 103A) zeigt sich, daß an dem in der Mitte liegenden quergeschnittenen Spitzenmeristem die beiden jüngsten Blattanlagen genau gegenüberliegen. Das nächste Blattpaar steht zu dem ersten in einem rechten Winkel, d. h. in der Medianebene (A). Alle folgenden Blaatpaare kreuzen sich ebenfalls mit den vorhergehenden im Winkel von 90°. Das gleiche ergibt sich bei seitlicher Betrachtung ruhender (B) und austreibender

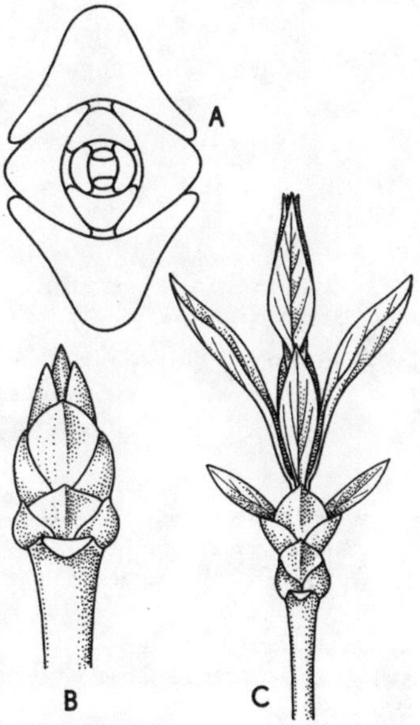

Abb. 103. *Syringa vulgaris*. A: Knospenquerschnitt. B—C: Austreibende Knospe. An jedem Knoten sind zwei Blätter inseriert, die jeweils dekussiert stehen. Nach TROLL 1954.

Knospen (C). Diese Form der Blattstellung, die als die **wirtelig-gekreuzte** oder die **dekussierte (Dekussation)** bezeichnet wird, ist bei vielen Dikotyledonen verbreitet (Nelkengewächse, Lippenblütler, Brennessel-Arten, Flieder, u. a.). Die Grundregeln der Dekussation sind die **Äquidistanz**, die **Alternanz** und die **Konstanz** der Blattzahl. Die Äquidistanz besagt, daß die Blätter jedes Wirtels in gleichen Abständen angeordnet sind. An zweizeiligen Wirteln beträgt der Winkel 180°. Nach der Regel der Alternanz wechseln die Blattpaare aufeinanderfolgender Wirtel in der Form ab, daß das folgende Blattpaar in den Lücken des vorhergehenden steht. Bei einer Konstanz der Blattzahl stehen an jedem Knoten die gleiche Anzahl von Blättern (dimere Wirtel 2).

Bei wirteliger Blattstellung können die Blattbasen eines Wirtels seitlich miteinander verwachsen **(Gamophyllie)**, wie dies z. B. bei den Nelkengewächsen (Caryophyllaceen), bei den Schachtelhalmen (*Equisetum*) und den „lebenden Steinen" (*Conophytum*- und *Lithops*-Arten) der Fall ist.

Bei der **zweizeiligen Blattstellung (Distichie**, Abb. 104 A u. B), die für viele Monokotyledonen und manche Dikotyledonen (z. B. Schmetterlingsblütler, Doldengewächse, Ulme, Rotbuche) charakteristisch ist, sitzt an jedem Knoten nur ein Blatt. Der seitliche Abstand

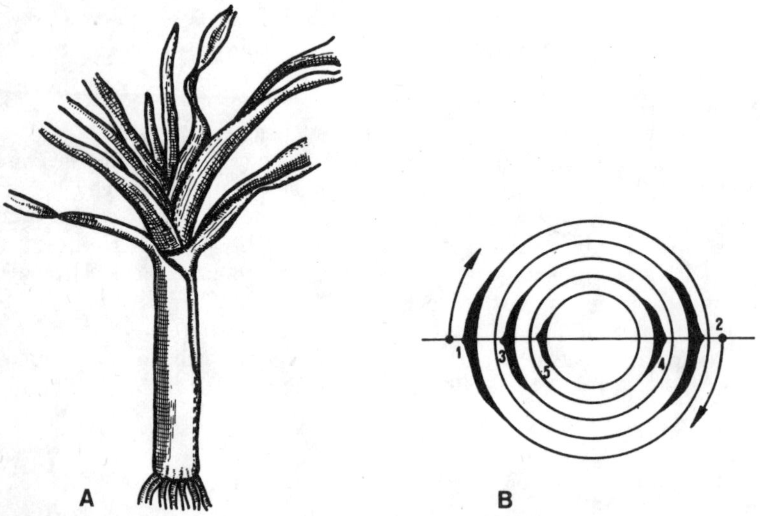

Abb. 104. Zweizeilige Blattstellung beim Porree (*Allium porrum*). A: Pflanze. B: Diagramm. 1, 3, 5 = 1.; 2, 4 = 2. Blattzeile.

zweier aufeinanderfolgender Blätter (= Divergenz) beträgt 180°, d. h. die Hälfte eines Kreisumfanges (1/2 Stellung bzw. 1/2 Divergenz). Alle Blätter sind daher in zwei gegenüberliegenden Geradzeilen oder **Orthostichen** angeordnet (Abb. 104). Auf der einen Seite liegen die Blätter mit den ungeraden Zahlen (B; 1, 3, 5, 7 ...), auf der gegenüberliegenden Seite die mit den geraden Zahlen (B; 2, 4, 6, 8 ...). Die Blattspreiten können bei der zweizeiligen Blattstellung aus dieser Ebene herausdrehen, so daß sie den Lichteinfall besser nützen können (z. B. viele Gräser).

Bei distich beblätterten Primärsprossen dikotyler Pflanzen geht der Distichie eine wirtelige Blattstellung voraus. So können z. B. die beiden Keimblätter wirtelig angeordnet sein. Alle folgenden Blattorgane sind einzeln am Knoten inseriert, die Geradzeilen stehen senkrecht zu den beiden Keimblättern zu der Mediane (*Vicia*-Typ).

Bei dem sog. *Phaseolus*-Typ (z. B. *Phaseolus coccineus*, *Fagus sylvatica*) gehen der distischen Beblätterung zwei Wirtel voraus, die dekussiert stehen (Kotyledonen und Primärblätter). Die Ebene der distich angeordneten Folgeblätter fällt mit der der Kotyledonen zusammen.

Häufig wird die zweizeilige Blattstellung dadurch modifiziert, daß die Blattanlagen an der Sproßspitze nicht in Orthostichen, sondern in zwei gleichsinnig gewundenen Schraubenzeilen (Spirostichen) hervortreten. Beispiele für **Spirodistichie** liefern u. a. die Bananen (*Musa*-), *Gasteria*-, *Aloe*- und Seggen- (*Carex*-)Arten.

Die **zerstreute Blattstellung (Dispersion)** stimmt mit der zweizeiligen darin überein, daß die Blattanlagen ebenfalls einzeln an den Nodien inseriert sind. Die Blätter sind aber allseitig (zerstreut) am Achsenkörper verteilt, da der Divergenzwinkel kleiner als 180° ist. Alle Blätter liegen auf einer Spiral- oder Schraubenlinie, die sich um die Achse herumzieht und die man als **Grundspirale** (genetische Spirale) bezeichnet. Häufig betragen die Winkel zwischen den einzelnen Blättern annähernd 144° oder 135°.

Beträgt der Divergenzwinkel 2/5 eines Kreisumfanges (**2/5-Stellung**, Abb. 105 B), dann werden 5 Orthostichen gebildet. Gehen wir dabei von Blatt 1 über 2 und 3, 4, 5 nach Blatt 6, so legen wir 5 Divergenzen von 144° (2 volle Umläufe) zurück. Es liegen die Blätter n, n + 5, n + 10, n + 15 ... jeweils übereinander.

Bei der **3/8-Stellung** (Abb. 105 A) beträgt der Divergenzwinkel 3/8 des Kreisumfanges, so daß 8 Orthostichen entstehen. Es stehen jeweils die Blätter n, n + 8, n + 16, n + 24 ... übereinander (z. B. *Plantago media*).

Die zerstreute Blattstellung ist vor allem bei den Dikotyledonen verbreitet (z. B. Hahnenfußgewächse, Nachtschattengewächse).

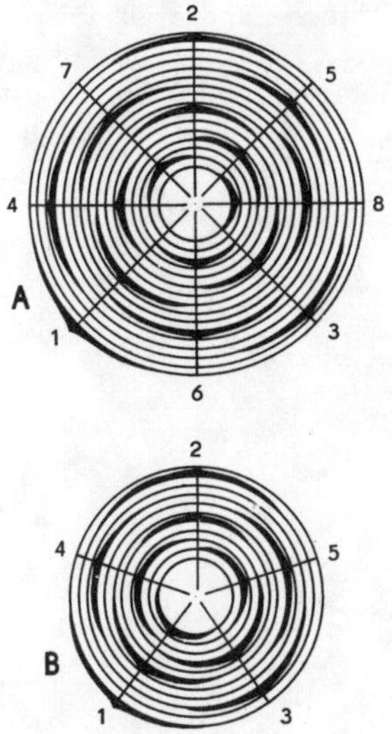

Abb. 105. Diagramme der 3/8- (A) und der 2/5-Stellung (B). Orthostichen mit arabischen Ziffern bezeichnet.

Die Dispersion leitet sich vielfach von der Distichie und auch von der Dekussation ab. Zwischen Dispersion und Distichie vermittelt die Spirodistichie. Bei stärkerer Schraubung verwandelt sich letztere in die zerstreute Blattstellung.

Diese klassische Blattstellungstheorie ist in letzter Zeit kritisiert worden, da man exakte Divergenzmessungen anzweifelte und die Divergenzen nicht immer für eine Pflanzenart konstant sind. Auch kann die Grundspirale nicht immer nachgewiesen werden. In der Theorie der multiplen Schrauben wird angenommen, daß an jedem Sproßscheitel ein, häufiger mehrere generative Zentren vorhanden sind, von denen jeweils eine Blattschraube ausgeht. An die Stelle der Grundspirale werden mehrere Schrauben gesetzt, deren Blätter nicht durch Divergenzen getrennt sind. Distichie, Wirtelstellung und Dispersion gehen auf eine bestimmte Anzahl von Blattschrauben zurück.

Die Feldeffekttheorie, die sich auf experimentelle Studien an Farnpflanzen beruft, nimmt an, daß eine neue Blattanlage nur an einem Ort entstehen kann, der nicht mehr den hemmenden Einflüssen des Scheitelmeristems und denen des jüngsten, benachbarten Blattes ausgesetzt ist. Er muß also von diesen beiden Orten mit einer höheren Embryonalität genügend weit entfernt sein.

An einer älteren Pflanze, deren Primärsproß mit einer Blüte bzw. einem Blütenstand abschließt, kann man eine deutliche **Blattfolge** feststellen. Am Sproß ist eine regelmäßige Aufeinanderfolge verschieden gestalteter Blätter zu erkennen. Häufig folgen auf die Keimblätter kleine, schuppenförmige, mehr oder weniger gegliederte Blattorgane, die man auf Grund ihrer Stellung an der Sproßbasis als **Niederblätter** bezeichnet (z. B. *Vicia faba*, Abb. 146). Der Niederblattzone schließt sich die Laubblattregion an. Die ersten Laubblätter sind, vor allem bei Pflanzen mit Fiederblättern (z. B. *Vicia faba*, Abb. 146; *Fraxinus excelsior*), einfacher gebaut als die folgenden. Man spricht von **Primär-** oder **Erstlingsblättern.** Die sich anschließenden Laubblätter bezeichnet man als **Folgeblätter**, da sie am vollständigsten entwickelt sind. Beide Blattformen sind durch sog. **Übergangsblätter** miteinander verbunden (Abb. 146).

Bei vielen Pflanzen (z. B. *Phaseolus vulgaris*, *Ph. coccineus*, *Fragaria*-Arten) fallen die Niederblätter weg, so daß unmittelbar auf die Kotyledonen die Primärblätter folgen.

Geht ein Primärsproß zur Blütenbildung über, dann verändert sich erneut die Blattform. Die Laubblätter werden nicht nur kleiner, auch ihre Gestalt verändert sich, so daß niederblattähnliche Formen zustande kommen. Da diese Blätter an dem oberen Sproßabschnitt sitzen, bezeichnet man sie als **Hochblätter.** Sie gehören der reproduktiven (floralen) Region der Sproßachse an, die die Blüten erzeugt. Nieder- und Laubblätter gehören zur vegetativen Region. Bei manchen Pflanzen treten die Hochblätter direkt in die Blütenregion ein und bilden die äußere Blütenhülle, den Kelch (z. B. *Anemone hepatica* = *Hepatica nobilis*, *Paeonia*-Arten). Den **Kelchblättern** folgen die **Blüten-**, **Staub-** und **Fruchtblätter** (6.2.). Diese unterschiedliche Gestaltung der Blätter hängt mit der Erstarkung der Sproßachse zusammen (4.1.3.). Während die Folgeblätter eine vollständige Entwicklung durchlaufen, sind alle anderen genannten Blatttypen als Hemmungsformen der Folgeblätter aufzufassen. An einem blühenden Primärsproß ergibt sich folgendes Schema (Pfeil = Sproßachse).

Reproduktive (florale) Region ↑
- Fruchtblätter (Karpelle)
- Staubblätter
- Blütenblätter } Perianthblätter
- Kelchblätter } Perianthblätter
- Hochblätter

Vegetative Region ↑
- Folgeblätter } Laubblätter
- Übergangsblätter } Laubblätter
- Primärblätter } Laubblätter
- (Niederblätter)
- Keimblätter

4.9. Bau der sekundären Sproßachse

4.9.1. Sekundäres Dickenwachstum

Bei den Nadelhölzern und bei vielen ausdauernden Dikotyledonen setzt nach Abschluß der primären Verdickung (4.1.4.) noch ein **sekundäres Dickenwachstum** ein. Dieses Dickenwachstum spielt sich in scheitelfernen Abschnitten der Sproßachse (**Zone des sekundären Dickenwachstums**, Abb. 51) ab. Bei den strauch- und baumartigen Gewächsen nimmt es besonders große Ausmaße an, da im Stamm und in den Ästen ein mächtiger Holzkörper herausdifferenziert wird.

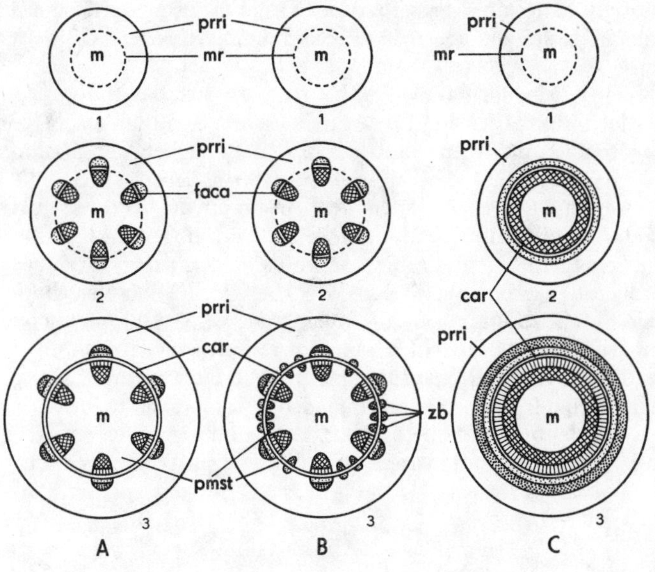

Abb. 106. Schema zur Erläuterung des sekundären Dickenwachstums. Der Sproß ist in drei verschiedenen Höhen quer geschnitten: 1 unmittelbar unter dem Scheitelmeristem in der Determinationszone, 2 im Bereich des Leitbündelringes und 3 im Bereich des Kambiumringes. A: *Aristolochia*-Typus, bei dem der Kambiumring (*car*) durch Bildung interfascikularer Kambien geschlossen wird. B: *Helianthus*-Typus. Bevor es zur Bildung eines Kambiumringes kommt, werden in die breiten Markstrahlen Zwischenbündel (*zb*) eingeschaltet. C: *Tilia*-Typus. Hier geht der Meristemring (*mr*) direkt in einen Kambiumring über. *prri* primäre Rinde, *m* Mark, *faca* Faszikularkambium, *pmst* primäre Markstrahlen. Primäres Xylem gekreuzt, sekundäres Xylem einfach schraffiert. Primäres Phloem dicht und sekundäres Phloem locker punktiert. Nach Rauh 1950.

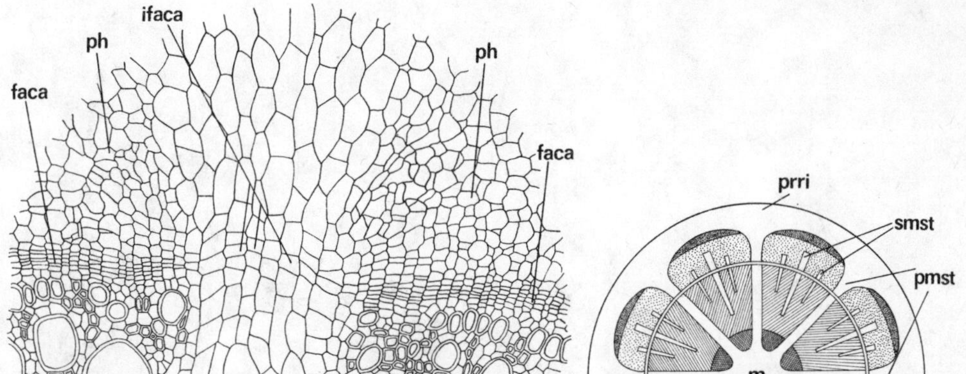

Abb. 107. A: *Aristolochia sipho*. Querschnitt durch einen Teil des Kambiumringes mit zwei Leitbündeln und einem primären Markstrahl (*pmst*), in dem sich ein Interfaszikularkambium (*ifaca*) entwickelt hat. B: *Aristolochia*-Typus schematisch. Durch Bildung von Interfaszikularkambien in den primären Markstrahlen (*pmst*) ist der Kambiumring (*car*) entstanden. Primäres Xylem doppelt, sekundäres Xylem schräg schraffiert. Primäres Phloem dicht und sekundäres Phloem locker punktiert. *m* Mark, *smst* sekundäre Markstrahlen, *prri* primäre Rinde, *ph* Phloem, *x* Xylem, *faca* Faszikularkambium. B nach Troll 1959.

Das sekundäre Dickenwachstum geht von einem **Kambiumring** aus, der an Sproßquerschnitten als ringförmige Zone erscheint (Abb. 106 A—C, *car*). Räumlich gesehen, stellt diese meristematische Region einen dünnen, die ganze Sproßachse durchziehenden Kegelmantel dar (Abb. 51).

Die Bildung des Kambiumringes hängt aufs engste mit der Differenzierung des primären Meristemringes zusammen, aus dem sich zunächst das Prokambium entwickelt. Es lassen sich drei Typen unterscheiden.

Der bei Lianen häufig verbreitete **Aristolochia-Typ** (Abb. 106A; 107) ist dadurch charakterisiert, daß sich aus dem Meristemring (106A, *mr*) zunächst ein Leitbündelring entwickelt (A2) und bei der Ergänzung zum Kambiumring in den Bereichen der **primären Markstrahlen** zwischen den einzelnen Leitbündeln **Zwischenbündelkambien** (Interfaszikularkambien) herausdifferenziert werden. Diese gewinnen den Anschluß an die Fascikularkambien (3, Abb. 106). Die interfaszikularen Kambiumringteile produzieren ausschließlich Parenchymzellen, die die primären Markstrahlen in radialer Richtung verlängern. Im Laufe der sekundären Verdickung werden auch **sekundäre Markstrahlen** herausgebildet, da an lokal begrenzten Stellen der faszikularen Kambiumringteile Markstrahlparenchym erzeugt wird. Sie reichen von der sekundären Rinde bis zum sekundären Holz.

Beim **Helianthus-Typ** (Abb. 106 C; Abb. 108) werden in den oft breiten primären Markstrahlen des Leitbündelringes zunächst kleinere **Zwischenbündel** (*zb*) eingeschaltet und dann erst die faszikularen Kambien durch Bildung von Interfaszikularkambien zu einem Kambiumring ergänzt (Abb. 106 B, 3). Dieser Typ ist vor allem bei krautigen Dikotyledonen zu finden.

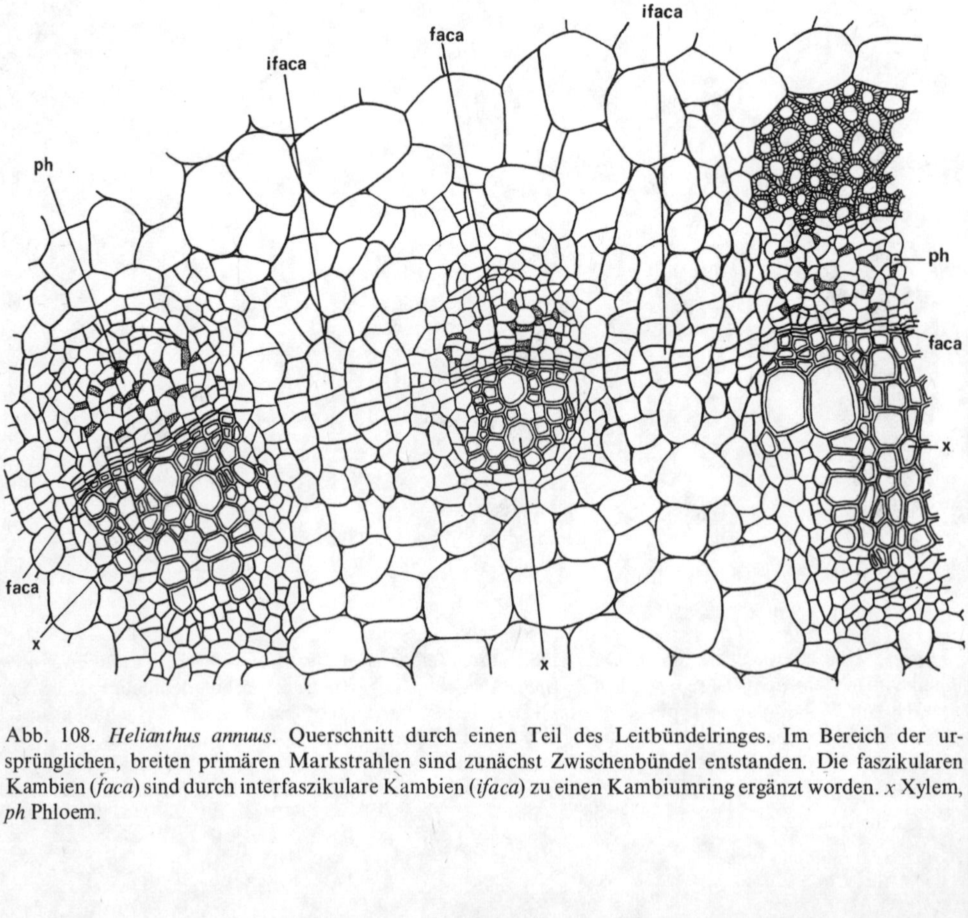

Abb. 108. *Helianthus annuus*. Querschnitt durch einen Teil des Leitbündelringes. Im Bereich der ursprünglichen, breiten primären Markstrahlen sind zunächst Zwischenbündel entstanden. Die faszikularen Kambien (*faca*) sind durch interfaszikulare Kambien (*ifaca*) zu einen Kambiumring ergänzt worden. *x* Xylem, *ph* Phloem.

Der **Tilia-Typ** (Abb. 106C) ist bei vielen Holzgewächsen, aber auch bei manchen krautigen Dikotyledonen (z. B. *Nicotiana*) zu finden. Der Meristemring wird hier über einen geschlossenen Prokambiumring direkt zum Kambiumring, so daß von vornherein ein geschlossener primärer Leitgewebehohlzylinder (C, 2) entsteht, der nur von sehr schmalen Markstrahlen durchbrochen wird.

Bei den Monokotyledonen, die in der Regel nur ein primäres Dickenwachstum besitzen (4.1.4.), ist ein sekundäres Dickenwachstum nur bei wenigen baumartigen und krautigen Pflanzen zu finden (*Aloe*, *Yucca*, *Sansevieria*, *Agave*, *Dracaena*, *Nolina*, *Ophiopogon*, *Testudinaria* u. a.). Im Gegensatz zu den Dikotyledonen entwickelt sich hier der Kambiumring nicht aus dem Meristemring, sondern aus dem primären Meristemmantel (4.1.4.). Die Kambiumzone dieses Seitenmeristems, die normalerweise in einiger Entfernung vom Sproßscheitel ihre Tätigkeit einstellt, bleibt bei den sich sekundär verdickenden Monokotyledonen erhalten und liefert den sekundären Zuwachs (kambiale Form). Der Kambiumring gibt vor allem nach innen Derivate ab, die zu Parenchym mit einzelnen Leitbündeln differenziert werden. Die außen abgegebenen Zellen bilden das Grundgewebe der primären Rinde.

Bei einigen dikotylen Pflanzen, die eine geringe bzw. mangelnde Kambiumringtätigkeit aufweisen, finden in Scheitelferne im Grundgewebe erneut Zellvermehrungen statt, so daß von einer **parenchymalen Form des sekundären Dickenwachstums** gesprochen werden kann. Erfolgen die Zellteilungen im Rindengewebe, wie bei den Kakteen, dann liegt eine kortikale Form vor. Bei der medullären Form (z. B. Kartoffelknolle, Kohlrabi, *Impatiens*-Arten) vermehren sich die Zellen des Markgewebes.

4.9.2. Der Holzkörper

Das **sekundäre Xylem** bzw. der **Holzkörper** der Holzgewächse wird durch den Kambiumring gebildet (Abb. 109, 112, 113), einem Seitenmeristem, das sich aus spindelförmigen, längsorientierten Fusiform- und kleineren Markstrahlinitialen zusammensetzt. Ihre Derivate sind daher in senkrechten und horizontalen Reihen angeordnet und verleihen dem sekundären Xylem einen charakteristischen Bau, der dem primären Xylem (4.5.) fehlt. Das sekundäre Dickenwachstum der Holzgewächse kann Jahrhunderte andauern. Der mächtige Holzkörper umgibt hier einen kleinen Markkörper (Abb. 109, 110), dessen Durchmesser nur wenige Millimeter beträgt. Auch die sekundäre Rinde (4.9.6.) und Borke (4.9.7.) treten im Vergleich zum Holzkörper stark zurück (Abb. 109 A, *sri* und *bo*).

Der Aufbau des sekundären Xylems hängt aufs engste mit seinen Funktionen, der Wasserleitung, der Festigung und der Reservestoffspeicherung zusammen. Es enthält daher tracheale Elemente **(Gefäße), intraxylare Fasern, Holzparenchym** und **primäre** bzw. **sekundäre Markstrahlen.** Über die Anordnung dieser Elemente geben am besten kombinierte Querschnitte, radiale und tangentiale Längsschnitte durch einen Holzkörper Auskunft (Abb. 109, 112, 113). Dabei zeigt sich, daß an Querschnitten (Hirnschnitten) alle Bauelemente, mit Ausnahme der radial verlaufenden Markstrahlen, quergeschnitten sind. Folglich sind diese longitudinal angeordnet. Im funktionstüchtigen Holzkörper bestehen die längsorientierten Elemente, je nach der Pflanzenart, aus einer wechselnden Anzahl von toten trachealen Zellen, Xylemfasern und aus lebenden Holzparenchymzellen. An Tangential- und Radialschnitten (Abb. 109, 112, 113) sind diese Elemente längs geschnitten. Die horizontal verlaufenden primären und sekundären Markstrahlen (Abb. 109, *pmst*, *smst*), die in der Regel aus lebenden Zellen bestehen, sind an Radialschnitten längs und an Tangentialschnitten quer getroffen. Die lebenden Zellen sind untereinander verbunden, so daß sie den Holzkörper netzartig durchsetzen. Die Markstrahlen verbinden die lebenden Elemente des sekundären Xylems mit dem sekundären Phloem (4.9.6.) und der primären Rinde.

An einem Querschnitt durch den Holzkörper fällt eine deutliche ringförmige Zonierung auf (Abb. 109 A; 112). Jeder Ring setzt sich aus einer helleren und einer dunkleren Zuwachszone zusammen, die beide den **Jahresring** bilden (Altersbestimmung der Stämme). Eine genauere Analyse der **Jahresgrenze** ergibt, daß bei den Nadelhölzern hier eng- und weitlumige Tracheiden (Abb. 112) aneinandergrenzen. Setzt im Frühjahr das sekundäre

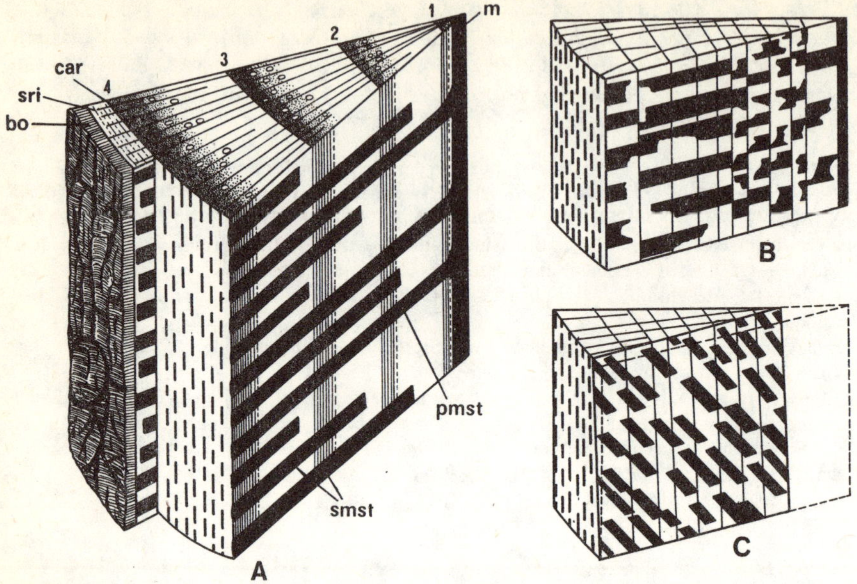

Abb. 109. A: Sektor eines vierjährigen Kiefernstammes (schematisch). Kambiumring (*car*), sekundäre Rinde (*sri*) und Borke (*bo*) zum Teil abgelöst. Mark (*m*) und primäre bzw. sekundäre Markstrahlen (*pmst, smst*) schwarz hervorgehoben. Während die primären Markstrahlen (*pmst*) bis zum Mark (*m*) reichen, enden die sekundären Markstrahlen (*smst*) im sekundären Xylem bzw. sekundären Phloem blind. Am Querschnitt und am radialen Längsschnitt sind die Jahresringe (1,2, 3,4) zu sehen. In beiden Schnittebenen sind die Markstrahlen längs geschnitten, während sie am Tangentialschnitt quer getroffen sind. Die Kreise am Querschnitt stellen Harzkanäle dar. B—C: In verschiedenen Richtungen geschnittene Holzteile, bei denen der Markstrahlverlauf (schwarze getönte Teile) nicht mit den radialen Schnittflächen zusammenfällt. Die Markstrahlen sind daher nur teilweise angeschnitten. C: Fischgrätenmuster. Aus TROLL 1959, nach STRASBURGER und KISSER.

Dickenwachstum ein, so werden zunächst großlumige, wenig verdickte Tracheiden herausdifferenziert. Man bezeichnet diesen Zuwachs als das **Weit-** oder **Frühholz.** Im Laufe der Vegetationsperiode erzeugt der Kambiumring immer englumige Tracheiden mit dicken sekundären Zellwänden. Dieser Zuwachs wird als das **Eng-** oder **Spätholz** bezeichnet. Während das Weitholz hell erscheint, ist das Engholz durch eine dunklere Farbe charakterisiert. Wird im Frühjahr der Kambiumring wieder aktiv, bildet er zunächst Weitholz. Der Übergang vom Eng- und Weitholz ist also spontan. Bei den Laubhölzern sind die Unterschiede zwischen Früh- und Spätholz weniger deutlich ausgeprägt (Abb. 113), die Jahresringe jedoch nachweisbar.

Die Breite der Jahresringe ist artspezifisch und vom Alter der Bäume und von den Umweltbedingungen abhängig. So werden mit zunehmendem Alter die Jahresringe schmaler (z. B. Esche, jung 6 mm, alt 1 mm). Die größte Variation der Jahresringbreite wird durch die wechselnden Umweltbedingungen hervorgerufen. Je ungünstiger die klimatischen und edaphischen Verhältnisse sind, um so geringer ist die Jahresringbreite. Bei normalen Standortbedingungen beträgt diese z. B. bei der Berg-Kiefer *(Pinus mugo)* maximal 1,6 mm. Sie verringert sich in höheren Gebirgslagen auf 0,28 mm. Besonders trockene Jahre wirken sich auf den Holzzuwachs aus.

Die Dauer des jährlichen Zuwachses ist bei den einzelnen Holzarten verschieden und Schwankungen unterworfen. Während bei tropischen Gehölzen das sekundäre Dickenwachstum in der Regel das ganze Jahr anhält, ist es in wechselfeuchten Klimaten an die Vegetationsperiode gebunden. So beginnt z. B. bei unseren Eichen das sekundäre Dickenwachstum etwa Anfang April und endet im August. Bei anderen Gehölzen (Rot-Buche, Fichte) dauert es von Anfang Mai bis Ende Juli.

Mit Hilfe der Jahresringe kann man eine Altersbestimmung der Bäume vornehmen (Dendrochronologie). Z. B. weisen die nordamerikanischen Mammutbäume (*Sequoiadendron*) bei einem Stammdurchmesser von 5—6 m ein Alter von 3500 Jahren auf. *Pinus aristata* in Kalifornien soll über 4600 Jahre alt sein.

Da die Zone des sekundären Dickenwachstums (Abb. 51) jährlich um einen bestimmten Betrag spitzenwärts vorrückt, keilen die einzelnen Jahresringe, ihrem Alter entsprechend, nach oben hin aus (Abb. 110 A—B). Querschnitte durch verschiedene Stammhöhen lassen eine Zunahme der Jahresringzahl von oben nach unten erkennen (A_1—A_3). Räumlich gesehen, bilden die aufeinanderliegenden Jahresringe ein System ineinandergeschachtelter Kegelmäntel (B). Schneidet man einen Stamm tangential (Fladerschnitt), wie dies bei der Herstellung von Brettern der Fall ist, so erscheinen die Jahresringe als **Fladern** (**Maserung** des Holzes). Die Maserung ist bei gleichmäßig gebauten, astfreien Stammteilen besonders regelmäßig.

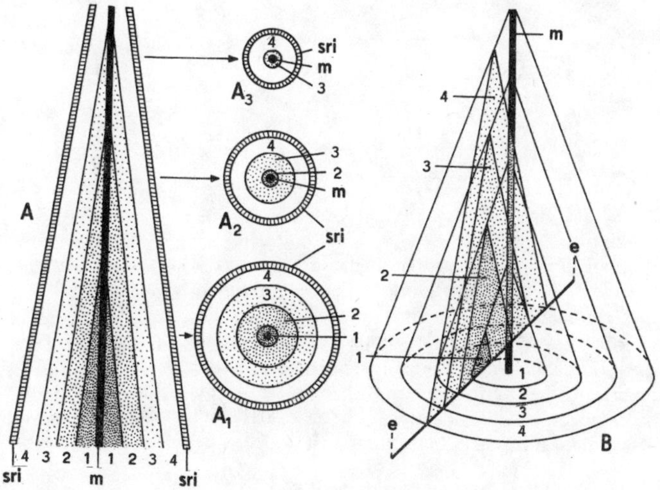

Abb. 110. A: Schematische Darstellung der Jahresringbildung. Mark *m* schwarz getönt. 1, 2, 3, 4 aufeinanderfolgende Jahresringe, die nach oben hin auskeilen. A_1—A_3: Querschnitte durch die mit Pfeilen markierten Zonen des Längsschnittes. *sri* sekundäre Rinde. B: Maserung bei Holzgewächsen. *e—e* gibt die Ebene an, in der ein tangentialer Schnitt geführt wurde. Sonst wie in A. A nach RAUH 1950, B nach SEYBOLD, verändert.

Durch jede Seitenastbildung wird die Regelmäßigkeit der Maserung gestört (Abb. 111). Auch hier werden die älteren Jahresringe während der sekundären Verdickung in die Tiefe verlagert, die jedoch in den Stamm eingeschmolzen werden. Da sich während des Dickenwachstums das Kambium des Seitenastes immer weiter nach außen verlagert und die eingeschmolzenen Teile sich nachträglich nicht mehr erweitern können, nimmt die Astbasis eine verkehrtkegelförmige Gestalt an (Abb. 111 A). Das sekundäre Phloem über der Insertion des Seitenzweiges wird bei der Verdickung des Stammes nach außen gedrängt, so daß es sich in der Astgabel oft in Falten legt. Bei stärkeren Seitenästen werden die älteren Phloemteile der Astgabel zerbrochen und abgestoßen. Entspricht die Stärke des Seitenastes etwa der des Hauptstammes (B), dann bilden die Xylemteile einen relativ einheitlichen Holzkörper. Bei einem raschen sekundären Dickenwachstum werden hier Teile des abgestorbenen Phloems im Xylem eingeschlossen.

Viele Hölzer erfahren mit zunehmendem Alter eine Veränderung. Der Holzkörper läßt eine Gliederung in eine äußere, heller gefärbte Zone, die dem Zuwachs der letzten Jahre entspricht, und einen dunkler gefärbten Kern erkennen. Diese Zonen bezeichnet man als **Splint-** oder **Weichholz** und als **Kernholz.** Ersteres enthält allein die lebenden Elemente, während das Kernholz nur noch mechanische Funktionen übernimmt. Im allgemeinen ist das Kernholz substanzreicher, fester, härter und wasserärmer als das Splintholz. Vielfach ist es auch durch Pigmentierung dunkler gefärbt. Diese nachträglichen Veränderungen nennt man **Verkernung.** Bei den Nadelhölzern kann gleichzeitig auch eine **Verkienung** erfolgen (Kienholz). Die Ver-

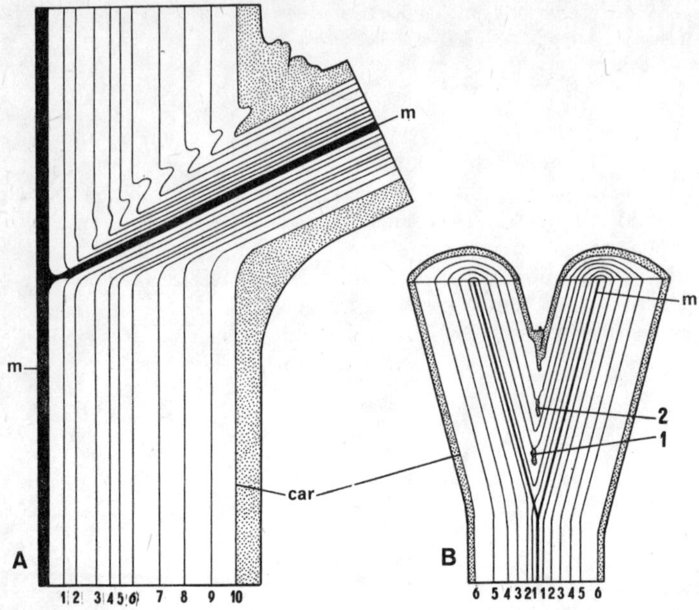

Abb. 111. A—B: Schematische Darstellungen zur Erläuterung der sekundären Xylembildung an Seitenästen. A: Durch die einsetzende Verzweigung wird die ursprüngliche Lage des Kambiumringes (*car*) verändert. Das Kambium wird in der Achsel zwischen Stamm und Ast in Falten gelegt. Mit zunehmendem Alter werden die basalen Zweigteile in den Stamm eingeschmolzen, das Phloem (punktiert) weiter nach außen verlagert und in der Achsel ebenfalls gefaltet. Das Mark des Zweiges (*m*) steht direkt mit dem Mark des Stammes in Verbindung. 1, 2, bis 10 Jahresringe. Sekundäres Phloem und primäre Rinde punktiert. B: Gleichmäßige Gabelung mit sehr spitzer Achselhöhle. Das Xylem von Stamm und Zweig bildet einen einheitlichen Körper. Das Phloem wird in der Achselhöhle nach außen verlagert, einige Teile werden im Xylem eingeschlossen (punktiert). Sonst wie in A. Nach Mac Daniels 1918.

färbung des Kernholzes geht auf die Phlobaphene zurück, die beim Absterben der Holzparenchymzellen gebildet werden und die Wände pigmentieren. Offenbar wandern auch Gerbstoffe bzw. ihre Abkömmlinge aus dem Splintholz in den Kern ein. Durch die Imprägnierung des Kernholzes wird dieses fäulniswidrig, so daß es durch Pilze und Bakterien nur schwer zerstört werden kann.

Kernhölzer sind u. a. die Eiche, Robinie, Kiefer und die Lärche. Bei den Splinthölzern (z. B. Weiden-, Pappel-, Linden-, Ahorn-, Birkenarten) unterbleibt die Verkernung. Oft tritt hier ein Ausfaulen des Stammes ein. Weidenstämme können soweit ausfaulen, daß nur ein dünner Splintholzmantel übrigbleibt, der außen von der Borke bedeckt ist.

Bei einigen tropischen Gehölzen werden oft Farbstoffe entweder in die Zellwände oder in die Zellumina eingelagert (Farbhölzer). Beispiele hierfür sind das tiefschwarze Ebenholz (*Diospyros*-Arten), das Blauholz (*Haematoxylon campechianum*), welche das Hämatoxylin liefert, das Rote Sandelholz (*Pterocarpus santalinus*) und das Violette Amaranthholz (*Peltogyne pubiflora*).

Für die technische Bearbeitung der Gehölze sind ihre physikalischen und chemischen Eigenschaften von Bedeutung. So spielt in der holzverarbeitenden Industrie die **Spaltbarkeit** des Holzes eine Rolle, d. h. der Widerstand gegen eine Längsspaltung. Ein Holz läßt sich nur längs spalten, da die meisten Holzelemente longitudinal angeordnet sind. Bei einer gleichmäßig parallelen Anordnung der Gefäße und Holzfasern zur Längsachse liegen **leicht spaltbare** Hölzer vor (z. B. Fichte, Tanne, Pappel, Linde, Eiche). Zeigen die Holzelemente eine wellige und verflochtene Anordnung, so spricht man von **schwer spaltbaren** Hölzern (z. B. Apfel, Birke).

Unter der **Härte** des Holzes versteht man den Widerstand, den ein Holz dem Sägen oder Drechseln entgegensetzt. Sie hängt von der Anzahl der Holzfasern sowie von der Weite und Wandstärke der Gefäße ab. Sehr harte Hölzer liefern die Stein-Eiche (*Quercus ilex*), der Gemeine Flieder (*Syringa vulgaris*), der Buchsbaum (*Buxus sempervirens*); harte Hölzer die Rot-Buche (*Fagus sylvatica*), die Hainbuche (*Carpinus betulus*), die Eichen (*Quercus robur*, *Q. petraea*), die Ahorn-Arten (*Acer*), die Gemeine Eibe (*Taxus baccata*); mittelharte Hölzer die Platanen (*Platanus*), die Berg-Kiefer (*Pinus mugo*), das Teakholz (*Tectona grandis*); weiche Hölzer die Gemeine Fichte (*Picea abies*), die Europäische Lärche (*Larix decidua*), die Wald-Kiefer (*Pinus sylvestris*), die Birken (*Betula*), die Erlen (*Alnus*) und sehr weiche Hölzer die Weiden (*Salix*), Pappeln (*Populus*) und die Linden (*Tilia*).

4.9.2.1. Gymnospermen

Das sekundäre Xylem der Gymnospermen ist einfacher und homogener gebaut als das der Angiospermen, da es keine Tracheen besitzt (Ausnahme: Gnetales). An Querschnitten durch den Holzkörper (Abb. 112) sind alle Xylemelemente, mit Ausnahme der Markstrahlen (= Holzstrahlen), quergeschnitten. Sie sind also longitudinal angeordnet. Die Mehrzahl der Zellen besteht aus Tracheiden, die im Spätholz stark verdickte Zellwände und verschieden stark reduzierte Hoftüpfel besitzen, so daß sie als Fasertracheiden bezeichnet werden können. Die ebenfalls quergeschnittenen Holzparenchymzellen sind bei den *Pinus*-Arten (z. B. *P. sylvestris*, *P. mugo*) immer an die Harzkanäle gebunden, bei anderen

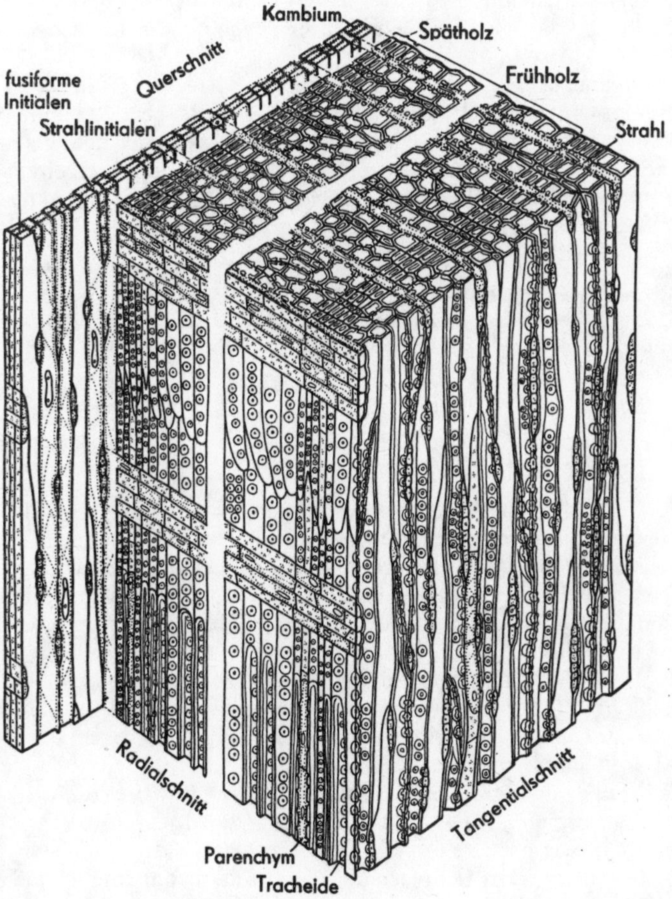

Abb. 112. *Thuja occidentalis*. Blockdiagramm des Holzkörpers mit dem Kambiumring. Das sekundäre Xylem besteht nur aus Tracheiden, wenig Holzparenchym und aus einschichtigen Markstrahlen. Aus ESAU 1953.

Koniferen über den Jahresring verstreut. Sie leiten sich von Derivaten der Fusiforminitialen ab, die sich mehrmals quer geteilt haben. Bei anderen Koniferen fehlen die Holzparenchymzellen (z. B. *Taxus baccata*, *Torreya*-, *Araucaria*-Arten).

Am Radial- oder Spiegelschnitt (Abb. 112, 109) treten die längs verlaufenden Hoftüpfeltracheiden mengenmäßig hervor. Sie werden von senkrecht zu ihnen orientierten Markstrahlen gekreuzt. Die Markstrahlen der Gymnospermen bestehen entweder nur aus lebenden Parenchymzellen (Abb. 95), oder es sind ihnen noch **Quertracheiden** beigeordnet (Beispiele: viele Pinaceen, *Sequoia*, viele Cupressaeen). Diese toten Quertracheiden besitzen stark verholzte, unregelmäßig gestaltete, sekundäre Zellwände und sind wie bei der Gattung *Pinus* an beiden Kanten der Markstrahlen in wechselnder Anzahl reihenartig angeordnet. Sie reichen bis zum Kambiumring. Hier und im Bereich der Phloemstrahlen (4.9.6.) werden sie durch plasmareiche, senkrecht eines Phloemstrahl verlängerte Zellen ersetzt, die durch Tüpfelfelder mit den Siebzellen in Verbindung stehen. Zwischen beiden Elementen findet ein Stoffaustausch statt. Während die Querschnitte durch den Holzkörper über Länge und Breite, die Radialschnitte über Länge und Höhe der Markstrahlen Auskunft geben, kann an Tangentialschnitten (Fladerschnitten, Abb. 110) ihre Breite und Höhe ermittelt werden. Die linsenförmig gestalteten Markstrahlen der Gymnospermen stellen eine aus mehreren Stockwerken bestehende Zellreihe (1—20, max. bis 50 Zellen) dar. Laufen in ihnen Harzkanäle, so sind die Markstrahlen in ihrer Umgebung mehrere Zellen breit.

Viele Koniferen besitzen **Harzkanäle** (Harzgänge), die den Holzkörper längs und horizontal durchziehen. Die längs orientierten Harzkanäle sind mit Harzgängen verbunden, die in den Markstrahlen verlaufen und bilden somit ein Netzwerk. Die schizogen gebildeten Harzkanäle bestehen aus einem Interzellulargang der von harzabscheidenden Parenchymzellen (Epithelzellen, 2.2.4.) umgeben wird. Bei *Pinus*, *Picea* und *Larix* sind die Harzgänge von Holzparenchymzellen umgeben. Ältere Harzkanäle können durch die Epithelzellen verschlossen werden.

Durch Verletzung des Holzkörpers können sog. traumatische Harzgänge entstehen, die in tangentialen Reihen angeordnet sind und blasenartige Erweiterungen bilden. Ihre Entwicklung wird durch äußere Einflüsse bedingt (z. B. durch Wunden, Verletzungen durch Druck, Frost oder Wind).

4.9.2.2. Angiospermen

Einen komplizierteren Bau weist der Holzkörper der Angiospermen auf, da neben den Tracheiden auch Fasertracheiden, Libriformfasern, lebende Holzfasern, Holzparenchym, Markstrahlen und bei den meisten Arten Tracheen vorkommen. Der Unterschied zwischen dem Früh- und Spätholz ist bei vielen Laubgehölzen nicht so deutlich ausgeprägt wie bei den Nadelhölzern. Nach Verteilung und Größe der Gefäße kann man bei den Laubhölzern zwischen **zerstreutporigen** und **ringporigen** Gehölzen unterscheiden.

Bei den zerstreutporigen Hölzern (Abb. 113) sind die ungefähr gleich weiten Gefäße über den ganzen Jahresring verteilt, (z. B. *Tilia platyphyllos*, *Acer pseudoplatanus*, *Platanus orientalis*, *Liriodendron tulipifera*, *Populus*- und *Salix*-Arten). Bei den ringporigen Laubhölzern sind die Gefäße des Frühholzes weiter als die des Spätholzes, so daß sie makroskopisch oder mit der Lupe als Poren zu erkennen sind (z. B. *Quercus robur*, *Fraxinus excelsior*, *Robinia pseudoacacia*, *Ulmus minor*, *Castanea sativa*). Außerdem ist bei den zerstreutporigen Gehölzen eine größere Anzahl von Jahresringen an der Wasserleitung beteiligt, während bei den ringporigen Gehölzen die Wasserleitung auf eine schmale Splintzone bzw. nur auf einen Jahresring beschränkt ist. Auf Grund des unterschiedlichen Baus ist die Leitgeschwindigkeit in diesen beiden Typen verschieden groß. So liegt die Geschwindigkeit des Wasserstromes bei den ringporigen Gehölzen bedeutend höher (z. B. *Quercus robur* 43,6 m/h, *Fraxinus excelsior* 25,7 m/h, *Robinia pseudoacacia*

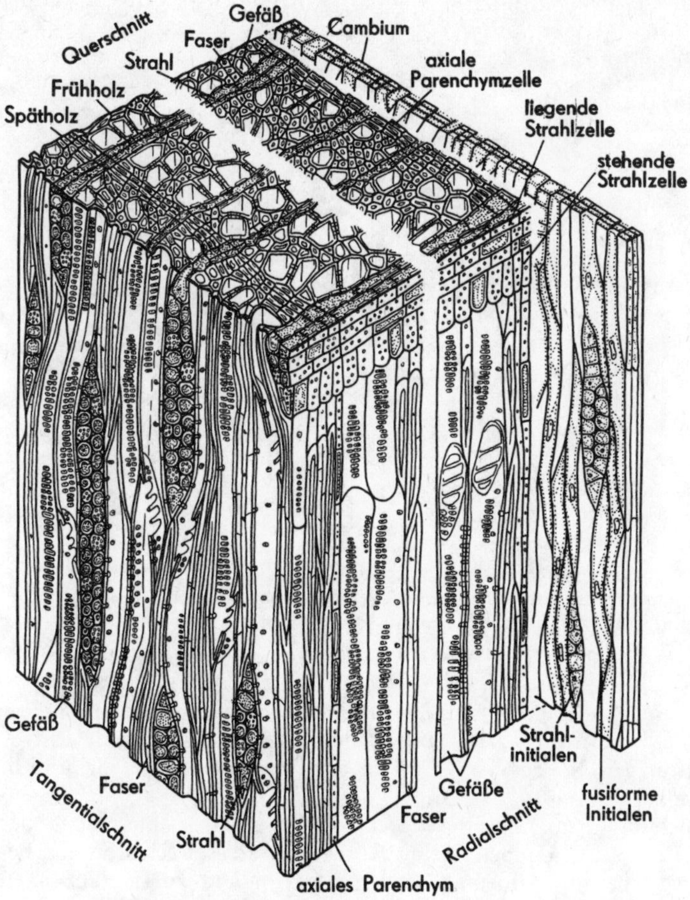

Abb. 113. *Liriodendron tulipifera*. Blockdiagramm des Holzkörpers mit dem Kambiumring. Der Holzkörper setzt sich aus Tracheen mit opponierten Hoftüpfeln und schräg gestellten leiterförmigen Perforationsplatten, Fasertracheiden, terminalem Holzparenchym und aus ein bzw. zweireihigen Markstrahlen zusammen. Aus Esau 1953.

28,8 m/h) als bei den zerstreutporigen (z. B. *Populus balsamifera* 6,25 m/h, *Salix viridis* 3,0 m/h, *Fagus sylvatica* 1,07 m/h).

Die Anordnung und Form der Tracheen ist an Querschnitten besonders gut ersichtlich (Abb. 113). Sie können entweder einzeln im Holzgewebe liegen und besitzen dann eine kreisrunde bis ovale Form, oder sie sind zu einzelnen Gruppen zusammengefaßt; ihre Form ist dann eckig bzw. abgeflacht. Gefäße, die im Querschnitt eines Holzes einzeln liegen, stehen räumlich gesehen miteinander in Verbindung. Sie können bei manchen Arten nur innerhalb einer Zuwachszone, bei anderen Sippen über mehrere Zuwachszonen miteinander verbunden sein. Tracheen und Tracheiden stehen auch mit den lebenden Zellen des Holzparenchyms bzw. des Strahlenparenchyms in Verbindung.

Die **Xylem-** bzw. **Holzfasern** sind unterschiedlich gebaut, so daß man zwischen **Fasertracheiden** und **Libriformfasern** unterscheiden kann. Zwischen beiden gibt es Übergangsformen. Beide besitzen stark verdickte und verholzte Sekundärwände, weichen aber in der Größe, Gestalt und Tüpfelform voneinander ab (Abb. 97 D—A). Die Xylemfasern lassen sich phylogenetisch von den Tracheiden ableiten, die eine Wasserleitungs- und Stützfunktion haben. Während der Evolution erfolgte eine Zunahme der Wandstärke,

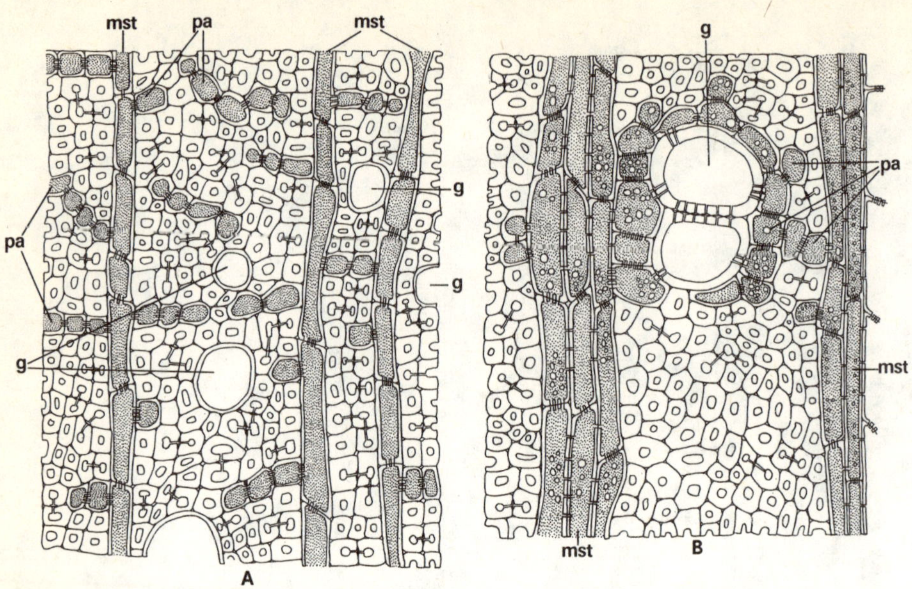

Abb. 114. A: *Quercus iberica.* Querschnitt durch den Holzkörper mit metatrachealem Parenchym (*pa*). B: *Fraxinus excelsior.* Querschnitt durch den Holzkörper mit vasizentrischem Parenchym (*pa*). *g* Gefäße, *mst* Markstrahlen. Nach TAKHTAJAN 1948.

eine Verkleinerung des Zellumens sowie eine Verkürzung der faserähnlichen Zellen und die Reduktion der Hoftüpfel. Die Libriformfasern besitzen nur noch einfache Tüpfelkanäle. Da die Holzfasern das Stützgewebe des Holzkörpers bilden, sind sie in Harthölzern besonders reichlich anzutreffen (Abb. 114 A u. B).

Das Markstrahlenparenchym (primäre und sekundäre Markstrahlen) hat neben der Funktion der Stoffspeicherung die Aufgabe, die Stoffleitung in radialer Richtung zu besorgen. Durch sie gelangen die im Phloem beförderten Assimilate zu den lebenden Elementen des Holzkörpers, wo sie nach Umwandlung in Reservestoffe gespeichert werden. Die Größe der Markstrahlen (Holzstrahlen) variiert oft schon innerhalb einer Art. Während die Markstrahlen der Gymnospermen in der Regel **einschichtig** sind (Abb. 112), finden wir bei den Hölzern der Angiospermen einschichtige, **zweischichtige** und **mehrschichtige Markstrahlen** (Abb. 113, 114). Da die mehrschichtigen Markstrahlen nach oben und nach unten zugespitzt sind, werden sie an den Kanten einschichtig und erscheinen an Tangentialschnitten (Abb. 113) linsenförmig.

Die Markstrahlzellen können in radialer Richtung verlängert sein (Abb. 114 A u. B, *mst*; Abb. 113, liegende Zellen). Bei einer Anordnung parallel zur Sproßachse spricht man von aufrechten Zellen. Je nach der Kombination dieser Zellelemente unterscheidet man zwischen **heterogenen** und **homogenen** Markstrahlen. Erstere setzen sich aus liegenden und aufrechten Parenchymzellen zusammen. Beim homogenen Typ ist nur ein Zelltyp zu finden. Das gilt sowohl für die einschichtigen als auch für die mehrschichtigen Markstrahlen. Bei den Angiospermenhölzern ist eine weitere Unterteilung möglich.

Da sich die **Holzparenchymzellen** des Holzkörpers von Fusiforminitialen (4.3.1.) des Kambiumringes ableiten, behalten sie entweder die Form einer Fusiformzelle bei oder gliedern sich durch Querteilungen auf. Die Holzparenchymzellen haben die Aufgabe, organische Reservestoffe zu speichern. In ihren plasmareichen, in Längsreihen angeordneten Zellen werden im Herbst bei harten Laubhölzern Stärke, bei weichen Laub- und Nadelhölzern Öle eingelagert. Die Menge und Verteilung des Holzparenchyms ist bei den Hölzern der Dikotyledonen unterschiedlich. Es gibt Hölzer, bei denen nur wenig oder gar kein Holzparenchym herausdifferenziert wird, während es bei anderen Gehölzen reichlich vorhanden ist. Man unterscheidet zwei Hauptformen, den **apotrachealen** und den **paratrachealen Typ.**

Der primitivere **apotracheale Typ** ist daran zu erkennen, daß die Holzparenchymzellen keine Beziehungen zu den Gefäßen zeigen.

Phylogenetisch gesehen gibt es drei Untertypen, das **terminale, diffuse** und **metatracheale** Parenchym. Das terminale Parenchym (z. B. Magnoliaceen, einige Winteraceen) liegt am Ende des jährlichen Jahresringes und bildet entweder eine zusammenhängende Zellschicht, oder es tritt hier in Form von zerstreuten Zellen auf. Bei der diffusen Form (z. B. viele Winteraceen, viele Lauraceen, *Alnus*-Arten) ist das Holzparenchym über den gesamten Jahresring verteilt. Der metatracheale Untertyp (z. B. *Quercus iberica*, Abb. 114A, *pa*) hat ein Holzparenchym, das an Querschnitten in tangentialen, von den Gefäßen unabhängigen Schichten angeordnet ist.

Bei dem **paratrachealen Typ** können die Holzparenchymzellen mit den Tracheen verbunden sein. Dabei liegen die Parenchymzellen entweder nur an den abaxialen Seiten der Gefäße, oder sie umgeben sie. Dieser **vasizentrische** Untertyp ist am häufigsten verbreitet (z. B. *Fraxinus excelsior*, Abb. 114 B; Calycanthaceen, Sapindaceen, Verbenaceen).

Bei einigen Angiospermenhölzern bilden sich schizogene bzw. lysigene Gewebelücken heraus, die nicht mit Epithelzellen ausgekleidet sind (**Gummigänge).** Sie sind mit einer Gummimasse gefüllt (z. B. *Cerasus avium*). Die Entwicklung dieser Gummigänge hängt mit einer Zelldegeneration zusammen (Vorgang der Gummosis). In parenchymatisch bleibenden Zellderivaten des Kambiumringes beginnt die Gummosis und greift dann auf ausdifferenziertes Xylem über (Bildung von Gummitaschen). Bei einer starken Wasserzufuhr quellen die Gummibehälter und sprengen die äußeren Gewebeteile. Das Gummi erstarrt zu großen farblosen oder bräunlichen Tropfen.

Bezieht man die Funktionen des Holzes auf den gesamten histologischen Bau, dann ergeben sich sog. **Funktionssysteme.** Diese sind das Hydrosystem, das Festigungssystem, das pneumatische System und das Leit- und Speichersystem.

Das wichtigste Funktionssystem ist das **Hydrosystem**, das der Wasserleitung und -speicherung dient. Zur Beurteilung der Wasserführung im Holz müssen die Struktur des fibriformen Gewebes, die Beziehungen zwischen diesem Gewebe und dem Gefäßnetzsystem einschließlich der lebenden paratrachealen Scheiden sowie die Überbrückung der Jahresringgrenzen zwischen dem fibriformen Gewebe und dem Gefäßnetzwerk herangezogen werden.

Der 1. Funktionstyp (Gymnospermen-Bautyp), der bei den meisten Gymnospermen und einigen Winterales zu finden ist, besitzt ein Gewebe, das nur aus Tracheiden besteht, die durch Hoftüpfel untereinander verbunden sind. Das Wasser kann daher in alle Richtungen transportiert werden und auch von Jahresring zu Jahresring fließen. Gefäße fehlen, so daß man von der **Tracheiden-Stufe** des Hydrosystems spricht.

Diesem Funktionstyp schließt sich die **Tracheiden-Gefäß-Stufe** des Hydrosystems an. Auch hier ist ein tracheidales, die Jahresringgrenzen überbrückendes Gewebe vorhanden, in das aber Tracheen eingebettet sind, die durch Hoftüpfel mit den Tracheiden und Fasertracheiden verbunden sind. Innerhalb der Jahresringe wird das Wasser in alle Richtungen transportiert, über die Jahresringgrenzen hinweg nur im tracheidalen Gewebe. Man kann zwei Typen, den primitiven Angiospermen- und den *Castanea*-Bautyp unterscheiden. Bei letzterem sind an den Tracheen des Frühholzes Parenchym-Halbscheiden entwickelt.

Beim 3. Funktionstyp **(eingeschränkte Tracheiden-Gefäß-Stufe)** treten neben Tracheiden bzw. Fasertracheiden, die die Gefäße umschließen, lebende, vor allem aber tote Holzfaserkomplexe auf. Diese Holzfasergruppen sind von den Tracheiden und Tracheen innerhalb der Jahresringe und an den Jahresringgrenzen isoliert. Die Wasserführung findet nur in den Tracheiden-Gefäß-Bereichen statt, ähnlich wie bei dem vorigen Funktionstyp. Die Holzfaserkomplexe sind nicht mehr in das Hydrosystem einbezogen, die toten Fasern mit Luft gefüllt. Lebende Fasern dienen der Reservestoffspeicherung. Während beim *Rhamnus*- und *Quercus*-Bautyp sich der Wassertransport nach dem Muster der Tracheiden-Gefäß-Stufe vollzieht, korrespondieren beim *Hedera*-, *Ulmus*- und *Juglans*-Bautyp die Gefäßnetze über die Jahresringgrenzen hinweg, so daß das Wasser auch über die Wachstumsgrenzen fließt.

Bei der **Gefäß-Holzfaser-Stufe** des Hydrosystems sind im Holzkörper keine Tracheiden mehr vorhanden. Das Gewebe besteht aus toten (*Aesculus*-, *Aucoumea*-Bautyp) oder aus lebenden Holzfasern (*Vaccinium*-Bautyp). Die Gefäße, die inmitten der Holzfasergewebe liegen, sind nur noch durch wenige, schmale Tüpfel miteinander verbunden. Das Wasser kann zwar noch in das Holzfasergewebe einfließen. Dieses dient jedoch nur noch der Wasserspeicherung. Die Wasserleitung findet in den Tracheen statt, die über die Jahresringgrenzen hinweg ein geschlossenes Netzsystem bilden.

Die höchste Organisationsstufe ist die **Gefäß-Stufe** des Hydrosystems. Das tote Holzfasergewebe und die Tracheen sind durch paratracheale Vollscheiden aus lebenden Parenchymzellen voneinander getrennt (Abb. 114 B). Das tote Holzfasergewebe dient nur noch der Festigung. Die Wasserleitung wird in den Jahresringen und über die Jahresringgrenzen hinweg in den Tracheen vollzogen. Man kann drei Typen, den *Acer*-, *Fraxinus*- und *Albizia*-Bautyp unterscheiden.

Die genannten Funktionstypen zeigen offenbar auch den phylogenetischen Trend an.

4.9.2.3. Sonderformen des sekundären Dickenwachstums

Bei einigen Holzgewächsen, insbesonders bei holzigen Lianen, verläuft das sekundäre Dickenwachstum atypisch, so daß ein stark zerklüfteter Holzkörper entsteht. Behält der Kambiumring seine normale Lage bei, werden aber an engbegrenzten Orten des Kambiumringes unterschiedliche sekundäre Xylemelemente nach innen und sekundäres Phloem nach außen abgegeben, dann wechseln im Holzkörper breite Holzplatten mit schmalen Phloemplatten ab (Abb. 115 A, z. B. Bignoniaceen, Malpighiaceen). In den Stämmen

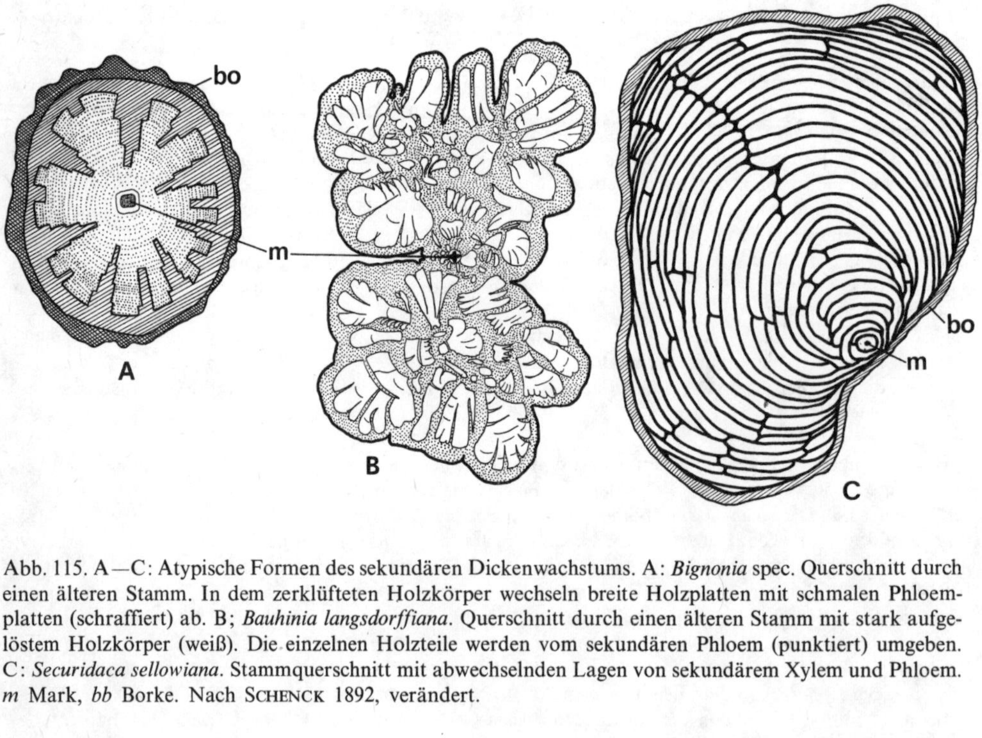

Abb. 115. A—C: Atypische Formen des sekundären Dickenwachstums. A: *Bignonia* spec. Querschnitt durch einen älteren Stamm. In dem zerklüfteten Holzkörper wechseln breite Holzplatten mit schmalen Phloemplatten (schraffiert) ab. B; *Bauhinia langsdorffiana*. Querschnitt durch einen älteren Stamm mit stark aufgelöstem Holzkörper (weiß). Die einzelnen Holzteile werden vom sekundären Phloem (punktiert) umgeben. C: *Securidaca sellowiana*. Stammquerschnitt mit abwechselnden Lagen von sekundärem Xylem und Phloem. *m* Mark, *bb* Borke. Nach SCHENCK 1892, verändert.

mancher holziger Lianen kann der primäre Leitbündelring in eine Anzahl kleinerer Leitbündelringe zerlegt werden, die dann selbständige Kambiumringe bilden. So besitzt der äußerlich stark gelappte Stamm von *Bauhinia langsdorffiana* einen zerklüfteten Holzkörper (Abb. 115 B), da die isolierten, teilweise noch untereinander verbundenen Holzstränge durch neu gebildete Kambien eine weitere sekundäre Verdickung erfahren. Die einzelnen Xylemteile werden vom sekundären Phloem umgeben. Bei einigen Polygalaceen (Abb. 115 C; *Securidaca sellowiana*) stellt der erste Kambiumring nach einer normalen Dickenwachstumsphase seine Tätigkeit ein. Er wird durch einen zweiten, dieser durch einen dritten usw. ersetzt, so daß im Holzkörper Holz- und Phloemlagen miteinander abwechseln. In der Regel wird dieses Wachstum nach zwei Richtungen besonders gefördert, und es tritt dadurch eine Stammabflachung ein. Bei einer einseitigen Wachstumsförderung liegt der primäre Holzkörper mit dem Mark exzentrisch (C, *m*).

4.9.3. Hydraulische Architektur von Holzpflanzen

Dem Zusammenhang zwischen Wasserleitung und Wachstum bei Holzpflanzen wurde 1964 durch die Aufstellung des **„Pfeifenmodells“** (SHIMOZAKI et al.) eine theoretische Basis gegeben. Danach sollte jeweils eine Xylemeinheit eine bestimmte Gruppe von Blättern versorgen. Jede weitere Entwicklung der Pflanze würde eine neue Gefäßeinheit dem alten Gefäßteil hinzufügen. Ausgangspunkt dieser Hypothese war die häufig gemachte Beobachtung über das proportionale Verhalten von Querschnittsfläche des Stammes und dem Gewicht der von ihr versorgten Blätter.

Neuere Untersuchungen von ZIMMERMANN (1978) führten zu veränderten Vorstellungen und zur Ausarbeitung eines Konzepts der **hydraulischen Architektur** bei Holzpflanzen.

Die relative Verfügbarkeit von Wasser in verschiedenen Pflanzenteilen kann über die **blattspezifische Leitfähigkeit** (BSL) erfaßt werden. Sie wird als **hydraulische Leitfähigkeit** ($\mu l \cdot h^{-1}$) pro Trockenmasse der versorgten Blätter $\left(\frac{\text{Leitfähigkeit}}{\text{Blatttrockenmasse}}\right)$ angegeben. Sie ist mit den **Huber-Werten** (Xylemquerschnittsfläche in mm^2 pro versorgter Blatttrockenmasse; proportional der 4. Potenz des Xylemradius r^4) und der spezifischen Leitfähigkeit (hydraulische Leitfähigkeit pro Xylemquerschnittsfläche) verbunden:
BSL = Huber-Werte · spezifische Leitfähigkeit.

ZIMMERMANN untersuchte bei einer Reihe von dikotylen Bäumen und *Abies balsamea* die blattspezifische Leitfähigkeit. Stets trat eine **hydraulische Hierarchie** zutage, bei der der Hauptzweig gegenüber den Seitenzweigen 1. und 2. Ordnung, die Seitenzweige 1. Ordnung gegenüber denen 2. Ordnung bevorteilt waren (Abb. 116). Diese größeren BSL geben den oberen Blättern einen **Konkurrenzvorteil** bei der Versorgung mit Wasser und Mineralstoffen. Ontogenetisch wird die strukturelle Basis für diese Hierarchie durch die **Huber-**

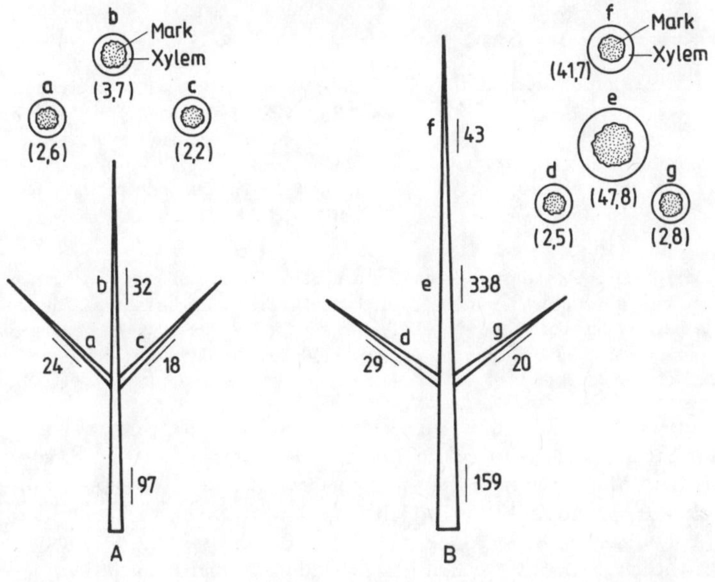

Abb. 116. Hydraulische Architektur bei *Abies balsamea*. Vergleich der oberen Achsen zweier 20jähriger Einzelbäume. A: schwachwüchsig, B: starkwüchsig mit ausgeprägter Apikaldominanz. Zahlen ohne Klammern = blattspezifische Leitfähigkeit (hydraulische Leitfähigkeit pro versorgter Blatttrockenmasse in g). Zahlen in Klammern = Huber-Werte (Xylemquerschnittsfläche in mm^2 pro versorgter Blatttrockenmasse in g). a—g Xylemquerschnitte von einjährigen Stammabschnitten. Nach EWERS und ZIMMERMANN 1984.

Werte gelegt. In einjährigen Stammsegmenten sind die Huber-Werte im Hauptzweig weit größer als in den Seitenzweigen. Die spezifischen Leitfähigkeiten unterscheiden sich aber kaum voneinander (Abb. 116). Die Anfangsunterschiede in den BSL resultieren ausschließlich aus der großen relativen Querschnittsfläche des Xylems. In älteren Teilen des Baumes haben die Hauptäste neben den größeren Huber-Werten auch größere spezifische Leitfähigkeiten als die Seitenzweige. Ursache sind die sehr weiten Tracheiden der Hauptäste.

In kräftig wachsenden Bäumen mit strenger **Apikaldominanz** sind die Huber-Werte im Haupttrieb 12mal größer als in den Seitenzweigen gleichen Durchmessers. Bei schwachwüchsigen Bäumen und geringer Apikaldominanz betragen die Unterschiede nur das ca. 2,2fache.

4.9.4. Quertransport bei Holzpflanzen

Holzpflanzen bedürfen auf Grund ihres Baues radialer Transportgewebe für den Kurz- und Mittelstreckentransport. Es liegt in Form der auffällig und differenziert gestalteten radial verlaufenden **Markstrahlen** vor. Durch seine Lage zwischen dem Xylem und Phloem transportiert und speichert dieses Gewebesystem eine Vielzahl organischer und anorganischer Verbindungen (Abb. 117).

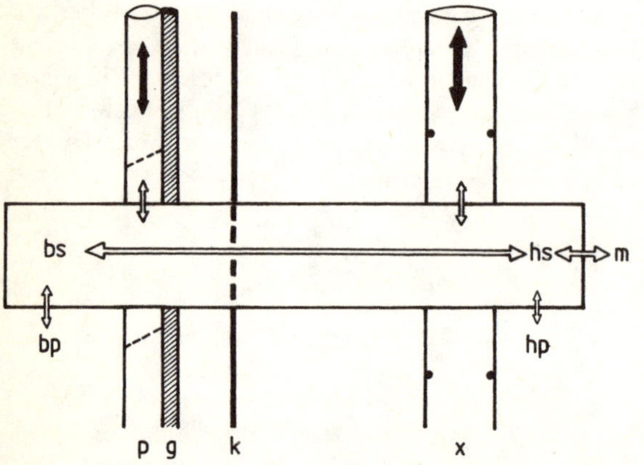

Abb. 117. Schematische Darstellung eines Markstrahls in Radialansicht. Angabe der stattfindenden Transportvorgänge. *bs* Baststrahlteil, *bp* Bastparenchym, *p* Phloem mit Phloemparenchym, *g* Geleitzelle, *k* Kambium, *x* Xylem, *hs* Holzstrahlteil, *hp* Holzparenchym, *m* Mark. Nach SAUTER 1982, verändert.

Markstrahlen bestehen aus einem Bast- und einem Holzstrahlanteil. Beide Bestandteile sind im Bereich des Kambiums durch embryonale Strahleninitialen getrennt. Im Bastteil stehen die Markstrahlen direkt oder über Parenchymzellen (bei Koniferen über Strasburgerzellen) mit dem Phloem in Verbindung. Im Holzteil gibt es ebenfalls „Kontaktzellen" zum Xylem. Zusätzlich bestehen Kontakte zu allen Bestandteilen des Bast- und Holzteiles und zum Mark.

Die **Transportvorgänge** umfassen den Transport im Markstrahl selbst und durch das Kambium hindurch sowie den Stoffaustausch mit dem Phloem, Phloemparenchym, Xylem, Xylemparenchym und mit dem Mark. Sie betreffen die Bau- und Betriebsstoffe des Kambiums, vor allem aber den An- und Abtransport der Zucker für die im Holz- und Bastteil gespeicherte Stärke. Die gespeicherten Mengen sind mit 0,2—50 $\mu g \cdot mg^{-1}$ Trockengewicht des Gewebes beträchtlich. Dementsprechend hoch sind die **radialen Fluxe.** Sie betragen z. B. in Holzstrahlen der Pappel minimal 2,12—4,24 $nmol \cdot cm^{-2} \cdot min^{-1}$ (in Glucoseäquivalenten). Da diese Raten deutlich über den bekannten Membranfluxraten liegen, muß ein **symplastischer Transport** in den Markstrahlen angenommen werden. Die Prozesse der Beladung und Entladung dürften prinzipiell den beim Phloem beschriebenen Mechanismen entsprechen.

Die Ausprägung des Wasserleitungssystems als gleichzeitigen Wasserspeicher ist nicht ungewöhnlich. So umfaßt bei *Populus*-Arten dieser Wasserspeicher das gesamte funktionsfähige Holz sowohl im Stamm als auch in der Wurzel. Sommergrüne Eichen verfügen nur im Wurzelstock über ein derartiges **Wasserspeichersystem.** Diese Speicher erlauben über eine gewisse Zeit eine Transpiration ohne gleichzeitige Wasseraufnahme. Das ist der Grund, weshalb oft erst einige Stunden nach dem Transpirationshöhepunkt eine verstärkte Wasseraufnahme gemessen wird.

4.9.5. Sekundäres Abschlußgewebe (Periderm)

Bei dem sekundären Dickenwachstum bleibt die Epidermis eines Organs in den seltensten Fällen erhalten, da sie dem Umfangswachstum nicht folgen kann. Nur in Ausnahmefällen wird die Epidermis durch ein **Flächenwachstum (Dilatation)** gedehnt, da die Epidermis durch antiklinale Zellteilungen der Volumenvergrößerung folgen kann (z. B. Apfel, Birne). In der Regel wird bei einem Dickenwachstum die Oberhaut durch eine Korkhaut ersetzt (z. B. Kartoffelknolle). Ein derartiges **sekundäres Abschlußgewebe** oder **Periderm** ist vor allem an Stämmen, Zweigen und Wurzeln der Gymnospermen, holzigen Dikotyledonen und an älteren Teilen krautiger Dikotyledonen ausgebildet.

Das Periderm ist ein geschichtetes Abschlußgewebe (Abb. 118 C; 120), das aus radial angeordneten Zellreihen besteht und sich aus drei Teilen zusammensetzt, dem **Korkkambium (Phellogen),** dem eigentlichen **Korkgewebe** oder **Phellem** und dem **Phelloderm** oder der **Korkrinde.** Seinen Ursprung hat das Periderm im Korkkambium, dessen Bildung schon frühzeitig einsetzt, und zwar zu einer Zeit, in der die Epidermis noch funktionstüchtig ist. Das erste Phellogen geht am häufigsten aus der subepidermalen Schicht hervor (Abb. 118 A—C, *phg*), deren Zellen sich durch zwei tangentiale Wandeinziehungen in drei Tochterzellen teilen, von denen meist die mittlere zur Phellogeninitiale wird. Das Korkkambium kann auch aus der Epidermis gebildet werden (Abb. 118 D—F; 119 D), z. B. Pomoideen, *Nerium oleander*, *Salix*) bzw. sich aus tieferen Lagen der primären Rinde ableiten (z. B. *Ribes rubrum*, *Robinia pseudoacacia*, Abb. 120).

Das aus meristematischen Zellen bestehende Korkkambium bleibt wachstums- und teilungsfähig. Die einzelnen Zellen spalten sich meist tangential, und gelegentlich können antiklinale Teilungen die Anzahl der Korkinitialen erhöhen. Ein Korkkambium gliedert entweder nur nach außen Zellen ab (**monopleurisches Kambium,** Abb. 119 B) oder sowohl nach außen als auch nach innen (**dipleurisches Kambium**, Abb. 118 C). Im ersten Fall wird ein mehrschichtiges **Phellem** aufgebaut, während sich die innere Tochterzelle wiederholt als Meristemzelle teilt. Im zweiten Fall wird von den beiden Tochterzellen entweder eine nach außen abgegeben, während sich die andere erneut teilt, oder umgekehrt. Die nach

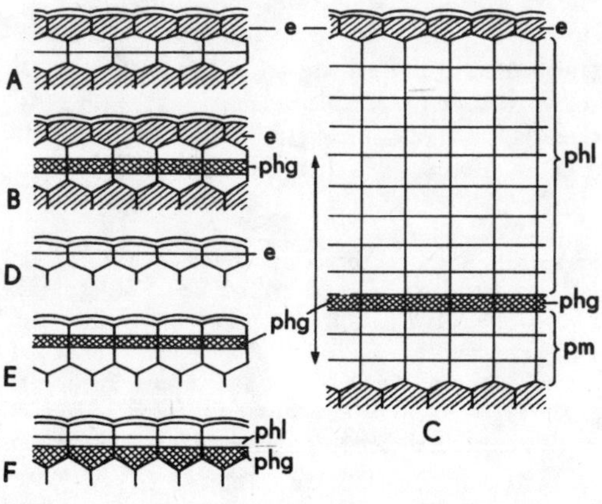

Abb. 118. Schematische Darstellung der Korkbildung. A—C: Zeigt die Herausbildung des Phellogens (*phg*) aus der subepidermalen Schicht. Durch eingelagerte periklinale Wände (A) wird ein Phellogen herausdifferenziert (B), das entweder in monopleurischer oder dipleurischer Weise (C) das Periderm aufbaut. D—F: Phellogenbildung aus der Epidermis. D: Die ersten periklinalen Teilungen spalten die ursprüngliche Epidermiszelle in zwei Zellen, durch weitere periklinale Wandeinziehungen (E—F) differenziert sich das Korkkambium (*phg*) heraus. *e* Epidermis, *phl* Phellem, *pm* Phelloderm. Die Pfeile geben die Richtungen an, in denen die Epidermis, *phl* Phellem, *pm* Phelloderm. Die TROLL 1959, verändert.

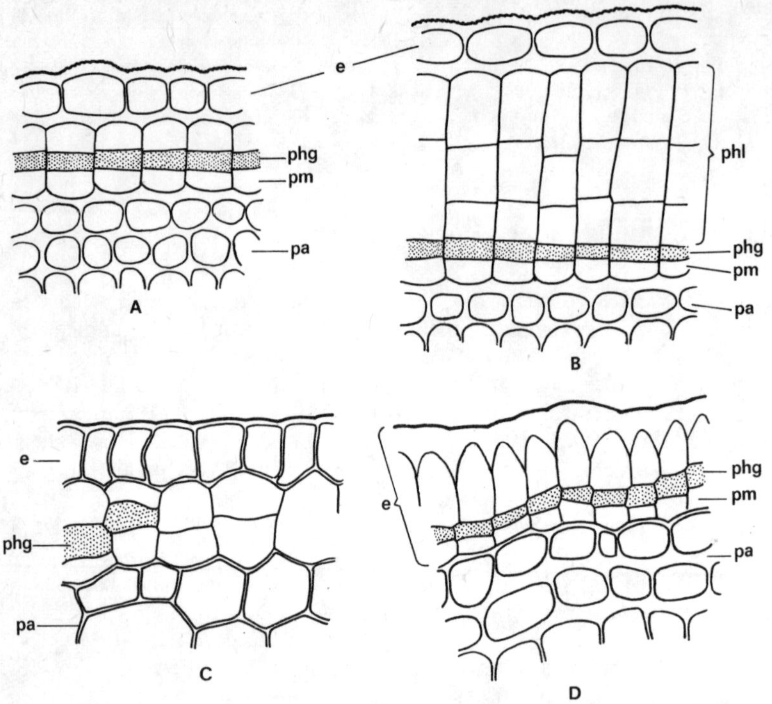

Abb. 119. A—B: *Sambucus nigra*. Korkentwicklung. Durch periklinale Wände in der subepidermalen Schicht wird ein Korkkambium (A, *phg*) herausdifferenziert, das nach außen Korkzellen abgibt (B, *phl*, monopleurisches Kambium). C: *Solanum tuberosum*. Querschnitt durch den Rand einer jungen Sproßknolle. Das Korkkambium (*phg*) wird in der subepidermalen Schicht angelegt. D: *Malus domestica*. Epidermale Phellogenbildung (*phg*). *e* Epidermis, *phl* Phellem, *pm* Phelloderm, *pa* Parenchym, in A, B und C kollenchymatisch verdickt.

außen abgeschiedenen Zellen verkorken und ergänzen das Phellem. Die inneren Derivate, die Phellodermzellen (*pm*), bleiben am Leben und ähneln den primären Rindenzellen. An oberirdischen Pflanzenteilen enthalten sie Chloroplasten. Die Anzahl der abgegebenen Korkzellen übertrifft die Anzahl der dem Phelloderm zugefügten Zellen.

Durch die Verkorkung sterben die Phellemzellen ab. Sie enthalten Luft und gerbstoff- bzw. harzartige, körnige Inhaltsreste. Im Alter können sie in radialer Richtung stark zusammengedrückt sein. Durch Phlobaphene werden die Wände gelblich bzw. bräunlich gefärbt und fäulniswidrig. Da die Korkzellen lückenlos aneinanderschließen, bilden sie ein wirksames Abschlußgewebe. Obwohl das Korkkambium jahrelang tätig ist, wird in der Regel nur eine dünne Korkhaut gebildet. Die Korkproduktion verläuft also sehr langsam. Die von der Ernährung abgeschnittene Epidermis bzw. die primären Rindenzellen verwittern und werden abgestoßen (Abb. 120). Das gleiche gilt für die äußeren, älteren Phellemzellen.

Bei intensiver Tätigkeit des Phellogens kommt es zur Bildung starker Korkkrusten, wie z. B. bei der in den westlichen Mittelmeerländern beheimateten Kork-Eiche (*Quercus suber*), die den Flaschenkork liefert. In den ersten Jahren bildet sie harte, brüchige, wenig elastische Korkkrusten aus (männlicher oder Jungfernkork), die sich zur technischen Nutzung nicht eignen. Nach 15—20 Jahren entfernt man den Jungfernkork, ohne die darunterliegende Rinde zu beschädigen. Diese bildet ein neues Phellogen, das glatte, elastische Korkschichten erzeugt (weiblicher Kork), die nach etwa 8—10 Jahren durch Abschälen gewonnen und technisch genutzt werden. Anatomisch gesehen stellt dieser Kork eigentlich eine Borke dar (4.9.7.).

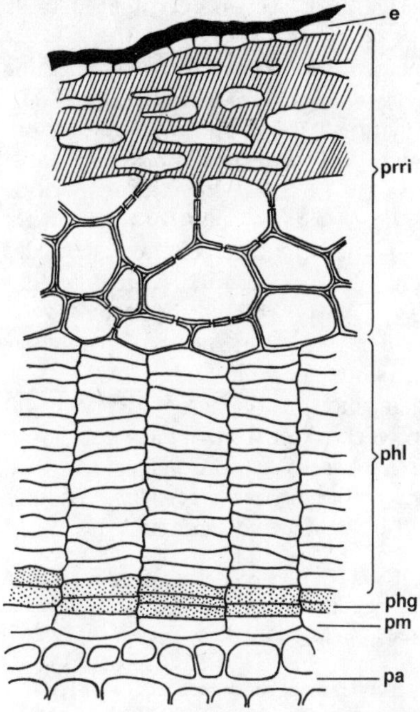

Abb. 120. *Ribes rubrum*. Die Anlage des Phellogens (*phg*) erfolgt in der primären Rinde (*prri*), die durch den eintretenden Nährstoffmangel von außen nach innen zugrunde geht. *e* Epidermis, *phl* Phellem, *pm* Phelloderm, *pa* Parenchym.

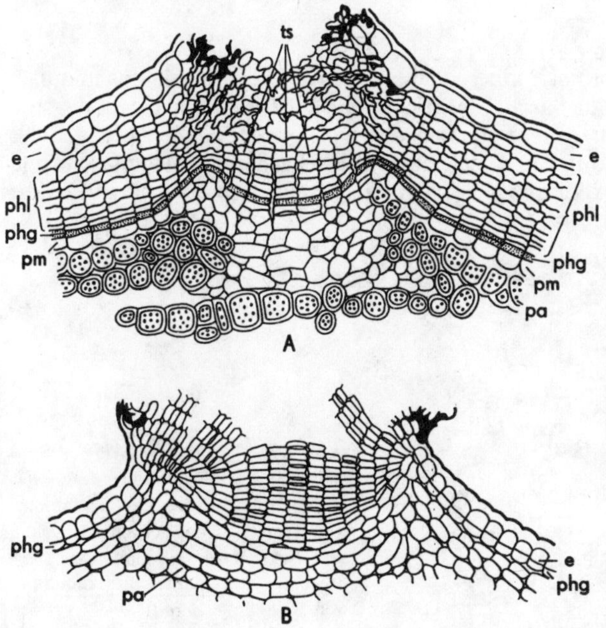

Abb. 121. *Sambucus nigra*. A: Einjährige Lentizelle im medianen Längsschnitt. Das Lentizellenphellogen (punktiert) setzt sich auf beiden Seiten in das Korkkambium (*phg*) fort. Die lockeren Füllzellen sind bereits stark verwittert. Das Lentizellenphellogen hat gegen Ende der Vegetationsperiode eine mehrschichtige Terminalschicht (*ts*) gebildet. B: Medianer Längsschnitt durch eine einjährige Lentizelle von *Salix alba*. Die verkorkten Füllzellen sind zum größten Teil schon ausgefallen. Mitte Juni bildet das Lentizellenphellogen ein Füllgewebe mit festverbundenen, dickwandigen, verkorkten Zellen, die radial geschichtet sind und von feinen radialen Interzellularräumen durchsetzt sind. *e* Epidermis *phg* Phellogen, *phl* Phellem, *pm* Phelloderm, *pa* Parenchym.

Ein geschlossenes Periderm würde den Gasaustausch zwischen den inneren Geweben und der Umwelt unterbinden. Daher differenzieren sich im Korkgewebe **Korkporen** oder **Lentizellen** heraus (Abb. 121), die sich an den Zweigen äußerlich als Korkwarzen abzeichnen. Sie bilden sich in der Regel unmittelbar unter den Spaltöffnungen, und zwar entweder vor der Entwicklung eines Periderms oder gleichzeitig mit diesem. Da nicht unter allen Stomata Lentizellen herausdifferenziert werden, ist ihre Anzahl geringer als die der Spaltöffnungen.

Beachtet man den jahreszeitlichen Rhythmus der Lentizellen, lassen sich verschiedene Typen aufstellen. Beim sog. **Sambucus-Typ** (Abb. 121 A, *Sambucus nigra*, *Fraxinus excelsior*, *Quercus robur*, *Tilia cordata*) produziert das Lentizellenphellogen (*phg*), das mit dem benachbarten Phellogen verbunden ist, am Beginn seiner Tätigkeit unverkorkte **Füllzellen**, die sich abrunden und ein interzellularreiches Füllgewebe bilden. Am Ende der Vegetationsperiode erzeugt das Lentizellenphellogen eine zusammenhängende **Abschluß-** oder **Terminalschicht** (*ts*) mit kleinen radialen Interzellularen. Letztere stehen mit dem Interzellularsystem des Grundgewebes in Verbindung. Die drei bis fünf Zellagen mächtige Terminalschicht besteht aus dünnwandigen, verkorkten Zellen. Bei dem **Salix-Typ** (Abb. 121 B, *Salix*-Arten, *Populus* spec., *Malus sylvestris*, *Pyrus communis*) sind die in einer Vegetationsperiode produzierten Füllzellen alle verkorkt. Die ersten vier bis fünf Schichten bestehen aus schwach verkorkten Füllzellen, die nur lose miteinander verbunden sind. Mitte Juni bildet sich ein Füllgewebe mit radial angeordneten, dickwandigen, stark verkorkten Zellen, das von schmalen radialen Interzellularräumen durchsetzt ist. In der nächsten Vegetationsperiode wird dieses kompakte Füllgewebe durch die einsetzenden Wachstumsprozesse gesprengt. Außer diesen beiden Bautypen gibt es noch einen **Prunus-** und einen **Gymnospermen-Typ.**

Bei vielen Samenpflanzen, vor allem bei den Holzgewächsen, kommt es bei Verletzungen zur Bildung neuer Korkkambien, die den **Wundkork** erzeugen. Es handelt sich um hormonal bedingte Prozesse, da beschädigte, absterbende Zellen Substanzen abscheiden, die die angrenzenden Zellen zu Zellteilungen anregen.

Eine dem Wundkork entsprechende Korkhaut tritt bei pflanzlichen Trennungsgeweben auf (5.10.1.).

4.9.6. Sekundäre Rinde

Der dipleurische Kambiumring gibt nach innen das sekundäre Xylem (4.9.2.), nach außen die **sekundäre Rinde** bzw. das **sekundäre Phloem** ab. Die einzelnen Zellelemente sind daher longitudinal oder transversal orientiert. Von den Fusiforminitialen leiten sich die Siebzellen bzw. Siebröhrenglieder mit den Geleitzellen, die **sekundären Phloemfasern** und das Phloemparenchym ab. Aus Abkömmlingen der Markstrahlinitialen entwickeln sich die

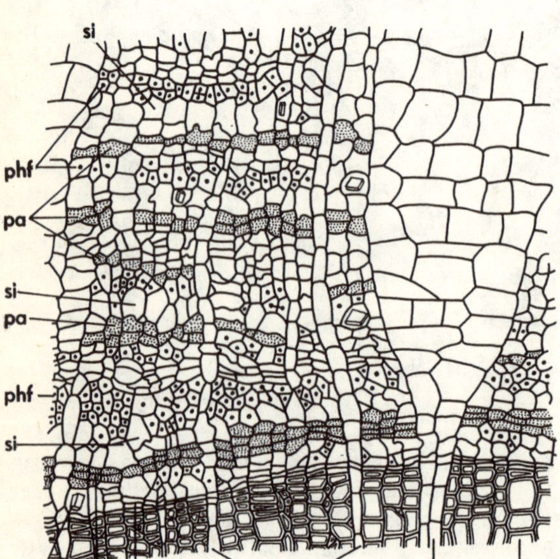

Abb. 122. *Tilia platyphyllos.* Teilansicht eines Querschnittes durch das sekundäre Phloem, den Kambiumring (*car*) und das sekundäre Xylem (*x*). Sekundäre Phloembänder (*phf*) wechseln regelmäßig mit Phloemparenchymbändern (*pa*) und Gruppen von Siebröhren (*si*) mit Geleitzellen ab. Die primären Markstrahlen (*pmst*) sind durch radiale Teilungen tangential erweitert worden. *smst* sekundäre Markstrahlen. Einzelne Zellen führen Calciumoxalatkristalle (*kr*).

radial verlaufenden ein- oder mehrschichtigen **Phloemstrahlen**, die die **Xylemstrahlen** in der sekundären Rinde fortsetzen. Beide bilden die sekundären Markstrahlen (4.9.2.).

An Querschnitten durch das sekundäre Phloem der Dikotyledonen (Abb. 122) zeigt sich, daß häufig sekundäre Phloemfaserlagen (*phf*) mit Schichten aus Siebröhren (*si*) mit den dazugehörigen Geleitzellen und Phloemparenchym (*pa*) abwechseln (z. B. *Tilia platyphyllos*, *Vitis vinifera*, *Liriodendron tulipifera*, *Juglans nigra* u. a.). Es handelt sich dabei nicht um eine der Jahresringstruktur des Holzkörpers entsprechende Zonierung. In jedem Jahr werden mehrere Lagen von Phloemfasern und lebendem Gewebe herausdifferenziert. Die sekundären Phloemfasern können auch zwischen den lebenden Zellelementen unregelmäßig in kleineren Gruppen (z. B. *Robinia pseudoacacia*) oder einzeln (*Laurus nobilis*, *Cephalanthus occidentalis*) eingestreut sein bzw. gänzlich fehlen (z. B. *Aristolochia macrophylla*). Die älteren Lagen des sekundären Phloems werden durch die Tätigkeit des Kambiumringes nach der Sproßperipherie verschoben. Das Umfangswachstum erzeugt einen tangentialen Zug und einen radialen Druck, die beide die sekundäre Rinde beeinflussen. In vielen Fällen sterben daher die der Assimilateleitung dienenden Siebröhren mit ihren Geleitzellen nach der ersten Vegetationsperiode ab und kollabieren. Nur die parenchymatischen Elemente sind in der Lage, dem Umfangswachstum zu folgen. Die Markstrahlen zeigen ein Dilationswachstum, da sich ihre Zellen entweder tangential strecken oder, was häufiger der Fall ist, durch zahlreiche radiale Teilungen tangential erweiterten (Abb. 122, *pmst*), so daß sie am Querschnitt ein trichterartiges Aussehen haben. Nur in Ausnahmefällen bleiben die Siebelemente mehrere Jahre lang funktionstüchtig, ohne daß sie morphologische Veränderungen durchlaufen (z. B. *Tilia platyphyllos*, Abb. 122; *Vitis vinifera*). Der im Herbst gebildete Kallus wird im Frühjahr wieder aufgelöst.

Während des sekundären Dickenwachstums spielen sich in der primären Rinde die bereits erwähnten Korkbildungen ab, bei denen die Epidermis abgestoßen wird. Bei einer kräftigen, lang anhaltenden Korkproduktion können im Laufe der Jahre dicke **Korkkrusten** entstehen, wie z. B. bei der Kork-Eiche. Im allgemeinen werden aber die äußeren Teile des Phellems in gleichem Maße abgestoßen, wie vom Korkkambium her die Neubildung erfolgt, so daß nur eine dünne Korkhaut bestehen bleibt. Einige Holzgewächse (Rot-Buche, Birke) erhalten durch diese Korkhaut eine glänzende, glatte Stammoberfläche („Spiegelrinde“).

4.9.7. Tertiäres Abschlußgewebe (Borke)

Die meisten Bäume bilden noch ein **tertiäres Abschlußgewebe** oder eine **Borke**, dessen Entstehung aufs engste mit dem sekundären Dickenwachstum in Verbindung steht. An der Bildung der Borke ist das sekundäre Phloemgewebe und das Korkgewebe beteiligt. So wechseln in der Borke häufig Korklagen und Phloemnester miteinander ab. Es handelt sich um tote Gewebe, deren abgestorbene Zellen nachträglich eine Veränderung erfahren haben. Die Wände der abgestorbenen Zellen sind stark mit Phlobaphenen pigmentiert, so daß die Borke gegen Fäulnis äußerst widerstandsfähig ist.

Die Borkenentwicklung beginnt damit, daß das erste Korkkambium seine Tätigkeit einstellt und durch ein tieferliegendes, neues Phellogen ersetzt wird. Die dadurch von der lebenden Rinde abgetrennten Gewebepartien müssen absterben, da die Wasser- und Nährstoffzufuhr unterbunden wurde. Auch das zweite Phellogen ist nur eine beschränkte Zeit aktiv und wird durch ein drittes, noch tiefer liegendes Korkkambium ersetzt. Da diese Vorgänge sich wiederholen, greift die Borkenbildung schließlich auf die sekundäre Rinde über. Von nun an schreitet die Borkenbildung nur in dem Maße fort, wie neues sekundäres Rindengewebe erzeugt wird.

Man unterscheidet zwischen einer **Schuppen-** und einer **Ringelborke.** Bei der Ausbildung der Schuppenborke werden die Korkkambien unregelmäßig nach innen verlagert (Abb. 123 A). Treten Längsrisse im Laufe des senkundären Dickenwachstums auf, dann erscheint

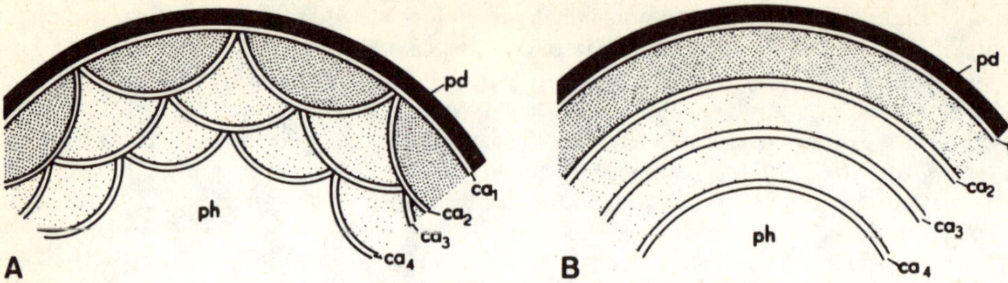

Abb. 123. Schematische Darstellungen zur Borkenbildung. A: Schuppenborke. B: Ringelborke. ca_1 bis ca_4 die im sekundären Phloem (*ph*) nacheinander entstehenden Korkkambien, die bei der Schuppenborke unregelmäßig und bei der Ringelborke regelmäßig nach innen verlagert werden. Borkenteile punktiert. *pd*. Periderm. Nach RAUH 1950.

die Borke in der Aufsicht schuppenförmig (z. B. Kiefern-, Platanen-, Eichenarten). Werden die neugebildeten Korkkambien regelmäßig nach innen verlagert (Abb. 123 B), so daß die einzelnen Phellogenlagen röhrenartig ineinanderstecken, so wird eine Ringelborke entwikkelt, die besonders ausgeprägt bei der Kirsche und Birke zu finden ist. Durch das fortschreitende sekundäre Dickenwachstum reißen die äußeren Ringe längs ein und rollen sich vom Stamm ab. In Ausnahmefällen können die einzelnen Ringe in schmale Längsstreifen zerrissen werden, die sich streifenförmig ablösen. Eine solche **Streifenborke** ist u. a. bei *Vitis vinifera*, *Juniperus*- und *Cupressus*-Arten zu finden.

Einige sekundäre Rinden und Borken spielen in der Technik und Wirtschaft eine Rolle. So wurde bereits auf die Bedeutung des Flaschenkorks (4.9.5.) und auf die der Kautschukpflanzenrinden (2.2.4.) hingewiesen. Wegen ihres Gerbstoffgehaltes werden die Rinden und Borken von Weiden, Eichen und Birken zum Gerben der Tierhäute benutzt (Lederherstellung). In den subtropischen Ländern gehören *Acacia*-Arten, insbesonders *Acacia decurrens*, zu den wichtigsten Gerbstofflieferanten.

Rinden spielen auch als Heildrogen und Küchengewürze eine Rolle. So enthält die Chinarinde (*Cinchona succirubra*, *C. ledgeriana*, *C. calisaya*, *C. officinalis*) bitter schmeckende Alkaloide, die der Chinolingruppe angehören. Die wichtigsten sind Chinin, Chinidin, Cinchonin und Cinchonidin. Der Alkaloidgehalt liegt zwischen 2—9% und kann durch Kulturmaßnahmen bis auf 17% gesteigert werden. In der abgelagerten Faulbaumrinde von *Rhamnus frangula* befindet sich das Glycosid Glucofrangulin (6—7%), das eine abführende Wirkung besitzt.

Die Zimtrinden sind wegen ihres Gehalts an ätherischen Ölen als Gewürze bekannt. Die Chinesische Zimtrinde von *Cinnamomum cassia* (Lauraceae) enthält ein ätherisches Öl, das sich aus 70—90% Zimtaldehyd und 10% Eugenol zusammensetzt. Auch der in den Wäldern Ceylons verbreitete Zimtbaum (*Cinnamomum ceylanicum*) liefert eine Rindendroge mit 0,5—1,4% ätherischem Öl (76% Zimtaldehyd, 10% Eugenol). Beide dienen als Gewürz sowie der Geruchs- und Geschmackskorrigenz.

4.9.8. Sproßverzweigung

Bei den höheren Gewächsen wird der Primärsproß durch die **Verzweigung** zu einem **Sproßsystem** erweitert, so daß die Pflanze eine größere assimilatorische Tätigkeit entwickeln kann. Die Verzweigung gehört daher zu den wichtigsten Vorgängen im Leben einer Pflanze. Unterbleibt sie, wie z. B. bei den Palmen, dann trägt der Primärsproß sämtliche Blätter am oberen Sproßende **(Schopfbaum).**

Es lassen sich zwei Formen der Verzweigung unterscheiden, die nicht durch Übergänge miteinander verbunden sind. Diese sind die **gabelige** oder **dichotome Verzweigung (Dichotomie)** und die **seitliche** oder **axilläre Verzweigung.**

4.9.8.1. Gabelige Verzweigung (Dichotomie)

Für die **gabelige Verzweigung** ist es bezeichnend, daß das Verzweigungssystem keine einheitlich fortwachsende Hauptachse besitzt, da sich der Achsenscheitel unabhängig von der Beblätterung teilt und in Form von zwei neuen Sproßspitzen weiterentwickelt. Bei einer Gabelung erlischt die Wachstumstätigkeit an der Spitze des Scheitelmeristems, und zwei unmittelbar benachbarte Stellen entwickeln neue Scheitelmeristeme (Abb. 124E). Diese Tochteräste wiederholen zu gegebener Zeit den Verzweigungsmodus. Eine solche Verzweigungsform ist bei Thallophyten (z. B. Braun- und Rotalgen, Abb. 10) und bei den Bärlappgewächsen (Lycopsida) verbreitet. Die beiden neuen Gabeläste können gleich lang und stark sein. Es liegen **isotome** Systeme vor (z. B. *Lycopodium alpinum*, Abb. 124; *L. selago*). Häufig sind aber die Gabeläste ungleich gefördert, so daß es zur Bildung ungleicher **(anisotomer)** Gabelsysteme kommt (Abb. 124; Selaginellaceen, *Lycopodium clavatum*).

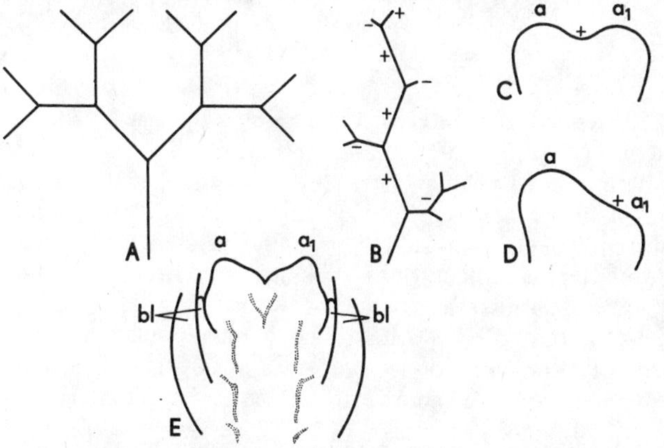

Abb. 124. Schematische Darstellung der isotomen (A) und anisotomen (B) Gabelung. C—D: Verhalten der Sproßspitzen bei Isotomie (C) und bei Anisotomie (D). *a*, a_1 Gabeläste. E: *Lycopodium alpinum*. Scheitelregion eines gegabelten Astes. *bl* Blätter. A—D nach Troll 1937, E nach Hegelmaier 1872.

Die Symmetrie des Achsenkörpers (radiär, bilateral, dorsiventral, 4.9.8.4.) beeinflußt die Art der Gabelung. Dadurch kann man z. B. bei den Lycopsiden einen fächerförmigen **(flabellaten)** und gekreuzten **(cruciaten)** Typ der Dichotomie unterscheiden. Die cruciate Form der Dichotomie tritt an radiär gebauten Achsen auf und zeichnet sich dadurch aus, daß jede folgende Gabelebene rechtwinklig zur vorhergehenden steht (z. B. *Psilotum nudum*, *Lycopodium selago*, *L. saururus*, *L. squarrosum*). Bei bilateralem und dorsiventralem Achsenbau sind die einzelnen Gabeläste in einer Ebene ausgebreitet (z. B. *Psilotum flaccidum*, *Lycopodium annotinum*, *L. clavatum*, *L. squarrosum*).

Alle übrigen Farnpflanzen verzweigen sich seitlich, auch wenn im adulten Zustand eine Dichotomie vorgetäuscht wird (z. B. **Dryopteris**-Typ). Bei seitlicher Verzweigung entstehen die Auszweigungen hinter der eigentlichen Sproßspitze, d. h. also in seitlicher Stellung. Es bleibt der einheitlich fortwachsende Primärsproß erhalten. Geht die Verzweigung von den Blättern bzw. von den mit der Sproßachse verbundenen Blattbasen aus, (z. B. *Aspidium-*, *Alsophila-* und *Blechnum*-Arten) dann spricht man von **phyllogener Verzweigung.** Die **akrogene Verzweigung** dagegen, die besonders bei Farnen mit einer dorsiventralen bzw. kriechenden Sproßachse vorkommt, geht direkt vom Scheitel aus, ohne Beziehungen zu den Blättern zu zeigen. In unmittelbarer Nähe der Stammscheitelzelle werden seitlich neue Scheitelzellen herausdifferenziert, die den Ursprung für die Auszweigungen bilden. Vereinzelt kann die phyllogene Verzweigung auch mit der akrogenen gekoppelt sein. Treiben die Seitenknospen frühzeitig aus (z. B. *Dryopteris robertiana*), dann entstehen scheinbar dichotome Systeme. Häufig bleiben die Seitenäste als ruhende Knospen längere Zeit erhalten (z. B. *Polypodium* spec.).

4.9.8.2. Seitliche Verzweigung

Bei der seitlichen Verzweigung entstehen die Seitensprosse erst in einiger Entfernung von der Sproßspitze und lassen enge Beziehungen zur Beblätterung erkennen. Da bei den Samenpflanzen die Seitensproßanlagen aus den Blattachseln hervorgehen (Abb. 125 A), spricht man auch von einer **axillären Verzweigung.** Normalerweise sitzt in jeder Laubblatt-

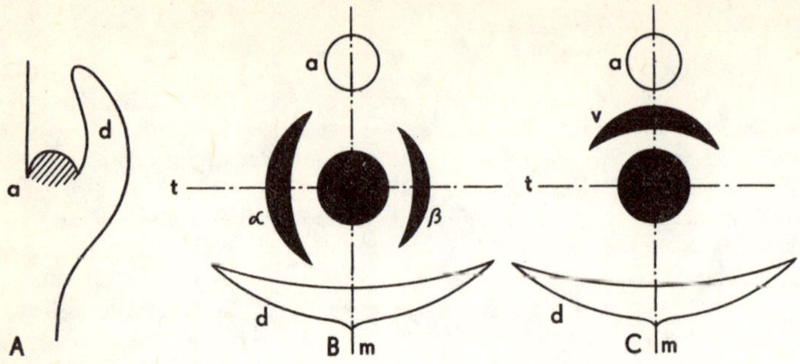

Abb. 125. Axilläre Verzweigung. A: Sproßstück mit Tragblatt (*d*) und der Achselknospe (*a*, schraffiert). B: Schema der Vorblattstellung (α, β) bei den Dikotyledonen und den Monokotyledonen (C). Das Vorblatt *v* steht hier adossiert. *a* Achse, *m* Mediane, *t* Transversale. Nach Troll 1959.

achsel eine Seitenknospe, die exogen entsteht und deren Anlage sich zunächst als kleiner, undifferenzierter Höcker hervorwölbt (A, schraffiert). Das Laubblatt, das in seiner Achsel die junge Knospe trägt, wird als **Trag-** oder **Deckblatt** bezeichnet (A—C, *d*) und ist in der Medianebene (*m*) angeordnet. Während der weiteren Entwicklung gliedern die Seitenknospenanlagen Blattanlagen aus und entwickeln sich zu Knospen. Die ersten Blattanlagen eines Seitensprosses werden als **Vorblätter** bezeichnet. Zwei Vorblätter sind für die Dikotyledonen und eins für die Monokotyledonen charakteristisch. Während bei den Dikotyledonen (Abb. 125B) die beiden Vorblätter (α, β) seitlich, also in der Transversalebene (*t*), stehen, liegt das einzige Vorblatt der Monokotyledonen in der Regel zwischen der Abstammungsachse (C, *a*) und dem Seitensproß (adossierte Stellung). Es gibt auch Beispiele, wo das Vorblatt in seitlicher Stellung inseriert ist.

Bei zahlreichen Angiospermen, vor allem im Bereich der Blütenregion, entspringt der Seitensproß nicht in der Achsel des dazugehörigen Tragblattes, sondern höher am Sproß. Diese als **Konkauleszenz** bezeichnete Erscheinung hängt mit der Anlage des Knospenprimordiums zusammen, das nicht in der Achsel des Tragblattes, sondern an dem basalen Abschnitt des jungen Internodiums angelegt wird (kongenitale Verwachsung). Dadurch wird die Achselknospe bei der Internodienverlängerung nach oben verschoben (z. B. *Streptopus amplexifolius*, *Symphytum officinalis*, *Dieffenbachia picta*).

Das Seitenknospenprimordium kann auch auf dem basalen Teil des Tragblattes angelegt werden. Bei der Weiterentwicklung tritt eine epiphylle Verschiebung der Achselknospe ein **(Rekauleszens).** Diese Erscheinung ist besonders im Infloreszenzbereich (4.11.) zu beobachten(z. B. *Thesium pratensis*, *Helwingia japonica*).

Da die Seitensproßprimordien erst in einiger Entfernung vom Scheitel entstehen, erhebt sich die Frage, ob sich das Spitzenmeristem des Seitensprosses direkt von dem Apikalmeristem des Primärsprosses ableiten läßt, oder ob es aus schon teilweise differenzierten Gewebepartien junger Internodien besteht. Beide Möglichkeiten sind gegeben. Die erstere ist häufiger der Fall. Während der Blattprimordiendifferenzierung bleiben die Zellen auf der adaxialen Seite der Anlagen meristematisch und sind daher direkt vom Apikalmeristem abzuleiten.

4.9.8.3. Beiknospenbildung

Zahlreiche Pflanzen bilden in der Achsel des Tragblattes mehrere Knospen, da neben der primären Knospe noch sekundäre vorhanden sind, die man als **Beiknospen** oder **akzessorische Knospen** bezeichnet. Ihre Anordnung, die ebenfalls Beziehungen zur Medianebene des Tragblattes aufweist, ist bei den Dikotyledonen und Monokotyledonen unterschiedlich. Stehen die Beiknospen übereinander, und zwar in der Mediane des Tragblattes (Abb.

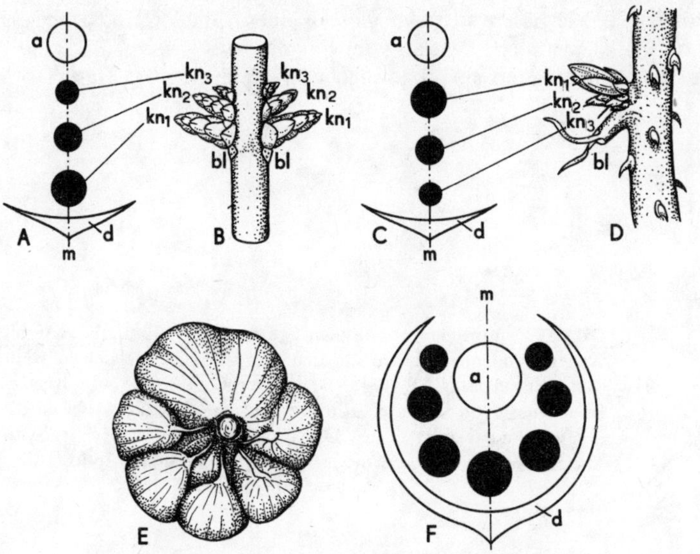

Abb. 126. Beiknospenbildung. A: Diagramm einer Blattachsel mit aufsteigenden Serialknospen. B: Sproßstück der Heckenkirsche (*Lonicera xylosteum*) mit aufsteigenden Serialknospen (kn_{1-3}) über den Narben der Tragblätter. C: Diagramm mit absteigenden Serialknospen (*Rubus fruticosus*, D). E—F: *Allium sativum*. Kollaterale Beiknospenbildung. E: Zwiebel im Herbst mit Brutzwiebeln. F: Diagramm zu E. *m* Mediane, *a* Abstammungsachse, *d* Deckblatt, *bl* Tragblattnarbe. A—D nach TROLL 1959.

126 A—D), wie das bei den Dikotyledonen der Fall ist, so spricht man von einer serialen Anordnung **(Serialknospen).** Nimmt die Knospengröße nach oben ab, so liegt eine aufsteigende Serialknospenbildung vor (z. B. Heckenkirsche, Abb. 126 A u. B), im umgekehrten Fall eine absteigende Serialknospenbildung (z. B. Brombeere, C—D). Dagegen liegen bei den Monokotyledonen die Beiknospen seitlich von der Mediane des Tragblattes (Abb. 126 E—F), d. h. in tansversaler Richtung. Diese Art der Anordnung wird als **kollaterale Beiknospenbildung** bezeichnet. Kollaterale Beiknospen besitzen z. B. der Knoblauch (*Allium sativum*, E—F) und die Banane.

Häufig sind die Beiknospen ruhende Anlagen, die als Organreserven betrachtet werden können, da sie nur unter bestimmten Bedingungen austreiben. Wird bei der Brombeere oder der Heckenkirsche die primäre Achselknospe beschädigt, dann übernimmt die benachbarte Beiknospe ihre Funktion und sorgt für die Verzweigung. Bei *Allium sativum* (Abb. 126 E) dienen die als „Zehen" bezeichneten Beiknospen der vegetativen Vermehrung, da jede eine neue Pflanze bilden kann. Eine besondere Bedeutung haben die Beiknospen (= Beiblüten) in der Infloreszenzregion, da durch sie die Anzahl der Blüten und Früchte erheblich vermehrt wird. So sind z. B. im Blütenstand der Banane (*Musa chinensis*) in jeder Blattachsel zwei Reihen hintereinanderstehende kollaterale Beiblüten bzw. Früchte zu finden.

4.9.8.4. Symmetrieverhältnisse

Unter **Symmetrie** versteht man in der Biologie die Wiederholung von gleichartigen oder ähnlichen Gliedern. Da die Pflanzenkörper meist eine Längsachse besitzen, d. h. ein deutliches Spitzen- und Basalende aufweisen, lassen sich zwei Symmetrieformen unterscheiden:

— **Laterale Symmetrie**
— **Longitudinale Symmetrie (= Polarität).**

Bei der lateralen Symmetrie wiederholen sich die gleichartigen Glieder rings um die Sproßachse, bei der longitudinalen Symmetrie entlang der Sproßachse.

Die laterale Symmetrie zeigt einen radiären, bilateralen und dorsiventralen Bau (Abb. 127 A—F).

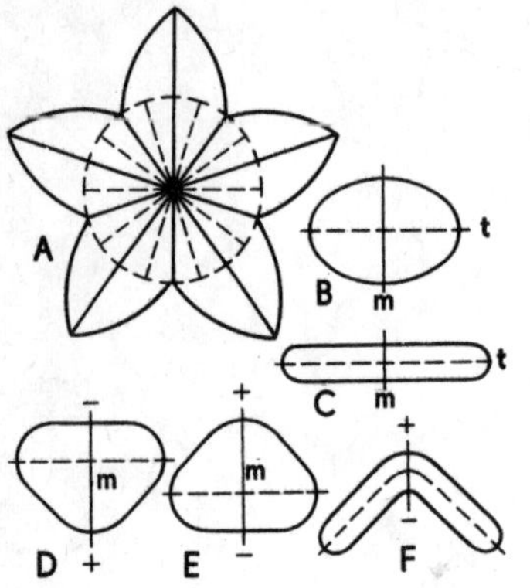

Abb. 127. Formen der lateralen Symmetrie. A: Radiärer Bau mit vielen Symmetrieebenen, die den Körper in spiegelgleiche Hälften zerlegen. B—C: Bilateraler Bau. Der Körper zeigt zwei Symmetrieebenen, von denen eine in die Mediane (*m*), die zweite in die Transversale (*t*) fällt. D—F: Dorsiventraler Bau mit nur einer Symmetrieebene in der Mediane (*m*). D Hypotone und E epitone Förrung. + Plus- und — Minusseite. Nach TROLL 1959, etwas verändert.

Bei **radiärem Bau** einer Achse ist der Querschnitt in der Regel kreisrund (A, innerer Kreis). Es lassen sich viele Symmetrieebenen legen, die die Achse in spiegelgleiche Hälften teilen. Auch die Rippenkakteen sind radiär gebaut. Infolge der Rippenbildung (A, äußere Form) ist aber die Anzahl der Symmetrieebenen begrenzt. Sie beträgt z. B. bei fünfrippigen Formen 10, von denen 5 mit den Rippen und die übrigen mit den Einkerbungen zusammenfallen. Radiär gebaute Achsen wachsen meist aufrecht (Stämme und Stengel).

Eine **bilaterale** Symmetrieform, die sich durch eine beidseitige Abflachung des Achsenkörpers ergibt, ist viel seltener. Der elliptische Querschnitt (B—C) läßt nur zwei senkrecht aufeinanderstehende Symmetrieebenen zu. Beispiele für einen bilateralen Bau liefert die Kakteengattung *Opuntia*, bei der die Längstriebe flachsproßartig abgeflacht sind.

Neben der radiären Ausbildung ist auch die **dorsiventrale** Symmetrieform häufig verbreitet. Sie kommt dann zustande, wenn bei einer beidseitigen Abflachung die beiden Seiten unterschiedlich ausgebildet werden (D—F). Da dorsiventrale Organe immer plagiotrop orientiert sind, kann man bei ihnen eine Unter- und Oberseite unterscheiden (z. B. Rhizome, Blätter). Diese Form besitzt nur eine Symmetrieebene, die mit der Mediane zusammenfällt, wie z. B. beim Blatt die Ebene durch die Mittelrippe, so daß sich nur die beiden Flanken entsprechen. Die Dorsiventralität äußert sich entweder in einer unterseitigen oder einer oberseitigen Förderung (**hypotone** (D) oder **epitone** (E) Ausbildung) der jeweiligen Organe (5.2.).

Häufig äußert sich die Dorsiventralität in der Gestaltung der Seitenorgane, d. h. bei Blättern, Seitensprossen und sproßbürtigen Wurzeln.

Bei einer Dorsiventralität der Sproßachse können die Laubblätter ungleich große Blatthälften besitzen. Eine derartige **Blattsymmetrie** ist besonders bei distich beblätterten Pflanzen zu beobachten, bei denen sich die Laubblätter in der Transversalebene anordnen. Liegt eine epitone Förderung vor, wie bei den *Begonia*-Arten, so ist die oberseitige Blatthälfte stärker ausgebildet als die unterseitige (daher „Schiefblattgewächse"). Bei hypotoner Förderung wird die entgegengesetzte Seite gefördert (z. B. *Ulmus*-Arten).

Bei der **Anisophyllie** werden die Blätter der Ober- und Unterseite eines dorsiventral gebauten Sprosses je nach dem Förderungssinn größer oder kleiner ausgebildet. Der Sproß läßt eine ungleich große Beblätterung erkennen. Pflanzen mit radiären, isophyllen Hauptachsen können an den Seitensprossen eine **laterale Anisophyllie** besitzen. Diese ist vor allem bei krautigen und holzigen Gewächsen mit dekussierter Beblätterung aber auch bei zerstreuter Beblätterung gegeben. Beispiele für laterale Anisophyllie liefern die dekussiert beblätterten *Aesculus*- und *Acer*-Arten (Abb. 128). Betrachtet man bei *Acer platanoides* zwei benachbarte Blattwirtel eines Seitenzweiges, so ist in der Regel das nach unten gerichtete Laubblatt das größte, das obere das kleinere. Die Blätter in der Transversal-

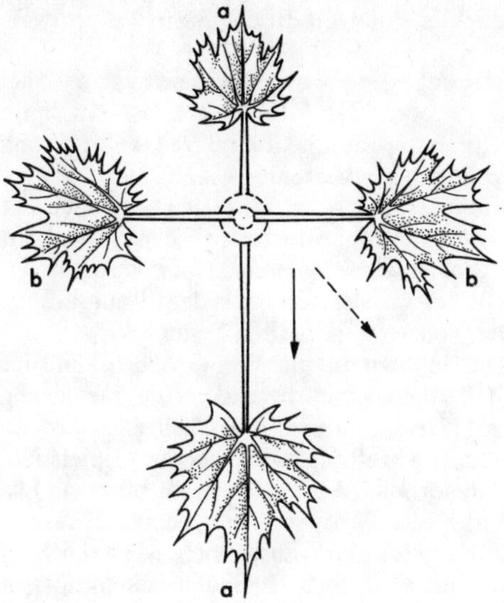

Abb. 128. *Acer platanoides*. Laterale Anisophyllie und Blattasymmetrie an Seitenzweigen. Der eine Blattwirtel (*a*) steht median, der andere (*b*) transversal. Nach TROLL 1937.

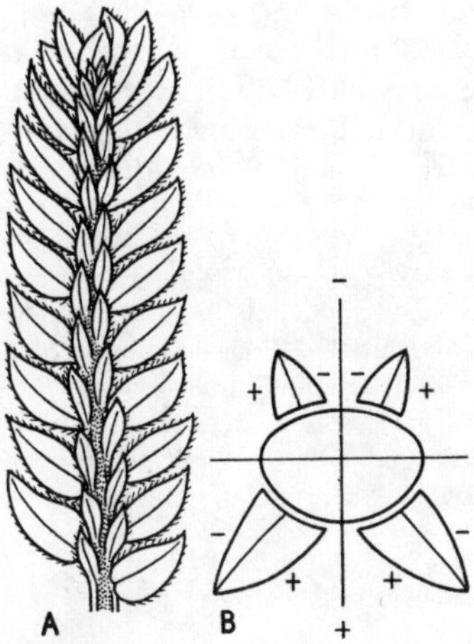

Abb. 129. *Selaginella caespitosa*. A: Oberansicht eines Sproßstükkes. B: Diagramm zur Erläuterung der habituellen Anisophyllie. Bei dem Achsenkörper und den Blättern in die geförderte Seite mit +, die geminderte mit — bezeichnet. Nach TROLL 1959.

ebene (*b*) nehmen in der Größe eine Zwischenstellung ein. Die Anisophyllie kann mit einer Blattasymmetrie gepaart sein. Weitere Beispiele sind bei den Nadelhölzern zu finden (z. B. *Thujopsis dolabrata*, *Taxus baccata*, *Tsuga canadensis*). Eine **habituelle Anisophyllie** erstreckt sich über das gesamte Sproßsystem, wenn dieses dorsiventral gebaut ist. Liegt eine dekussierte Beblätterung vor, wie bei den Moosfarnarten (z. B. *Selaginella caespitosa*, Abb. 129 A u. B), und ist die Achse hypoton gefördert, dann sind die Blätter der Unterseite größer als die auf der Oberseite. Meist liegt auch eine durch die Achsendorsiventralität modifizierte Dekussation mit diagonaler Anordnung der Wirtel vor (B). Daher stehen bei den Moosfarnarten die beiden größeren Blattreihen auf der Sproßunterseite zwei kleineren Blattreihen auf der Oberseite gegenüber.

Longitudinale Symmetrie liegt vor, wenn sich gleichartige Elemente in der Längsrichtung des Pflanzenkörpers wiederholen. In reiner Form ist diese nicht verwirklicht, da sie durch die Polarität modifiziert wird. Ausdruck für die Polarität sind z. B. die Längen- und Dickenperiodizität der Internodien (4.1.3.), die Blattfolge (4.8.), die Größe der Achselknospen und die Verteilung der sproßbürtigen Wurzeln (7.1.). Bei einem Sproß, der mit einer Blüte oder einem Blütenstand endet, steht diesem infolge der Polarität an der Basis des Sprosses das Wurzelsystem gegenüber.

Die Polarität prägt sich ebenfalls in der Knospenbildung aus. Die Knospen nehmen entweder nach der Sproßspitze hin an Größe zu oder das Umgekehrte ist der Fall. Die basalen Knospen sind hier am mächtigsten. Im ersten Fall liegt eine Spitzenförderung oder **Akrotonie** vor, im zweiten eine basale Förderung bzw. **Basitonie** (8.2.2.).

Beispiele für Akro- und Basitonie liefern die Gehölze. An ihren Jahrestrieben unterliegt die Knospengröße bei den Bäumen der akrotonen Förderung, während bei den Sträuchern die basitone Förderung zu finden ist. Beim Spitz-Ahorn (*Acer platanoides*), der wie die anderen Ahorn-Arten dekussiert beblättert ist, schließt der Gipfeltrieb nach dem Laubfall mit einer großen Endknospe ab (Abb. 130A, *ek*). Die paarweise gestellten Seitenknospen sind an der Basis des Triebes klein und unscheinbar und nehmen aufwärts an Größe zu. Die der Endknospe benachbarten sind die größten. Noch deutlicher tritt diese akrotone Förderung beim Austrieb in Erscheinung. Im Frühjahr des nächsten Jahres entwickelt sich aus der Endknospe ein neuer, den vorjährigen Triebabschnitt geradlinig fortsetzender Gipfeltrieb, an dem sich die akrotone Knospenförderung wiederholt (Abb. 130A, *ek* bis *xx*). Die seitlichen Knospen treiben nur teilweise aus, da die rückwärtigen, schwächeren Knospen im Ruhezustand verharren (sog. ruhende Knospen) und nur dann austreiben, wenn das Verzweigungssystem verletzt wird. Die über den ruhenden Knospen liegenden Seitenknospen entwickeln sich zu Seitenzweigen, die an Mächtigkeit und Länge nach der Spitze hin gewinnen (8.2.). Ähnlich verhalten sich auch die Gemeine Esche (*Fraxinus excelsior*) und die Nadelhölzer. Bei einem drei Jahrgänge umfassenden Wipfel einer jungen Fichte (*Picea abies*), dessen Äste mit zahlreichen spiralig angeordneten Nadelblättern besetzt sind, ergibt sich ein ähnliches Verhalten wie beim Ahorn. Die akrotone Förderung tritt sowohl in der Knospengröße als auch in der Zweiglänge hervor. Es werden jedoch nur in wenigen Blattachseln Knospen angelegt.

Wachsen nur die Endknospe und die ihr unmittelbar benachbarten Seitenknospen zu Langtrieben aus und entwickeln sich aus den übrigen Blattachseln zweinadelige Kurztriebe (8.2.3.), dann ergibt sich der Verzweigungsmodus der Wald-Kiefer (*Pinus sylvestris*). Es wird eine auffällige Etagenbildung erzielt. Bei einer gesteigerten Spitzenförderung gelangen, wie z. B. bei der Zimmertanne (*Araucaria excelsa*), nur die obersten Knospen zur Entwicklung während alle übrigen unterdrückt werden. Der radiäre Bau des Hauptsprosses bedingt, daß die Seitensprosse einer Etage gleich stark sind. Die dorsiventral gebauten Seitenzweige zeigen eine flankenständige Verzweigungsförderung **(Amphitonie).**

4.9.8.5. Monopodiale und sympodiale Verzweigung

Bei dem Aufbau eines Sproßsystems spielt das Verhalten der **End-** oder **Terminalknospe** des Primärsprosses eine Rolle. Wächst diese weiter, so entsteht eine **durchgehende**, auch später noch deutlich erkennbare **Hauptachse** (Abb. 12, 130, 332), der sämtliche Seitensprosse untergeordnet sind. Dieses Verzweigungssystem wird als **Monopodium** bezeichnet (Abb. 130A). Beispiele für ein monopodiales Verhalten liefern viele Laubbäume (z. B. *Acer*-Arten, Abb. 130A; *Fraxinus*-, *Quercus*-Arten, *Fagus sylvatica*, Nadelhölzer). Wie bereits bei *Acer platanoides* (Abb. 130 A) gezeigt, treibt infolge der ausgeprägten Akrotonie in jedem Jahr die Endknospe zu einem langen, kräftigen Gipfeltrieb aus, der die Hauptachse geradlinig fortsetzt.

Die Seitensprosse (Äste, Zweige) zeigen ebenfalls eine akrotone Förderung, sie weichen aber in ihrer Verzweigung von der Hauptachse ab. Die orthotrop orientierte, radiäre Hauptachse ist isophyll beblättert und die sich aus den Achselknospen entwickelnden Triebe haben in jedem Wirtel annähernd die gleiche Stärke **(Isokladie).** Die Seitenäste sind später plagiotrop-dorsiventral, ihre Beblätterung anisophyll (Abb. 128). Auf Grund der Achsendorsiventralität tritt eine **Anisokladie** hervor. Betrachtet man die vertikal orientierten Wirtel, so ist durch die hypotone Förderung des Astes der jeweils unterseitige Ast länger und mächtiger als der oberseitige. Ähnlich verhalten sich auch die Zweige der Esche und andere Laubgehölze.

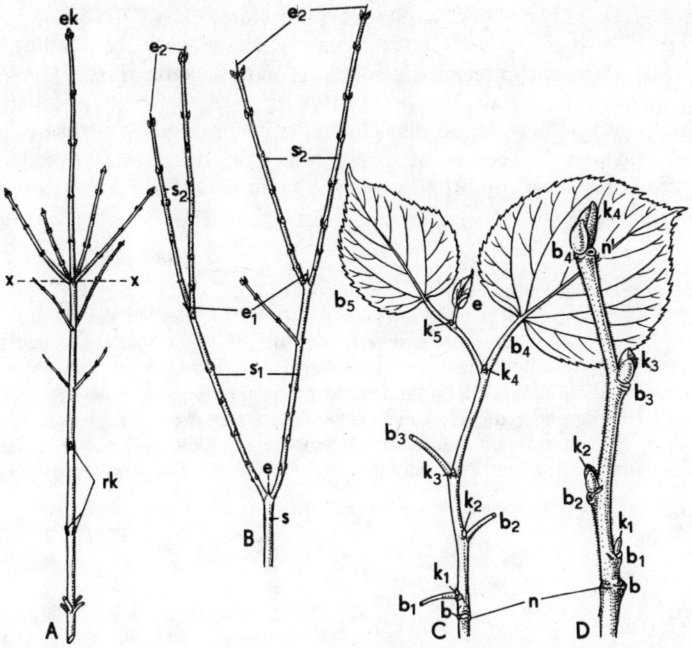

Abb. 130. Monopodiale und sympodiale Verzweigung. A: *Acer platanoides*. Zweijähriger Gipfeltrieb nach dem Laubfall. *x — x* Jahresgrenze. Die durchgehende Hauptachse weist auf ein Monopodium hin. *ek* End- oder Terminalknospe des Primärsprosses, *rk* ruhende Knospen. In der Ausbildung der Seitensprosse herrscht derselbe akrotone Förderungssinn. B: *Syringa vulgaris* (Dichasium). Astsystem mit drei Jahrgängen. *s*, s_1, s_2 Fortsetzungssprosse. *e*, e_1, e_2 abgestorbene Endknospen. C—D: *Tilia cordata* (Monochasium). C: Zweigende im Frühjahr. b_1—b_5 Laubblätter bzw. Stiele, k_1—k_5 Achselknospen, *e* das abgefallene Achsenende, *b* Blatt- und *n* Sproßnarbe am Ende des vorjährigen Triebes. D: Zweigende im Herbst. *n'* Sproßnarbe des diesjährigen Triebes, b_1—b_4 Narben der abgefallenen Laubblätter, k_1—k_4 Achselknospen. Nach TROLL 1954.

Stellt der Primärsproß seine Entwicklung früher oder später ein, da die Endknospe abstirbt oder zur Blütenbildung übergeht, dann wird ein **Sympodium** (sympodiale Verzweigung) gebildet. Die Fortsetzung des Sproßsystems übernehmen akroton geförderte Seitentriebe, die aus der Endknospe benachbarter Seitenknospen hervorgehen und die man als **Fortsetzungssprosse** bezeichnet. An ihnen wiederholt sich dieser Verzweigungsprozeß. Daher fehlt einem sympodialen System eine durchgehende Hauptachse. Die sympodiale Verzweigung tritt uns in drei Ausbildungsformen entgegen, als **Dichasium, Monochasium** und **Pleiochasium.**

Beispiele für ein **Dichasium** liefern der Kreuzdorn (*Rhamnus cathartica*), die Mistel (*Viscum album*) und der Gemeine Flieder (*Syringa vulgaris*, Abb. 130 B). Beim Flieder vertrocknet in der Regel die Endknospe (B, *e*), und zwei benachbarte Knospen bilden Fortsetzungssprosse (s_1), deren Endknospen (e_1) ebenfalls absterben. Die Fortsetzung des Sproßsystems übernehmen im nächsten Jahr wiederum die der Endknospe benachbarten Seitenknospen, die die Triebe s_2 entwickeln. Nach Ablauf mehrerer Jahre entstehen dann Sproßsysteme, denen einheitliche Hauptachsen fehlen. Durch die dekussierte Beblätterung sind die Astsysteme räumlich angeordnet.

Wird nur ein Fortsetzungssproß entwickelt, der sich im allgemeinen in die Richtung des vorangegangenen Triebes stellt, so liegt ein **Monochasium** vor (z. B. Ulme, Hainbuche, Edelkastanie, Linde). Beispielsweise trägt der letztjährige Trieb einer Winter-Linde (*Tilia cordata*) fünf Laubblätter (Abb. 130 C, b_1—b_5), in deren Achseln bereits Winterknospen angelegt werden (k_1—k_5). Das Sproßende über Laubblatt b_5 ist auffällig geschwächt. Es vergilbt und fällt bald unter Hinterlassung einer Narbe ab. Dadurch rückt die oberste Seitenknospe scheinbar in terminale Stellung, so daß sie im Herbst (Abb. 130 D) eine Endknospe vortäuscht. An ihr sind zwei gegenüberliegende Narben zu finden, von denen b_4 der Blattnarbe und n' der Narbe der abgefallenen Endknospe entspricht. Auch am vorjährigen Trieb sind zwei Narben zu beobachten (*b* u. *n*), die darauf schließen lassen, daß sich dieser Verzweigungsmodus jährlich wiederholt. Im nächsten Jahr wird der Trieb durch die Knospe (k_4) fortgesetzt.

Die *Aesculus*-Arten haben, wie der Ahorn und die Esche, einen monopodialen Gesamtwuchs. Ihre Seitenäste wachsen während der vegetativen Periode ebenfalls monopodial, wobei durch die Achsendorsiventralität eine hypotone Förderung weiterer Seitenäste gegeben ist. Beim Austrieb in der nächsten Vegetationsperiode setzt die Endknospe den Ast monopodial fort. Von den benachbarten seitlichen Knospen wächst meist nur die geförderte unterseitige zu einem Zweig aus. Erlangen die Bäume die Blühreife, dann setzt eine Sympodienbildung ein, da die Endknospen der Seitenzweige Blütenstände herausdifferenzieren. Durch die hypotone Förderung bedingt, ist die Fortsetzung dieser Äste monochasial.

Treiben mehrere Achselknospen in unmittelbarer Nähe der absterbenden Endknospe zu etwa gleich langen Fortsetzungssprossen aus, dann bildet sich ein **Pleiochasium** (z. B. bei den Blütenständen vieler Wolfsmilchgewächse).

4.10. Korrelationen

Unter **Korrelationen** versteht man Fernwirkungen eines Pflanzenteiles auf einen anderen. Durch ihren Einfluß auf Wachstum und Entwicklung entsteht aus einzelnen Zellen, Geweben und Organen der übergeordnete, aufeinander abgestimmte komplizierte Gesamtorganismus. Korrelationen im weitesten Sinne sind bereits **homoiogenetische** und **heterogenetische Induktionen** und der **Sperreffekt** (2.1.3.1., 2.2.1.).

Einfache Korrelationen ergeben sich aus der **Konkurrenz** um **Nährstoffe**. So bedingen viele Früchte an einer Pflanze die Größenabnahme der Einzelfrucht, bzw. fördert ein gut entwickeltes Wurzelsystem die Ausbildung eines kräftigen Sproßsystems. Umgekehrt fördert ein kräftig assimilierendes Sproßsystem über die gesteigerte Assimilatzufuhr die Wurzelentwicklung.

Die meisten Korrelationen werden durch **Hormone** vermittelt. Voraussetzung ist, daß die Synthese- und Wirkungsorte unterschiedlich sind. Die Tabelle 12 vermittelt einen Überblick über die Syntheseorte der Hormone und ihre Wirkungen auf das Sproßsystem. Nicht aufgenommen wurden in dieser Tabelle B-Vitamine und andere Wachstumsfaktoren, die ebenfalls **Korrelationsträger** sein können. Durch die Einzelwirkung bzw. das Zusammenspiel der Hormone werden z. B. die Entwicklung von Seitensprossen, die Kambiumtätigkeit, die Gefäßdifferenzierung (4.2.1.), das Dickenwachstum der Bäume u. a. m. beeinflußt.

Große Bedeutung für den Gesamtorganismus haben speziell die **korrelative Hemmung bzw. Förderung von Organen** untereinander. Am besten untersucht ist die durch die Gipfelknospe bedingte Hemmung von Seitenknospen oder -zweigen, die **Apikaldominanz.**

Sie ist stark ausgeprägt bei Sonnenblumen (absolute Dominanz), sehr auffällig bei Fichten und Tannen und nur relativ schwach entwickelt bei der Tomate. Bei letzterer setzen bereits kurz unterhalb der Gipfelknospe Verzweigungen ein. Die Entfernung der Gipfelknospe führt zum Dominanzverlust. Die sich am schnellsten entwickelnde Seitenknospe übernimmt danach die Dominanz. Oft läßt die Stärke der Dominanz während der Ontogenese nach.

Träger der Apikaldominanz ist **Auxin.** Die Wirkung der entfernten Apikalknospe kann durch Auxinzufuhr zur dekapitierten Spitze ersetzt werden. Nach bisherigen Vorstellungen

Tabelle 12. Hormonbedingte Prozesse im vegetativen Sproß

Syntheseorte	Stimulationen	Hemmungen
Auxin (IAA)		
Blätter, Blüten, Samen, z. T. Früchte	Zellteilung, Streckungswachstum, Gefäßdifferenzierung, Kambiumaktivität, Adventivwurzelbildung, Wundheilung, Metabolitenakkumulation	Seitenknospenwachstum
Cytokinine		
Wurzel	Zellteilung	Adventivwurzelbildung
Gibberelline		
Wurzel, Blätter, Blüten, Samen, Früchte	Zellteilung, Sproßstreckung, Kambiumaktivität (einige Pflanzen), Akkumulation von Phloemmetaboliten	Dormanz der Seitenknospen
Abscisinsäure		
Wurzel, alternde oder welkende Blätter, Früchte	Dormanz der Seitenknospen, Abscission, Seneszenz	Sproßwachstum, Auxintransport
Ehtylen		
Blätter, Früchte	Zunahme Stammdurchmesser, Adventivwurzelbildung (einige Pflanzen), Fruchtreifung, Abscission, Seneszenz	Auxintransport, Streckungswachstum

wird unter dem Einfluß des polar transportierten Auxins ein **Korrelationshemmstoff** gebildet. Vermutlich handelt es sich dabei um **Abscisinsäure** oder **Ethylen.** Beide werden im Gegensatz zum streng basipetal transportierten Auxin apolar geleitet. Dadurch erreichen sie weit besser von der Basis aus die Wachstumszonen der Seitenknospen und hemmen sie.

Unter dem Einfluß der Apikaldominanz steht jedoch nicht nur das Austreiben der Seitenknospen sondern auch eine Reihe von Differenzierungsprozessen. So konnte für *Abies balsamea* nachgewiesen werden, daß der Führungsast in seiner **hydraulischen Architektur** (4.9.3.) eindeutig gegenüber den Seitenästen gefördert ist. Die Apikalkontrolle manifestiert sich also auch in hydraulischer Dominanz.

4.11. Blütenstände

Während der Entwicklung einer Pflanze lassen sich zwei Phasen unterscheiden, eine **vegetative**, in der die Laubblätter und Seitentriebe gebildet werden, und eine **reproduktive Phase,** in der die Pflanze zur Blütenbildung übergeht und Früchte bzw. Samen erzeugt (Kap. 6). Selten differenziert eine Pflanze nur eine Blüte aus. In der Regel sind es blütentragende Verzweigungssysteme, die als **Blütenstände** oder **Infloreszenzen** bezeichnet werden. Die Blütenstände der Samenpflanzen verzweigen sich seitlich (4.9.8.2.).

Die Abgrenzung der Blütenstände gegenüber dem „vegetativen Bereich" wurde häufig anhand der andersartigen Beblätterung vorgenommen. Danach sollen Blütenstände nur dann vorliegen, wenn die **Deck-** oder **Tragblätter** der Blüten hochblattartig differenziert sind bzw. fehlen. Bei einer laubartigen Beblätterung, die nicht deutlich vom vegetativen Bereich abgesetzt ist, sprach man von „blühenden Sprossen". Eine solche Unterscheidung ist jedoch schwer möglich, da bei vielen Blütenständen, wie z. B. bei *Veronica*-Arten (Abb. 131), eine unterschiedliche Beblätterung nachgewiesen werden kann. Die traubigen Infloreszenzen entwickeln hier entweder hochblattartige **(brakteose)** Deckblätter, die auch völlig fehlen können, oder laubige **(frondose)** Tragblätter. Daneben gibt es Formen, bei denen die Beblätterung innerhalb einer Traube von laubartigen bis zu brakteosen Tragblättern reicht **(frondo-brakteos).**

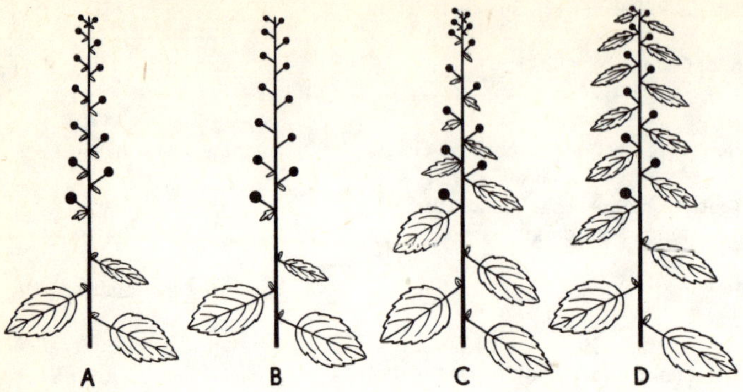

Abb. 131. Schematische Darstellung einer brakteosen (A—B), frondo-brakteosen (C) und frondosen (D) Infloreszenz. In B sind im Endabschnitt der Infloreszenz die Brakteen rudimentiert. Blüten durch schwarze Vollkreise markiert. Nach TROLL 1964.

In der Regel sind die im Bereich einer Infloreszenz ausgebildeten Hochblätter schuppenförmig **(Brakteen),** so daß man von **brakteosen Infloreszenzen** sprechen kann (Abb. 131 A u. B). Bei einer weiteren Reduktion fallen die Tragblätter gänzlich weg (*Capsella bursa-pastoris* u. a. Brassicaceen). Andererseits können die Tragblätter eine laubige Beschaffenheit annehmen (**frondose Infloreszenz,** Abb. 131 D), wie z. B. bei der Fuchsie (*Fuchsia gracilis*), beim Echten Steinklee (*Melilotus officinalis*) und beim Feld-Klee (*Trifolium campestre*). Die sog. blühenden Sprosse sind daher frondose Infloreszenzen, um so mehr als die laubblattartigen Tragblätter Merkmale von Hochblättern aufweisen.

Endet die Hauptachse eines Blütenstandes in einer **Terminal-** oder **Endblüte,** so spricht man von einer **geschlossenen** Infloreszenz. Ein **offener Blütenstand** liegt vor, wenn nur seitliche Blüten oder Teilblütenstände (Partialinfloreszenzen) ausgegliedert werden. Die Blütenstandsachse endet hier blind. Eine Terminalblüte kann dann vorgetäuscht werden, wenn sich die oberste Seitenblüte oder der oberste Teilblütenstand aufrichtet und in die Richtung der Hauptachse stellt (subterminal).

Bei der Einteilung der Blütenstände kann man die Art ihrer Verzweigung zugrunde legen. Man unterscheidet zwischen einer monopodialen oder **razemösen** und einer sympodialen bzw. **zymösen Verzweigung** der Infloreszenzen. Der zymöse Bau beschränkt sich auf die **Teilblütenstände (Partialinfloreszenzen),** die aus einer Hauptachse hervorgehen. Daher bilden alle Blütenstände Monopodien.

Die Vielfalt der Infloreszenzen läßt sich im wesentlichen in zwei Gruppen zusammenfassen. Bei **einfachen Blütenständen** (Traube, Ähre, Dolde, Kolben, Köpfchen) liegen auch

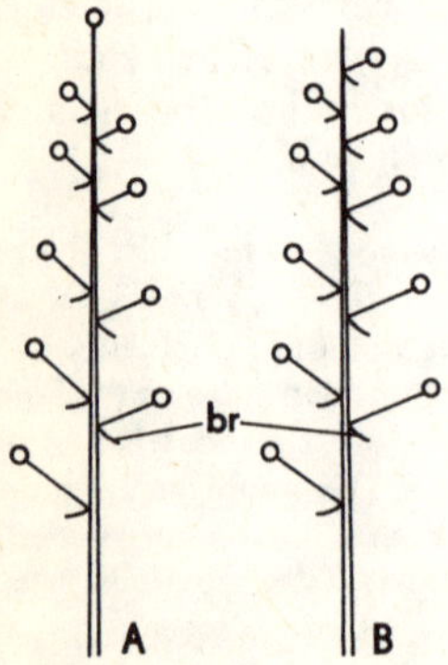

Abb. 132. A: Schema einer geschlossenen und B: einer offenen Traube. *br* Brakteen.

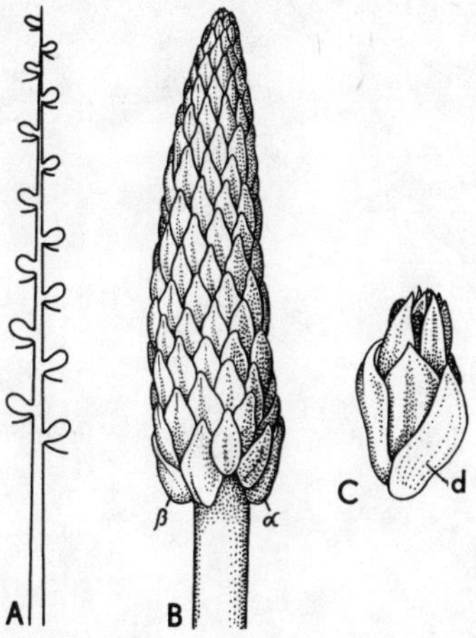

Abb. 133. A: Schema einer Ähre. B: *Plantago major*, Ähre. α und β transversale Vorblätter. C: Blüte im Knospenzustand. *d* Tragblatt. B und C nach TROLL 1957.

einfache Verzweigungssysteme vor. Die **komplexen Infloreszenzen** (Doppeltrauben, Doppelähren, Doppeldolden, Rispen, Thyrsus) verzweigen sich mehrfach.

Eine **Traube** (Botrys) hat eine durchgehende Hauptachse, die Tragblätter trägt und aus deren Achseln gestielte Blüten hervorgehen. Endet die Hauptachse mit einer Gipfel- oder Terminalblüte, dann spricht man von einer **geschlossenen Traube** (Abb. 132 A). Beispiele hierfür liefern die Lupine und das Weidenröschen. Fehlt die Terminalblüte (B), dann erhalten wir sog. **offene Trauben,** die beim Raps, Rübsen u. a. Brassicaceen, bei der Hyazinthe und dem Maiglöckchen zu finden sind.

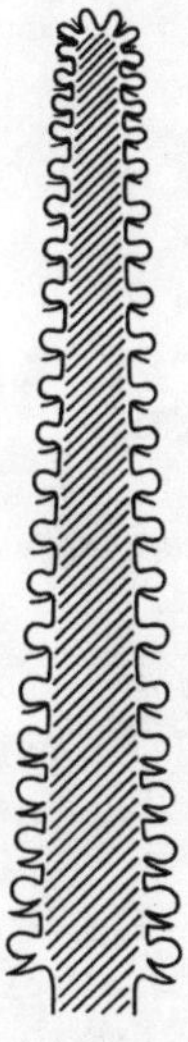

Abb. 134. Schema eines Kolbens. Die verdickte Infloreszenzachse ist schraffiert.

Bleiben die Blüten ungestielt, so daß sie direkt aus den Achseln der Brakteen entspringen, dann spricht man von **Ähren** (Spica, Abb. 133 A—B z. B. Wegerich- und Nachtkerzen-Arten). Bei starker Verdickung der Blütenstandsachse bildet sich ein Kolben (Spadix, Abb. 134), wie bei Araceen (z. B. *Anthurium*, *Arum maculatum*, *Calla palustris*, *Zantedeschia* und bei *Zea mays*). Stärker abgeändert sind die Dolde und das Köpfchen. Für die **Dolde** (Umbella), (Abb. 135 A—B) ist es charakteristisch, daß die Hauptachse zurücktritt und alle gestielten Blüten in gleicher Höhe stehen. Es lassen sich Beziehungen zur Traube aufweisen. Werden nämlich bei einer Traube sämtliche Inter-

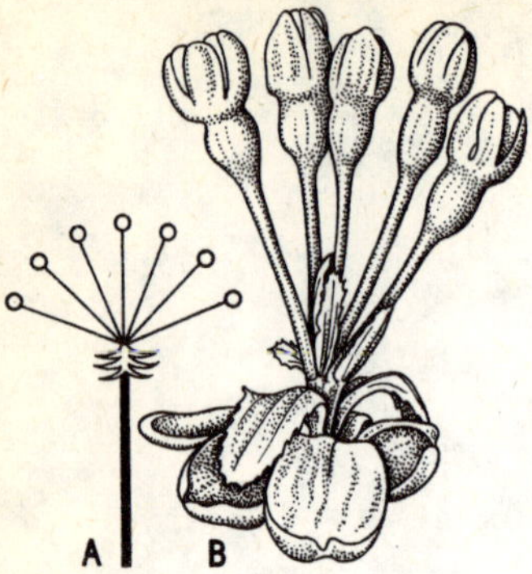

Abb. 135. A: Schema einer Dolde. B: *Cerasus avium.* Kurztrieb mit Dolde. B nach TROLL 1957.

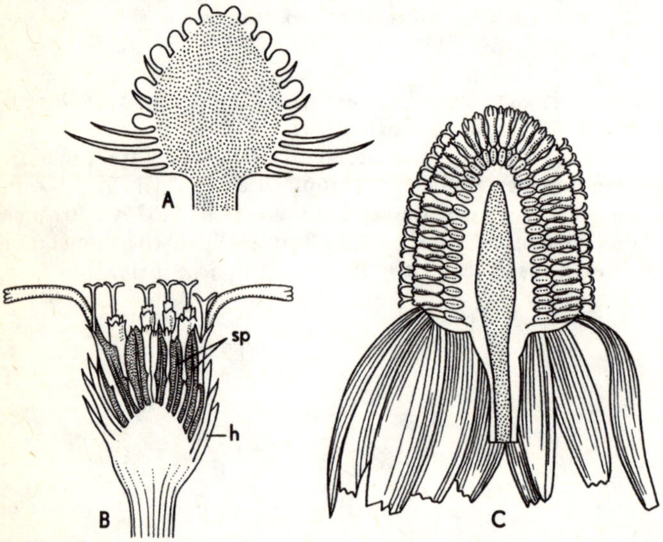

Abb. 136. A: Schema eines Köpfchens. B: *Achillea millefolium.* Köpfchen in zungenförmige Rand- und röhrenartige Scheibenblüten gegliedert mit Spreublättern (*sp*). *h* Hüllkelch. C: *Matricaria chamomilla.* Blütenstand längs geschnitten. Blüten ohne Spreublätter. B und C nach ENGLER 1965.

nodien gestaucht, dann stehen die Brakteen rosettenartig und die aus ihren Achseln entspringenden Blüten gehäuft (Beispiele: Primel-Arten, Sterndolde, Efeu, Apfel, Kirsche, Abb. 135 B).

Das **Köpfchen** (Cephalium, Abb. 136) ist dem Kolben verwandt. Bleibt an einem Kolben die Achse kurz und entwickelt sie sich gleichzeitig in die Breite (oft scheibenartig), so entsteht ein köpfchenartiger Blütenstand. An der Köpfchenbasis sitzen rosettenartig angeordnete Hochblätter, die sich zu dem sog. **Hüllkelch** oder **Involukrum** zusammenschließen (Beispiele: Asteraceen, wie Kamille (Abb. 136 C), Sonnenblume, Studentenblume, Distel).

Die **komplexen Infloreszenzen** entwickeln an Stelle der Seitenblüten Partialinfloreszenzen, die entweder razemös oder zymös gebaut sein können.

Bei einem razemösen Bau der Partialinfloreszenzen kann sich die Traubenform wiederholen, so daß **Doppeltrauben** gebildet werden, wie z. B. bei vielen Schmetterlingsblütlern (Abb. 137 A–B).

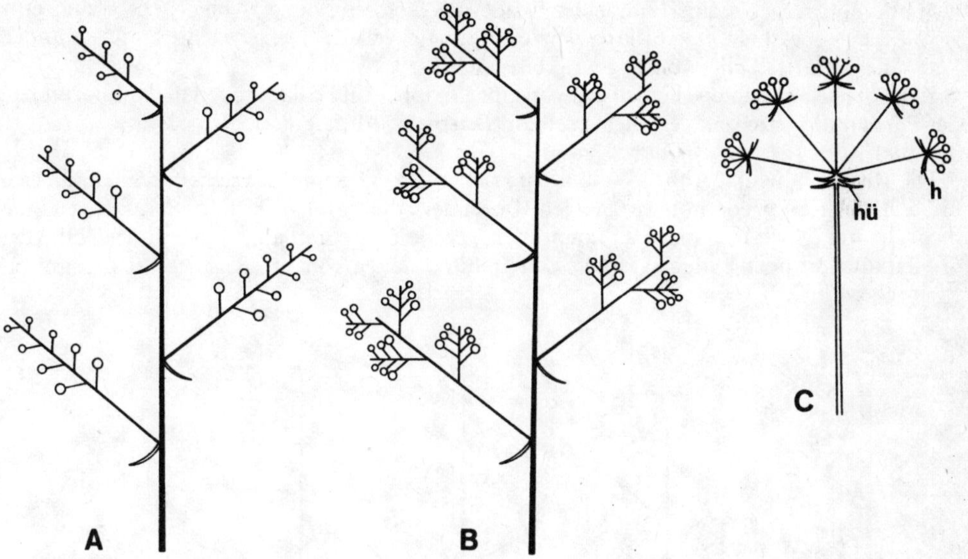

Abb. 137. Schematische Darstellung einer Doppeltraube (Dibotryum, A). B: Tribotryum, bei denen die Partialinfloreszenzen sich wiederum verzweigt haben. C: Doppeldolde. *hü* Hülle, *h* Hüllchen. Nach TROLL 1964.

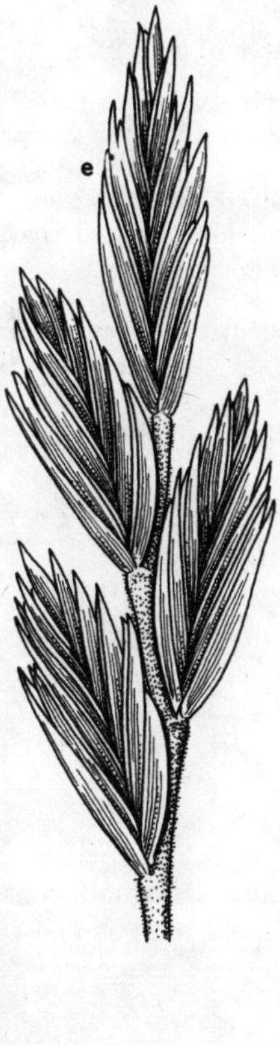

Abb. 138. *Lolium perenne*. Doppelähre mit Endährchen (*e*). Alle Ähren in Flächenansicht. Nach TROLL 1957.

Wiederholt sich bei einer einfachen Dolde die Doldenbildung (Abb. 137C), dann entsteht eine **Doppeldolde,** eine Infloreszenzform, die für viele Doldengewächse (z. B. Kümmel, Petersilie, Sellerie, Dill, Möhre) charakteristisch ist.

Eine **Doppelähre** unterscheidet sich von einer Doppeltraube dadurch, daß die Internodien der Partialinfloreszenzen gestaucht bleiben (Beispiele: Ährengräser, Abb. 138, u. a. *Lolium perenne*).

Die **Rispe** (Panicula, Abb. 139) läßt ein reicheres Verzweigungssystem erkennen, da sich die Seitenachsen wiederholt verzweigen. Besonders die basalen Partialinfloreszenzen sind mehrgliedrig. Nach der Spitze zu nimmt der Verzweigungsgrad ab, so daß in der Nähe der Gipfelblüte nur noch einfach gestielte Seitenblüten stehen können (Beispiele: Rispengräser, Weinrebe, Flieder).

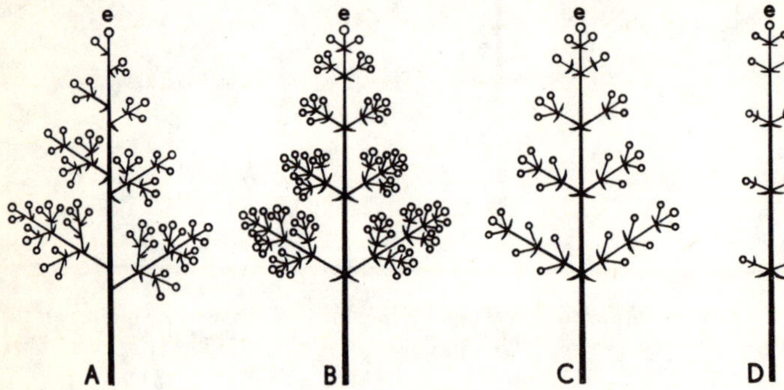

Abb. 139. Schematische Darstellung verschiedener Rispen. A, B: Rispe mit disperser (A) und dekussierter (B) Blattstellung an der Hauptachse und ihren Verzweigungen. C, D: Rispe mit reduzierten Verzweigungen. D: Botryoide Rispe. *e* Terminalblüte. Nach Troll 1964.

Die Rispen zeigen in der Gestaltung eine erhebliche Variationsbreite (Abb. 139A—D). Bei den dispersen Rispen sind die Hauptachse, die mit einer Terminalblüte endet (A, *e*), und die Achsen der Partialinfloreszenzen dispers beblättert (*Sterculia balanghas*). Das gleiche gilt auch für die dekussierten Rispen (*Syringa vulgaris*), die aber eine dekussierte Beblätterung haben (B). Die ebenfalls mit einer Terminalblüte endenden Partialinfloreszenzen beider Typen (A u. B) vermindern ihre Brakteenanzahl von unten nach oben, so daß es zu einer Vereinfachung der Partialinfloreszenzen kommt. Im unteren Abschnitt weisen sie einen rispigen, in der mittleren Region einen traubigen Bau auf. Unmittelbar unter dem Scheitel sind diese bis auf die Endblüte reduziert. Bei einer weiteren Verarmung der Partialinfloreszenzen kann es zur Bildung von Doppeltrauben kommen (C, z. B. *Ligustrum vulgare*, *Olea*). Im Gegensatz zur Doppeltraube treten aber im Gipfelbereich einfach gestielte laterale Blüten auf. Erstreckt sich der Reduktionsprozeß

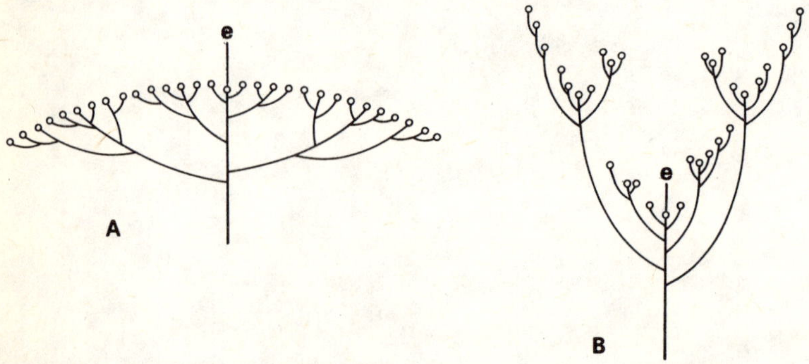

Abb. 140. Schematische Darstellung einer Schirmrispe (A) und einer Spirre (B). *e* Terminalblüte. Nach Troll 1964.

auf die Gesamtheit der Verzweigungen (D), dann nimmt die Rispe die Form einer geschlossenen Traube an (botryoide Rispe, Botryoid). Beispiele hierfür liefern *Exochorda racemosa* und *Amelanchier alnifolia*. Bei *Amelanchier* gibt es Übergangsformen.

Rispen können auch zur Doldenform konvergieren. Es bilden sich dann sog. Sciadioide (z. B. *Pyrus communis*). Bei Kultursorten der Birne verzweigen sich oft die basalen Äste, ähnlich wie bei der nächstverwandten Gattung *Rhaphiolepis*. Fallen diese Verzweigungen weg und verkürzen sich die Internodien, so erhalten wir die normalen Infloreszenzformen von *Pyrus communis* und *Malus domestica*.

Weitere Sonderformen der Rispe sind die **Schirmrispe** und die **Spirre**. Die kegelförmige Umrißform einer Rispe kann modifiziert werden. Durch eine entsprechende Verlängerung der Seitenachsen verschiedener Ordnung werden die Blüten annähernd bis zur Höhe der Terminalblüte emporgehoben. Die Infloreszenz nimmt dann eine schirmartige Gestalt an (Schirmrispe, Ebenstrauß, Corymbus), Beispiele dafür liefern die Eberesche (*Sorbus aucuparia*) bzw. die Schneeball-Arten (*Viburnum*) (Abb. 140 A).

Erfahren die untersten und äußersten Blütenstandsäste eine starke Wachstumsförderung, so übergipfeln sie alle Terminalblüten (z. B. bei *Filipendula*). Dieser „trichterförmige" Blütenstand wird als **Spirre** (Anthela) bezeichnet (Abb. 140 B).

Im Gegensatz zur Rispe sind bei einem **Thyrsus** die Partialinfloreszenzen zymös gebaut (Abb. 141 A u. B). Die zymöse Verzweigung geht allein aus den Achseln der beiden Vorblätter hervor (Abb. 142, *vb*), die als einzige Blattorgane unterhalb der Blüte ausgegliedert werden. Besitzt die Infloreszenz eine Terminalblüte (Abb. 141 B), liegen **geschlossene Thyrsen** vor, fehlt diese, so spricht man von **offenen Thyrsen** (Abb. 141 A). Die Endblüte des zymös verzweigten Teilblütenstandes ist die Primanblüte (Abb. 142 A), die aus seinen Vorblattachseln entspringenden Blüten die Sekundanblüten (B) usw. Die Blattstellung kann wie bei den Rispen dekussiert (Abb. 141 B) oder dispers (A) sein.

Bei der zymösen Verzweigung kann man mehrere Formen unterscheiden. Erfolgt die Verzweigung aus den Achseln beider Vorblätter, dann wird ein **Dichasium** gebildet, das

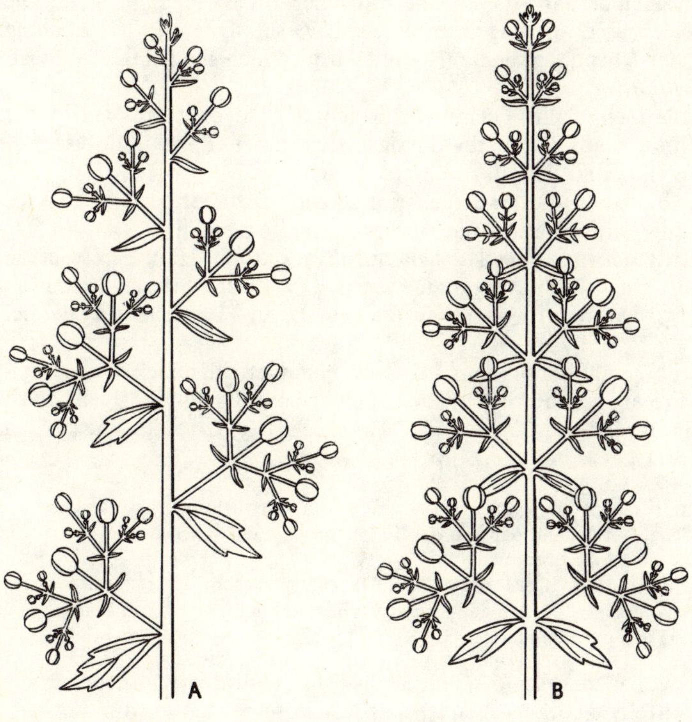

Abb. 141. Schematische Darstellung eines Thyrsus mit disperser (A) und dekussierter Blattstellung (B). Die dichasial gebauten Partialinfloreszenzen verkümmern im Spitzenbereich. Nach TROLL 1964.

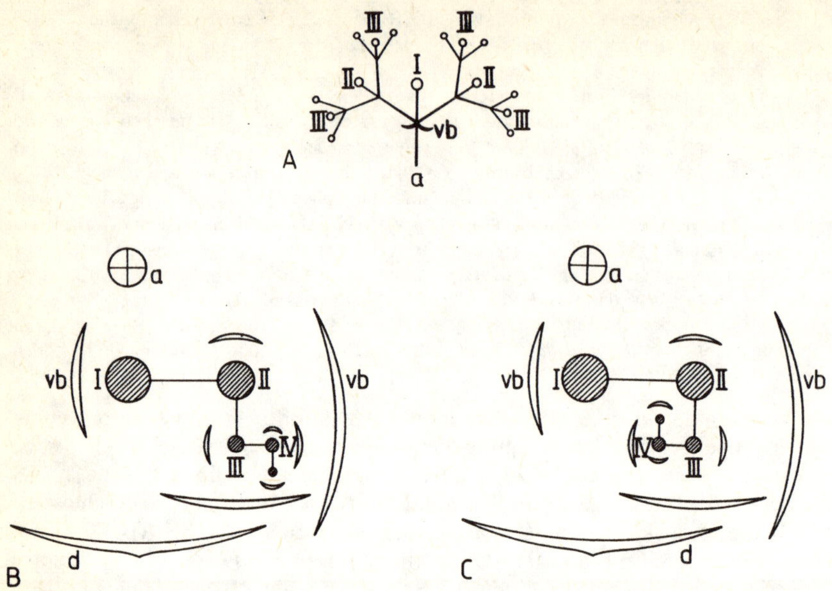

Abb. 142. A: Dichasium schematisch. B: Diagramm einer Wickel und C: einer Schraubel. *vb* Vorblätter, I Primanblüte, II Sekundan —, III Tertian —, IV Quartanblüten, *a* Achse, *d* Deckblatt.

ganz dem des Flieders (Abb. 142 A) gleicht. Während aber beim Flieder die Endknospe regelmäßig vertrocknet, endet hier das Achsenende mit einer Blüte (A, B, C . . .). Die Vorblätter (*vb*) stehen an den Verzweigungen immer transversal. Da aber die Stellung der Achselsprosse mit der der Vorblätter übereinstimmt, ordnen sich die Blüten räumlich an (Beispiel: *Satureja grandiflora*).

Wird nur in einer Vorblattachsel ein Tochtersproß gebildet, so entsteht, wie in der vegetativen Region, ein monochasiales Verzweigungssystem (hier Partialinfloreszenz). Man kann u. a. zwischen Wickel und Schraubel unterscheiden.

Eine **Wickel** liegt dann vor, wenn die jeweiligen Fortsetzungssprosse, bezogen auf die Medianebene des Tragblattes, abwechselnd nach rechts und links fallen (Abb. 142 B). Diese Verzweigungsart führt zu einer zickzackartigen Sproßverkettung. Häufig entwickeln sich aus beiden Vorblättern der Teilblütenstände derartige zickzackförmige (flexuose) Sproßverkettungen. Man spricht dann von **Doppelwickeln** (z. B. *Scrophularia nodosa*, *Salvia-*, *Lamium-*Arten).

In einer **Schraubel** gehören gemäß Abbildung 142 C die einander folgenden Sympodialglieder jeweils derselben Seite an, so daß die Blüten auf einer Schraubenlinie liegen. Auch hier entspringen häufig aus beiden Vorblattachseln schraubelartige Partialinfloreszenzen (**Doppelschraubel**, z. B. *Hypericum perforatum*).

Wird ein adossiertes Vorblatt herausdifferenziert, wie bei vielen Monokotyledonen, das zwischen der Abstammungsachse und dem Seitensproß steht, dann ist der Teilblütenstand eine **Fächel** (*Iris-*Arten). Die Blüten stehen hier alle in ein und derselben Ebene.

Bei den Binsen (*Juncus-*Arten) sind sog. **Sichel** ausgebildet. Die blütentragenden Fortsetzungssprosse gehen hier jeweils aus der Achsel eines zweiten dem adossierten Vorblatt gegenüberstehenden Blatt hervor. Alle Achsen stehen auf der dem Tragblatt zugewandten Seite.

Die **Cymoide** leiten sich von den geschlossenen Thyrsen ab. Werden nämlich nur die Gipfel- oder Endblüte unmittelbar vorausgehenden Partialinfloreszenzen ausdifferenziert, dann täuscht die Infloreszenz insgesamt einen zymösen Bau vor. Bei der Ausgliederung von zwei Partialinfloreszenzen nimmt der Blütenstand eine dichasiale Beschaffenheit an (z. B.

Vogelmiere, Hornkraut, *Silene vulgaris*). Beschränkt sich die Verzweigung auf eine einzige der Terminalblüte benachbarte Partialinfloreszenz und bildet letztere eine Wickel, so erscheint der gesamte Blütenstand als eine Wickel (z. B. *Silene pendula*, *S. gallica*, *Nonea lutea*).

4.12. Synfloreszenzen

Eine **Synfloreszenz** ist ein System von **Floreszenzen** mit einer die Hauptachse abschließenden **Haupt-** oder **Primärfloreszenz** (Abb. 143). Unterhalb dieser Hauptfloreszenz (*hf*) liegt die **Bereicherungszone,** in der die **Parakladien** (Bereicherungs- oder Wiederholungstriebe, *pc*) entwickelt werden, die mit einer **Cofloreszenz** (*cf*) abschließen. Die Parakladien wiederholen das Verhalten des Hauptsprosses auch darin, daß unterhalb der Cofloreszenz wiederum Bereicherungstriebe zweiter Ordnung (B, *pc''*) usw. entwickelt werden können. Beide Regionen (Hauptfloreszenz und Bereicherungszone) werden durch ein der Hauptfloreszenz vorausgehendes Internodium, das **Grundinternodium** (*gi*), abgegrenzt. Dieses ist häufig verlängert bzw. schaftartig. Dem Bau nach unterscheidet man zwischen **polytelen** und **monotelen Synfloreszenzen** (Abb. 143, auch: Polytelie bzw. Monotelie).

Bei einem polytelen Synfloreszenzbau (Abb. 143A u. B) stellt die gesamte blühende Region ein System von Floreszenzen dar, in der die Hauptfloreszenz (*hf*) eine beherrschende Stellung einnimmt. Sie wird durch die Cofloreszenzen bereichert. Hervorzuheben ist ferner, daß die Hauptfloreszenz nicht mit einer Termlnalblüte endet. Das gleiche gilt auch für die Cofloreszenzen (*f*). Einfache Beispiele für polytele Synfloreszenzen liefern der Acker-Senf (*Sinapis arvensis*), das Hirtentäschel (*Capsella bursa-pastoris*) oder der Raps (*Brassica napus*). Eine blühende Pflanze des Hirtentäschels besitzt eine traubige Hauptfloreszenz, deren Grundinternodium nicht besonders hervortritt. Unterhalb der Hauptfloreszenz werden in der Bereicherungszone Parakladien entwickelt, die mit traubigen Cofloreszenzen enden. Alle Floreszenzen setzen sich durch die Grundinternodien deutlich von dem laubig beblätterten Abschnitt ab. Da die Blütenstiele der Brassicaceen niemals Vorblätter besitzen, sind hier nur traubige Floreszenzen ausgebildet. Sind Vorblätter vorhanden, so können aus deren Achseln Blüten bzw. sympodial verzweigte Blütensysteme (Partialfloreszenzen) hervorgehen. Beispiele hierfür liefern u. a. die Lamiaceen, die meist offene Thyrsen besitzen. In dieser Familie können bei Arten innerhalb einer Gattung Thyrsen mit reich verzweigten Cymen entwickelt sein (z. B. *Salvia verticillata*) oder, wie bei *Salvia patens*, traubige Floreszenzen vorgetäuscht werden, da die zymösen Partialfloreszenzen bis auf die Primanblüte reduziert sind.

Monotele Synfloreszenzen sind bei den Angiospermen-Infloreszenzen ebenfalls weit verbreitet. Sie können in Gestalt von Rispen, Thyrsen bzw. Cymoiden auftreten, so daß zwischen **paniculoiden** und **thyrsoiden Formen** der monotelen Synfloreszenzen unterschieden werden kann. Bei einer Rispe (paniculoide Form, Abb. 143C) schließen die Haupt- und Nebenachsen mit **Terminalblüten** (*e'*) ab. Es liegt also eine **geschlossene** Infloreszenz vor. Im Gegensatz zu den polytelen Synfloreszenzen wird die vielblütige („polytele“) Floreszenz durch eine einzige Blüte ersetzt. Die unterhalb der Terminalblüte aus der Hauptachse hervorgehenden verzweigten oder unverzweigten, blütentragenden Seitenachsen (*pc*) werden ebenfalls als Parakladien bezeichnet. Sie wiederholen in gewisser Weise das Verhalten des Hauptsprosses, jedoch können mit dem Begriff Parakladien jeweils nur die einander gleichwertigen Elemente des einen oder anderen Infloreszenztyps erfaßt werden. Gelangen diese Parakladien zur Blüte, dann entsprechen sie den Bereicherungstrieben. Das der Endblüte vorausgehende Internodium heißt **Endinternodium** (A u. B, *ei*). Die blühende Region besteht aus der die Infloreszenzachse abschließenden Endblüte, dem Endinternodium und aus der die monotelen Parakladien tragenden **Bereicherungszone.** Bei der

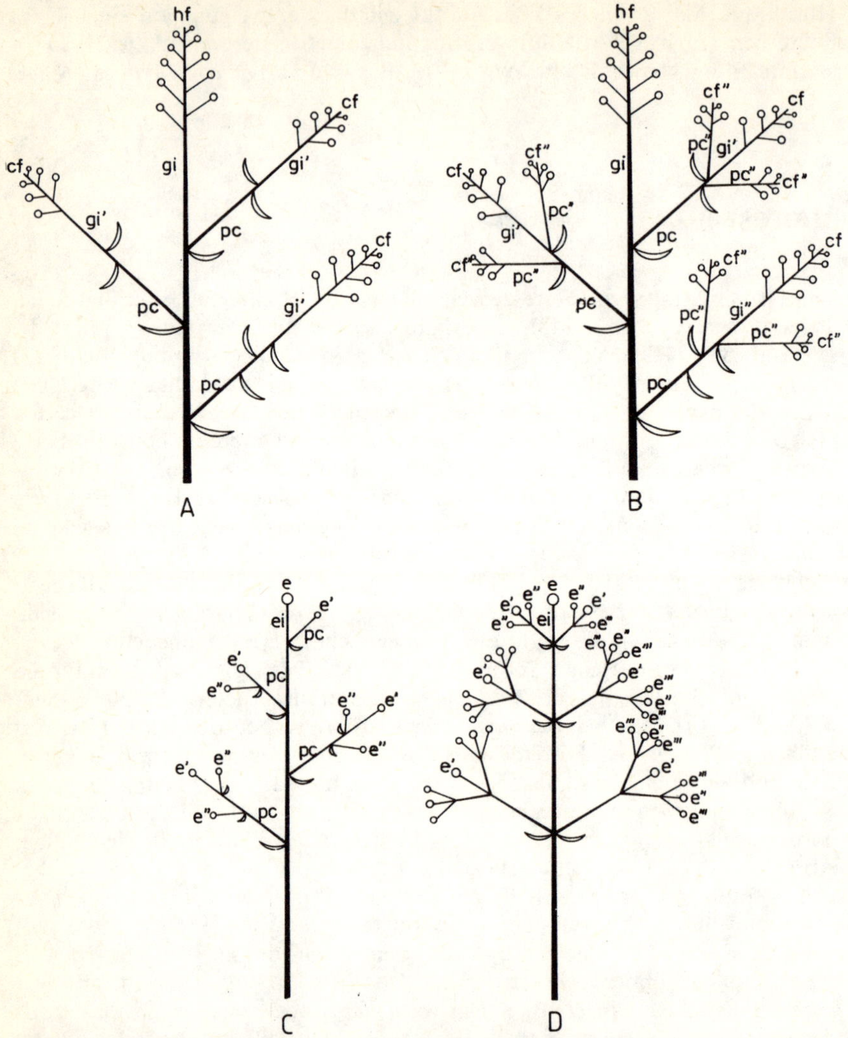

Abb. 143. Schematische Darstellung des Synfloreszenzbaus. A und B: Polytele Synfloreszenzen. *pc* Parakladien, *pc″* Parakladien 2. Ordnung, *hf* Haupt- oder Primärfloreszenzen, *cf* Cofloreszenzen, *gi*, *gi′* Grundinternodien. C und D: Monotele Synfloreszenzen. *e* Terminalblüten *e′*, *e″*, *e‴* Terminalblüte 1. und höherer Ordnung, *ei* Endinternodien. Nach Troll 1964.

thyrsoiden Form (Abb. 143 D), die eine große Mannigfaltigkeit aufweist, sind die Parakladien dichasial oder monochasial (z. B. wickelig) gestaltet (Beispiele: *Erythraea centaurium*, *Linum usitatissimum*, *Saxifraga tridactylites*). Monotel-paniculoide Synfloreszenzen sind u. a. bei der Gattung *Syringa*, *Fraxinus*, *Sorbaria*, *Vitis*, *Sorbus*, *Viburnum*, *Schizophragma* und *Hydrangea* verbreitet.

Die Parakladien einer Synfloreszenz entstehen in der **subfloralen Zone** des **Unterbaus** einer Hauptachse. Als Wiederholungstriebe zeigen sie daher den gleichen Aufbau wie die Hauptachse, gleichgültig, ob sie mit einer Cofloreszenz oder Terminalblüte enden. Auch bei ihnen geht den Blüten ein mit Parakladien ausgestatteter Unterbau voraus. Dieser entspricht der vegetativen Region der Parakladien. Sie haben daher auch Grund- bzw. Endinternodien (Abb. 144, *gi′*, *ei′*). Der Unterbau läßt jedoch deutliche seriale Unterschiede im Aufbau erkennen, da spitzenwärts die Anzahl der Knoten und Internodien verringert wird

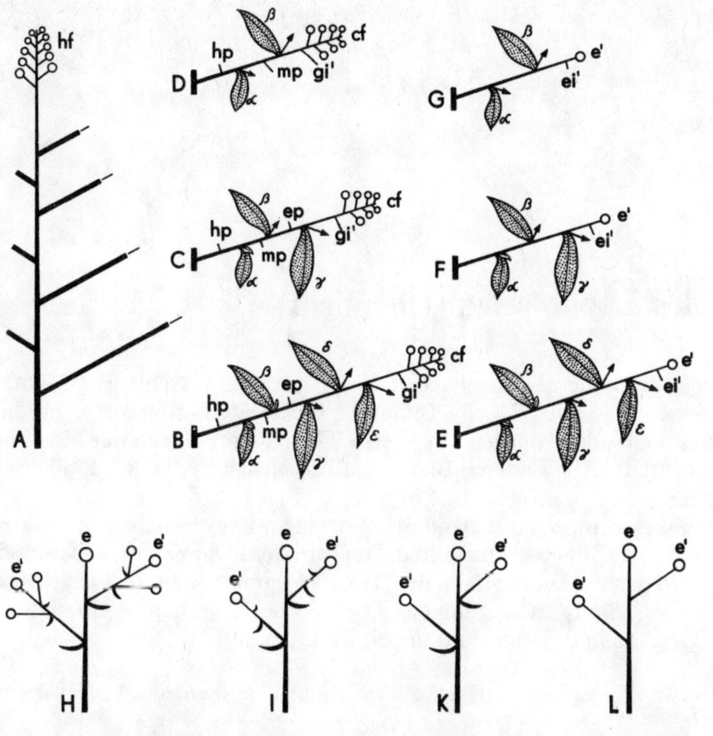

Abb. 144. Schematische Darstellung des Parakladienaufbaus. A: Hauptachse mit Hauptfloreszenz (*hf*) und Parakladien, Achsen der Cofloreszenzen (*cf*) durch dünne Linien angedeutet. B—G: Seriale Unterschiede im Bau der Parakladien. B—D: Polytele, E—G: monotele Synfloreszenzen. *hp*, *mp*, *ep* Hypo-, Meso-, Epipodium, α — ε Vorblätter, Parakladien 2. Ordnung durch Pfeile angedeutet. *gi'* Grund-, *ei'* Endinternodium, *e*, *e'* Terminalblüte 1. und 2. Ordnung. H—L: Reduktion des Unterbaus an distalen Parakladien monoteler Synfloreszenzen. Nach TROLL 1964, verändert.

(Abb. 144 B—G). Während die distalen Parakladien allein die beiden Vorblätter (D u. G, α, β) ausbilden, tragen die unteren noch eine größere Anzahl von Blattorganen (B—C u. E—F, γ—ε). Das konstante Element im Aufbau der Parakladien ist die blühende Region, was besonders für monotele Synfloreszenzen zutrifft. (E—G). Bei polytelen Synfloreszenzen können die spitzenwärts angeordneten Cofloreszenzen gelegentlich verarmen.

Bei einer Reduzierung (= **Suppression**) des Unterbaues werden die Parakladien bis auf die florale Region vereinfacht. Besteht z. B. der Unterbau der gipfelnahen Parakladien an monotelen Synfloreszenzen aus den beiden mit Vorblättern besetzten Knoten und dem Hypo- und Mesopodium (H), so fallen bei der Reduktion zunächst die aus den Achseln der Vorblätter (α, β) entspringenden Blüten, die einem Parakladium homolog sind, weg. Schließlich können auch die Vorblätter reduziert werden (I—K; z. B. *Polemonium caeruleum*).

Bei einem polytelen Synfloreszenzbau erscheinen bei einer Suppression des Unterbaues die Vorblätter als die Tragblätter der ersten Blüten, d. h. sie werden in die Cofloreszenzen einbezogen. Das Hypopodium wird zum Grundinternodium der Partialfloreszenz (z. B. einige Brassicaceen).

In der Regel bilden die Parakladien nach der vegetativen Phase eine Cofloreszenz aus. Wird an der Basis der Hauptachse das vegetative Wachstum der Parakladien stärker gefördert, gelangen diese überhaupt nicht mehr zur Blüte (Ananthie der Parakladien). Solche sterilen Parakladien sind vor allem bei Stauden verbreitet. Die Ananthie der Parakladien ist bei monotelen und polytelen Pflanzen zu finden, wobei sie bei monotelen Gewächsen häufiger vorkommt (z. B. *Adonis-*, *Ranunculus-*, *Caltha-*, *Drosera-*, *Euphorbia-*, *Linum*-Arten). Beispiele für polytele Pflanzen liefern u. a. die Fabaceen.

5. Das Laubblatt

5.1. Funktionen des Laubblattes (Übersicht)

Blätter sind seitliche Anhangsorgane der Sproßachse. Von den vielen verschiedenen Blattbildungen (z. B. Keim-, Nieder-, Laub-, Hoch-, Blüten-, Fruchtblätter) soll vorrangig die Funktion des **Laubblattes** behandelt werden. Es ist in Form der **Folgeblätter** das am vollständigsten entwickelte Blatt. Alle anderen Blatttypen lassen sich in der Regel als vereinfachte Formen ableiten.

Hauptträger der Blattfunktionen ist die **Blattspreite.** Vor allem zwei Funktionen prägen die Morphologie des Laubblattes: **Photosynthese** und **Transpiration.** Damit verbunden sind Prozesse des Stofftransportes und der Stoffabgabe. Hinzu kommen **weitere Funktionen** wie Exkretion, Sekretion, UV-Schutz, Bewegung etc. Die Tabelle 13 vermittelt eine Übersicht über die einzelnen Gewebe und deren Funktionen im Laubblatt.

Tabelle 13. Schematische Übersicht der Gewebe und ihrer Funktionen beim dorsiventralen Laubblatt

Gewebe	Funktion
Obere Epidermis	Verdunstungsschutz (Kutin, Wachs); UV-Filter; mechanische Festigung
Palisadenparenchym	Lichtabsorption; Licht- und Dunkelreaktion der Photosynthese; Photorespiration; Synthese der primären Stärke
Gefäßbündel	Zufuhr von Wasser und Mineralstoffen (Xylem); Saccharose-, Hormontransport (Phloem); Aussteifung der Blattspreite
Schwammparenchym	Wasserleitung; Verdunstung des interzellulären Wassers; Photosynthese; Aufnahme des gasförmigen CO_2; O_2-Austausch
Untere Epidermis mit Stomata	CO_2-, O_2-Austausch mit der Außenluft; Wasserdampfabgabe; Verdunstungsschutz (Kutin, Wachs); UV-Filter; mechanische Festigung

Anhangsgebilde des Blattes sind tote Haare auf der Epidermis (Verdunstungsschutz: Lichtreflektion), passive und aktive Hydathoden und Salzdrüsen (Wasser- und Salzausscheidung) sowie Drüsenhaare und Saugschuppen (Sekretabgabe, Wasseraufnahme). Dem **Blattstiel** bzw. den Blattstielgelenken kommt für die Bewegung des Blattes Bedeutung zu. Außerdem liegt in ihm das Abscissionsgewebe, das den aktiven Blattabwurf ermöglicht.

5.2. Blattanlage

Die **Blattanlagen** werden in akropetaler Weise an der Sproßspitze ausgegliedert (Abb. 12 u. 55). Daher befinden sich die jüngsten Blattanlagen in der Nähe des Sproßscheitels, die ältesten in Scheitelferne. Man kann an der Sproßspitze alle Blattentwicklungsstadien verfolgen. Die Blattanlagen sind anfangs ungegliedert und wölben sich als abgeflachte, dorsiventrale Wülste an der Sproßspitze hervor (Abb. 55).

Bei der Herausdifferenzierung der jüngsten Blattprimordien kann man nach der Lage der ersten periklinalen Zellteilungen verschiedene Entwicklungstypen aufstellen, von denen die wichtigsten erwähnt werden sollen.

Fehlt einem Sproßscheitel das Proto- und Subprotoderm, wie z. B. bei den meisten Gymnospermen (Abb. 54), dann beginnt die Blattanlegung mit periklinalen Teilungen in der äußersten Zellage (**Pinus**-Typ). Ähnlich verhält sich der **Saccharum**-Typ der Angiospermen, der bisher nur bei den Gattungen *Saccharum* und *Eranthis* beobachtet wurde.

Beim **Avena**-Typ wird der Sproßscheitel von einem Protoderm überzogen, in dem sich die ersten periklinalen Zellteilungen abspielen. Im weiteren Verlauf beteiligen sich auch periklinale Abkömmlinge der darunter liegenden Gewebe (Beispiele: *Avena sativa, Triticum aestivum, Dactylis glomerata, Zea mays, Oryza sativa, Acer pseudoplatanus*).

Der **Agropyron**-Typ besitzt ein Scheitelmeristem mit einem Proto- und Subprotoderm. In den Bezirken der Blattanlegung spalten beide Schichten periklinal auf (Beispiele: *Agropyron = Elytrigia repens*; *Anthoxanthum odoratum, Hordeum vulgare, Phalaris arundinacea*).

Die meisten Angiospermen folgen dem sog. **Veronica**-Typ. Das Apikalmeristem wird hier von einem Proto- und Subprotoderm überzogen. Bei beginnender Blattbildung teilt nur das Subprotoderm periklinal auf, während das Protoderm durch antiklinale Zellteilungen der Dehnung folgt. An der weiteren Histogenese des Blattprimordiums nehmen auch Zellteilungen in tiefer gelegenen Geweben teil (Beispiele: *Asparagus*-Arten, Abb. 55; *Tradescantia*-Arten, *Carex acutiformis, C. vulpina, C. arenaria, C. disticha, C. flacca, Drimys-, Clematis-, Lupinus*-Arten, Rosaceen, *Atriplex*-Arten, *Capsella bursa-pastoris, Veronica-, Solanum-, Aster*-Arten u. a.).

5.2.1. Entwicklung und Bau der Folgeblätter

Von den Laubblättern sind die **Folgeblätter** am vollständigsten entwickelt, da sie in der Zone der maximalen Sproßerstarkung (4.1.3.) herausdifferenziert werden. Die anfangs ungegliederten Blattprimordien erfahren bald eine Gliederung in einen unteren, als **Unterblatt** (Abb. 145A, *u*), und in einen oberen, als **Oberblatt** (A, *o*) bezeichneten Abschnitt. Die weitere Entwicklung dieser beiden Teile verläuft verschieden. Während aus dem Oberblatt zunächst die **Spreite** (Lamina B, *l*) des Blattes hervorgeht, entwickeln sich aus dem Unterblatt der **Blattgrund** (B, *bg*) und die beiden **Nebenblätter (Stipeln**, B, *sti*). Als letztes wird aus der Basis der Oberblattanlage der **Blattstiel** (C, *bst*) gebildet. Am entwickelten Laubblatt (C) kann man eine von Nerven durchzogene Spreite (*l*) und einen Blatt-

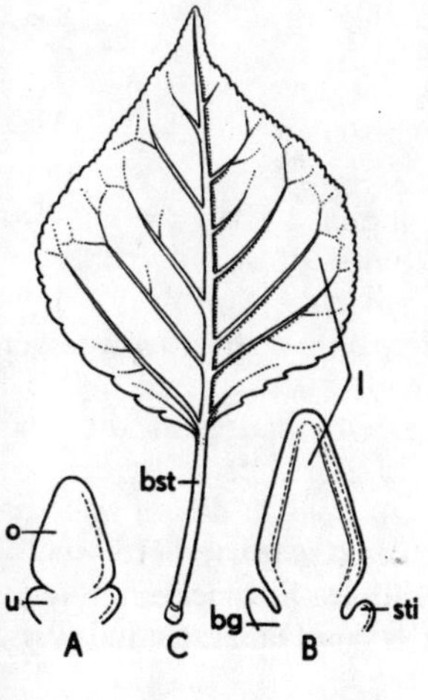

Abb. 145. *Prunus sibirica*. A—C: Blattentwicklung. A—B: Jugendstadien, die in Unter- (*u*) und Oberblatt (*o*) gegliedert sind. In B Herausbildung der Lamina (*l*). *sti* Stipeln, *bg* Blattgrund, *bst* Blattstiel. Nach Troll 1959.

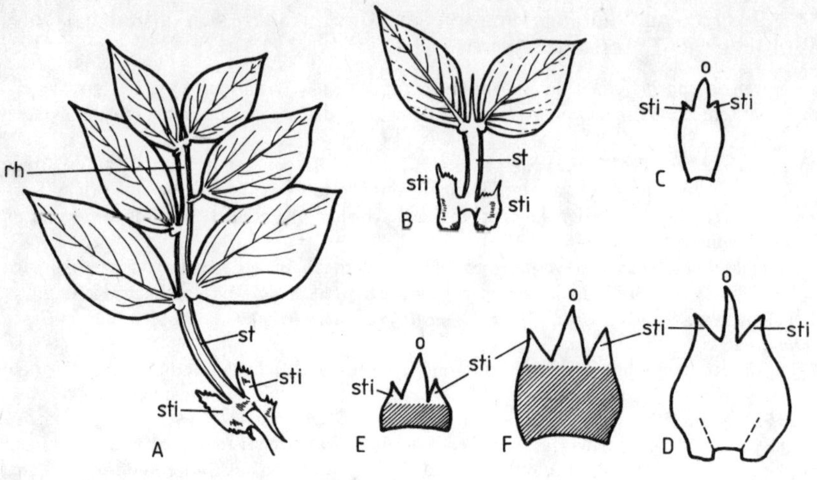

Abb. 146. *Vicia faba*. Blattgestaltung. A: Folge-, B: Primärblatt, C—D: Niederblätter, E—F: schematische Wiedergabe von Niederblättern und deren Entwicklung. *st* Blattstiel, *sti* Stipeln, *rh* Rhachis, *o* Oberblattrudiment. Nach TROLL 1959.

stiel (*bst*) erkennen. Der Blattgrund (*bg*), der allmählich in den Blattstiel übergeht, tritt nur wenig hervor, da das Wachstum des Unterblattes geringer ist als das des Oberblattes. Die beiden in frühen Stadien angelegten Nebenblätter (B, *sti*) sind in diesem Fall (*Prunus*-Arten) kurzlebig und fallen bald ab.

Die **Fiederblätter**, wie z. B. bei der Acker-Bohne (*Vicia faba*, Abb. 146 A), sind anfangs ebenfalls in ein Ober- und Unterblatt gegliedert. Die Oberblattanlage bleibt jedoch nicht vollflächig, sondern gliedert frühzeitig die einzelnen Fiederanlagen aus, die später zu den **Fiedern (Segmenten)** werden.

Die Primärblätter (Abb. 146 B) unterscheiden sich von den Folgeblättern dadurch, daß sich ihre Spreite nur aus einem Paar Blattfiedern zusammensetzt. Es liegt eine Entwicklungshemmung vor, da die Oberblattentwicklung nach der Ausgliederung von zwei Fiedern beendet wird.

Die Laubblätter lassen sich also wie folgt gliedern:

Oberblatt
- Blattspreite (Fiederblatt: Rhachis + Fiedern)
- Blattstiel

Unterblatt
- Nebenblätter (Stipeln)
- Blattgrund

Die Laubblätter vieler Monokotyledonen durchlaufen eine ähnliche Entwicklung. Im Gegensatz zu den meisten Dikotyledonenblättern zeigt das Unterblatt schon frühzeitig an den Flanken ein starkes Wachstum und entwickelt sich zu einer die Sproßachse umfassenden Scheide. Bei den Gräsern (Poaceen) bleibt diese Scheidenröhre mehr oder weniger offen (Abb. 45 A, *ubl*). Ferner ist für die meisten Grasblätter charakteristisch, daß die Spreite direkt dem Unterblatt aufsitzt, da die Differenzierung des Oberblattes in Stiel und Spreite unterbleibt. An der Grenze zwischen der Lamina und der Blattscheide ist bei den Gräsern ein vielseitig gestaltetes **Blatthäutchen (Ligula)** inseriert und seitlich davon zwei als Blattöhrchen bezeichnete Anhängsel (Unterscheidungsmerkmale der vegetativen Gräser).

Die Blätter als Seitenorgane der Sproßachse haben eine beschränkte Entwicklungsdauer und gehen nach der jugendlichen Wachstumsperiode als Ganzes in den Dauerzustand über.

In der Regel sind Blätter dorsiventral gebaut, da sie in transversaler Richtung zur Sproßachse extrem abgeflacht sind. Ihrer Lage entsprechend werden die flachen Seiten als **Ober-** und **Unterseite** bzw. als **Bauch-** und **Rückenseite** (Ventral- und Dorsalseite) bezeichnet.

Wie gezeigt, führt eine Segmentierung der Blattspreite zu **Fiederblättern,** für deren Gestaltung hauptsächlich die Entwicklung der **Blattspindel (Rhachis)** entscheidend ist (Abb. 147A—D). Bei einer stark verlängerten Rhachis stehen die Fiedern wie bei einer Feder seitlich (B, C). Man spricht von **pinnaten Fiederblättern,** die entweder **unpaarig** (z. B. Kartoffel, B; Rose, Esche, Esparsette, Serradella) oder **paarig gefiedert** sein können (z. B. *Caragana arborescens*, C; *Vicia faba*, Abb. 146). Gliedern die einzelnen Fiedern weiter auf, so entstehen doppelt und mehrfach gefiederte Blätter, wie z. B. bei Kerbel, Petersilie u. a. Doldengewächsen. Bei einer stark verkürzten Blattspindel sind die einzelnen Fiedern wie die Finger an der Hand angeordnet (Abb. 147A). Man spricht von einem fingerförmigen oder **digitaten Fiederblatt** (z. B. Roßkastanie, Lupine). Als seltene Form ist noch das fußförmige oder **pedate Fiederblatt** zu erwähnen (D). Die Rhachis ist hier transversal orientiert (Nieswurz-Arten).

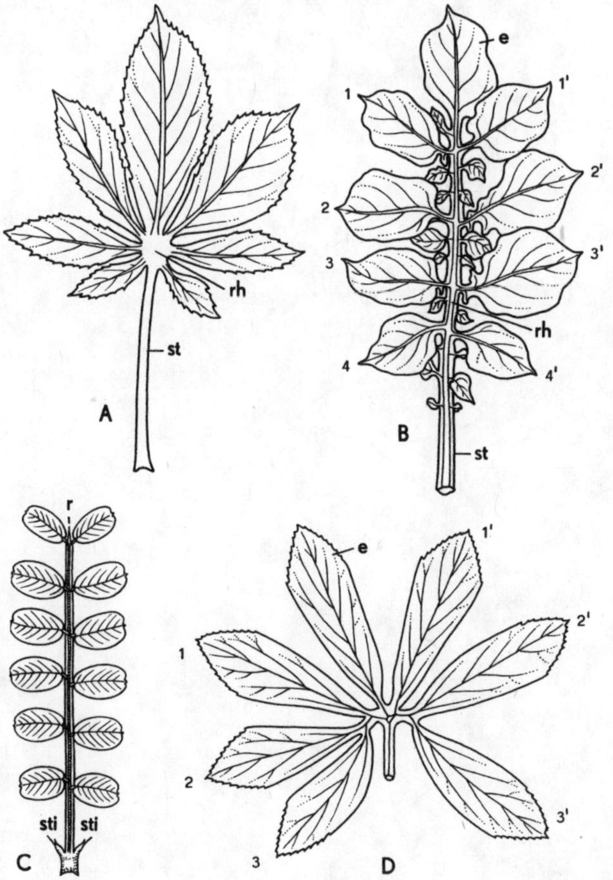

Abb. 147. A: *Aesculus hippocastanum.* Digitates Fiederblatt. B: *Solanum tuberosum.* Pinnates, unpaariges Fiederblatt. Zwischen den einzelnen Fiedern 1—4 und 1'—4' sitzen zahlreiche Zwischenfiedern. C: *Caragana arborescens.* Pinnates, paariges Fiederblatt. D: *Helleborus niger*. Pedates Fiederblatt. *st* Blattstiel, *rh* Rhachis, *e* Endfieder, *r* Fiederrudiment, *sti* Stipeln. C und D nach TROLL 1937/43.

Die Formen der vollflächigen Blätter, d. h. mit ungeteilten, einheitlichen Blattspreiten, sind vielgestaltig (Abb. 148 A—N). So gibt es nadelförmige Blätter (A, z. B. Nadelhölzer), linealische mit parallelen Rändern (B, z. B. Nelken, manche Gräser), lanzettliche, deren Spreite drei bis viermal länger als breit ist (C, z. B. *Salix*-Arten, Weidenröschen), eiförmige Typen, die an der Spreitenbasis breiter sind als an der Spitze (D, z. B. Birne, Apfel), elliptische Formen (E, z. B. Kirsche, Fiedern des Klees), verkehrt eiförmige

(F, z. B. Aurikel) und spatelförmige Blätter mit abgerundeter Spitze (G, z. B. *Bellis perennis*). Die Lamina kann auch nierenförmig sein (H, z. B. Haselwurz, Gundermann, Sumpfdotterblume). Rautenförmige Blätter stellen etwa ein gestieltes Viereck dar (I, z. B. Schwarz-Pappel, Wassernuß), während keilförmige Blätter in der Spitzennähe am breitesten sind und nach der Spreitenbasis mehr oder weniger spitz zulaufen (K, z. B. Seidelbast), Herzförmige Spreiten (L) sind bei der Bohne, Linde und manchen

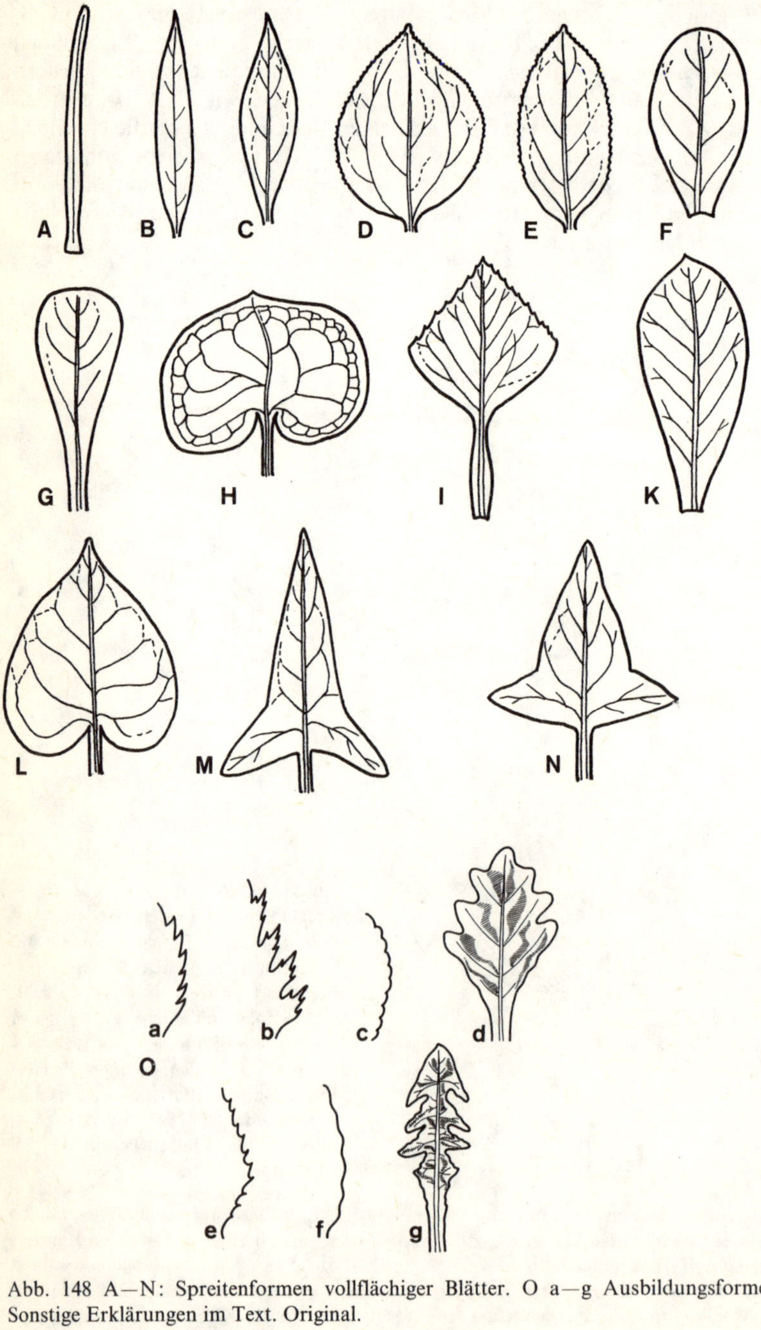

Abb. 148 A—N: Spreitenformen vollflächiger Blätter. O a—g Ausbildungsformen der Spreitenränder. Sonstige Erklärungen im Text. Original.

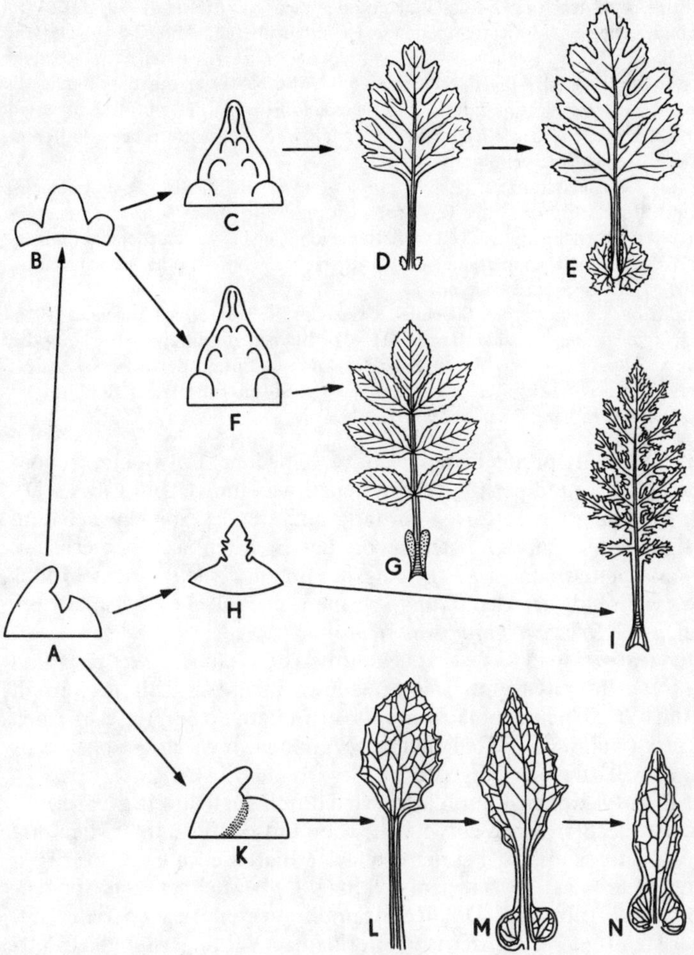

Abb. 149. Schematische Übersicht zur Ausbildung der Nebenblätter. A: Gliederung der Blattanlage in Ober- und Unterblatt, B—D: Bildung freier Nebenblätter (stipulae liberae), E: deren Verlaubung, B-G: Ausbildung „adnater" Stipeln, H—I: Differenzierung von Scheidenlappen, K—N: Öhrchenbildung, N: Weiterentwicklung zum Hochblatt. Nach WEBERLING 1935, verändert.

Flieder-Arten, pfeilförmige Blätter (M) bei der Ackerwinde, beim Sauerampfer und spießförmige Blätter (N) bei der Melde zu finden. Zwischen allen Formen gibt es zahlreiche Übergänge.

Die Ränder einer adulten Blattspreite sind ebenfalls recht unterschiedlich gestaltet (Abb. 148 O). Man unterscheidet ganzrandige Spreiten (z. B. Aurikel, Tulpe, Weizen), die einen völlig glatten Rand besitzen, einfach gesägte (a, z. B. Rose), doppelt gesägte (b, Ulme, Weißbuche), gekerbte (c, z. B. Veilchen, Gundermann), buchtige (d, z. B. Eichen-Arten), gezähnte (e, z. B. Kleine Brennessel, Zitter-Pappel), geschweifte (f, z. B. Gänsefuß-Arten, Rüben, Tabak) und schrotsägeförmige (g, z. B. Löwenzahn) Blattränder.

Die Stipeln oder Nebenblätter werden als randliche Auswüchse des Blattgrundes frühzeitig angelegt (Abb. 149 A—B) und zeigen eine proleptische Entwicklung, da sie in ihrer Längenentwicklung stark gefördert werden. Sie können daher dem Schutz der in der Knospe zusammengefaßten jungen Blätter dienen und fallen häufig bei der Entfaltung der Knospe ab (z. B. *Prunus*-, Abb. 145 C, *Malus*-Arten). Rudimentieren die randlichen Auswüchse, so entsteht ein nebenblattloser Blattgrund (viele Apiaceen).

Während bei den Angiospermen Nebenblätter weit verbreitet sind, besitzen nur wenige Pteridophyten (*Todea*, *Angiopteris*) und Gymnospermen (*Stangeria*) solche.

Im typischen Fall treten die Stipeln an den Flanken des Blattgrundes paarig auf **(laterale Stipeln).** Wird der Blattgrund stark zurückgebildet, liegen sie als freie Organe (stipulae liberae, Abb. 149B—D) vor, die sich oft laubartig entwickeln (E, z. B. *Crataegus*-, *Pisum*-, *Vicia*-, *Lathyrus*-Arten, *Chaenomeles japonica*). Wächst der Blattgrund in die Länge (B—G), dann werden die Nebenblätter an ihm emporgehoben **(adnate Stipeln).** Einzelne median inserierte Nebenblätter heißen **mediane Stipeln.** Bei einer dekussierten Blattstellung (4.8.) können die beiden Blätter eines Wirtels nur ein Paar von Nebenblättern herausdifferenzieren, die zwischen den Blattstielen stehen **(interpetiolare Stipeln).**

Laterale Nebenblätter dienen als Knospenschuppen (z. B. *Carpinus*-, *Quercus*-, *Fagus*-, *Populus*-Arten). Weitere sind drüsenartig gestaltet (Stipulardrüsen) oder verdornen (Stipulardornen, z. B. *Robinia pseudoacacia*, *Acacia*-, *Euphorbia*-Arten). Stark zurückgebildete Nebenblätter erscheinen bei verschiedenen Pflanzensippen als rudimentäre Stipeln. Wegen ihrer Kleinheit sind sie oft übersehen worden, oder sie wurden als Trichombildungen gedeutet (z. B. Myrtales, Sonneratiaceen).

Laterale und mediane Unterblattausbildungen wurden fälschlicherweise als Nebenblätter bezeichnet (Piperaceen, Saururaceen). Diese sog. ligulaartigen Scheidenlappen (H—J) kommen durch eine Streckung des Unterblattes und eine gleichzeitige Ausweitung des oberen Scheidenrandes während der Blattontogenese zustande. Außerdem können seitwärts bzw. rückwärts gerichtete, laubige Erweiterungen des Blattgrundes entwickelt werden, die als **vaginale Öhrchen** bezeichnet werden (K—N).

Bei der Ausbildung der Laubblattspreite lassen sich verschiedene Entwicklungsmodi nachweisen, eine akro-, basi-, pleuro- und periplaste Spreitenentwicklung (Abb. 150A—D).

Die **akroplaste Spreitenentwicklung** (B) ist durch ein lang anhaltendes Spitzenwachstum charakterisiert, da die Tätigkeit des Randmeristems von der Spreitenbasis her erlischt, so daß das Randwachstum an der Laminaspitze am längsten anhält. Nach diesem Modus wachsen zahlreiche Farne, während bei den Angiospermen nur wenige Beispiele bekannt wurden (Droseraceen, z. B. *Drosophyllum lusitanicum*).

Bei einer **periplasten Laminaentwicklung** (A) ist das Randmeristem längere Zeit tätig und erlischt gleichzeitig am gesamten Spreitenrand. Das Spitzenwachstum des Blattes verhält sich ebenso. Dieser Wachstumstyp ist bei Farnblättern weit verbreitet und bei Angiospermen seltener zu finden (z. B. *Caltha palustris*). Möglicherweise können auch einige bisher als pleuroplaste Typen angesehene Blätter hier eingeordnet werden (z. B. *Syringa vulgaris*).

An den Primordien vieler Dikotyledonen-Laubblätter wird durch ein frühzeitig einsetzendes Dickenwachstum zunächst die Blattachse entwickelt, während das Randmeristem erst später aktiv wird. Dieser Wachstumsmodus, bei dem sich der Blattstiel in einer kräftigen Mittelrippe fortsetzt, wird als **pleuroplaste Spreitenentwicklung** (C) bezeichnet. Das Spitzenwachstum erlischt hier ebenfalls frühzeitig. Die Randsäume verbreitern sich dann allmählich durch das Randmeristem unter gleichzeitiger interkalarer Verlängerung der Blattlamina.

Die weit verbreitete **basiplaste Blattentwicklung** (D) ist dadurch charakterisiert, daß die Tätigkeit des Randmeristems sukzessive von der Blattspitze her erlischt und am Spreitengrund (interkalar) am längsten anhält (viele Gymnospermen und Angiospermen). Laubblätter, die nur eine undeutliche Gliederung in Ober- und Unterblatt zeigen, wachsen mit einem interkalaren Meristem an der Anlagenbasis (z. B. *Pinus*-Arten, *Streptocarpus wendlandii*). Laubblätter, die in Blattgrund, Stiel und Spreite gegliedert sind, entwickeln in der Regel ein Scheiden-, Stiel- und Spreitenmeristem.

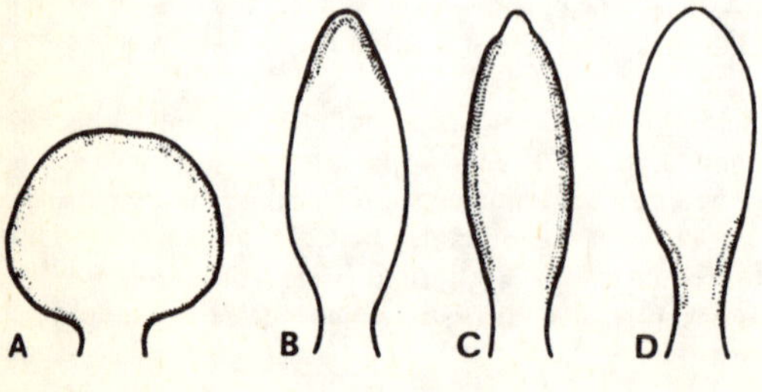

Abb. 150. A—D: Typen der Spreitenentwicklung, A periplast, B akroplast, C pleuroplast, D basiplast. Die aktiven Randmeristemabschnitte sind punktiert. Nach HAGEMANN 1970.

Bei der Laubblattdifferenzierung kann man also zwischen einem **Längen-**, **Breiten-** und **Dickenwachstum** unterscheiden.

Die meisten Gymnospermen haben eine basiplaste Blattentwicklung, so daß nur ein kurzes Spitzenwachstum stattfindet. Soweit bekannt, scheint bei ungegliederten Spitzenmeristemen das Spitzenwachstum der Blattanlagen von **apikal** gelegenen Initialen auszugehen, die vor allem periklinal gelegentlich aber auch antiklinal aufgliedern. Sobald eine junge Epidermis herausdifferenziert ist, teilen sich die apikal gelegenen Zellen nur noch vereinzelt periklinal. Das Spitzenwachstum scheint dann auf subapikale Initialen überzugehen. Wird ein Protoderm am Apikalmeristem herausgebildet (z. B. *Ephedra fragilis*, *Thujopsis dolabrata*, *Phyllocladus trichomanoides*), dann sind die Blattprimordien von einem einschichtigen, antiklinal spaltenden Protoderm überdeckt. Das Spitzenwachstum wird von **subapikalen Initialzellen** übernommen, die entweder nach dem Dreizellrhythmus (Abb. 152) oder in zweischneidiger bzw. einschneidiger Weise aufgliedern. Es scheint sich dann noch ein kurzes apikales Spitzenwachstum anzuschließen.

Das kurz anhaltende Spitzenwachstum der Laubblätter der meisten Dikotyledonen geht von subapikalen Initialen aus (Abb. 151 A—C). Das Protoderm folgt diesen Teilungen durch ausschließlich antiklinale Aufspaltungen. Liegt nur eine Initialzelle an der Blattspitze, dann gliedert diese entweder nach dem **Zwei-Zell-Rhythmus** (Abb. 152) oder, wie bei den Blättern von *Nicotiana tabacum* und *Pelargonium zonale* (Abb. 151 A—C) nach dem **Drei-Zell-Rhythmus** auf. Durch eine periklinale Teilung (A u. C) und zwei darauffolgende antiklinale Wandeinziehungen fügt die subapikale Initiale dem Mesophyll neue Derivate hinzu, die sich aufgliedern (C, punktiert). Schuppenblätter bilden häufig eine **zweischneidig** bzw. **einschneidig** segmentierende, subapikale Initialzelle aus, die das Spitzenwachstum übernimmt (z. B. *Phyllanthus angustifolius*, *Muehlenbeckia platyclados*, *Carmichaelia flagelliformis*). Vor Abschluß der Längenentwicklung kann eine apikal gelegene Protodermzelle, die zweischneidig segmentiert, noch kurze Zeit tätig sein. Bei den Poaceen (z. 3. *Secale cereale*, Abb. 151 D, *i*) wird das Spitzenwachstum häufig von apikalen Initialen besorgt.

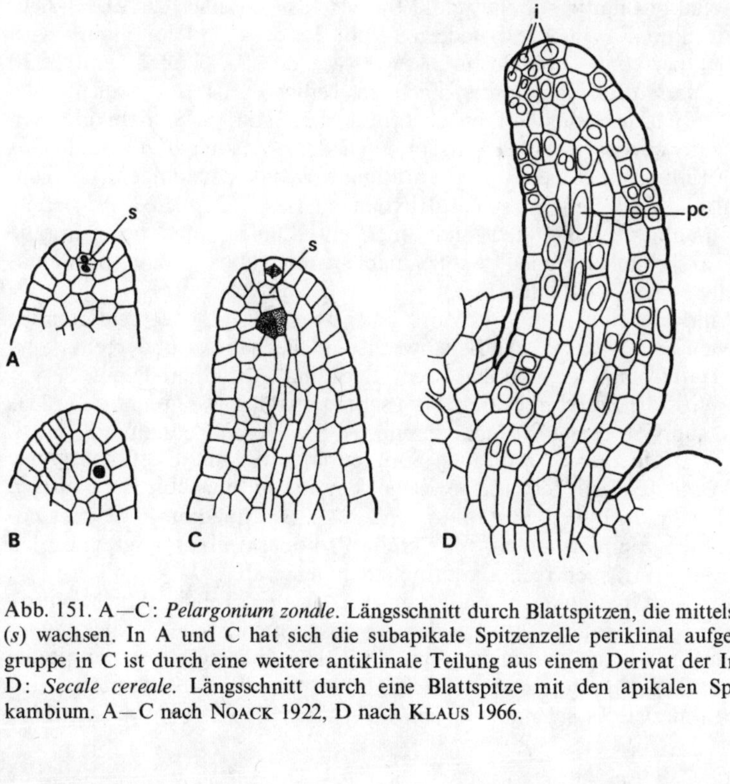

Abb. 151. A—C: *Pelargonium zonale*. Längsschnitt durch Blattspitzen, die mittels einer subapikalen Initiale (*s*) wachsen. In A und C hat sich die subapikale Spitzenzelle periklinal aufgeteilt. Die punktierte Zellgruppe in C ist durch eine weitere antiklinale Teilung aus einem Derivat der Initialzelle hervorgegangen. D: *Secale cereale*. Längsschnitt durch eine Blattspitze mit den apikalen Spitzeninitialen (*i*). *pc* Prokambium. A—C nach Noack 1922, D nach Klaus 1966.

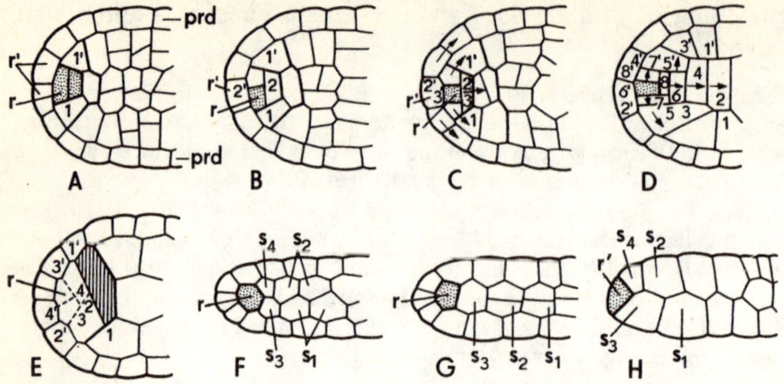

Abb. 152. Schematische Darstellung der verschiedenen Randwachstumstypen bei Laubblättern. A—C: Drei-Zell-Rhythmus (Periklinal-Antiklinal-Typus). In den drei Teilungsschritten (Wand 1 1′, 2 2′, 3 3′) wird eine submarginale Initiale (*r*) herausdifferenziert. Die antiklinalen und periklinalen Segmente werden in den Pfeilrichtungen dem Mesophyll zugefügt. Die marginalen Initialen (*r*′) teilen nur antiklinal. *prd* Protoderm. D: Zwei-Zell-Rhythmus. Durch eine periklinale und eine antiklinale Wandeinziehung wird jeweils eine neue submarginale Initiale (punktiert) gebildet. Die Wände, durch die die einzelnen Segmente abgespalten werden, sind der Entstehungsfolge nach beziffert. Es wird immer ein Segment in periklinaler und eins in antiklinaler Weise, und zwar abwechselnd nach rechts und links, abgegeben. E: Übergang von einer periklinal-antiklinal spaltenden submarginalen Initialzelle zu einer zweischneidig segmentierenden (*r*). In der ursprünglich nach dem Drei-Zell-Rhythmus aufgliedernden Initiale ist eine schräge Wand 1 1′ angelegt worden, die an das Protoderm und an ein antiklinales Segment grenzt. Es folgen die Wände 2 2′, 3 3′, und 4 4′. F: Zweischneidig segmentierende submarginale Initiale (*r*). G: Einschneidige submarginale Initialzelle (*r*). H: Marginales Randwachstum. s_1—s_4 Segmente. Nachweisbare genetische Zellgruppen stark umrandet.

Die Breitenentwicklung der Blattspreite geht von den Initialen des Randmeristems aus. Bei den Dikotyledonen sind es häufig submarginale Initialzellen, die nach dem **Drei-Zell-Rhythmus** (Periklinal-Antiklinal-Typus) aufgliedern (Abb. 152 A—C). Die Initiale wird durch eine Wand (1 1′) periklinal, später durch zwei Wände (B—C, 2 2′ und 3 3′) antiklinal aufgegliedert. Nach drei aufeinanderfolgenden Teilungen ist eine neue Initiale (C, *r*) herausdifferenziert worden, die heranwächst und sich dann nach dem gleichen Modus teilt. Die Segmente werden in den Pfeilrichtungen dem Mesophyll zugefügt. Das Protoderm folgt diesen Teilungsprozessen durch antiklinale Wandeinziehungen (*r*′). Teilt die submarginale Initialzelle nach dem **Zwei-Zell-Rhythmus** (Abb. 152 D), so wird bereits nach zwei Zellteilungen, einer periklinalen und einer antiklinalen, eine neue Initiale gebildet (punktiert). Die antiklinal abgegliederten Segmente werden abwechselnd (pendelnd) nach rechts und links abgeschoben (Pfeile).

Das submarginale Randwachstum kann auch mit einer zweischneidig segmentierenden Initialzelle vor sich gehen (Abb. 152 E, *r*), die abwechselnd nach links und rechts Segmente abgibt. Dieser Teilungsmodus geht aus dem Periklinal-Antiklinal-Typus hervor (z. B. Perianthblätter). Wird die Periklinalwand (1 1′) schräg angelegt, so grenzt sie an das Protoderm und an eine subprotodermale Nachbarzelle. Alle weiteren Zellteilungen erfolgen in zweischneidiger Weise (E u. F). An dünnen Spreitenrändern kann die submarginale Initiale einschneidige Segmente abgliedern (G, *r*), die sich weiter aufgliedern. Bei häutigen Blattspreiten und an den Hautsäumen des Blattgrundes (z. B. Apiaceen-Blattscheiden) kann die Breitenentwicklung von marginalen Initialen im Protoderm übernommen werden (H, *r*′). Sie gliedern abwechselnd nach rechts und links Segmente ab.

Das Dickenwachstum der Blattanlagen findet in den axialen Teilen (Stiel, Mittelrippe, Rhachis, Blattgrund und -spitze) statt. Bei den Angiospermen ist die Verdickung an die Tätigkeit eines **Ventralmeristems** gebunden (Abb. 153). Durch fortgesetzte periklinale Teilungen bildet dieses antiklinal verlaufende Zellreihen, die später zu Parenchym werden. Die Tätigkeit des Ventralmeristems scheint von der subepidermalen Schicht auszugehen.

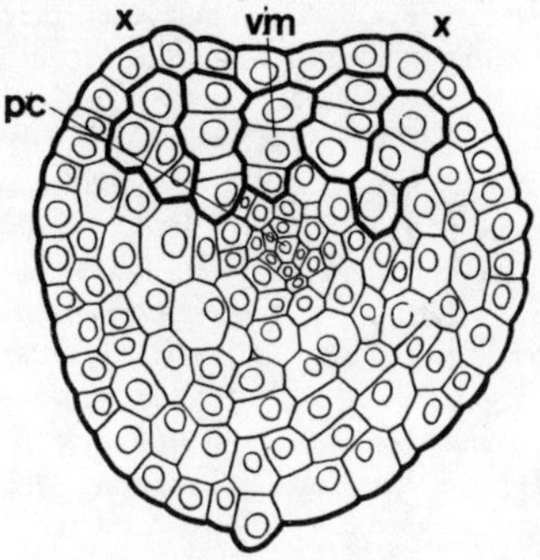

Abb. 153. *Schizocapsa plantaginea.* Querschnitt durch ein junges Hochblatt mit dem Ventralmeristem (*vm*), *xx* Blattränder, *pc* Prokambium.

Die Breitenentwicklung der Lamina wird nicht allein durch die Tätigkeit des Marginalmeristems herbeigeführt, sondern auch durch ein in den Interkostalfeldern stattfindendes **Flächenwachstum.** In den halbmeristematischen Geweben der Interkostalfelder spielen sich erneut Zellteilungen ab, so daß diese erweitert werden und die Hauptnerven auseinanderrücken (Abb. 156).

Wie bereits erwähnt, ist bei den Fiederblättern die Spreite segmentiert. Über die Ursachen dieser Gliederung gibt es verschiedene Auffassungen. Die eine legt eine Verzweigung des Blattrandes zugrunde und unterscheidet zwischen einer gabeligen (dichotomen) und seitlichen Verzweigung. Bei dichotomem Blattbau sind die Segmente akrogener Herkunft, d. h. die Gesamtentwicklung erfolgt akroplast (Pteridophyten). Isotome Gabelung beschränkt sich dabei auf Fiederblätter, die ein gleichmäßig ausgebildetes Randwachstum besitzen. Durch Hemmung interkostaler Bereiche bei einer gabeligen Nervatur (Abb. 156A) entstehen tiefe Einschnitte, die zur Isotomie führen (z. B. *Dipteris-*, *Actiniopteris-*, *Schizaea*-Arten). Anisotome Gabelung ergibt sich bei einer pendelnden Förderung jeweils eines Gabelastes aufeinanderfolgender Gabelungen (z. B. *Trichomanes-*, *Adiantum-*, *Stenochlaena*-Arten).

Seitlich verzweigte Fiederblätter sind bei manchen Farnpflanzen (z. B. *Acrostichum aureum*, *Adiantum edgeworthii*), den Gymnospermen (Cycadeen) und Angiospermen verbreitet. Die Fiederblätter der Cycadeen, die ein interkalares Blattwachstum besitzen, zeigen eine basipetale (von der Spitze nach der Basis) Fiederungsgliederung.

Die Fiederblätter der Angiospermen können in akropetaler, basipetaler oder divergenter Weise entstehen. Bei akropetalen Fiederblättern (z. B. Papilionaceen (Abb. 146A), manche Rosaceen, Proteaceen) befinden sich die größten Fiederanlagen an der Spreitenbasis. Die zur Spitze fortschreitend gebildeten Fiedern nehmen an Größe ab. Umgekehrt verhalten sich die basipetalen Fiederblätter (z. B. *Valeriana officinalis*, *Polemonium caeruleum*), bei denen die Fiedern von der Spitze ausgehend nach der Basis zu angelegt werden. An divergenten Fiederblättern (z. B. Asteraceen) erfolgt die Verzweigung von der Spreitenmitte aus. Die Fiedern nehmen daher in beiden Richtungen an Größe ab. Die akropetale und divergente Form soll sich von dem allgemein verbreiteten basipetalen Typ ableiten. Durch Förderung des terminalen Spreitensegmentes entsteht die akropetale Form, da sich die basipetale Fiederung auf ein Paar Seitenfiedern beschränkt. Dieses bildet das erste Paar der akropetalen Serie. Der divergente Typ hat eine akropetale und eine basipetale Fiederserie.

Nach einer neueren Auffassung gibt es grundsätzlich keine Blattverzweigungen. Fiederblätter und polakrone Blätter, von denen letztere End- und Seitenspitzen besitzen, die von den Mittel- bzw. Seitennerven versorgt werden, sollen ein Randmeristem besitzen, das eine weitgehende Aufgliederung erfährt, da sein Wachstum stellenweise blockiert wird. Die monakronen Laubblätter mit einer Endspitze, in der der Mittelnerv endet, verhalten sich nicht so. Die Fiederanlagen stellen danach **Randmeristemfraktionen** dar. Jede Fiederanlage ist wiederum von einem Randmeristem umschlossen, das durch eine Wiederholung der Fraktionierung die Sekundärfiederbildung einleitet. Da die Fraktionierung des Marginalmeristems frühzeitig einsetzt, sind zwei Grundformen von Fiederblättern möglich. Entwickelt sich eine einzige Hemmungszone, dann differenzieren sich zwei Fiederanlagen heraus (binates Fiederblatt). Diese sind bei den Angiospermen selten zu finden. Verbreitet ist dagegen der ternate Fiederungstyp, der durch zwei gleichzeitig auftretende Hemmungszonen an der Anlage herausgebildet wird. Es entstehen eine Endfieder und ein seitliches Fiederpaar. Die ternate Gestalt kann auch als Endform beibehalten werden.

Der Ort der Fiederbildung wird von dem Spreitenwachstum (akro-, peri-, pleuro-, basiplasten Spreitenwachstum) bestimmt, wobei das periplaste Fiederblatt als der Grundtyp gilt. Die anderen Typen leiten sich von dieser Grundform ab. Periplaste Fiederbildung liegt vor, wenn in einer ternaten Anlage die Fiederbildung gleichzeitig in allen drei Fiedern (1. Ordnung) fortgesetzt wird, so daß Fiedern 2. und höherer Ordnung entstehen. Ein akroplastes (akropetales) Fiederblatt bildet sich, wenn das Wachstum der Endfieder gegenüber dem basalen Fiederpaar gefördert wird. Beschränkt sich dagegen die Fiederbildung auf die unteren Teile des Randmeristems (basale Fiedern), so entsteht ein basipetal-pedates Fiederblatt. Die Endfieder des ternaten Grundtyps bleibt ungefiedert. In gleicher Weise soll ein digitates Fiederblatt entstehen. Die weit verbreiteten basipetal-pinnaten Fiederblätter erfahren eine Wachstumsförderung im basalen Abschnitt des Randmeristems. Der Spreitengrund streckt sich gleichzeitig interkalar. Dabei werden die basalen Fiedern so verlagert, daß eine Rhachis entsteht, an der die Segmente in basipetaler Folge erscheinen. Danach ist die Rhachis ein kongenitaler Verwachsungskomplex aus Spreitengrund und Fiederbasen. Divergente Fiederblätter leiten sich ebenfalls vom periplasten Typ ab. Da hier der Spreitengrund in das interkalare Streckungswachstum einbezogen wird, können Fiedern gleichzeitig in akro- und basipetaler Folge herausdifferenziert werden.

Bei höchstentwickelten Fiedern sind die Fiedern in Stiel und Spreite differenziert (Abb. 147). Die einzelnen Segmente können auch unvollständig vom Rippenteil des Blattes gesondert sein, so daß Übergangsformen entstehen, bei denen die Rhachis laminös entwickelt ist. Bei einer rippenartigen Rhachis sind die Fiedern in der Regel selbständig.

5.2.2. Entwicklung und Bau der Niederblätter und Tegmente

Die **Niederblätter** sind einfacher gestaltet als die Folgeblätter. Es handelt sich um schuppenartige Organe, deren Spitzenregion drei Zipfel trägt. Von diesen drei Zipfeln entspricht der mittlere dem stark zurückgebildeten Oberblatt (*Vicia faba*, Abb. 146 C—D, *o*), während die beiden seitlichen Zipfel den Nebenblättern (*sti*) gleichen. Während der Entwicklung eines Niederblattes rudimentiert das Oberblatt, dafür wird das Wachstum des Blattgrundes (E, F, schraffiert) stark gefördert, so daß das adulte Organ im wesentlichen aus dem Blattgrund besteht **(vaginale Niederblätter).** Diese Form des Niederblattes ist die häufigste.

Der Blattgrund an Niederblättern mancher Monokotyledonen, besonders bei einigen Gräsern, wird stärker entwickelt und das Unterblatt tritt hier in Form einer den Stengel umfassenden **Scheide** hervor. An der Spitze trägt die Scheide das Oberblattrudiment. Solche Niederblätter befinden sich in größerer Anzahl an der Sproßbasis des Gemeinen Schilfes (*Phragmites australis*). Bei anderen Einkeimblättrigen können die Niederblätter durch Verschmelzung der Scheidenränder eine röhrenartige Form erhalten (z. B. Germer). Niederblätter können stark zurückgebildet werden, so daß sie als einfache Schuppen erscheinen (z. B. Weiße Lilie).

Auch an den Triebbasen der Holzgewächse können Niederblätter auftreten (4.8.) und in Form von **Knospenschuppen** oder **Knospendecken (Tegmenten)** an den **Winterknospen** unserer einheimischen Gehölze (Abb. 130) erscheinen. Letztere werden bereits am Ende der vorangegangenen Vegetationsperiode angelegt. Die Tegmente bilden einen guten Schutz für die zarten Blattanlagen und Blüten, da sie diese einhüllen und einen stärkeren Wasserverlust während der Frostperiode verhindern. Diese Schutzeinrichtung kann noch durch Leimausscheidungen, die die einzelnen Tegmente miteinander verkleben (z. B. Pappel-Arten, Roßkastanie), oder durch eine Behaarung der Blattanlagen (z. B. Rot-Buche) verstärkt werden. Die Tegmente stehen dicht gedrängt, da die Internodien an der Knospe unentwickelt sind.

Über die morphologische Natur der Tegmente geben Übergangsformen zwischen den äußeren Knospenschuppen und den jungen Laubblättern, die bei der Entfaltung der Knospe sichtbar werden, Auskunft (Beispiel: *Malus baccata*, Abb. 154). Die Laubblätter (A—B) lassen die übliche Gliederung in Blattspreite (*la*) und Blattstiel (*st*), die sich beide von der Oberblattanlage ableiten, und in Blattgrund (*bg*) und Stipeln (*sti*), die aus der Unterblattanlage hervorgehen, erkennen. Bei einem entfalteten Laubblatt sind jedoch die beiden Sti-

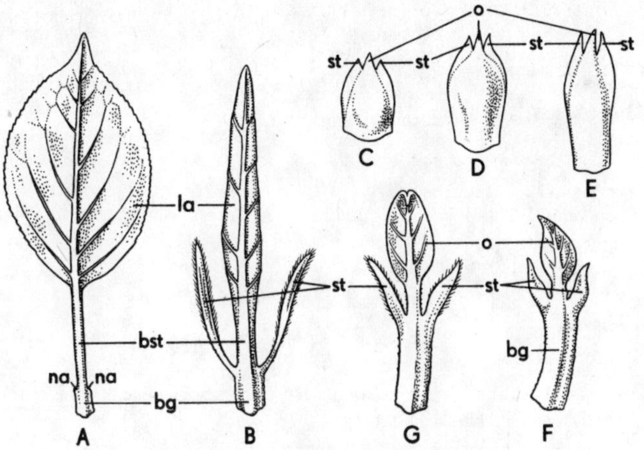

Abb. 154. *Malus baccata* (Beeren- oder Kirschapfel). A—B: Laubblätter entfaltet (A) und im Knospenzustand (B). C—E: Tegmente. F—G: Übergangsformen zwischen Laubblättern und Knospenschuppen. *st* Stipeln, *o* Oberblattrudiment, *na* Narben der abgefallenen Nebenblätter, *bg* Blattgrund, *bst* Blattstiel, *la* Lamina. Nach TROLL 1937/39.

peln abgefallen. Die äußeren (C—D) und inneren (E) Knospenschuppen gleichen im wesentlichen den Niederblättern der Acker-Bohne (Abb. 146 C—D), da sie sich aus einem flächigen, dem Blattgrund entsprechenden Abschnitt und drei Zipfeln zusammensetzen, von denen der mittlere dem Oberblattrudiment (Abb. 154 C—E, *o*) und die beiden seitlichen den Stipeln (*sti*) entsprechen. Den Beweis für diese Deutung erbringen Übergangsformen (Abb. 154 F—G), die während der Knospenentfaltung sichtbar werden. Zwischen den inneren Tegmenten (E) und den jungen Laubblättern (B) werden Blattorgane eingeschaltet (F, G), die einen verlängerten Blattgrund (*bg*) und zwei seitliche, als Nebenblätter kenntliche (*sti*) Anhängsel besitzen. Der Mittelzipfel (*o*) erweist sich aber als eine unvollständig entwickelte, kleine, gestielte Blattspreite.

Bei anderen Holzgewächsen (z. B. *Corylus avellana*, *Fagus sylvatica*, *Carpinus betulus*, *Quercus*-Arten) gehen die Knospenschuppen aus den Nebenblättern hervor, die im Wachstum gefördert werden. Die Tegmente sind daher paarige Gebilde. Beim Knospenaustrieb entwickeln sich zwischen den jungen Laubblättern und den äußeren stark reduzierten Knospenschuppen Übergangsformen.

5.2.3. Entwicklung und Bau der Hochblätter

Wie bereits erwähnt (4.8.), bildet eine Sproßachse, die zur Blütenbildung übergeht, **Hochblätter** aus. Die einfachere Gestalt der Hochblätter kann, wie bei den Niederblättern, als Hemmungsform der Folgeblätter aufgefaßt werden, die mit der Abnahme der Erstarkung der Sproßachse zusammenhängt. In der Regel wird auch bei der Bildung der Hochblätter das Oberblatt reduziert, während das Unterblatt eine Wachstumsförderung erfährt. Solche **vaginalen Hochblätter** sind u. a. bei den Doldengewächsen (Apiaceen), Rosen-, Brombeer- und Erdbeer-Arten verbreitet.

Die Erdbeerpflanze (*Fragaria vesca*, Abb. 155) bildet Folgeblätter aus, die eine dreizählige segmentierte Spreite besitzen und die übliche Gliederung eines Laubblattes zeigen. Die schuppenartigen vaginalen Hochblätter (Abb. 155 D—G bzw. H—K) lassen sich in ihrer Gestalt mit den Niederblättern von *Vicia faba* vergleichen, da auch hier der geförderte Blattgrund im Spitzenabschnitt drei Zipfel trägt, von denen der mittlere dem

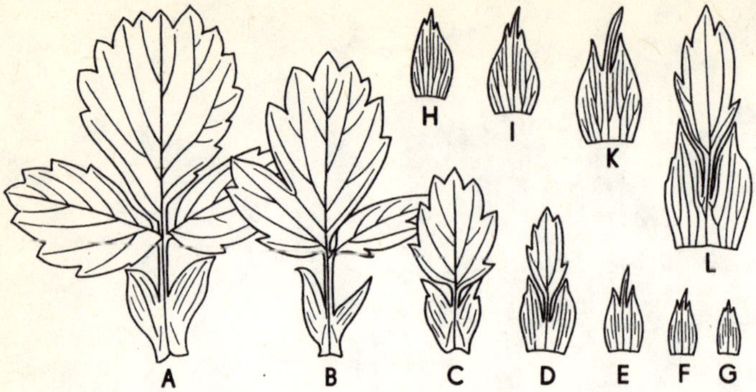

Abb. 155. *Fragaria vesca* (Erdbeere). A: Laubblattähnliches Hochblatt. B—G: Verschiedene Formen von Hochblättern. D—G in H—K vergrößert dargestellt. Nach TROLL 1954.

Hochblattrudiment, die seitlichen den Stipeln entsprechen. Übergangsbildungen (A—C) vermitteln zwischen Folge- und Hochblättern. Das Oberblatt ist hier weniger zurückgebildet und kann eine Differenzierung in einen Blattstiel und eine ungleichmäßig segmentierte dreizählige Spreite (A—B) erfahren.

Andererseits können die Hochblätter bei gleichzeitiger Reduktion des Gesamtorgans im wesentlichen aus dem Spreitenteil (Lamina) bestehen. Diese **laminaren Hochblätter** sind z. B. bei den Taubnessel-Arten (*Lamium*) verbreitet.

Ähnlich den Niederblättern besitzen viele Hochblätter eine Schutzfunktion, da sie in der Lage sind, die jungen empfindlichen Blüten einzuhüllen und gegen Einwirkungen von außen zu schützen. Das trifft z. B. in besonderem Maße für die Hochblätter der Apiaceen zu, die in Form von Hüllscheiden entwickelt sind.

Die lebhafte Färbung vieler Hochblätter dient der Insektenanlockung, da sie den Schauapparat der Blüten verstärken (z. B. *Salvia*-Arten, Bromeliaceen, Poinsettien, *Cornus florida*). Bei den Aronstabgewächsen (Araceen) wird der kolbenartige Blütenstand von einem großen tütenförmigen Hochblatt (**Spatha**) eingehüllt, das entweder leuchtend weiß (z. B. Aronstab, Sumpf-Calla, *Zantedeschia aethiopica*) oder rot (z. B. *Anthurium*-Arten) gefärbt ist.

An manchen Blütenständen treten die Hochblätter als einfache, unscheinbare, oft hinfällige Schuppen (Brakteen) auf.

5.2.4. Blattnervatur

Die Laubblätter bestehen im wesentlichen aus Grundgewebe (Assimilationsparenchym, 5.4.), in das Stützgewebe und leitende Elemente eingelagert sind. Die Leitbündel treten in Gestalt von **Adern** oder **Nerven** (Nervatur = Leitbündelmuster) auf. Unter einem Blattnerv soll in diesem Zusammenhang ein Leitbündel oder eine Gruppe dicht beieinanderliegender Leitbündel verstanden werden.

Die Nervatur der Blattspreite ist bei größeren Pflanzengruppen relativ einheitlich, so daß man diese Gruppen meist schon anhand des Nervenverlaufes unterscheiden kann.

Die meisten Pteridophyten besitzen eine **offene** Nervatur, da die einzelnen Nerven unter wiederholter gabeliger Verzweigung unabhängig voneinander dem Blattrand zustreben und hier blind enden (Abb. 156 A, z. B. *Trichomanes*-Arten). Bei den Farnpflanzen gibt es bereits Übergänge zwischen einer offenen und einer geschlossenen Nervatur bzw. vollständig geschlossenen Nervationsformen (z. B. *Marsilia ernesti*, *Polypodium lycopodioides*). Von den Gymnospermen besitzt *Ginkgo biloba* eine offene Nervatur.

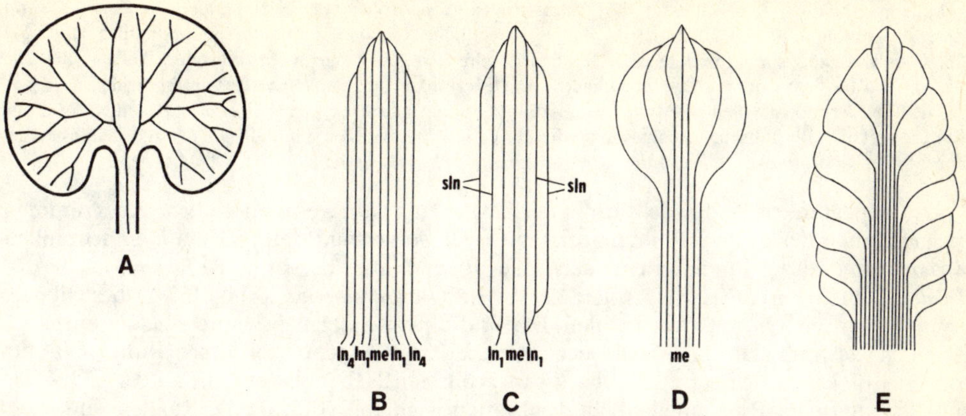

Abb. 156. A: *Trichomanes reniforme*. Isotom verzweigte offene Nervatur. B—E: Grundformen der Nervatur monokotyler Pflanzen (Schema). *me* Medianus, ln_1—ln_4 primäre und sekundäre (*sln*) Längsnerven. Nach TROLL 1959.

Die Samenpflanzen besitzen in der Regel eine **geschlossene** Nervatur (Abb. 156, Abb. 145), da freie Nervenenden meist nur in den Maschennetzen entwickelt werden.

Die Nerven der Monokotyledonen verlaufen längsgerichtet, und zwar parallel (Abb. 156 B und C oder bogig D—E). Man spricht daher von **parallelnervigen** bzw. **bogennervigen** Blättern. Die Bogennervigkeit stellt eine Abwandlung der parallelnervigen Verhältnisse dar, da durch ein verstärktes Flächenwachstum in den Interkostalfeldern der Spreite die primären Seitennerven (B, ln_1—ln_4) bogenartig auseinanderrücken. Im Extremfall ergibt sich das Schema E (z. B. *Maranta*-Arten). Bei beiden Typen ist der Nervenverlauf streifig, so daß man auch von **streifennervigen** Blättern sprechen kann. In der Spitzenregion des Monokotyledonenblattes schließen sich sämtliche Längsnerven bogenförmig zusammen. Zwischen ihnen verlaufen zahlreiche quergerichtete Leitstränge (*Clivia nobilis*), die erst während des Flächenwachstums entstehen.

Bei den Dikotyledonen beschränkt sich die Längsnervatur im allgemeinen nur auf die Blattachse (Blattgrund, Stiel, Mittelrippe bzw. Blattspindel), während die Spreitenflügel durch seitliche Abzweigungen der Längsnerven versorgt werden (Abb. 148, 145 C, Abb. 147). Die Nervatur erhält dadurch ein fiederartiges Aussehen **(fiedernervige Blätter).** Alle Nerven stehen durch viele netzartig angeordnete Äste untereinander in Verbindung **(netzartige Nervatur).**

5.3. Blattsonderformen

5.3.1. Blattranken und Blattdornen

Übernehmen die Folgeblätter eine andere Funktion, dann erfahren sie eine weitgehende Umwandlung (sog. Blattmetamorphosen). Beispiele hierfür sind die **Blattranken** und **Blattdornen.**

Blattranken sind für die meisten einheimischen Rankenpflanzen charakteristisch. Teile des Blattes, und zwar entweder der Blattstiel oder der Endabschnitt der Spreite, sind berührungsreizempfindlich geworden. Es ist daher den Pflanzen möglich, an Stützen emporzuklettern.

Manche dikotylen Gewächse (z. B. *Clematis*-Arten, *Tropaeolum majus*, *Solanum jasminoides*, *Linaria cirrhosa*) ranken mit den Blattstielen, die als jugendliche Organe besonders reizempfindlich sind. Sie umfassen die Stütze mit ihren basalen Blattstielabschnitten, die lange wachstumsfähig bleiben. Bei den übrigen Blattranken kann man zwischen **Faden-, Uhrfederranken** und **Rankensysteme** unterscheiden.

Die **Uhrfederranken** rollen bereits vor dem Kontakt mit einer Stütze zu einer Ebene ein. Es entwickeln sich nur die apikalen Blattabschnitte zur Ranke, die übrigen bleiben laubartig und dienen der Assimilation (Beispiele: *Fritillaria armena*, *F. leucantha*, *Gloriosa simplex*, *Flagellaria indica*).

Die **Fadenranken** sind fadenförmig verlängert und sehr reizempfindlich. Sie krümmen sich erst nach Berührung (Reibungsreiz) mit einer Stütze ein. Meist gehen die Fadenranken aus der Umbildung von Spreitenfiedern eines Fiederblattes hervor (z. B. *Pisum*-, *Lathyrus*-, *Vicia*-, Lein-Arten). Das Fiederblatt der Erbse (*Pisum sativum*, Abb. 157A) besteht aus zwei Teilen, einem laubartig basalen Teil und einem Spitzenabschnitt, der die einzelnen Rankenäste trägt. Da die Anzahl der assimilierenden Fiedern bei diesen Rankenblättern eingeschränkt ist, nehmen die laubartig vergrößerten Nebenblätter (*Sti*) an der CO_2-Assimilation teil. Der Rankenteil eilt in der Blattentwicklung voraus. Alle Ranken sind leicht gekrümmt und suchen durch kreisende Bewegungen nach einer Stütze. Wird eine solche berührt, dann werden durch Wachstumsprozesse die Ranken weiter eingekrümmt und die Stütze umschlungen. Bei *Lathyrus aphaca* entwickelt sich das gesamte Fiederblatt zu einer einfachen Fadenranke, die CO_2-Assimilation wird allein von den laubartigen Nebenblättern besorgt.

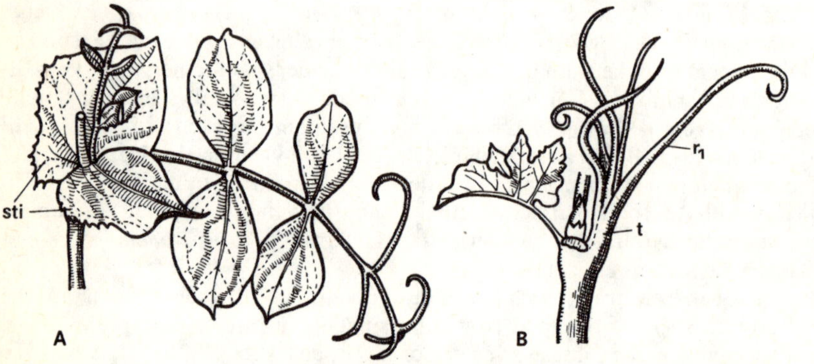

Abb. 157. A: *Pisum sativum*. Sproßstück und Laubblatt. Einzelne Spreitenfiedern sind zu Fadenranken umgebildet. B: *Cucurbita pepo*. Rankensystem. *sti* Stipeln, *t* Rankenträger, r_1 Ranke, die aus einem Tragblatt hervorgegangen ist. Nach Troll 1959.

Die Ranken der Kürbisgewächse (z. B. Garten-Kürbis, Abb. 157 B) stellen **Rankensysteme** dar, deren Ranken äußerst berührungsreizempfindlich sind, da sie auf ihrer Unterseite Fühl- oder Tasttüpfel besitzen. Die 3—7 Ranken des Garten-Kürbis sitzen auf einem Rankenträger (Abb. 157B, *t*), der dem ersten Stengelglied eines Seitensprosses entspricht. Das Tragblatt des Seitensprosses ist zu einer Ranke (r_1) umgewandelt worden, sein unterer Teil der Länge nach mit dem Rankenträger verwachsen. Die übrigen rosettenartig angeordneten Ranken entsprechen den umgewandelten Blättern eines gestauchten Seitensprosses. Übergangsformen zwischen Ranken und Blättern weisen auf die Blattmetamorphose hin.

Bei manchen Pflanzen können die Laubblätter oder Teile von diesen zu Dornen umgewandelt werden. Die Dornen der Kakteen entsprechen umgewandelten Laubblättern. Das Sproßsystem des Sauerdorns (*Berberis vulgaris*) ist in Lang- und Kurztriebe (8.2.3.) differenziert. Während die Kurztriebe allein belaubt sind, bringen die Langtriebe fast ausschließlich ein- bis mehrspitzige Dornblätter hervor (Abb. 158). Sowohl am Primärsproß als auch an den Schößlingen treten an der Basis Übergänge zwischen Laub- und Dornblättern auf. Die Blattfolge beginnt mit den schuppenartigen Tegmenten, denen sich wenige Laubblätter

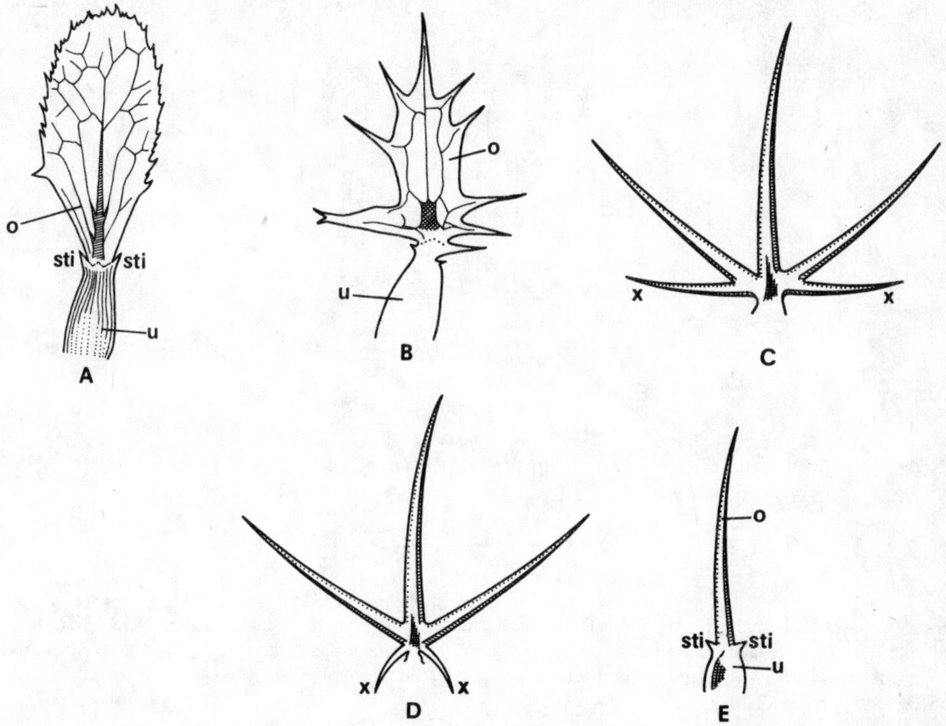

Abb. 158. *Berberis vulgaris.* A: Laubblatt eines Schößlings. B: Übergangsblatt. C—E: Dornblattformen. Die mit *x x* bezeichneten Dornäste sind in E reduziert. *u* Unterblatt, *o* Oberblatt bzw. Oberblattrudiment, *sti* Stipeln. Nach TROLL 1954.

(A) anschließen. Übergangsformen mit einer reduzierten Lamina vermitteln zu den Dornblättern (C—E), die fünfzahlige, dreiteilige oder einfache Dornen darstellen.

Dornig entwickelte Fiederblätter sind bei *Hakea-* und *Grevillea*-Arten (Proteaceen) bei *Echinophora spinosa*, *Peucedanum pungens* u. a. Pflanzen beschrieben worden.

5.3.2. Schild- und Schlauchblätter

Als besondere Laubblattformen können die **Schild-** und **Schlauchblätter** angesehen werden.

Schildblätter oder **peltate** Blattorgane (Peltation) liegen dann vor, wenn der Blattstiel nicht am Rande der Lamina, sondern auf der Blattunterseite inseriert ist (Abb. 159). Die Blattstiele fast aller Schildblätter sind unifazial (5.4.1.) gebaut. Dadurch wird der Verlauf der Blattränder modifiziert. Die Ränder des Blattgrundes laufen am oberen Ende im spitzen Winkel zusammen und verschmelzen miteinander (Abb. 159 A—D). Ähnlich verhalten sich auch die Ränder der Lamina, die häufig in Form eines Bogens oder Wulstes am oberen Stielende vereinigt sind. Es wird eine Querzone (A, *q*) gebildet. Da während der Flächenentwicklung des Blattes auch die Querzone auswächst, entsteht ein Schildblatt (D, E, Beispiele *Tropaeolum majus*, *Pelargonium peltatum*, *Hydrocotyle vulgaris*, *Stephania hernandifolia*). Das Randwachstum kann in der Querzone auch erst verspätet einsetzen, so daß eine herz- oder pfeilförmige Lamina (B, G) bzw. ein unvollkommen peltates Blatt (C, F, latente Peltation) entsteht.

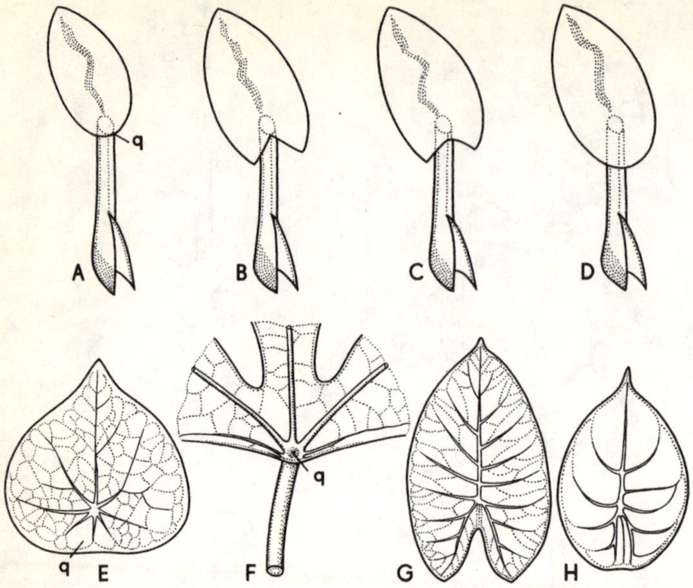

Abb. 159. A—D: Schematische Darstellung der Schildblattbildung (Peltation). *q* Querzone. A: Anlage eines Schildblattes. D: Vollflächig entwickeltes Schildblatt. B—C: Übergangsformen zu herz- oder pfeilartigen Spreiten. E: *Stephania hernandifolia*. F: Blattbasis von *Manihot carthaginensis*. G: *Alocasia odora* und H: *Alocasia cuprea*. Nach TROLL 1939.

Aus schildförmigen Blattanlagen können sich **Schlauchblätter** (Ascidien) entwickeln. Diese entstehen, wenn die Querzone nicht nach unten, sondern nach oben auswächst (Abb. 159). Derartige Schlauchblätter sind u. a. bei den Insektivoren (fleischfressende Pflanzen) *Nepenthes*, *Sarracenia*, *Cephalotus* und *Utricularia* beschrieben worden.

Einen komplizierten Bau zeigen die Blätter von *Nepenthes* (Abb. 160), die als Assimilations- und Kletterorgan sowie als Verdauungsschlauch dienen. Sie lassen eine deutliche Dreiteilung erkennen. Das an der Sproßachse (*st*) inserierte Schlauchblatt bildet einen flächigen Basalteil aus (*a*), der die Assimilation übernimmt und einer normalen Blattspreite gleicht. Ihm schließt sich ein stielartiges Zwischenstück an (*r*), das berührungsreizempfindlich ist und daher als Ranke funktioniert. Es folgt der mit zwei flügelartigen Längsleisten versehene Schlauch (*s*), dem auf der adaxialen Seite ein Deckel (*d*) eingefügt ist. Im Knospenzustand verschließt dieser die Öffnung des Schlauchblattes.

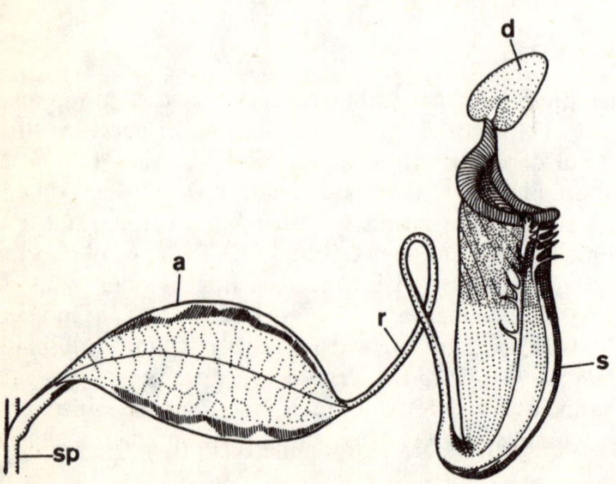

Abb. 160. *Nepenthes fusca*. Schlauchblatt. *sp* Sproßachse, *a* flächig entwickelter Abschnitt des Unterblattes, *r* Ranke, *s* Schlauch, *d* Deckel. Nach DANSER 1928.

Dieser Blattbau hat zur Aufstellung mehrerer Theorien geführt. Entwicklungsgeschichtliche Studien sprechen für die **Peltationstheorie,** nach der das *Nepenthes*-Blatt ein schlauchförmig entwickeltes Schildblatt darstellt. Das Blattprimordium ist in Unter- und Oberblatt gegliedert. Beide grenzen an eine Querzone, in der sowohl die Ränder des Blattgrundes als auch die des Oberblattes vereinigt sind. Der Blattgrund wird durch ein ausgeprägtes Längen- und Breitenwachstum zu einer assimilierenden Fläche (Verlaubung). Nur im Insertionsbereich bleibt er scheidenartig. Der Rankenteil entspricht dem Blattstiel, der mit Hilfe eines am oberen Ende gelegenen interkalaren Meristems entwickelt wird. In ihm finden Orientierungsbewegungen statt, die der Schlauch bei der Blattentfaltung ausführt. Die Querzone des Oberblattes bildet die ventrale Schlauchwand. Während des Wachstums werden die Blattränder bis zur Schlauchmündung nach oben verlagert. Der Schlauch erscheint daher geflügelt und der Blattstiel entspricht einem bifazialen Blattabschnitt. Die Deckelbildung des *Nepenthes*-Blattes ist bis heute problematisch. An den Schlauchblättern von *Sarracenia* entspricht der Deckel dem Laminaende, das die Schlauchmündung überragt. Beim Schlauchblatt von *Nepenthes* soll die mediane Region der Querzone des Spreitenrandes, ähnlich wie die Querfieder peltater Fiederblätter, laminös auswachsen und den Deckel bilden.

5.4. Anatomie des Laubblattes

5.4.1. Angiospermen

Blattquerschnitte durch Angiospermenlaubblätter (Abb. 161, 162) zeigen, daß eine äußere zusammenhängende Lage von Zellen, die **Epidermis**, ein vielschichtiges **Mesophyll** umschließt. Das unterschiedlich gebaute Mesophyll dient der CO_2-Assimilation und dem Gasaustausch. Die Epidermis leitet sich in der Regel von dem Protoderm (4.2.4.) ab, während das Mesophyll aus Teilungen der submarginalen Initialen und ihrer Derivate hervorgeht (Abb. 152). Bei der Wasserpest (*Elodea canadensis*) findet eine Mesophyllreduktion statt. Die Lamina besteht hier nur aus den beiden Epidermislagen, die auch die CO_2-Assimilation übernehmen. Dieser Blattbau ist auf das Breitenwachstum zurückzuführen, das schon bei Beginn von zwei zweischneidig segmentierenden Marginalinitialen übernommen wird.

Im Mesophyll sind die Leitbündel eingebettet (Abb. 165, 169, 163), die in der Regel einen geschlossen kollateralen Bau besitzen. Neben der Funktion der Stoffleitung (Kap. 4) übernehmen sie die Aussteifung der Blattspreite, und zwar mit Hilfe der Xylemteile und den Bündelscheiden, die auf der ad- und abaxialen Laminaseite häufig verstärkt sind. Die Xylemteile der Leitbündel sind meist der Blattoberseite und die Phloemteile der Blattunterseite zugewandt (Abb. 165, 171).

Das Mesophyll weist einen geschichteten Bau auf. Bei den weit verbreiteten **bifazialen** Blättern ist das Mesophyll in ein **Palisadenparenchym** und **Schwammparenchym** gegliedert (Abb. 161 A—B; 162, *ppa* bzw. *schpa*). An Blattquerschnitten zeigt sich, daß hier unter der oberen ein- bzw. mehrschichtigen Epidermis (Abb. 161, 162, 65C, *oe*) das ein- bis mehrschichtige Palisadengewebe (*ppa*) liegt. Ist eine Hypodermis vorhanden, dann schließt sich das Palisadenparenchym an diese an. Zwischen dem Palisadengewebe und der unteren Epidermis (*ue*) erstreckt sich das interzellularreiche Schwammparenchym (*schpa*). Die Zellen des Palisadenparenchyms haben eine prismatische oder zylindrische Gestalt (Abb. 161, 165, *ppa*), sind senkrecht zur Oberfläche angeordnet und zeichnen sich durch einen hohen Chlorophyllgehalt aus, so daß man sie als den höchstentwickeltsten Typ der Assimilationszellen ansehen kann. Da die Assimilationszellen dicht beieinander stehen und nur sehr schmale Interzellularräume zwischen sich aussparen, entsteht das Bild eines Pfahlwerks (daher Palisadenparenchym). Die ausgesprochene Schlauchform der Palisadenzellen hängt offenbar mit der Assimilationsleistung zusammen, da das auffallende Licht in die Schlauchzelle ungehindert tief eindringen kann.

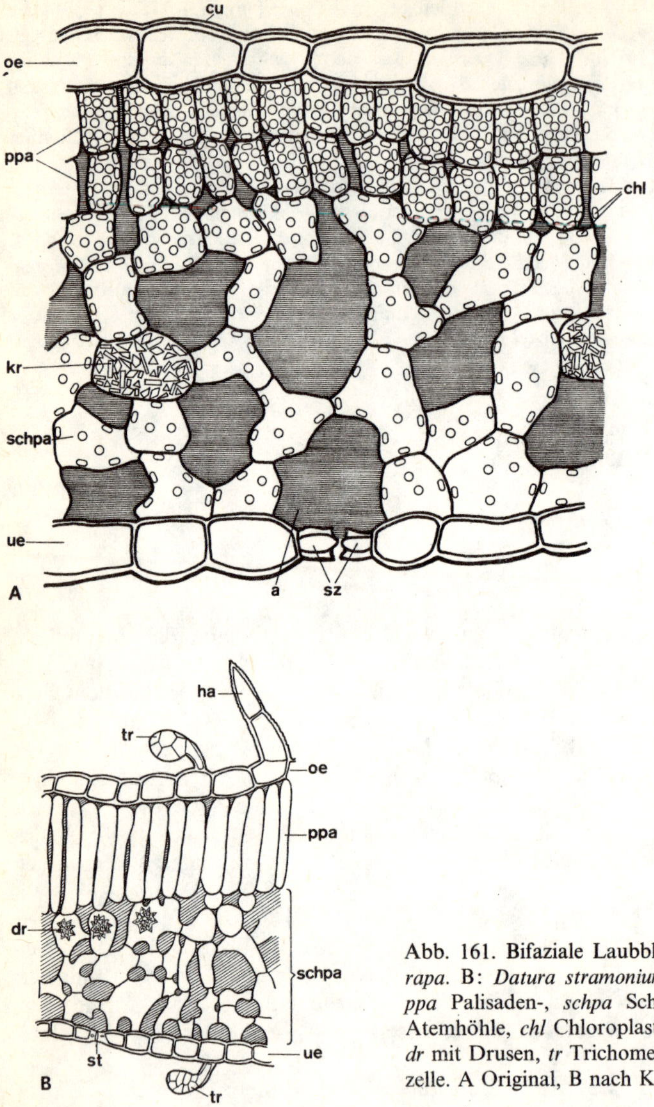

Abb. 161. Bifaziale Laubblätter (quer). A: *Beta vulgaris* ssp. *rapa*. B: *Datura stramonium*. *oe* obere, *ue* untere Epidermis, *ppa* Palisaden-, *schpa* Schwammparenchym, *st* Stomata, *a* Atemhöhle, *chl* Chloroplasten, *kr* Zelle mit Kristallsand, und *dr* mit Drusen, *tr* Trichome, *ha* Haar, *cu* Kutikula, *sz* Schließzelle. A Original, B nach KARSTEN und WEBER 1949.

Das Verhältnis Länge: Breite der Palisadenzellen kann bei den einzelnen Pflanzenarten erheblich schwanken. So beträgt dieses bei *Ilex aquifolium* 3:1, bei *Tropaeolum majus* 4:1 bis 5:1, bei *Helianthus annuus* 6:1, bei *Ricinus communis* 10:1, bei *Beta vulgaris* ssp. *rapa* (Abb. 161A) und *Taraxacum officinale* nur 1,2:1 bzw. 1:1. Bei letzteren sind die Zellen fast isodiametrisch gestaltet. Zylindrische Palisadenzellen (Abb. 161B) sind an beiden Enden etwa gleich breit und halbkugelig abgerundet. In einem lockeren Palisadenzellenverband berühren sich die einzelnen zylindrischen Zellen nur an einzelnen Punkten. Oft hängen dann die Palisadenzellen H-förmig aneinander (z. B. Myrtaceen). Bei wellig gestalteten Seitenwänden werden mehrere Ausbuchtungen ausgespart (Abb. 165B, *Cassia angustifolia*). Keilförmige Palisadenzellen findet man bei äquifazialen Laubblättern (5.4.). Trichterzellen sind kegelstumpfförmig gestaltet, berühren mit ihrer breiten Grundfläche die Epidermis und verjüngen sich allmählich nach innen (z. B. *Taxus baccata*,

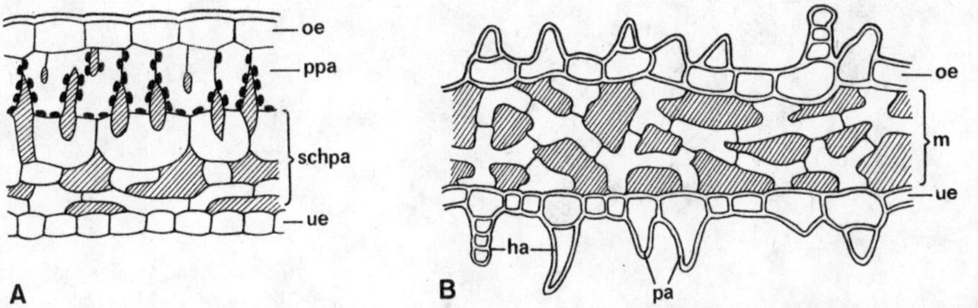

Abb. 162. A: *Sambucus nigra*. B: *Salvia splendens*. A: Querschnitt durch ein Laubblatt. B: Querschnitt durch ein Kelchblatt. *oe* obere und *ue* untere Epidermis, *ppa* Palisaden- und *schpa* Schwammparenchym, *m* Mesophyll, *ha* tote Haare, *pa* Papillen. In A sind Armpalisaden entwickelt, in B fehlt eine Differenzierung des Mesophylls in ein Palisaden- und Schwammparenchym. A nach HABERLANDT 1882, verändert, B nach WEBER aus KAUSSMANN 1963.

Eranthis hyemalis). Als besondere Form sind die Armpalisaden zu erwähnen, die bei Caprifoliaceen (Abb. 162A), Ranunculaceen und bei Monokotyledonen verbreitet sind. Die dicht stehenden, breiten, oft isodiametrischen Assimilationszellen besitzen an ihrer Ober- oder Unterseite bzw. auf beiden Seiten armartige Fortsätze, da sich die Assimilationsmutterzellen nicht antiklinal teilen, sondern lokal begrenzte Auswüchse bilden. Dadurch wird die Zelloberfläche erheblich vergrößert.

Das **Schwammparenchym** liegt bei einem bifazialen Blatt an der Blattunterseite und weicht in seinem Aufbau von dem des Palisadenparenchyms ab (Abb. 161, 162, *schpa*). Die Zellen sind unregelmäßig gestaltet, und zwischen ihnen werden große Interzellularräume ausgespart, die sich untereinander zu einem Interzellularsystem vereinigen (daher Schwammparenchym). Die Gestalt der Schwammparenchymzellen ist variabel, da es alle Übergänge von isodiametrischen Formen zu strahlig verzweigten Zellen gibt. Bei einer starken Abrundung der Zellen entstehen größere Interzellularräume (z. B. *Thea sinensis*, *Salix aurita*). Sie können auch gestreckt sein und mit der Anordnung der Palisadenzellen übereinstimmen (z. B. *Malva sylvestris*). In der Regel sind aber die Schwammparenchymzellen parallel zur Organoberfläche gestreckt und mit kurzen oder längeren Armen untereinander verbunden (Abb. 161 A u. B; Abb. 162). In einzelnen Zellen können Kristalle bzw. Kristallsand eingelagert sein (Abb. 161A u. B, *kr*, *dr*). Häufig grenzt eine kleine Gruppe von Palisadenzellen an eine trichterförmig erweiterte Schwammparenchymzelle (Abb. 161), die man als **Sammelzelle** bezeichnet, da sie offenbar der Assimilateleitung dient.

Die Gliederung des Mesophylls in Palisaden- und Schwammparenchym ist nicht immer deutlich sichtbar. Bei einem mehrschichtigen Palisadenparenchym bildet die innere Lage oft eine Übergangszone zwischen den beiden Parenchymarten. Bei Blättern mit einem ein- und zweischichtigen Palisadenparenchym (Abb. 161) ist die Grenze zwischen beiden Parenchymformen deutlich ausgebildet. Wenig differenziert ist das Mesophyll bei den Laubblättern von *Zea mays*, da alle Assimilationszellen ähnlich gestaltet sind und annähernd die gleiche Chloroplastenanzahl besitzen. Bei *Eucalyptus globulus* besteht das Mesophyll nur aus Palisadenzellen.

Nieder- und Hochblätter sowie die Blattorgane des Perianths (5.2.3.) besitzen häufig überhaupt kein Palisadenparenchym (Abb. 162B, *m*). Diese reduzierten Blattorgane verfügen nur über ein geringes Mesophyll.

Die subepidermalen Zellschichten des Mesophylls können gelegentlich eine abweichende Beschaffenheit aufweisen, so daß man von einer **Hypodermis** sprechen kann. Wird sie aus großen, wasserreichen Zellen gebildet, dann dient sie als **hypodermales Wassergewebe** der Wasserspeicherung (z. B. *Rhoeo spathacea*, *Bilbergia speciosa*, Musaceen, Strelitziaceen). Teilweise besitzen die Hypodermiszellen Wandverstärkungen, vor allem bei Pflanzen, deren Hypodermiszellen frühzeitig absterben. So zeigen die Hypodermiszellen bei den Laubblättern von *Coelogyne flaccida* schraubenartige Verdickungsleisten, die als Ersatz für die fehlende Turgorbefestigung zu werten sind. Bei den Nadeln der Koniferen (Abb. 172) können die Hypodermiszellen zu festigenden, sklerotischen Elementen werden. Im Extrem-

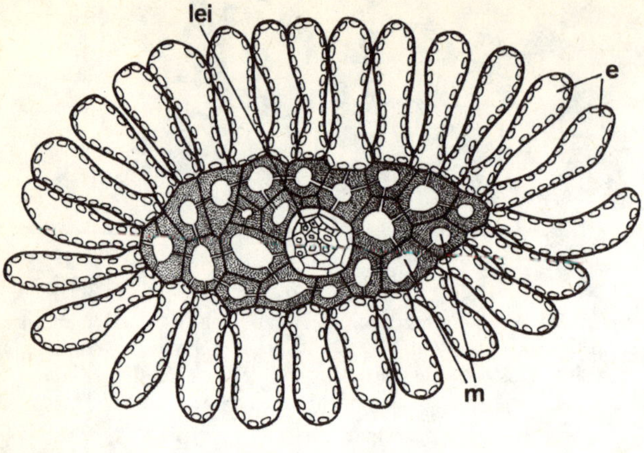

Abb. 163. *Hymenophyllum malingii.* Querschnitt durch das Laubblatt. Die Zellen der Epidermis (*e*) sind schlauchartig verlängert und beinhalten Chloroplasten. Das sklerenchymatische Mesophyll (*m*) umgibt ein Leitbündel (*lei*). Nach GIESENHAGEN 1928.

fall, wie bei *Hymenophyllum malingii* (Abb. 163, *m*), verwandelt sich das gesamte Mesophyll in ein sklerotisches Gewebe. Die Assimilationsfunktion wird hier von den schlauchartig verlängerten Epidermiszellen (*e*) übernommen, die reich an Chloroplasten sind.

Alle Interzellularräume des Mesophylls sind zu einem luftgefüllten Interzellularsystem vereinigt, das über die Atemhöhlen (= substomatärer Interzellularraum, Abb. 161 A, a) und Stomata mit der Außenluft in Verbindung steht. So ist ein Gasaustausch zwischen dem Mesophyll und der Außenluft möglich, der für die Assimilations-, Atmungs- und Transpirationstätigkeit (5.6.1.) des Laubblattes erforderlich ist. Die Spaltöffnungen sind meist auf der unteren Epidermis lokalisiert (Abb. 161, **hypostomatische Blätter**). Stomata können auch auf der Ober- und Unterseite der Laubblätter entwickelt werden (**amphistomatische Laubblätter**, Abb. 165, *st*) bzw. bei Schwimmblättern (z. B. Seerosen) nur auf der oberen Epidermis **(epistomatische Laubblätter).**

Trägt die obere Epidermis Spaltöffnungen, dann werden zwischen den Palisadenzellen Atemhöhlen gebildet (Abb. 165). Dies geschieht entweder durch Auseinanderweichen der Palisaden (z. B. *Cirsium arvense*, *Crambe maritima*, *Ornithogalum umbellatum*) oder durch Verkürzung der unmittelbar unter den Stomata liegenden Palisadenzellen (Abb. 165, *Cassia angustifolia*, *Brassica napus*). Sind die Stomata in Längsreihen angeordnet, so verschmelzen die einzelnen substomatären Interzellularräume zu Kanälen (z. B. *Artemisia*-Arten, *Spartium junceum*).

Im Gegensatz zu den Schwammparenchymzellen zeichnen sich die Palisadenzellen durch ihren hohen Gehalt an Chloroplasten aus (z. B. *Brassica rapa*: Palisaden 80%, im Schwammparenchym 20%, *Fragaria moschata*: P. 86%, Schw. 14%, *Helianthus annuus*: P. 73%, Schw. 27%). Da die Chloroplasten im Zytoplasma eingebettet sind, liegen sie bei adulten Assimilationszellen an der Peripherie der Zellen, meistens in einer einschichtigen Lage. Diese

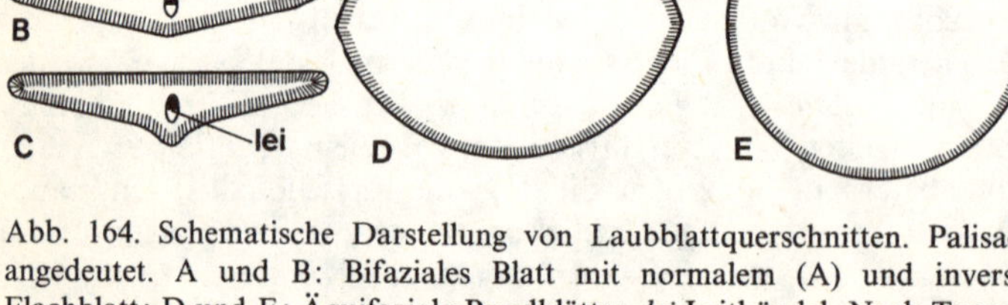

Abb. 164. Schematische Darstellung von Laubblattquerschnitten. Palisadenparenchym durch Schraffur angedeutet. A und B: Bifaziales Blatt mit normalem (A) und inversem Bau (B). C: Äquifaziales Flachblatt: D und E: Äquifaziale Rundblätter. *lei* Leitbündel. Nach TROLL 1959.

Anordnung bewirkt eine möglichst hohe Ausnutzung der Lichtenergie, da das auffallende Licht in diese schlauchartigen Zellen ungehindert tief eindringen kann.

Bei bifazialen Blattorganen liegen die Palisadenzellen meist auf der Blattoberseite (Abb. 161 A—B; Abb. 164 A). Es gibt auch zahlreiche Beispiele für einen **invers-bifazialen** Blattbau, bei dem die Palisaden auf der Blattunterseite angeordnet sind (Abb. 164B). Das gilt vor allem für Schuppenblätter (z. B. *Thuja*-Arten, *Cupressus sempervirens*, *Crassula*-Arten), die im entfalteten Zustand der Sproßachse anliegen, die Blattunterseite ist dem Lichteinfall zugewandt. Bei Pflanzen mit normal gestalteten Laubblättern gibt es auch einen invers-bifazialen Bau, und zwar dann, wenn bei der Blattentfaltung eine Drehung um 180° erfolgt (Resupination). Die morphologische Unterseite wird nach oben gebracht und somit dem Lichteinfall ausgesetzt (z. B. *Alstroemeria*-Arten, *Allium ursinum*).

Die Laubblätter der Dikotyledonen und der meisten Monokotyledonen sind als dorsiventrale Organe flach entwickelt und besitzen daher etwa gleich große Ober- und Unterseiten (Abb. 164A—C). Manche Laubblätter der Monokotyledonen zeigen eine stärkere Entwicklung der Blattunterseite. Die Oberseite wird eingeschränkt. Derartige Blattformen gleichen in ihrer Form den Blattstielen (5.2.1.), da nicht nur die Blattoberseite ihr Breitenwachstum zeitiger einstellt, sondern gleichzeitig das Dickenwachstum gefördert wird (z. B. *Vanda teres*).

Bilden die Laubblätter auf der Ober- und Unterseite ein Palisadenparenchym aus, dann liegen **äquifaziale Flachblätter** vor (Abb. 164 C; Abb. 165 A u. B). Bei derartigen Blatt-

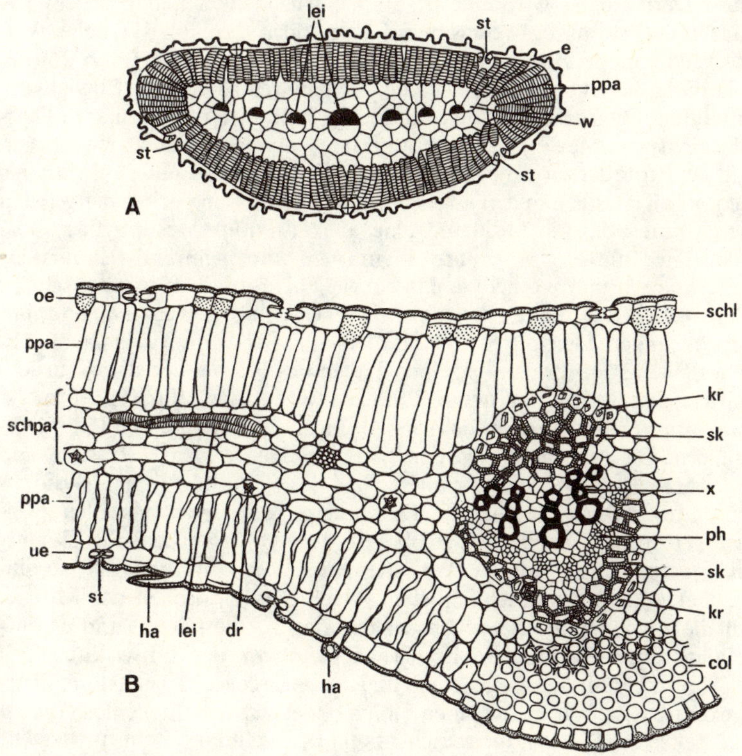

Abb. 165. Äquifazialer Blattbau: A: *Reaumurea hirtella*. Das Palisadenparenchym ist auf beiden Seiten des Blattes entwickelt. Das großzellige zentrale Parenchym (*w*) ist ein Wasserspeichergewebe. *e* Epidermis. B: *Cassia angustifolia*. Querschnitt durch ein Laubblatt. *oe* obere und *ue* untere Epidermis, *ppa* Palisaden-, *schpa* Schwammparenchym, *st* Stomata, *lei* Leitbündel, *dr* Kristalldrusen, *kr* Kristallzellen, *schl* Schleimzellen. *ha* Haare, *sk* Sklerenchymscheide, *x* Xylem, *ph* Phloem, *col* Kollenchym. A nach Volkens 1912, B nach Karsten und Weber 1949.

organen, die vor allem bei Pflanzen der steppen- und wüstenartigen Regionen verbreitet sind, gleichen sich die Ober- und Unterseiten im morphologischen und anatomischen Bau. Während ihrer Entwicklung führen die Blätter meist Drehungen um 90° aus. Dadurch nehmen die ausgewachsenen Blattspreiten eine vertikale Lage ein (Profilstellung). Das innere Mesophyll kann als ein normal gebautes Schwammparenchym entwickelt sein (Abb. 165 B, *schpa*) oder ein Wassergewebe bilden (Abb. 165 A, *w*). Bei einer starken Förderung der Differenzierung des Wassergewebes nehmen die Blätter eine rundliche Form an (Abb. 164 D—E). Es entstehen sog. **äquifaziale Rundblätter.** Zwischen äquifazialen und bifazialen Blattstrukturen gibt es eine Reihe von Übergängen. So weist das Palisadenparenchym der Blattunterseite oft eine geringere Anzahl von Palisadenlagen auf. Im Gegensatz zum Palisadenparenchym der Blattoberseite kann es undeutlich differenziert sein (z. B. *Lactuca perennis*, *Eryngium campestre*: **subäquifazialer Blattbau**). Bei den Proteaceen, verschiedenen Myrtaceen und der Gattung *Eucalyptus* sind die Primärblätter bifazial, die Folgeblätter, die sich meist auch in ihrer Gestalt von den Primärblättern unterscheiden, äquifazial gebaut.

Bei einer Reihe von Pflanzen werden **äquifaziale Fensterblätter** entwickelt. Es handelt sich dabei um sukkulente, meist äquifaziale Rundblätter, deren Endabschnitt chlorophyllfrei ist. Solche Fensterblätter besitzen viele in Südafrika beheimateten Blattsukkulenten der Gattungen *Haworthia* (Liliaceen), *Fenestraria*, *Lithops* und *Ophthalmophyllum* (Aizoaceen).

Die junge Lamina entsteht durch Zellteilungen der marginalen und submarginalen Initialzellen so wie ihrer Derivate. Es wird eine bestimmte Anzahl von Zellagen gebildet, die während des Flächenwachstums entweder beibehalten oder durch zusätzliche Aufspaltungen vermehrt werden können. Im ersten Fall, wie bei *Nicotiana tabacum* (Abb. 166 A), erfahren nur die Prokambienbezirke eine zusätzliche, sich in verschiedenen Ebenen abspielende, weitere Aufteilung. Die sugmarginalen Initialen (*r*) und ihre unmittelbaren Derivate bilden ein fünfschichtiges Mesophyll. Die antiklinal aufgliedernden, marginalen Initialen (A, *r'*) liefern das Protoderm (*prd*), aus dem sich die obere und untere Epidermis (*oe*, *ue*) herleitet. Antiklinale Teilungen in den abgeschiedenen Derivaten der submarginalen Initiale (*r*) differenzieren eine adaxiale (*adl*) und eine abaxiale (*abl*) Mesophyllage aus, von denen die adaxiale später zum Palisadenparenchym (*ppa*) wird, während sich aus der abaxialen Lage das untere Schwammparenchym entwickelt. Die mittlere Mesophyllschicht (*ml*) wird durch flächenparallele Spaltungen dreischichtig (vgl. auch B, *Solanum tuberosum*).

Die Differenzierung des jungen Mesophylls in Palisaden- und Schwammparenchym geht auf ein unterschiedliches Wachstum in den einzelnen Lagen des Plattenmeristems zurück. Bei bifazialen Laubblättern der zweikeimblättrigen Pflanzen werden die Zellteilungen zuerst in der oberen Epidermis eingestellt, während die Aufspaltungen in dem späteren Palisadenparenchym noch andauern. Da sich die Zellen der oberen Epidermis stark strecken und die Zellen des Palisadenparenchyms weiter aufspalten, wird das Verhältnis ihrer Zelldurchmesser verändert. Beim adulten Laubblatt ist der Durchmesser der Epidermiszellen zwei- bis viermal so groß wie der der Palisadenzellen (Abb. 161, 165). Während das Streckungswachstums der oberen Epidermis teilt sich das Palisadenparenchym antiklinal auf, so daß die Palisadenelemente lückenlos aneinander schließen. Nach dem Erlöschen der Mitosetätigkeit strecken sich die jungen Palisadenzellen senkrecht zur Oberfläche, und es entstehen kleine Interzellularräume. Die untere Epidermis kann vor der Entwicklung des Schwammparenchyms ihre Zellteilungen einstellen und zum Streckungswachstum übergehen. Auch das Umgekehrte ist möglich. In beiden Fällen bildet sich eine lückenlose untere Epidermis, während die Zellen des Schwammparenchyms ein Interzellularsystem entwickeln. Neue Prokambiumstränge entstehen durch erneute Zellteilungen in den halbmeristematischen Mesophyllteilen.

Bei einem Laubblatt mit einem hoch differenzierten Mesophyll finden zusätzliche Zellteilungen im Plattenmeristem statt. Bei *Ficus elastica* (Abb. 65 A—C; Abb. 166 C) besteht die junge Lamina aus einem einschichitigen Protoderm, das durch antiklinale Teilungen der marginalen Initiale (*r'*) und ihrer Derivate gebildet wird, und aus einem vier-

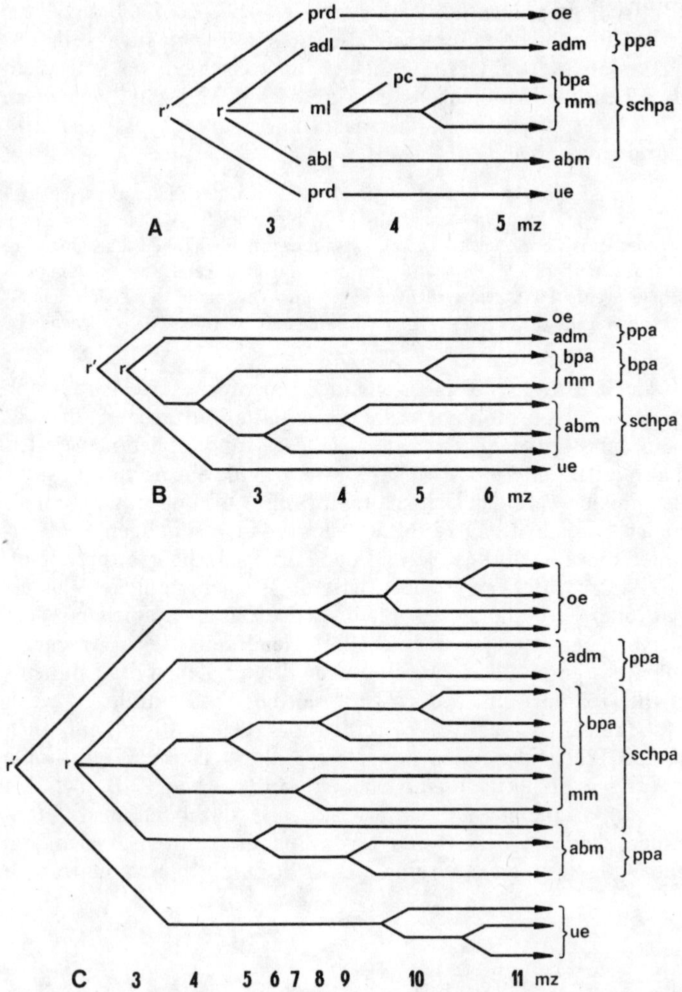

Abb. 166. Blattentwicklungsschemata. A: *Nicotiana tabacum.* B: *Solanum tuberosum.* C: *Ficus elastica.* *r′* marginale, *r* submarginale Initiale, *prd* Protoderm, *oe* obere, *ue* untere Epidermis, *adl* adaxiale Lage, *abl* abaxiale Lage, *ml* mittlere Lage, *pc* Prokambium, *adm* adaxiales Mesophyll, *abm* abaxiales Mesophyll, *mm* mittleres Mesophyll, *bpa* Bündel-, *ppa* Palisaden-, *schpa* Schwammparenchym, *mz* Mesophyllschichtenzahl. B und C nach SCHNEIDER 1952.

schichtigen Mesophyll, das sich von der submarginalen Initiale (*r*) herleitet. Die Prokambiumbildung erfolgt in der zweiten Mesophyllschicht (Abb. 65 A, *lei*). Im Verlauf der weiteren Blatthistogenese wird durch flächenparallele Zellteilungen das Mesophyll elfschichtig (Abb. 166 C). Die ersten flächenparallelen Aufspaltungen werden in den prokambienfreien Zonen der zweiten Lage, die sich verdoppelt, eingeleitet (Bündelparenchym, *bpa*). Weitere Teilungen folgen zunächst in der abaxialen, subepidermalen Lage, die dann auch die darüberliegende Schicht erfassen. Die adaxiale, subepidermale Lage erfährt zur gleichen Zeit wie das obere Protoderm flächenparallele Aufspaltungen. Weitere Aufgliederungen in der oberen Reihe des Bündelparenchyms ergeben ein neunschichtiges Mesophyll. Während der Laubblattentfaltung teilen sich nochmals die unter dem Palisadenparenchym gelegenen Lagen flächenparallel. Ebenso verhält sich die der unteren Epidermis anliegenden

Lage. Das Mesophyll wird elfschichtig. Das adulte Laubblatt (Abb. 166C) besitzt eine vierschichtige obere und eine dreischichtige untere Epidermis (*oe*, *ue*) sowie ein elfschichtiges Mesophyll. Das adaxiale Mesophyll (*adm*) liefert ein zweischichtiges Palisadenparenchym (Abb. 65C, *pal*). Ebenso bildet sich aus dem abaxialen Mesophyll (*abm*) ein Palisadengewebe. Das mittlere Mesophyll (*mm*), das das Bündelparenchym einschließt (*bpa*), wird zum Schwammparenchym (*schpa*, Abb. 166C).

Die Differenzierung des Palisadenparenchyms ist nicht an bestimmte Zellagen des Plattenmeristems gebunden. Bei äquifazialen Blättern kann es sich aus allen Mesophyllschichten entwickeln. Bei bifazialen Laubblättern gibt es für das mehrschichtige Palisadenparenchym zwei Ausbildungsmöglichkeiten. Das **homogene Palisadenparenchym** entsteht durch flächenparallele Aufspaltungen der adaxialen Zellage (z. B. *Phaseolus vulgaris*, *Raphanus sativus*). Ein **heterogenes Palisadenparenchym** liegt dann vor, wenn die Zellen der adaxialen Lage und mittlere Mesophyllagen zu Palisadenzellen differenziert werden (z. B. *Onopordon acanthium*).

Bei zahlreichen Pflanzen findet eine Wasserabscheidung in Tropfenform statt (Guttation). Als Guttationsorgane sind bei den Kormophyten die Laubblätter anzusehen, die das Guttationswasser entweder an der Blattspitze abscheiden (z. B. Monokotyledonen) oder, wie bei gezähnten Blattspreiten (z. B. *Alchemilla vulgaris*, *Saxifraga*), auch an den Enden der Blattzähne. In diesen Blattarealen befinden sich spaltenförmige Öffnungen, die man als **Wasserspalten** oder **Hydathoden** bezeichnet. Diese bilden sich unter ehemaligen Spaltöffnungen aus, deren Schließzellen meist absterben, so daß der Porus ständig geöffnet bleibt. Der darunterliegende substomatäre Interzellularraum ist mit Wasser gefüllt („Wasserhöhle"). Das unter den Hydathoden befindliche Mesophyllgewebe, das als **Epithem** bezeichnet wird (Abb. 167A u. B *ep*), liegt immer vor einer Bündelendigung, deren tracheale Elemente (*g*) in das Epithemgewebe einmünden. Die chlorophyllfreien Zellen des Epithems sind häufig von zahlreichen Interzellularräumen durchsetzt, in die Wasser infiltriert wird, das durch den Porus nach außen gelangt (passive Wasserabgabe). Gelegentlich kann auch das Epithem fehlen, so daß die Tracheidenenden das Wasser direkt in die Wasserhöhle drücken. Guttationswasser kann auch aktiv ausgeschieden werden, wie z. B. bei den *Saxifraga*-Arten (Abb. 167A, *hy*), an deren Laubblättern aktive Hydathoden ausdifferenziert werden. Sie unterscheiden sich von dem ersten Hydathodentyp durch eine andere Epithementwicklung. Die Zellen des Epithems (*ep*) sind hier nicht durch Interzellularräume

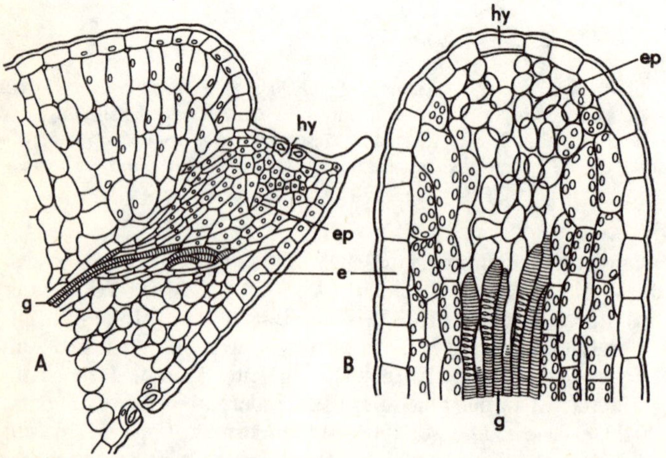

Abb. 167. Hydathoden. A: *Saxifraga lingulata*. Längsschnitt durch eine Hydathode (*hy*). B: *Primula sinensis*. Längsschnitt durch den Zahn des Blattrandes (*hy* Hydathode). *ep* Epithem, *g* Gefäße, *e* Epidermis. A nach FREY-WYSSLING, B nach HABERLANDT aus KAUSSMANN 1963.

getrennt, sondern bilden ein zusammenhängendes Gewebe, das wie eine Drüse arbeitet. Hydathoden können auch trichomartig gebaut sein (z. B. *Muehlenbeckia platyclados*).

Die Abscheidung verdünnter wäßriger Lösung ergibt sich aus der Notwendigkeit der Aufrechterhaltung eines Wasserstroms bei fehlender Transpiration. Die **Guttation** tritt deshalb bei hoher Luftfeuchtigkeit und für den Stoffwechsel günstigen Transportbedingungen auf, z. B. im tropischen Regenwald oder nachts bei Pflanzen unserer Breiten. Die tropische Aracee *Colocasia nymphaeifolia* kann in einer Nacht bis zu 100 ml Wasser aus einem ihrer großen Blätter abtropfen lassen.

Im einfachsten Fall **(passive Hydathoden)** ist die Triebkraft für die Wasserausscheidung der **Wurzeldruck** (4.6.2.1.). Bei den **aktiven** Hydathoden sind die Verhältnisse bisher nicht vollständig aufgeklärt. Da das Wasserpotential der ausgeschiedenen Guttationsflüssigkeit niedriger als dasjenige der Zellen ist, müssen primär gelöste Stoffe (Ionen) ausgeschieden worden sein. Ihnen folgt offenbar das Wasser osmotisch nach. Wir hätten es hierbei mit funktionell den Salz- und Nektardrüsen vergleichbaren Hydathoden zu tun. In Betracht kommt aber auch eine **Druckfiltration.** Die Zellen müßten dann eine hohe osmotische Konzentration und ein entsprechend hohes Druckpotential besitzen. In diesem Fall käme die Ausscheidung dadurch zustande, daß das Plasmalemma der zur Organoberfläche gerichteten Seite „leck", d. h. besonders permeabel wäre.

Über die Anhangsgebilde der Epidermis wurde bereits berichtet (4.2.4.). Erwähnenswert sind noch die Salzdrüsen der Tamaricaceenblätter und die Kalkdrüsen der Plumbaginaceen. Die **Salzdrüsen** der Tamaricaceen, die Salzlösungen ausscheiden, ähneln den Spaltöffnungen. Bei *Reaumurea hirtella* bestehen sie aus zwei Zellagen von je zwei Zellen, die durch peri- und antiklinale Teilungen aus einer Mutterzelle hervorgegangen sind. An den beiden inneren Zellen sind zwei Nebenzellen angelagert. Die Außenwände der Salzdrüsen haben keine Kutikula. Bei *Tamarix*-Arten befinden sich auf der Blattober- und -unterseite Salzdrüsen, die in die Epidermis eingesenkt sind.

Die **Kalkdrüsen** der *Plumbago*-, *Statice*- und *Armeria*-Arten entstehen aus Mutterzellen, die sich durch antiklinale Teilungen in vier Zellen gliedern. Durch eine weitere antiklinale Teilung jeder Zelle bilden sich vier periphere und vier zentral gelegene Zellen aus. Die inneren vier Zellen sind die eigentlichen Drüsenzellen, während die äußeren, oft tiefer eingesenkten, als Nebenzellen bezeichnet werden. Bei manchen Pflanzen befinden sich in der oberen und unteren Blattepidermis Kalkdrüsen, von denen nur die der unteren Epidermis Kalk ausscheiden. Bei *Armeria maritima*, *A. alliacea*, *Limonium scoparia*, *L. latifolia* u. a. scheiden diese Drüsen keinen Kalk aus (sog. licopolische Organe).

Im Mesophyll können auch Exkretzellen, interzellulare Exkretbehälter, Harzgänge und Milchröhren entwickelt werden. **Exkretionen** sind aktive Ausscheidungen und bei Pflanzen weit verbreitet. Die wichtigsten Exkretionsmechanismen sind aktive Transporte durch Carrier (z. B. Salzexkretion) und Vesikeltransporte (z. B. Schleimexkretion). Im letzten Fall werden Golgi-Vesikel nach dem Verschmelzen mit dem Plasmalemma nach außen entleert und die abgesonderte Flüssigkeit mittels Turgordruck durch die Zellwand gepreßt.

Neben der aktiven Exkretion verlassen eine Reihe von Substanzen auch passiv das Blatt. So wird durch den Transpirationsstrom vor allem Kalium in den Blättern angereichert und durch das Regenwasser abgewaschen. Ein Substanzverlust ist auch der Blattabwurf bei mehrjährigen Pflanzen (s. 10.1.).

Die Nervatur (5.2.4.) der netznervigen Dikotyledonen-Laubblätter zeigt eine große Vielfalt von Mustern, da die Interkostalfelder von einem unterschiedlich dichten Nervennetz durchsetzt werden. Die feinsten Nerven enden frei und besitzen in der Regel keine Bündelscheiden (Abb. 169). In den Blättern mancher Pflanzen fehlen die freien Nervenendigungen (z. B. *Tilia americana*) bzw. sie sind unterdrückt, so daß die Interkostalfelder nervenfrei bleiben. Bei den Laubblättern der Monokotyledonen verbinden die Kommissuralnerven die Längsnerven miteinander. Sie können auch frei im Mesophyll enden.

Die Nervenenden können wie z. B. in den Laubblättern von *Prunus persica* (Abb. 168 A—C) aus wenigen Tracheiden und Siebelementen sowie aus einer Anzahl von parenchymatischen Zellen bestehen (A). Es kann auch der Phloemteil durch eine oder mehrere Parenchymzellen ersetzt werden (B) bzw. völlig fehlen, so daß die trachealen Elemente frei enden (C). Die Siebröhren und Geleitzellen in den Nervenenden der Blätter können durch Übergangszellen (*Vicia faba*), Terminalsklereiden und Speichertracheiden abgelöst werden.

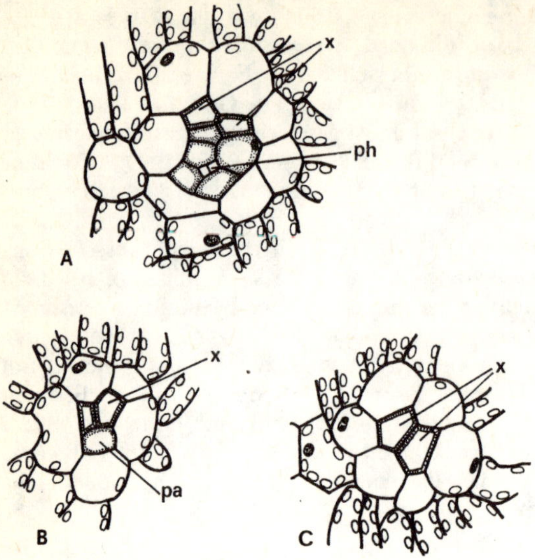

Abb. 168. *Prunus persica.* Bau der feinsten Blattnerven. Das Leitbündel in A setzt sich aus zwei Xylemelementen (*x*), zwei Siebelementen (*ph*) und einigen Parenchymzellen (punktiert) zusammen. In B sind zwei Xylemelemente angeschnitten. An Stelle des Phloems befindet sich eine Parenchymzelle (*pa*). In C sind an einem Bündel nur zwei Xylemelemente (*x*) vorhanden. Nach ESAU 1953.

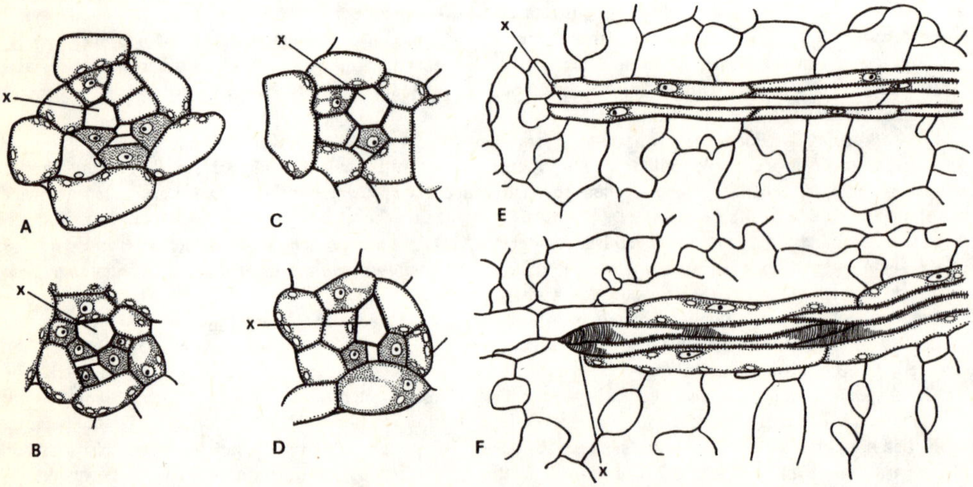

Abb. 169. *Hosta coerulea.* A—D: Querschnitte durch die feinsten Nervenendigungen des Laubblattes. Das Xylem (*x*) besteht aus einer Tracheide, an die sich direkt das Phloem anschließt. Die engen Siebelemente (leere Zellen) sind von wesentlich weiteren Geleitzellen und Phloemparenchymzellen begleitet (dicht punktiert). E—F: Flächenparallele Schnitte zur Blattepidermis durch die Nervenendigungen mit dem Xylem- und Phloemgewebe. Nach PRAY 1955.

Die Kommissuralbündel der Monokotylenblätter sind ebenfalls stark vereinfacht (z. B. Poaceen), da sie häufig nur aus einer Lage trachealer Elemente und aus einem einzelligen Siebröhrenstrang bestehen. Bei *Hosta coerulea* (Abb. 169) wird das Xylem nur von einer einzigen Tracheide (*x*) vertreten, während sich das Phloem aus ein bis drei Siebelementen, den dazugehörigen Geleitzellen und wenigen Phloemparenchymzellen zusammensetzt. Der Durchmesser der Geleitzellen ist größer als der der Siebröhren. Flächenparallele Schnitte zur Epidermis (E—F) zeigen, daß die Xylem- und Phloemelemente etwa gleichmäßig enden. Während sich bei *Hosta coerulea* die Prokambien der primären Längsnerven akropetal verlängern, entstehen die feineren Kommissuralnerven der Interkostalfelder simultan. Alle Kommissuralnerven leiten sich von einer einzigen zentralen Zellage des Plattenmeristems ab. Einzelne isodiametrische Zellen teilen sich in eine Reihe kleinerer Zellen auf, die senkrecht in den Längsnerven verlängert sind.

Für die Differenzierung des interkostalen Nervennetzes der Dikotylen gibt es offenbar verschiedene Möglichkeiten. So kann sich aus der zweiten unter dem oberen Protoderm gelegenen Zellage ein geschlossenes Netz von Prokambiensträngen entwickeln (z. B. *Quiina pteridophylla*), das sich vom übrigen Mesophyll deutlich abhebt. Neue Prokambien kommen nicht mehr hinzu. Bei *Liriodendron tulipifera* dagegen dauert die Prokambiumdifferenzierung längere Zeit an, so daß in der wachsenden Lamina zahlreiche freie Nervenenden vorkommen.

Die Mächtigkeit der einzelnen Leitbündel eines Laubblattes sowie der Anteil der einzelnen Bündelelemente schwanken erheblich. Die leitenden Gewebe größerer Nerven in den Blättern der Dikotyledonen bestehen entweder aus einem (Abb. 165B) oder aus mehreren Leitbündeln. Werden mehrere Leitbündel herausdifferenziert, wie z. B. in den Blattrippen, so sind diese an Querschnitten kreisförmig (z. B. *Vitis*, *Liriodendron*), halbkreisförmig (z. B. *Ambrosia*) oder unregelmäßig (z. B. *Helianthus*) angeordnet. Während die stärkeren Blattnerven der Dikotyledonen primäre und sekundäre Leitgewebe herausdifferenzieren können, sind bei den kleinsten Nerven nur primäre Xylem- und Phloemteile entwickelt. Mit Ausnahme der feinsten Nerven und Nervenendigungen sind in den Xylemteilen Tracheen und in den Phloemabschnitten Siebröhren zu finden. In den feinen Nerven werden in den Xylemteilen nur ringförmig oder schraubenartig verdickte Tracheiden entwickelt. Die Bildung von sekundärem Leitgewebe ist in den Laubblättern immergrüner Arten ausgeprägter als bei laubabwerfenden Pflanzen.

Um die Blattspreiten vor mechanischen Beschädigungen zu bewahren, benötigen die Laubblätter festigende Elemente. Eine gewisse Aussteifung ist durch die Nervatur gegeben, umso mehr, als die Hauptnerven oft sklerenchymatische Bündelscheiden besitzen (Abb. 165B *sk*), die auf der Ober- und Unterseite der Bündel so verstärkt sein können, daß sie sich bis zu den beiden Epidermen erstrecken. Bei den Laubblättern der Dikotyledonen können die Hauptnerven und die Blattränder zusätzlich durch Kollenchymlagen versteift werden. Die Laubblätter der Monokotyledonen differenzieren Sklerenchymfaserbündel aus, die entweder mit den Nerven vereinigt sind oder getrennt verlaufen. Subepidermale Sklerenchymfaserplatten sind vor allem bei den Poaceen, insbesonders bei den *Festuca*-Arten verbreitet. Oft bildet das Sklerenchym keine geschlossene Hypodermis, sondern nur einzelne Stränge über und unter den Leitbündeln und am Blattrand (z. B. viele Poaceen, Palmen). Bei zahlreichen Angiospermen entwickeln sich im Mesophyll Sklerenchymstränge, die sich offenbar von Leitbündelscheiden ableiten lassen. In den Blättern von Palmen-, *Triglochin*- u. a. Arten findet man alle Übergänge zwischen Sklerenchymsträngen und Leitbündeln mit einer sklerenchymatischen Bündelscheide. Bei den Blattfaserpflanzen (4.2.5.) spielen die Sklerenchymstränge für die Gewinnung der Pflanzenfasern eine bedeutende Rolle (z. B. *Yucca*-, *Agaven*-Arten, Palmen).

Viele Dikotyledonen bilden im Mesophyll Sklereiden aus (4.2.5.), die ebenfalls eine mechanische Funktion erfüllen (z. B. manche *Magnolia*-, *Drimys*-, *Illicium*-, *Nymphaea*-, *Capparis*-, *Boronia*-, *Camellia*-, *Eucalyptus*-, *Hakea*-, *Olea*-, *Coffea*-Arten). So sind z. B. bei *Capparis lucida* neben starken Leitbündelscheiden zahlreiche Sklereiden im gesamten Mesophyll verteilt. *Capparis odoratissima* entwickelt mächtige Sklereiden, die von der unteren bis zur oberen Epidermis reichen.

Mit Ausnahme weniger Wasserpflanzen und einiger Pteridophyten mit zarten, hautartigen Blättern werden die Leitbündel der Laubblätter von **Bündelscheiden** umgeben. Es gibt **Gesamt-** und **Einzelscheiden.**

Die selteneren Gesamtscheiden umgeben alle Leitbündel an deren Außenseite und sind daher vor allem in der Blattachse (Stiel und Mittelrippe) zu finden. Mehrschichtige sklerenchymatische Gesamtscheiden sind u. a. in den Blattstielen von *Bongardia chrysogonum*, *Ranunculus aconitifolius*, *Hamamelis japonica*, *Pelargonium glutinosum*, *Oxalis stricta* und *Geranium sanguineum* beschrieben worden. Außerdem gibt es Gesamtendodermen (z. B. *Leontice leontopetalum*, *Hydrocotyle vulgaris*), Gesamtstärkescheiden (z. B. *Datura metel*, *Beta vulgaris* ssp. *altissima*) und Gesamtparenchymscheiden (z. B. manche Restionaceen).

Einzelscheiden sind weit verbreitet. Sie gliedern sich in heterogene mehrschichtige und homogene (ein- oder mehrschichtige) Einzelscheiden. Erstere sind vor allem bei den Poaceen entwickelt. Die in der Regel zweischichtige Scheide setzt sich aus einer inneren sklerenchymatischen (= Mestomscheide) und äußeren chlorophyllhaltigen Scheide zusammen. Dieser Typ ist u. a. in den Laubblättern der meisten Festucoideae, *Poa annua*, *Arundinella hirta*, *Asreblia-*, *Garnotia-* und *Neyraudia*-Arten zu finden. In der äußeren parenchymatischen Scheide können nur wenige Chloroplasten eingelagert sein (z. B. *Aira*-Arten, *Lolium perenne*, *Hordeum vulgare*, *Stipa*-Arten). Chlorophyllfrei ist die parenchymatische Scheide u. a. bei *Festuca sylvatica*.

Am häufigsten sind in Laubblättern homogene Einzelscheiden herausdifferenziert worden. Je nach der Beschaffenheit der Zellwände ist zwischen sklerenchymatischen, kollenchymatischen, parenchymatischen Scheiden, Korkscheiden und Endodermen zu unterscheiden.

Sklerenchymscheiden sind bei den Monokotyledonen häufig verbreitet (z. B. *Agropyron repens*, *Pariana*-Arten, *Carex*-Arten, Velloziaceen, Petermanniaceen, Bromeliaceen, Commelinaceen). In manchen Fällen berührt die Sklerenchymscheide die Epidermis (z. B. *Pariana-* und *Vellozia*-Arten). Beispiele für Dikotyledonen liefern u. a. *Drimys-*, *Wintera*-Arten, Lauraceen, Mimosaceen, *Ilex*-Arten, *Plantago*-Arten.

Kollenchymscheiden sind relativ selten und am Medianus von *Cornus florida*, für die Hauptleitbündel von *Gunnera dentata* und bei den Blättern von *Asphodelus ramosus* beschrieben worden.

Selten können die Zellen der Leitbündelscheide verkorken (*Citrus sinensis*).

Echte Endodermen sind dann vorhanden, wenn die Leitbündelscheiden im Jugendstadium einen Caspary-schen Streifen besitzen (Primärendodermis, 7.5.1.2.). Später können diese Streifen durch sekundäre (Suberin-) und tertiäre (lignifizierte) Lamellen verdeckt werden (z. B. *Primula-*, *Cyclamen-*, *Soldanella-*, *Cortusa-*, *Androsace*-Arten). Während *Plantago major*, *P. lanceolata* und *P. coronopus* eine Primärendodermis besitzen, wird bei *Plantago maritima*, *P. argentea* und *P. alpina* eine Sekundärendodermis herausdifferenziert. Echte Endodermen sind auch bei monokotylen Pflanzen entdeckt worden (z. B. *Scirpus atrovirens*, *Carex laeviconica*, *Pennisetum villosum*).

Parenchymscheiden besitzen die Laubblätter vieler Dikotyledonen; sie fehlen nur in Ausnahmefällen (z. B. *Sempervivum tectorum*, *Sedum acre*). Man kann zwei Haupttypen, den allgemeinen Dikotylen-Typus und den Kranztypus, unterscheiden. Bei ersteren sind die röhrenartigen Scheidenzellen lückenlos um das Leitbündel angeordnet, mehr oder weniger chlorophyllarm und in Längsrichtung des Leitbündels gestreckt (Vorkommen: u. a. Polygonaceen, Chenopodiaceen, Caryophyllaceen, Papaveraceen, Brassicaceen, Rosaceen, Fabaceen, Linaceen, Rubiaceen, Violaceen, Apiaceen, Ericaceen, Boraginaceen, Solanaceen, Scrophulariaceen Asteraceen).

Beim Kranztypus sind die Scheidenzellen nicht in der Leitbündelrichtung gestreckt, sondern besitzen eine kubische oder pyramidenstumpfartige Gestalt. An stärkeren Leitbündeln werden nur an der Oberseite dickwandige Scheidenzellen, an der Blattunterseite dagegen nur zartwandige Nervenparenchymzellen differenziert. Da die Parenchymscheiden des Kranztypus meist große Chloroplasten beinhalten, lassen sie enge Beziehungen zu den Chlorophyllscheiden erkennen. Beispiele für Parenchymscheiden bei den Monokotyledonen liefern u. a. *Tillandsia lindenii*, *Vriesea saundersii* und *Vanilla planifolia*.

Bei einer begrenzten Anzahl von Angiospermen sind die Leitbündelscheiden durch den Besitz ansehnlicher Chloroplasten ausgezeichnet und weichen daher von dem Grundtyp einer Parenchymscheide ab. Solche Chlorophyllscheiden findet man u. a. bei *Dianthus caryophyllus*, *Silene inflata*, *Centaurea jacea*, *Camelina japonica*, *Syringa vulgaris*, *Coffea arabica*, bei zahlreichen Chenopodiaceen, Amaranthaceen, *Tribulus cistoides* und *Calluna vulgaris*. Ein Teil dieser Scheiden spielt bei dem C_4-Dicarbonsäureweg eine Rolle (5.5.2.).

Parenchymscheiden können auch als Stärkescheiden (z. B. Blattstielnerven bei *Brassica oleracea*, *Telekia speciosa*, *Pisum sativum*, *Lens esculenta*), Gerbstoffscheiden (z. B. *Salix pentandra*, *Cyperus alternifolius*, *Ribes*-Arten), öl- und harzführende Scheiden (z. B. *Aloe*-Arten, *Galium odoratum*, *G. elatine*) und als Kristallscheiden (z. B. *Cassia obovata*, viele Anonaceen, *Lathyrus-*, *Trifolium-*, *Caragana*-Arten) entwickelt werden.

Auch der Blattstiel durchläuft ein Breiten-, Längen- und Dickenwachstum. Das Längenwachstum geht von ein oder zwei interkalaren Meristemen (2.2.1.) aus. Im Gegensatz zur Blattspreite ist die Breitenentwicklung der Stielregion vermindert. Dafür wird das Dickenwachstum mit Hilfe eines **Ventralmeristems** gefördert, so daß der Blattstiel eine achsenartige Gestalt annehmen kann (Abb. 170G–H).

Damit der Blattstiel größere Blattspreiten tragen kann, werden zusätzlich mechanische Gewebe in Form des Kollenchyms und des Sklerenchyms entwickelt. Um die Biegungs-

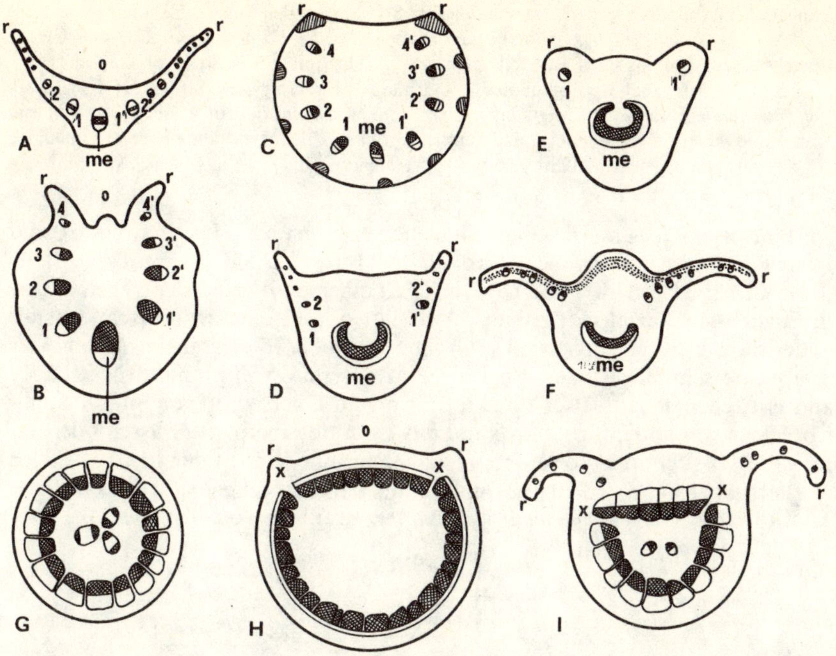

Abb. 170: Blattstielquerschnitte. A: *Ammobium alatum*, B: *Cyclanthera explodens*, C: *Petroselinum crispum*. D: *Phyteuma spicatum*, E: *Viola odorata*, F: *Viola primulaefolia*, G: *Aesculus hippocastanum*, H: *Aesculus parviflora*, I: *Aesculus hippocastanum* f. *digitatum*. *o* Oberseite des Stiels, *r* Blattränder, *me* Medianus, 1, 2, 3 usw. Seitenbündel. Das Xylem (*x*) der Leitbündel doppelt, die Sklerenchymstränge (in C) einfach schraffiert. Assimilationsgewebe in F punktiert. Sonstige Erklärungen im Text. Nach Troll 1939.

festigkeit zu erhöhen, befinden sich die festigenden Gewebe hauptsächlich an der Stielperipherie. Das Kollenchym ist gewöhnlich als hypodermales Gewebe herausdifferenziert (Abb. 170C, einfach schraffiert), während das Sklerenchym in Form von peripher den Leitbündeln vorgelagerten Strängen auftritt.

Man kann zwischen bifazialen und unifazialen Blattstielen unterscheiden. An **bifazialen Blattstielen** ist die Blattoberseite entwickelt und kann als oberseitige Abflachung vom Blattgrund bis in die Spreite hinein verfolgt werden. „Primitive“ Blattstiele, wie z. B. bei *Clivia nobilis*, *Plantago major* und *Ammobium alatum* (Abb. 170A), lassen zwar in der Stielregion eine gewisse Reduktion der Blattoberseite (*o*) erkennen, die deutlich sichtbaren Ränder (*r*) weisen auf eine Breitenentwicklung hin. Das Dickenwachstum ist gering. Bei einer Hemmung des Breitenwachstums zugunsten einer stärkeren Verdickung entstehen rundliche Blattstiele (Abb. 170 B, *Cyclanthera explodens*). Für alle bifazialen Blattstiele ist ein nach oben offener Leitbündelbogen charakteristisch, dessen Krümmung von dem Gewebezuwachsbetrag der Dickenentwicklung abhängig ist (Abb. 170 A—C). Vom zentralgelegenen Medianus (*me*) gehen nach beiden Rändern eine Anzahl von Seitenbündeln ab (1 1′,.2 2′, 3 3′, . . .). Bei pleuroplasten Blattorganen (5.2.1.), bei denen der Blattstiel der Mittelrippe ähnelt, ist die Leitbündelanordnung verändert, da der Medianus bevorzugt entwickelt wird. Dies ist beispielsweise in den Blattstielen von *Phyteuma spicatum* (Abb. 170D) und *Viola odorata* (E) der Fall. Besitzen die Blattstiele pleuroplaster Blattorgane breitere Randsäume (Abb. 170F, *Viola primulaefolia*), dann sind Seitenbündel in größerer Anzahl vorhanden.

Nicht selten kann der Leitbündelbogen auf der adaxialen Seite bifazialer Stiele geschlossen sein, wie z. B. in den Blattstielen der *Aesculus-Arten* (Abb. 170 G—J). Bei *Aesculus hippocastanum* (G) besitzen die kreisrunden Blattstiele einen geschlossenen Bündelbogen, so daß ein unifazialer Stiel vorgetäuscht wird. Im Stielzentrum liegen außerdem noch drei bikollaterale Leitbündel. Ein Vergleich mit *Aesculus parviflora* (H) und *Aesculus hippocastanum* f. *digitata* (I) zeigt, daß auch hier ein bifazialer Stielbau vorliegt. Die Oberseite (*o*) ist abgeflacht, die Randwülste bzw. Ränder (*r*) sind deutlich entwickelt. Der Leitbündelbogen ist in beiden Fällen offen. Der zwischen *x x* gelegene Leitbündelteil differenziert sich erst nach dem Abschluß des Dickenwachstums.

Bei bifazialen Blattorganen kann die Blattunterseite gefördert sein. Die Leitbündel sind hier in einem flachen Bogen angeordnet (Abb. 171 A, 1 1′, 2 2′, 3 3′). Wird die Blattoberseite verkleinert (Abb. 171 B—C) und nähern sich die beiden Blattränder (*rr*) einander, so erhalten wir einen **subunifazialen** Blattbau. Das Blatt nimmt eine zylindrische Gestalt an, die Leitbündel sind im Kreis angeordnet (C). Die Blattoberseite erscheint in der Aufsicht nur noch als eine schmale Rinne. Wird die Blattoberseite völlig unterdrückt (Abb. 171 D—F), dann entstehen Rundblätter mit kreisförmigem Querschnitt, die man als **unifaziale Blätter** bezeichnet. Die Unifazialität kann das gesamte Oberblatt erfassen oder auf Teile desselben, wie Blattstiel oder Vorläuferspitze, beschränkt sein. In den meisten Fällen wird die obere Blattfläche unterdrückt (normale Unifazialität), seltener die untere Seite (inverse Unifazialität); Beispiele: *Codiaeum variegatum*, Brakteen von *Peperomia*).

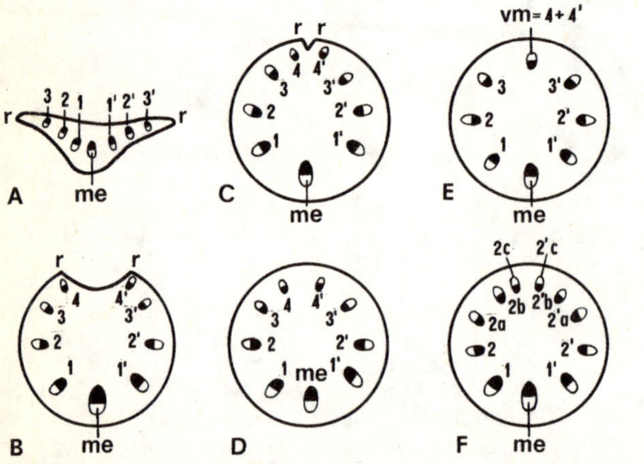

Abb. 171. A—F: Schematische Querschnitte zur Ableitung der unifazialen Blattstrukturen vom bifazialen Blattbau. Xylem der Bündel schwarz. *rr* Blattränder, *me* Medianus, *vm* Ventralmedianus, 1, 2, 3 usw. bzw. 1′, 2′, 3′ usw. Seitennerven. Sonstige Erklärungen im Text. Nach Troll 1959.

Mit den morphologischen Umbildungen derartiger Blattorgane gehen anatomische Veränderungen einher, die sich besonders auf die Verteilung des Assimilationsparenchyms und die Anordnung der Leitbündel erstrecken. Das Assimilationsparenchym ist wie bei den äquifazialen Blättern (5.4.1.) auf der gesamten Oberfläche des Blattorgans entwickelt. Oft ist ein geschlossener Bündelbogen mit endoskopen Xylemteilen vorhanden (Abb. 171 D—F). Dieser Bündelbogen entsteht auf zweierlei Art. Einmal können infolge der schwindenden Blattoberfläche die beiden Randbündel so weit genähert werden, daß der Abstand zwischen ihnen dem Abstand zwischen den übrigen Leitsträngen entspricht (D). Häufig verschmelzen die beiden Randbündel (D, 4 4′) miteinander zum Ventralmedianus (E, *vm*). Zum anderen kann sich der Bündelbogen dadurch schließen, daß mit zunehmender Reduktion der Blattoberseite die randlichen Leitbündelverzweigungen nach oben bilden (F).

Unifaziale Blätter sind vor allem bei den Monokotyledonen verbreitet (z. B. *Allium cepa*, *A. schoenoprasum*, *Juncus glaucus*, *J. effusus*), deren drehrunde Blätter äußerlich Sproßachsen gleichen. Der Blattgrund dieser Laubblätter ist bifazial gebaut. Durch Abflachung unifazialer Blätter entstehen schwertförmige, unifaziale Flachblätter (z. B. *Iris*-Arten).

Entwicklungsgeschichtliche Studien haben gezeigt, daß unifaziale Blätter einschließlich der unifazialen Blattstiele in abgeflachter Form angelegt werden können. An diesen Primordien ist der spätere Randverlauf noch nicht festgelegt. Die Ränder des Primordiums können zu definitiven Blatträndern werden. Bei unifazialen Strukturen ist dies nicht der Fall, da keine Randentwicklung stattfindet. Im Gegensatz zu den bifazialen Blättern, bei denen die Blattachse mit Hilfe eines Ventralmeristems verdickt wird, soll bei unifazialen Blättern, denen die Ventralseite fehlt, ein **Rundungsmeristem** tätig sein. Bei längerer Aktivität des Rundungsmeristems kommt es zur Abrundung des Organs. Erfährt das Rundungsmeristem eine vorzeitige Hemmung, so behalten die unifazialen Strukturen annähernd die primordiale Furchung bei (sulkat unifazial). In diesem Fall kann der Bündelbogen auf der adaxialen Seite offen bleiben.

In jüngster Zeit wurde diese Unifazialitäts-Theorie gänzlich abgelehnt, da die Blattprimordien unifazialer Strukturen (z. B. *Pelargonium peltatum*, *Stephania hernandifolia*) mit denen bifazialer Blattorgane völlig übereinstimmen sollen. Beide besitzen eine Adaxialseite, die an ihrem Rand ein kontinuierliches „Urmeristem" (primäres Randmeristem oder „Vegetationslinie") ausbildet. Letzteres entsteht durch eine Meristeminkorporation in der Blattanlage, d. h. daß der junge Blattvegetationspunkt die transversal benachbarten Meristemabschnitte zum Wachstum anregt („Vegetationslinie"). Bei bifazialen Laubblättern verwandelt sich das primäre Randmeristem direkt zum definitiven Blattrand. Bei unifazialen Blattstrukturen dagegen werden die Adaxialseite und das Randmeristem frühzeitig in ihrer Entwicklung gehemmt. Daher gibt es keine unifazialen Blattstrukturen, sondern nur „subunifaziale" bzw. „unifazialoide" Formen. Damit entfällt auch der Begriff des Rundungsmeristems, da bei allen subunifazialen Blättern bzw. Blattstielen stets eine Ventralseite, auch wenn diese stark eingeengt ist, nachgewiesen werden kann.

Die Querzone peltater Spreiten (5.3.2.) entsteht nach dieser Auffassung durch eine Meristeminkorporation im Bereich des Ventralmeristems.

5.4.2. Gymnospermen

Die Nadelblätter der Koniferen sind in der Regel xeromorph gebaut. Durch das geringe Randwachstum und einer stärkeren Dickenentwicklung wird bei den *Pinus*-Arten die Blattunterseite gefördert (Abb. 172). Im Querschnitt ergibt sich, je nach der Anzahl der

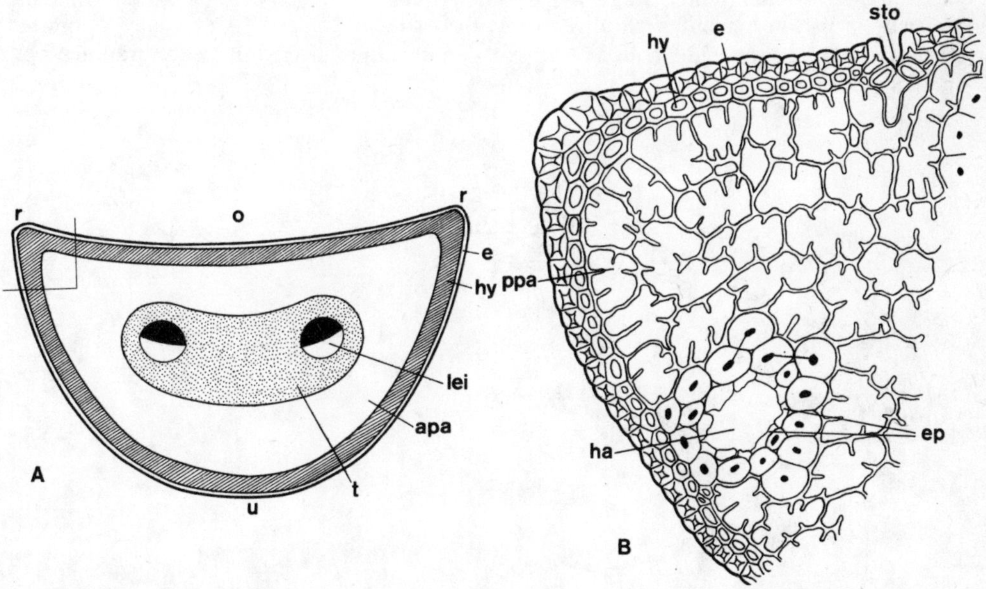

Abb. 172. *Pinus sylvestris.* A: Blattquerschnitt schematisch. B: Querschnitt durch den Blattrand. Der mit dem Winkel markierte Rand (*r*) in A ist in B im zellulären Bild wiedergegeben. Unter den allseitig verdickten Epidermiszellen (*e*), die mit Ausnahme der Schließzellen tot sind, liegt die Hypodermis (*hy*) mit ebenfalls toten, allseitig verdickten Zellen. Die lebenden Schließzellen werden durch die benachbarten Armpalisaden ernährt. *o* Ober-, *u* Unterseite des Blattes, *sto* Stomata, *ppa* Palisadenparenchym, *apa* Assimilationsparenchym, *ha* Harzkanal, *ep* Epithelzellen, *lei* Leitbündel, *t* Transfusionsgewebe. A nach Troll 1959, verändert, sonst Original.

Nadelblätter an einem Kurztrieb, ein halbkreisförmiger, dreieckiger oder annähernd kreisförmiger Umriß. Bei *Pinus sylvestris* (Abb. 172 A u. B) liegen in der Blattmitte ein oder zwei Leitbündel, die von einem **Transfusionsgewebe** (*t*) umgeben sind, das oft von dem übrigen Blattmesophyll durch eine dickwandige Endodermis abgegrenzt wird. Das Assimilationsparenchym (*apa*) wird außen von einer Hypodermis (*hy*) und Epidermis (*e*), die von einer starken Kutikula bedeckt ist, abgeschlossen. Die Nadelblätter von *Pinus sylvestris* (Abb. 172 A) und von *Picea abies* zeigen eine Verwandtschaft zu äquifazialen Rundblättern (5.4.1.). Ein Querschnitt durch eine Kiefernnadel (B) läßt erkennen, daß sich um den zentralen Leitgewebestrang ein mehrschichtiges Assimilationsparenchym (*apa*) ausbreitet, das nur unter den Stomata (*sto*) direkt an die Epidermis reicht, während es sonst von einer stark verdickten Hypodermis (*hy*) begrenzt wird. Das Auftreten der faserähnlichen Hypodermiszellen und ihre Anordnung sind von Art zu Art verschieden. Eine Hypodermis kann auch fehlen. Die Form der Assimilationszellen weicht erheblich von der der üblichen Palisaden ab, da die Assimilationszellen an Querschnitten isodiametrisch und nur an Längsschnitten zylindrisch erscheinen. Sie besitzen eine plattenartige Gestalt. Das Querschnittsbild zeigt außerdem, daß die einzelnen Assimilationszellen durch zahlreiche ins Zellumen vorspringende Zellwandleisten gekammert werden, so daß man die Assimilationszellen der Kiefer als **Armpalisaden** bezeichnen kann. Bei *Picea abies* (Abb. 173) fehlen diese Leisten. Die Zellwände sind hier wellenförmig gestaltet. Bei den Zellwandleisten handelt es sich um lokale Zellwandverdickungen, die die innere Oberfläche erheblich vergrößern. Die stark verdickten, toten Zellen der Epidermis und Hypodermis bilden einen wirksamen Transpirationsschutz, der noch durch das Versenken der Stomata verstärkt wird (5.7.3.1.). Die lebenden Schließzellen stehen mit den Armpalisaden in Verbindung. Bei der Gattung *Pinus* sind die Stomata in langen, parallel zu den Leitbündeln verlaufenden Reihen angeordnet. Da die Vorhöfe mit kornförmigen Wachsausscheidungen ausgefüllt sind, erscheinen diese Stomatareihen oft als weiße Linien. Bei *Pinus* und anderen Koniferen sind die Mesophyllzellen in Schichten parallel zur Blattoberfläche gelagert. An radialen Schnitten erkennt man die Interzellularräume, die mit den substomatären Interzellularräumen verbunden sind.

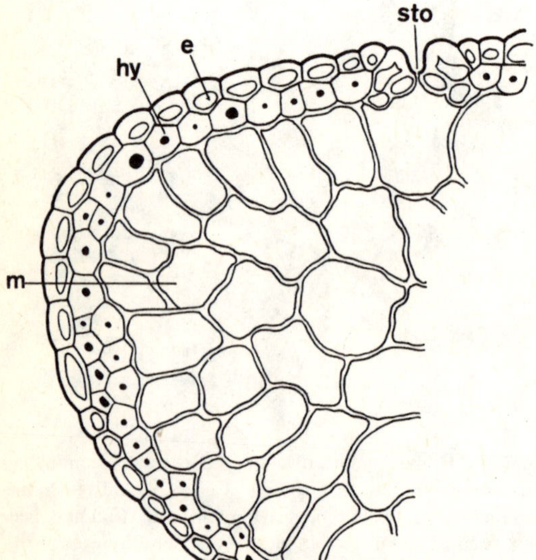

Abb. 173. *Picea abies*. Teil eines Blattquerschnittes. *m* Mesophyll mit gewellten Chlorenchymzellen, *e* Epidermis, *hy* Hypodermis, *sto* Stomata. Original.

Während bei *Pinus sylvestris* und *Picea abies* das Assimilationsparenchym nur aus Armpalisaden besteht, ist bei anderen Gymnospermen eine Differenzierung in ein Palisaden- und Schwammparenchym gegeben. So kann man z. B. in den Blättern von *Araucaria, Ginkgo, Sequoia, Cunninghamia* und bei vielen Cycadeen auf der adaxialen Blattseite ein Palisadenparenchym und auf der abaxialen Seite des Blattes ein Schwammparenchym beobachten. Manche Arten besitzen auf beiden Blattseiten ein Palisadenparenchym (z. B. *Araucaria, Podocarpus*).

Im Blattmesophyll der meisten Koniferen verlaufen Harzkanäle (Abb. 172B, *ha*) von unterschiedlicher Länge. Die zarten Epithelzellen (*ep*) des Harzkanals, die in den schizogen entstandenen Interzellulargang Harze abscheiden, sind von einer sklerenchymatischen Scheide umgeben, die bei *Pinus sylvestris* an die Hypodermis grenzt. Harzkanäle können vereinzelt vom Blattmesophyll bis in die primäre Rinde des Stammes laufen (z. B. *Cryptomeria, Cunninghamia*).

Das Leitbündelsystem der Gymnospermenblätter kann auf einen einzigen medianen Nerv beschränkt sein (Koniferen, Abb. 172). Die verzweigten Nervaturen bei *Ginkgo* und den Cycadeen sind offen dichotom (5.2.4.). Die Gattung *Gnetum* besitzt eine netzartige Nervatur.

Nach dem Bau des Transfusionsgewebes lassen sich verschiedene Bautypen aufstellen (Pinaceen-, *Taxus*-, *Cycas*-, *Gingko*-, *Welwitschia*-Typ), die aber keine stammesgeschichtliche Reihe darstellen.

Beim Pinaceen-Typ (z. B. *Pinus nigra*) befindet sich innerhalb einer gut entwickelten Endodermis ein Transfusionsgewebe aus alternierenden Platten von lebenden Parenchymzellen (Transfusionsparenchym) und toten Elementen (Transfusionstracheiden). Die Parenchymzellen sitzen vornehmlich der Mitte der Endodermiszellen auf, während die Tüpfeltracheiden in der Regel auf die Radialwände der Endodermis stoßen. Durch die Ausdifferenzierung von Brückenzellen kann diese Anordnung unterbrochen werden.

Der *Taxus*-Typ (*Taxus, Sequoia, Metasequoia, Juniperus, Araucaria*) unterscheidet sich vom Pinaceen-Typ dadurch, daß an Stelle einer Endodermis eine parenchymatische Scheide tritt und Transfusionsparenchym und -tracheiden nicht in alternierenden Platten, sondern in kompakten Zellkomplexen auftreten.

Beim *Ginkgo*-Typ ist innerhalb einer geschlossenen Endodermis nur ein schwach entwickeltes Transfusionsgewebe herausdifferenziert, das sich bevorzugt an den Flanken herausbildet. Auch hier ist eine Alternanz zwischen den beiden Transfusionsgewebeelementen festzustellen.

Der *Cycas*-Typ weicht von den drei ersten Typen ab, da außerhalb der Endodermis ein akzessorisches Transfusionsgewebe entwickelt wird. Innerhalb der Endodermis differenzieren sich nur wenige Transfusionstracheiden und Transfusionsparenchymzellen, dafür aber reichlich Parenchymzellen aus. Das akzessorische Transfusionsgewebe begleitet die beiden Seiten des Zentralzylinders als ein kompaktes, sich nach außen auflockerndes Gewebe (Verbindungskomplex) und reicht als mehrschichtige Platte bis zum Blattrand.

Beim *Welwitschia*-Typ tritt an die Stelle der Endodermis auf der Ober- und Unterseite des Bündels ein doppelter Kranz von Transfusionstracheiden, der nur durch wenige Zellen mit den Xylemflanken in Verbindung steht. Das Transfusionsparenchym liegt unterhalb des Phloems und oberhalb des Xylems.

5.5. Das Laubblatt als Organ der Photosynthese

5.5.1. Photosynthese

Die Existenz lebender Systeme auf der Erde ist an die ständige Verringerung der Entropie gebunden. Dazu ist eine ununterbrochene Energiezufuhr notwendig. Die universelle Energiequelle ist die Sonne, der energieumwandelnde Prozeß die Photosynthese. **Photoautotrophe**

Pflanzen können mit Hilfe ihres Photosyntheseapparates das einfallende **Sonnenlicht in chemische Energie umwandeln** und als Biomasse speichern:

$$6\,CO_2 + 12\,H_2O \xrightarrow{h \cdot \nu} C_6H_{12}O_6 + 6\,H_2O + 6\,O_2$$

Auf diesem Wege werden jährlich weltweit ca. $2 \cdot 10^{11}$ t Kohlenstoff fixiert. Die darin gebundene chemische Energie beträgt ca. $3 \cdot 10^{18}$ kJ.

Die im Jahresdurchschnitt mit 0,12% sehr geringe Ausnutzung der eingestrahlten photosynthetisch aktiven Strahlung durch die photoautotrophen Organismen weist darauf hin, daß die Evolution dieses Prozesses nicht in Richtung einer maximalen Produktivität, sondern einer optimalen Stabilität verlaufen ist.

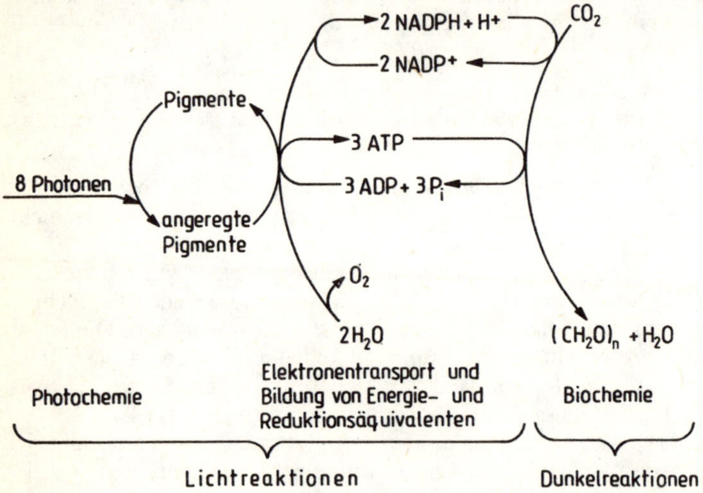

Abb. 174. Übersicht zum Gesamtprozeß der Photosynthese bei photoautotrophen Algen und höheren Pflanzen. Nach BORRISS und LIBBERT 1984.

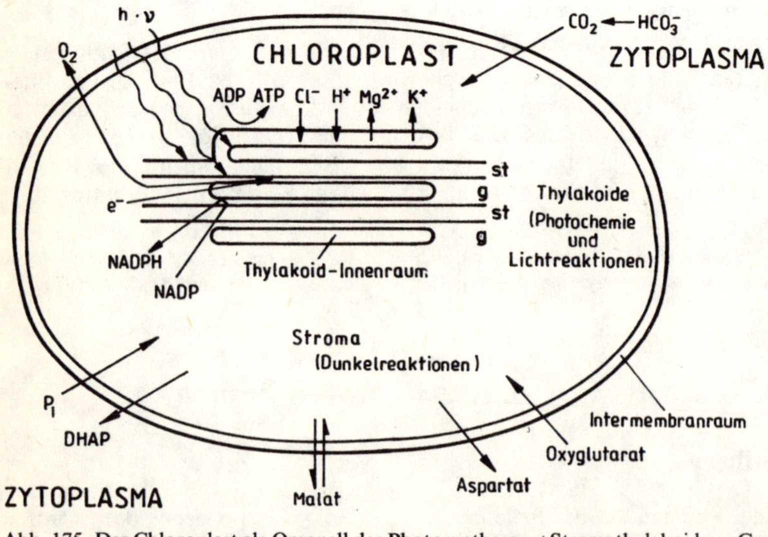

Abb. 175. Der Chloroplast als Organell der Photosynthese. *st* Stromathylakoide, *g* Granathylakoide, DHAP Dihydroxyacetonphosphat.

Die Photosynthese ist in sehr charakteristischer Weise an spezifische Strukturen und Reaktionsräume gebunden. Sie sollen nachfolgend für die Organisationsstufen Chloroplast (einschließlich der molekularen Kompartimentierung), Gewebe und Blatt besprochen werden.

Eine Übersicht über den Gesamtprozeß der Photosynthese photoautotropher Algen und höherer Pflanzen vermittelt Abbildung 174. Die Organellen der Photosynthese höherer Pflanzen sind die **Chloroplasten.** Sie sind in der Regel kugelig-oval gebaut und von einer **Doppelmembran** umgeben. Im Innenraum enthalten sie ein gut entwickeltes chlorophyllhaltiges Membransystem, die **Thylakoide.** Diese sind in einer proteinreichen Matrix, dem **Stroma**, eingebettet (Abb. 175). In den Thylakoiden vollziehen sich die Lichtreaktionen der Photosynthese, bei der Energie- und Reduktionsäquivalente entstehen. Das Kompartiment für die Dunkelreaktionen ist das Stroma. Hier läuft auch der Intermediärstoffwechsel des Chloroplasten (Synthese von Amino-, Fettsäuren, Lipiden u. a.; Aufbau, Akkumulation und Abbau der Assimilationsstärke) und die RNA- und Proteinsynthese ab (Abb. 184).

5.5.1.1. Lichtreaktionen

Die photosynthetische Umwandlung der Lichtenergie in chemisch gebundene Energie findet in der **Thylakoidmembran** des Chloroplasten statt. Sie erfordert das koordinierte Zusammenwirken verschiedener Reaktionstypen, wie sie die Lichtaufnahme, die Ladungstrennung, der Elektronentransport, die Protonenverlagerung und die enzymatische Katalyse darstellen. Die Lichtenergie wird in Form von **Lichtquanten** (Photonen) durch **Antennenpigmente** (Chlorophylle, Carotinoide) absorbiert. Diese Pigmente sind als große **Lichtsammelkomplexe** (LHC = Light Harvesting Complex) organisiert. Sie übertragen ihre Anregungsenergie auf die Reaktionszentren zweier unterschiedlicher Photosysteme, das **Photosystem I** (PS I) und das **Photosystem II** (PS II). Jedes Photosystem setzt sich aus einem Reaktionszentrum (zentrales Chlorophylldimer) und weiteren Redoxfaktoren zusammen (Abb. 176). Das Chlorophylldimer ist gleichzeitig Trapping Center (Energiefalle) und Elektronendonator.

Beide Photosysteme sind mit ihren Reaktionszentren so in Serie geschaltet, daß mit der Energie je eines absorbierten Photons ein Elektron entgegen dem **Redoxpotentialgefälle** um ca. 0,8 V „gehoben" wird (Abb. 177). Die transportierten Elektronen stammen aus der Wasserspaltung. Die vektorielle Ladungstrennung in den Reaktionszentren und der vektorielle Protonentransport schaffen in den Thylakoidmembranen einen elektrochemischen Gradienten, der die ATP-Synthese ermöglicht. Beteiligt daran ist die Membran-ATPase der Thylakoidmembran mit den Kopplungsfaktoren CF_0 und CF_1. Je nachdem,

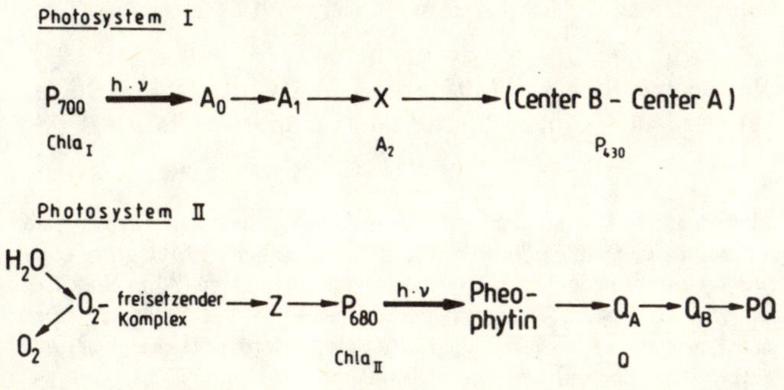

Abb. 176. Das Photosystem I und II. P_{700}, P_{680} = Chlorophyll a-Dimere der Reaktionszentren (Trapping Center; primäre photochemische e-Donatoren) verkoppelt mit Antennensystemen, die 300—500 Chl-a-Moleküle umfassen; A_0, A_1 = monomere Chl-a-Anionen; X = e-Carrier; Center A und B = gebundene Eisen-Schwefel-Proteide; Z = e-Donator, evtl. immobilisiertes Plastochinon-Kationen-Radikal; Q = Quencher; Q_A = Plastosemichinon-Eisen-Komplex; Q_B = Plastochinomolekül; PQ = Plastochinonpool.

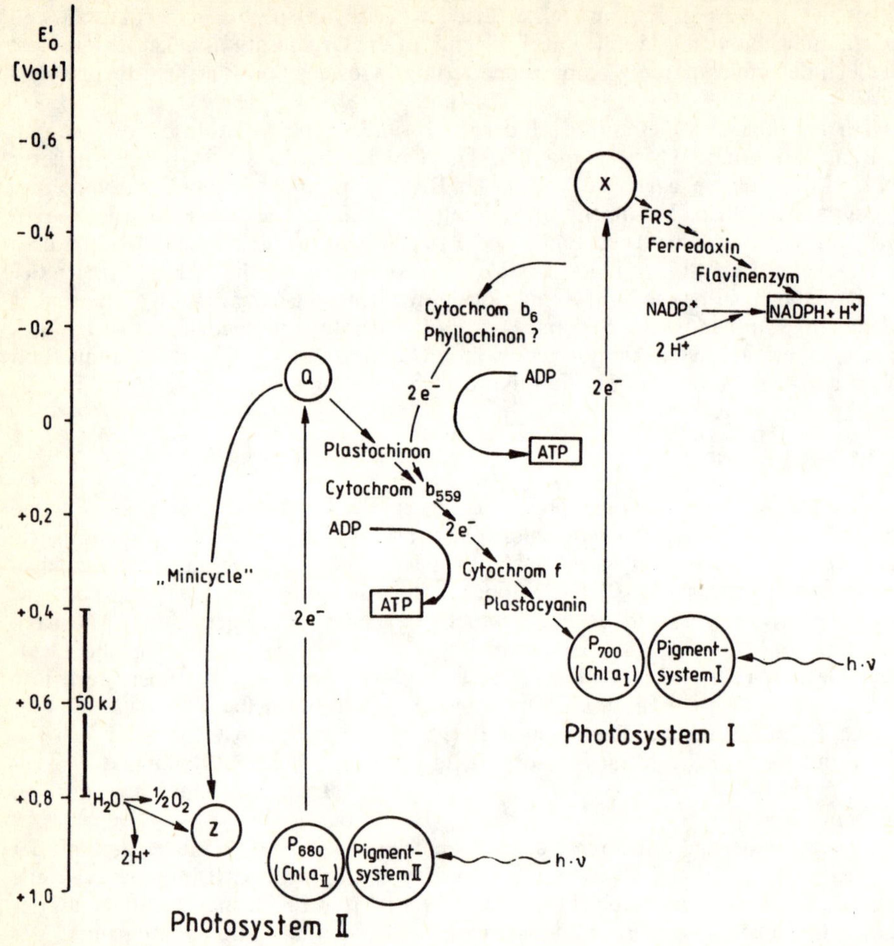

Abb. 177. Photosynthetische e-Transportkette der photoautotrophen Algen und höheren Pflanzen. Z = e-Donator des P_{680}; Q = Quencher; X = e-Akzeptor des P_{700}; vermutlich ein Eisen-Schwefel-Proteid; FRS = ferredoxinreduzierte Substanz. Produkte der nichtzyklischen e-Transportkette: NADPH + H^+ und ATP; Produkt der zyklischen e-Transportkette: ATP. Nach BORRISS und LIBBERT 1984.

ob der **e-Transport nichtzyklisch** oder **zyklisch** verläuft, entstehen Reduktionsäquivalente (NADPH + H^+) und ATP oder nur ATP. Am zyklischen e-Transport ist nur das PS I einbezogen.

Für das Verständnis der ablaufenden Prozesse kommt der Aufklärung der Zusammensetzung und der **Architektur der Thylakoide** Bedeutung zu. In den letzten Jahren konnten wesentliche Fortschritte erzielt werden. Nachgewiesen wurden eindeutige Unterschiede im Aufbau der Thylakoidbereiche (Abb. 178) in der **Partition-Region** (Kontaktfläche zwischen zwei benachbarten Thylakoiden eines Granastapels; gestapelte Membranen) und außerhalb dieses Bereiches (exponierte Membranen). Im Bereich der Kontaktflächen finden wir vor allem das PS II, das O_2-freisetzende Polypeptid und den nichtphosphorylierten LHC II-Komplex. Außerhalb der Partition-Region liegen der PS I-Komplex und der polare Chloroplastenkopplungsfaktor CF_1. Annähernd gleichverteilt sind der Cytochrom b_6/f- und der phosphorylierte LHC II-Komplex (Abb. 179). Evtl. gibt es eine laterale Wanderung des LHC II-Komplexes zwischen dem PS II- und PS I-Komplex. Ursache könnte die Phosphorylierung bzw. Desphosphorylierung der Proteine des LHC II-Komplexes sein. Offenbar handelt es sich bei diesem Vorgang um eine schnelle Lichtanpassungsreaktion der Photosynthese.

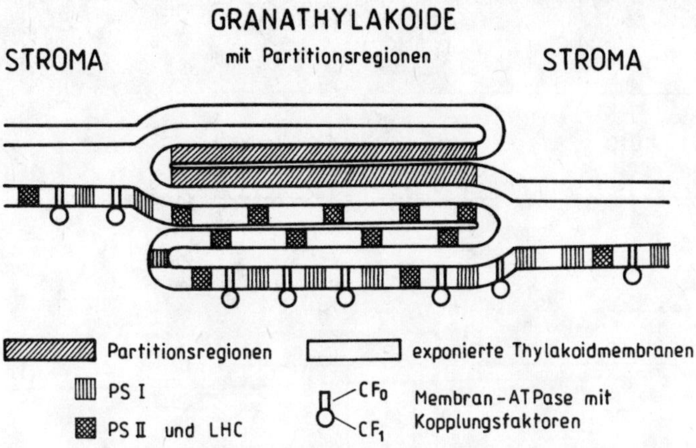

Abb. 178. Thylakoidausschnitt. Im Granabereich werden exponierte und gestapelte (Partition-Region) Thylakoidabschnitte unterschieden. Unterer Abbildungsteil: schematische Wiedergabe der Anordnung der Photosysteme I und II und der Membran-ATPase auf den einzelnen Thylakoidbereichen. LHC Lichtsammelkomplex.

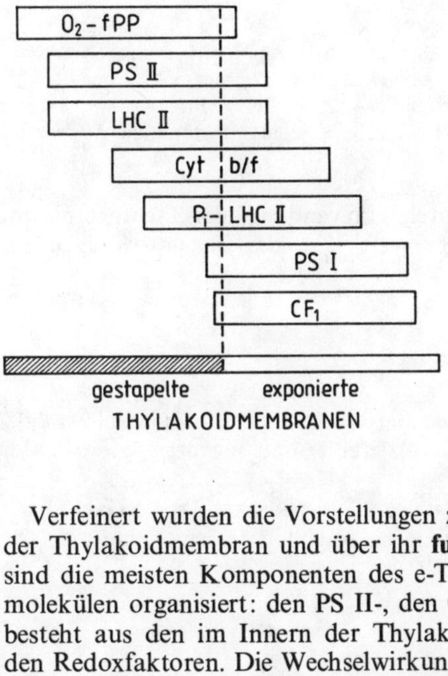

Abb. 179. Relative Verteilung der Hauptbestandteile der e-Transportkette in der exponierten und der gestapelten (Partition-)Region. O_2-fPP = sauerstofffreisetzende Polypeptide; PS II = Photosystem II; LHC II = lichtsammelnder Chlorophyll a/b-Komplex des PS II; Cyt b/f = Cytochrom b/f-Komplex; P_i-LHC II = phosphorylierter LHC II; PS I = Photosystem I; CF_1 = Chloroplastenkopplungsfaktor der ATP-Synthase. Nach ANDERSSON et al. 1985.

Verfeinert wurden die Vorstellungen zur räumlichen Anordnung der Redoxfaktoren in der Thylakoidmembran und über ihr **funktionelles Zusammenwirken** (Abb. 180). Danach sind die meisten Komponenten des e-Transportes in 3 membranüberspannenden Supramolekülen organisiert: den PS II-, den Cyt b_6/f- und den PS I-Komplex. Jeder Komplex besteht aus den im Innern der Thylakoide oder außen angehefteten Polypeptiden und den Redoxfaktoren. Die Wechselwirkung zwischen den Supramolekülen wird durch kleine e-Carrier über einen effektiven e-Carrier-Shuttle gewährleistet. Auf der Innenseite der Thylakoidoberfläche, d. h. dem Thylakoidinnenraum zugewandt, befinden sich die Orte der Wasserspaltung, das Cytochrom f und das Plastocyanin. Letzteres vermittelt den e-Transfer zwischen dem Cyt b_6/f- und dem PS I-Komplex. Auf der Außenseite der Thylakoidmembran, d. h. dem Stroma zugewandt, sind das Cytochrom b_6, das Flavinproteid (Flavinenzym) und das Ferredoxin lokalisiert. Das Ferredoxin fungiert als e-Carrier zwischen dem PS I-Komplex und dem Flavinproteid. Wahrscheinlich vermittelt es auch den e-Transfer vom PS I- zum Cyt b_6/f-Komplex beim zyklischen e-Transport. Auf der Außenseite der Thylakoidmembran liegt auch der Kopplungsfaktor CF_1 für die ATP-Synthase.

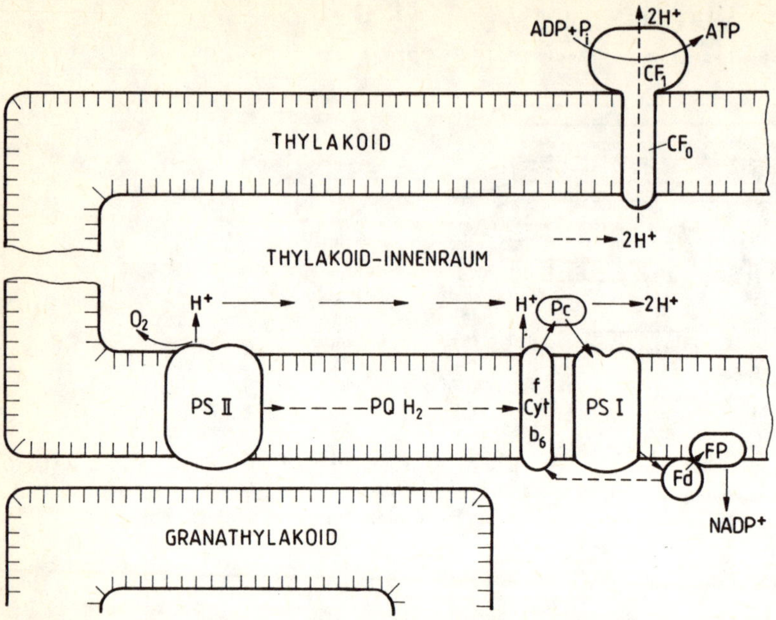

Abb. 180. Schematische räumliche Anordnung der photosynthetischen e-Transportkette in der Thylakoidmembran des Granabereiches. Aufteilung in 3 membranüberspannende (PS II, Cyt b6/f, PS II) und 4 kleine e-Carrier (PQH_2, Pc, Fd, FP) sowie Darstellung der Membran-ATPase. Pc = Plastocyanin; Fd = Ferredoxin; FP = Flavoproteid; PQH_2 = Plastochinon; CF_0, CF_1 = Kopplungsfaktoren der Membran-ATP-Synthase.

Als Produkte der Lichtreaktionen entstehen durch Umwandlung der Lichtenergie in chemische Energie ATP und NADPH + H^+. Sie werden in der sich anschließenden Dunkelreaktion im Stroma umgesetzt.

5.5.1.2. Dunkelreaktionen

Die Dunkelreaktionen laufen über den **Calvin-Zyklus** ab (reduktiver Pentosephosphatweg). Er läßt sich in drei Phasen, die carboxylierende, reduzierende und regenerierende Phase aufteilen (Abb. 181).

Die Schlüsselrolle in diesem Prozeß spielt die **Ribulose-1,5-bisphosphatcarboxylase/-Oxygenase** (RUBISCO). Sie ist ein bifunktionelles Enzym, das sowohl die Carboxylierung von Ribulose-1,5-bisphosphat (RUBP),

RUBP + CO_2 → 2mal 3-Phosphoglycerat

als auch die Oxygenierung

RUBP + O_2 → 3-Phosphoglycerat + 2-Phosphoglycolat

katalysiert. Beide Reaktionen verlaufen weitgehend irreversibel. Stets wird RUBP zwischen dem zweiten und dritten C-Atom gespalten.

Bei der **Carboxylierung** (Abb. 182) katalysiert die RUBISCO einen Austausch von Wasserstoff am C_3 der RUBP mit dem Wasserstoff des Wassers über eine Endiolbildung. An das nucleophile Carbanion (C_2-Atom) lagert sich CO_2 an. HCO_3^- kann nicht als Substrat dienen! Durch Zerfall des instabilen Zwischenproduktes entstehen zwei Moleküle Phosphoglycerat.

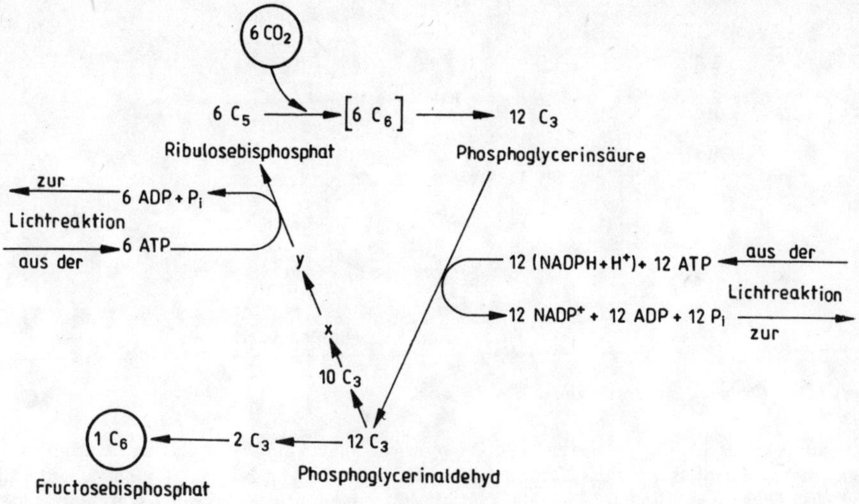

Abb. 181. Der Calvin-Zyklus im Überblick. Oben: carboxylierende Phase; rechts: reduzierende Phase; links: regenerierende Phase. Nach LIBBERT 1979.

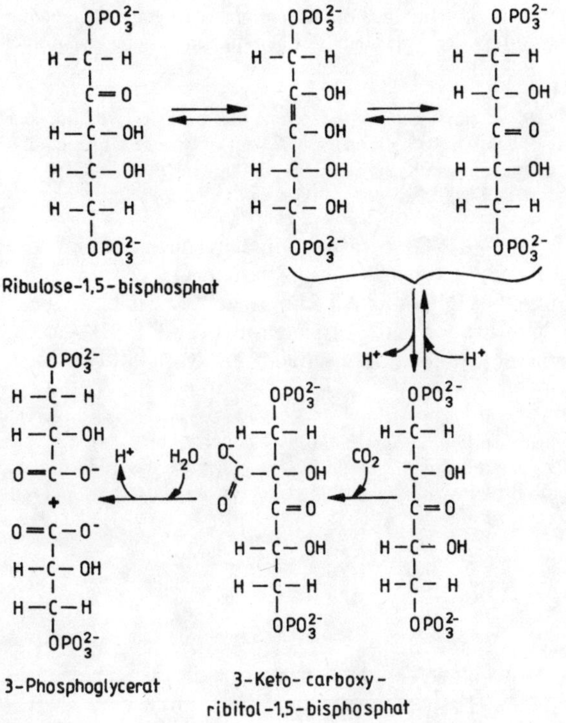

Abb. 182. Verlauf der Carboxylierungsreaktion.

Bei der **Oxygenierung** (Abb. 183) reagiert der Sauerstoff vermutlich mit dem enzymgebundenen RUBP. Zunächst entsteht auch hier ein Endiolat, das autoxidabel in ein Peroxid übergeht. Das Peroxid wird anschließend in 2-Phosphoglycolat und 3-Phosphoglycerat aufgespalten.

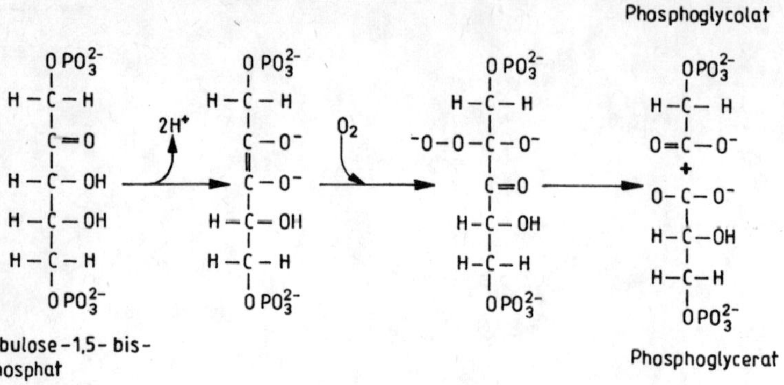

Abb. 183. Verlauf der Oxygenierungsreaktion.

Neuere Erkenntnisse belegen, Carboxylierung und Oxygenierung finden am selben aktiven Zentrum statt und laufen gleichzeitig ab. Stets wird das Zentrum durch CO_2 aktiviert, wobei sich in einer langsamen Reaktion zunächst CO_2 an das inaktive Enzym anlagert. Die endgültige Aktivierung wird durch die nachfolgende schnelle Mg^{2+}-Anlagerung erreicht:

$$\underset{\text{inaktiv}}{\text{Enzym-NH}_2 + CO_2} \rightarrow \underset{\text{inaktiv}}{\text{Enzym-NH-COO}^-} \rightarrow \underset{\text{aktiv}}{\text{Enzym-NH-COO}^- Mg^{2+}}$$

Voraussetzung für die Aktivierung im Chloroplasten ist vermutlich die Belichtung. Sie pumpt Protonen in das Thylakoidkompartiment, gleichzeitig strömen Mg^{2+}-Ionen aus dem Thylakoidinnenraum in das Stroma. Der Anstieg des Stroma-pH-Wertes von 7,0 auf 8,0 und die Erhöhung der Mg^{2+}-Konzentration auf 2—5 mM könnten die Aktivierung zur Folge haben.

Die Oxygenierungsaktivität der RUBISCO ist ein phylogenetisches Relikt, das bei der Evolution der autotrophen CO_2-Fixierung in Pflanzen erhalten blieb. Die sich daran anschließende Photorespiration kann als Anpassungskompromiß betrachtet werden, der mit einigen Kosten die Unvollkommenheiten des Carboxylierungsmechanismus der Landpflanzen kompensiert. Details werden im Abschnitt 5.5.1.3. besprochen.

Das in der Carboxylierungsphase entstandene P-Glycerat wird in der **reduzierenden Phase** zu Phosphoglycerinaldehyd reduziert (erster Zucker im Calvin-Zyklus). Dabei werden die in der Lichtreaktion entstandenen Produkte NADPH und ATP umgesetzt. Die nachfolgende **regenerierende Phase** liefert unter ATP-Verbrauch das Ausgangssubstrat RUBP zurück. In einem Umlauf des **Calvin-Zyklus** entsteht in der Endkonsequenz ein Molekül Fructose-1,6-bisphosphat (Abb. 181).

Die Verarbeitung der im Chloroplasten synthetisierten Zucker ist unterschiedlich (Abb. 184). Ein Teil verläßt den Chloroplasten (5.5.1.4.) sofort als Triosephosphat. Die verbleibenden Zucker werden für den Eigenbedarf des Chloroplasten verwendet (Lipid-, Proteinsynthesen u. a. m.) oder zeitweise als Chloroplastenstärke zwischengespeichert.

5.5.1.3. Photorespiration

Ausgangspunkt der **Photorespiration** ist **P-Glycolat** (Abb. 183), das durch die Oxygenierungsreaktion der RUBISCO aus RUBP entsteht. Es wird nach Hydrolyse durch eine spezifische Phosphatase als Glycolat aus dem Chloroplasten ausgeschieden (5.5.1.4.). Im Zytoplasma wird es von **Peroxisomen** aufgenommen und zu **Glyoxylat** oxidiert (Abb. 184). Dabei entstehendes H_2O_2 wird durch die Katalase (Leitenzym der Peroxisomen) gespalten. Nach Transaminierung durch die Glutamat-Glyoxylat-Aminotransferase oder durch die Serinsynthetase gelangt das aus Glyoxylat entstandene **Glycin** in die **Mitochondrien.** Hier entstehen aus 2 Molekülen Glycin je ein Molekül **Serin, CO_2 und NH_3.**

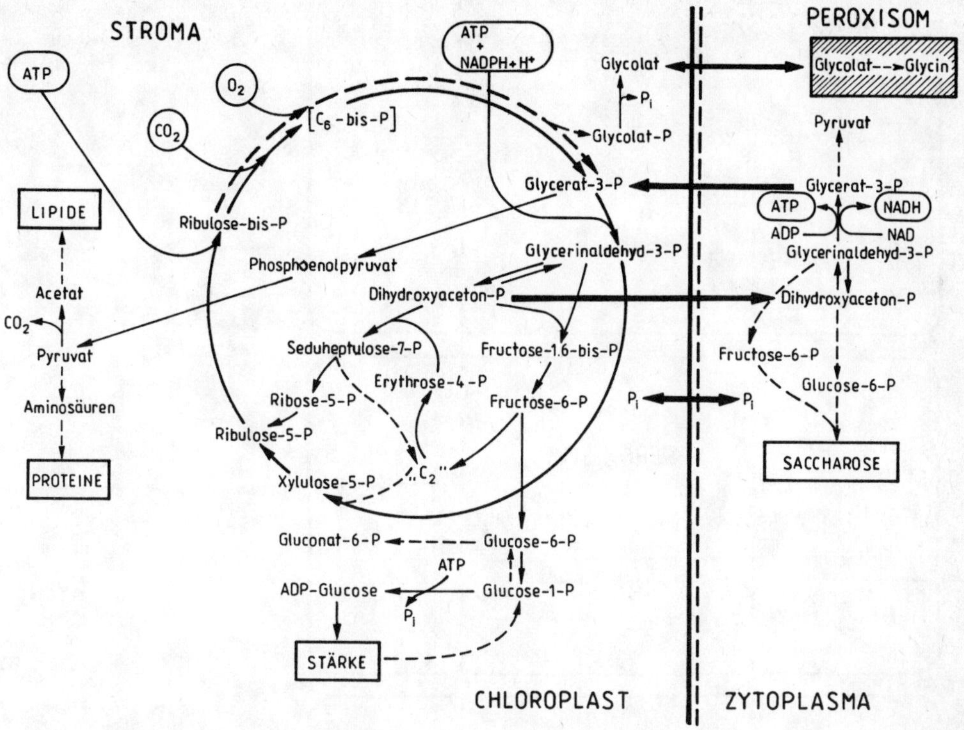

Abb. 184. Stoffwechselprozesse im Chloroplastenstroma unter Berücksichtigung der Austauschprozesse mit dem Zytoplasma und den Peroxisomen. CO_2 = enzymgebundenes C_2-Bruchstück; P_i = anorganisches Phosphat; C_6-bis-P = instabiles Zwischenprodukt der CO_2-Fixierung. Modifiziert nach MOHR und SCHOPFER 1978.

Serin wird in die **Peroxisomen** zurücktransportiert und zu **Glycerat** umgesetzt. Dieses findet nach dem Übergang in die **Chloroplasten** und Phosphorylierung zu **3-Phosphoglycerat** wiederum Eingang in den Calvin-Zyklus.

Die auffallendsten Wirkungen der Photorespiration sind Veränderungen im **Gasaustausch** der Blätter: O_2-Hemmung der CO_2-Fixierung und Stimulierung einer CO_2-Freisetzung am Licht. Infolge der zur CO_2-Produktion äquivalenten NH_3-Bildung spielt die Photorespiration eine wichtige Rolle im **N-Stoffwechsel** der Pflanzen: der Gesamt-N-Umsatz in der Photorespiration ist etwa 10mal größer als die primäre N-Assimilationsrate der Pflanze! Während die Abgabe von Glycolat und Glyoxalat aus dem photorespiratorischen Zyklus durch die Pflanze toleriert wird, führt ein ständiger NH_3-Verlust aus dem Zyklus zum Tod. Ein effektiver **Shuttle-Mechanismus** (Dicarboxylator, Abb. 185) verhindert das normalerweise. Das in den Peroxisomen freigesetzte NH_4 wird im Chloroplasten über die Glutaminsynthase zu Glutamin umgesetzt. Über die Glutamatsynthase entstehen aus Glutamin und α-Oxoglutarat 2 Moleküle Glutamat. Das Glutamat des Chloroplasten wird dann gegen 2-Oxoglutarat des Zytoplasmas ausgetauscht. Die primäre Funktion des Chloroplasten-Glycolat-Transportes ist die Aufrechterhaltung dieses Shuttles.

Die absolute Photorespirationsrate wird durch die Rate der RUBP-Regeneration, das CO_2/O_2-Verhältnis im Chloroplasten und die Menge sowie die kinetischen Eigenschaften der RUBISCO bestimmt. Bei 25 °C, normalen atmosphärischen CO_2- und O_2-Partialdrucken und niedriger Stomataleitfähigkeit liegt das Carboxylierungs-/Oxygenierungsverhältnis von Calvin-Zyklus-Pflanzen (C_3-Pflanzen) bei ca. 4:1. Temperaturerhöhungen stimulieren die Photorespiration stark: zu 2/3 über temperaturinduzierte Veränderungen der RUBISCO-Spezifität, zu 1/3 durch das dann geringere CO_2/O_2-Partialdruckverhältnis.

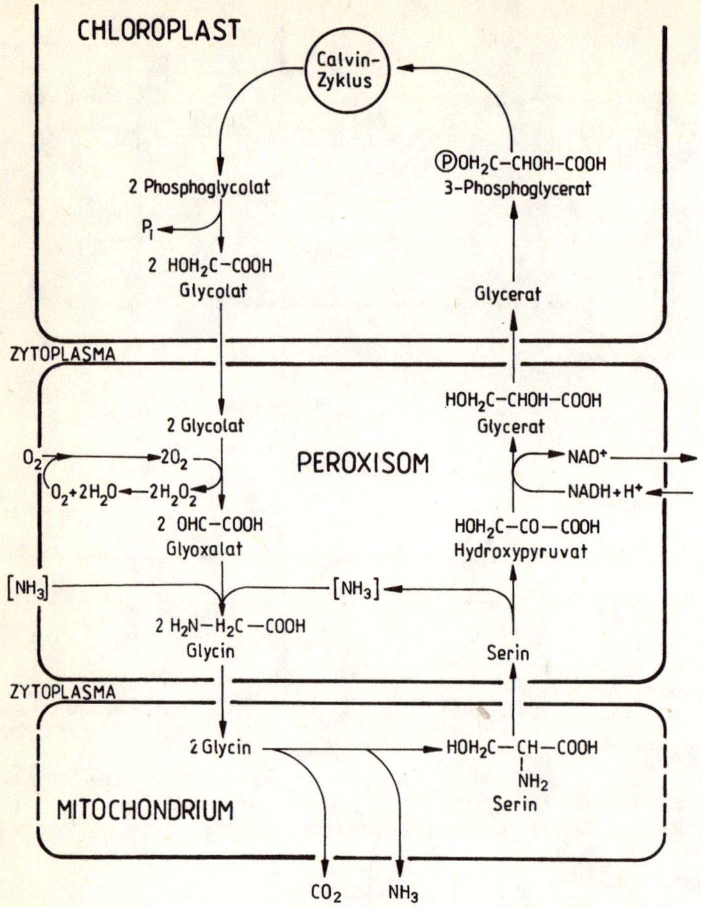

Abb. 185. Photorespiration. Reaktion und beteiligte Zellkompartimente.

Veränderungen im RUBP-Carboxylase/Oxygenase-Verhältnis können auch durch Mn^{2+} bewirkt werden.

Der photorespiratorische Weg ist offenbar nur notwendig, wenn die Oxygenierungsaktivität der RUBISCO auftritt. Wird diese unterdrückt, verschwindet er. Da eine Hemmung der Photorespiration bei ablaufender Oxygenierungsreaktion der RUBISCO bei C_3-Pflanzen zum Tode führt, könnten entsprechende Hemmstoffe der Photorespiration bei diesen Pflanzen wirkungsvolle selektive Herbizide sein.

Durch die Photorespiration der C_3-Pflanzen werden 75% des aus dem Chloroplasten als Folge der Oxygenierungsreaktion der RUBISCO exkretierten Glycolats in den Calvin-Zyklus zurückgeführt. 25% werden als CO_2 freigesetzt. Daraus resultiert ein relativ hoher CO_2-Kompensationspunkt der C_3-Pflanzen. Zusätzlich wird 1 ATP verbraucht, d. h. ca. 3% des Gesamt-ATP-Bedarfs. Es ist offen, ob die Photorespiration nur der Rückgewinnung des Glycolats bei der stammesgeschichtlich unvermeidbaren Oxygenasereaktion der RUBISCO dient oder auch dem Schutz des Photosystems unter starker Licht- und mangelhafter CO_2-Versorgung.

5.5.1.4. Zytoplasma-Chloroplastenaustauschprozesse

Der Chloroplast ist durch den Besitz seiner **doppelten Membran** räumlich von Zytoplasma und den anderen Zellkompartimenten getrennt. Ein Stoffaustausch vollzieht sich nur über diese Doppelmembranen und hängt von den spezifischen Durchlässigkeitseigenschaften dieser Membranen ab.

Die Chloroplastenmembranen enthalten wie die Thylakoide Galactosylglycerole als Hauptlipide. Ein weiterer Hauptbestandteil ist Phosphatidylcholin. An Pigmenten kommen lediglich Carotinoide und Chinone vor. Auffallend ist der gegenüber Thylakoidmembranen relativ geringe Proteingehalt der Chloroplastenmembranen (Protein/Lipidverhältnis 0,5—0,8; bei Thylakoiden ca. 2). Das trifft vor allem für die **äußere Membran** zu. Sie wäre damit eine Hauptbarriere für den Transport hydrophiler Lösungen. Da sie aber Poren von 2,5—3 nm Durchmesser besitzt, wirkt sie eher als **Molekularsieb.** Moleküle mit einem Molekulargewicht > 7000 werden am Durchtritt gehindert.

Die Kontrolle über den Durchfluß der meisten kleinen Moleküle übt die **innere Membran** aus, gewöhnlich über spezifische **Transportproteine (Translokatoren).** Die innere Chloroplastenmembran ist gut für CO_2, gering dagegen für HCO_3^- permeabel.

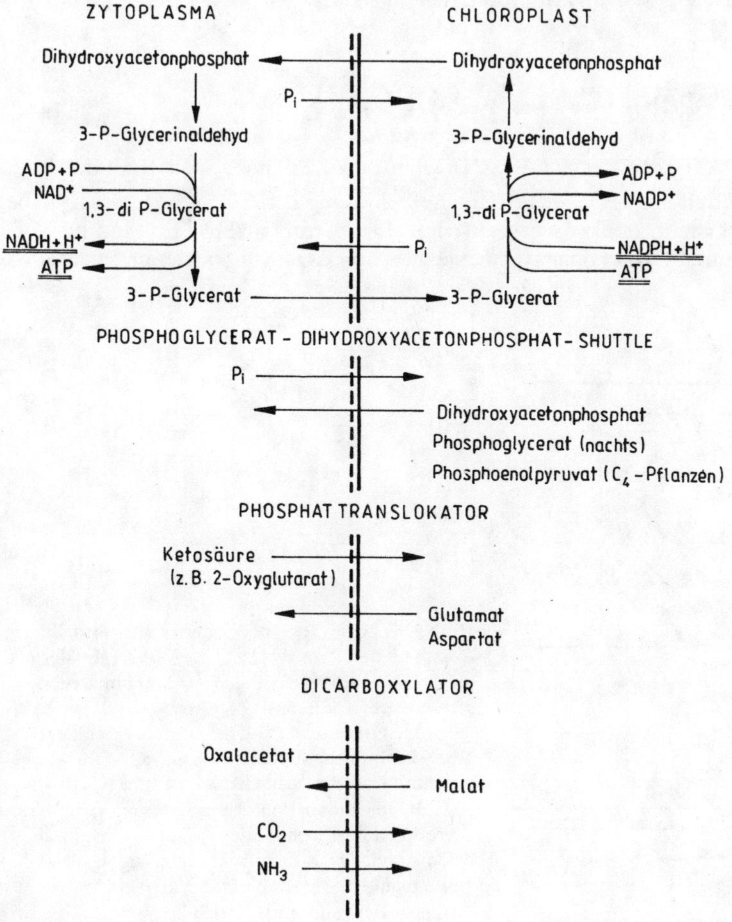

Abb. 186. Metabolitaustausch zwischen dem Chloroplasten und dem Zytoplasma. Shuttle-Mechanismen und Translokatoren.

Über die Chloroplastenmembranen wird zwischen dem Stroma und dem Zytoplasma ein Protonengradient aufgebaut, der am Licht einen höheren, im Dunkeln einen niedrigeren pH-Wert im Stroma bedingt. Er ist ein wichtiger Regulator der CO_2-Fixierung: bei einem Stroma-pH von 7,0 ist die CO_2-Fixierung gering; maximale CO_2-Fixierung findet bei pH 8,0 statt. Die pH-empfindlichen Schritte sind die Aktivierung der Fructose- und Sedoheptulosebisphosphatase durch Licht über das ferredoxinabhängige Thioredoxinsystem. Die Enzymaktivität ist pH-abhängig. Außerdem ist das Enzym selbst sehr pH-empfindlich.

Eine zentrale Rolle in den Austauschprozessen zwischen Chloroplast und Zytoplasma spielt der **Phosphoglycerat-Dihydroxyacetonphosphat-Shuttle** (Abb. 186): er versorgt das Zytoplasma mit Reduktions- und Energieäquivalenten aus der Photosynthese. Dieser Transport wird ebenfalls durch die innere Chloroplastenmembran vermittelt. Sie ist für Adenosinphosphate (AMP, ADP, ATP) und für Pyridinnucleotide (NAD, NADP) undurchlässig. Im Shuttle wird über einen **Phosphattranslokator** das Hydroxyacetonphosphat der Chloroplasten gegen Phosphat aus dem Zytoplasma ausgetauscht. Das Dihydroxyacetonphosphat wird im Zytoplasma durch Glycolyseenzyme zu 3-Phosphoglycerat unter ATP- und NADH-Gewinn oxidiert. Der Rücktransport des Phosphoglycerats erfolgt wiederum in einem Shuttle im Austausch gegen Phosphat. Reguliert wird der Shuttle durch das Phosphorylierungs- und Reduktionspotential des Zytoplasmas. Oft dient der Austausch mit Phosphat nur dem Abtransport von Triosephosphaten (Antiport).

5.5.2. Photosynthesetypen (C_3, C_4, CAM, C_1)

Die weit höhere CO_2-Aktivität der RUBISCO (Km_{CO_2} ca. 20 µM; O_2-Affinität Km_{O_2} ca. 300 mM) erlaubt durch eine zwei- bis dreifache Erhöhung der CO_2-Konzentration die weitgehende **Unterdrückung** ihrer **Oxygenaseaktivität.** Die natürliche Selektion hat im Verlauf der Evolution zumindest **drei Haupttypen** eines solchen **CO_2-Konzentrierungsmechanismus** hervorgebracht:

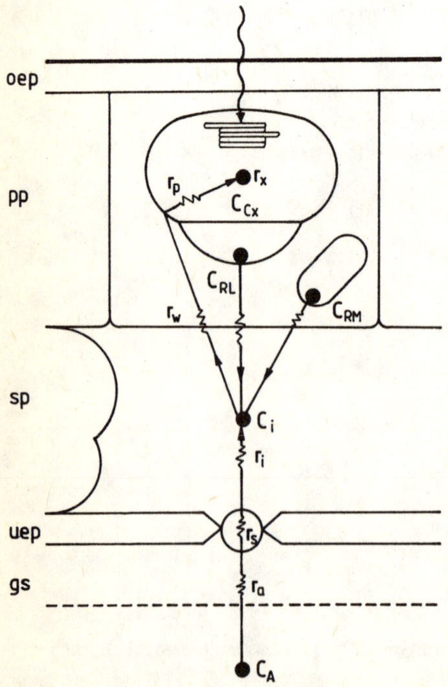

Abb. 187. CO_2-Transportwiderstände eines Blattes während der Photosynthese. *oep* obere Epidermis, *pp* Palisadenparenchym, *sp* Schwammparenchym, *uep* untere Epidermis, *gs* Grenzschicht im blattnahen Luftraum. CO_2-Konzentrationsgefälle (C_A) über die Interzellularluft (C_i) zum Konzentrationsminimum am Ort der Carboxylierung (C_{CX}). CO_2-Freisetzung durch Photorespiration (C_{RL}) und Respiration in Mitochondrien (C_{RM}). Transpirationswiderstände: r_a = Grenzwiderstand, r_s = physiologisch regulierbarer stomatärer Widerstand, r_i = Diffusionswiderstand im Interzellularsystem, r_w = Lösungswiderstände beim Übergang in die flüssige Zellwandphase und ins Zytoplasma, r_x = „Carboxylierungswiderstand". Nach LARCHER 1973.

— den interzellulären Transport von C_4-Dicarbonsäure im Symplasten von benachbarten Zellen bei C_4-Pflanzen
— den intrazellulären Transport von Malat durch den Tonoplasten der Vakuole bei den CAM-Pflanzen (Crassulaceae Acid Metabolism)
— HCO_3^--Transportsysteme bei aquatischen Pflanzen.

Bei der Betrachtung dieser Vorgänge darf nicht vergessen werden, daß die CO_2-Konzentrierungsmechanismen nur einen Teilschritt im komplexen Prozeß der CO_2-Aufnahme durch die Blattzelle darstellen (Abb. 187). Über physiologische Mechanismen kann die Pflanze an mehreren Stellen regelnd eingreifen. Das gilt insbesondere für die Regelung der CO_2-Konzentration in den Interzellularen über den stomatären Diffusionswiderstand (5.7.3.). Erst einsetzender Wassermangel stört diesen Regelmechanismus. Die Leistungsfähigkeit des Carboxylierungssystems bestimmt aber letztlich die Steilheit des CO_2-Gradienten im Blatt und damit die CO_2-Diffusionsgeschwindigkeit (Abb. 187).

5.5.2.1. C_4-Weg der Photosynthese

Dieser CO_2-Konzentrierungsmechanismus (**C_4-Carbonsäureweg**, Hatch-Slack-Weg) basiert auf einer **räumlichen Trennung** von **Carboxylierungs-** und **Decarboxylierungsvorgängen.** Seine Ausprägung ist an die Herausbildung der **Kranzanatomie** der **Blätter** gebunden (Abb. 169). Die Gefäßbündel im Blatt solcher Pflanzen sind von einem Ring großer Zellen mit großen Chloroplasten umgeben, den **Bündelscheidenzellen** (5.4.1.). Bei einigen C_4-Pflanzen fehlen diesen Chloroplasten die Grana. Der dadurch eventuell bedingte Ausfall des Photosystem II und damit der Reduktionsäquivalente könnte über den Phosphoglycerat-Dihydroxyacetonphosphat-Shuttle der Mesophyllzellen, verbunden mit einem Symplastentransport, kompensiert werden. An die Bündelscheidenzellen schließen sich die **Mesophyll-**

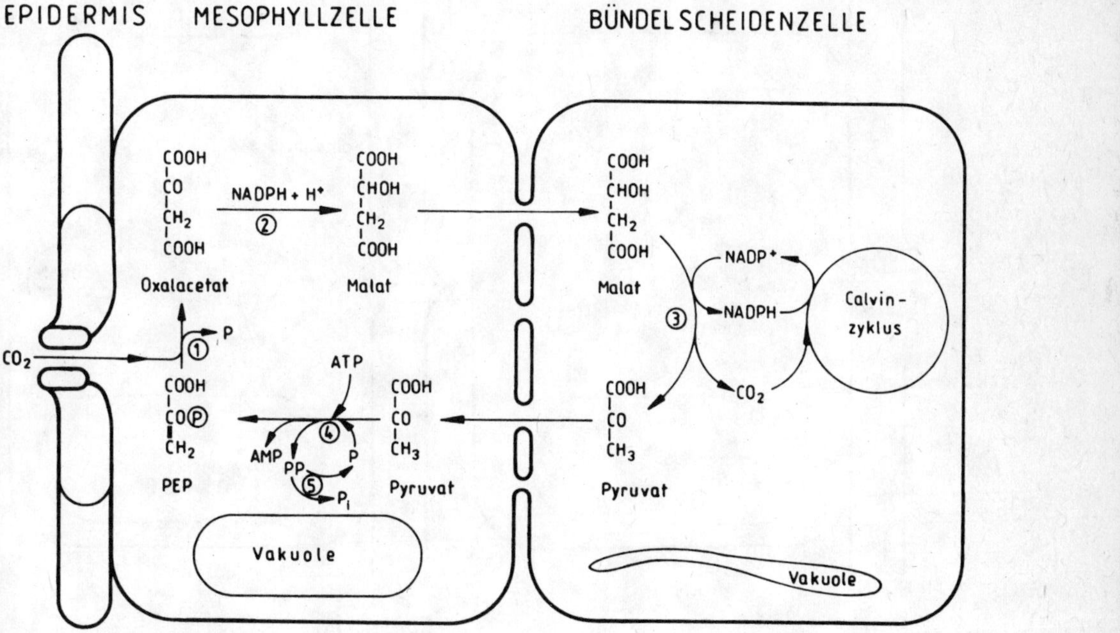

Abb. 188. C_4-Weg der Photosynthese. Malat-Typ. PEP Phosphoenolpyruvat. Beteiligte Enzyme: ① PEP-Carboxylase, ② Malatdehydrogenase, ③ Malatenzym, ④ Pyruvatphosphatdikinase, ⑤ Pyrophosphatase.

zellen an. Sie bilden einen äußeren Ring aus meist kleineren Zellen mit kleinen, gewöhnlich stärkefreien Chloroplasten.

Die **Mesophyllzellen** assimilieren zunächst mittels der **PEP-Carboxylase** CO_2 in Form von **C_4-Carbonsäuren** (Malat- oder Aspartattyp). Das wichtigste Enzym dieses Fixierungsweges ist die **Pyruvatphosphatdikinase.** Es phosphoryliert Pyruvat zu Phosphoenolpyruvat und macht es damit für die PEP-Carboxylase verfügbar: Pyruvat + ATP + P_i → Phosphoenolpyruvat + AMP + PP_i + 2 H^+. Der Import von Pyruvat in die Mesophyllzellenchloroplasten und der Export von Phosphoenolpyruvat verläuft über einen speziell bei C_4-Pflanzen dafür angepaßten Phosphattranslokator. Die C_4-Carbonsäuren werden über den Symplastenweg in die **Bündelscheidenzellen** transportiert und dort über einen von 3 möglichen **Decarboxylierungswegen** (NADP- oder NAD-Malat-Enzym, bzw. PEP-Carboxykinase) decarboxyliert (Abb. 188). Das freigesetzte CO_2 wird über den **Calvin-Zyklus** mittels der RUBISCO **refixiert.** Der Rest-C_3-Körper gelangt über den Symplastenweg in die Mesophyllzellen zurück und wird hier erneut zur CO_2-Fixierung verwendet. In den Bündelscheidenzellen entsteht auf diese Weise eine ca. 10fach höhere CO_2-Konzentration als in der Atmosphäre. Das ist bedingt durch die gegenüber der RUBISCO deutlich höheren Aktivitäten der PEP-Carboxylase und der Decarboxylasen. Die hohe CO_2-Konzentration hemmt weitgehend die Oxygenaseaktivität der RUBISCO. Eventuell noch durch Photorespiration entstehendes CO_2 wird über die PEP-Carboxylase der Mesophyllzellen refixiert. Der CO_2-Kompensationspunkt der C_4-Pflanzen ist deshalb praktisch gleich Null.

Da die PEP-Carboxylase gegen Sauerstoff unempfindlich ist und Mesophyllzellen keine RUBISCO besitzen, reagiert die C_4-Photosynthese auf O_2-Partialdruckveränderungen zwischen 1 und 21 kPa nicht. Das erlaubt den C_4-Pflanzen eine potentiell höhere CO_2-Fixierungsrate als den C_3-Pflanzen. Außerdem sind sie weniger anfällig gegen Photoinhibition.

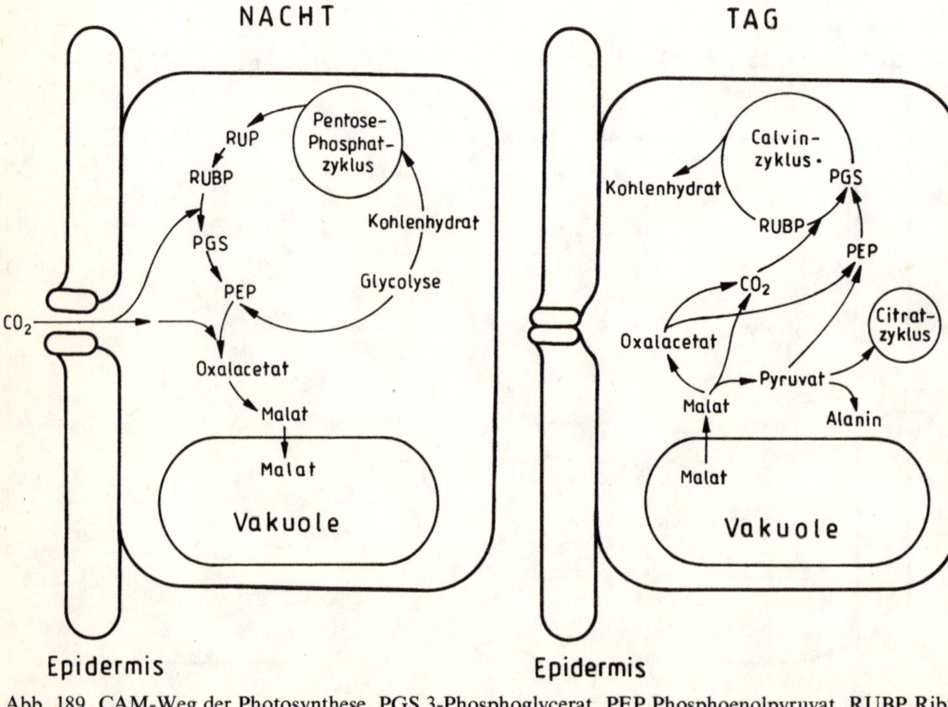

Abb. 189. CAM-Weg der Photosynthese. PGS 3-Phosphoglycerat, PEP Phosphoenolpyruvat, RUBP Ribulose-1,5-bisphosphat, RUP Ribulose-5-phosphat.

5.5.2.2. CAM-Weg der Photosynthese

Bei diesen Pflanzen basiert der CO_2-Konzentrierungsmechanismus auf einer **zeitlichen Trennung** der **Carboxylierungs-** und **Decarboxylierungsreaktionen.** Pflanzen mit CAM-Weg (Crassulaceae Acid Metabolism = **Crassulaceae-Säurestoffwechsel**) fixieren mittels **PEP-Carboxylase** die Hauptmenge ihres CO_2 im **Dunkeln** (Abb. 189). Der assimilierte Kohlenstoff wird als **Malat** in großen **Vakuolen gespeichert.** In der nachfolgenden Lichtperiode wird Malat erneut in den Symplasten gebracht und decarboxyliert. Dadurch entstehen zeitweise hohe CO_2-Konzentrationen, die die Oxygenaseaktivität der RUBISCO hemmen. Der CAM-Weg ist mit einer ausgeprägten diurnalen pH-Rhythmik des Vakuolensaftes verbunden **(diurnaler Säurerhythmus).** Im diurnalen Verlauf des CO_2-Austausches können **4 Phasen** unterschieden werden, wobei *Kalanchoe* als Beispiel dienen soll:
- Carboxylierungsphase und Speicherung von Malat in der Vakuole im Dunkeln
- am Beginn der Lichtperiode hoher CO_2-Ausstoß, gefolgt von einer Lichtfixierung von CO_2 mit gradueller Verschiebung des CO_2-Fixierungsanteils vom CAM- zum C_3-Weg. Am Ende dieser 2. Phase dominiert der C_3-Weg
- Stomataschluß, da Malat decarboxyliert wird. Dadurch entsteht im Zytoplasma eine CO_2-Konzentration von 1% oder mehr. Außerdem setzt die Synthese von Kohlenhydraten ein
- nur noch minimale Malatdecarboxylierung und niedrige CO_2-Fixierungsraten über den C_3-Weg.

Umsteuerungen des C_3-Weges in den CAM-Weg und zurück in Abhängigkeit von veränderten Umweltbedingungen sind bei mehreren Pflanzen wiederholt nachgewiesen worden. Dabei gibt es Ähnlichkeiten zu Veränderungen im Blattstoffwechsel beim Altern des Blattes (5.10.1.).

Die am Beginn der Lichtphase sehr hohe CO_2-Konzentration bedingt eine geringe Stomataleitfähigkeit und verhindert damit praktisch jeden CO_2-Verlust. Oft bleibt unter ariden Bedingungen der Stomataapparat sogar über viele Tage völlig geschlossen, häufig auch nachts. Damit wird die CO_2-Aufnahme auf die Refixierung des durch die Respiration entstandenen CO_2 begrenzt. Der Vorteil liegt darin, daß sukkulente Pflanzen auf diese Weise bei hohem Wasserpotential auch bei Abwesenheit eines Netto-CO_2-Austausches ihren photosynthetischen Apparat funktionsfähig zu halten vermögen.

Die Analogien zwischen CAM- und C_4-Weg treten deutlich zutage. Unterschiede ergeben sich vor allem in der Größe der Umsatzraten. Sie sind bei den CAM-Pflanzen durch die Verfügbarkeit des carboxylierenden Substrates und die Speicherkapazität der Vakuole für Malat begrenzt. So können innerhalb eines 10stündigen Tages C_4-Pflanzen ca. 20mal mehr CO_2 fixieren als CAM-Pflanzen in einer 10stündigen Nacht.

5.5.2.3. HCO_3^--Anreicherung („C_1-Weg“)

Alle **Wasserpflanzen** sind C_3-Pflanzen. Sie haben offenbar durch die Ausprägung eines HCO_3^--Aufnahmemechanismus der Zelle und durch die Entwicklung von gasgefüllten Lacunen eine Selektion des C_4-Stoffwechsels vermieden. Wir finden unter ihnen Pflanzen, die nur HCO_3^- oder HCO_3^- und CO_2 nutzen, wobei eine HCO_3^--Anreicherung stattfindet. In Analogie zur C_4-Photosynthese kann der HCO_3^--Anreicherungsweg als „C_1-Photosynthese“ bezeichnet werden. Wichtige Bestandteile dieses Weges sind ein **Transmembrancarrier für HCO_3^-** und das Enzym **Carboanhydrase** (Abb. 190). Der Carriermechanismus ist offenbar ein elektrogener HCO_3^--Transport oder ein HCO_3^--H^+-Kotransport. Eventuell gibt es noch andere, artabhängige Mechanismen. Der Anreicherungsmechanismus für anorganisches HCO_3^- im Zytoplasma ist sehr effektiv. Durch ihn sind Konzentrationserhöhungen bis zum tausendfachen der Außenkonzentration möglich.

Die Funktion der **Carboanhydrase** besteht in der Umwandlung des akkumulierten HCO_3^- in das für die RUBISCO nutzbare CO_2. Da Carriermechanismus und Carboanhydrase weit aktiver als die RUBISCO sind, liegen am CO_2-Fixierungsort ca. zehnfach

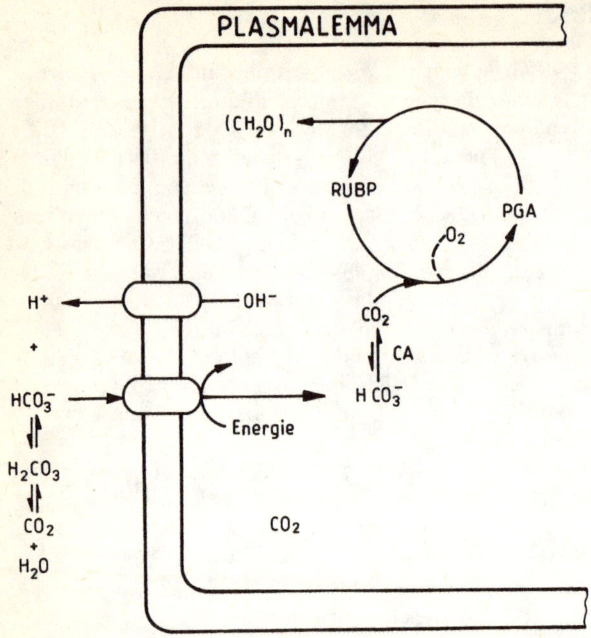

Abb. 190. HCO_3^--Anreicherung („C_1-Weg"). Offenbar elektrogener HCO_3^--Transport. CA Carboanhydrase.

höhere CO_2-Konzentrationen als im Umgebungsmilieu vor. Eine 50- bis 70%ige Refixierung von am Licht entstandenem CO_2 ist ebenfalls möglich.

Im wäßrigen Milieu stehen den Wasserpflanzen normalerweise CO_2 und HCO_3^- zur Verfügung. Unter Süßwasserbedingungen kann durch die schnelle pH-Erhöhung infolge der Photosynthese der CO_2-Gehalt des Oberflächenwassers in kurzer Zeit auf Null absinken. Gleichzeitig sind O_2-Übersättigungen bis zu 30 kPa möglich. Süßwasserpflanzen haben sich offenbar durch die Ausprägung des HCO_3^--Anreicherungsmechanismus diesen wechselnden Bedingungen angepaßt. Marinen Pflanzen fehlt der „C_1-Weg".

Die Regulation der HCO_3^--Nutzung erfolgt vermutlich über die Carboanhydrase. Sie wird bei hohem CO_2-Angebot unterdrückt und entsteht adaptativ im Verlauf weniger Stunden unter den Bedingungen eines erniedrigten CO_2-Gehaltes.

5.5.2.4. Reaktion auf Umweltfaktoren

Die Photosynthese wird in vielfältiger Weise durch Umweltfaktoren beeinflußt. Nach dem **Minimumgesetz** begrenzt immer der Faktor den Prozeß, der zuerst ins Minimum gerät. So kann z. B. bei sonst optimalen Umweltbedingungen keine maximale Photosynthese erreicht werden, wenn die CO_2-Versorgung unzureichend ist. Dieses Verhalten erlaubt die experimentelle Überprüfung der Einzelfaktorenwirkung, indem alle Faktoren bis auf den zu untersuchenden optimal gehalten werden. Folgende charakteristischen Unterschiede zwischen C_3- und C_4-Pflanzen wurden gefunden:

– Die C_4-Pflanzen fixieren gleiche CO_2-Mengen wie C_3-Pflanzen, haben aber einen deutlich geringeren **Wasserverbrauch** (Tab. 14).

Die Ursache dafür liegt in der unterschiedlichen **Stomataleitfähigkeit.** Unter natürlichen atmosphärischen Bedingungen ist die CO_2-Fixierung der C_4-Pflanzen nahezu CO_2-gesättigt, bei C_3-Pflanzen liegt sie aber deutlich darunter (Abb. 191). Die C_4-Pflanzen können somit ihre Stomataleitfähigkeit etwas herabsetzen und damit die Tranpirationsverluste verringern. Noch weit besser ist die Wasserökonomie der CAM-Pflanzen, da CO_2 vorwiegend im Dunkeln assimiliert wird. Zusätzlich unterstützt wird das durch die ca. 10mal geringere

Tabelle 14. Durchschnittlicher Wasserverbrauch für die Trockenmasseproduktion krautiger Pflanzen. Angaben: Gramm transpiriertes Wasser pro Gramm produzierter Trockenmasse

C_4-Pflanzen		C_3 Pflanzen	
Mais	370	Roggen	630
Hirse	300	Luzerne	840
Amaranthus	300	Bohne	640
Portulak	280	Kartoffeln	640

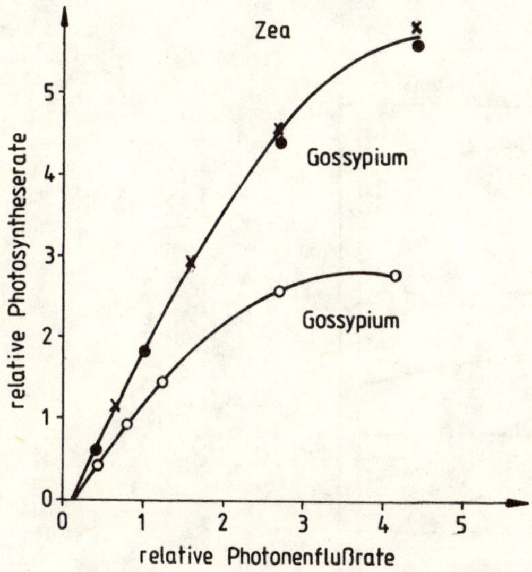

Abb. 191. Photosynthese-Lichtkurve einer C_3 (*Gossypium*) und einer C_4-Pflanze (*Zea*). × *Zea* in normaler Luft; ○ *Gossypium* in normaler Luft; ● *Gossypium* bei hohem CO_2-Partialdruck. Nach OSMOND et al. 1982.

Stomataleitfähigkeit pro Oberflächeneinheit der CAM-Pflanzen. Bei extremen Bodenwasserbedingungen können zur Vermeidung von Wasserverlusten sogar die Wurzelzellen suberinisiert werden.

— Unter normalen atmosphärischen CO_2-Bedingungen nutzen C_4-Pflanzen höhere Lichtintensitäten besser aus als C_3-Pflanzen. Zusätzlich fördernd wirken sich darauf höhere **Temperaturen** aus. Ursache ist wiederum die bessere CO_2-Sättigung durch die C_4-Photosynthese. Die Temperaturerhöhung fördert außerdem die Oxygenaseaktivität stärker als die Carboxylaseaktivität der RUBISCO und führt damit bei C_3-Pflanzen zu zusätzlichen Verlusten. Der Energieaufwand für die biochemischen Reaktionen ist bei C_4-Pflanzen mit 5 ATP und 2 NADPH pro mol fixiertes CO_2 höher als bei C_3-Pflanzen ohne ablaufende Photorespiration (3 ATP, 2 NADPH pro mol fixiertes CO_2). Durch die Photorespiration wird er aber bereits bei 25—30 °C nahezu identisch (ca. 5 ATP, 3 NADPH pro mol fixiertes CO_2). Dagegen können C_3-Pflanzen unter lichtarmen und kühlen Umweltbedingungen produktiver sein, zumal die meist tropischen C_4-Pflanzen zusätzlich durch niedrige Temperaturen negativ beeinflußt werden (Wasseraufnahme).

CAM-Pflanzen weisen ein sehr komplexes Verhalten gegenüber Licht und Temperatur auf. Wesentlich ist, daß sie auch unter Starklicht- und Hochtemperaturbedingungen den photosynthetischen Apparat funktionsfähig erhalten können.

— Von abnehmender **N-Versorgung** sind C_4- und CAM-Pflanzen weniger negativ beeinflußt als C_3-Pflanzen. Da die RUBISCO bei C_4-Pflanzen bei CO_2-Sättigung arbeitet, sind geringere Enzymkonzentrationen erforderlich als bei C_3-Pflanzen. So haben die C_3-*Atriplex*-Arten

einen RUBISCO-Anteil am löslichen Blattprotein von 41 bis 56%, die C_4-*Atriplex*-Arten nur von 19 bis 21%. Bei der C_4-Pflanze *Tidestromia* liegt dieser Anteil sogar nur bei 4–8%.
— Durch Na^+ werden C_4-Pflanzen gefördert. C_4-Pflanzen unserer Breiten sind **Halophyten**, z. B. *Atriplex*. Die Ursache dieser Förderung ist bisher unbekannt.
— Aussagen über **ökologische Konsequenzen** der vorgestellten unterschiedlichen Reaktionen der verschiedenen Photosynthesetypen auf Umweltfaktoren sind begrenzt.

Der C_4-Weg wurde bisher nur bei 17 von 538 Familien der Blütenpflanzen und Farne, der CAM-Weg nur bei 20 Familien nachgewiesen. Das zeigt, daß diese Art der Anpassung eine von vielen Möglichkeiten ist, um unter den verschiedenen Umweltbedingungen ökologisch erfolgreich zu sein. Verallgemeinernd kann festgestellt werden, daß C_4-Pflanzen einen **ökologischen Vorteil** in heißen, feuchten und Starklichtregionen

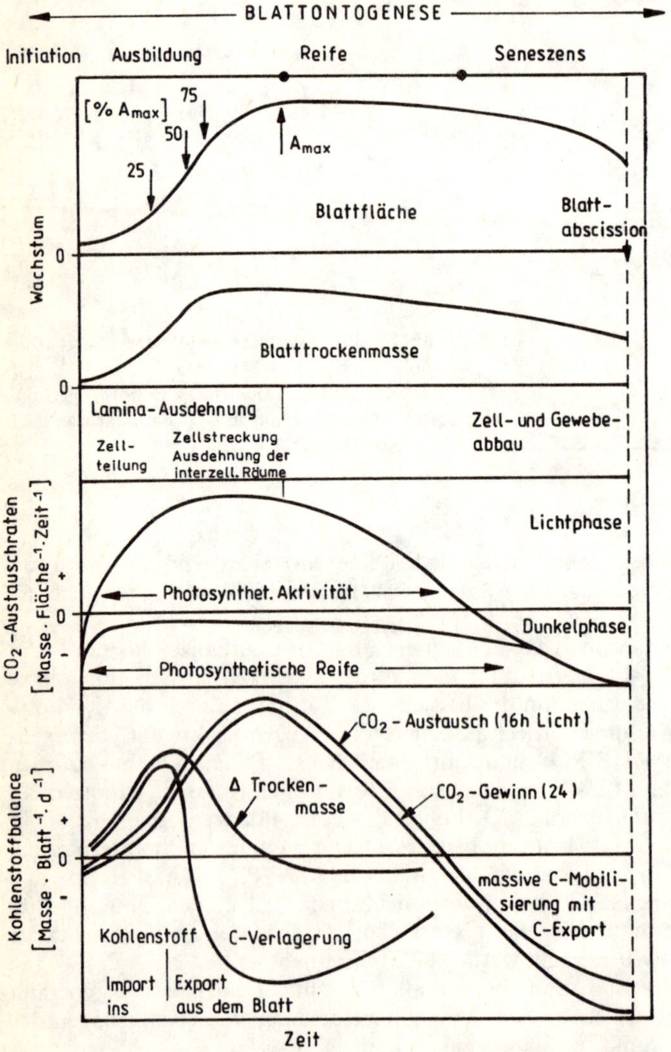

Abb. 192. Vereinfachtes Schema des ontogenetischen Verhaltens der Kohlenstoffbilanz und damit verknüpfter Parameter. A_{max} = maximale Photosyntheserate; % = prozentualer Anteil an A_{max}. Nach ŠESTAK 1985.

(Tropen) und falls Wasser verfügbar ist, auch in heißen ariden Regionen erlangen. CAM-Pflanzen sind vor allem in semiariden Gebieten mit jahreszeitlich begrenzten Regenfällen, in Küstennebelwüsten und an epiphytischen Standorten tropischer Regenwälder (Orchidaceae, Bromeliaceen) erfolgreich.

5.5.3. Kohlenstoffbilanz und Ertrag

Wachstum, Photosynthese, CO_2-Austauschraten und die CO_2-Balance ändern sich während der **Blattontogenese** bei C_3- und C_4-Pflanzen in charakteristischer Weise (Abb. 192). Die maximale **Photosyntheserate** fällt bei vielen Arten mit dem Peak der Blattvergrößerung zusammen. Die **Respiration** setzt sich während der Blattentwicklung aus Erhaltungs- und Wachstumsatmung zusammen. Es sind vor allem beträchtliche Veränderungen in der Wachstumsatmung, die die Veränderungen in der Gesamtrespiration bedingen. In der 2. Lebenshälfte des Blattes dominiert die Erhaltungsatmung. Das ändert sich nur in der Seneszenzperiode, in der das Blatt vorwiegend Kohlenstoff- und Mineralquelle für jüngere Blätter, Blüten und Speicherorgane ist. In der Periode zwischen der vollen Blattentfaltung und dem Tod kann die Gesamttrockenmasse durch Export und Respiration auf 30% absinken.

Die Zunahme der **Erträge** bei unseren **Nutzpflanzen** wurde in der Vergangenheit vor allem durch bessere Anpassung an die Umweltbedingungen, größere Resistenz gegen Krankheiten und Infektionen, Verbesserung der landwirtschaftlichen Methoden, Erhöhung des genetischen Ertragspotentials und durch Wechselwirkungen dieser Verfahren erreicht. Bei der Verbesserung des Ertragspotentials wurde vorwiegend auf die Ertragsbildung des geernteten Organs selektiert. Darin eingeschlossen waren nur indirekt Veränderungen in den individuellen physiologischen Charakteristika. Gegenwärtig besteht steigendes Interesse an Möglichkeiten der Ertragssteigerung durch Selektion (und zukünftig durch Manipulation über Gentechniken) wichtiger physiologischer Eigenschaften. Dazu gehören in erster Linie die Zunahme der relativen Wachstumsrate und der Photosyntheserate.

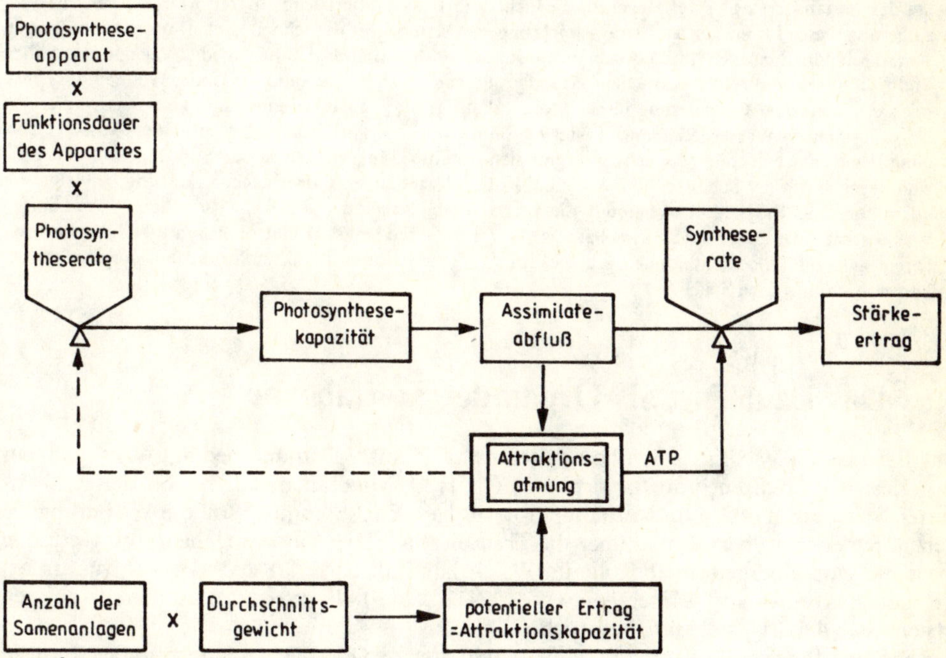

Abb. 193. Stoffproduktion bei Getreide. Source-(Produktion) Sink-(Attraktion) Beziehungen. Mögliche Steuerung über die Attraktionsatmung (ATP-Bereitstellung). Nach DAMISCH 1984.

Aus der Sicht des Gesamtprozesses der Ertragsbildung ergibt sich auf der Basis der **Source-Sink-Hypothese** folgendes Bild (Abb. 193). Auf der Produktionsseite (Source) sind es der Photosyntheseapparat (Größe, Ausbildung etc.), die Funktionsdauer dieses Apparates und die erzielte Photosyntheserate, die die Photosynthesekapazität bestimmen. Blätter sind in der Regel die dominierenden Assimilatlieferanten. Damit haben Umweltfaktoren eine starke und direkte Wirkung auf die Photosynthesekapazität der Blätter.

Sinks (Orte des Stoffverbrauchs) sind Fruchtanlagen, Knollen und andere Speicherorgane. Ihre potentielle Attraktionskapazität (potentieller Ertrag) ergibt sich aus der Anzahl und dem Gewicht der Teilattraktionszentren, z. B. Anzahl und Durchschnittsgewicht der Samenanlagen. Sie haben über den Bedarf an Assimilaten einen indirekten (Assimilatableitungsrichtung und -größe) und direkten Einfluß (Ertragsleistung) auf die Photosynthesekapazität der Blätter. So reduzieren z. B. starkwachsende Früchte das vegetative Wachstum der Pflanze, einschließlich des Blattwachstums. Die Steuerung resultiert wahrscheinlich aus dem verfügbaren **ATP-Angebot** für die Synthese in wachsenden und speichernden Geweben.

Die Analysen der in der Vergangenheit erzielten Erhöhungen im Ernteindex (Anteil des Ertrages an der Gesamtbiomasse in Trockenmasseeinheiten; bei Getreidearten Erhöhung um ca. 50%) zeigt, daß das Ertragspotential vorwiegend durch Umverteilungen der Biomasse erhalten wurde. Bei Pflanzen mit von vornherein hohem Ertragsindex (z. B. Kartoffeln >80%; Rüben ca. 55% Zuckerertrag) gelang eine weitere Steigerung des Ertragsindex nicht. Ursache ist die fehlende Steigerung der Biomasseproduktion. Aus Abbildung 193 geht hervor, daß zur Erhöhung der Biomasseproduktion 2 prinzipielle Möglichkeiten vorhanden sind:

- Erhöhung der potentiellen Photosyntheserate.
  Das könnte wahrscheinlich am besten durch züchterische Nutzung der bisher nachgewiesenen Varianz innerhalb des Pflanzenmaterials geschehen. Wenig Aussichten hat eine Selektion auf den Chlorophyllgehalt. Da bei C_3-Pflanzen die RUBISCO 30 bis 50% des löslichen Blattproteins ausmacht, dürfte eine Erhöhung ihres Anteils kaum günstig sein (Konkurrenz-Sink). Besser wäre z. B. eine Selektion auf Formen mit hoher spezifischer Aktivität der RUBISCO. Ohne Erfolg war bisher die Züchtung von Pflanzen mit geringer Photorespiration.
- Sicherung einer hohen aktuellen **Photosyntheserate** über den **gesamten Vegetationszeitraum.**
  Da der Bestandsertrag in der Regel durch Licht und CO_2 limitiert wird, führen Maßnahmen zur Verringerung dieser Limitation zu Ertragssteigerungen. Dazu gehört die schnelle Schaffung einer günstigen **Bestandsarchitektur** z. B. durch Ausbildung dünner großer Blätter am Beginn der Vegetationsperiode und nachfolgende Blattverdickung zur Absicherung einer langen Vegetationsperiode. Weniger aussichtsreich erscheint eine Veränderung in der Stomatahäufigkeit, z. B. zur Vermeidung von Wasserverlusten bei suboptimalen Wasserbedingungen oder Erhöhung des CO_2-Austausches bei optimaler Wasserversorgung. Eine entscheidende Möglichkeit ergibt sich durch Veränderungen in den Sink-Eigenschaften. Sie sind gegenwärtig der Schlüssel zum Verständnis der Assimilatverteilung. Einer Erklärung bedürfen vor allem folgende Fragen: Was bedingt die frühe Ausbildung oder die frühe Beseitigung von Sinks? Was bestimmt die Dauer des Sinkwachstums? Wie stimulieren Sinks die Blattphotosynthese? Wie kontrollieren Sinks die Phloementladung? Was bestimmt die Reaktion des Sinkwachstums auf die Saccharosekonzentration in Free Space?

5.6. Das Laubblatt als Organ der Stoffabgabe

Das Blatt ist das wichtigste Synthesezentrum der Pflanze. Dadurch bedingt ist es auch ein zentrales Austauschzentrum: Import von CO_2, H_2O, Mineralien etc.; Export der synthetisierten Substanzen (4.2.). Im Mittelpunkt des folgenden Abschnittes soll die Wasserabgabe stehen. Sie erfolgt überwiegend über die **Transpiration.** Die Wasserabgabe durch **Guttation** spielt nur eine untergeordnete Rolle im Wasserhaushalt der Pflanze. Sie wurde zusammen mit der **Exkretion** von Mineralien (z. B. K^+, Ca^{2+}) durch das Blatt bereits in den Abschnitten 4.6.2.1. und 5.4.1. besprochen.

Bei Landpflanzen transpirieren äußere und innere Oberflächen, die mit der Luft in Berührung kommen. Diese Transpiration kann in den physikalischen und physiologisch regelbaren Transpirationsvorgang aufgetrennt werden.

5.6.1. Transpiration als physikalischer Vorgang

Die **Diffusion** des Wassers verläuft entsprechend den Gesetzmäßigkeiten der Wasserverdunstung von feuchten Oberflächen. Dabei gilt das 1. Ficksche Diffusionsgesetz

$$\frac{\mathrm{d}m}{\mathrm{d}t} = -D \cdot q \frac{\mathrm{d}C}{\mathrm{d}x}$$

$\mathrm{d}m$ = Mengenverschiebung im Zeitintervall $\mathrm{d}t$; D = Diffusionskonstante; q = Austauschfläche; $\mathrm{d}C/\mathrm{d}x$ = Konzentrationsgefälle in der Diffusionsrichtung x.

Die Diffusionsrate hängt von der Diffusionskonstante ab. Sie ist umso größer, je stärker das Konzentrationsgefälle und je größer die Austauschfläche ist.

Ein **Diffusionsgefälle** entsteht, wenn an der Verdunstungsfläche der Wassergehalt der Luft ($g \cdot m^{-3}$) höher ist als in einiger Entfernung von dieser Fläche. Die Größe des sich ausprägenden **Wasserpotentialgefälles** (Dampfdruckgefälle) wird durch die relative Wasserdampfkonzentration der Luft (Prozent relative Feuchte) bestimmt. Alle Faktoren, die das Wasserpotentialgefälle zwischen Pflanze und Luft vergrößern, verstärken die Transpiration:

- Verminderung der relativen Luftfeuchte durch Temperaturerhöhung der Luft
- Förderung des Übergangs des Wassers von der flüssigen in die Gasphase durch Temperaturerhöhung der Blätter
- hoher Wassergehalt der Pflanze
- Vergrößerung der transpirierenden Oberfläche
- Verringerung der Dicke der Grenzschicht mit relativ hohem Wasserdampfgehalt über der transpirierenden Blattfläche durch Wind.

Der Einfluß der Pflanze auf den Wasserabgabeprozeß läßt sich durch Vergleich von Transpiration und Evaporation bestimmen. **Evaporation** ist die unbehinderte Abdiffusion das Wasserdampfes von toten Flächen bei unbegrenzter Wassernachführung (z. B. Tonscheiben, Böden, Wasserflächen). Sie ist in der Regel größer (potentielle Verdunstung) als die tatsächliche, aktuelle Verdunstung an Pflanzenoberflächen.

5.6.1.1. Kutikuläre Transpiration

Höhere Pflanzen haben vor allem an ihren äußeren Oberflächen beim Übergang vom Wasser- zum Landleben erhebliche Diffusionswiderstände für den Wasserdampf aufgebaut. Dazu gehört die Ausprägung einer **Kutikula**, die erstmals bei Moosen auftritt. Sie ist neben der Suberinisierung der Zellwände eine wesentliche Voraussetzung für die Entwicklung homoiohydrer Landpflanzen. Die Kutikula ist eine der äußeren Zellwand der Epidermis aufgelagerte poröse und begrenzt quellbare Lamelle (4.2.4.). Vorhandene Poren erlauben eine Permeation von Wasser und Nährstoffen.

Die **kutikuläre Transpiration** kann als Diffusion durch ein hydrophobes Medium aufgefaßt werden. Ihr Diffusionswiderstand ist deshalb meist hoch und variiert in Abhängigkeit von der Anzahl der Kutin- und Wachslamellen und der Kutikuladicke. Zarte Blätter haben einen kutikulären Diffusionswiderstand von 20 bis 100 $s \cdot cm^{-1}$. Bei Nadeln und Blättern mit massivem Transpirationsschutz kann er Werte von 500 $s \cdot cm^{-1}$ erreichen. Bei Entquellung und Austrocknung der Epidermisaußenwand werden die hydrophoben Schichten enger aneinandergelegt, wodurch sich der Diffusionswiderstand verdoppeln kann. Zusätzlich transpirationshemmend wirken Blattbedeckungen mit toten Haaren (z. B. Edelweiß) und die Versenkung von Spaltöffnungen. In beiden Fällen werden windstille, wasserdampfgesättigte Räume geschaffen.

Die Tabelle 15 gibt einen Überblick über die Wirksamkeit des Transpirationsschutzes durch die Kutikula. Im Extremfall (Kakteen) beträgt der Anteil der kutikulären Transpiration nur noch 0,05% der Gesamttranspiration.

Tabelle 15. Transpiration von Blättern von Pflanzen verschiedener Standorte bei einem Evaporationsvermögen der Luft von 0,48 ml · h^{-1} Wasser (Piché-Atmometer). Angaben in mg · dm^{-2} · h^{-1} verdunstete Wassermenge pro beiderseitiger Blattoberfläche. Nach LARCHER

	Gesamttranspiration bei geöffneten Spalten	Kutikuläre Transpiration nach Spaltenschluß	Anteil der kutikulären an der Gesamttranspiration in %
Krautige Pflanzen sonniger Standorte			
Coronilla varia	2000	190	9,5
Stachys recta	1800	180	10,0
Oxytropis pilosa	1700	100	6,0
Schattenkräuter			
Pulmonaria officinalis	1000	250	25,0
Impatiens noli-tangere	750	240	32,0
Asarum europaeum	700	80	11,5
Oxalis acetosella	400	50	12,5
Bäume			
Betula pendula	780	95	12,0
Fagus sylvatica	420	90	21,0
Picea abies	480	15	3,0
Pinus sylvestris	540	13	2,5

In ihrer Wirksamkeit als Transpirationsschutz sind **suberinisierte Zellwände** der Kutikula vergleichbar. Sie kommen z. B. im Kutisgewebe, im Kork (z. B. dünne Korkschicht der Kartoffelknolle) und in der Borke von Bäumen vor. Bäume mit glatter und dichterer Borke (Fichte, Buche, Birke) geben weniger Wasser ab, als solche mit rauher rissiger Borke (Pappel, Esche, Ahorn, Kiefer).

5.6.1.2. Stomatäre Transpiration

Bei der **stomatären Transpiration** findet die Wasserdampfabgabe durch die Zelle in den Interzellularen im Innern des Blattes statt. Die Stomata vermitteln den Austausch zwischen den Interzellularräumen und der Außenluft. Die Transpirationsrate J_t (abgegebene Wassermenge pro Blattoberläche g · m^{-2} · s^{-1}) wird durch den Wasserdampftransport zwischen den Interzellularen und der Atmosphäre bestimmt. Sie ist direkt proportional der Differenz im Wasserdampfgehalt (g · m^{-3}) im Innern des Blattes (C_I) und in der Atmosphäre (C_A). Durch die Summe der Diffusionswiderstände (Transpirationswiderstand R_T) wird sie eingeschränkt (Abb. 187).

$$J_t = \frac{C_I - C_A}{r_a + r_s} \left[\frac{g \cdot m^{-3}}{g \cdot m^{-2} \cdot s^{-1}} = s \cdot m^{-1} \right]$$

Der Grenzschichtwiderstand (r_a), verursacht durch die unbewegte Luftschicht über der verdunstenden Fläche, ist naturgemäß sehr abhängig von der Windgeschwindigkeit. Bei einer Windgeschwindigkeit von 0,1 m · s^{-1} liegt er bei 1—3 s · cm^{-1}; bei 10 m · s^{-1} nur noch bei 0,3 s · cm^{-1}. Das Haupthindernis ist der **stomatäre Diffusionswiderstand (r_s).** Das gilt vor allem bei sehr kleinen Spaltöffnungen infolge des ungünstigen Verhältnisses von Diffusionsstrecke zur Durchtrittsfläche. Bei vollständig geöffneten Stomata hängt er außerdem von den Baueigentümlichkeiten, der Anordnung und der Dichte der Spaltöffnungsapparate ab (5.7.3.1.). Auf Grund anatomischer Unterschiede haben krautige Pflanzen mit 0,3—2 s · cm^{-1} den niedrigsten Diffusionswiderstand. Immergrüne Laubbäume

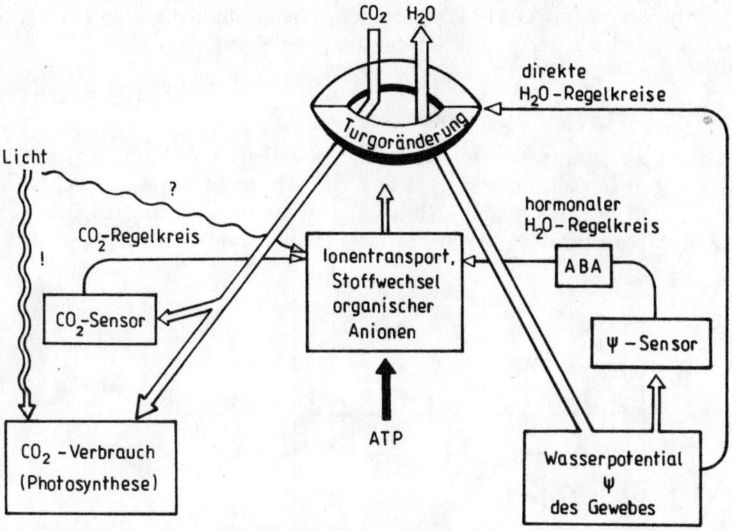

Abb. 194. Regelkreise der Spaltöffnungsbewegung. ABA Abscisinsäure.

liegen mit 2—10 s · cm^{-1} bereits deutlich darüber. Sehr hohe Diffusionswiderstände besitzen Koniferennadeln. So haben Kiefernnadeln 5- bis 10mal höhere Werte als Blätter der Laubbäume. Häufig finden wir bei Koniferennadeln einen lockeren Wachspfropf im Vorhof des Spaltapparates. Er ist ein zusätzliches Transpirationshindernis, das die sonst mögliche Wasserdampfabgabe auf ein Drittel reduziert.

Bei voll geöffneten Stomata kann ein Blatt 50—70 % der Wassermenge einer gleichgroßen Wasserfläche verdunsten, obwohl die Gesamtfläche aller Spaltöffnungen nur 1 bis 2 % der Blattfläche beträgt. Die Erklärung dafür liefert der **„Randeffekt“.** Kleine Öffnungen haben ein größeres Diffusionsfeld als das entsprechende Areal einer offenen Fläche, da die am Rande einer kleinen Öffnung austretenden Wasserdampfmoleküle auch nach den Seiten freie Diffusionsfelder haben. Die in der Mitte austretenden Wasserdampfmoleküle werden dagegen durch die Nachbarmoleküle behindert. Es gilt die physikalische Gesetzmäßigkeit, daß die Gasaustauschgeschwindigkeit nicht der Querschnittsfläche, sondern dem Öffnungsdurchmesser proportional ist.

5.6.2. Transpiration als physiologisch regelbarer Vorgang

Die Landpflanze ist mit einem mittleren Wasserpotential zwischen dem hohen Wasserpotential des Erdbodens und den niedrigen der Atmosphäre eingeordnet. Damit wird passiv ständig ein Wasserstrom durch die Pflanzen „hindurchgesogen“. Sie setzt diesem Sog eine Reihe von Widerständen entgegen, um ihn herabzusetzen und ein Vertrocknen zu verhindern. Ein voller Abschluß der Pflanze nach außen durch Kutinisierung bzw. Suberinisierung der Zellwände ist nicht möglich, da die dadurch erreichte Einschränkung des Wasserverlustes den Totalverlust der CO_2-Zufuhr zur Folge hätte. Die Pflanze würde verhungern. Pflanzen haben deshalb für ihre wichtigsten Gasaustauschorgane (Laubblätter, grüne primäre Sproßachsen, Früchte) regulierbare Poren entwickelt, die **Stomata.** Sie dienen der Nachlieferung des benötigten CO_2 und bei angespanntem Wasserhaushalt der Drosselung der Transpiration. Die Stomata können am Blatt hypo- oder amphistomatisch angeordnet sein. Sie variieren in ihrer Anzahl, der Stomataweite und im Porenareal (Tab. 16). Außerdem gibt es Unterschiede im Bau („Geometrie“) der Stomata (5.7.3.1.).

Experimentell ist das Eingreifen physiologischer Regulationsmechanismen in den Verdunstungsprozeß aus der Ermittlung der **relativen Transpiration** ableitbar:

$$\text{relative Transpiration } (\text{Tr}_{\text{rel}}) = \frac{\text{Transpiration (Tr)}}{\text{Evaporation (Ev)}}$$

Dazu wird die Verdunstung an genormten Verdunstungsmodellen (Evaporimeter) mit der Transpiration der Blätter in Beziehung gesetzt. Der Tr/Ev-Quotient steigt an, wenn die Spalten sich öffnen, er fällt ab, wenn sie sich schließen. Instruktiver als die Angabe der relativen Transpiration sind Transpirations/Evaporations-Diagramme (Abb. 195).

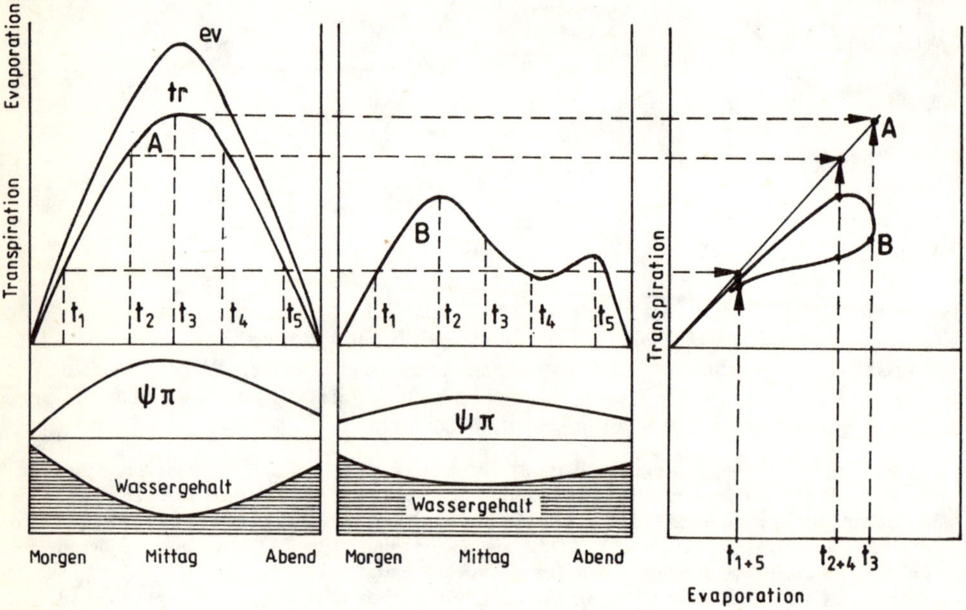

Abb. 195. Transpirations/Evaporations-Diagramme zweier Wasserhaushaltstypen. *ev* Evaporation, *tr* Transpiration; A: Pflanze mit uneingeschränkter Transpiration im Tagesverlauf, anisohydrischer Typ; B: Pflanze mit mittäglicher Transpirationseinschränkung, isohydrischer Typ. t_1—t_5 Meßzeiten während des Tages. Ψ_π osmotisches Potential. Modifiziert nach LARCHER 1973.

Der Mechanismus der Stomatabewegung wird im Abschnitt 5.7.3.2. beschrieben. Er wird u. a. durch Licht, CO_2, Wasser und das Zusammenspiel dieser Faktoren reguliert (Abb. 202). Bei sich verschlechternder Wasserversorgung setzt sich der **H_2O-Regelkreis** gegenüber dem anfänglich wirksamen **CO_2-Regelkreis** durch. Es kann zum Schließkollaps kommen. Die Ansprechschwelle, die Geschwindigkeit und die Wirksamkeit der **stomatären Regulation** ist artabhängig und je nach Standortanpassung verschieden. Die Abbildung 196 verdeutlicht das an Hand eines Tagesganges bei verschiedenen Pflanzen. Isohydrische Arten **(hydrostabil)**, wie Bäume, krautige Schattenpflanzen und ein Teil der Gräser, schließen schon bei geringem Wassermangel sofort ihre Spaltöffnungen. Die Tagesschwankungen des osmotischen Potentials Ψ_π überschreiten in der Regel nicht 300 kPa. Demgegenüber drosseln anisohydre Pflanzen **(hydrolabil)**, wie z. B. krautige Sonnenpflanzen, ein Teil der Gräser, erst sehr viel später und nur zögernd ihre Stomata. Sie riskieren dabei erhebliche Wasserverluste. Die Schwankungen ihrer potentiellen osmotischen Werte können im Laufe des Tages 300 bis 600 kPa betragen.

Tabelle 16. Stomatacharakteristika unterschiedlicher Pflanzengruppen

	Anzahl der Stomata pro mm² Blattfläche	Spaltöffnungs-länge (µm)	Maximale Spaltöffnungs-weite (µm)	Porenareal in % der Blattfläche
Gräser	50—100	20— 3	ca. 3	0,5—0,7
Krautige Schattenpflanzen	40—100	15—20	5—6	0,8—1,2
Krautige Dikotyledonen sonniger Standorte	100—200	10—20	4—5	0,8—1,0
Nadelbäume	40—100	15—20	—	0,3—1,0
Sommergrüne Laubbäume	100—300	7—15	1—6	0,5—1,2
Immergrüne Hartlaubpflanzen	40—120	10—15	1—2	0,2—0,5

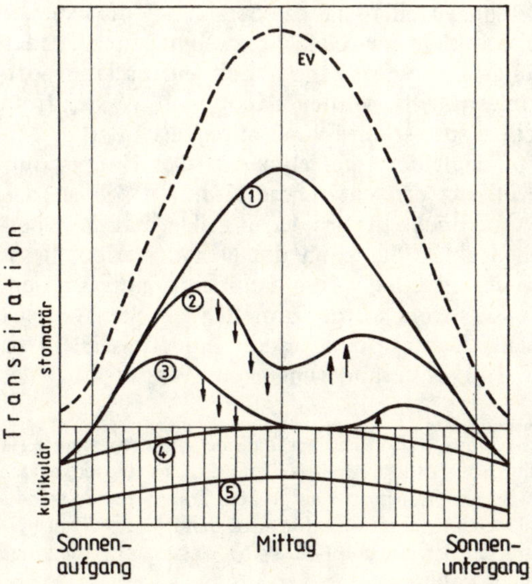

Abb. 196. Schematische Darstellung des Tagesganges der Transpiration unter erschwerter Wasserversorgung. Abwärtsgerichtete Pfeile: Stomataschluß, aufwärts gerichtete Pfeile: Stomataöffnungsbewegung. *ev* Evaporation, ① uneingeschränkte Transpiration, ② Mittagsdepression durch Stomataregulation, ③ mittäglicher vollständiger Stomataschluß, ④ dauernder Stomataschluß, ⑤ stark erschwerte kutikuläre Transpiration durch Membranentquellung. Nach STOCKER 1956.

Nach erfolgtem Spaltenschluß entscheidet die Höhe der kutikulären Transpiration über die Intensität der Wasserabgabe. Die Veränderungen in der Transpiration unter erschwerter Wasserversorgung sind in Abbildung 196 wiedergegeben.

Die Transpiration ist jedoch nicht nur ein aus physikalischen Gründen unvermeidbares Übel, sie hat auch **Kühlwirkung.** Einer Transpirationsintensität von 1 g $\cdot$ dm^{-2} $\cdot$ h^{-1} Wasser entspricht ein Energieverbrauch von 0,42 J $\cdot$ cm^{2} $\cdot$ min^{-1}. Diese Kühlwirkung wird besonders bei hoher Lufttemperatur, niedriger Luftfeuchtigkeit und guter Wasserversorgung wirksam. Pflanzen können damit ihre Blattemperaturen bis zu 15 °C unter die Lufttemperatur absenken. Das ist für eine Reihe von Wüstenpflanzen für das Überleben entscheidend. Eine andere, wichtige Funktion der Transpiration ist die Aufrechterhaltung des **Wasser-** und **Ionentransportes** sowie des Transportes verschiedener organischer Verbindungen (4.6.2.2.).

5.6.3. Interzelluläre Wasserverdunstung

Der genaue Ort der Wasserverdunstung der Zellen in den Blättern ist unbekannt. Sicher ist, daß das meiste Wasser im Blattinnern verdunstet und über die Stomata nach außen gelangt. Der Anteil der Epidermis an der Transpiration ist gering und variiert in Abhängigkeit von den relativen Diffusionswiderständen der Kutikula und der Stomata. Die Wasserdampfbewegung aus dem Blatt folgt den Diffusionsgesetzen (5.6.1.1.). Wie aber gelangt das Wasser zu den Orten der Evaporation? Das wird bisher nur bedingt verstanden.

Die beteiligten Wassermengen können sehr groß sein. So verliert ein stark transpirierendes Sonnenblumenblatt alle 20 Minuten eine Wassermenge, die dem Gesamtblattwassergehalt äquivalent ist. Dazu müßten die verdunstenden Orte in den Blättern stets völlig feucht und der Dampfdruck an diesen Stellen entsprechend den Wasserpotentialen gesättigt sein.

Auf Grund der spezifischen hydraulischen Leitfähigkeit der Zellwände (z. B. *Fagus*-Blätter ca. $5 \cdot 10^{-10} \cdot cm^{-2} \cdot s^{-1} \cdot 0{,}1\ MPa^{-1}$) und der hydraulischen Leitfähigkeit der Mesophyllzellen (z. B. *Fagus*-Blatt $10^{-6} \cdot cm \cdot s^{-1} \cdot 0{,}1\ MPa^{-1}$) ist ein Symplastentransport wahrscheinlicher als ein Apoplastentransport. Dieser Symplastentransport würde aber ohne die Annahme unrealistisch niedriger Wasserpotentiale nicht ausreichen, um die tatsächlichen Transpirationswerte abzusichern. Deshalb wird angenommen, daß die **Hauptwasserbewegung** nur durch die **Mesophyllzellen** in der Nähe der **kleinsten Gefäßverzweigungen** verläuft. Dafür spricht auch, daß Mesophyllzellen keine erhöhten, sondern die gleichen hydraulischen Leitfähigkeiten wie andere Pflanzenzellen haben. Setzt man die Anzahl, Größe, Leitfähigkeit etc. der in der Nähe der kleinsten Gefäßverzweigungen liegenden Mesophyllzellen in Beziehung zur Verdunstungsleistung, so kann nur ein kurzer Transportweg realistisch sein. Große Teile des Blattmesophylls würden damit vom Wasserstrom umgangen. Wie werden sie aber dann vor einer zu starken Evaporation geschützt?

Schutzwirkung hat der hohe Wasserdampfgehalt der Interzellularen. Der Hauptschutz wird aber durch eine zusätzliche **interne Kutikula** erreicht. Diese Kutikula soll an den Stomataschließzellen beginnend, die untere Oberfläche der Epidermiszellen und die Oberfläche der benachbarten Mesophyllzellen bedecken. Sie kann die Dehydratation dieser Zellen verhindern. Nur Schließzellen und Epidermiszellen wären damit empfindlich gegenüber Luftfeuchtigkeitsänderungen. Der Wasserstrom würde zum Schließzellenkomplex und der Epidermis als Ganzes gerichtet sein. Das ermöglicht den Epidermiszellen die Veränderung ihres Wasserstatus, ohne daß starke Veränderungen im Wasserstatus der Mesophyllzellen erforderlich sind.

Die beschriebene Art des Wassertransportes für die Transpiration bedingt, daß die Wassertransporte für Transpiration und Wachstum der Zellen unterschiedlich sein müssen. Zellen, die abseits der kurzen Wassertransportwege liegen, haben auf Grund des längeren Transportweges größere Transportwiderstände. Unter den Bedingungen einer eingeschränkten oder fehlenden Transpiration wird damit dieser Transport der ratenbegrenzende Widerstand für den Wassertransport der Gesamtpflanze. Die Wasseraufnahme durch die Wurzel (7.7.1.) hat wesentlich geringere Widerstände zu überwinden.

5.7. Ausrichtung der Blätter zum Licht, Bewegungsvermögen der Pflanze

Der optimalen Versorgung der Blätter mit Licht dienen eine Reihe von Vorgängen, die von der Ausrichtung der Pflanzenorgane über Bewegungsvorgänge der Zellen und der Chloroplasten bis zur morphologischen Differenzierung der Blätter reichen. An ausgewählten Beispielen sollen hier typische Bewegungsvorgänge dargestellt werden.

5.7.1. Wachstumsbewegungen (Phototropismus, Photonastie)

Ursache der Wachstumsbewegungen ist **ungleiches Wachstum** gegenüberliegender Organ- bzw. Zellflanken. Je nach betrachtetem Objekt sind daran Streckungs- bzw. Streckungs- und Teilungswachstum beteiligt. Die auslösenden Faktoren können **äußere Reize** sein. Es gibt aber auch **autonome Bewegungen.** Sind die Bewegungen auf den auslösenden Reiz hin- oder weggerichtet, werden sie als **Tropismen** bezeichnet. Bei **Nastien** wird dagegen die Richtung der Bewegung durch den Bau des reagierenden Organs bestimmt.

Der **einseitige Lichteinfall** löst Wachstumskrümmungen der Organe aus, die eine für das jeweilige Organ vorteilhafte Lage zum Licht herbeiführen. **Positiv phototrop** reagieren die meisten Sproßachsen und Blattstiele, **negativ phototrop** einige Keim-, Haft- und Luftwurzeln. **Plagiophototropismus** der Seitenzweige und **Transversalphototropismus** von Blattspreiten (Kompaßpflanzen) sind weitere phototrope Reaktionen.

Standardobjekte zur Untersuchung des Phototropismus sind **Avena-Koleoptilen** und Senfkeimlinge. In Abhängigkeit von der gebotenen Lichtmenge kann eine 1. und 2. positive Krümmung erreicht werden (Abb. 197). *Avena*-Koleoptilen reagieren zusätzlich mit einer 1. negativen und einer 3. positiven Krümmung. Bei **Senfkeimlingen** und den anderen untersuchten mono- und dikotylen Pflanzen ist die 1. und 2. positive Krümmung lediglich durch einen indifferenten Bereich getrennt.

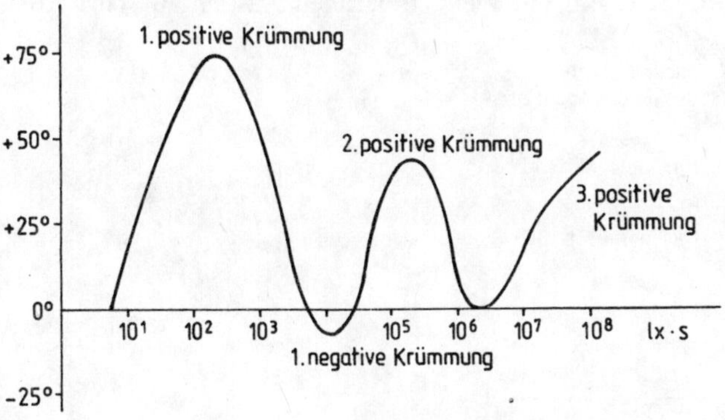

Abb. 197. Phototropische Krümmungen der *Avena*-Koleoptile in Abhängigkeit von der Lichtmenge (Dosis-Effekt-Kurve). Lichtmenge (lx · s) logarithmisch aufgetragen. Nach Borriss und Libbert 1984.

Unterschiedlich ist der **Reaktionsort** der Krümmung: Bei der 1. positiven Krümmung liegt er in der Spitzenregion der Koleoptilen und setzt sich zur Basis fort. In der 2. positiven Krümmung (entspricht der Reaktion bei Tageslichtstärken) krümmt sich von vornherein die Koleoptile nur nahe ihrer Basis. Der **Lichtperzeptionsbereich** liegt in der oberen Spitzenregion (250 µm) der Koleoptile. Bei Blättern von *Tropaeolum* sind es die Blattstiele. Die **Reizschwelle** für den Phototropismus der *Avena*-Koleoptile wird bei 3 bis $25 \cdot 10^{-2}\ W \cdot m^{-2} \cdot s^{-1}$ erreicht. Bis zu $1\ W \cdot m^{-2} \cdot s^{-1}$ besteht annähernde Proportionalität zwischen Reizmenge und Reaktionsgröße.

Die Reaktionsfolge des Phototropismus beginnt mit der Lichtperzeption. Dabei wird nicht die Lichtrichtung, sondern der **Helligkeitsunterschied** zwischen Licht- und Schattenseite perzipiert. Er entsteht durch Lichtabsorption und -streuung im Innern der belichteten Koleoptile. **Photorezeptoren** sind wahrscheinlich Flavine und Carotine. Dabei stellen die **Carotine** als Schattenpigmente den Lichtintensitätsgradienten her. Das **Flavin** als eigentliches aktives Photorezeptorpigment perzipiert durch gleichzeitiges Erfassen der Unterschiede an mindestens zwei Rezeptorstellen.

Entsprechend der Cholodny-Went-Theorie kommt es durch die einseitige Belichtung bei *Avena*-Koleoptilen zu einer **Querpolarisierung** der Zellen. Diese Querpolarisierung hat einen Auxinquertransport mit einer Auxinanreicherung zur Folge. Die **Asymmetrie** der **Auxin-**

verteilung pflanzt sich durch den polaren Auxintransport bis zur Basis der Koleoptile fort und löst **Streckungswachstum** an der auxinreichen Flanke aus. Für eine Krümmung von 10° genügt bereits eine Wachstumsdifferenz von 2% auf beiden Organseiten.

Im Gegensatz zur Gramineen-Koleoptile konnte bei *Helianthus*- u. a. Keimlingen kein Lateralgradient des Auxins nachgewiesen werden. Wahrscheinlich führt hier die Querpolarisierung zur ungleichen Verteilung von **Wachstumshemmstoffen.** So wurde bei *Helianthus* eine Anreicherung des Wachstumshemmstoffes **Xanthoxin** an der belichteten Flanke nachgewiesen. Eventuell ist auch noch eine Ungleichverteilung anderer Hormone vorhanden.

Typische photonastische Wachstumsbewegungen sind die **Photoepinastie** und **Photohyponastie** vieler Dikotyledonenkeimlinge. Das Licht löst die Krümmungsbewegung aus, ihre Richtung wird durch den anatomischen oder physiologisch dorsiventralen Bau des reagierenden Organs festgelegt (Abb. 170).

Über den Mechanismus der photonastischen Wachstumsreaktion ist wenig bekannt. Vermutlich ist das **Phytochrom** der **Photorezeptor.** Über eine Reizkette wird dann unterschiedliches Wachstum der Flanken ausgelöst.

5.7.2. Turgorbewegungen

Turgorbewegungen werden durch turgorbedingte Volumenänderungen von Zellen ausgelöst. Es sind reversible und schnelle Bewegungen. Vielfach beruhen Nastien auf Turgorbewegungen.

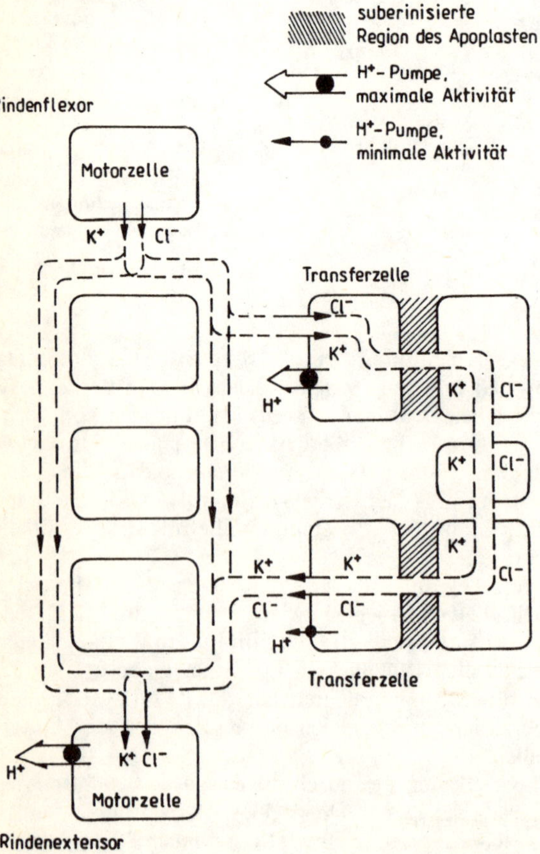

Abb. 198. Richtung und Weg der Netto-K^+-, -Cl^-- und -H^+-Bewegung während der Blättchenöffnung. Nach SATTER und GALSTON 1981.

Detailliertere Untersuchungen gibt es zur **Schlafbewegung (Nyktinastie)** der Blätter und zu den Spaltöffnungsbewegungen (5.7.3.).

Die Nyktinastie kommt u. a. bei *Mimosa pudica*, *Albizzia julibrissin*, *Phaseolus vulgaris* und *Trifolium repens* vor. Licht ist über Phytochrom in verschiedener Weise daran beteiligt, ebenfalls aber auch autonome (von Außenfaktoren nicht induzierte) Bewegungen. Die Organe der Bewegung sind **Blattgelenke**, die „Pulvini". Es handelt sich stets um **Turgorbewegungen,** die durch **Motorzellen** veranlaßt werden. Die Motorzellen sind Zellen, die ihren Turgor beim Öffnen der Blättchen erhöhen und beim Schließen erniedrigen (Extensoren) und Zellen mit umgekehrtem Verhalten (Flexoren). Sie sind für den Bewegungsvorgang verantwortlich. Die Lage der Bewegungsregionen bestimmt die Funktion, d. h. die Anordnung der Extensoren bzw. Flexoren am Gelenk.

Das Blattgelenk ist ein flexibler Zylinder, der gewöhnlich während des Tages gerade und in der Nacht gekrümmt ist. Er besteht aus einem zentralen Gefäßstrang mit Xylem und Phloem, der von 3 bis 7 Kollenchymzellschichten umgeben ist. Diese sind ihrerseits von mehreren Rindenzellagen umgeben (Abb. 198). Auch die Motorzellen sind Rindenzellen. Ihre elastischen Zellwände und ihre Anordnung erlaubt die Umsetzung von Turgorveränderungen in die Blättchenbewegungen. Sie stehen mit den anderen Blattgelenkzellen in Verbindung, die über Ionenpumpen, -kanäle und Plasmodesmata den **Ionenfluß** regeln. Die dickeren Kollenchymzellwände dienen als apoplastisches Reservoir bei der Ionenspeicherung.

Für die rhythmischen Bewegungen von *Albizzia* konnten folgende Aussagen zusammengetragen werden (Abb. 199):

— Der Turgor in den Blattgelenkzellen wird durch K^+, Cl^- und organische **Anionen** geregelt.
— Eine **biologische Uhr** steuert den **Membrantransport** der Ionen (Oszillator ein Phytohormon?). Verändert werden die Aktivität der H^+-Pumpen, die Verfügbarkeit des H^+/Saccharose-Symports, des OH^-/Anionen-Antiports und die Öffnung der H^+- und K^+-Diffusionswege.

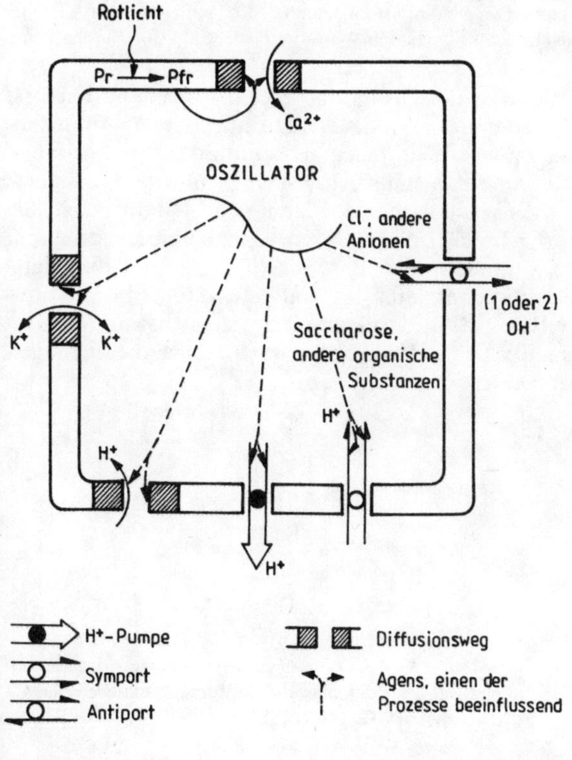

Abb. 199. Modell der rhythmischen Veränderungen in den Transport- und Diffusionsvorgängen der Extensor- und Flexorzellmembranen. Einfluß des Phytochroms (Pfr). Unten: Protonenbewegung, links: andere Kationen-, rechts: Anionenbewegung, oben: Pfr-Wirkung auf die Ca^{2+}-Diffusion. Nach SATTER und GALSTON 1981.

- Über den **Phytochromstatus** wird die Öffnung der **Diffusionswege** für Ca^{2+} gesteuert.
- Die H^+-Pumpenaktivität hat ihren Höhepunkt während der K^+- und Cl^--Akkumulation sowohl in den Extensor- als auch den Flexorzellen. In den Extensoren werden K^+ und Cl^- während der Öffnung, in den Flexoren während des Schließens akkumuliert.
- Die Umwandlung des Phytochroms zu Pfr senkt den K^+- und Cl^--Gehalt in den Extensorzellen. Ursache ist eine abnehmende H^+-Pumpenaktivität und/oder die Öffnung des H^+-Diffusionsweges. Der entgegengesetzte Prozeß vollzieht sich in den Flexorzellen. In beiden Zelltypen werden die Veränderungen über die Ca^{2+}-Konzentration vermittelt.
- Der ganze Zellverband stellt ein Speicherreservoir für K^+, Cl^- und Ca^{2+} dar. Während verschiedener Abschnitte des rhythmischen Bewegungszyklus ersetzen Protonen die K^+-Ionen an den negativen Bindungsorten der Wand.
- Ein Teil der K^+- und Cl^--Ionen diffundieren entlang eines Konzentrationsgradienten durch die dicken Kollenchymzellwände. Andere folgen einem Shunt-Weg in das Gefäßgewebe.

Neue Aspekte zur **Regulation** der **Turgorbewegungen** wurden durch Untersuchungen der **Seismonastie** erhalten, vor allem bei *Mimosa pudica.* Ihre Blattstielgelenke besitzen ein zentrales Leitbündel. Auf der einen Seite dieses Leitbündels befindet sich ein dünnwandiges Motorzellgewebe, das sich durch Turgorverluste verkürzt. Auf der Gegenseite liegt ein dickwandiges Gewebe, das kaum Längenveränderungen zuläßt. Es funktioniert als Gelenkaufhängung.

Im Innern der **Motorzellen** finden wir eine große Zentralvakuole und eine Tanninvakuole. Während der Formveränderung beider Vakuolen kommt es zu einer Ca^{2+}-Wanderung. Gleichzeitig werden große Mengen an K^+- und Cl^--Ionen in die Interzellularen ausgestoßen. Dieser Ionenstrom verursacht ein **Aktionspotential** in der Zellwand.

Nachgewiesen wurden drei Reizleitungstypen: die langsame (einige $mm \cdot s^{-1}$), mittlere ($5—40\ mm \cdot s^{-1}$) und schnelle ($>60\ mm \cdot s^{-1}$). Umstritten ist vor allem die schnelle **Reizleitung**. Der Reizstoff wird im **Xylem** transportiert. Er ruft im angrenzenden Gewebe ein Variationspotential hervor (langsame Reizleitung). Der Reizstoff selbst, oder das von ihm erzeugte Variationspotential, löst außerdem ein schnelles Aktionspotential aus (mittlere oder schnelle Reizleistung), das dem Variationspotential vorauslaufen kann.

Bei den **Erregungssubstanzen** handelt es sich um **„Turgorine“** (Leaf Movement Factors, LMFs). Schildknecht et al. gelang in den letzten Jahren die Strukturaufklärung (Abb. 200). Sie sollen eine neue Klasse von **Phytohormonen** sein, denen generelle Bedeutung bei allen Turgorbewegungen zukommt. Der Regelmechanismus ist bisher nicht exakt bekannt. Man nimmt an, daß der erste Schritt die **enzymatische Aktivierung** der Turgorine ist. Sie werden dann über das Xylem zum Zielort gebracht und **depolarisieren** hier eine **Biomembran.** Dadurch wird deren **Permeabilität** so verändert, daß der Turgor sinkt und die Blattbewegung ausgelöst wird. Nach der Reaktion verbleibt das Blattgelenk für 2 bis 3 Minuten in einem Refraktärstadium. In der Rekonstitutionsphase nimmt zunächst die Tanninvakuole ihre ursprüngliche Form an. Nach ca. 20 Minuten haben unter Normalbedingungen die Blattgelenke wieder ihre alte Position eingenommen.

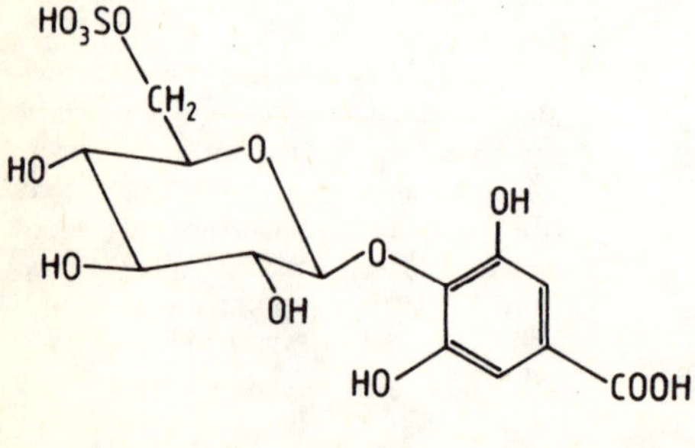

Abb. 200. Turgorine. Phenolischer Blattbewegungsfaktor K-PLMF 1 aus *Acacia karroo.*

5.7.3. Spaltöffnungsbewegungen

5.7.3.1. Bau der Spaltöffnungen, Spaltöffnungstypen

Die Wasserdampfabgabe und der lebensnotwendige Gasaustausch zwischen dem Mesophyll des Laubblattes und der Umwelt erfolgt durch feinste, verschließbare interzellulare Spalten in der Epidermis (4.2.4.). Jeder **Spalt** oder **Porus** wird von zwei in der Aufsicht meist bohnenförmigen Zellen umgeben (Abb. 201), die man als **Schließzellen** bezeichnet. Schließzellen und Porus bilden die **Spaltöffnungen** oder **Stoma** (Mehrzahl: Stomata) bzw. den **Spaltöffnungsapparat.** Durch Variationsbewegungen der Schließzellen erfolgt der oben genannte Stoffaustausch.

Die Stomata sind äußerst klein. So beträgt z. B. beim Weizen die Länge des Porus 0,038 mm, seine Breite nur 0,007 mm. Oft werden diese Werte noch unterschritten. Jedoch ist die Anzahl der Stomata (besonders bei den Laubblättern) sehr hoch. Pro Quadratmillimeter können 100—300, sogar über 700 Spaltöffnungen vorhanden sein. An einem Blatt der Sonnenblume (*Helianthus annuus*) hat man etwa 13 Millionen Stomata berechnet. Trotz dieser hohen Anzahl macht die Porenfläche nur 1—2% der gesamten Blattfläche aus.

Bei den höheren Pflanzen besitzen die Epidermis der grünen oberirdischen Organe Spaltöffnungen. Auf den Laubblattepidermen kommen sie in besonders großer Anzahl vor. Auch bei Moosen sind sie zu finden. Wurzeln, Luftwurzeln und chlorophyllfreie Parasiten (z. B. *Neottia nidus-avis*, *Monotropa*-Arten) besitzen keine Stomata. Regelmäßig kommen sie an Rhizomen vor, werden jedoch an alten Organabschnitten funktionstüchtig. Blüten-, Staub- und Fruchtblätter differenzieren ebenfalls Stomata aus, die aber bei den Blütenblättern nicht immer funktionstüchtig sind. An den Sproßachsen und Laubblättern submerser Wasserpflanzen fehlen sie. Der Gasaustausch findet durch die in der Regel nicht kutinisierte Epidermis statt.

Bei vielen Pflanzen grenzen unmittelbar an die beiden Schließzellen zwei oder mehrere Zellen, die sich morphologisch von den normalen Epidermiszellen unterscheiden (Abb. 201, 203, 204, 205 *nz*) und die man als **Nebenzellen** bezeichnet. Sie unterstützen die Funktion der Spaltöffnung. Jeder Porus steht mit einem größeren **substomatären Inter-**

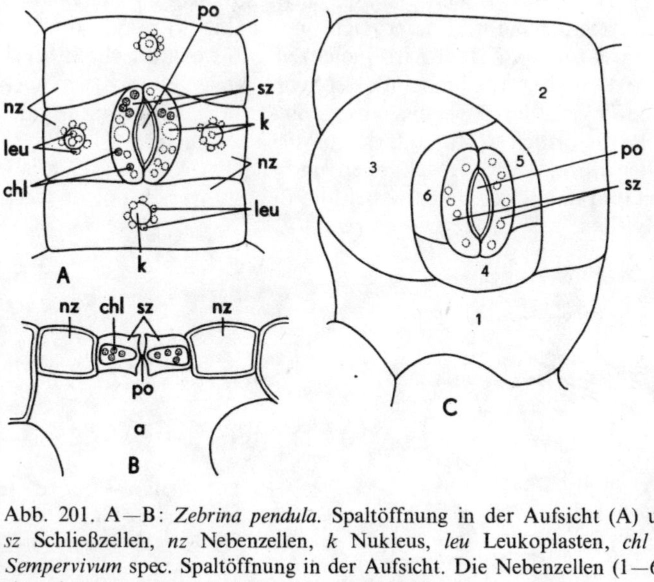

Abb. 201. A—B: *Zebrina pendula.* Spaltöffnung in der Aufsicht (A) und im Querschnitt (B). *po* Porus, *sz* Schließzellen, *nz* Nebenzellen, *k* Nukleus, *leu* Leukoplasten, *chl* Chloroplasten, *a* Atemhöhle. C: *Sempervivum* spec. Spaltöffnung in der Aufsicht. Die Nebenzellen (1—6) sind aus einer Mutterzelle nacheinander entstanden. Nach HABERLANDT 1924.

zellularraum, der **Atemhöhle** (Abb. 201 B, 205 *a*), in Verbindung. Diese ist dem übrigen Interzellularsystem angeschlossen. Aus Flächenansichten ist ersichtlich (Abb. 201, 61, 62), daß die Schließzellen wesentlich kleiner als die sie umgebenden Epidermiszellen sind. Sie besitzen außerdem Chloroplasten mit Stärkeeinschlüssen (= Assimilationsstärke) und haben eine andere Form. Die beiden an ihren Enden miteinander verbundenen Schließzellen werden in der Mitte durch den Porus getrennt. Ihre Zellwände sind an der Außen- und Innenseite stark verdickt, während die dem Porus abgewandten Wände **(Rückenwände)** und der mittlere Teil der **Bauchwände,** die den Porus begrenzen, dünn bleiben. Diese dünnen Stellen gleichen **Hautgelenken,** die bei der Gestaltsveränderung der Schließzellen mitwirken. Am Ein- und Ausgang der Stomata springen an den verdickten Wänden häufig Leisten hervor, die als Höcker oder Zähnchen erscheinen (Abb. 203). Das äußere Leistenpaar ist oft stärker entwickelt als das innere, das auch fehlen kann. Dieser Bau bedingt, daß sich der Porus nach außen zu einem **Vorhof** (*vh*), nach innen zu einem **Hinterhof** (*hh*) erweitert. Die mittlere, engste Stelle heißt **Zentralspalt,** der nur dann geöffnet ist, wenn sich die inneren Hautgelenke nicht berühren (Abb. 201 B, 202). Im Prinzip sind alle Spaltöffnungsapparate ähnlich gebaut. Verschiedenheiten in der Leistenentwicklung bestimmen die Form des Vor- und Hinterhofes. Grad und Verteilung der lokalen Wandverstärkung sind oft verschieden, so daß die Form des Zellumens der Schließzellen sich ändert. Dieses erscheint an medianen Querschnitten rundlich (Abb. 203), elliptisch, dreieckig oder spaltenförmig. Die Kutikula überzieht nicht nur die Außenwände der Schließzellen, sondern auch die inneren Teile und setzt sich submikroskopisch in den substomatären Interzellularraum fort.

Die Schließzellen können mit ihren Nebenzellen bzw. mit den benachbarten Epidermiszellen in gleicher Höhe liegen (Abb. 201 B, 203). Die Stomata der Hygrophyten werden über die Epidermis emporgehoben. Bei den Xerophyten sind die Schließzellen und damit die Stomata versenkt (Abb. 205, 172 B). Sie liegen oft zu mehreren in einer mit Haaren ausgekleideten Vertiefung (z. B. *Nerium oleander*).

Die Regulation der Spaltöffnungsweite wird durch Formveränderungen der beiden Schließzellen hervorgerufen. Diese wiederum hängen mit der Turgeszenz der Schließzellen zusammen. Ist der Porus geschlossen (Abb. 202, dünnumrissene Zellen), dann berühren sich die dünnen Wandstellen der Bauchwand, da die Schließzellen infolge des geringen Turgors schlaff sind. Steigt der Turgor in den Schließzellen, so nehmen diese unter gleichzeitiger Dehnung der Hautgelenke in antiklinaler Richtung (senkrecht zur Organoberfläche) an Umfang zu. Den angrenzenden Zellen wird gleichzeitig auf osmotischem Wege Wasser entzogen, ihr Turgor sinkt und die Rückenwände der Schließzellen können sich nach dort ausdehnen. Diese Veränderungen führen gemeinsam zu einer starken Krümmung der Schließzellen, wobei sich der Porus öffnet (Abb. 202, dickumrissene Zellen).

Da der Bau der Schließzellen, ihre Wandverdickungen und die Insertion der Schließzellen verschieden sein können und damit verbunden auch die Bewegungsrichtung variiert, lassen sich mehrere Typen aufstellen.

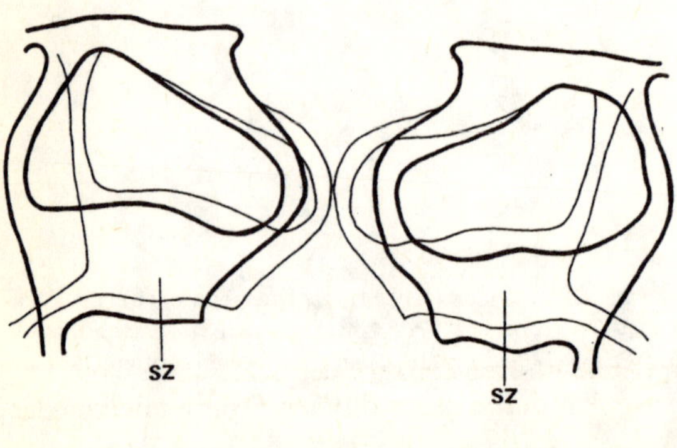

Abb. 202. *Helleborus* spec. *sz* Schließzellen im geöffneten (dicke Linien) und geschlossenen (dünne Linien) Zustand. Nach SCHWENDENER 1881.

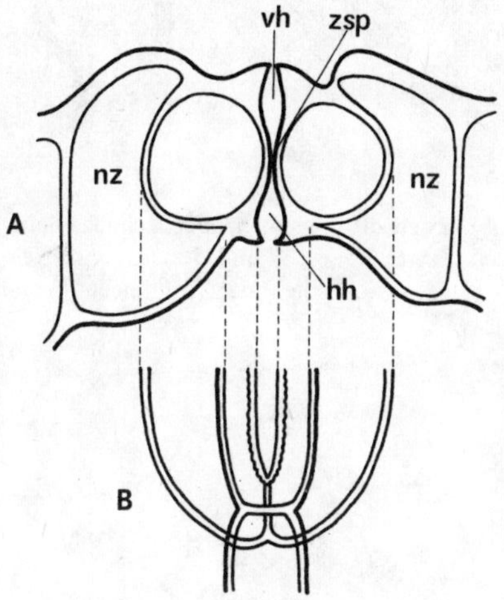

Abb. 203. *Amaryllis formosissima.* A: Medianer Querschnitt durch eine Spaltöffnung, B: halbe Aufsicht. *zsp* Zentralspalt, *nz* Nebenzellen, *vh* Vor- und *hh* Hinterhof. Die gestrichelten Linien verbinden die korrespondierenden Punkte. Nach SCHWENDENER 1881.

Beim sog. **Amaryllis-Typus,** der bei vielen Monokotyledonen aber auch bei Dikotyledonen verbreitet ist (Abb. 203), erfolgt die Bewegungsrichtung der Schließzellen parallel zur Blattoberfläche (tangential). Die großlumigen, bohnenförmigen Schließzellen besitzen dünne, zarte Rücken- und Bauchwände, die oben und unten verdickt sind. Im Bereich des Zentralspalts (*zsp*) bilden die dünnen Bauchwände Hautgelenke. Steigt der Turgor in den Schließzellen, dann wölben sich die Rückenwände in das Zellumen der Nebenzellen (*nz*) vor, die Bauchwände werden konkav und der Porus öffnet sich. Schließen sich die Spaltöffnungen, dann nimmt die Breite des Vor- und Hinterhofes ab, so daß sich die Fortsätze berühren.

Dieser Bautyp zeigt bei einzelnen Pflanzensippen eine Reihe von Modifikationen. Bleibt die Schließzellenbreite bei geöffneter und geschlossener Spaltöffnung gleich, dann strecken sich die Schließzellen bei steigendem Turgor nicht nur tangential, sondern auch senkrecht. Das Zellumen ist annähernd dreieckig. Oft sind die äußeren, den Vorhof begrenzenden Leisten durch die Kutinisierung so starr, daß der Vorhof bei den Bewegungen unverändert bleibt (z. B. *Clivia nobilis*, Hartlaubgewächse: *Olea europaea*, *Laurus nobilis*, *Ceratonia* spec.). Eine weitere Modifikation ist bei *Helleborus-*, *Pelargonium-*, *Begonia*-Arten und bei *Vinca minor* gegeben. Das Zellumen der Schließzellen ist hier im geschlossenen Zustand ebenfalls dreieckig (Abb. 202, dünne Umrisse), die Seiten des Dreiecks sind ungleich lang. Bei steigender Turgeszenz hat das Lumen das Bestreben, sich abzurunden. Dabei weichen die Bauchwände schräg nach innen zurück (Abb. 202, dickumrissene Zellen). Die oberen Schließzellenansätze bewegen sich wie Flügeltüren um ihre Scharniere.

Bei den Saxifragaceen, Asteraceen und Plantaginaceen ist der sog. „trichterförmige Bautyp" beschrieben worden. Das dreieckige Zellumen der Schließzellen weist mit seiner Spitze zur inneren Kutikularleiste, so daß ein normaler Zentralspalt fehlt. Da die Stomata während der Entwicklung über die Epidermis gehoben werden, bilden die inneren Leisten anstelle des Zentralspaltes den Verschluß. Bei zunehmendem Turgor und der damit verbundenen Abrundung des Zellumens kann die Bewegung vor allem senkrecht zur Organoberfläche erfolgen.

Der **Gramineen-Typus** (Abb. 204 A—C), der bei den Poaceen und Cyperaceen verbreitet ist, besitzt hantelförmige Schließzellen (A). Die Enden dieser Zellen sind blasenartig erweitert und dünnwandig (B), die mittleren Teile schmal, stark verdickt und verkürzt, das Lumen im medianen Längsschnitt (C) als feiner, quergelagerter Spalt zwischen den verdickten Außen- und Innenwänden erscheint. Der Zellkern der Schließzellen ist hantelförmig, da die größeren Massen an den Polen durch einen dünnen Strang miteinander

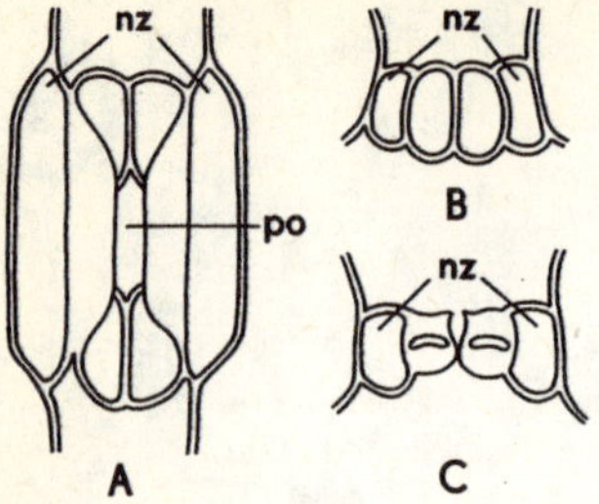

Abb. 204. *Poa annua*. A—C: Spaltöffnungen. A Oberflächenansicht, Querschnitt durch das erweiterte Ende (B) und durch das Mittelstück (C). *nz* Nebenzellen, *po* Porus. Es liegt der Gramineen-Typus vor. Nach HABERLANDT 1924.

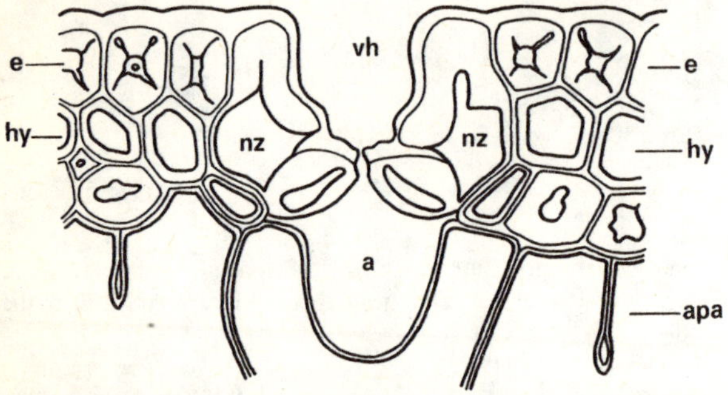

Abb. 205. *Pinus mugo*. Spaltöffnung im medianen Querschnitt. *e* Epidermis, *hy* Hypodermis, *vh* Vorhof, *a* Atemhöhle, *nz* Nebenzellen, *apa* Assimilationsparenchym. Nach v. GUTTENBERG 1959.

verbunden sind. Eine Dehnung der Rückenwände kann nur an den Polen der Schließzellen erfolgen, während die mittleren, verdickten Teile nur passiv mitbewegt werden können. Bei steigendem Turgor erweitern sich die ampullenartigen Enden in seitlicher Richtung und vergrößern dabei den Porus. Beim Verschluß spielt auch der Druck der Nebenzellen (*nz*) eine Rolle. Dieser Bautyp ist auch bei *Hakea suaveolens*, an den Phyllodien der *Acacia*-Arten, bei *Eugenia*-, *Melaleuca*-Arten und *Quercus ilex* zu finden.

Beim **Gymnospermen-Typus,** wie z. B. bei *Pinus mugo* (Abb. 205), sind die Schließzellen versenkt. Im medianen Längsschnitt erscheinen sie in schräger Lage, ihr Umriß ist fast elliptisch. Die auf beiden Seiten verstärkten Zellwände umfassen das schräg ausgerichtete Zellumen. Die Rückenwand ist stärker verdickt und in der Mitte verholzt. Nur an der unteren Ansatzstelle befindet sich ein weicher Cellulosestreifen. Die etwas dünnere Bauchwand enthält ebenfalls einen verholzten Kern. Ein Zentralspalt fehlt. Daher kann die Spaltöffnung nur am oberen Ende der Schließzellen, wo sie sich einander nähern, verschlossen werden. Auch hier ist eine Wandeinschränkung, die mit der weicheren Stelle der Rückenwand korrespondiert. An einem Längsschnitt erscheinen die Schließzellen hantelförmig. Die Nebenzellen (*nz*) besitzen im Gegensatz zu den Epidermiszellen (*e*) ein großes Zellumen und sind nach außen vorgewölbt. Zwischen ihnen und den Schließzellen liegt ein Hautgelenk. Bei steigender Turgeszenz erweitern sich die polaren Teile der Schließzellen. Dabei werden die freien, schrägen Seitenwände aufwärts in die Nebenzellen gepreßt und die starren, verstärkten Wandteile in gleicher Richtung verlagert. Die Hautgelenke der Nebenzellen ermöglichen ein Auseinanderweichen der sich berührenden Schließzellkanten. Die Bewegung erfolgt in schräger Richtung. Bei den Pteridophyten nähern sich die Ophioglossaceen diesem Bautyp.

Die Stomata der übrigen Pteridophyten können, trotz einer gewissen Variationsbreite, zu dem **Pteridophyten-Typus** (Abb. 206 A) zusammengefaßt werden. Die Bewegung verläuft immer senkrecht zur Organoberfläche. An medianen Querschnitten (A) bilden die Zellumina an den geschlossenen Stomata quergelagerte, ovale Körper (A, dick umrandete Zellen). Bei steigendem Turgor runden sie sich ab (A, dünn umrandet). Die Schließzellen werden dabei höher und schmäler. Die Berührungsstellen der Schließzellen weichen auseinander. Der Spalt wird geöffnet. Diese Bewegungsrichtung wird durch die dünnen

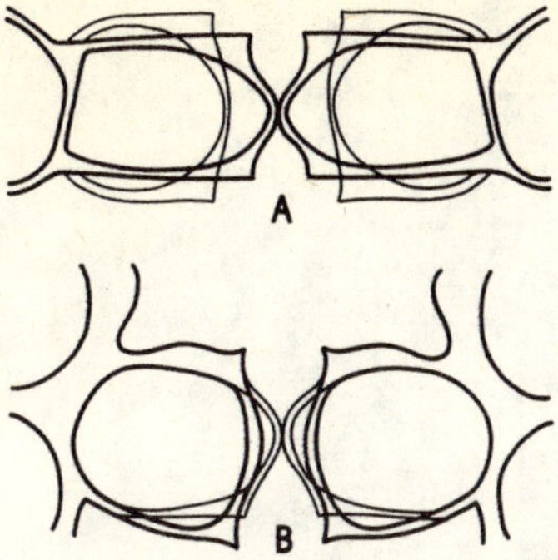

Abb. 206. A: *Adiantum capillus veneris*. Stomata im offenen (dünne Linien) und im geschlossenen Zustand (dicke Linien). B: *Mnium cuspidatum*. Spaltöffnung im geschlossenen und geöffneten Zustand (dünne bzw. dicke Umrandungen). A nach KRAUS 1914, B nach HABERLANDT 1924.

Außen- und Innenwände und durch das breite, dünne Hautgelenk der Bauchwand, das sich zwischen zwei mäßig dicken Leisten befindet, ermöglicht.

Den primitivsten Bautyp stellen die Stomata der Moose dar (Abb. 206 B). Die Rückwände sind hier besonders stark verdickt und eine Bewegung ist nur senkrecht zur Organoberfläche möglich.

5.7.3.2. Bewegungsvorgang

Der **Stomataregulation** kommt generelle Bedeutung für die Erhaltung der Pflanzen-Homöostase zu. Die Sicherung der CO_2-Zufuhr für die Photosynthese (Öffnungsbewegung) und die Regulation des Wasserdampfverlustes (Schließbewegung) stehen im Mittelpunkt des Interesses. Stomata sind aber auch für die Regulation der Blattemperatur und bei der Verhinderung der SO_2-Toxizität von Bedeutung. Das Verständnis der beteiligten Prozesse und der Regulationsvorgänge fördert damit das Verständnis für die Regulation der Homöostase höherer Pflanzen.

Spaltöffnungsapparate sind so gebaut, daß sich die Spalten mit steigendem **Wanddruck** (W) in den Schließzellen öffnen:

$P = W + G$ (P = Turgordruck; G = Gewebedruck)

Da sich der Turgordruck der Nachbarzellen als Gewebedruck auf die Schließzellen auswirkt, ist für die Öffnungsweite der Spalte die Differenz im Turgordruck von Schließ- und Nachbarzelle wichtig. Die entscheidende Größe ist somit der Wanddruck:

$W = P - G$

Die mechanische Beweglichkeit der Schließzellen wird durch die ungleichmäßige und anisotrope Verteilung der Cellulosemikrofibrillen in den Wänden ermöglicht.

Wir können zwischen passiven und aktiven Spaltöffnungsbewegungen unterscheiden. Die **passiven Spaltöffnungsbewegungen** entstehen durch ungleiche Wassergehaltsänderungen in den Schließzellen und den angrenzenden Epidermiszellen. Ihre Bewegung resultiert aus der sich dadurch ergebenden **Gewebespannung.** Sie spielen beim kritischen Wasserstreß eine große Rolle, nicht aber bei optimal funktionierenden Spaltöffnungen. Auf eine nähere Betrachtung soll deshalb verzichtet werden.

Bei den **hydroaktiven Spaltöffnungsbewegungen** sind Veränderungen im zellulären Ionengehalt und Gehaltsänderungen organischer Substanzen beteiligt. Die Bewegung hängt deutlich von den vorliegenden physiologischen und metabolischen Bedingungen der Pflanzen ab und führt zur Modulation des osmotischen Gradienten.

Stomataöffnung

Die biochemischen Vorgänge, die zur Stomataöffnung führen, sind in Abbildung 207 dargestellt. Veranlaßt werden diese Prozesse durch interne Signale. Bisher unbekannt ist, ob

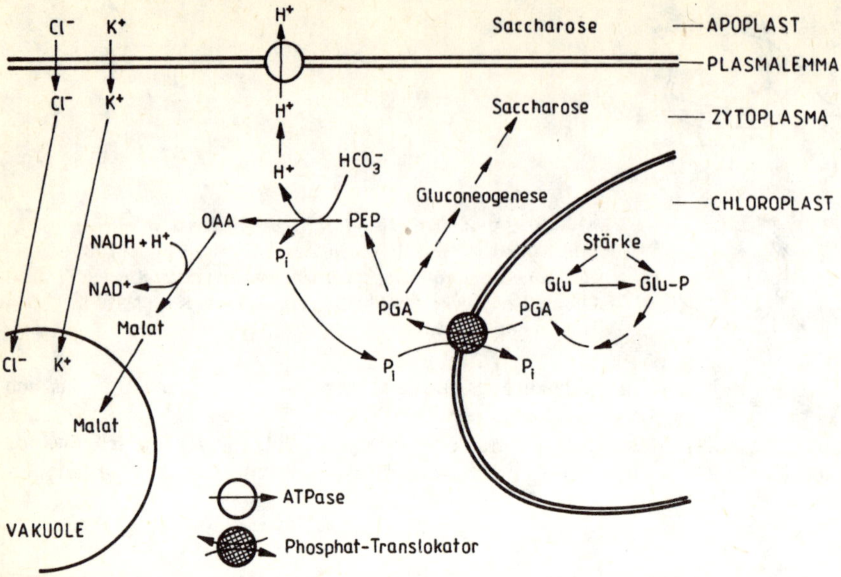

Abb. 207. Biochemische Vorgänge bei der Stomataöffnung. OAA Oxalacetat, PEP Phosphoenolpyruvat, PGA Glycerinaldehyd-3-Phosphat, Glu Glucose, Glu-P Glucose-1-phosphat, P_i anorganisches Phosphat. Nach ROBINSON und PREISS 1985.

es sich um eine direkte oder eine über Intermediate laufende Signalwirkung handelt. Die beteiligten Zellkompartimente sind Apoplast, Plasmalemma, Zytoplasma, Vakuole und Chloroplasten.

Hauptbedeutung kommt der Erhöhung des **osmotischen Potentials** der Schließzellen zu. Dazu müssen **Ionen,** vor allem K^+ und Cl^-, in die Vakuole transportiert werden. K^+ wird über eine K^+-, H^+-ATPase im Plasmalemma ins Zytoplasma und von dort in die **Vakuole** gebracht. Die K^+-Konzentration des Zytoplasmas bleibt konstant. Als **Gegenion** für den K^+-Einstrom dient **Malat**, in geringem Maße Cl^-. Das Vorhandensein mehrerer Vakuolen statt einer Zentralvakuole erhöht das Oberflächen-/Volumenverhältnis und fördert die Ionenaufnahme in die Vakuole.

Die Verwendung von **K^+ als Hauptosmotikum** der **Vakuole** für den Turgoraufbau ist ein generelles Verhalten der meisten Pflanzenzellen. Das gleichzeitig erforderliche **zytoplasmatische Osmotikum** könnte **Saccharose** sein und aus dem Apoplasten in das Zytoplasma eingeschleust werden. Ein Teil entsteht sicherlich durch Gluconeogenese im Zytoplasma aus dem Phosphoglycerinaldehyd der Chloroplasten.

Das als Gegenion für die Vakuole erforderliche Malat wird im Zytoplasma synthetisiert. Dazu muß Phosphoglycerinaldehyd über den Phosphattranslokator im Austausch gegen anorganisches Phosphat aus dem Chloroplasten ins Zytoplasma transportiert werden. Hier wird er entweder in Saccharose umgewandelt, oder er dient als Vorstufe für die Phosphoenolbrenztraubensäure. Letztere wird durch PEP-Carboxylase zu Oxalacetat carboxyliert. Die Malatdehydrogenase wandelt Oxalacetat dann in Malat um, welches zusammen mit K^+ und Cl^- in die Vakuole gelangt. Die bei der Malatsynthese freiwerdenden 2 H^+ werden über eine ATPase in den Apoplasten geschleust (Austausch gegen K^+; in einigen Fällen gegen Cl^-).

Der zugrunde liegende chemiosmotische Mechanismus hängt also primär von einem **Protonengradienten** als der **treibenden Kraft** für den **Ionenflux** ab. Die hohen energetischen Kosten für die Cl^--Aufnahme (gegen die negative Ladung der inneren Plasmalemmaschicht) sind evtl. die Ursache dafür, daß nur ein Teil des K^+ durch Cl^-, der andere durch Malat ausgeglichen wird.

Auf Grund der Schlüsselrolle des Ionentransportes bei der metabolischen Kontrolle der Stomatabewegung muß jeder diese Bewegung beeinflussende Faktor (Temperatur, Licht, CO_2, Abscisinsäure etc.) mit Stoffwechselprozessen in Wechselwirkung treten, die zu Turgorveränderungen über Schwankungen im Ionengehalt der Schließzellen führen. In diesem Sinne ist die metabolische Kontrolle der Stomatabewegung der Regulation des Ionentransportes funktionell homolog.

Als **Energiequellen** für die Stomatabewegung dienen sowohl die **oxidative Phosphorylierung** als auch die **Photophosphorylierung.** In diesem Zusammenhang ist wichtig, daß den Schließzellenchloroplasten die RUBISCO fehlt. Damit ist eine CO_2-Fixierung über den Calvin-Zyklus nicht möglich. Die Chloroplasten besitzen aber das Photosystem I und II. Eine dritte Komponente des Energiepools könnte das nachgewiesene **Blaulicht-Photosystem** der Schließzellen sein (z. B. bei der Orchidee *Paphiopedilum*). Dieser Pflanze fehlen Chloroplasten in den Schließzellen. Offenbar handelt es sich hier um eine spezielle Anpassung im Zusammenhang mit einer geringen Stomataleitfähigkeit (s. unten).

Stomataschluß

Die Abbildung 208 faßt die biochemischen Vorgänge beim Schließvorgang der Stomata zusammen. Am Beginn steht der K^+-Austritt aus der Vakuole und sein Übertritt in den Apoplasten unter gleichzeitiger K^+-Aufnahme durch das Zytoplasma. Cl^- und Malat verlassen ebenfalls die Vakuole. Während Cl^- in den Apoplasten transportiert wird, unterliegt Malat verschiedenen Schicksalen:

— Abbau in Mitochondrien unter Bildung von ATP (Hauptweg!)
— Transport in den Apoplasten
— bei C_4-Pflanzen Umwandlung zu Phosphoenolpyruvat auf 2 Wegen. In der Regel wird das Malat nicht in Säure umgewandelt.

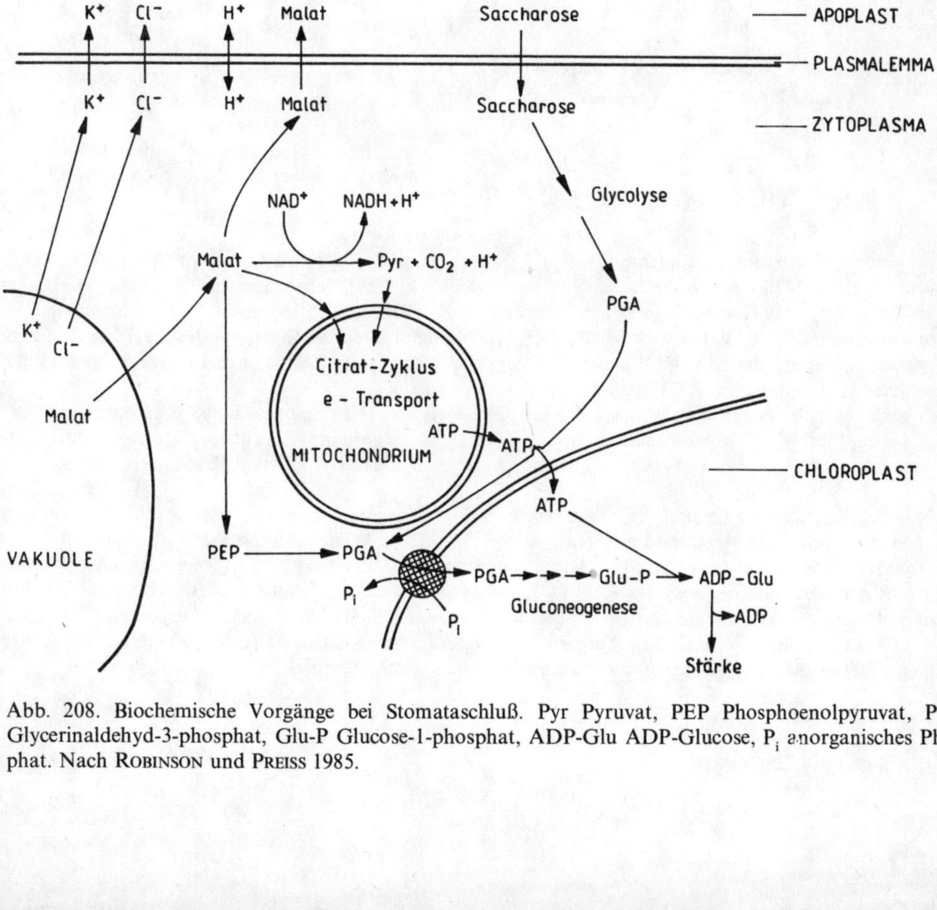

Abb. 208. Biochemische Vorgänge bei Stomataschluß. Pyr Pyruvat, PEP Phosphoenolpyruvat, PGA Glycerinaldehyd-3-phosphat, Glu-P Glucose-1-phosphat, ADP-Glu ADP-Glucose, P_i anorganisches Phosphat. Nach Robinson und Preiss 1985.

Diese entsteht vielmehr in den Chloroplasten aus der Saccharose des Zytoplasmas bzw. aus dem Import aus dem Apoplasten. Dabei muß sie zunächst zu 3-Phosphoglycerinaldehyd abgebaut und über den Phosphattranslokator vom Chloroplasten aufgenommen werden. Dort erfolgt dann die weitere Umsetzung über die Gluconeogenese. In der Endbilanz wird die bei der Stomataöffnung im Chloroplasten abgebaute Stärke bei Stomataschluß erneut gebildet.

Das prinzipielle Verhalten des **CO_2- und H_2O-Regelkreises** bei der Stomatareaktion wurde bereits im Abschnitt 5.6.2. dargestellt. Hier soll nur noch auf einige Aspekte der Regulation näher eingegangen werden (Abb. 209). Die in den letzten Jahren bemerkenswerteste Entdeckung zur Stomatareaktion war der Nachweis einer spezifischen Lichtreaktion der Stomata **(photoaktive Stomata).** Sie reagieren sowohl auf die Lichtqualität als auch auf die Lichtintensität. Als Photorezeptoren dienen Chlorophyll und ein Blaulichtrezeptor, vermutlich ein **Flavin**. Dementsprechend gibt es Reaktionspeaks im Rot- und im Blaulicht. Wahrscheinlich ist bei einigen Arten auch **Phytochrom** der Photorezeptor.

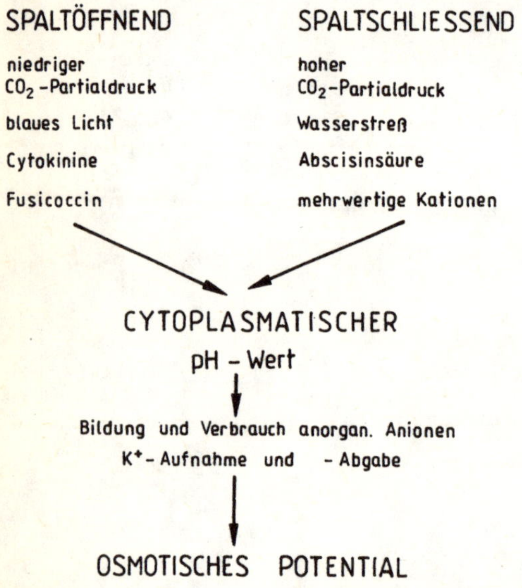

Abb. 209. Einfluß verschiedener Faktoren auf die Stomatabewegung. Nach BORRISS und LIBBERT 1984.

Eine andere Form der lichtinduzierten Spaltöffnungsreaktion läuft über die Veränderung der **CO_2-Konzentration** durch die einsetzende Photosynthese. Ähnlich wirkt im Dunkeln auch die CO_2-Fixierung durch die PEP-Carboxylase. Der Schließzellenstoffwechsel wird in beiden Fällen über Veränderungen in der **Malatsynthese** beeinflußt. Vermutlich wird die CO_2-Wirkung über die Veränderung des zytoplasmatischen pH-Wertes vermittelt: der CO_2-Verbrauch führt zur Alkalisierung des Zytoplasmas und diese zur Bildung organischer Säuren und zum K^+-Einstrom.

Schwieriger ist die Interpretation der schnellen CO_2-Wirkung beim Spaltenschluß. Vermutet wird eine Beeinflussung der Membranpermeabilität, eine verstärkte Ansäuerung des Schließzellenzytoplasmas mit gleichzeitiger Abnahme der Protonenpumpwirkung oder die Verwendung von HCO_3^- als Gegenion für K^+.

Außer Zweifel steht der Einfluß der **Abscisinsäure** auf den Stomataschluß. Es gibt eine enge Korrelation zwischen dem endogenen Abscisinsäuregehalt und der Stomatareaktion auf **Wasserstreß.** Vermutlich wirkt Abscisinsäure direkt auf die Membranpermeabilität und nicht auf die Protonenpumpen ein. Unklar sind der Zeitablauf der Abscisinsäurebiosynthese, ihres Transportes und ihres Abbaus im Zusammenhang mit der Stomatabewegung. Da es sich bei der Stomatabewegung um nastische Bewegungen mit Turgorveränderungen handelt, wird die Beteiligung von **„Turgorinen“** (5.7.2.) angenommen. Offenbar spielen auch Cytokinine als Gegenspieler der Abscisinsäure eine Rolle, Auxin könnte ebenfalls beteiligt sein.

5.7.4. Intrazelluläre Bewegungen

Derartige Bewegungen sind die Protoplasmaströmung und die **Chloroplastenbewegung.** Bei der lichtbedingten Orientierungsbewegung der Chloroplasten unterscheidet man 3 Bewegungstypen, die Starklicht-, Schwachlicht- und die Dunkelbewegung. Ziel dieser Bewegungen ist die Verlagerung der Chloroplasten an Zellorte mit optimaler Lichtversorgung und die Verhinderung der Lichthemmung.

Im starken Licht werden die Chloroplasten an die Orte der geringsten (z. B. Seitenwände der Zelle), im schwachen Licht an die Orte der stärksten Lichtabsorption verlagert (direkt bestrahlte Vorder- oder Hinterwände der Zelle). Im Dunkeln stellt sich in der Regel eine statistische Gleichverteilung ein.

Obwohl der allgemeine Mechanismus der Chloroplastenbewegung und ihr Endziel einheitlich sind, gibt es artspezifisch sehr große Unterschiede im Detail. Hier soll nur der generelle Mechanismus dargestellt werden. **Photorezeptor** ist ein nicht sehr spezifisches Flavin, das **„Cryptochrom".** Es absorbiert im Blaulicht mit Peaks bei 266, 365 und 450 nm. Nur bei *Mougeotia* und *Mesotaenium* ist **Phytochrom** der Photorezeptor. Die Photorezeptorpigmente sind in der Zelle stets eng mit der Zytoplasmamembran verbunden und liegen im **kortikalen Zytoplasma.** Wahrscheinlich ist für die biologische Umwandlung des Lichtes in chemische Energie oder in Signale die Wechselwirkung des Rezeptors mit einer Membran erforderlich.

Der allgemeine Mechanismus der Energiebereitstellung für die intrazelluläre Bewegung ist die **Actin-Myosin-Wechselwirkung** (kontraktile Proteinfibrillen), d. h. die **Protoplasmaströmung.** Die Chloroplasten werden passiv mit dieser Strömung transportiert. Die **Chloroplastenakkumulation** in der Zelle soll an Orten mit einer geförderten **Respiration** gebunden sein. Diese sind gekennzeichnet durch **Glyoxylatanreicherung.** Glyoxylat entsteht aus Glycin. Das wirksame Enzym (Glycinoxidase) wird durch Blaulicht über Flavinmononucleotid gefördert. Glycin selbst wird im Glyoxysomen aus Glycolat, einem Nebenprodukt des Calvin-Zyklus, gebildet. Licht hätte somit eine zweifache Wirkung: Aktivierung der örtlichen Synthese des „Attraktanten" über Flavinabsorption und Bereitstellung der Vorstufe des „Attraktanten" über die Photosynthese.

5.8. Sonnen- und Schattenblätter

Bei der Mesophylldifferenzierung spielt u. a. die Lichtintensität eine wichtige Rolle, da durch diesen Umweltfaktor das Verhältnis zwischen dem Palisaden- und Schwammparenchym beeinflußt wird. Extreme **Sonnenpflanzen** (Heliophyten) besitzen häufig ein mehrschichtiges Palisadengewebe, dem sich ein Schwammparenchym anschließt. Derartige Sonnenblätter sind vor allem an Pflanzen offener Pflanzengesellschaften zu finden (Felder, Hochgebirge, Tundren, Steppen, Halbwüsten, Wüsten). Beispiele dafür liefern u. a. *Beta vulgaris* (Abb. 161), *Peucedanum cervaria*, *Lynosyris vulgaris*, *Galium verum* und *Eucalyptus globulus*. Dagegen differenzieren ausgesprochene **Schattenpflanzen** (Skiadophyten) nur Schattenblätter aus (*Oxalis acetosella*, *Mercurialis perennis*, *Dentaria bulbifera*, *Convallaria majalis*, *Polygonatum multiflorum* u. a.). Bei *Oxalis acetosella* besteht das Mesophyll aus einer interzellularreichen Schicht von Palisaden- oder Trichterzellen und aus einer oder zwei Lagen von Schwammparenchym. Andere Skiadophyten (*Convallaria majalis*, *Polygonatum multiflorum*) besitzen überhaupt kein typisches Palisadengewebe, sondern nur Schwammparenchym bzw. horizontal gestreckte Chlorenchymzellen. Eine dritte Pflanzengruppe entwickelt beide Blatttypen (z. B. *Fagus sylvatica*, *Sambucus nigra*, *Juglans regia*, *Betula pendula*, *Syringa vulgaris*, *Geranium sylvaticum*). Das Mesophyll in den Sonnenblättern der Rot-Buche setzt sich aus einem zweischichtigen Palisadenparenchym, dem sich ein gutentwickeltes Schwammparenchym anschließt, zusammen. Bei den Schattenblättern der gleichen Pflanzen ist die Mesophylldifferenzierung stark gehemmt. Das Palisadengewebe besteht hier aus einer einzigen Lage kürzerer Trichterzellen, zwischen denen größere Interzellularräume ausgespart sind.

Einige Schattenpflanzen mit wintergrünen Blättern machen eine Ausnahme, da sie auch im Schatten ein differenziertes Palisadenparenchym entwickeln (z. B. *Ilex aquifolium*, *Vinca minor*, *Pirola*-Arten, *Vaccinium vitis-idaea*). Aber auch Sonnenpflanzen (z. B. *Epipactis palustris*) können Blätter besitzen, die keine Palisaden, sondern nur quer gestreckte Chlorenchymzellen herausdifferenzieren.

Außer dem unterschiedlichen Mesophyllblau gibt es zwischen den Skiado- und Heliophyten noch eine Reihe weiterer Strukturunterschiede, die aber nicht bei allen Pflanzen nachweisbar sind.

Vergleicht man die Anzahl und Größe der Chloroplasten in den Blättern der Frühlings- und Sommertriebe bei *Pulmonaria obscura* und *Aegopodium podagraria*, dann zeigt sich, daß bei den Blättern der Frühlingstriebe das Palisaden- und Schwammparenchym mächtiger entwickelt ist. Sie weisen im Gegensatz zu den Sommertrieben pro Flächen- und Volumeneinheit mehr Chloroplasten auf. Typische Schattenblätter (z. B. *Oxalis acetosella*, *Trientalis europaea*, *Maianthemum bifolium*) besitzen relativ wenige, aber große Chloroplasten. In der Regel sind die Chloroplasten der Palisaden in Profilstellung angeordnet. Für die Schwammparenchymzellen trifft dies nur bei stärkerer Lichtintensität zu. Bei schwacher Beleuchtung sind sie in Flächenstellung angeordnet. Verändert man die Lichtintensität bei *Ajuga reptans*, so können die Chloroplasten entsprechend wandern.

Die Außenwände der Epidermiszellen sind bei Sonnenpflanzen in der Regel stärker verdickt als bei Schattenpflanzen (z. B. bei Poaceen, *Moehringia bavarica*). Die Anordnung der einzelnen Zellarten wird nicht verändert. Sonnenpflanzen besitzen eine dickere Kutikula und scheiden größere Wachsmengen aus (z. B. *Agave americana*, *Clivia nobilis*, *Hedera helix*, *Nicotiana glauca*).

Häufig lassen sich auch Beziehungen zwischen der Lichtintensität und der Spaltöffnungsdichte feststellen. Sonnenblätter weisen eine um 20—60% (gelegentlich —100%) höhere Stomatadichte als die Schattenblätter derselben Art auf. Gewöhnlich wird die Behaarung an Schattenpflanzen reduziert. So gibt es z. B. bei *Campanula persicifolia* eine kahle Normalform und eine behaarte var. *hispida*. Letztere tritt besonders an Kahlschlägen und Waldrändern, erstere dagegen im dichten Wald und unter Sträuchern auf.

Auch das Interzellularsystem macht an schattigen Standorten einen größeren Teil des Blattvolumens aus als an sonnigen. So beträgt das Interzellularvolumen in % des Blattvolumens an sonnigen bzw. schattigen Standorten bei *Impatiens parviflora* 22,7:37,4; bei *Chenopodium album* 10,7:26,8 und bei *Urtica dioica* 16,6:28,3.

5.9. Lichtanpassung

Der erforderliche **minimale Lichtgenuß** höherer Pflanzen für die Aufrechterhaltung der Blattfunktion liegt zwischen 1 und 3% des vorhandenen Außenlichts (z. B. Bäume mit **Schattenkronen** wie Tanne, Fichte, Buche). Bei Bäumen mit **Lichtkronen** beträgt der minimale Lichtgenuß 10 bis 20% des Außenlichts (z. B. Birke, Lärche, Kiefer). Niedere Pflanzen, speziell Algen, vermögen noch mit ca. 0,01% des Außenlichts auszukommen.

Die Abbildung 210 gibt das **Photosyntheseverhalten** eines **Licht-** und eines **Schattenblattes** wieder. Charakteristisch für das Schattenblatt sind der geringe CO_2-Kompensationspunkt (Photosynthese-Respiration = Null), die früher einsetzende Nettophotosyntheserate, die niedrige Respirationsintensität, die weit früher erreichte Lichtsättigung und die deutlich geringere Photosyntheseleistung.

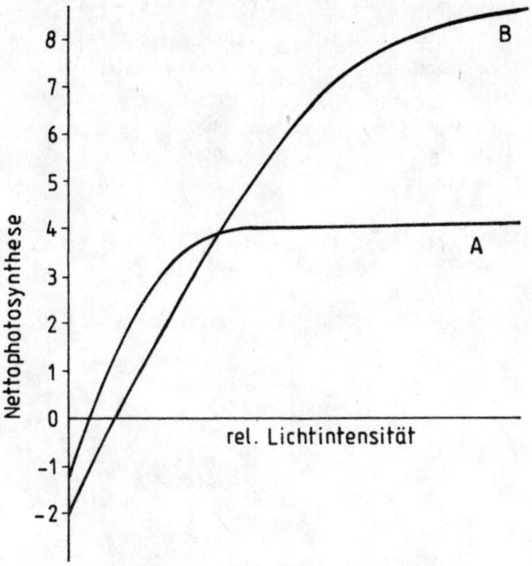

Abb. 210. Abhängigkeit der Nettophotosynthese von der Lichtintensität. A: Schattenpflanze, B: Starklichtpflanze. Schnittpunkt mit der Abszisse = Kompensationspunkt (Nettophotosynthese gleich Null). Negative Werte = Respirationsverluste.

Wachsende Pflanzen passen sich Veränderungen ihrer Umweltbedingungen an. Trotz der großen Anzahl von einwirkenden Umweltfaktoren gibt es eine Reihe gleicher oder identischer Reaktionen. Besonders charakteristische **Anpassungserscheinungen** finden wir bei Blättern als Reaktion auf unterschiedliche Lichtintensitäten. Es handelt sich dabei um einen komplexen Prozeß, der die ausbilanzierte Veränderung vieler struktureller und funktioneller Komponenten umfaßt (Tab. 17).

Tabelle 17. Unterschiede zwischen Schatten- und Sonnenblätter

Merkmal	Schattenblatt	Sonnenblatt
Photosyntheseapparat		
Lichtsammelnde Chlorophyll a/b-Proteine	hoch	niedrig
Chlorophyll a/b-Verhältnis	niedrig	hoch
Chlorophyll a/β-Carotinverhältnis	hoch	niedrig
lösl. Protein-/Chl a-Verhältnis	niedrig	hoch
Chloroplastenstruktur		
Granastapel	groß	klein
Grana-/Stromathylakoidverhältnis	hoch	niedrig
Chlorophyll/Chloroplast	hoch	niedrig
exponierter Thylakoidanteil	klein	groß
Blattanatomie, -morphologie		
Zellgröße	klein	groß
Trocken-/Frischmasseverhältnis	klein	groß
Chlorophyll pro Flächeneinheit	niedrig	hoch
Zahl der Palisadenzellschichten	wenige	mehr
Blattdicke	dünn	dicker
Stomata pro Flächeneinheit	wenige	mehr
Blattspreite	groß	kleiner
Kutikula	dünn	dicker
Oberfläche	groß	kleiner
Funktionelle Unterschiede		
e-Transport-Rate	niedrig	hoch
RUBISCO-Aktivität		
Carboxylierung	niedrig	hoch
Photorespiration	niedrig	hoch
Lichtkompensationspunkt	ca. 350 lx	1000 lx

Tabelle 17. (Fortsetzung)

Merkmal	Schattenblatt	Sonnenblatt
Lichtsättigungspunkt	niedrig	hoch
Atmungsintensität	niedrig	hoch
Stomatadiffusionswiderstand	klein	groß
Zellsaftkonzentration	niedrig	hoch
Wassergehalt der Frischmasse	>90%	ca. 85%
Transpirationsrate	niedrig	hoch
Zusammensetzung der Trockenmasse		
Chlorophyll	++	+
lösl. Proteine	+	++
Aminosäuren und Rohprotein	+++	+
Prolin	+	++
Stärke	+	++
Cellulose	++	+
Lignin	+	++
Lipide	+	++
Asche	+	++
Ca pro Aschegehalt	+	++
K pro Aschegehalt	++	+

Die **Anpassung** an **Schwachlicht** ist primär eine Frage des ökonomischen Einsatzes der zur Verfügung stehenden Lichtenergie. Dementsprechend wird vorwiegend das **lichtsammelnde Pigmentsystem** ausgebaut. Die Einsparungen betreffen das e-Transportsystem, die enzymatischen Komponenten der Photosynthese und den Respirationsapparat. In ihrer Struktur spiegelt sich das u. a. im hohen Anteil des Photosystem II wider (Abb. 178). Die Anpassung vollzieht sich auf mehreren Ebenen:

a) Veränderungen in der funktionellen Organisation der photosynthetischen Einheiten u. a. durch niedrigeren β-Carotingehalt, ein niedrigeres Chl a/Chl b-Protein-Verhältnis und Zunahme des Anteils der lichtsammelnden Chl a/b-Proteine (Abb. 211)
b) Veränderungen in der Chloroplastenstruktur u. a. durch Erhöhung der Thylakoidmenge pro Chloroplastenbereich, Vergrößerung der Granastapel, Erhöhung der Thylakoide pro Granum, höheres Verhältnis von Grana-/Stromathylakoiden und kleinere Stroma-/Gesamtchloroplastenvolumen (weitere Angaben vgl. Tab. 12)
c) Veränderungen in der Zelle, der Blattanatomie und der Blattmorphologie
d) der Zusammensetzung und Funktion des Blattes.

Maßgebend für den Anpassungserfolg an das Licht ist die **Variabilität der photosynthetischen Einheit.** Sie bestimmt bei ausreichender CO_2-Versorgung die Lichtsättigungsrate und das Erreichen der Lichtsättigung. So wirken im Schwachlicht über 1000 Chlorophyllmoleküle durch Zusammenschluß mehrerer Antennen in einer großen Photosyntheseeinheit zusammen (Abb. 211). Das bedingt die frühe Erreichung der Lichtsättigung, aber auch die geringe Photosyntheseleistung, da der e-Transport zum limitierenden Faktor wird. Starklichtblätter haben kleinere Photosyntheseeinheiten (ca. 500 Chlorophyllmoleküle pro Transportkette). In den Thylakoiden sind wesentlich mehr e-Transportketten eingebettet. Dadurch wird die Lichtsättigung erst bei hohen Lichtintensitäten erreicht.

Der Anpassungsprozeß an veränderte Lichtbedingungen (Photomorphogenese) vollzieht sich in voll funktionsfähigen grünen Blättern innerhalb von 2 bis 7 Tagen. Unter natürlichen Bedingungen sind dafür die wirksamen Umweltfaktoren bei der Entwicklung der Blattknospe (als Prozeß des Vorjahres) und das Lichtklima während der Blattentfaltung wichtig. Es gibt aber auch Pflanzen, bei denen die Lichtanpassung weitgehend genetisch determiniert ist.

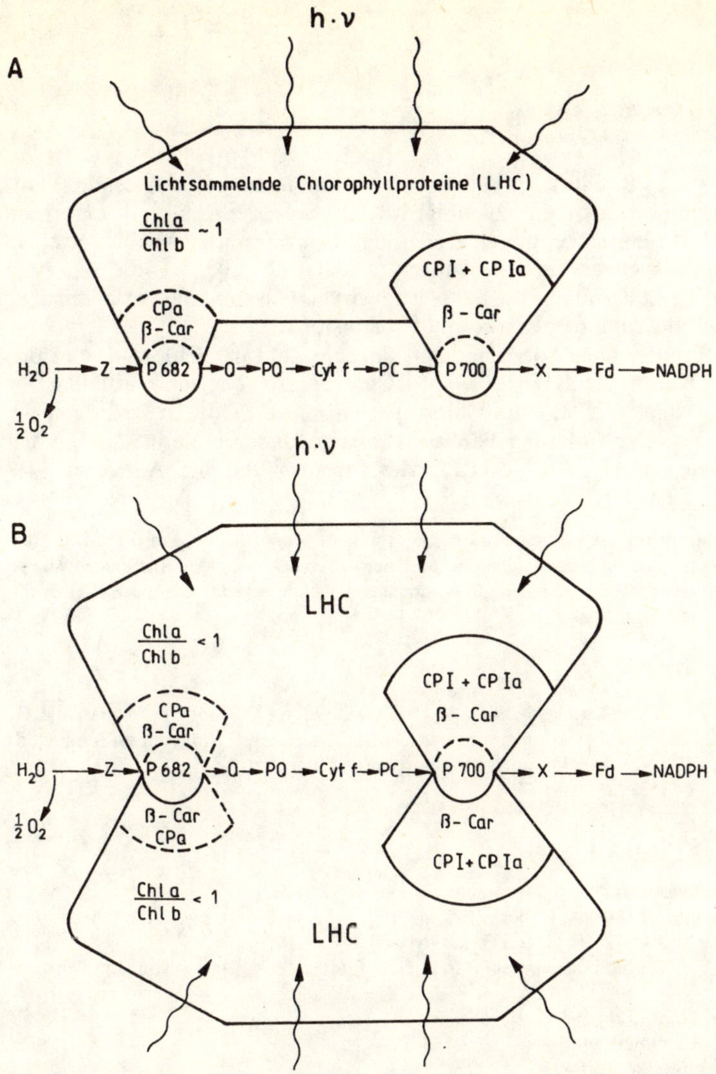

Abb. 211. Schematische Darstellung der Lichtanpassung. A: Starklichtpflanze, B: Schwachlichtpflanze. CPa, CPI, CPIa = Chlorophyll a/β-Carotin-Proteine, β-Car = β-Carotin, PC = Plastocyanin, PQ = Plastochinon, Q = Quencher, X = Elektronenakzeptor vom P_{700}, Z = unbekannte Substanz, wahrscheinlich ein Manganproteid.

5.10. Altern des Blattes

Das Altern (Seneszenz) der Blätter ist ein komplizierter Prozeß, der an lebende Zellen gebunden ist. Die letzten Phasen dieses Prozesses sind Blattbräunung, Zelltod und Abscission der toten Teile (5.10.2.).

Charakteristische Erscheinungen der **Blattseneszenz** sind der RNA-, Protein- und Chlorophyllabbau sowie eine zeitweise kräftige Erhöhung der Respiration. Die Abbauprodukte

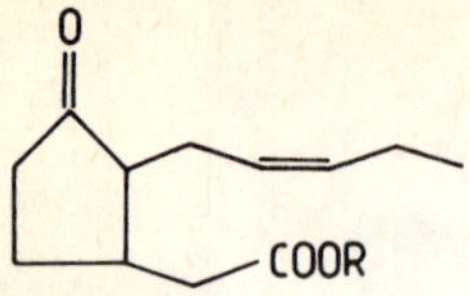

Abb. 212. Jasmonsäure.

werden in Transportformen (z. B. Glutamin) umgewandelt und in andere wachsende Pflanzenteile oder Speicherorgane verlagert. Beschleunigt wird die Seneszenz durch das Hormon **Abscisinsäure** (ABA). Neuere Untersuchungen zeigen, daß Linolensäurederivate, vor allem **Jasmonsäure** (Abb. 212), in weit geringeren Konzentrationen (2—200 µM) als ABA die Seneszenz beschleunigen. Verzögernd auf die Seneszenz wirken **Gibberelline,** vor allem aber **Cytokinine** durch die Beeinflussung des RNA- und Proteinstoffwechsels.

Untersuchungen zum **Proteinabbau** haben gezeigt, daß die Zahl der Chloroplasten pro Mesophyllzelle konstant bleibt, die RUBISCO pro Chloroplast aber stark abfällt. Der Prozeß des Proteinabbaus spielt sich also im Chloroplasten selbst ab, die in Bezug auf die Seneszenz eigenständig sind. Der **Chlorophyllabbau** ist erst sekundärer Natur. Verbunden mit der Seneszenz sind ferner die Auflockerung des Stromas und die Auflösung der Grana- und Stromathylakoide.

Eine genau ermittelte Reaktionsfolge des Seneszenzvorganges gibt es bisher nicht. Man nimmt an, daß am Anfang die Bildung des hochreaktiven **Superoxidanions** steht, gefolgt von O_2- und OH-**Radikal-** sowie von **H_2O_2-Anreicherung.** Normalerweise verfügt die Zelle über eine ausreichende **Superoxiddismutase-Aktivität,** die das Superoxidanion beseitigt:

$$O_2^{\cdot -} + O_2^{\cdot -} + 2H^+ \xrightarrow[\text{dismutase}]{\text{Superoxid-}} H_2O_2 + O_2$$

Das entstehende H_2O_2 wird durch die Katalase ($H_2O_2 + H_2O_2 \rightarrow 2\,H_2O + O_2$) oder Peroxidase ($H_2O_2 + RH_2 \rightarrow 2\,H_2O + R$) eliminiert. Offenbar können alternde Zellen das vermehrte Angebot an Superoxidanionen nicht mehr beseitigen. Die Superoxidanionen werden spontan umgesetzt:

$$O_2 \xrightarrow{e^-} O_2^{\cdot -} \xrightarrow{e^- + H^+} H_2O_2 \xrightarrow{e^- + H^+} OH^{\cdot} \xrightarrow{e^- + H^+} H_2O$$
$$\searrow H_2O$$

Folgender **hypothetischer Seneszenzprozeß** wird angenommen:
- Störung der $O_2^{\cdot -}$-Balance in der Zelle
- Bildung von OH-Radikalen aus $O_2^{\cdot -}$ und H_2O_2 (Fe-katalysiert)
- Lipidoxidation über eine $H^{\cdot}$-Radikalabtrennung durch $OH^{\cdot}$-Radikale. Auftreten von Linolensäure im Chloroplasten
- Schäden in der Membran, Nucleotid- und Enzymschäden
- Zerstörung der Zellkompartimentierung
- Verstärkung der Ethylenbildung in der Zelle
- Auftreten von Welkesymptomen
- biochemische und Stoffwechseländerungen in der Zelle
- Seneszenz im engeren Sinne.

Die im Chloroplasten freigesetzte **Linolensäure** führt sowohl im Dunkeln als auch am Licht zu Störungen im e-Transport der Thylakoide. Verbunden damit sind der fortschreitende Verlust der Permeabilität, des Wasserpotentials, der Viskosität, die Verminderung der Biosyntheseleistung, speziell der Photosynthese, und Zunahme der Hydrolasenaktivität. Letztendlich kommt es zur Autolyse der Zelle.

Alternde Zellen, Gewebe und Organe sind gleichzeitig Produktionsorte von **Seneszenzfaktoren** (z. B. **Ethylen**). Durch den Transport dieser Faktoren wird Seneszenz in anderen Organen ausgelöst (Korrelation, 4.10.). Die Seneszenz kann gestoppt oder rückgängig gemacht werden, indem man alternde Organe entfernt oder Dauerzellen erneut zur Zellteilung und damit zur Dedifferenzierung anregt.

5.10.1. Laubfall und Trennungszonen

Der periodische Laubfall bei perennierenden Gewächsen ist häufig mit der Ausbildung von **Trennungszonen** und **Schutzschichten** verbunden. Der Begriff „Trennungsgewebe" ist, wie neuere Studien zeigen, nicht angebracht. Der Laubfall ist ein komplexes physiologisches Problem. So werden z. B. die Laubblätter von *Euphorbia pulcherrima*, *Gossypium herbaceum* und von *Capsicum frutescens*, deren Blattstiele Zellagen haben, die eine sekundäre Teilungstätigkeit aufweisen, schon vor der Ausdifferenzierung dieser Zellagen abgeworfen. Bei *Impatiens sultani* lösen sich die Blätter ab, ohne daß derartige Strukturen entwickelt werden. Alle Pflanzen mit einem Laubfall bilden durch Zellteilungen eine Schutzzone, die das Eindringen von Mikroorganismen und das Austrocknen der verbleibenden Gewebe verhindert. Diese liegt in der Regel an der Stielbasis. Man kann daher zwischen einer Trennungszone, durch die ein Blatt abgeworfen wird, und einer Schutzzone unterscheiden. Die Art der Abtrennung ist bei den einzelnen Pflanzensippen (Dikotyledonen, Monokotyledonen, Gymnospermen, Pteridophyten) verschieden.

Bei vollflächigen Dikotyledonenlaubblättern befindet sich eine Trennungszone entweder an der Stielbasis oder innerhalb des Stielgewebes, während die Fiederblätter der Dikotylen Trennungszonen an der Stielbasis und am Grunde der einzelnen Fiedern besitzen. Die Trennungszone unterscheidet sich meist von den benachbarten Geweben durch eine mangelnde Ausbildung der festigenden Elemente, so daß parenchymatische Zellen vorherrschen. Im Leitgewebe sind nur tracheale Elemente entwickelt. Die Trennung kann entweder in den Mittellamellen oder durch Auflösung ganzer Zellen erfolgen.

Der Trennungsprozeß beginnt gewöhnlich an der Peripherie des Blattstiels und schreitet sukzessiv nach innen fort, wo auch die parenchymatischen Teile der Leitstränge erfaßt werden. Die Siebröhren sowie die Gefäße, die vorher mit Thyllen gefüllt werden, trennen sich durch Zerreißen.

Nach der Ablösung des Laubblattes tritt eine Narben- und Korkbildung ein. Die äußeren Schichten der Wundfläche können auch in ein verholzendes Kutisgewebe umgewandelt werden. Das Periderm gewinnt den Anschluß an das Korkgewebe der Sproßachse. Bei einigen Pflanzen (z. B. *Salix*, *Aesculus*) entwickelt sich das Periderm sofort als Teil der Trennungszone.

Bei zahlreichen Bäumen und Sträuchern werden lebende Zweige mit den dazugehörigen Laubblättern abgeworfen. Diese Abtrennung findet häufig in einem angeschwollenen, polsterartigen Teil statt, den man als Trenngelenk bezeichnet. Auch bei Laubblättern sind derartige Trenngelenke beschrieben worden. In diesen Gelenken ist das Parenchym stark entwickelt, das Xylem nur schwach verholzt, und das Sklerenchym fehlt. In den Trenngelenken kann sich auch eine ringförmige Furche befinden, unter der eine stark verholzte Gewebepartie differenziert wird. Bei *Phaseolus* trennen sich die Fiedern an der sich plötzlich verjüngenden Übergangsstelle zum Trenngelenk ab.

5.10.2. Abscissionsmechanismus

Abscission ist ein weitverbreiteter Prozeß des **aktiven Abwurfes** von gealterten Pflanzenteilen mit Hilfe von „Trenngeweben". Wir finden ihn nicht nur bei Blättern, Blatteilen, Stipeln, Kotyledonen, sondern auch bei Blütenknospen, Blüten, unreifen und reifen Früchten, Samen, Seitenzweigen. Stets läuft die Abscission in einer hochkoordinierten Sequenz biochemischer Prozesse ab. Sie führen zu einem Zellwandabbau in ein oder zwei Zellreihen auf jeder Seite der späteren Bruchlinie. Unter natürlichen Bedingungen ist dieser Prozeß auf vorbestimmte Positionen, die **Abscissionszonen** der Pflanze, eingegrenzt. Im Experiment können auch zusätzliche Zonen induziert werden.

Der erforderliche minimale Zeitbedarf für den Gesamtprozeß beträgt bei Blättern und Früchten 10—48 Stunden, bei Blütenstrukturen kann er auch bereits in 2,5 bis 8 Stunden abgeschlossen sein.

Im Verlauf des Abscissionsvorganges lassen sich eine Lag- und eine Trennungsphase unterscheiden. In der **Lag-Phase** sind Unterschiede zu den Kontrollzellen kaum vorhanden (1. bis 24. Stunde), trotzdem kann ein Stadium 1 und 2 unterschieden werden.

— Stadium 1: Zeitraum, in dem ein Auxinzusatz die Abscission verzögert. Vermutlich ist der primäre Wirkungsmechanismus des Auxins hier der gleiche wie bei der Zellstreckung (2.1.4.)

— Stadium 2: Gradueller Verlust der verzögernden Wirkung des Auxins auf die Abscission. In diesem Stadium fördern Ethylen und Abscisinsäure den Abscissionsprozeß.

Erste Anzeichen der Veränderungen in der Lag-Phase sind ansteigende Zellteilungsraten im Abscissionsbereich. Gegen Ende der Lag-Phase fallen besonders die Protoplasmaakkumulation und die Organellenanreicherung auf. Eine entscheidende Rolle spielt die Proteinsynthese. Ihre Blockade bzw. die Blockade der mRNA-Synthese verzögert die Abscission sehr stark.

Die **Trennphase** ist gekennzeichnet durch die Auflösung der Zellwände bei 2—3 Zellschichten. Das führt zum Verlust der Adhäsion zwischen hochaktiven, lebenden Zellen. Diese Phase wird durch **Ethylen** oder **Abscisinsäure** stark beschleunigt. Für ihren kontinuierlichen Ablauf ist die ständige Gegenwart von Ethylen erforderlich.

Die Zellen der Abscissionszone sind leicht zu erkennen: dichtes Protoplasma, geringe interzelluläre Räume, große Stärkekörner, Zunahme der Dictyosomen und Mitochondrien, stark verzweigte Plasmodesmata. An der Ausbildung dieser Struktureigentümlichkeiten sind fortbestehende Zellteilungen und begrenzte Zellstreckungen beteiligt. Lignifizierte Zellwände treten niemals auf, dagegen sind Kollenchymentwicklungen charakteristisch. Beteiligt am Gesamtprozeß ist offenbar eine Endoreduplikation der DNA.

Durch den **Abbau der interzellulären Kittsubstanz** sinkt während der Trennungsphase die Zugfestigkeit der Abscissionszone erheblich ab. Die zwei wandabbauenden Enzyme (β-1,4-Gluconase = Cellulase; Polygalacturonase = Pektinase) lösen die Mittellamellen oder die Mittellamellen und Primärwände bzw. die gesamte Zellwand auf (abhängig von der Pflanzenart). Die Cellulase wird „de novo" synthetisiert, während die Pektinase lediglich aktiviert wird. Beteiligt am Gesamtprozeß ist auch Calcium. Es geht den Zellwänden während der Zelltrennung verloren.

Ethylen fördert die Trennungsphase über einen Prozeß, der von einer gesteigerten Proteinsynthese abhängig ist. Außerdem ist Ethylen an der Aktivitätssteigerung der beiden Wandenzyme beteiligt. Es stimuliert zudem deren Sekretion in die Zellwand.

Der **Trennmechanismus** basiert auf der Ausbildung mechanischer Kräfte, die die Zellen trennen und die Xylemgefäße zerreißen. Auf der proximalen Seite des Trennlagers sind daran eine Ausdehnung und im distalen Gewebe eine Kontraktion beteiligt. Ursache der Kontraktion ist eine Zellschrumpfung durch Turgorverlust. Der Turgorverlust entsteht durch eine seneszenzbedingte Tyloseeinlagerung in die Xylemgefäße, die den Wassertransport erschwert.

Die Zellausdehnung kommt durch die ethylengeförderte radiale und longitudinale Streckung der Zellen der Trennzonen zustande. An der Zellstreckung sind verschiedene Mechanismen beteiligt (Veränderung der Zellwandplastizität, geometrische Anpassung u. a.). Zu beachten ist, daß das Plasmalemma der Abscissionszonenzellen vollkommen intakt bleibt.

Obwohl die Abscission bei den verschiedensten Geweben auftritt, ist sie stets auf wenige Zellagen (**„Trennungszellen"**) begrenzt. Es wird deshalb angenommen, daß nur eine bestimmte Klasse von Zellen auf das **Induktionssignal** zur Abscission zu reagieren vermag. Diese Zellen müßten für diese Reaktion bereits bei ihrer Entstehung vorprogrammiert sein, um auf einen spezifischen hormonellen Stimulus in einer definierten Art und Weise reagieren zu können. Der wirksame Stimulus ist bisher nicht eindeutig definiert. Sicher ist, daß der Prozeß der Blatt- und Fruchtabscission abhängig ist von einer Verringerung des Auxingehaltes und einer Erhöhung des Ethylen- und vielleicht des ABA-Gehaltes.

5.11. Blattschädigungen durch Luftverunreinigung

Mit zunehmender Industrialisierung hat die Belastung der Atmosphäre durch Abgase und andere Stoffe erheblich zugenommen. Die an Laubblättern entstandenen Schäden wurden zunächst nur makroskopisch beschrieben. Spätere Studien befaßten sich mit der Dichte der Behaarung und der Verteilung der Stomata. Bei allen untersuchten Pflanzenarten (z. B. *Plantago lanceolata, Trifolium repens, Tr. pratense, Acer saccharum, Chenopodium album, Sonchus asper*) war bei höherer Luftverunreinigung eine dichtere Behaarung erkennbar, während die Anzahl der Spaltöffnungen stark variierte. So konnte bei *Plantago lanceolata* an stärker belasteten Standorten nicht nur eine höhere Dichte und Länge der Haare, sondern auch eine größere Spaltöffnungsdichte festgestellt werden. Bei den genannten *Trifolium*-Arten nahm die Dichte der Behaarung zu, jedoch die der Stomata ab.

Experimentelle Studien über die Wirkung einzelner Noxen erbrachten Erkenntnisse zu anatomischen Veränderungen. So wurden z. B. *Trifolium repens* und *Plantago major*, die beide amphistomatische Laubblätter (5.4.) besitzen, längere Zeit mit dosierten Gemischen von NO_2, O_3 und SO_2 begast. Bei *Trifolium repens* entwickelten sich Chlorosen und fleckenartige Nekrosen. Anatomische Studien zeigten, daß an diesen Stellen oberseitige Palisaden- und zentrale Schwammparenchymzellen zerstört wurden. Die Epidermisschädigungen führten zu lokalen Eindellungen. An den Blättern von *Plantago major* kam es an der Blattunterseite zu bronzeartigen Verfärbungen, die sich zu Nekrosen entwickelten. Während das Mesophyll nur geringe Schäden aufwies, wurden die Epidermen stärker geschädigt. Viele Schließzellen starben ab, so daß die Poren geöffnet blieben. An beiden Pflanzen degenerierten Chloroplasten, und das Protoplasma der geschädigten Zellen ballte sich im Zentrum zusammen.

Die Smog — Schäden an Blättern von *Avena sativa* führen u. a. zur Schrumpfung der Mesophyllzellen, die an die Atemhöhlen angrenzen, und bei stärkeren Konzentrationen zur Schädigung der Gewebestreifen längs der Stomatareihen. Die Blätter sterben dann ab.

Die Wirkung der Autoabgase, die eine wesentliche Smog-Komponente darstellen, wurde u. a. bei *Phaseolus vulgaris, Brassica oleracea var. botrytis* und an drei Sorten von *Vitis vinifera* studiert. An den Laubblättern von *Phaseolus* bildete sich aus den Palisadenzellen ein oberseitiges Wassergewebe. An den Nerven traten Nekrosen auf, die vor allem die Palisaden veränderten. Schädigungen in den Interkostalfeldern wurden durch das Absterben des Schwammparenchyms hervorgerufen (glasartiges Aussehen). Bei *Brassica* und beim Wein vergrößerten sich die Schwammparenchymzellen. *Brassica* zeigte gleichzeitig einen Chlorophyllabbau. Die veränderten Schwammparenchymzellen der *Vitis*-Sorten vergrößerten die Zellkerne, und es traten zahlreiche Mitosen ein. Dies führte zu kleinzelligen, knotenartigen Auswüchsen an der Blattunterseite.

Die Wirkung des Schwefeldioxids (SO_2) als „Vorstufe" des sauren Regens führt zu Schäden an Angiospermenblättern. So verringert sich bei *Vicia faba* der stomatäre Diffusionswiderstand, da die Schließzellen geschädigt werden und die Epidermiszellen in der Umgebung der Spaltöffnungen absterben. An den Blättern von *Buxus microphylla* tritt in den Epidermis- und Schwammparenchymzellen eine Plasmolyse, Schrumpfung und schließlich ein Kollaps ein. Es vergrößern sich die substomatären Interzellularräume und Interzellularen. *Lolium perenne* reagiert auf höhere SO_2-Konzentrationen mit Nekrosen und einer stärkeren Wachsausscheidung. In vielen Fällen ist das von SO_2 hervorgerufene Schadbild mit der Schädigung der Chloroplasten verknüpft. Nach einer Granulierung des Stromas, Schwellung der Stroma- und Grana-Thylakoide bzw. der gesamten Chloroplasten werden letztere zerstört (z. B. bei *Vicia faba*). In anderen Fällen (z. B. *Petunia hybrida*) verschmelzen die Chloroplasten des Schwammparenchyms zu einer homogenen Masse. Später werden auch die anderen Zellorganellen zerstört.

Die physiologische Basis vieler Blattschäden ist, wenn wir von direkten Schäden wie Verätzungen durch SO_2 und anderes absehen, die **Photoinhibition.** Sie ist nicht an einen stomatabedingten CO_2-Mangel gebunden. Oft ist der CO_2-Partialdruck unter Lichtstreßbedingungen im Blatt sogar höher als unter Normalbedingungen. Voraussetzung für die Photoinhibition ist das **Fehlen** eines signifikanten **Kohlenstoffmetabolismus.**

Ausgelöst wird die Photoinhibition durch einen exzessiven Lichtgenuß mit Protonenflußdichten von ca. 2000 $\mu mol \cdot m^{-2} \cdot s^{-1}$ (Wellenlänge 400 bis 700 nm). Hauptreaktionsort ist das **Photosystem II** (PS II), weniger das Photosystem I (PS I). Die Photoinhibition führt zur photochemischen Inaktivierung dieser Systeme. Vor allem die photochemische Effizienz des PS-II-Reaktionszentrums wird beeinträchtigt. Die vermutete Ursache ist ein Verlust von Polypeptiden im Reaktionszentrumskomplex des PS II. An der Primärreaktion sind die Bildung von Sauerstoffradikalen oder Membranveränderungen nicht beteiligt. Im Gegensatz dazu ist die **Inaktivierung** des **PS I** an Wechselwirkungen mit O_2 gebunden. Das O_2 liefert die zerstörenden Produkte H_2O_2, O_2- und OH-Radikale.

Eindeutig von der Photoinhibition abtrennbar ist die **Photooxidation.** Sie entsteht erst durch Langzeiteinwirkung von Starklicht auf Blätter oder Chloroplasten und ist immer mit der Zerstörung der photosynthetischen Pigmente und einem Ausbleichen verbunden. Die Photoinhibition geht der Photooxidation voraus. Zwischen beiden Prozessen liegt eine charakteristische Lag-Phase, in der eine zeitabhängige Abnahme der Photosynthese ohne Veränderungen im Pigmentgehalt stattfindet.

Begünstigt werden die Photoinhibition und die nachfolgende Photooxidation durch die gleichzeitige Einwirkung **anderer Streßfaktoren.** Das können hohe oder niedrige Temperaturen, Herbizide, aber auch Schadstoffe wie Fluor, SO_2 oder NO_2 sein. Bemerkenswert sind die dabei auftretenden **Wechselwirkungen** sowohl zwischen dem Licht und dem jeweiligen Streßfaktor als auch zwischen den Streßfaktoren untereinander. So wirkt SO_2 allein in geringen Konzentrationen (0,18 mg · m^{-3}) durch die Blockade der Nitritreduktaseaktivität in Chloroplasten schädigend. Anreicherung von Nitrit und ein gestörter N-Stoffwechsel führen zur Vergilbung. NO_2 allein geboten fördert in geringen Konzentrationen (0,13 mg · m^{-3}) Photosynthese und Blattwachstum. Es dient als zusätzliche N-Quelle, wobei es über eine erhöhte Nitritreduktaseaktivität zu NH_4 und anschließend weiter zu Aminosäuren und Proteinen umgesetzt wird.

Gelangen SO_2 und NO_2 in geringen Konzentrationen gemeinsam ins Blatt, kommt es zu einer Potenzierung der SO_2-Wirkung. Ursache ist die mit der Blockade der Nitritreduktase kombinierte zusätzliche Erhöhung des NO_2-Gehaltes von außen. Verstärkte Photoinhibition, gefolgt von Photooxidation, Seneszenz und Blattfall sind die Folge.

6. Blüte und Frucht

6.1. Induktion der Blütenbildung durch Umweltfaktoren

Im Leben der Spermatophyten ist Blühen ein Schlüsselprozeß. Die Aufklärung und das Verständnis der chemischen Kontrolle dieses Prozesses (Abb. 213) ist eine aktuelle Aufgabe der Pflanzenphysiologie.

Voraussetzung für die Auslösung des Blühvorganges ist die Umschaltung im Vegetationskegel vom vegetativen Wachstum (juvenile Phase) auf die generative Entwicklung (adulte Phase). In der juvenilen Phase ist die Auslösung des Blühvorganges nicht möglich. Wahrscheinlich sind nur die meristematischen Zellen der Sproßspitzen als juvenil oder adult determiniert. Neben dem Übergang in die adulte Phase müssen für die Realisierung der Blütenbildung auch die Umweltbedingungen geeignet sein.

Blühinduzierende Signale sind z. B. Veränderungen im Stickstoff/Kohlenstoff-Verhältnis der Pflanze (ein geringes N-Angebot löst Blütenbildung aus). Wesentlich wichtigere Signalfaktoren sind Lichtdauer (Photoperiode) und Temperatur. In Bezug auf diese Faktoren können 3 verschiedene **Reaktionstypen** unterschieden werden:
— Kältebedürftige Pflanzen (Vernalisation)
— Kurztagpflanzen
— Langtagpflanzen

Die Perzeption des Kältereizes findet in Knospen oder in Embryonen statt. Der Kälte-

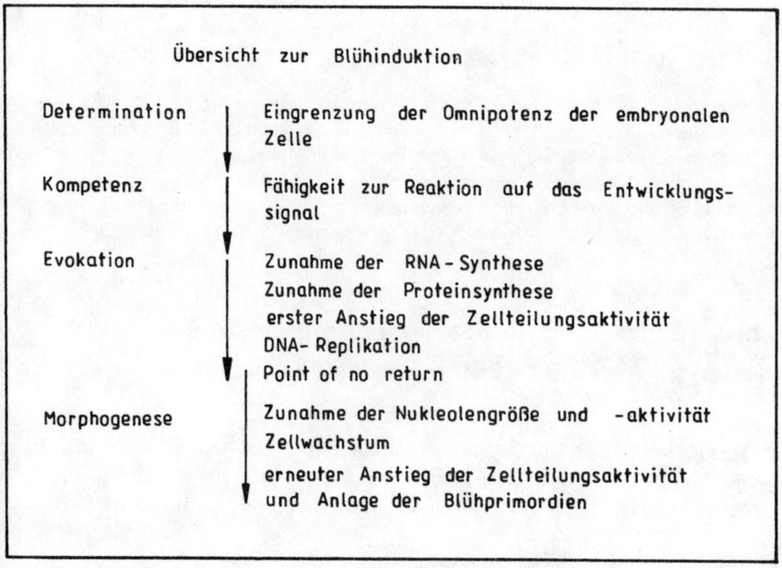

Abb. 213. Übersicht zur Blühinduktion.

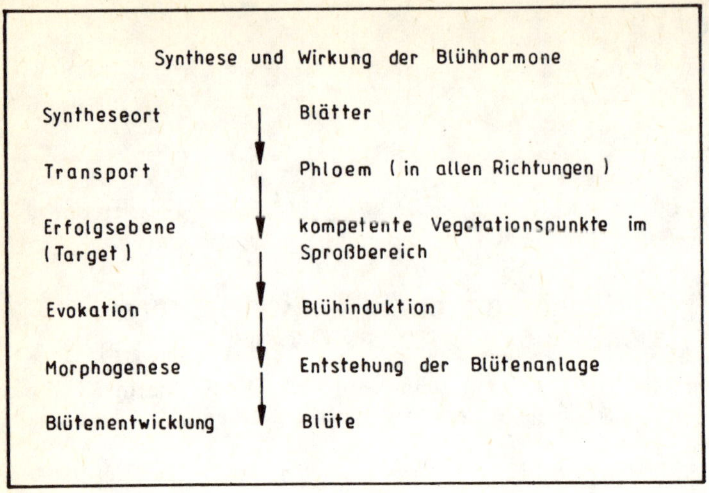

Abb. 214. Synthese und Wirkung der Blühhormone.

reiz kontrolliert das Blühen der Pflanze aber erst auf einem viel späteren Stadium der Entwicklung. Die in den apikalen Zellen des Meristems abgelaufenen irreversiblen Veränderungen (Determination) müssen somit über viele Zellgenerationen hinweg übertragen werden.

Das für die photoperiodische Regulation der Blütenbildung verantwortliche Licht wird von Blättern absorbiert (Abb. 214). Das wirksame Pigmentsystem ist das **Phytochrom.** Die Verbindung zwischen dem perzipierenden Gewebe und dem Zielgewebe wird durch **Phytohormone** hergestellt. Sie bestimmen als chemische „Boten“ das morphogenetische Verhalten des **Zielgewebes (Target).** Blüht eine Pflanze nicht, kann es dafür 4 Gründe geben:

das blühinduzierende Hormon fehlt
das Meristem ist nicht kompetent
das Meristem ist nicht determiniert
ungünstige Umweltbedingungen verhindern die Realisierung der Blütenbildung.

Der genaue Zusammenhang zwischen Reizperzeption und Blütenentwicklung ist nur in Ansätzen bekannt (Abb. 213). Entsprechend unseren Vorstellungen zur differentiellen Genaktivierung (2.1.2.3.) findet zunächst die Determination der Meristemzellen statt. Sie grenzt das Entwicklungspotential der embryonalen Zelle auf die Blütenbildung ein. Anschließend muß die Meristemzelle die Fähigkeit zur Reaktion auf das Entwicklungssignal erhalten („Kompetenz“). Frühe Erscheinungen der Blühentwicklung (Evokation) sind quali- und quantitativ veränderte RNA-Synthesen, gefolgt von gesteigerten Proteinsynthesen.

6.1.1. Wachstumsveränderungen in der Vegetationsspitze kurz vor oder während der Blühinduktion (Evokation)

In der vegetativen Pflanze vollziehen sich ständige Wiederholungen von Blattinitiationen, die einem festgelegten Ablaufschema folgen. Die Umsteuerung auf die Blütenbildung ist mit 6 charakteristischen Veränderungen verbunden, die letztlich in der Bildung einer Blütenanlage kulminieren.

1. Zeitweise Erhöhung der Zellteilungs- und Wachstumsrate.

Diese Vorgänge werden häufig unmittelbar vor der Blühinduktion beobachtet. Sie sind aber nicht essentiell. Eventuell sind sie nur der Ausdruck dafür, daß der **Blühstimulus** den Apex erreicht hat. Nachgewiesen wurde die Beteiligung von Cytokininen (mitotische Komponente des Blühstimulus) und von Gibberellinen.

Zur Reorganisation im Sproßapikalmeristem gehören auch Veränderungen in der Zellteilungsebene (2.1.3.2.). An ihnen sind Cytokinine beteiligt, wie experimentelle Ergebnisse mit interkalaren Meristemen gezeigt haben.

2. Vergrößerung des Apex.
Entscheidend ist dabei nicht die absolute Größenveränderung, sondern die Verschiebung im Größenverhältnis von Apikalbereich und Primordiengröße zugunsten des Apikalbereiches (6.2.2.).

3. Veränderungen in der **Primordienanordnung** (Phyllotaxis) und Ausbildung kleinerer Primordien bei ihrer Initiation.
Das Infloreszenz-/Plastochron-Verhältnis nimmt ab, d. h. das Plastochron wird verkürzt. Daraus resultiert zumindest eine relative Abnahme der Primordien- gegenüber der Apikalzonenfläche. Diese Veränderungen sind eine essentielle Voraussetzung für die Blühinduktion. Nur wenn sie stattgefunden haben, kann sich die Blütenentwicklung vollziehen. Sie führen aber nicht notwendigerweise zur Blüte.

4. Unterdrückung der Internodien in der Blüte.
Die normale Phyllotaxis ist das Ergebnis der Ausbildung von Hemmfeldern um die Blattprimordien. Sie unterdrücken die Bildung benachbarter Primordien und führen damit zur Ausbildung von Internodien. Das wirksame Phytohormon ist wahrscheinlich Auxin (4.10.). Die typische Blüte besitzt dagegen keine Internodien. Die Anzahl der Zellteilungen, die longitudinales Wachstum bewirken, werden verändert. Dadurch verändert sich auch die Apexform und die Richtung des primordialen Wachstums. Offenbar ist die Blühinduktion mit einer Aufgabe der **Apikaldominanz** im Vegetationskegel verbunden. Erst dadurch wird die hohe Apikalverzweigung bei der Blütenbildung möglich. Da das trotz einer hohen Wachstumsintensität im Apex geschieht, spielen bei der Ausprägung der Apikaldominanz im vegetativen Sproß (4.10.) die wachsenden Blätter der Apikalknospe offenbar die entscheidende Rolle.

Verbunden mit der Aufgabe der Apikaldominanz sind die Ausbildung von Gefäßverbindungen mit der Hauptachse und Wachstumsaktivierungen in den unteren Teilen der Axillarknospen.

5. Zunahme der Primordieninitiationsrate.
Dadurch nimmt das Plastochron ab. Unklar ist, inwieweit das Plastochron selbst das apikale Wachstum bestimmt.

6. Abnahme der Zellteilungsrate in den Blattprimordien, die während oder nach der photoperiodischen Induktion angelegt wurden.
Hierbei handelt es sich um eine späte Wachstumswirkung.

Auf der Basis dieser und anderer Befunde wurden Modellvorstellungen zur Blühinduktion entwickelt.

6.1.2. Zweiphasentheorie der Blühinduktion

Anhand von Experimenten mit **Kurztag-** (KT) und **Langtag-** (LT) **Pflanzen** stellte CHAILAKYAN bereits 1958 eine **Zweiphasentheorie** der **Blühinduktion** auf, die bis heute prinzipielle Gültigkeit hat. Nach dieser Theorie besteht das Blühhormon **Florigen** aus zwei Komponenten:

1. den **Gibberellinen,** die das Schossen und damit die Ausbildung der Blütenstandsachse bedingen;

2. den **Anthesinen,** die die Bildung der Blütenanlage steuern. Das unterschiedliche Ver-

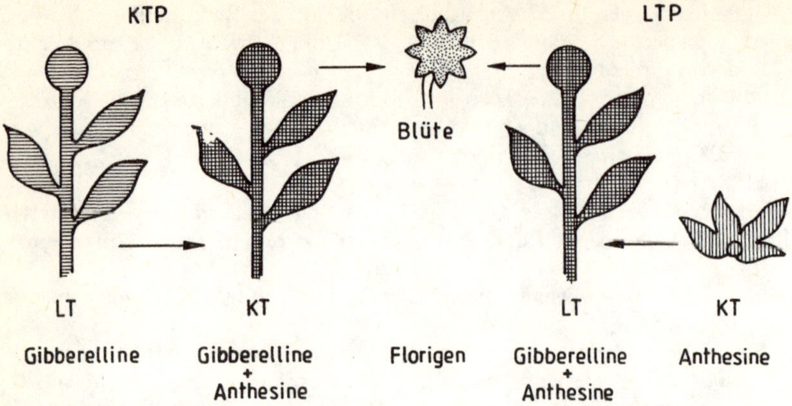

Abb. 215. Photoperiodische Blühinduktion. Links: Gibberellin- und Anthesinsynthese bei Kurztagpflanzen (KTP) im Kurz- (KT) und Langtag (LT). Rechts: Gibberellin- und Anthesinsynthese bei Langtagpflanzen (LTP) im Kurz- und Langtag. Mitte: Bildung der Blühhormone (Florigen) und der Blüte.

halten von Kurz- und Langtagpflanzen soll auf einem unterschiedlichen Induktionsweg für das Florigen beruhen (Abb. 215):
— KT-Pflanzen besitzen stets Gibberellin. Unter KT-Bedingungen wird in den Blättern die Anthesinbildung induziert. Sie blühen nur, wenn die Tageslänge kürzer als die kritische Dauer im 24-Stunden-Zyklus ist (Abb. 216).
— LT-Pflanzen besitzen stets Anthesine. Nur unter LT-Bedingungen synthetisieren die Blätter Gibberellin. Sie blühen nur, wenn die Tage länger als eine kritische Dauer im 24-Stunden-Zyklus sind (Abb. 216).

Da erst Gibberelline und Anthesine zusammen das Blühhormon Florigen ergeben, blühen KT-Pflanzen nur unter Kurztagbedingungen, LT-Pflanzen nur unter Langtagbedingungen.

Tagneutrale Pflanzen bilden ihr Florigen unabhängig von der Tageslänge. Lang-Kurztagpflanzen benötigen zunächst Langtag-, danach Kurztagbedingungen.

Während die Rolle der Gibberelline relativ gut belegt ist, gibt es zum Wirkungsmechanismus und zur chemischen Struktur der Anthesine keine sicheren Aussagen.

Weitere Untersuchungen haben diese allgemeine Theorie der Blühinduktion inzwischen modifiziert. Offenbar gibt es nicht nur das Florigen, sondern auch ein Antiflorigen. Das **Florigen**
— ist eine hormonartige Substanz oder ein Substanzgemisch, das in Blättern entsteht. Es wird in das Sproßmeristem transportiert und veranlaßt dieses zum Übergang vom vegetativen Wachstum zur Blütenbildung.
— wird im Phloem transportiert. Florigen selbst ist im systematischen Sinne unspezifisch, d. h. es kann zwischen den Arten derselben Gattung und anderen Gattungen übertragen werden.
— ist auch im physiologischen Sinne unspezifisch, d. h. es kann zwischen LT-, KT- und tagneutralen Pflanzen in beliebiger Richtung ausgetauscht werden. Offenbar ist das Florigen bei allen Pflanzen identisch.

Das **Antiflorigen**
— entsteht zumindest bei einigen LT-Pflanzen unter KT-Bedingungen und wirkt stark blühhemmend
— wird in Blättern gebildet. Es gelangt über das Phloem in die Sproßspitzen.
— ist wie das Florigen weder im systematischen noch im physiologischen Sinne spezifisch.

Sowohl LT-, KT- als auch tagneutrale Pflanzen absorbieren das wirksame Licht über das Phytochromsystem. Die entgegengesetzten Wirkungen des Lichtes auf diese beiden

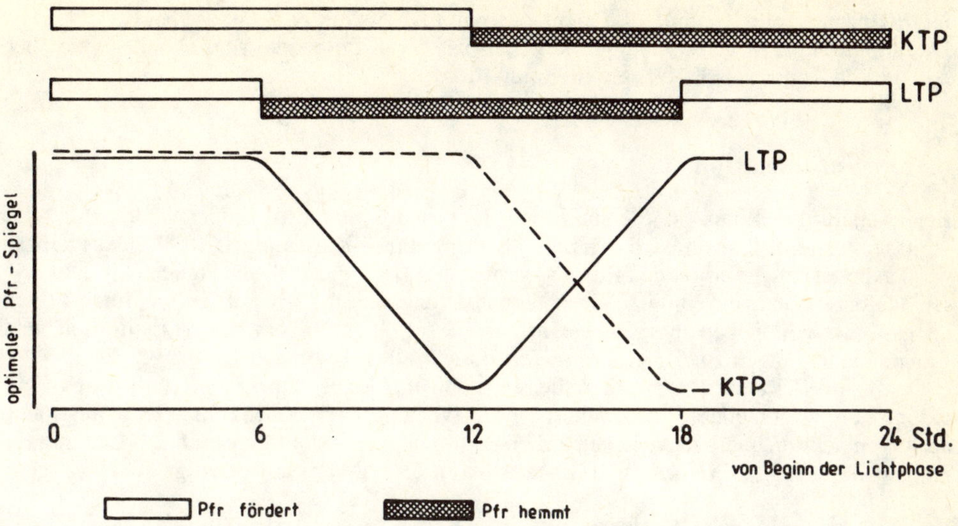

Abb. 216. Wirkungsweise der Tageslänge bei Kurztag- (KTP) und Langtagpflanzen (LTP). Blühinduktionsregulation über das Phytochromsystem, dessen Pfr-Spiegel (dunkelrot absorbierende Form) eine Tagesrhythmik aufweist: relativ hoher Gehalt in der Förderungsphase, relativ niedriger Gehalt in der Hemmungsphase. Nach VINCE-PRUE 1975.

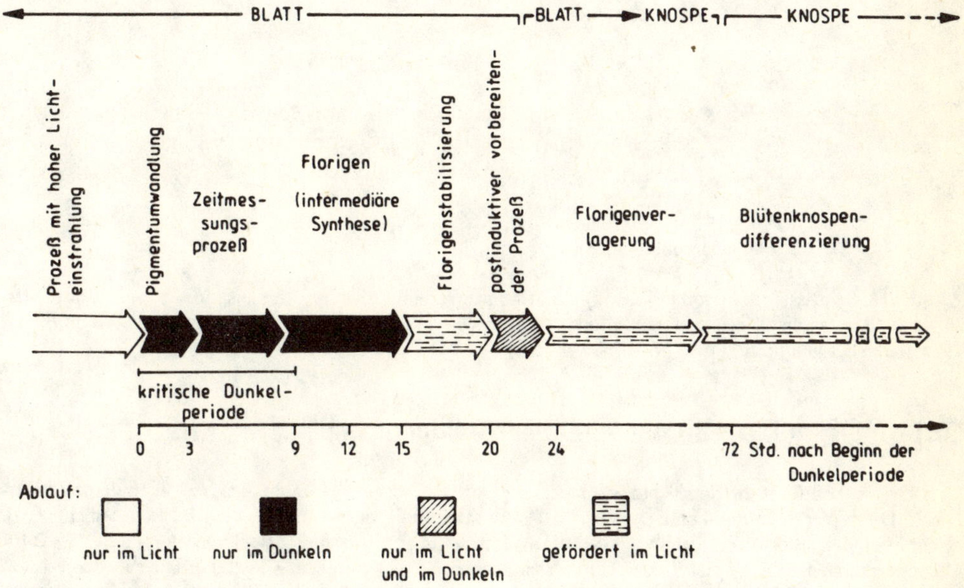

Abb. 217. Zeitlicher Verlauf der Blühinduktion bei der Kurztagpflanze *Xanthium pensylvanicum*. Angabe der beteiligten Prozesse. Nach LANG 1984.

Pflanzentypen haben ihre Ursachen in einem wechselnden Pfr-Spiegel (dunkelrot absorbierende Form des Phytochroms, 3.5.) im Verlauf des täglichen Licht-/Dunkel-Zyklus (Abb. 216). Für die Florigenbildung ist ein hoher Pfr-Gehalt erforderlich. Die Phasen, in denen der Pfr-Gehalt bei KT- und LT-Pflanzen durch Licht erhöht wird, sind gegeneinander verschoben. Licht, das im späten Abschnitt des Tageszyklus die Pfr-Synthese bei

LT-Pflanzen fördert, hemmt zu diesem Zeitpunkt bereits dessen Synthese bei KT-Pflanzen. Die Abbildung 217 veranschaulicht am Beispiel der KT-Pflanze *Xanthium* den zeitlichen Ablauf von Teilprozessen bei der Blühinduktion.

6.1.3. Vernalisation

Bei zweijährigen Pflanzen, die im ersten Jahr nur eine Blattrosette ausbilden und bei winterannuellen Pflanzen wird die Blütenbildung durch Kälte eingeleitet. Einige Pflanzen werden bereits im embryonalen Zustand vernalisiert (z. B. gequollenen Samen bzw. Karyopsen), andere erst als Keimlinge. Der **Vernalisierungsvorgang** verläuft in mehreren Stufen (Abb. 218), von denen einige reversibel sind. Im Anschluß an die Vernalisation sind Langtagbedingungen zur Realisierung der Blütenbildung erforderlich.

Der Kälteeffekt wird von den zellteilungsfähigen Geweben perzipiert und durch Zellteilung über viele Generationen weitergegeben. Vermutlich hebt die Kälte Genrepressionen auf und macht die meristematischen Zellen dadurch einer Induktion durch den Langtag zugänglich. Wie bei LT-Pflanzen sind **Gibberelline** an der LT-Wirkung beteiligt.

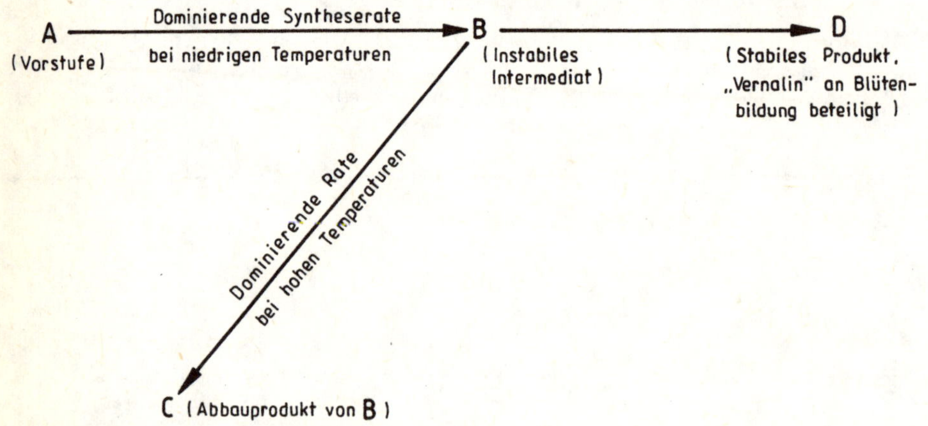

Abb. 218. Synthese des hypothetischen Blühhormons „Vernalin" bei der Vernalisation. Das instabile Intermediat *B* ermöglicht bei zwischenzeitlich auftretenden hohen Temperaturen in gewissen Grenzen das Aussetzen der Blühinduktion.

6.1.4. Organkorrelationen bei der Blühinduktion

Ein Organ beeinflußt die Sproßspitzenentwicklung nur, wenn es einer physiologischen Veränderung unterliegt. Diese Veränderung kann per se (z. B. Wurzeleinfluß) oder durch Induktion von außen (z. B. photoperiodisch) erfolgen. Immer wird die Wirkung über Hormone als Boten vermittelt (2.1.2.1.). Untersuchungen an isolierten, nicht induzierten Knospen von typischen KT-, LT-Pflanzen oder vernalisationsbedürftigen Pflanzen belegen, daß diese auch ohne jede Induktion zur Blüte gelangen. Offenbar verhindern andere Organe, z. B. Wurzeln, die Blühinduktion. Der Wechsel von der vegetativen zur reproduktiven Entwicklung ist somit eine Konsequenz der Unterdrückung hemmender **korrelativer Wirkungen.** Die Blühinduktion muß als Wechselspiel zwischen internen hemmenden und externen fördernden Faktoren aufgefaßt werden.

Die Komplexität der konkreten Erscheinungsbilder entsteht durch die Wirkung und Wechselwirkung unterschiedlicher Phytohormone und Hemmstoffe, den physiologischen Status der Pflanze, die funktionelle und strukturelle Heterogenität der Meristeme und durch Artunterschiede. Nur über detaillierte Untersuchungen, die diese Aspekte berücksichtigen, können endgültige Aufschlüsse über die ablaufenden Vorgänge erhalten werden.

6.1.5. Sexualdifferenzierung

Wie alle organogenetischen Phänomene resultiert auch die **Sexualdifferenzierung** aus der Expression des dafür erforderlichen Differenzierungsprogramms. Potentiell ist jede Zelle bisexuell. Die Determination geht entweder von den Genen der Geschlechtschromosomen (**genotypische Sexualdifferenzierung**; zweihäusige Pflanzen) oder von Außenfaktoren aus (**phänotypische Sexualdifferenzierung**; einhäusige Pflanzen und Pflanzen mit Zwitterblüten). Die Differenzierung wird durch Signale initiiert. Solche Signale sind bei niederen Pflanzen **Geschlechtsrealisatoren (Termone).** Bei höheren Pflanzen sind **Phytohormone** an der Geschlechtsdifferenzierung beteiligt. Offenbar gibt es Target-Zellen im Blütenmeristem, die zwischen männlich und weiblich bei der Ausprägung der reproduktiven Organe unterscheiden können.

Nach experimentellen Untersuchungen an zweihäusigen Pflanzen kann dasselbe Hormon diametral entgegengesetzte Wirkungen auslösen. So fördert Auxin bei *Mercurialis* die Maskulinisierung, bei *Cannabis* und Spinat dagegen die Feminisierung (Tab. 18).

Sexualhormone per se gibt es also nicht. Pflanzenart und/oder Hormonkonzentration bestimmen alternativ, ob die Bildung weiblicher oder männlicher Blüten stimuliert wird. Bei einhäusigen Pflanzen wird das männliche Programm stets zuerst realisiert, danach das

Tabelle 18. Wirkung von Phytohormonen auf die Sexualdifferenzierung

Art	Phytohormon	Wirkung
Zweihäusige Pflanzen		
Cannabis sativa	Ethylen, IAA, Kinetin	Maskulinisierung genetisch weiblicher Blüten
	Ethylen	Feminisierung genetisch männlicher Blüten
	GA_3	Maskulinisierung genetisch weiblicher Blüten
	Benzylaminopurin, IAA, ABA	Erhöhung des Anteiles weiblicher Blüten in Populationen wurzelloser Ableger
	GA_3	Erhöhung des Anteiles männlicher Blüten in Populationen wurzelloser Ableger
Spinacia oleracea	GA_3	Erhöhung des Anteiles männlicher Blüten in Populationen wurzelloser Ableger
	Benzylaminopurin, IAA, ABA	Erhöhung des Anteiles weiblicher Blüten in Populationen wurzelloser Ableger
Mercurialis annua	Cytokinin	Feminisierung genetisch männlicher Blüten
	IAA	Maskulinisierung genetisch weiblicher Stecklinge in vitro
Einhäusige Pflanzen		
Begonia franconis	IAA, GA_3, Benzylaminopurin, Saccharose	indirekte Modifizierung des Sexualverhältnisses
Cucumis sativus	GA_3	Zunahme der männlichen Tendenz
	IAA	Zunahme der weiblichen Tendenz
	ABA	erhöhte männliche Tendenz
Mercurialis ambigua	Benzylaminopurin	Zunahme der weiblichen Tendenz bis zur totalen Feminisierung

weibliche. Eventuell sind einige Faktoren, die während des Ablaufes der männlichen Sexualdifferenzierung entstehen, für die Realisierung des weiblichen Geschlechts erforderlich.

Häufig sind Zucker an der Organogenese beteiligt. Sie sind eine notwendige, aber keine ausreichende Bedingung. Bei einigen Pflanzen beeinflussen **Umweltfaktoren** die Sexualdifferenzierung. So führen Langtag oder Wärme beim Hanf zu männlichen, Kurztage oder Kälte zu weiblichen Blüten. Ursache dürfte auch hier eine Verschiebung der zellinternen Hormonbalance in den Target-Zellen des Blühmeristems sein.

6.2. Blütenbau und -entwicklung

Vor der Entdeckung des Generationswechsels teilte man das gesamte Pflanzenreich in die **Kryptogamen** (blütenlose Pflanzen, Sporenpflanzen) und **Phanerogamen** (Blütenpflanzen) ein. Der Unterschied zwischen diesen beiden Pflanzengruppen wurde aufgehoben, als es sich zeigte, daß sowohl bei den höheren Kryptogamen als auch bei den Phanerogamen regelmäßig ein **Gametophyt** mit einem **Sporophyten** abwechselt. Dem Sporophyten der Pteridophyten entspricht ein solcher bei den Phanerogamen, der wie bei den höchstentwickelten Farnpflanzen **Makro (Mega-)-** und **Mikrosporophylle** in Form der Frucht- und Staubblätter hervorbringt. Diese Erkenntnisse blieben nicht ohne Auswirkung auf den Blütenbegriff, da man nicht mehr zwischen blütenlosen Pflanzen und Blütenpflanzen unterscheiden konnte. An Stelle des Begriffes Phanerogamen trat der Begriff **Spermatophyten** (Samenpflanzen). Bei diesen wird der Generationswechsel durch die Samenbildung verdeckt.

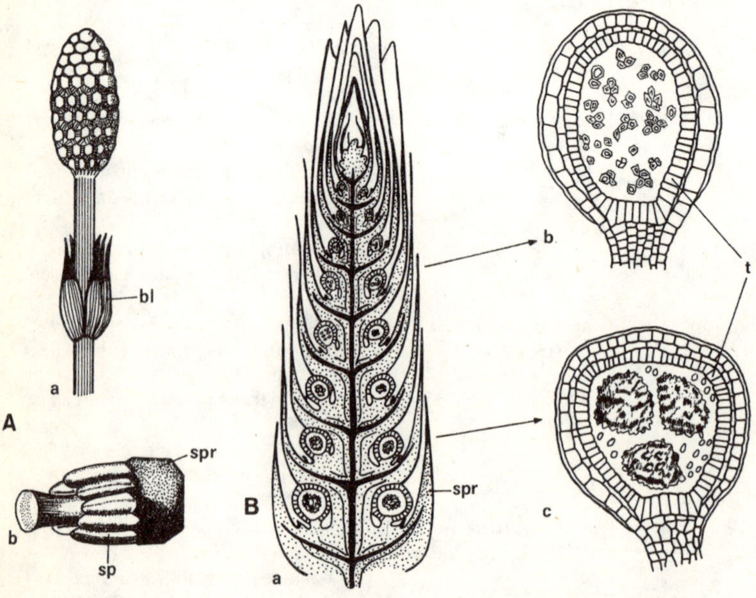

Abb. 219. A: a *Equisetum arvense*. Fertiler Sproß mit Blüte. b *Equisetum maximum*. Sporophyll. *bl* Blattwirtel, *spr* Sporophyllspreite, *sp* Sporangien. B: *Selaginella*. Sporophyllstand (a) mit Mikrosporangien (b) im oberen und Makrosporangien (c) im unteren Abschnitt. *spr* Sporophyllspreite, *t* Tapetum. A nach TROLL 1959, verändert; B nach WALTER 1952.

Die **Blüte** kann als **Sproß begrenzten Wachstums** (Kurztrieb), **der mit Sporophyllen besetzt ist,** definiert werden. Nach dieser Auslegung haben bereits die Pteridophyten Blüten, da Mega- und Mikrosporophylle die wesentlichen Teile einer solchen sind. An diese Blütenformen schließen sich unmittelbar die der Gymnospermen und der Angiospermen an (Abb. 220, 221). Die Blüten der Angiospermen besitzen in der Regel eine Blütenhülle.

Unter den Pteridophyten finden wir Blüten nur bei den Gattungen *Equisetum*, *Lycopodium* und *Selaginella*. So sind beispielsweise bei *Equisetum arvense* (Abb. 219) die Sporophylle in einem zapfenartigen Stand zusammengedrängt und in Wirteln angeordnet. In einem solchen Sporophyllstand sind die obersten und untersten Sporophylle meist rudimentär und steril. Die einzelnen Sporophylle (A b) bestehen aus einer gestielten, schildförmigen Spreite (*spr*), auf deren Unterseite ringsum zahlreiche Sporangien (*sp*) inseriert sind **(perisporangiate Sporophylle).**

Die Blüten der Gattung *Lycopodium* sind ebenfalls zapfenförmig. Die Sporophylle sitzen an einer langgestreckten, verdickten Achse, tragen aber im Gegensatz zu *Equisetum* nur an der Basis der Oberseite ein Sporangium **(episporangiate Sporophylle).** Vergleicht man diese Blütenformen mit einer männlichen Blüte der Gattung *Pinus* (Abb. 220 B), so fällt auch hier die Zapfenform der Blüte auf. Zahlreiche spiralig angeordnete Mikrosporophylle (*spr*) sitzen an einer verdickten, länglichen Blütenachse (*a*). Sie tragen nur auf der Unterseite Mikrosporangien **(hyposporangiate Sporophylle).** Die epi- und hyposporangiaten Sporophylle lassen sich offenbar von den perisporangiaten Sporophyllen ableiten, da an *Equisetum*-Blüten alle Übergangsformen zwischen den genannten Sporophyllen zu finden sind.

Die Gattung *Equisetum* und *Lycopodium* sind **homospor,** da sie gleichgestaltete Sporen ausbilden. Die Gattung *Selaginella* ist **heterospor.** An einer zapfenartigen, radiär gebauten Blütenachse (Abb. 219 B a) sitzen an der Basis Mega- (c) und darüber Mikrosporophylle (b), die Mega- bzw. Mikrosporen erzeugen. Hier liegen bereits zwittrige Blüten vor.

Die Blüten der Gymnospermen (Ausnahme: Gnetales) stimmen in ihrem Bau im

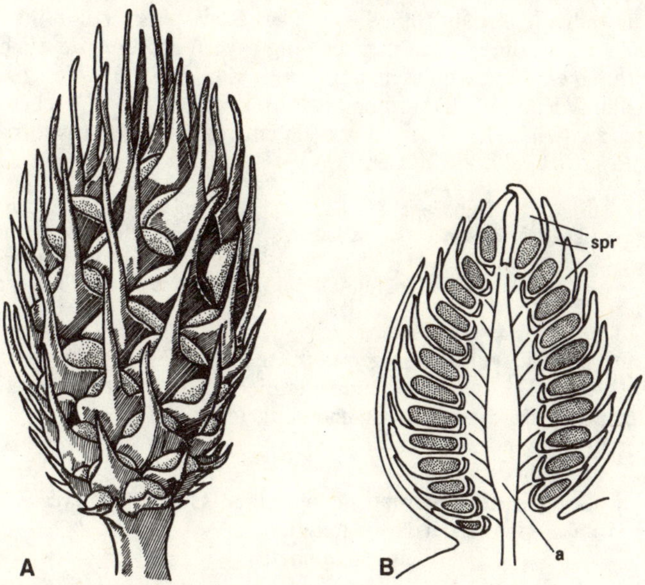

Abb. 220. A: *Macrozamia* spec. Weibliche Blüte. B: *Pinus* spec. Männliche Blüte im axialen Längsschnitt. *spr* Sporophyllspreite, *a* Blütenachse. A nach SCHUSTER, B. nach STRASBURGER aus WEBERLING 1981.

wesentlichen mit den blütentragenden Pteridophyten überein, obwohl die Blüten der Gymnospermen eingeschlechtlich (diklin) sind. Die Gemeinsamkeiten erstrecken sich 1. auf die Zapfenform der Blüte (Abb. 220 A u. B), 2. auf die große Anzahl der Sporophylle, die dicht gedrängt an einer begrenzt wachsenden Sproßachse stehen, und 3. auf das Fehlen einer Blütenhülle (nackte Blüten). Beispiele hierfür sind die männlichen und weiblichen Blüten der Cycadeen (Abb. 220 A), die männlichen Blüten der Koniferen (Abb. 220 B) und Taxales.

Eine Blütenhülle ist bei den Gnetales, mit stark vereinfachten Blüten, und bei *Taxus* bzw. *Torreya* entwickelt. Da bei den Gnetales die Anzahl der Sporophylle stark reduziert ist, ergibt sich eine gestaltliche Ähnlichkeit mit der Angiospermenblüte. Die Blütenhülle der männlichen Blüten von *Welwitschia* besteht aus vier, die der weiblichen aus zwei Hüllblättern. Bei *Gnetum* und *Ephedra* tragen die männlichen Blüten zwei Hüllblätter. Ähnlichkeiten sind auch in der Form der Mikrosporophylle vorhanden, da diese, ähnlich den Angiospermen, eine Gliederung in Filament und Anthere zeigen. Bei *Welwitschia mirabilis* sind sechs Mikrosporophylle entwickelt, die in ihren basalen Teilen zu einer Röhre verwachsen sind. Diese umschließt eine sterile Samenanlage. Die in Dreizahl angelegten Mikrosporangien gehen aus der Spitze des Sporophylls hervor. Es liegt keine Antherenbildung vor. In den männlichen Blüten von *Ephedra* vereinigen sich die Sporophylle zu einem Synangium, da die Blütenspitze völlig zur Bildung der Sporophylle aufgebraucht wird. Die vollkommenste Analogie zu einem Angiospermenstaubblatt zeigt *Ephedra altissima.* Hier besteht das Synangium nur aus zwei Sporophyllen, von denen jedes ein paar Mikrosporangien bildet.

Da die unmittelbaren Ahnen der heute lebenden Angiospermen noch unbekannt sind, läßt sich die Ableitung der Angiospermenblüte nicht klären. Es gibt mehrere Theorien.

Nach der **Euanthien-Theorie** hatten die Vorfahren der heute lebenden Angiospermen Zwitterblüten mit einem endständigen Fruchtknoten und daruntersitzenden Staubblättern. Die Blüten dieser Ahnen zeichneten sich durch eine lange, im Wachstum begrenzte Blütenachse (Strobilus) aus, die mit zahlreichen Sporophyllen besetzt war. Bei primitiven Angiospermenfamilien ist die Strobilusnatur der Blüte noch deutlich ausgeprägt (z. B. Magnoliaceen, Degeneriaceen, Winteraceen, Ranunculaceen, Abb. 221 A).

Ein Vergleich der Blüten der Gattung *Magnolia* (Abb. 221 A) bzw. von *Myosurus minimus* mit den zwittrigen Blüten der Bennettiales zeigt, daß in allen Fällen die Blüten eine Zapfenform besitzen. Die Phyllome sind an der Achse spiralig angeordnet, die Megasporophylle stehen an der Spitze und die Mikrosporophylle an der Basis. Als Neubildung kann die Blütenhülle angesehen werden, die bei den meisten Angiospermenblüten deutlich hervortritt, sowie die Entwicklung eines geschlossenen Fruchtknotens (6.2.6.), der die Samen umschließt. Die Monochlamydeen (6.2.3.) werden als Reduktionsreihen angesehen. Dikline Blüten sind offenbar aus zwittrigen hervorgegangen, da entweder die Mikrosporophylle oder die Megasporophylle zurückgebildet wurden.

Die Blütenhülle der ersten Angiospermen übte offenbar nur eine Schutzfunktion gegen tierische Blütenbesucher aus. Die Herausbildung eines lebhaft gefärbten Perianths hat sich wahrscheinlich in Anpassung an die blütenbesuchenden und -bestäubenden Insekten seit der unteren Kreide, besonders im Tertiär, vollzogen. Das Perianth übernahm nun neben der Schutzfunktion als Schauapparat die Anlockung der bestäubenden Insekten.

Die meisten Blüten der rezenten Angiospermen zeigen nicht mehr die Merkmale einer *Magnolia*- bzw. *Myosurus*-Blüte (Abb. 221 A), da folgende Veränderungen stattfanden:
— starke Stauchung der Blütenachse, die wenig in Erscheinung tritt
— Verringerung der Anzahl der Blütenglieder
— Blütenhülle in Kelch und Krone gegliedert.

Da sowohl die Pteridophyten als auch die Spermatophyten einen Generationswechsel besitzen, ergeben sich folgende Homologien in der Nomenklatur:

Pteridophyten	**Spermatophyten**
Mikrosporophyllstand	Männliche Blüte
Mikrosporophyll	Staubblatt
Mikrosporangium	Pollensack

Mikrospore	Pollenkorn (Pollen)
Mega-(Makro-)sporophyllstand	Weibliche Blüte
Mega-(Makro-)sporophyll	Fruchtblatt
Mega-(Makro-)sporangium	Samenanlage
Mega-(Makro-)spore	Embryosackzelle

Die **Pseudanthien-Theorie** vermutet phylogenetische Zusammenhänge zwischen den Gnetales, vor allem zur Gattung *Ephedra*, und den Angiospermen. Sie nimmt an, daß die Blüte der Angiospermen aus einem Blütenstand hervorgegangen ist. Sie stellt eine Scheinblüte oder ein **Pseudanthium** dar. Die Diklinie der Gymnospermen wird auf die Angiospermen (siehe Monochlamydeen) übertragen. Die männliche Angiospermenblüte soll Beziehungen zur Gattung *Casuarina* zeigen. Hier entwickeln sich in den Achseln wirtelig angeordneter Brakteen männliche Blüten, die aus zwei miteinander verwachsenen Staubblättern und einer reduzierten Blütenhülle bestehen. Von hier aus gelangt man zu den Blüten der Monochlamydeen, wenn angenommen wird, daß das unscheinbare Perianth entwicklungsgeschichtlich dem Brakteenwirtel entspricht, die reduzierten Blütenhüllen der einzelnen Blüten abortieren und die zum Perianth superponiert stehenden Staubblätter von achselständigen Blüten abstammen. Die vier Pollensäcke einer Anthere sind durch Verwachsung von zwei Mikrosporophyllen mit zwei Mikrosporangien entstanden. Ferner ist eine Vermehrung der Staubblätter eingetreten, so daß ein Teil der neugebildeten Staubblätter mit den Perianthblättern alterniert. In einem weiteren Stadium wird aus den Staubblättern die Blumenkrone entwickelt, da die hinzugekommenen inneren Staubblätter zu Staminodien werden.

Die weibliche Angiospermenblüte soll durch die Vereinigung zweier weiblicher Blüten von *Ephedra* entstanden sein. Danach leitet sich der Fruchtknoten der Angiospermen von den Brakteenwirteln der Infloreszenzen ab. Die Samenanlage steht dann zentral. Demnach wäre die zentrale Plazentation (6.2.6.) die ursprünglichere, die häufig auftretende submarginale Plazentation (6.2.6.) die abgeleitete.

Eine von der Pseudanthien-Theorie ausgehende Hypothese nimmt an, daß man zwischen **phyllosporen** und **stachyosporen** Blüten unterscheiden muß. Im ersten Fall sollen die Sporangien an den Rändern von Sporophyllen inseriert sein (blattbürtig). Im zweiten entspringen die Sporangien an Sproßachsen (achsenbürtig), d. h. die Sporangien sind in Ähren an der Achse angeordnet. Dies soll für die Fälle gelten, in denen ein Zusammenhang zwischen den Sporangien und den sie tragenden Blättern nicht mehr erkennbar ist (z. B. bei der zentralen und basalen Plazentation, 6.2.6.). Diese Plazentationsformen können jedoch als stark abgeleitet gelten.

6.2.1. Blütendiagramme und Symmetrieverhältnisse

Da die Blüte mit einem stark gestauchten Sproß- bzw. Sproßabschnitt verglichen werden kann, folgt auch die Anordnung der Blütenteile der spiraligen bzw. wirteligen Blattstellung. An langen Blütenachsen (Abb. 221 A) stehen die Blüten-, Staub- und Fruchtblätter gewöhnlich spiralig **(azyklisch).** Bei dieser schraubigen Anordnung gibt es folgende Blattstellungsmöglichkeiten: 1/2, 1/3, 2/5, 3/8, 5/13, 8/21. Es kann auch das Perianth dem 2/5 Zyklus, die Staub- und Fruchtblätter dagegen dem 3/8 Zyklus folgen (z. B. *Garidella*). Häufig sind die Staub- und Fruchtblätter spiralig angeordnet, während die Glieder des Perianths wirtelig stehen **(hemizyklische Blüten,** z. B. Magnoliaceen, Ranunculaceen, Nymphaeceen). Die azyklische Anordnung kann als „ursprünglich" (primitiv) angesehen werden.

Im Laufe der Evolution verkürzt sich die Blütenachse, so daß die Nodien dicht gedrängt stehen (Abb. 222). Die azyklische Blüte geht in die häufig verbreitete **zyklische (euzyklische)** Blüte über. So setzt sich z. B. die euzyklische Blüte der Tulpe (Abb. 221 B) aus fünf trimeren Wirteln zusammen. Dem äußeren, aus drei Perianthblättern bestehenden Wirtel, dessen Teile nach der Regel der Äquidistanz in einem Abstand von 120° inseriert sind, folgt ein innerer Perianthwirtel, der sich ebenso verhält. Da die Stellung der inneren Perianthblätter außerdem von der Regel der Alternanz bestimmt wird, stehen diese in den Lücken des ersten Wirtels. Das Androeceum setzt sich ebenfalls aus zwei drei-

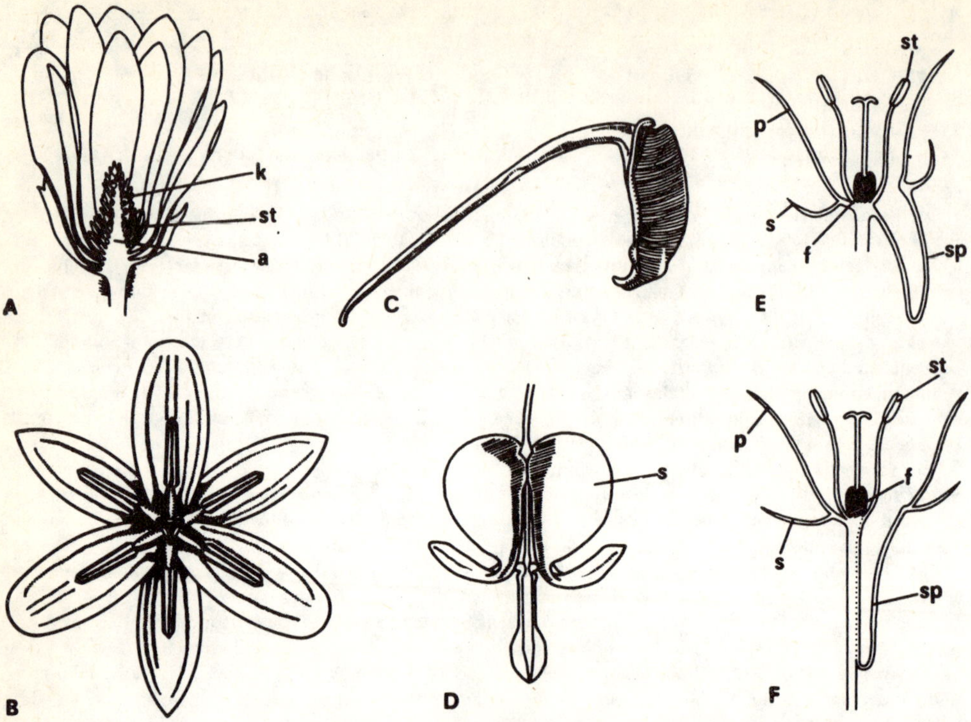

Abb. 221. A: *Magnolia stellata*. Blüte längs mit spiralig angeordneter Blütenhülle, Staubblättern (*st*) und Karpellen (*k*). *a* Blütenachse. B: Geöffnete Tulpenblüte in Oberansicht (euzyklische Blüte). Die Blütenorgane sind in fünf trimeren Wirteln angeordnet. C: *Impatiens sultani*. Gesporntes Kelchblatt. D: *Dicentra spectabilis*. Blüte in Flächenansicht mit den beiden spornartig gestalteten Kronblättern (*s*). E: Schema zur Achsenspornbildung von *Tropaeolum* und F: von *Pelargonium*. *sp* Sporn, *f* Fruchtknoten, *st* Staubblätter, *s* Sepala, *p* Petale. A nach KAUSSMANN 1969, B—D nach TROLL 1957.

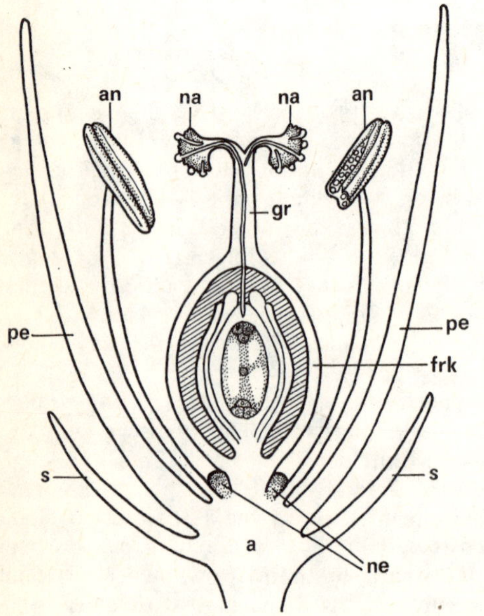

Abb. 222. Schematischer Blütenlängsschnitt. An der stark gestauchten Blütenachse (*a*) sind von unten nach oben die Kelchblätter (Sepala, *s*), die Blumenblätter (Petala, *pe*), die Nektardrüsen (*ne*), die Staubblätter und der Fruchtknoten (*frk*) inseriert. *an* Anthere der Staubblätter, von denen die rechte sich gerade öffnet. *gr* Griffel mit den Narben (*na*) mit Pollenkörnern, die z. T. auskeimen. Ein Pollenschlauch hat bereits das Narben- und Griffelgewebe durchwachsen und dringt durch die Mikropyle in den Nuzellus ein. Die im fertilen Teil des Fruchtknotens befindliche atrope Samenanlage ist befruchtungsfähig. Nach SACHS, verändert, aus KAUSSMANN 1963.

zähligen Wirteln zusammen, die miteinander und mit den inneren Perianthblättern alternieren. Die drei verwachsenen Fruchtblätter alternieren wieder mit dem inneren Staubblattkreis. Die Anzahl der Quirle beträgt hier fünf, so daß man von einer **pentazyklischen Blüte** sprechen kann. In anderen Fällen sind nur vier Kreise ausgebildet, da nur ein Staubblattwirtel entwickelt ist (tetrazyklisch).

Die **Blütenhülle (Perianth)** kann recht verschieden gestaltet sein. Bei **homöochlamydeischen Blüten** ist die Blütenhülle gleichartig entwickelt und kronblattartig gefärbt (z. B. *Magnolia*, *Colchicum*, *Tulipa*, *Crocus*). Man spricht von einem **Perigon** und bezeichnet die einzelnen Hüllblätter als **Tepala.**

Die **heterochlamydeischen Blüten,** die für die Dikotyledonen bezeichnend sind, besitzen ein Perianth, das meist in einen grünen **Kelch (Calyx)** und eine buntgefärbte **Krone** (Blumenkrone, **Corolla**) gegliedert ist (Abb. 222, *s*, *pe*). Man unterscheidet daher zwischen **Kelchblättern (Sepala)** und **Kron-** bzw. **Blumenblättern (Petala).**

Die **achlamydeischen Blüten** besitzen keine Blütenhülle und werden daher als nackte Blüten bezeichnet. Es handelt sich offenbar um Reduktionserscheinungen (z. B. *Fraxinus excelsior*, Salicaceen, *Ranunculus auricomus*).

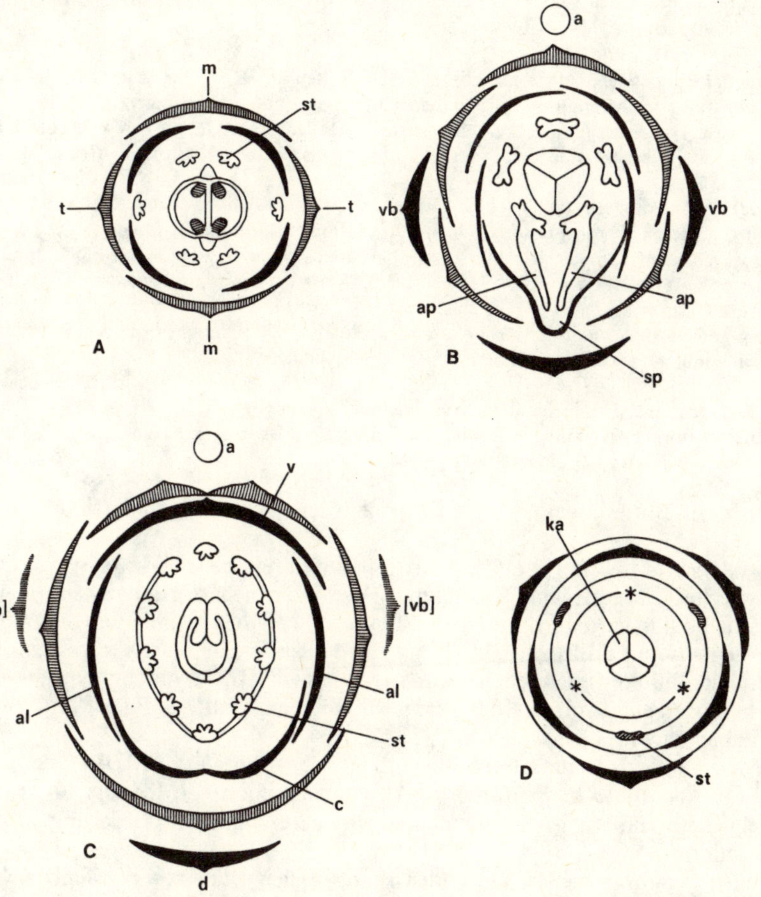

Abb. 223. Blütendiagramme. A: Brassicaceen-Blüte. B: *Viola* spec. C: *Pisum sativum*. D: Theoretisches Blütendiagramm der Iridaceen-Blüte. *sp* Sporn, *vb* Vorblätter, *a* Abstammungsachse, *m* Median-, *t* Transversalebene, *st* Staubblätter, *ka* Fruchtblätter, *ap* dorsal basaler Anhang der beiden vorderen Staubblätter bei *Viola*, *d* Deckblatt, *v* Vexillum (Fahne), *al* Alae (Flügel), *c* Carina (Schiffchen), * unterdrückter Staubblattkreis. Nach Troll 1957, verändert.

Über die Anzahl und Stellungsverhältnisse der Blütenglieder gibt ein schematischer Grundriß, das **Blütendiagramm,** Auskunft (Abb. 223). In diesem Diagramm werden die einzelnen Blütenglieder durch schematische Querschnittsfiguren in ihrer Stellung zueinander auf eine Ebene projiziert. Bei der euzyklischen Blüte und einer wirteligen Anordnung der Blütenteile zeichnet man die Organsymbole der aufeinanderfolgenden Wirtel der Lage nach auf konzentrische Kreise (Abb. 223 D). Letztere entsprechen den einzelnen Knoten. Die Kreislinien werden in der Regel nicht gezeichnet (A—C).

Man unterscheidet zwischen einem **empirischen** und einem **theoretischen Diagramm.** Ersteres gibt die unveränderten Stellungsverhältnisse der Blattorgane einer Blüte wieder (A—C). Ein theoretisches Diagramm weist auf die entwicklungsgeschichtliche Tendenz hin. Ein Vergleich zwischen den Liliaceen (z. B. Tulpe, Abb. 221 B) und den Iridaceen (Abb. 223 D) ergibt ähnliche Blütendiagramme. Bei der Tulpenblüte folgen auf die zwei dreizähligen Wirtel des Perianths zwei dreizählige Staubblattkreise. Die fertilen Teile der drei Fruchtblätter sind zu einem dreifächerigen Ovar verwachsen. Die Blüte der Iridaceen besitzt nur einen äußeren Staubblattkreis (D). Da aber in Ausnahmefällen einzelne Glieder des inneren Kreises nachweisbar sind, kann der Wegfall dieses Staubblattkreises vermutet werden. Die ausgefallenen Staubblätter werden am theoretischen Diagramm durch entsprechende Symbole angedeutet.

Für die Anordnung der Blütenteile in einer euzyklischen Blüte gelten die Regeln der **Alternanz** und **Äquidistanz** (4.8.). Nach der Regel der Alternanz wechseln die Blätter zweier aufeinanderfolgender Wirtel so ab, daß die folgenden Blätter stets in den Lücken der vorhergehenden stehen (alternieren, Abb. 221 B, Abb. 223 D). Die Äquidistanz besagt, daß der Divergenzwinkel zwischen den Blattorganen eines Wirtels stets gleich groß ist.

Ähnlich wie bei den Laubknospen (5.2.2.) überdecken auch in der Blütenknospe die Ränder der älteren Blätter die der jüngeren. Diese **Knospendeckung** (Ästivation, Präfloration) ist vor allem bei den Kronblättern für die verschiedenen Sippen charakteristisch. Berühren sich die Ränder der Kronblätter nicht, liegt eine offene (aperte) Knospenlage vor (z. B. Rhamnaceen). Wenn die Blattränder aneinander grenzen, spricht man von der klappigen (valvaten) Form (z. B. Cornaceen, *Syringa*). Bei der dachziegeligen (imbrikaten) Knospendeckung greifen die Ränder der Kronblätter übereinander. Diese erscheint in drei Formen:

— quincunciale Form. Häufig an Kelchen, die eine 2/5-Divergenz besitzen.
— contorte (gedrehte) Form. Bei *Oxalis acetosella* und *Vinca* liegt eine contort links gedrehte, bei den Convolvulaceen und Gentianaceen eine contort rechts gedrehte Form vor.
— cochleare (löffelartige) Form. An 5zähligen Blumenkronen liegt ein Blatt ganz außen, eins ganz innen, die drei übrigen halb außen bzw. halb innen (häufig).

Auch im Bereich der Blüte lassen sich drei Formen der lateralen Symmetrie (4.9.8.4.) unterscheiden.

Radiäre oder **strahlige** (aktinomorphe) Blüten kann man durch mehr als zwei Symmetrieebenen in spiegelgleiche Teile zerlegen. Die Blütenorgane sind gleichartig entwickelt und um die Blütenachse gleichmäßig verteilt. In radiären Blüten ist auch die Anzahl in allen Kreisen die gleiche (z. B. die meisten Liliifloren, Abbildung 221 B; Ranunculaceen, Nymphaeaceen, Campanulaceen). Die Blüten gelten auch dann noch als radiär, wenn die Anzahl der Staub- und Fruchtblätter nicht mit der des Perianths übereinstimmt (z. B. bei Arten der Ranunculaceen, Papaveraceen, Gentianaceen).

Relativ selten sind **bilateral-symmetrische** (disymmetrische) Blüten (z. B. *Dicentra spectabilis*, Abb. 221 D). Die Blüte kann durch zwei Symmetrieebenen (Mediane u. Transversale) in spiegelgleiche Hälften geteilt werden, wobei eine deutliche Förderung in der Transversalebene auffällt.

Die **dorsiventralen** (monosymmetrischen) oder **zygomorphen** Blüten, die offenbar von radiären Blütenformen abgeleitet werden können, besitzen nur eine Symmetrieebene, die in der Regel mit der Mediane zusammenfällt. Man kann zwischen induziert dorsiventralen Blüten und autonom dorsiventralen Blüten unterscheiden. Bei ersteren geht der dorsiventrale Charakter der Blüten auf den Einfluß des Geotropismus zurück (Geomorphose). Bei Ausschaltung der Schwerkraftwirkung wird die Dorsiventralität aufgehoben (*Saxifraga*

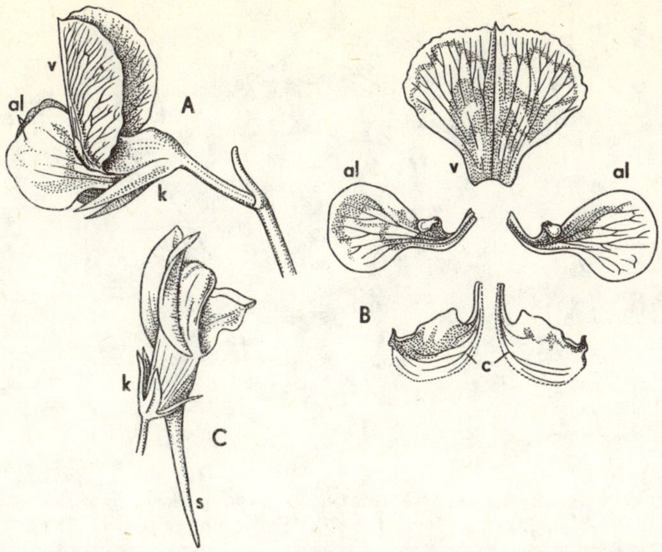

Abb. 224. Zygomorphe Blüten. A—B: *Pisum sativum*. A: Blüte in Seitenansicht, B: Blumenkrone in ihre Bestandteile zerlegt. *v* Vexillum (Fahne), *al* Alae (Flügel), *c* Carina bzw. Carinalblätter (Schiffchen), *k* Kelch, C: *Linaria dalmatica*. Blüte in Seitenansicht, *k* Kelch, *s* Sporn. Nach TROLL 1957.

stolonifera, *Epilobium angustifolium*, *Gladiolus byzantinus*). Die induzierte Dorsiventralität kann sich auch nur auf die Staubblätter erstrecken, wie beispielsweise bei *Cobaea scandens* und manchen Amaryllidaceen.

Bei autonom-dorsiventralen Blüten kann die Symmetrieebene durch die Mediane laufen. Dann bezeichnet man die Blüten als **median-zygomorph.** Durch die epi- bzw. hypotone Blütenförderung (z. B. bei Orchidaceen, Papilionaceen (Abb. 224 A—B), Violaceen, Labiaten u. a.) gibt es eine große Vielfalt der Blütengestalt (Abb. 223 B u. C, Abb. 224 A—C), die im Extremfall zur Spornbildung führt (z. B. *Delphinium*, *Aconitum*, *Viola*, Abb. 223 B, vgl. Abb. 221, Abb. 224 C).

Bei *Viola* bildet das mediane Petalum an seiner Basis einen nach hinten gerichteten Sporn (Abb. 223 B, *sp*), der den seitlichen Blumenblättern fehlt. Während sich bei *Antirrhinum majus* auf der Unterseite der Kronröhre nur eine Aussackung befindet, ist diese bei der Gattung *Linaria* zu einem langen Sporn ausgewachsen (Abb. 224 C, *s*).

Kelchblattsporne sind bei der Gattung *Impatiens* bekannt geworden (Abb. 221 C), wobei die Länge des Sporns bei den einzelnen Arten recht unterschiedlich ist.

Schließlich sollen noch die Achsensporne erwähnt werden, die bei *Tropaeolum majus* und *Pelargonium peltatum* vorkommen. Ein schematischer Medianschnitt durch die Blüte der Kapuzinerkresse (Abb. 221 E) läßt erkennen, daß der Achsenbecher auf der adaxialen Seite durch ein lokal eng begrenztes, interkalares Wachstum zu einer langen, rückwärts gerichteten Röhre ausgeweitet wurde. Die Ausbildung dieses Sporns erfolgt erst am Ende der Blütenentwicklung. Bei den Blüten von *Pelargonium peltatum* ist der Achsensporn äußerlich kaum wahrnehmbar, da er nicht frei entwickelt wird, sondern in seiner ganzen Länge mit dem Blütenstiel kongenital verwachsen ist (Abb. 221 F, *sp*).

Transversal-zygomorphe Blüten sind seltener zu finden (z. B. *Corydalis*-, *Fumaria*-Arten). Bei den Solanaceen sind die Blüten schräg-zygomorph gestaltet.

Asymmetrische Blüten besitzen keine Symmetrieebene (z. B. *Canna indica*, *Valeriana*-Arten, *Centranthus ruber*). In den Blüten von *Canna indica* ist von den sechs Staubblättern eins völlig unterdrückt, vier sind kronblattartige Staminodien und nur ein Staubblatt ist fruchtbar. Von diesem fertilen Staubblatt entwickelt nur ein Rand eine zweifächerige Theka, während der andere Rand staminodial entwickelt ist.

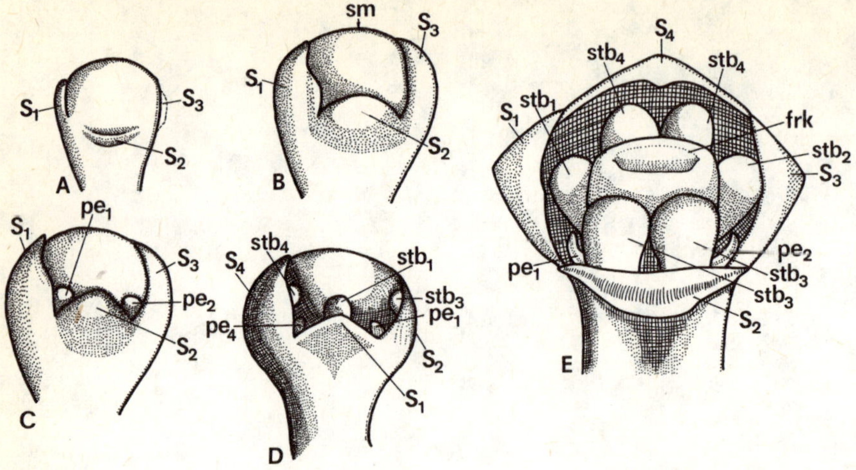

Abb. 225. A—E: Blütenentwicklung einer Brassicaceen-Blüte (*Brassica napus*) in verschiedenen Entwicklungsstadien. s_1, s_2 ... Sepala, pe_1, pe_2 ... Petala, stb_1, stb_2 ... Staubblätter der Entstehungsfolge nach beziffert. *frk* Fruchtknoten aus zwei Fruchtblättern verwachsen. In E sind die Sepala etwas auseinandergebogen. *sm* Scheitelmeristem der Blüte. Alle Blütenorgane werden in akropetaler Weise angelegt. Original.

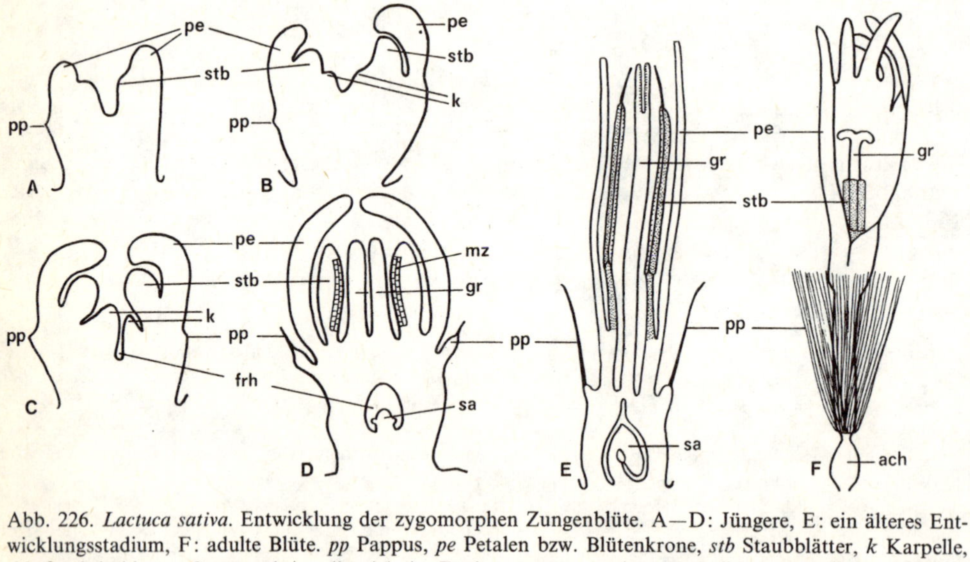

Abb. 226. *Lactuca sativa*. Entwicklung der zygomorphen Zungenblüte. A—D: Jüngere, E: ein älteres Entwicklungsstadium, F: adulte Blüte. *pp* Pappus, *pe* Petalen bzw. Blütenkrone, *stb* Staubblätter, *k* Karpelle, *frh* fruchthöhle, *sa* Samenanlage, die sich in E als anatrop erweist. *mz* Pollenmutterzellen, *gr* Griffel mit Narben, *ach* Achaene. Nach Jones 1927, verändert.

Ontogenetische Studien weisen ebenfalls auf den Sproßcharakter der Blüte hin, da die einzelnen Blütenteile in akropetaler Weise angelegt werden. Als Beispiel soll die Ontogenese einer Brassicaceen-Blüte (Abb. 225, *Brassica napus*) dienen, die durch ein freiblättriges Perianth (vgl. auch Abb. 223A) und einen oberständigen Fruchtknoten gekennzeichnet ist. Als erstes werden vom Scheitelmeristem (A—B, *sm*) die in zwei Kreisen stehenden vier Kelchblätter (s_1—s_4) herausdifferenziert. Es folgen die vier Petala (C, *pe*), deren Primordien sich erst bei der Blütenentfaltung weiterentwickeln. Nach der Ausgliederung des Perianths erscheinen die in zwei Kreisen angeordneten Staubblattwirtel, und zwar zwei äußere, kürzere (E, stb_1 u. stb_2) und vier innere, längere Staubblätter (E, stb_3, stb'_3 u. stb_4, stb'_4). Als letztes folgen die beiden zu einem Fruchtknoten (*fk*) verwachsenen Fruchtblätter.

Die verwachsenblättrige Blüte von *Lactuca sativa* (Abb. 226 A—F) besitzt einen unterständigen Fruchtknoten (epigyne Blüte, 6.6.2.). Die einzelnen Blüten der Pflanze, die zu den Asteraceen gehört, sind in einem abgeflachten köpfchenartigen Blütenstand zusammengefaßt. Am Anfang der Blütenentwicklung werden die fünf Petalen ausgegliedert, die als kleine Höcker am Rande des Scheitelmeristems erscheinen. Kurz nach ihrer Herausdifferenzierung werden sie durch interkalares Wachstum eines Geweberinges, der unmittelbar unter ihnen liegt, nach oben gehoben. Das Scheitelmeristem wird in eine Grube verlagert (Abb. 226 A). Die Staubblattanlagen, die nach der Blütenkrone (*pe*) entstehen, scheinen unterhalb der Krone zu entspringen. In Wirklichkeit werden sie von dem grubenartigen Scheitelmeristem in akropetaler Folge gebildet. Zur gleichen Zeit tritt der Kelch, der sich später zum Pappus (*pp* in A u. B) umbildet, in Erscheinung. Er wird unterhalb der Staubblätter an der Außenseite des becherartigen Blütenprimordiums angelegt (A—C, *pp*). Offenbar entstehen die Kelchblattprimordien schon vor der Herausdifferenzierung der Krone. Sie bleiben dann in ihrer Entwicklung zurück. Während der weiteren Ontogenese nimmt die Blütenkrone wie bei den übrigen Liguliflоren einen stark zygomorphen Charakter an (D—F). Es bildet sich eine Zungenblüte (F) heraus. Dieses geschieht in zwei Entwicklungsphasen. Als erstes wird durch eine interkalare Wachstumszone, die sich unmittelbar über dem Ansatz der Staubblätter befindet, der obere Teil der Blütenröhre differenziert (D, *pe*). Eine zweite interkalare Wachstumszone liegt unterhalb der Insertion der Staubblätter. Sie entwickelt den unteren Teil der Blütenröhre (E), in der die basalen Teile der Staubblätter und der Krone kongenital miteinander verwachsen sind. Die beiden Fruchtblätter (Karpelle, *ka*) werden als letzte Primordien unterhalb der Staubblattanlagen angelegt (B—C, *ka*), und zwar innerhalb der Höhle des becherartigen Blütenprimordiums. Mit Ausnahme des Kelches ist also auch bei der stark modifizierten Blüte von *Lactuca sativa* die akropetale Anlegefolge der Blütenglieder gegeben. Die sich vereinigenden Karpelle umschließen eine Samenanlage (D, *sa*) und bilden einen soliden Griffel mit zwei Narbenlappen (E).

Eine stark modifizierte Blüte liegt bei den Poaceen vor. Hier sind die Blüten der Süßgräser zu kleinen Ährchen und diese wieder zu ähren- bzw. rispenartigen Infloreszenzen

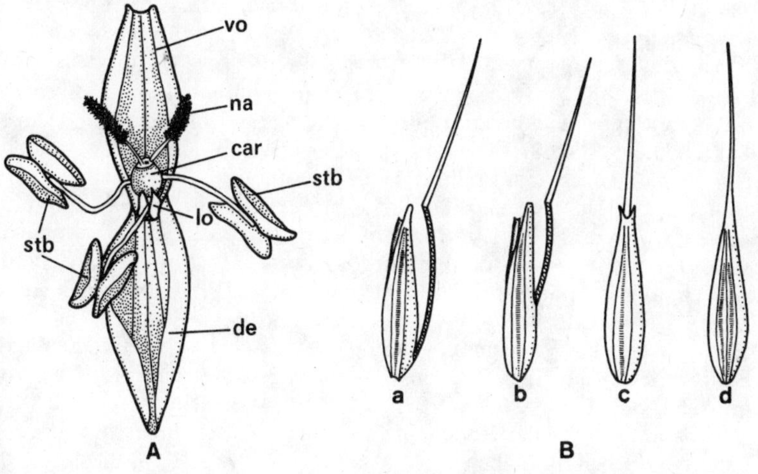

Abb. 227. A: Poaceen-Blüte mit Deck- (*de*) und Vorspelze (*vo*). *stb* Staubblätter, *lo* Lodiculae, *car* Fruchtknoten mit Narben (*na*). B: a—d Deckspelzen, a Granne am Grunde, b in der Rückenmitte, c in der Spitze der Spelze angesetzt, d Spelze in Granne auslaufend. A nach HEGI 1909, verändert, B nach KLAPP 1965.

(4.11.) zusammengefaßt (Ähren- bzw. Rispengräser). Die an der Achse inserierten Ährchen enthalten mehrere, seltener nur eine Blüte. Am Ährchen werden zunächst die beiden **Hüllspelzen** oder **Glumae** ausgegliedert. Es folgen in zweizeiliger Anordnung die **Deckspelzen.** In der Achsel der meist begrannten Deckspelze (Palea inferior) sitzen die zwittrigen, stark reduzierten Blüten (Abb. 227 A). Die Deckspelze (B, a—d) entspricht daher dem Tragblatt der Blüte. Jede Blüte setzt sich in der Regel aus einer zweikieligen **Vorspelze** (Palea superior, A, *vo*), den beiden **Lodiculae** (A, *lo*), die als Schwellkörper die Öffnung der Blüte herbeiführen, drei Staubblättern (*stb*) und einem einfächrigen Fruchtknoten (*car*), der zwei federige Narben (*na*) trägt, zusammen.

Das Blütenprimordium gliedert als erstes die Vorspelze aus. Es folgen die beiden Lodiculae. Die Bildung dieser Organe wird durch periklinale Zellteilungen im Proto- und Subprotoderm des Scheitelmeristems eingeleitet. Die meisten Zellen der Primordien stammen vom Protoderm ab. Als nächstes werden die drei Staubblätter ausgegliedert, wobei sich die Blütenspitze abflacht. In manchen Fällen können die Staubblattprimordien so stark gefördert werden, daß die akropetale Anlegefolge nicht erkennbar ist. Bevor der Fruchtknoten ausdifferenziert wird, wölbt sich die Blütenspitze auf. Der Fruchtknoten, der als halbmondförmiger Wulst erscheint, hüllt allmählich die Samenanlage ein und läßt während seiner Ontogenese nichts mehr von den drei postulierten Karpellen erkennen. Die beiden Narben (*na*) entwickeln sich zuletzt.

Die Ableitung der stark modifizierten Poaceen-Blüte von einer normalen Monokotylenblüte läßt sich so erklären, daß die zweikielige Vorspelze (Abb. 227 A, *vo*) durch Verwachsung von zwei Blättern des äußeren Perianthkreises entstanden ist. Das dritte Perianthblatt ist abortiert. Die beiden Lodiculae (*lo*) entsprechen zwei umgewandelten Perianthblättern des inneren Kreises, während das dritte ebenfalls abortiert ist. Der innere Staubblattkreis ist unterdrückt worden, und der zweinarbige einfächerige Fruchtknoten geht auf ursprünglich drei Karpelle zurück. Für diese Ableitung sprechen u. a. weniger vereinfachte Blüten mancher Poaceengattungen. So können vereinzelt bei den Bambuseae und Oryzeae noch drei Narben, zwei Staubblattkreise und drei Lodiculae ausgebildet sein.

6.2.2. Die Blütenachse

Bei der Transformation des vegetativen Scheitels zum floralen treten strukturelle Veränderungen auf. So konnte beispielsweise bei der Blütenbildung der Rosaceen (z. B. *Rosa rugosa*, Abb. 229; *Geum urbanum*, *Fragaria vesca*, Abb. 228; und *Rubus*) gezeigt werden, daß sich die Sproßspitze zunächst verjüngt und ein kräftiges Längenwachstum einsetzt. Dieses führt z. B. bei *Rosa rugosa* (Abb. 229 A) und *Fragaria vesca* (Abb. 228 A) zur Bildung eines **Meristempflocks** (Meristempflockstadium), der als undifferenzierte Blütenanlage aufzufassen ist. Ein zentraler Markkörper, der aus größeren, wenig gefärbten, stark vakuolisierten Zellen besteht, wird allseits von einem peripheren Mantel umgeben, dessen Zellen wesentlich kleiner und reichlich mit Plasma gefüllt sind. Ihre Kerne sind stark gefärbt, und die Zellen teilen sich lebhaft. Während der Ausgliederung der Kelchblattprimordien (Abb. 228 B, *kbl*) tritt neben der Erstarkung des Scheitels ein ausgeprägtes primäres Dickenwachstum ein, das sich im Markkörper (Abb. 229 B, *m*) abspielt und zum sog. **Ringwallstadium** führt. Diese Prozesse nehmen ihren Ausgang von einem Zellkomplex, der an der Grenze von primärer Rinde und Mark liegt (Abb. 228 B, punktierte Zellen) und sich durch eine regelmäßige Anordnung der Zellen in kurzen Periklinalreihen auszeichnet (Abb. 229 B, *pe*). Diese Ringzone teilt sich intensiv und da sich diese Teilungsprozesse nur in der Spitzennähe des Meristempflocks abspielen, nimmt die Blütenanlage eine verkehrt kegelförmige Gestalt an. Die gleichen Entwicklungstendenzen sind auch bei den Saxifragaceen und Asteraceen beobachtet worden. Trotz dieser einschneidenden histogenetischen Veränderungen am Beginn der Blütenentwicklung ist später die Struktur bzw. Zonierung wie am vegetativen Scheitel gegeben.

Bei den Rosen wird ein **Blütenbecher** (Hypanthium) ausdifferenziert (z. B. *Rosa rugosa*, Abb. 229 A—D). Die Kelchblattanlagen, die sich etwas an der Basis des Meristempflocks herabziehen, (A) heben infolge des starken Wachstums an ihrer Basis die rand-

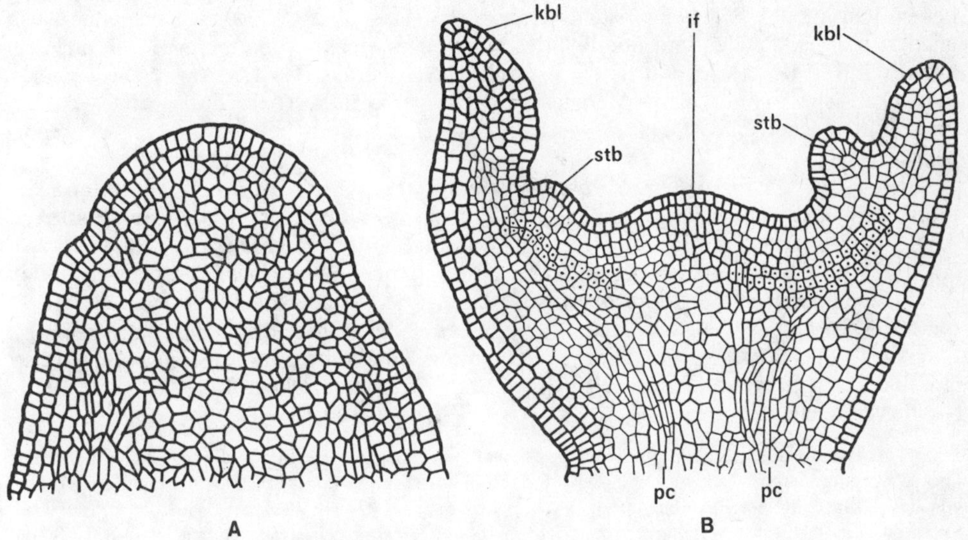

Abb. 228. *Fragaria vesca.* A: Medianer Längsschnitt durch das Pflockstadium. B: Medianschnitt durch eine junge Blütenanlage im Ringwallstadium. Das Initialfeld (*if*) besitzt zwei regelmäßige Tunikaschichten. An der Grenze von primärer Rinde und Mark treten Periklinalreihen (punktiert) auf. Das primäre Dickenwachstum ist hier aber geringer als bei *Rosa rugosa. kbl* Kelchblätteranlagen, *stb* Staubblätterprimordien, *pc* Prokambiumstränge. Nach RAUH und REZNIK 1951.

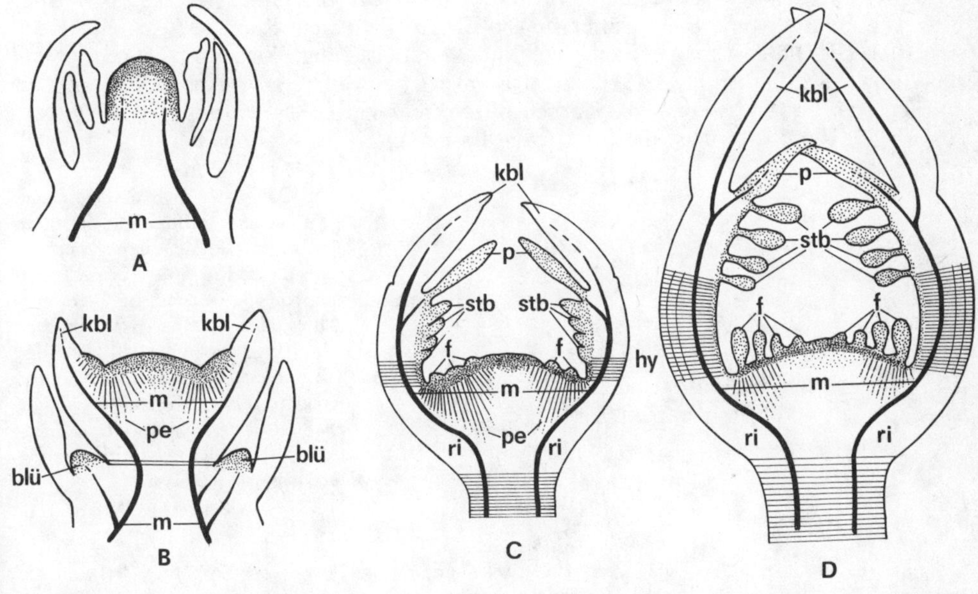

Abb. 229. *Rosa rugosa.* Schematische Axialschnitte zu den Blütenentwicklungsstadien. Beim Eintritt in die reproduktive Phase tritt das Meristempflockenstadium (A) auf, das durch das einsetzende primäre Dickenwachstum in das Ringwallstadium (B) übergeht. C—D: Entwicklung des Hypanthium (*hy*). Scheitelmeristem, Anlagen der Kronblätter (*p*), Staubblätter (*stb*) und Fruchtblätter (*f*) punktiert. Periklinalreihen (*pe*) schräg schraffiert. Interkalare Meristeme, die den Blütenstiel und Achsenbecher aufbauen, quer schraffiert. *kbl* Kelchblätter, *blü* Anlagen der Seitenblüten, *m* Markkörner, *ri* Rinde, Leitbündel schwarz. Nach RAUH und REZNIK 1951, etwas verändert.

lichen Partien des Scheitelmeristems empor (B). Das schüsselförmige Scheitelmeristem gliedert nun die Petalen und Staubblätter aus (C). Als letztes differenzieren sich auf dem konvexen Teil des Blütenbodens die Karpellanlagen heraus (C—D). Am „Schüsselrand" entwickelt sich ein interkalares Meristem (C—D, querschraffiert), das durch seine Aktivität den Blütenbecher bildet. Dabei werden die Kelch-, Kron- und Staubblätter emporgehoben.

Die Gestalt einer Angiospermenblüte ist im starken Maße von der Ausbildung der **Blütenachse (Receptaculum)** abhängig. Bei den meisten Gymnospermen und primitiven Angiospermensippen wird eine zapfenartige verlängerte Blütenachse entwickelt (Abb. 220, Abb. 221 A). Bei den höher spezialisierten Angiospermenblüten ist in den meisten Fällen das Scheitelmeristem der Blüte nur relativ kurz tätig, so daß die Blütenachse gestaucht bleibt (Abb. 222, *a*; 230, 225) und eine scheiben- oder polsterförmige Gestalt annimmt. Die Anzahl der Blütenorgane ist wesentlich geringer und da die Internodien zwischen den einzelnen Blütenteilen unentwickelt bleiben, kann man eine solche Blüte mit einer Blattrosette vergleichen.

Von diesem Normalverhalten gibt es einige Ausnahmen. So kann das Internodium unter dem Fruchtknoten verlängert sein. Der Fruchtknoten wird dann durch einen sog. **Fruchtknotenträger (Gynophor)** von den übrigen Blütenteilen abgesetzt (z. B. *Capparis spinosa*, *Cleome gigantea*). Wird das Internodium unter den Staubblättern verlängert, so spricht man von einem **Androgynophor**, mit dessen Hilfe die fertilen Blütenorgane abgesetzt werden (z. B. *Gynandropsis gynandra*). Es kann auch zwischen Kelch und Krone ein Internodium eingeschaltet sein (z. B. *Lychnis*-, *Viscaria*-Arten).

Bei einem flach-kegelförmigen Receptaculum steht der Fruchtknoten über den übrigen Blütenorganen (Abb. 222, Abb. 230 A). Eine derartige Blüte wird als **hypogyn** bezeichnet. Der Fruchtknoten (Gynoeceum) ist oberständig (6.4.). Die Blütenachse kann auch seitlich verbreitert werden, so daß sie den Fruchtknoten becherartig umfaßt (Abb. 230 B, Abb. 229). Die Perianth- und Staubblätter sind in diesem Falle dem Rand des Achsenbechers eingefügt. Die Blüte ist **perigyn**, der Fruchtknoten mittelständig. Wird wie bei einem unterständigen Fruchtknoten das Ovar vom Achsenbecher eingeschlossen (Abb. 230 C), so daß nur noch der Griffel (*gr*) bzw. die Karpellspitzen frei bleiben, liegt eine **epigyne** Blüte vor. Am oberen Rand des Achsenbechers sitzen die Perianth- und Staubblätter.

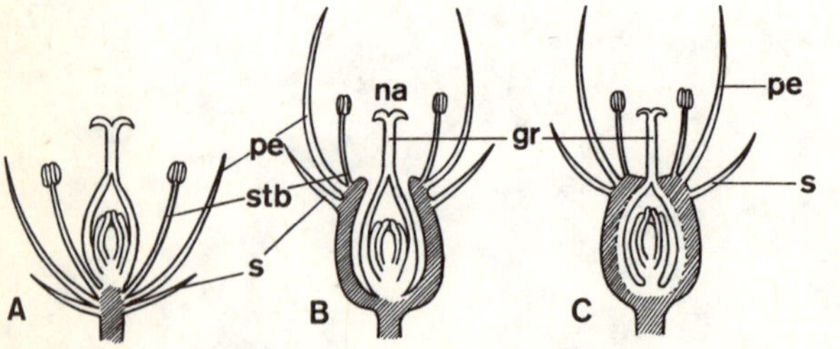

Abb. 230. Ober- und unterständiges Gynoeceum. A: Blüte mit oberständigem Fruchtknoten (hypogyner Blütenbau). B: Blüte, deren Fruchtknoten von der becherartig geformten Blütenachse (schraffiert) umgeben wird (perigyner Blütenbau). C: Blüte mit unterständigem Fruchtknoten (epigyner Blütenbau). Im Gegensatz zu B ist das Ovar mit dem Achsenbecher verbunden. *gr* Griffel, *pe* Petala, *s* Sepala, *na* Narbe, *stb* Staubblätter. Nach Troll 1959.

Wenig spezialisierte Blüten, die noch den ursprünglichen Bau zeigen (Abb. 221 A), besitzen ein Leitbündelsystem, das mit dem eines Sprosses verglichen werden kann, da die Prokambienstränge ebenfalls in akropetaler Weise angelegt werden. Bei hypogynen Blüten differenziert sich im Blütenstiel meist ein Leitbündelzylinder heraus, der ein zentrales Markgewebe umschließt und von einem Rindengewebe umgeben wird. Im Receptaculum zweigen etwa in Höhe des Kelchblattansatzes die Blattspurstränge der Sepalen ab. Etwas darüber folgen die Blattspuren, die die Kronblätter innervieren. Noch höher an der Blütenachse zweigen die Leitbündel der Staubblätter und schließlich die der Karpelle ab. Während in der Regel in die Staubblätter nur ein Leitbündel hineinläuft, werden die Karpelle von mehreren Bündeln innerviert.

Kompliziertere Leitbündelverhältnisse sind anzutreffen, wenn die Kelch-, Kron- und Fruchtblätter miteinander verwachsen, da die seitlichen Bündel benachbarter Glieder in diesem Fall miteinander verschmelzen können. Ferner können Leitbündelreduktionen das Nervaturbild verändern.

Noch abgewandelter ist das Leitbündelsystem bei epigynen Blüten, d. h. bei der Ausbildung eines unterständigen Fruchtknotens.

6.2.3. Die Blütenhülle

Die einfache Blütenhülle bei den Bennettitales und den Gnetales leitet sich von Hochblättern ab. Da bei den meisten Angiospermen eine doppelte Blütenhülle vorliegt, die aus Kelch und Krone besteht, ist die Frage nach der Herkunft der Blütenhülle komplizierter.

Die Herkunft der Kelchblätter von Hochblättern geht aus ihrem morphologischen und anatomischen Bau hervor und wird durch die Histogenese und den Leitbündelverlauf bestätigt. Die grünen Kelchblätter dienen in der Regel als Schutzorgane der Blüte und zusätzlich der CO_2-Assimilation. Einen engen morphologischen Zusammenhang zwischen Hoch- und Kelchblättern zeigt *Paeonia officinalis* (Abb. 231). Der Kelch besteht hier aus fünf schuppenförmigen Sepalen (s_1—s_5), die im Knospenzustand der Blüte die übrigen Blütenteile einhüllen. Unmittelbar unter dem Kelch sind nach Art eines Involukrums in der Regel drei weitere Blätter (*Ib*) inseriert, die zu den tieferstehenden Stengelblättern morphologische Beziehungen zeigen. Bei den Stengelblättern erfahren der Blattstiel und die Spreitengliederung stengelaufwärts eine Reduktion. Ihre Lamina besteht nur noch aus drei Segmenten. Diese dreiteiligen Stengelblätter leiten zu den Involukralblättern über, die eine einfache, kaum gestielte Spreite aufweisen. Im Bereich des Involukrums wird die Spreitenfläche weiter eingeschränkt (Abb. 231 A—B, ib_2, ib_3). Der quinkunzial gebaute Kelch läßt unterschiedliche Blattformen erkennen (A—B, s_1—s_5), die mit breiter Basis an der Achse sitzen. Während die Sepalen s_1 und s_2 noch eine deutliche Gliederung in zwei Teile erkennen lassen, ist diese bei den übrigen Sepalen (s_3—s_5) nicht mehr ausgeprägt. Der verlängerte Spitzenteil, der sich von s_1—s_4 laufend verkleinert und s_5 gänzlich fehlt, entspricht dem Oberblattrudiment. Der basale, dem Unterblatt entsprechende Teil dagegen verbreitert

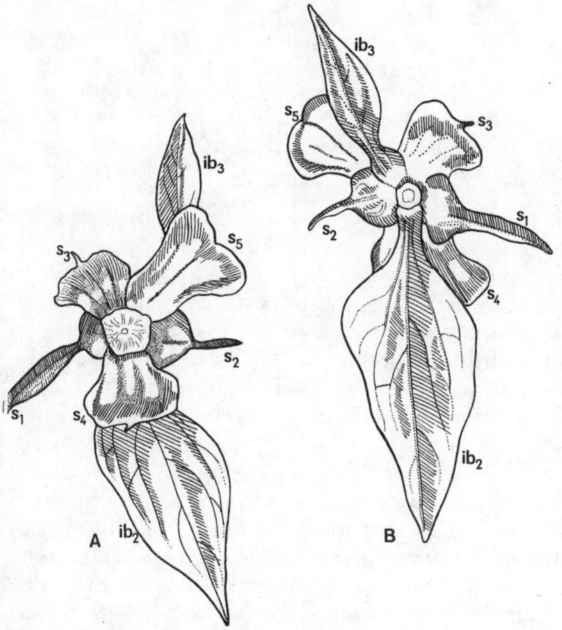

Abb. 231. *Paeonia officinalis*. A—B: Geöffnete Blüte. Alle Organe bis auf die Kelch- und Involukralblätter entfernt. ib_1—ib_3 Involukral-, s_1—s_5 Kelchblätter. Nach TROLL 1957, etwas verändert.

sich und gewinnt beim innersten Kelchblatt (s_5) auch an Länge. Damit erweisen sich die Kelchblätter bei *Paeonia officinalis* als Hochblätter, die in die Blütenregion aufgenommen werden. Ähnliche Übergänge sind auch bei den Blüten der *Rosa*- und *Anemone*-Arten vorhanden.

Die Kelchblätter können bei einigen Pflanzensippen zu einem verwachsenblättrigen Kelch vereint werden **(Gamosepalie).** So besitzen z. B. die Gattungen *Dianthus* und *Melandrium* einen verwachsenblättrigen Kelch, während bei anderen Nelkengewächsen freie Kelche vorkommen (z. B. *Stellaria, Cerastium*).

Bei der echten Gamosepalie kann durch ein intensives interkalares Wachstum der kongenital vereinigten Basalzone des Kelches ein **Kalyptrakelch** ausgebildet werden. Solche Kalyptrakelche findet man bei den Myrtaceen, wie z. B. bei *Eucalyptus globulus*. Der vierzählige Kelch ist hier zu einem dicken, festen Deckel (Operculum) entwickelt, der sich bei der Blütenentfaltung als Ganzes vom Achsenbecher ablöst.

Der Kelch kann neben der Schutzfunktion noch andere Aufgaben übernehmen. Durch eine lebhafte Färbung wird die Schauwirkung einer Blüte verstärkt. So sind z. B. bei *Salvia splendens* die Kelchblätter, alle Achsen und Brakteen des Blütenstandes wie die Kronblätter leuchtend rot gefärbt. Bei den Hortensien (*Hydrangea*) erhöht sich die Schauwirkung der Blütenstände durch die petaloide Ausbildung der Kelchblätter. Das gilt besonders für die sterilen Blüten, die am Ende von Ästen höherer Ordnung sitzen (Randblüten). Die Krone bleibt hier unscheinbar. An den fertilen Blüten sind die Kelchblätter als kleine Zipfel entwickelt und die Krone bleibt ebenfalls klein. Die Blütenstände der „gefüllten“ Gartenformen tragen fast nur sterile Schaublüten.

Kelchblätter können auch Träger von Nektarien sein (z. B. Linden, Malven, Malpighiaceen).

In der Regel fallen die Kelchblätter beim Aufblühen bzw. nach der Blütezeit ab. Es gibt auch ausdauernde (persistierende) Kelche, die sich häufig noch weiterentwickeln. Eine Vergrößerung der Kelchblätter findet bei den Primeln, beim Klappertopf (*Rhinanthus*) und den Solanaceen statt. So dient z. B. der blasige, auffällig gefärbte Fruchtkelch bei *Physalis* (Lampionblume) der Fruchtverbreitung. Die durch ihn angelockten Tiere verzehren die Früchte und besorgen die endozoochore Verbreitung der Samen.

Ausdauernde Kelche führen als Flugkelche zur Windverbreitung der Früchte. Bei den Flugkelchen der Dipterocarpaceen entwickeln sich alle Kelchblätter bzw. nur zwei oder drei zu verlängerten Flügeln (vgl. auch *Armeria, Limonium*). Die bekanntesten Beispiele sind die der Windverbreitung dienenden Flugkelche der Asteraceen (Abb. 226 F, *pp*). Der Pappus wird hier als Kranz gefiederter oder ungefiederter Borsten oder als „gestielter Fallschirm“ (z. B. *Tragopogon*) herausdifferenziert.

Für die Blattnatur der Kelchblätter spricht auch die Entwicklung eines **Außenkelches** bei den Erdbeer- und Fingerkraut-Arten. Die Sepalen verfügen hier über Stipeln. So wechseln z. B. bei *Potentilla neumanniana* im Kelchblattbereich fünf kleinere Zipfel mit den Kelchblättern ab. Es wird angenommen, daß die beiden Stipeln benachbarter Kelchblätter nach Art der Interfoliarstipeln (5.2.) zu einem „Außenkelchblatt“) verwachsen sind. Gelegentlich findet man auch zwei Stipeln zwischen zwei Kelchblättern.

Eine eingehende Analyse der histogenetischen Prozesse hat eindeutig ergeben, daß die Kelch- und Blütenblätter in ihrer Wachstumsweise den Laubblättern gleichen. Wie die Übersichtsbilder altersmäßig verschiedener Blütenstadien (Abb. 232 A—C u. 232 D—F) erkennen lassen, werden die Blütenorgane wie an einer Sproßspitze in akropetaler Reihenfolge ausgegliedert. An jungen medianen Längsschnitten durch die Kelchblattanlagen (Abb. 232 D), die sich gerade vom Blütenscheitel abheben (A, punktiert), bildet die subepidermale Schicht unter- und oberhalb des Primordiums eine einfache Lage. Ihre Zellen nehmen in Richtung des Primordiums an Größe zu und teilen sich, wie bei den Laubblattanlagen (5.4.1.), unmittelbar an der Stelle, wo der Höcker entsteht, periklinal auf (D, a_1—a_3). Auch im darunterliegenden Gewebe (D, b) treten Zellteilungen ein. In einem etwas älteren Stadium (E) spaltet die subepidermale Zellschicht von x_1—x_2 periklinal auf und die apikal gelegenen Zellen haben an Größe zugenommen. Das gesamte Primordium wird also im wesentlichen von Derivaten des Subprotoderms aufgebaut. An der Bildung größerer Kelchblattprimordien nehmen in vermehrtem Maße auch Derivate des zentralen Gewebes teil. Eine der apikal gelegenen Zellen (E, *s*) übernimmt später als subapikale Initiale

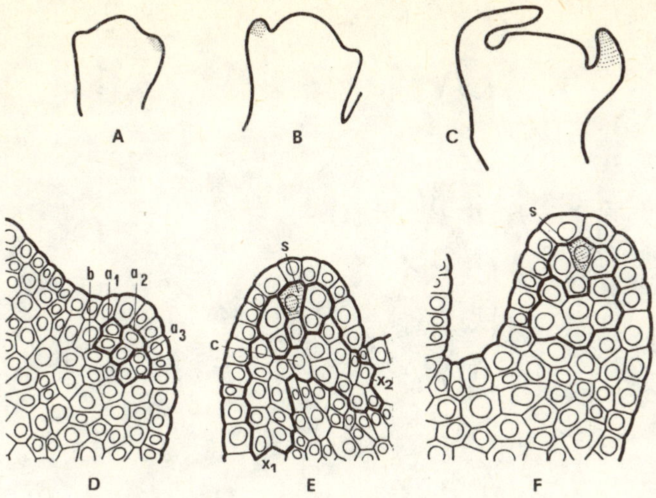

Abb. 232. *Cleome gigantea*. Anlegung und Spitzenentwicklung der Kelchblätter. A—C: Übersichtsbilder. D—F: Mediane Längsschnitte durch verschiedene alte Stadien. *s* subapikale Spitzeninitiale. Sonstige Erklärungen im Text.

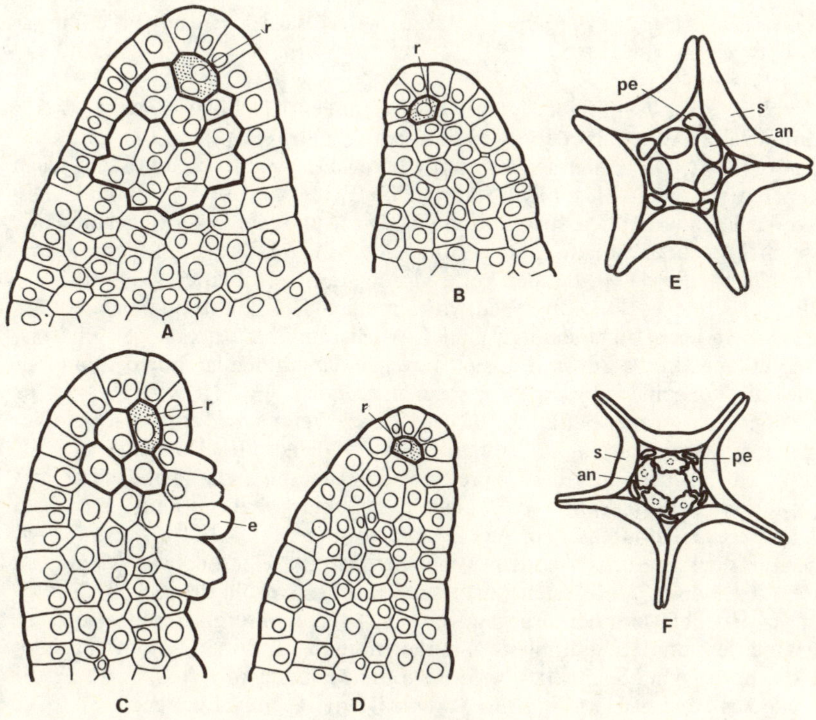

Abb. 233. *Cobaea scandens*. A—D: Randwachstum der Kelchblätter. E—F: Blütenquerschnitte, *r* submarginale Initialzelle, *s* Sepala, *pe* Petala, *an* Anthere, *e* papillenartige Emergenzen.

die Längenentwicklung des Primordiums (F, *s*). Diese gliedert wie bei Laubblättern nach dem Periklinal-Antiklinal-Typus auf (Derivate dick umrissen). Die junge Epidermis folgt dem Volumenwachstum durch antiklinale Zellteilungen.

Die Breitenentwicklung der Kelchblätter geht oft auf ein langanhaltendes Randwachstum zurück. Bei den Kelchblättern von *Cobaea scandens* (Abb. 233) weist bereits ihre valvat-reduplikative Knospenlage (E—F, *s*) darauf hin. Die Entwicklungsweise der Sepala

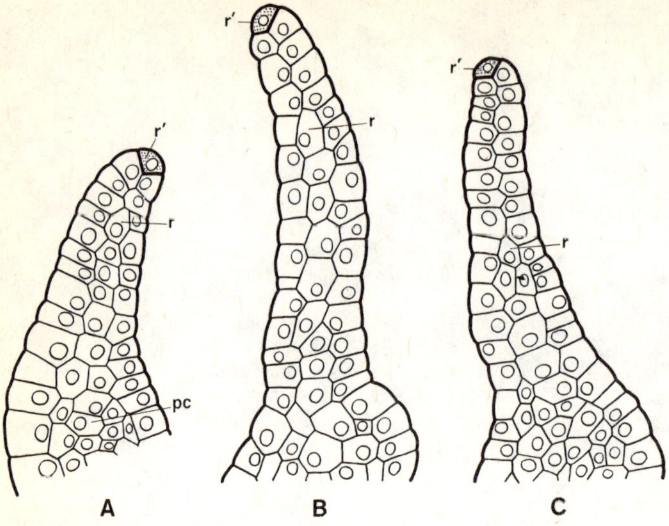

Abb. 234. *Passiflora violacea.* Randentwicklung der Kelchblätter an Querschnitten. *r* submarginale, *r'* marginale Initialzelle, *pc* Prokambium.

ist in der Entwicklungsreihe A—D wiedergegeben. An jungen Kelchblatträndern ist eine submarginale Initialzelle (A, *r*) nach dem Periklinal-Antiklinal-Typus tätig, die gerade erneut periklinal aufgliedert. Die Zellen ihrer unmittelbaren Derivate (dick umrissen) teilen lebhaft auf und bilden das junge Mesophyll, während die Epidermis durch antiklinale Zellteilungen diesem Wachstum folgt. Die spätere Breitenentwicklung geht in der Regel mit Hilfe zweischneidig segmentierender, submarginaler Initialen (B—C, *r*) vor sich, seltener durch eine einschneidige Randzelle (D, *r*). Bei der Verbreiterung der Kelchblätter spielt auch das Flächenwachstum eine Rolle. Die Breitenentwicklung der Kelchblätter von *Passiflora violacea* (Abb. 234 A—C) geht zu einem marginalen Wachstum über. Ihre jungen Blattprimordien wachsen anfangs kurze Zeit mit einer zweischneidig segmentierenden, submarginalen Initialzelle, die von einer einschneidig segmentierenden abgelöst wird (A—C, *r*), deren Derivate sich nicht weiter aufgliedern. Auf diese Weise wird ein einschichtiges Mesophyll entwickelt. Eine marginale, zweischneidig aufgliedernde Randzelle (*r'*), die längere Zeit tätig ist, übernimmt die weitere Verbreiterung. Da die Randsäume der Kelchblätter protodermaler Herkunft sind, bleiben sie chlorophyllfrei und erscheinen im adulten Zustand als weiße durchscheinende Ränder.

Über die Ableitung der Blumenkrone der Angiospermen gibt es erhebliche Meinungsverschiedenheiten. Nach einer der ältesten Auffassungen sollen sowohl die Kelch- als auch die Kronblätter aus Hochblättern hervorgegangen sein. Andere Autoren sind der Ansicht, daß sich die Kronblätter von den Staubblättern herleiten und zwar durch Umbildung steril gewordener Mikrosporophylle. Schließlich wird auch die Meinung vertreten, daß sich die Blumenblätter teils aus Hochblättern teils aus Staubblättern entwickelt haben.

Viele Studien weisen darauf hin, daß sich die Kronblätter in den meisten Fällen aus steril gewordenen Staubblättern differenziert haben. Jedoch können sich in Einzelfällen die Blumenblätter auch von Hochblättern ableiten.

So gehen beispielsweise bei *Helleborus foetidus* und *H. niger* die Hochblätter mit stark reduzierter Blattspreite und gefördertem Blattgrund kontinuierlich in die Blütenhülle über, deren Glieder sich lediglich durch ihre Form von den einzipfeligen Hochblättern unterscheiden.

Beispiele für die engen morphologischen Beziehungen zwischen den Staub- und Kronblättern liefern u. a. Vertreter der Ranunculaceen, Nymphaceen, Papaveraceen, Aizoaceen,

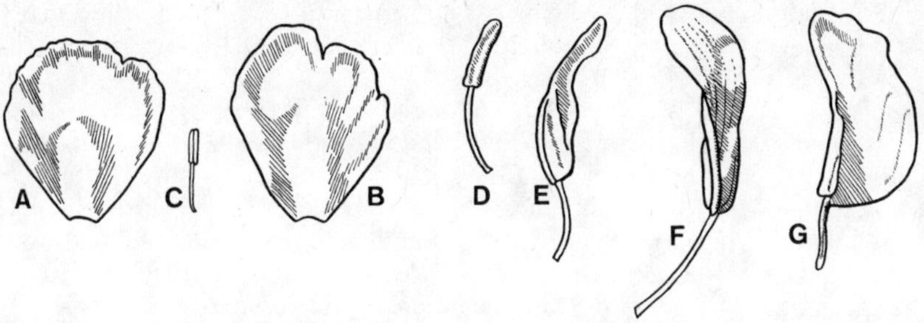

Abb. 235. *Paeonia officinalis*. A u. B: Blumenblätter, C u. D: Staubblätter in Filament und Anthere gegliedert. (C in natürlicher Größe), E—G: Staubblätter, die teilweise petaloid entwickelt sind. Nach TROLL 1957.

Cactaceen, Tiliaceen, Caryophyllaceen und Rosaceen. Besonders erwähnenswert sind die gefüllten Blüten der Rosen-, Nelken- und *Paeonia*-Arten (Abb. 235). Die gefüllten Blüten der Pfingstrose (*Paeonia officinalis* fl. pl.) tragen außen zahlreiche große, buntgefärbte Kronblätter (A u. B) und innen ebenfalls zahlreiche Staubblätter (C u. D), die in Anthere und Filament gegliedert sind. Zwischen beiden Blattformationen vermittelt eine Reihe von Übergangsformen (E—G), die ohne weiteres die staminodiale Herkunft der Petalen erkennen lassen.

Auch bei *Nymphaea alba* gibt es zwischen der Blütenkrone und dem Androeceum einen fließenden Übergang, da im Zwischenbereich vermittelnde Blattorgane stehen. An die länglich ovalen Blütenblätter schließen sich nach innen ähnlich gestaltete Blattorgane an, die aber in ihrer Flächenausdehnung hinter den normalen Petalen zurückbleiben und an ihren Spitzen noch Reste der Anthere tragen. Diese Zwischenformen erweisen sich also als Blumenblätter mit Charaktereigenschaften von Staubblättern. Bei weiteren Übergangsformen vergrößert sich die Anthere unter gleichzeitiger Reduktion der Blattfläche, bis schließlich von letzterer noch ein fädig entwickelter Rest übrigbleibt, der dem Filament des Staubblattes entspricht.

Die Kronblattformen sind so mannigfaltig (Abb. 221, 224, 235, 237, 238), daß hier nur ein paar Sonderformen besprochen werden können. Bei vielen Nelkengewächsen (Caryophyllaceen), die freikronblättrige Blüten besitzen, sind die Blumenblätter an der Blütenachse mit einer sehr schmalen Basis inseriert. Der untere Abschnitt ist häufig stark verlängert, so daß er einen **Nagel** bildet, dem ein verbreiteter Endabschnitt, die **Platte**, aufsitzt. Während der Ontogenie wächst bei derartigen Kronblattformen zunächst die Platte heran, während der Nagel sich erst bei der Entfaltung der Blüte stark streckt. An der Grenze zwischen den beiden genannten Abschnitten kann sich eine schuppenförmige, oft zweigeteilte **Ligula** entwickeln, die der Oberseite des Petalums entspringt (z. B. *Silene dioica*, *Lychnis flos-cuculi*). Die gemeinsamen Ligulae in der Blüte der Kuckucks-Lichtnelke bilden eine sog. **Nebenkrone** (Paracorolla).

Häufig sind die Kronblätter mehr oder weniger stark ausgerandet (z. B. *Rosa*-Arten, *Malva sylvestris*, Abb. 238A). Das gilt vor allem für die Petalen der radiären Blüten, während sich bei zygomorphen Blütenkronen die Ausrandung auf die größeren, geförderten Petalen beschränkt (z. B. *Viola*, Fabaceen). Bei *Stellaria media* ist die Ausrandung so stark, daß die Blütenblätter bis fast zum Grund gespalten werden und eine doppelte Anzahl von Petalen vorgetäuscht wird. Eine erneute Aufspaltung der Kronblattlappen führt z. B. bei der Pracht-Nelke (*Dianthus superbus*) zu einer starken Fiederung der Petalen.

Die freien Kronblätter bei zygomorphen Blüten (6.2.1.) zeigen eine ungleiche Größenentwicklung. Bei den Stiefmütterchen (*Viola arvensis*, *V. tricolor*, *V. wittrockiana*-Hybriden) sind in den dorsiventralen Blüten die beiden Paare der seitlich nach oben ausgerichteten Kronblätter asymmetrisch gestaltet, da die abwärts gerichteten Blattflächen eine deutliche Förderung erfahren. Das nach unten gerichtete, größte Petalum ist spiegelsymmetrisch und entwickelt am Grunde einen tiefen Kronblattsporn (Abb. 223 B), in den die dorsalbasalen Anhänge der beiden vorderen Staubblätter (*ap*) hineinragen. Letztere fungieren als Nektarien.

Stark zygomorph gestaltet sind die freien Kronblätter der Schmetterlingsblütler (Abb. 224 A–B). Das hintere, die anderen Petalen überdeckende Kronblatt (Fahne) ist hier das größte und auffälligste. Bei der Entfaltung der Blüte richtet es sich auf, während die vier übrigen Kronblätter mehr oder weniger die Knospenlage beibehalten. Die beiden unteren Petala (*c*) sind miteinander zum sog. Schiffchen verbunden, das die Staubblätter und den Griffel umschließt. Die beiden seitlichen Kronblätter (Flügel) neigen sich vor dem Zentrum der Blüte zusammen. Flügel und Schiffchen dienen gemeinsam als Anflugsorgan für die blütenbesuchenden Insekten.

Eine besonders starke Veränderung erfährt die Form der Blütenkrone durch die Verwachsung der Kronblätter (Sympetalie). Es handelt sich dabei um eine kongenitale Verwachsung, da die anfänglich selbständigen Primordien der Petala an der Blütenspitze einer ringwallartigen Zone aufsitzen. Diese ist durch eine Verschmelzung der Randmeristeme (5.4., „Meristemfusion") entstanden. Durch ein interkalares Wachstum wird die sympetale Kronröhre gebildet. Die freien Teile der anfänglich selbständigen Primordien bleiben auch an ausgewachsenen Kronröhren erhalten.

Da sympetale Kronröhren für viele Pflanzensippen charakteristisch sind, wurde die Sympetalie als Verwandtschaftskriterium herangezogen. Man unterschied zwischen choripetalen und sympetalen Dikotyledonen. Es zeigte sich jedoch, daß innerhalb choripetaler Sippen gelegentlich auch sympetale Korollen und innerhalb sympetaler Verwandtschaftskreise auch choripetale Blütenkronen vorkommen. So sind z. B. bei den Achariaceen, die zu den choripetalen Violales gehören, die Kronblätter zu einer glockenförmigen, fünf- bis dreilappigen Krone verwachsen. Bei der Gattung *Sympetaleia* (Loasaceen) ist die Krone ebenebenfalls verwachsen.

Andererseits sind bei einzelnen Gattungen oder Arten sympetaler Familien freie Kronblätter zu finden (z. B. Pyrolaceen, Ericaceen, Oleaceen, Rubiaceen, Campanulaceen, Stylidiaceen).

Durch eine postgenitale Verwachsung der Kronblätter kann eine Sympetalie vorgetäuscht werden **(Pseudosympetalie).** Die Verwachsungszonen zwischen den Petala sind äußerlich als schwach hervortretende Leisten erkennbar, die sich von den Buchten der Kronzipfel bis zur Basis der Blütenkrone ausdehnen und in der Mitte eine Rille aufweisen. Letztere geht häufig an der Kronenbasis in einen Spalt über (z. B. *Correa speciosa*, *Stackhousia*, *Tupa salicifolia*, *Pachyphytum*). In den Verwachsungszonen der Petala sind die beiden Epidermen miteinander verzahnt und verkittet. Die Verzahnung erfolgt sowohl durch die vorspringenden Epidermiszellen, als auch durch zinkenartige Wandvorsprünge.

Bei der Weinrebe (*Vitis vinifera*) sind die Spitzen der Kronblätter, die eine valvate Aestivation besitzen, durch die Verzahnung der Epidermiszellen und Kutikularnähte so fest miteinander verbunden, daß die Kronblätter sich nicht entfalten können. Sie lösen sich an ihrer Basis ab. Die Krone wird als Ganzes durch Streckung der Staubblattfilamente emporgehoben und abgeworfen.

An *Ceropegia*-Arten öffnen sich die postgenital miteinander verwachsenen Kronblattspitzen während der Anthese nicht. Nur die darunterliegenden, seitlichen Ränder weichen auseinander. Dadurch entstehen fünf seitliche Fenster **(Fensterblüten).**

Die Blüten in den Köpfchen der Tubuliflorae (Asteraceen) zeigen häufig einen **Blütendimorphismus**, da im Zentrum des Köpfchens kleine Scheibenblüten sitzen, die radiärsymmetrisch gebaut sind und eine fünfzipfelige, glockig-röhrige Krone besitzen. Die Randblüten (Zungenblüten) dagegen haben eine auffällige Krone, da diese zu einem langen, an der Spitze dreizähnigen Strahl ausgezogen ist (sog. Strahlblüten). Übergangsformen in sog. „gefüllten" Köpfchen (z. B. bei *Pyrethrum roseum*) weisen darauf hin, daß die drei nach außen gelegenen Kronzipfel durch interkalares Wachstum der gemeinsamen Basis zu einer Unterlippe entwickelt wurden. Die beiden, der Köpfchenmitte zugewandten Kronzipfel bilden eine Oberlippe. Bei den Strahlblüten ist letztere oft verkümmert.

Die Kronblätter können auch als Träger von Nektarien dienen. In der Regel wird die Form der Petala nicht wesentlich verändert. Wird die Gestalt der Kronblätter stärker modifiziert, dann spricht man von **Honig-** oder **Nektarblättern.** So zeigen z. B. die Honigblätter der Ranunculaceen eine große Formenmannigfaltigkeit (Abb. 236). Sie sind häufig

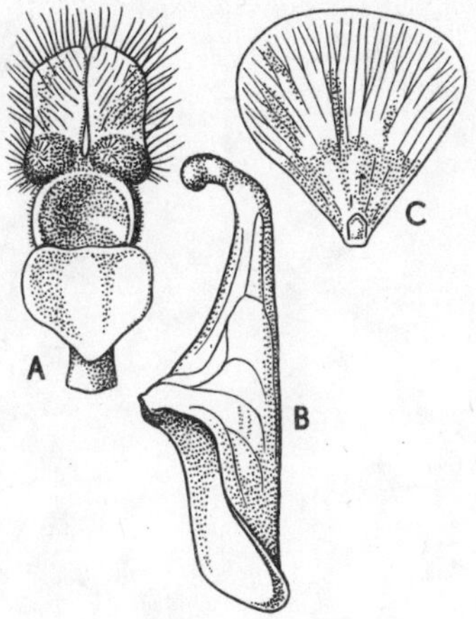

Abb. 236. Honigblätter. A: *Nigella damascena*. Honigblatt in Oberansicht, bei der die die Nektargrube bedeckende Schuppe abgehoben wurde. B: *Aquilegia vulgaris*. Spornartiges Nektarblatt. C: *Ranunculus acer*. Oberansicht des Honigblattes. Nach TROLL 1957.

in einen verschmälerten, stielartigen basalen Teil und in einen spreitenähnlichen Endabschnitt gegliedert, der am Grund die von einer Schuppe verdeckte Nektardrüse trägt. Während bei *Nigella damascena* (A) alle Abschnitte vollentwickelt sind, werden bei *Aquilegia*-Arten (B) Stiel und Schuppe reduziert und die Aussackung mit der Nektardrüse spornartig verlängert. Bei *Ranunculus* (C) ist der Spreitenteil gefördert und die Nektardrüse von einer kleinen Schuppe bedeckt. Honigblattsporne sind auch bei *Aconitum*- und *Delphinium*-Arten verbreitet.

Der **Leitbündelverlauf** in den Kelch- und Blütenblättern ist bei Ausbildung eines gleichartigen Perianths oft als Kriterium zur Unterscheidung beider Organe herangezogen worden. In die Kelchblätter treten häufig drei Blattspurstränge ein, während die Petala nur von einem Strang innerviert werden. Im allgemeinen gilt, daß für die Anzahl der in ein Perianthblatt aus der Blütenachse eintretenden Nerven die Breite der Blattinsertion entscheidend ist, da bei einem breiten Ansatz mehrere Blattspurstränge, bei geringerer Insertionsbreite wenige oder nur ein Blattspurbündel eintreten.

Für die Verteilung der Nerven und für ihren Verlauf in den Perianthblättern ist die Wachstumsrichtung maßgebend, die zur Zeit der Nervenanlegung in der Lamina vorherrscht. Ein allgemeines Merkmal der Perianthblätter ist die **offene Nervatur** (Abb. 237, 238), die gelegentlich auch bei stark vereinfachten Laubblättern und bei zahlreichen Nieder- und Hochblättern vorkommt. Die offene Nervatur der Perianthblätter hängt mit der Art des Randwachstums zusammen, da dieses bereits zu einer Zeit, in der die Verlängerung der Nerven noch stattfindet, von einschneidig segmentierenden, submarginalen Initialen besorgt wird. Es kann auch in das Protoderm verlagert werden. Prokambiales Gewebe entwickelt sich nur in den Teilen der Blattprimordien, die mindestens ein zweischichtiges Mesophyll besitzen. So besteht z. B. bei *Scilla bifolia* das Mesophyll der Perianthblätter zum größten Teil aus einer Zellage. Nur im axialen Abschnitt ist das Mesophyll mehrschichtig und wird vom Medianus durchzogen. Dagegen besitzen die mit Perianthblättern bzw. -nerven homologisierten Borsten einiger Cyperaceen-Arten überhaupt kein Mesophyllgewebe.

Wie bei den Laubblättern der Monokotyledonen kann man auch bei den Perianthblättern zwischen **mehrspurigen** und **einspurigen** Formen unterscheiden. Mehrspurige Perianthblätter sind bei den Monokotyledonen häufig anzutreffen. Bei *Clivia nobilis* sind z. B. sämtliche Längsbündel der Perianthblätter primärer Natur. Im Gegensatz zu den Laubblättern, die ein geschlossenes Nervennetz und zahlreiche querverlaufende Kommissuralbündel besitzen, enden bei den Perianthblättern alle primären Längsnerven frei. Die Anzahl der Kommissuren ist erheblich herabgesetzt. Beide Organe stimmen aber grundsätzlich im Nervenverlauf überein (weiteres Beispiel: *Canna indica*).

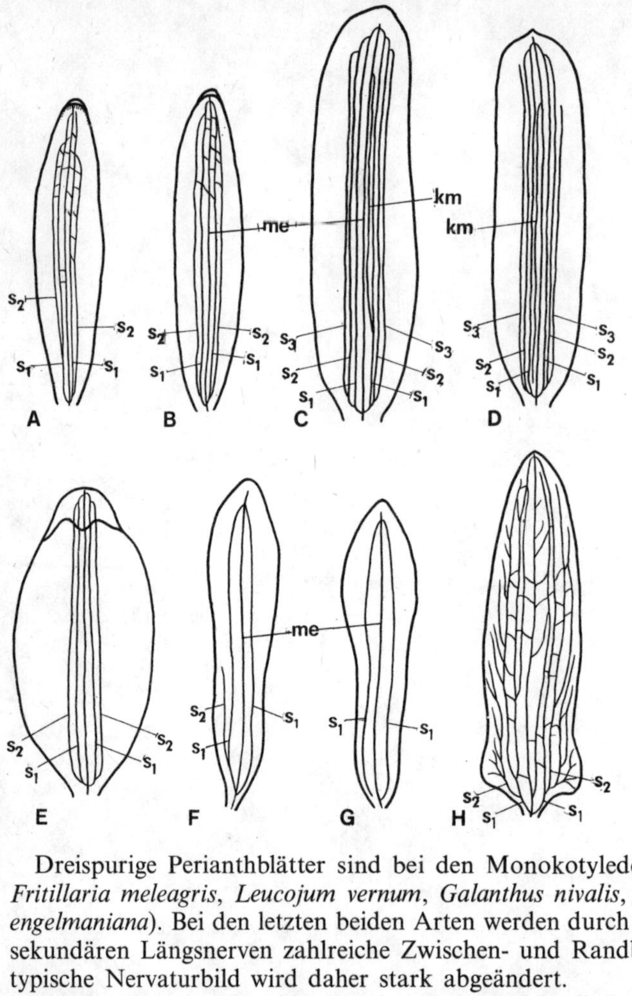

Abb. 237. Perianthblätter von *Camassia cusickii* (A—B), *Albuca candida* (C—E), *Aloe eru* (F—G) und *Tricyrtis hirta* (H). *me* Medianus, s_1—s_3 sekundäre Längsnerven, *km* Kommisuralnerven.

Dreispurige Perianthblätter sind bei den Monokotyledonen ebenfalls zu finden (z. B. *Fritillaria meleagris*, *Leucojum vernum*, *Galanthus nivalis*, *Butomus umbellatus*, *Sagittaria engelmaniana*). Bei den letzten beiden Arten werden durch Verzweigung der primären und sekundären Längsnerven zahlreiche Zwischen- und Randbündel herausdifferenziert. Das typische Nervaturbild wird daher stark abgeändert.

Bei *Camassia cusickii* (Abb. 237A—B) durchzieht die Perianthblätter nur ein Medianus, der auf beiden Seiten von zwei sekundären Längsnerven begleitet wird (s_1, s_2). Sie sind im oberen Blatteil durch einige Kommissuren leiterförmig miteinander verbunden. Teilweise enden die sekundären Längsnerven frei. Unterbleibt die Ausbildung der Querkommissuren, dann erhalten wir einen Nervenverlauf wie bei den äußeren Perianthblättern von *Albuca candida* (Abb. 237C—E), bei denen jeweils drei sekundäre Längsnerven (s_1—s_3) und wenige längsgerichtete Kommissuralbündel (*km*) entwickelt sind. Bei den inneren Perianthblättern (E) sind nur noch zwei sekundäre Längsnerven (s_1, s_2) vorhanden. Noch einfacher ist die Nervatur in den Perianthblättern von *Aloe eru* (F—G), da hier ein sekundärer Längsnerv in Erscheinung tritt (s_1) und ein zweiter (s_2) in einzelnen Fällen angedeutet wird. Auch das Grundgerüst der Nervatur in den einspurigen Perianthblättern von *Tricyrtis hirta* (H) stimmt mit dem von *Albuca candida* überein. Die sekundären Längsbündel werden jedoch durch eine größere Anzahl longitudinaler und transversaler Kommissuren miteinander verbunden. Außerdem sind randwärts gerichtete, frei endende Auszweigungen der Längsnerven entwickelt.

Bei den Dikotyledonen sind die Blumenblätter in der Regel **einspurig.** In den Blumenblättern von *Malva sylvestris* (Abb. 238A) sind außer dem Medianus auf beiden Seiten drei Sekundärnerven entwickelt, die sich im verbreiterten Teil des Blattorgans reichlich

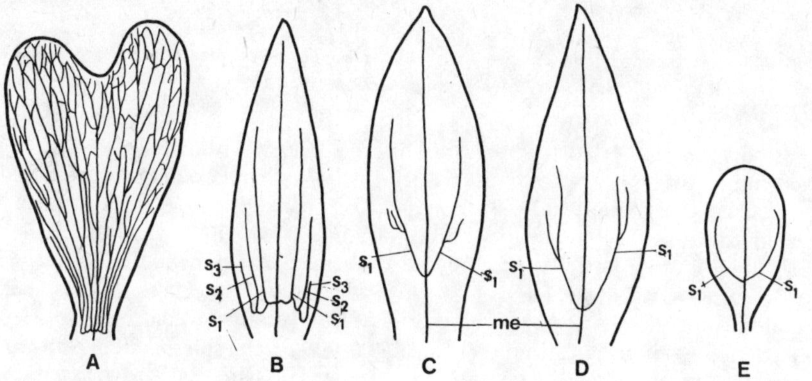

Abb. 238. Blumenblätter von *Malva sylvestris* (A), *Sedum acre* (B), *Sedum mite* (C), *Sedum palmieri* (D) und *Saxifraga hederacea* (E). s_1—s_3 Seitennerven, *me* Medianus. D nach v. GUMPPENBERG 1924, E nach GLÜCK 1919.

verzweigen. Außerdem sind zahlreiche Anastomosen vorhanden. Wird die Nervatur auf den Medianus und die sekundären Längsnerven eingeschränkt, so erhält man ein vereinfachtes offenes Nervensystem wie bei *Sedum acre* (B). Bei anderen *Sedum*-Arten (C—D) wird das Grundgerüst der Nervatur weiter reduziert. Es bleibt jeweils nur noch ein blind endender sekundärer Längsnerv übrig (s_1). Eine weitere Vereinfachung des Nervenverlaufs führt schließlich zur Nervatur von *Saxifraga hederacea* (E). Ähnlich ist auch der Nervenverlauf bei anderen *Sedum*-, *Crassula*- und bei *Mesembryanthemum*-Arten.

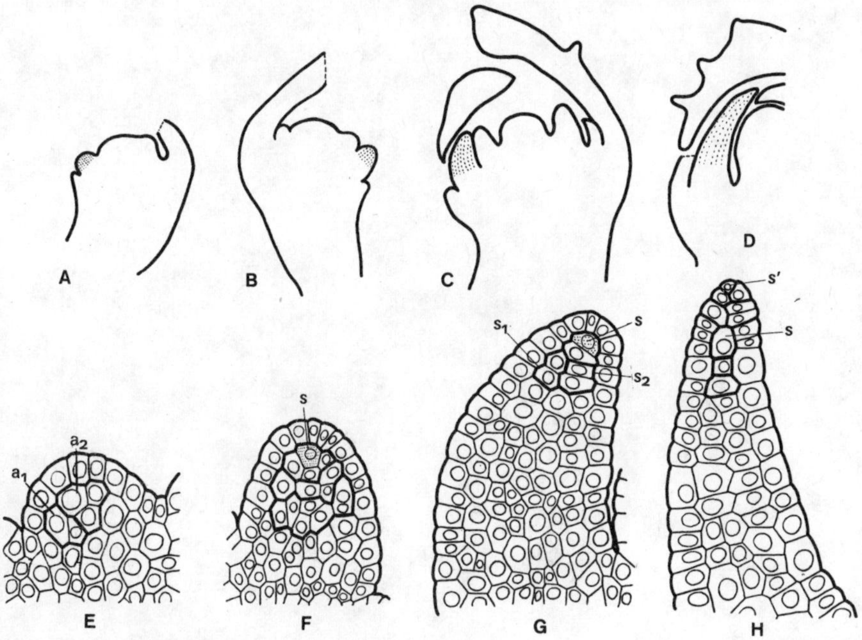

Abb. 239. *Cleome gigantea*. Anlegung und Spitzenentwicklung der Blumenblätter. A—D: Übersichtsbilder. E—H: Mediane Längsschnitte durch verschieden alte Stadien. *s* subapikale und *s'* apikale Spitzeninitiale, s_1 und s_2 Segmente von *s*.

Die Blattfläche anderer Kronblätter wird entweder durch einen medianen tiefen Einschnitt in zwei Lappen aufgeteilt (z. B. *Silene longiflora*) oder es wachsen die Ränder an zahlreichen Stellen zu Zipfeln aus (*Trichosanthes*-Arten, *Dianthus superbus*). In beiden Fällen sitzen die Blumenblätter einem Nagel auf, in den der Medianus eintritt und von dem sekundäre Längsnerven abgehen. Diese verzweigen sich in der gegliederten Platte.

Die Histogenese der Petala verläuft ähnlich wie die der Kelchblätter (Abb. 232, 233). Das Spitzenwachstum (Abb. 239) beginnt auch hier in der subepidermalen Lage, deren Zellen sich strecken und periklinal aufgliedern (E). An einem älteren Primordium (F) geht die Längenentwicklung von einer periklinal-antiklinal aufspaltenden subapikalen Initialzelle (*s*) aus. Nach kurzer Zeit übernimmt eine zweischneidig segmentierende Initiale (G, *s*) das weitere Längenwachstum. Diese gibt abwechselnd nach rechts und links sich erneut aufspaltende Segmente (s_1, s_2) ab. Ist eine solche Initiale längere Zeit tätig, so wird das gesamte Mesophyll von ihr aufgebaut (H). Gegen Ende des subapikalen Spitzenwachstums tritt eine einschneidig segmentierende Initialzelle (H, *s*) auf, die nur wenige Segmente abgliedert. Nach Beendigung des subapikalen Spitzenwachstums wird eine apikale, zweischneidig segmentierende Initialzelle (H, *s*) herausdifferenziert, die noch kurze Zeit tätig ist. Damit ist die akroplaste Entwicklung der Blumenblattanlage abgeschlossen. Die weitere Verlängerung wird durch ein interkalares Wachstum und durch Zellstreckungsvorgänge besorgt.

Die Breitenentwicklung der Blumenblätter soll an *Cleome gigantea* (Abb. 240 A—H) dargestellt werden. Querschnitte junger Blumenblattanlagen (A—B) zeigen sowohl zweischneidig segmentierende, submarginale Randzellen als auch solche, die nach dem Peri-

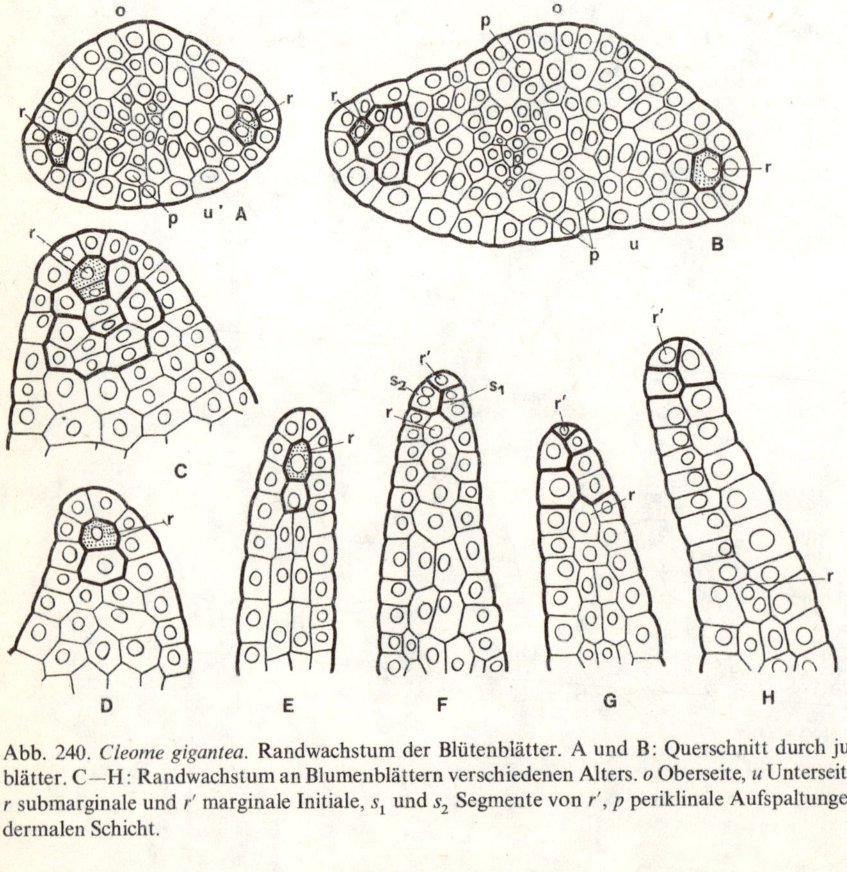

Abb. 240. *Cleome gigantea*. Randwachstum der Blütenblätter. A und B: Querschnitt durch junge Blumenblätter. C—H: Randwachstum an Blumenblättern verschiedenen Alters. *o* Oberseite, *u* Unterseite des Organs, *r* submarginale und *r'* marginale Initiale, s_1 und s_2 Segmente von *r'*, *p* periklinale Aufspaltungen der subepidermalen Schicht.

klinal-Antiklinal-Typus aufgliedern. Der linke Blattrand in B weist ein Übergangsstadium auf, da sich die ursprüngliche Initiale periklinal-antiklinal (umrandet) aufteilte. Anschließend vergrößerte sich diese und durch Einziehen einer schrägen Zellwand bildet sich eine zweischneidig segmentierende Initialzelle (*r*). Es können also beide Teilungstypen gemeinsam vorkommen. Während die linke Initiale zweischneidig segmentiert, gliedert die rechte periklinal-antiklinal auf (vgl. C). In C wird in der submarginalen Initialzelle (*r*) gerade eine periklinale Wand gebildet. Die obere der beiden Tochterzellen ist die größere und wird sich während der weiteren Histogenese antiklinal aufspalten. Durch Aufteilung ihrer unmittelbaren Segmente entsteht ein vierschichtiges Mesophyll. Die weitere Verbreiterung der Blumenblätter wird im allgemeinen von einscheidigen Randzellen besorgt (D—H, *r*), deren Derivate eine Verdopplung erfahren. Wird die Tätigkeit der submarginalen Initialen eingestellt, übernehmen meist marginale Initialzellen (F—H, *r'*) die Weiterentwicklung. In den axialen Teilen der Blumenblattprimordien kann durch unregelmäßige periklinale Aufspaltungen in der subepidermalen Schicht (B, *p*) ein geringes Dickenwachstum stattfinden.

Die Perianthblätter lassen auch in ihrem inneren Aufbau Beziehungen zur Struktur des Laubblattes erkennen. Das Mesophyll ist jedoch weniger deutlich differenziert. Die Epidermis der Petalen zeigt einige Besonderheiten, da die Zellform und die Dicke der Kutikula stark variieren. Die antiklinalen Zellwände der Epidermiszellen können entweder gerade oder wellenförmig sein. In manchen Fällen sind sie nur schwach wellig, in anderen sind die antiklinalen Zellwände so stark gewellt, daß die Zellen in der Aufsicht sternförmig erscheinen (Abb. 241 A). Durch ein lokales, zentripetal gerichtetes, stärkeres Wandwachstum können leistenartige Fortsätze gebildet werden, die entweder massiv (Abb. 241 C) oder als deutliche Falten bzw. Schnallen (Abb. 241 B) erscheinen. Die zierliche Zellwandfaltung der Epidermiszellen bei Blumenblättern kann offenbar als eine mechanische Versteifung der zarten primären Zellwände angesehen werden. In Verbindung mit der Schnallenbildung kommt es häufig zur Interzellularenbildung in der Epidermis (Abb. 241 B, D). Die mit Luft gefüllten Spalten stehen auf der Innenseite der Epidermis mit dem Interzellularsystem des Mesophyll in Verbindung. Auf der Epidermisaußenseite werden sie durch die Kutikula verschlossen.

Die inneren und äußeren Tangentialwände der Epidermis können leicht konvex oder geradlinig geformt sein, wie z. B. bei *Forsythia suspensa* (Abb. 242 B) und *Tulipa kaufmanniana* (C). Sehr häufig sind aber die äußeren Tangentialwände papillenartig gestaltet (z. B. *Viola tricolor*, A; *Primula elatior*, D; *Anemone nemorosa*). Diese papillöse Struktur ist nur auf die obere Epidermis beschränkt. Die Epidermis kann verschieden gebaute Tri-

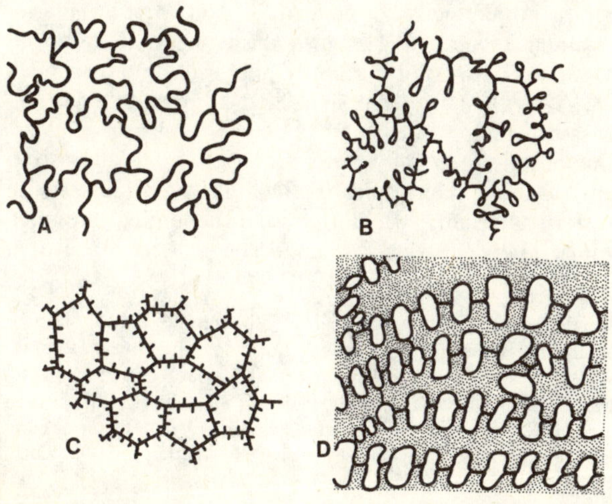

Abb. 241. Epidermisaufsichten der Blumenblätter von *Calceolaria* (A), *Anchusa officinalis* (B), *Pelargonium* (C) und *Linum usitatissimum* (D). Nach HILLER 1884, verändert.

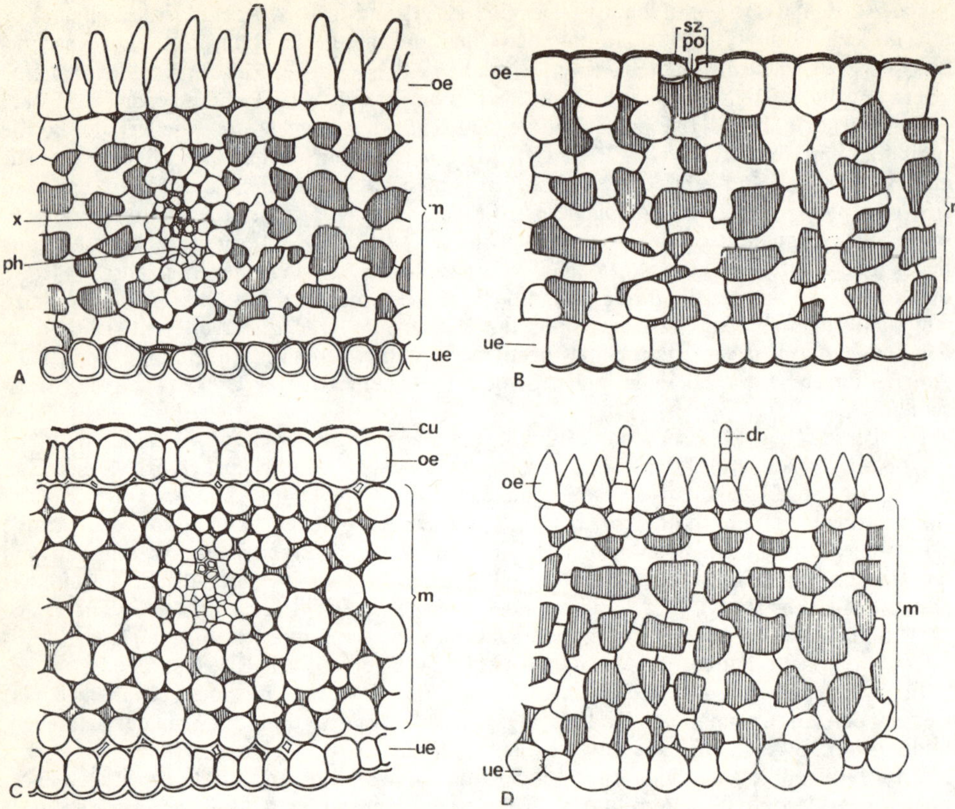

Abb. 242. Querschnitte durch ausgewachsene Perianthblätter. Von *Viola tricolor* f. *maxima* (A), *Forsythia suspensa* (B), *Tulipa kaufmanniana* (C) und *Primula elatior* (D). *oe* obere, *ue* untere Epidermis, *m* Mesophyll, *x* Xylem, *ph* Phloem, *dr* Drüsenhaar, *sz* Schließzellen, *pc* Porus der Spaltöffnung, *cu* Kutikula. Original.

chome (Abb. 242D, *dr*) tragen. Die Spaltöffnungen der Kronblätter sind entweder wie die der Laubblätter gebaut (B) oder nur wenig differenziert. Bei den meisten Blütenblättern ist die Kutikula gefaltet und bildet unterschiedliche Muster.

Das Mesophyll der Perianthblätter ist im Vergleich zu dem Mesophyll der Laubblätter (5.4.1.) einfach gebaut, da in der Regel eine Gliederung in ein Palisaden- und Schwammparenchym fortfällt (Abb. 242A—D). Außerdem sind die Leitbündel und die festigenden Elemente stärker reduziert (Abb. 242A u. C). Die Mesophyllzellen können rundlich gestaltet und von zahlreichen kleinen zusammenhängenden Interzellularen durchsetzt sein (C). Häufiger sind sie jedoch unregelmäßig gestaltet, so daß größere Interzellularen ausgespart werden (Abb. 242A, B u. D), die ein zusammenhängendes Interzellularsystem bilden. Im Mesophyll der Blumenblätter sind Kristallzellen, Idioblasten und bei milchführenden Pflanzen auch Milchröhren vorhanden. Letztere sind oft an die leitenden Strukturen gebunden.

Studien über unifaziale bzw. subunifaziale Strukturen im Bereich der Blütenhülle haben ähnliche Verhältnisse wie bei den Laubblättern erbracht. So lassen sich u. a. bei den Mesembryanthemeen Homologien zwischen Kelch- und Laubblättern aufzeigen. Beide besitzen eine unifaziale Vorläuferspitze, die beim Laubblatt einen unscheinbaren Anhang des bifazialen Oberblattes darstellt. Beim Kelchblatt bildet sie den dorsalen Zipfel eines kapuzenartigen Organs. Die Kapuze entsteht durch das Auswachsen der Querzone einer unifazialen Blattspitze. Der dorsale Zipfel entspricht daher nur einem Teil des Oberblattes der unifazialen Vorläuferspitze.

Für die unterschiedliche Farbgebung der Blüten gibt es drei Möglichkeiten. Einmal kann sie durch im Zellsaft gelöste (Chymochrome) Farbstoffe erfolgen. Solche sind die Flavon- bzw. Flavonolglycoside und die Anthocyane. Die blaßgelben Flavonfarbstoffe bewirken die gelbe Farbe mancher Blüten (z. B. Primel-Arten, Königskerze, Löwenmaul). Anthocyane rufen je nach der Reaktion des Zellsaftes (sauer, alkalisch oder neutral) eine rote, blaue oder violette Färbung hervor (z. B. Klatsch-Mohn, Kornblume, Flieder). Häufig führt ein altersbedingter Säureabbau in dem Zellsaft anthocyangefärbter Kronblätter (pH-Wert-änderung) zu einem **Farbwechsel** von rosa über violett zu blau. So kann man z. B. im Blütenstand des Echten Lungenkrautes (*Pulmonaria officinale*) gleichzeitig junge rosafarbene und ältere blauviolette Blüten finden. Ähnlich verhalten sich auch andere Boraginaceen (*Echium*, *Symphytum*, *Lithospermum purpurocaeruleum*).

Durch einen Temperaturwechsel kann die Blütenfarbe ebenfalls verändert werden. Bekannte Beispiele hierfür sind der Reiherschnabel (*Erodium*), der Flieder (*Syringa*) und die Petunien (*Petunia*), bei denen das Farbmuster durch die einem sensiblen Entwicklungsstadium der Blüte einwirkende Temperatur bestimmt wird. Die Kronblätter des Reiherschnabels sind bei Temperaturen bis zu 20 °C blau, bei höheren Temperaturen rosarot gefärbt.

Ein Farbwechsel kann auch durch die Synthese verschiedener Farbstoffe in den einzelnen Anthesestadien hervorgerufen werden, die mit unterschiedlicher Intensität ablaufen kann.

Weit verbreitet sind die plasmochromen Farbstoffe, die an die Chromoplasten gebunden sind. Es handelt sich dabei um Carotinoide, von denen das Carotin meist rote bzw. orangerote und das Oxidationsprodukt Xanthophyll gelbe Farbtöne ergibt (Beispiele: *Ranunculus acer*, *Trollius europaeus*, *Chelidonium majus*. *Sinapis arvensis*, *Potentilla verna*, *Anthyllis vulneraria*, *Gentiana lutea*, *Helianthus annuus*, *Hieracium pilosella*). Die Rotfärbung der Nebenkrone von *Narcissus poeticus* geht auf die Einlagerung von Carotinkristallen zurück. Die wichtigsten Xanthophylle sind das Violaxanthin, Cryptoxanthin, Zeaxanthin und das Neoxanthin. Die plasmochromen Farbstoffe ergeben im Zusammenspiel mit chymochromen Farbstoffen (z. B. blaues Anthocyan) Mischfarben, wie z. B. die braune Farbtönung des Garten-Stiefmütterchens. Farbstoffe können auch in den Zellwänden eingelagert sein.

Die Leuchtkraft der Farben wird dadurch verstärkt, daß die auf das Kronblatt fallenden Lichtstrahlen nach Passieren der gefärbten Schichten vom lufthaltigen Mesophyll reflektiert werden. Sie durchdringen dabei erneut die Farbschichten.

Die Skala der Blütenfarben reicht von Rot bis zum Ultraviolett. Häufig sind die Blütenkronen mehrfarbig, wobei die verschiedenen Farbtönungen oder Zeichnungen in ihrer Anordnung enge Beziehungen zur Blütengestalt erkennen lassen. Farbflecken bzw. Zeichnungen markieren den Zugang zu den Nektarquellen. Man spricht daher von **Blütenmalen**, bei nektarführenden Blüten von **Saftmalen** und bei nektarlosen von **Pollenmalen.** Diese geben für die blütenbesuchenden und -bestäubenden Insekten Signale. Viele Blütenmale sind für den Menschen nicht sichtbar, da sie oft durch eine Ultraviolett-Absorption zustande kommen. Ein Farbwechsel dieser Saftmale kann Auswirkungen auf die Bestäubungsökologie haben. So sind z. B. bei der Gemeinen Roßkastanie (*Aesculus hippocastanum*) die Saftmale am Beginn der Anthese hellgelb gefärbt. Während der Anthese geht die Färbung in gelbrot bis karminrot über. Da die Blütenstände ein bis zwei Wochen lang blühen, findet man in einer Infloreszenz Blüten mit gelben und roten Saftmalen nebeneinander. Die an Pollen reichen und nektarführenden Blüten mit gelbem Saftmal werden von den Hummeln und Honigbienen viel häufiger angeflogen als die mit rotem Saftmal.

Die optischen Anlockungsmittel der Blüten werden durch den Blütenduft noch ergänzt. Dieser wird häufig von sog. **Duftdrüsen** (Osmophoren) abgesondert, die an verschiedenen Blütenorganen auftreten. Die Osmophoren bestehen aus einem lokal begrenzten, vielzelligen, nach außen exponierten Epithel, das durch einen raschen Abbau von Reservestoffen für kurze Zeit flüchtige Sekrete erzeugt, die als Lockstoff dienen. Solche Duftdrüsen sind beispielsweise bei *Spartium junceum* an den Flügeln, bei *Narcissus*-Arten an der Parakorolle und bei *Platanthera bifolia* am Labellum und an den Vorderrändern der seitlichen Petala lokalisiert.

6.2.4. Das Androeceum

Die Gesamtheit der **Staubblätter** oder **Stamina** (Einzahl: Stamen) einer Blüte wird als das **Androeceum** bezeichnet. Jedes Staubblatt zeigt eine Gliederung in zwei Abschnitte (Abb. 243 B), in den fadenförmigen Träger, das **Filament** (*f*), das auch blattartig abgeflacht sein kann (Abb. 246), und in einen kolbenartigen Endteil, die **Anthere** (*an*). Letztere besteht aus vier langgestreckten **Pollensäcken** (Lokulamente, A, *ps*), die paarweise miteinander zu einer **Theka** (D—E, *th*) vereinigt sind. In den Pollensäcken bilden sich die **Pollenkörner** (= Pollen),

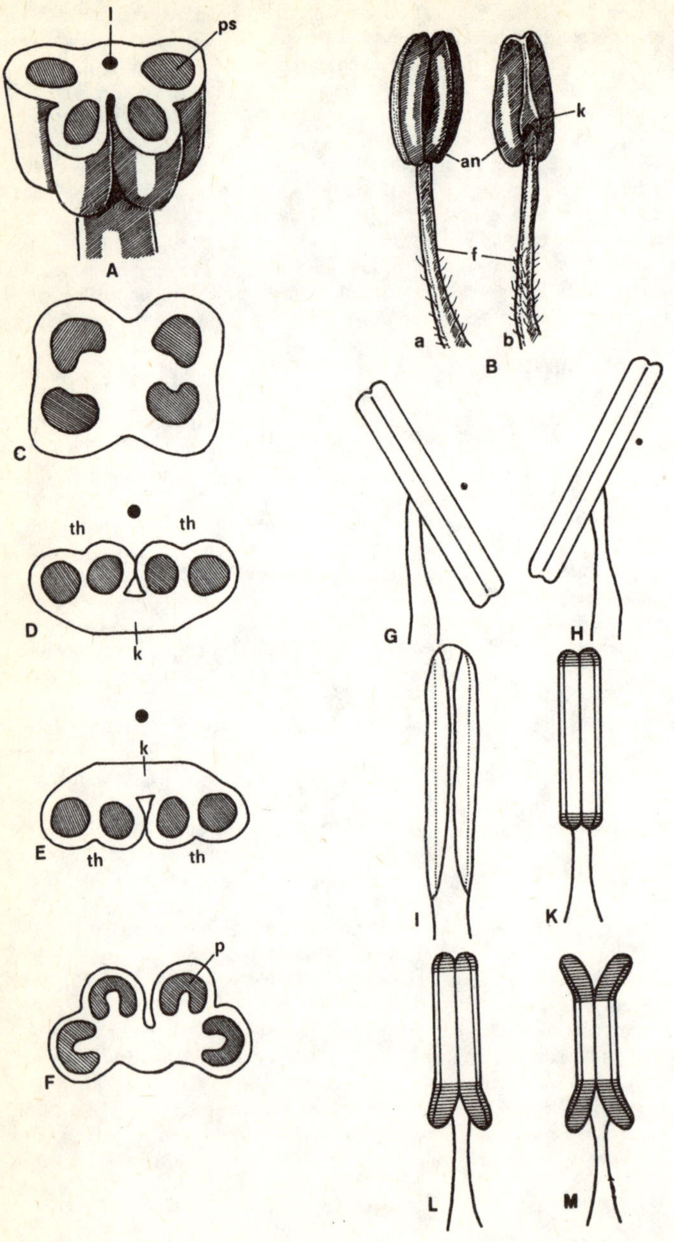

Abb. 243. B: *Hyoscyamus niger*. Staubblatt von vorn (a) und von hinten (b). *f* Filament, *an* Anthere, *k* Konnektiv. A: Schematischer Querschnitt durch eine Anthere. *l* Leitbündel, *ps* Pollensack. C: *Papaver rhoeas*. Aequifaziale Anthere quer. D—E: Schematische Querschnitte durch eine introrse (D) und eine extrorse (E) Anthere. ● Blütenmittelpunkt. F: Schematischer Querschnitt durch eine Anthere mit Plazentoiden (*p*) in den Pollensäcken. G: Hypopeltates, H: epipeltates Staubblatt (schematisch). I: Ungegliedertes, K: nicht pfeilförmiges, L: pfeilförmiges Staubblatt. M: Staubblatt mit X-förmiger Anthere. *k* Konnektiv, *th* Theke, *an* Anthere. B nach SCHIMPER, C nach SCHAEPPI, D—E nach TROLL, F nach HARTL, I—M nach SCHAEPPI aus WEBERLING 1981.

Die beiden Theken werden durch das **Konnektiv** (*k*) zusammengehalten, das das Filament fortsetzt. Es ergibt sich folgende Gliederung:

Theka 1 → 2 Lokulamente
Staubblatt < Anthere → Konnektiv
Theka 2 → 2 Lokulamente
Filament

An Antherenquerschnitten (Abb. 243 A, C—E) sieht man, daß die beiden Theken (*th*) an den Flanken des Konnektivs sitzen können (Flankenständigkeit der Theken). In anderen Fällen sind die Theken der Blütenachse zugewandt (Abb. 243 D). Man bezeichnet sie als bauchständig oder **intrors**, während die Theken, die der Blütenachse abgewandt sind, rückenständig oder **extrors** genannt werden (E).

Mannigfaltige Konnektivauswüchse können die Gestalt der Anthere im starken Maße verändern (z. B. bei den Melastomataceen). Diese Konnektivanhänge sind häufig auch von blütenbiologischer Bedeutung.

Besitzen die Blüten viele Staubblätter, wie z. B. bei den *Magnolia*- und *Capparis*-Arten, werden sie als **polyandrisch** bezeichnet. Von oligoandrischen Blüten spricht man, wenn nur wenige Staubblätter in einer Blüte vorhanden sind.

In wirteligen Blüten werden häufig zwei Staubblattkreise herausdifferenziert (Abb. 221 B), die mit dem Perianth alternieren **(diplostemone Blüten).** Wird nur ein Staubblattkreis angelegt, liegen **haplostemone Blüten** vor (z. B. Iridaceen, Primulaceen). Abortiert bei dem diplostemonen Blüten der innere Staubblattkreis, gelangt man zu haplostemonen Blüten. So sind z. B. die Blüten der Iridaceen (Abb. 223 D) haplostemon, die der übrigen Liliifloren aber diplostemon. Gelegentlich können bei den Iridaceen die Stamina des inneren Kreises entwickelt werden. Dafür spricht ferner die Tatsache, daß bei manchen Primulales der innere Kreis rudimentär in Erscheinung tritt. Der äußere Staubblattkreis kann zu den Kronblättern superponiert stehen **(obdiplostemone Blüten).** Auch diese Stellung kann als abgeleitet angesehen werden, da bei den obdiplostemonen Blüten der Crassulaceen und Caryophyllaceen die Primordien der Staubblätter des inneren Kreises zuerst angelegt werden. Die später erscheinenden Staubblattanlagen des äußeren Kreises werden durch die des inneren verdrängt, so daß die äußeren Staubblätter vor die Kronblätter zu stehen kommen.

In den Angiospermenblüten kann es zu einer Rückbildung der Theken (Thekenreduktion) oder der Mikrosporangien (Sporangienreduktion) kommen. Wird eine der beiden Theken reduziert, liegt eine **laterale** Thekenreduktion vor (z. B. *Canna indica*). Bei einer **fazialen** Thekenreduktion fallen jeweils nur die beiden vorderen oder die beiden hinteren Mikrosporangien einer Anthere fort (z. B. viele Asclepiadaceen, einige Gattungen der Lauraceen).

In den Lippenblüten der *Salvia*-Arten ist nur das vordere bzw. untere Staubblattpaar funktionstüchtig, während die beiden hinteren Staubblätter rudimentieren. Die Filamente der funktionstüchtigen Staubblätter bleiben kurz. Bei *Salvia pratensis* ist von den beiden Theken jeweils nur eine fertil, die am Ende eines langen Konnektivarmes sitzt. Die zweite Theke verkümmert und ihr Konnektivabschnitt ist plattenartig entwickelt. Da sich das Filament zum Konnektivansatz verjüngt, sitzt die mit Platte und langem Konnektivarm ausgestattete Anthere dem Filament gelenkartig an. Die Platten der beiden Staubblätter versperren die Schlundregion der Blüte (Abb. 244 A u. B). Dringt ein nektarsuchendes Insekt in die Blüte ein, so stößt es gegen diese Sperre. Die langen Hebelarme des Konnektivs bewegen sich nach unten und drücken die fertilen Theken auf den Rücken des Insekts (nototribe Bestäubung). Da die Blüten proterandisch sind und die bestäubungsfähigen Narben (*g*) in älteren Blüten die gleiche Lage wie zuvor die Theken einnehmen, ist eine Fremdbestäubung gesichert.

Die Gestalt des Staubblattes kann auch durch eine Thekenspreizung während der Ontogenese verändert werden. Dabei treten die Theken an der Basis relativ weit auseinander (z. B. Lamiaceen, Scrophulariaceen, Bignoniaceen). Für diese Erscheinung sollen interkalare Meristeme an der Konnektivbasis verantwortlich sein.

Werden die beiden Theken durch ein asymmetrisches Wachstum in der Konnektivregion vertikal verschoben, dann liegt eine Thekendislokation vor (z. B. viele Acanthaceen).

Ein unmittelbar vor der Anthere einsetzendes asymmetrisches Wachstum in der Konnektivregion kann zu

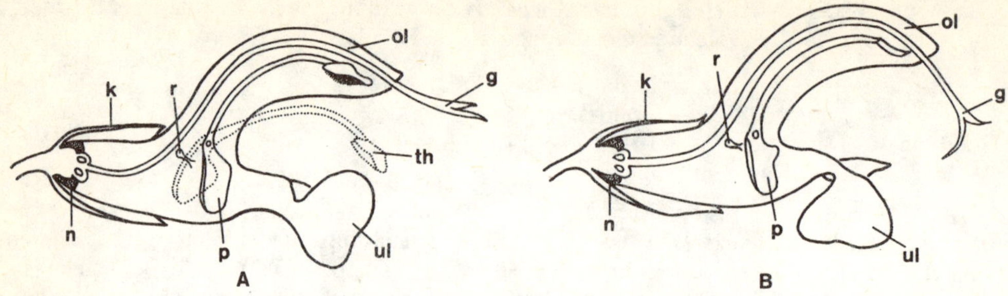

Abb. 244. *Salvia pratensis*. A—B: Blüte im Medianschnitt (Schema), den bei der Bestäubung stattfindenden Hebelmechanismus zeigend. *k* Kelch, *ol*, *ul* Ober- bzw. Unterlippe der Blütenkrone, *n* Nektarium, *g* Griffel, *p* sterile Antherenhälfte (Platte) des fertilen Staubblattes, *r* rudimentäres Staubblatt, *th* Theke. Nach KNOLL 1956.

einer Transversalstellung der Anthere führen (z. B. bei Lamiaceen, Scrophulariaceen, Gesneriaceen und Bignoniaceen).

Kommt es während der Staubblattentwicklung zu einer frühzeitigen Verschmelzung des Archespors (6.2.4.), so liegt eine primäre Thekenfusion vor. Dabei entsteht in der nach innen und nach außen gewandten Antherenhälfte ein vollständig zusammenhängender einheitlicher Pollensack (synthekische Anthere, z. B. *Scrophularia nodosa*).

Da die Staubblätter der meisten höherentwickelten Angiospermenfamilien stark abgewandelt sind, wird ihre Blattnatur bestritten und man versuchte daher die Staubblätter unmittelbar aus dem primitiven Verzweigungssystem der Psilophyten (1.5.) abzuleiten. Durch Reduktion und Verwachsung aus dichotom verzweigten, terminalen Sporangienständen sollen sich die Staubblätter entwickelt haben und daher keinen Phyllomcharakter besitzen. Diese Hypothese knüpft bei den spezialisierten Staubblättern der Myrtaceen, Malvaceen, Theaceen u. a. Familien an und läßt die blattähnlichen Staubblätter der primitiven Angiospermen (Magnoliales u. a.) völlig außer acht.

Die Staubblätter der primitiven rezenten Angiospermen haben eine blattähnliche Form. So sind z. B. die Staubblätter bei *Degeneria*, *Magnolia maingayi*, *Himantandra* und *Talauma*-Arten flach, verhältnismäßig breit, dorsiventral und gliedern sich nicht in Filament und Konnektiv (Abb. 245A u. B). Die paarweise angeordneten länglichen Pollensäcke sind mehr oder weniger tief in die Lamina eingesenkt. Während bei den meisten Angiospermen die Staubblätter, unabhängig von ihrer Größe und Form, nur von einem Blattspurstrang innerviert werden (Abb. 245C—F, Abb. 243), sind die Staubblätter der primitiven Angiospermenfamilien dreinervig und zeigen eine Tendenz zur Reduktion der Staubblattnerven von drei auf ein Bündel (Abb. 245, Abb. 246). Eine weitere Entwicklungsreihe führt zu einem hochspezialisierten Typ (Abb. 245C—F), der im Filament, Konnektiv und Anthere gegliedert ist.

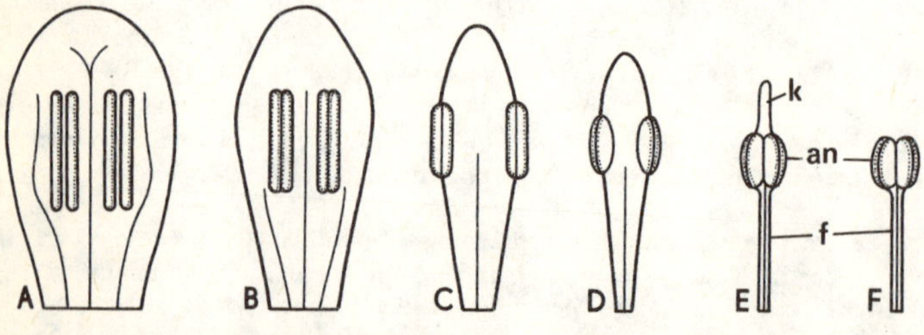

Abb. 245. Evolutionsstadien der Staubblätter (Mikrosporophylle). A—B: Primitive, dreinervige Bautypen (z. B. *Degeneria*). C—F: Entwicklungsreihe zu einem hochspezialisierten Typ. *f* Filament, *an* Anthere, *k* Konnektivfortsatz. Nach TAKHTAJAN 1959, verändert.

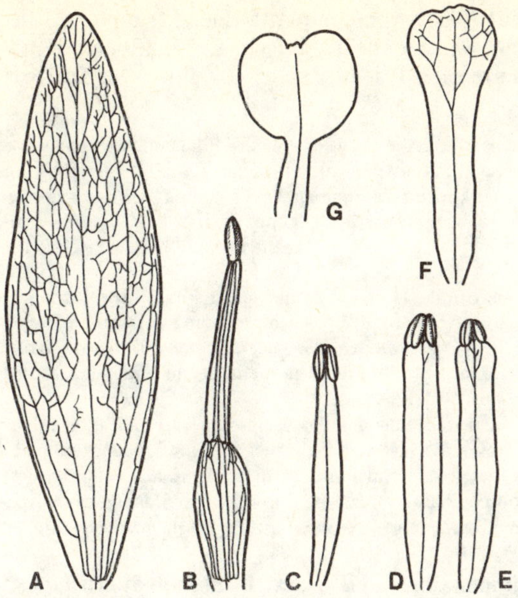

Abb. 246. A—B: *Nymphaea colorata*. Perianthblatt (A) und Staubblatt (B). C—F: *Clematis alpina*. Staubblätter (C—E) und Staminodium (F). G: *Lopezia coronata*, Staminodium.

Auf die Blattnatur der Stamina weist auch die enge Verwandtschaft zwischen den Staub- und Kronblättern hin. So zeigen z. B. die Blüten der Seerosen (*Nymphaea alba*, *N. colorata*) eine natürliche Füllung. Das Perianth, an dem eine Gliederung in Kelch- und Kronblätter nur angedeutet ist, geht fließend in das Androeceum über. Im Zwischenbereich sind eine Reihe von Übergangsblättern entwickelt. An die länglich ovalen Kronblätter (Abb. 246A) schließen sich nach innen zunächst Blattorgane von ähnlicher Gestalt an, die aber in der Größe hinter den normalen Petalen zurückbleiben, und an deren Spitze ein Antherenrudiment sitzt. Es sind sowohl Merkmale der Petala als auch der Stamina vorhanden. Bei weiteren Zwischenbildungen wird der Antherenbereich vergrößert und die Flächenentwicklung reduziert. Schließlich bleibt nur noch ein fadiger oder stark eingeengter Rest der Blattfläche übrig, der mit dem Filament identisch ist (Abb. 246B). Auch in den gefüllten Blüten der Rosen- oder Paeonia-Arten (Abb. 235) können fließende Übergangsformen zwischen den Kron- und Staubblättern beobachtet werden. Die Füllung beruht auf einer Vermehrung der Anzahl der Kronblätter, die auf Kosten der Staubblätter erfolgt. Die sog. **Staminodien** (Abb. 246F—G) stellen unfruchtbare (sterile) Staubblätter dar. So findet man z. B. in den Blüten von *Clematis alpina* neben einnervigen fertilen Staubblättern (D) mit verbreitertem Filament Staminodien (F), deren Endabschnitt flächenartig verbreitert ist und in dem der sonst unverzweigte Nerv verzweigt ist. Übergangsformen (E) lassen eine Reduktion der Anthere und die beginnende Verzweigung der Nerven erkennen.

Die Staubblätter der meisten Angiospermen haben vier Pollensäcke, die bei der Gattung *Degeneria* (Abb. 245A) paarweise genähert, jedoch noch frei sind. Es kann daher angenommen werden, daß auch bei den Vorfahren der Angiospermen ähnliche Verhältnisse vorlagen. Bei den anderen rezenten Angiospermen sind die Pollensäcke paarweise zu den beiden Theken verwachsen und bei den primitiven Angiospermen, die noch keine Gliederung in Filament und Anthere erkennen lassen, sind diese durch einen breiten sterilen Gewebeabschnitt voneinander getrennt. Während der weiteren Evolution bildete sich dieser Gewebeabschnitt immer stärker zurück und das die Theken umgebende Gewebe wurde allmählich reduziert. Die Theken wurden an den Rand des Sporophylls verlagert (Abb. 245C, D). Die Pollensäcke der meisten primitiven Angiospermen befinden sich auf der adaxialen Seite des Staubblattes. Bei *Liriodendron* und *Degeneria* sind sie abaxial gelagert. Beide Formen sind offenbar nicht ursprünglich, sondern aus einer marginalen Anordnung hervorgegangen.

Die weitere Evolution der Angiospemenblüte führte von den blattartigen Stamina zu differenzierteren, die eine Gliederung in Filament und Konnektiv zeigen (E—F). Bei einer weiteren Reduktion des Konnektivs verschmelzen die beiden Theken zu einer vierfächrigen Anthere.

Weitere Modifikationen des Androeceums entstehen durch die Verwachsung der Filamente untereinander, durch Verwachsungen mit dem Perianth und den Fruchtblättern. Beispiele für eine laterale Vereinigung von Filamenten liefert das Androeceum der Fabaceen. Hier können die Filamente aller zehn Staubblätter zu einer das Fruchtblatt umschließenden Röhre vereinigt sein (z. B. *Sarothamnus*) oder nur neun (z. B. *Vicia*) von ihnen, die eine nach oben offene Rinne bilden, die von dem zehnten, einzeln stehenden Staubblatt bedeckt wird. Derartige Vereinigungen von Staubblättern heißen **Adelphien.**

Bei einigen Liliaceen und Amaryllidaceen können auch die lateralen Anhänge der Filamente miteinander verwachsen. Am Rande der blumenblattähnlich gefärbten Staminalröhre wechseln dann zwei oder ein breiter ausgerandeter Zipfel mit gestielten Antheren ab (z. B. *Hymenocallis rotata*, *Pancratium maritimum*). Es kann auch zur Ausbildung einer ansehnlichen **Nebenkrone** (Paracorolla) kommen, die in der Färbung den sie umgebenden Perianthblättern gleicht (*Eucharis grandiflora*).

Zur Verwachsung der Staubblätter kommt es in den Blüten der Cucurbitaceen, deren Blüten in der Regel eingeschlechtlich sind. Bei *Cucurbita pepo* erfahren die verwachsenen Theken während der Staubblattontogenese eine starke S-förmige Krümmung. Bei anderen sympetalen Blüten finden während der Ontogenese eine Reihe von Wachstumsänderungen statt, die durch Reduktionen und Fusionen der Pollensäcke, Lageveränderungen einzelner Staubblattteile und Filamentbewegungen zu einer großen Formenmannigfaltigkeit führen.

Außerdem wird zwischen **epeltaten** (impeltaten) und **peltaten** Staubblättern unterschieden (Abb. 243G—L). Bei den epeltaten Stamina bildet das Konnektiv die direkte Fortsetzung des Filamentes (J—L). Geht die Anthere ohne einen deutlichen Ansatz in das Filament über (J), dann liegt ein ungegliedertes Staubblatt (z. B. *Sparganium erectum*) vor. Häufig werden pfeilförmige Stamina herausgebildet, bei denen die Antherenhälften über den Filamentansatz hinaus verlängert sind (z. B. *Sagittaria sagittifolia*, *Maianthemum bifolium* (L). Von nichtpfeilförmigen Staubblättern kann man sprechen, wenn die Anthere deutlich gegen das Filament abgesetzt ist (z. B. *Luzula nivea*, *Ruscus*-Arten, *Paris quadrifolia*, K). Das Staubblatt kann auch eine X-förmige Anthere besitzen (M).

Peltate Staubblätter lassen sich mit Schildblättern vergleichen, da bei ihnen das Filament an der Fläche der Anthere sitzt. Liegt der Fortsatz der schildförmigen Anthere auf der adaxialen Seite der Blütenachse, dann sind die Staubblätter **epipeltat** (H), ist er von der Achse abgewandt (abaxial), so spricht man von **hypopeltaten** Formen (G).

Ontogenetische Studien haben ergeben, daß viele, wenn auch nicht alle Staubblattformen auf einen peltaten bzw. diplophyllen Bau zurückgeführt werden können. Die Schildform ist jedoch in vielen Fällen nur in frühen Entwicklungsstadien nachweisbar und wird in der späteren Ontogenese verwischt (z. B. bei *Veronica*-Arten und *Lamium orvala*). Eine peltate Struktur wird auch jenen Stamina zugeschrieben, die während der Ontogenese kein schildförmiges Ausgangsstadium aufweisen. Zum Beweis werden trichterförmige und diplophylle Übergangsbildungen zwischen Perianth- und Staubblättern in gefüllten Blüten herangezogen (z. B. *Paeonia*-, *Geum*-, *Prunus*-, *Rosa*-, *Philadelphus*-, *Kerria*-Arten). Weitere Untersuchungen führten schließlich zur Auffassung, daß das Angiospermen-Staubblatt ein peltat-diplophylles Organ sei, dessen Teilspreiten kongenital verwachsen können und dessen Ränder zu Pollensäcken umgebildet werden. Sekundäre Wachstumsprozesse sollen auch die Gestalt der pfeilförmigen (Abb. 243 L), X-förmigen (M) und andere Antherenmodifikation bedingen.

Das Filament wird als unifazialer Blattstiel angesehen, da bei den Dikotyledonen häufig ein konzentrischer Leitstrang mit zentralem Xylem zu finden ist. Da dieser an der Filamentbasis in ein kollaterales Bündel übergeht, ist er komplexer Natur. Das einzige kollaterale Leitbündel, das in den Filamenten der Monokotyledonen herausdifferenziert wird, ist eine Hemmungsform des konzentrischen Leitstranges.

Die Hypothese, nach der es sich bei den Staubblättern der Angiospermen um diplophylle Blattorgane handelt, ist nicht ohne Widerspruch geblieben. So weisen andere Studien darauf hin, daß die sog. Transversalfurche, die bei jungen Anlagen zwischen der dorsalen Spreite und der Querzone liegt, keineswegs so frühzeitig angelegt wird. Es wächst auch nicht, wie angenommen, die Querzone an der dorsalen Spreite empor. Nach dieser Ansicht ist das Staubblatt ursprünglich ein bifaziales Blattorgan. Die transversal verlaufende Furche an der jungen Anthere entsteht dadurch, daß das zunächst einheitliche Randwachstum auf zwei getrennte Wülste verlagert wird, die dann zwischen sich die Transversalfurche bilden. Es liegt also eine partielle Aufgliederung des periplasten Randwachstums (5.4.1.) in einen Dorsal- und Ventralwulst vor. Eine Peltation der Primordien wird vorgetäuscht. Zur endgültigen Klärung dieses Problems sind weitere histogenetische Studien erforderlich, die auch, die zweifelsohne bifazialen Stamina der primitiven Angiospermenfamilien mit einbeziehen müßten.

Auch junge Staubblätter besitzen ein Längen-, Breiten- und Dickenwachstum, wie es für die Laubblattanlagen charakteristisch ist. An medianen Längsschnitten durch ein Staubblattprimordium kann man z. B. bei *Cleome gigantea* (Abb. 247 A u. D) feststellen, daß sich die subepidermalen Zellen nach vorangegangener Streckung periklinal aufgegliedert haben (a_1—a_6), d. h. in gleicher Weise wie bei der Primordienbildung der Perianth- und Laubblätter. Die genetisch zusammengehörenden Abkömmlinge der subepidermalen Lage gliedern weiter auf (E), und im mittleren Zellkomplex wird eine subapikale Initiale herausdifferenziert (*s*). Auf die periklinale Wand folgen zwei antiklinale Zellwände, die die Initiale abgliedern, welche nun das relativ kurz andauernde Spitzenwachstum übernimmt. An einem etwas älteren Primordium ist die Tätigkeit der subapikalen Initiale (*s*) deutlich zu erkennen. Die nach rückwärts abgegebenen Derivate spalten weiter auf.

Über die Breitenentwicklung der Stamina von *Cleome gigantea* gibt die Abbildung 248 Auskunft. Zunächst erfahren die jungen Primordien eine allseitige Verdickung, da die Zellen der subepidermalen Lage an der gesamten Peripherie der Anlage periklinal aufspalten.

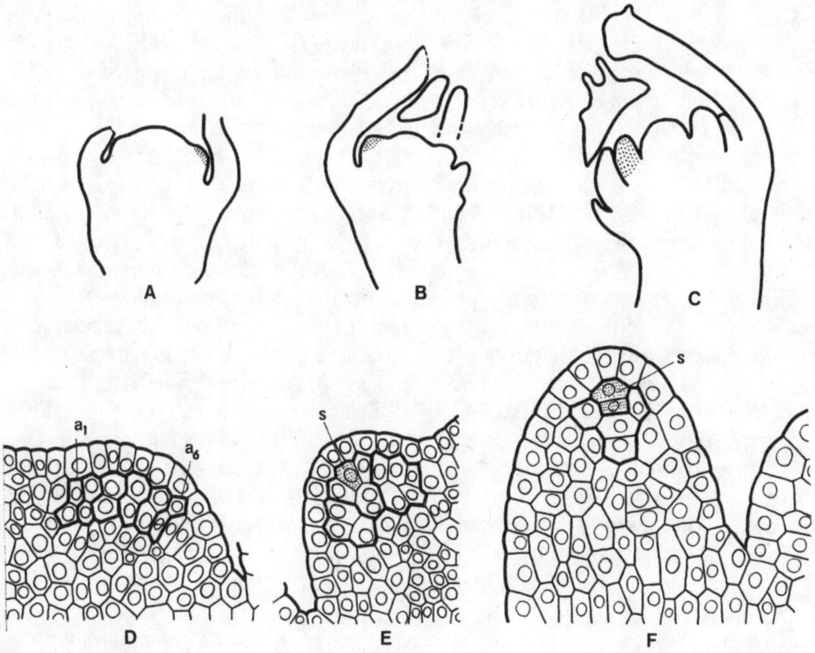

Abb. 247. *Cleome gigantea*. Primordiumbildung und Spitzenentwicklung der Staubblätter. A—C: Übersichtsbilder. D—F: Mediane Längsschnitte durch verschieden alte Stadien. a_1—a_6 genetisch zusammengehörende Zellgruppen, *s* subapikale Initialzelle.

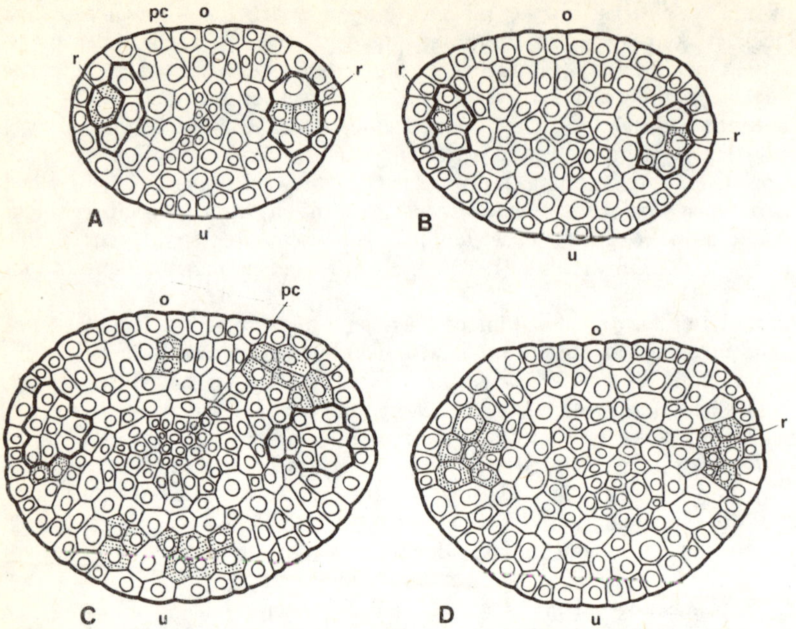

Abb. 248. *Cleome gigantea.* A—D: Querschnitte durch verschieden alte Staubblattprimordien mit submarginalem Breitenwachstum. *o* Ober-, *u* Unterseite des Organs, *r* submarginale Initialen, *pc* Prokambium.

Die Breitenentwicklung beginnt mit der Ausgliederung zweier diametral gegenüberliegender submarginaler Randzellen (Abb. 248A u. B, *r*), die nach dem Periklinal-Antiklinal-Typus aufgliedern. Im Vergleich zu den Kelch- und Kronblättern ist aber das Randwachstum der Staubblätter stärker gehemmt und kommt bald zum Abschluß (C—D). Die Randzellen und ihre unmittelbaren seitlichen Derivate teilen sich periklinal (C dickumrissen, D punktiert). Damit ist die Wachstumsintensität beendet. Anschließend erfahren die Primordien noch eine Verdickung in radialer Richtung (in C punktiert) und differenzieren im Zentrum der Anlage ein Prokambium (*pc*) aus. Bei anderen Staubblattprimordien (z. B. *Aloe eru*) hält die marginale Entwicklung mit Hilfe periklinal-antiklinal segmentierenden Initialen relativ lange an, so daß die adulten Organe breiter erscheinen. Von besonderem Interesse ist die Staubblatthistogenese bei *Tropaeolum majus* und *T. peregrinum*, da hier die Randentwicklung entfällt. An Querschnitten durch junge Primordien lassen sich keinerlei Randzellen feststellen. Zahlreiche tangentiale Zellteilungen in der gesamten subepidermalen Zellage besorgen das Dickenwachstum der Staubblattanlagen. Bei einem längeren Randwachstum, wie z. B. bei den Stamina von *Nymphaea colorata*, differenzieren sich die Lokulamente relativ spät heraus, und es entsteht ein Staubblatt mit breitem Konnektiv. Tritt dagegen in der Breitenentwicklung eine Hemmung ein (*Cleome gigantea*, *Cobaea scandens* u. a.), dann wird nur ein schmales Konnektiv gebildet. Geht die Reduktion der Breitenentwicklung so weit, daß die submarginalen Randzellen überhaupt nicht mehr in Erscheinung treten und findet nur eine radiale Verdickung statt, so bilden sich Stamina mit rundlicher Gestalt (*Tropaeolum majus*, *T. peregrinum* u. a.).

Eine den Laubblättern homologe Dickenentwicklung, die im wesentlichen die axialen Teile der Stamina erfaßt, ist z. B. bei *Nymphaea colorata* gegeben. Hier erfährt das Konnektiv und sein Fortsatz eine starke Verdickung. Die anfängliche Verdickung der jungen Anthere geht auf periklinale Zellteilungen in der subepidermalen Zellschicht der Ober- und Unterseite zurück. An älteren Stadien werden die Verdickungsvorgänge lokalisiert, da auf der adaxialen Seite des Organs ein Ventralmeristem differenziert wird. Das Randwachstum ist zu diesem Zeitpunkt bereits abgeschlossen. Durch die Tätigkeit des Ventralmeristems wird ein starker Gewebezuwachs auf der adaxialen Seite erzielt, der die endgültige Antherenform bestimmt.

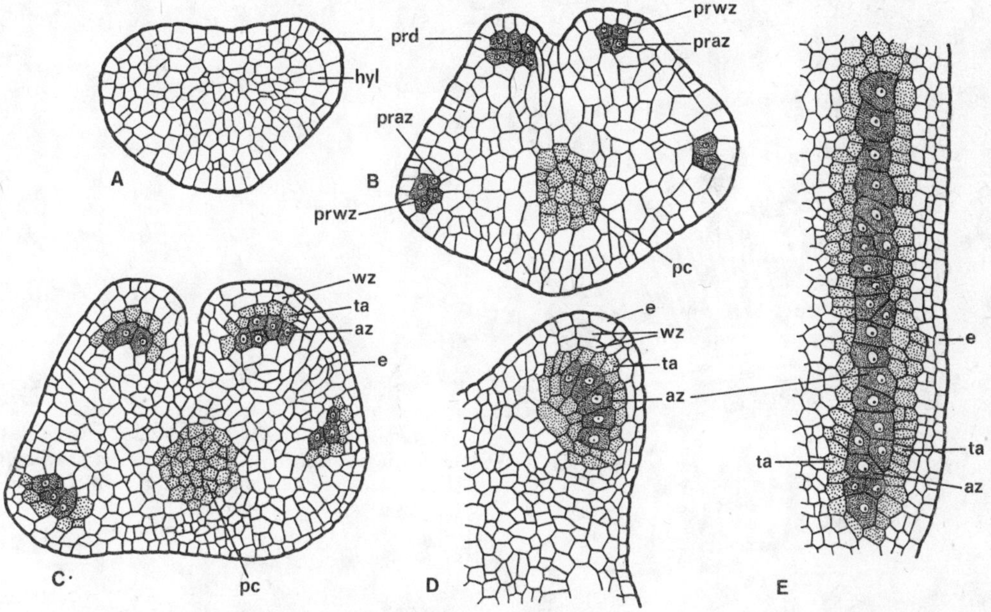

Abb. 249. *Vinca minor*. Entwicklung der Pollensäcke. A—D: Querschnitte durch verschieden alte Entwicklungsstadien der Anthere. In A ist außer dem Protoderm (*prd*) eine einheitlich hypoprotodermale Lage (*hyl*) gebildet worden. In B werden durch periklinale Aufspaltungen der subprotodermalen Zellen an den Ecken der Anthere die primären Wandzellen (*prwz*) und die primären Archesporzellen (*praz*) herausgebildet. *pc* Prokambiumstrang. C: Bildung eines Teils des Tapetums (*ta*) aus den primären Wandzellen. D: Junger Pollensack mit Epidermis (*e*), Wandzellagen (*wz*), Tapetum (*ta*) und Archespor (*az*). E: Längsschnitt durch einen Teil der Anthere. Zeichnungen nach Mikrophotographien von Boke 1949.

Ein Querschnitt durch ein Antherenprimordium (Abb. 249 A) läßt erkennen, daß dieses aus einem noch wenig differenzierten Gewebe besteht, das von einem deutlich abgegrenzten Protoderm (*prd*) umgeben wird. Außerdem ist schon in diesem Stadium eine deutlich abgegrenzte hypoprotodermale Lage (*hyl*) zu erkennen, deren Zellen später, besonders im Bereich der Pollensackanlagen, durch ihre Größe auffallen (Abb. 249 B). Die Mikrosporangienbildung wird in der kantenförmigen Anthere durch periklinale Teilungen in der hypodermalen Zellage eingeleitet. In der Regel werden von diesen tangentialen Aufspaltungen nur die Bereiche der hypodermalen Lage erfaßt, die an den Ecken der Anlage liegen (B). Die Zellen der hypodermalen Lage werden auf diese Weise in je eine Innen- und Außenzelle geteilt (punktiert). Die innere Tochterzelle bildet die **primäre Archesporzelle** (*praz*), während die äußere Tochterzelle zur **primären Wandzelle** (*prwz*) wird. Durch periklinale und antiklinale Zellteilungen der primären Wandzellen werden mehrere Zellagen gebildet (B—C), die sich unterschiedlich differenzieren und später die Wandschichten und einen großen Teil des Tapetums der Pollenfächer liefern. Obgleich die antiklinalen und periklinalen Zellteilungen der primären Wandzellen nach keinen bestimmten Gesetzmäßigkeiten verlaufen, bilden die jungen Wandschichten der Pollenfächer konzentrische Zellagen (D, *wz*, *ta*). Mit Einschluß der Epidermis **(Exothecium)** besteht die Wand der Pollenfächer aus mindestens vier Zellschichten. Während die Epidermis (Abb. 250 C, *e*) sich später wenig verändert, erfahren die Zellen der subepidermalen Lage, die man als **Faserschicht** oder **Endothecium** (*f*) bezeichnet, eine starke Differenzierung. Die Zellen der Faserschicht (Abb. 250 C, *f*) wachsen stark heran, ihre Zellwände erhalten faserartige Verdickungsleisten, die an den Innenwänden (E) miteinander verbunden sind und sich nach außen verjüngen (D). Im adulten Zustand sind in den Zellen des Exo- und Endotheciums die Protoplasten ab-

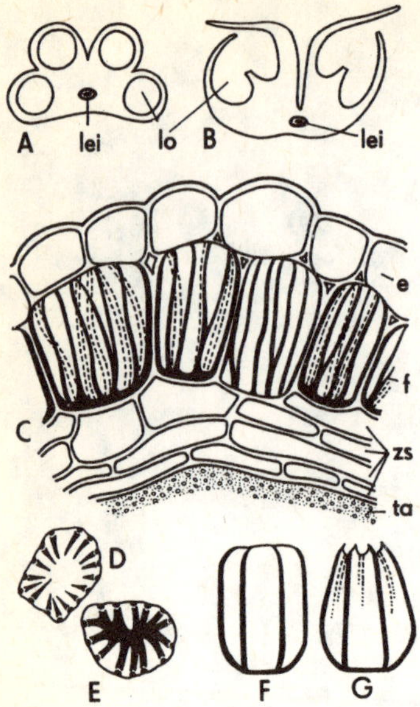

Abb. 250. A—B: *Hemerocallis fulva*. Querschnitte durch Antheren mit geschlossenen (A) und geöffneten Pollensäcken (*lo*) (B). *lei* Leitbündel. C—E: *Lilium pyrenaicum*. C: Querschnitt durch den Wandabschnitt eines reifen Pollenfaches. *e* Epidermis (Exothecium), *f* Faserschicht (Endothecium), *zs* Zwischenschichten, *ta* Tapetumreste. D: Einzelne Faserzelle von außen bzw. von oben und E von innen bzw. unten. F—G: Schema einer Faserzelle vor und während des Schrumpfens. Nach STRASBURGER 1983.

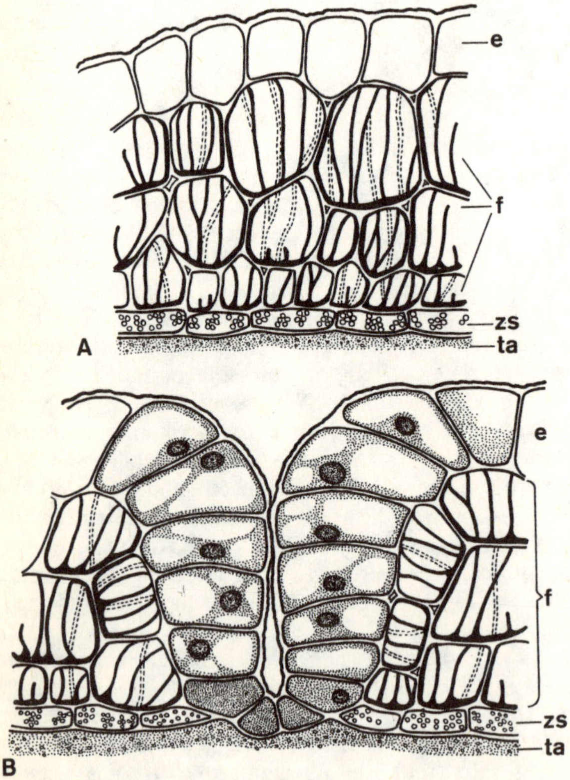

Abb. 251. *Tulipa gesneriana*. A: Querschnitt durch die Wand eines Pollenfaches mit der Epidermis (*e*), einer mehrschichtigen Faserschicht (*f*), einer Zwischenlage (*zs*) und dem Rest des Tapetums (*ta*). B: Querschnitt durch ein geschlossenes Stomium. Die Epidermis hat sich schon vom Binnengewebe abgelöst, ist aber noch nicht gesprengt worden.

gestorben. In ihrem Lumen befindet sich dann eine wäßrige Flüssigkeit. Die Faserzellen sind bei der Öffnung der Lokulamente beteiligt. Ihr Füllwasser wird durch die Verdunstung vermindert, so daß ein Kohäsionszug entsteht, der zur Einwärtsfaltung der unverdickten Wandbezirke (Außenwände) führt (Abb. 250F—G). Da sich der Kohäsionszug der einzelnen Zellen auf die gesamte Faserschicht überträgt, schrumpft diese als Ganzes. An der Außenseite kontrahiert sie stärker als an der Innenseite. Als Folge davon reißen die Theken im Bereich des Stomiums auf und die Pollensäcke werden geöffnet (Abb. 250B). Jede Theke besitzt nur ein Stomium, das in der Längsrinne der beiden Pollensäcke liegt (Abb. 251B). In der Regel ist das Endothecium einschichtig (Abb. 250C, *f*), kann jedoch auch mehrschichtig sein, wie beispielsweise bei den Stamina von *Tulipa gesneriana* (Abb. 251A—B, *f*). Die unmittelbar unter dem Exothecium (*e*) liegende Faserzellschicht ist dann die mächtigste, während die innerste die kleinsten Zellen besitzt.

Die zwischen dem Endothecium und dem Tapetum liegenden **Zwischenschichten** (Abb. 250, 251, *zs*) strecken sich tangential und werden häufig während der Antherenontogenese zerstört (Schwundschichten). Wenn die Zwischenschicht erhalten bleibt ist sie mit Stärkekörner angefüllt (Abb. 251, *zs*).

Die innerste Schicht der jugendlichen Wandzellagen wir zu einem Teil des **Tapetums** differenziert (Abb. 249, *ta*). Der Rest des Tapetums geht aus Zellderivaten des inneren Gewebes der jungen Anthere hervor (Abb. 249D—E, *ta*), dessen Zellen sich im Bereich des zukünftigen Tapetums regelmäßig teilen. Sie bilden mehrere Tapetenlagen, so daß das Archesporgewebe allseitig von Tapetenzellen umgeben wird (E, *ta*). Im adulten Zustand zeichnen sich die Tapetenzellen durch Plasmareichtum und große Zellkerne aus, die durch endomitotische Prozesse polyploid werden können. Bei einigen Pflanzen teilen sich die Kerne nach der Ausbildung des Tapetums nicht mehr, während bei anderen Pflanzen (z. B. *Lactuca-*, *Taraxacum*-Arten) eine oder mehrere Kernteilungen stattfinden, denen sich keine Zellteilungen anschließen. Die Tapetenzellen werden zwei- bis vielkernig. Die Tapetenzellen dienen der Ernährung heranreifender Pollenkörner. Bei den Angiospermen unterscheidet man zwischen einem **Periplasmodial-** und einem **Sekretionstapetum.** Ersteres zeichnet sich dadurch aus, daß die Protoplasten der Tapetenzellen nach Auflösung ihrer Zellwände miteinander zu einem die jungen Pollenkörner umgebenden Periplasmodium verschmelzen (z. B. Liliaceen, *Symphoricarpus albus*, *Arum maculatum*, *Butomus umbellatus*, Abb. 250, 251, *ta*). Vereinzelt geht der Verschmelzung eine amöboide Umbildung der Tapetenzellen voraus, die in den Pollenraum einwandern und dann erst zur Fusion gelangen (z. B. *Valeriana*-Arten). Bei *Doronicum*-Arten wird dieses amöboide Stadium beibehalten **(amöboides Tapetum).** Bei einem Sekretionstapetum bleiben die Tapetenzellen erhalten und geben wie eine Drüse ihre Inhaltsstoffe in den Pollenraum ab (z. B. Solanaceen, Campanulaceen).

Das Tapetum dient der Ernährung der Pollenmutterzellen und der jungen Pollen. Außerdem ist es am Aufbau der Exine beteiligt, da die Synthese des Sporopollenins sowohl im Tapetum als auch im Zytoplasma der jungen Pollen stattfindet.

Öffnen sich die Theken in dem Stomium, das meist in der Rille zwischen den beiden Lokulamenten herausdifferenziert wird, liegt eine **longicide Öffnungsweise** vor. Dabei löst sich die Epidermis von den Zellen der anschließenden Scheidenwand. Durch die Fusion der Pollenfächer bildet sie den einzigen Abschluß nach außen (Abb. 251B). Die Zellen des Stomiums fallen durch ihre Größe auf. Im Bereich der Dehiszenz sind sie klein und können daher durch den Kohäsionszug der Faserschicht leicht zerreißen. Eine Öffnung kann auch durch Querspalten oder Klappen erfolgen. **Klappenantheren** findet man z. B. bei den Lauraceen, Hamamelidaceen und Berberidaceen. Die Differenzierung einer Faserschicht ist hier auf die als Klappen sich ablösenden Teile der Antherenwand beschränkt, die beim Aufkrümmen die klebrigen Pollenkörner mit emporheben. Durch Poren **(poricide Öffnungsweise)** öffnen sich z. B. die Antheren der Ericaceen. Sie entstehen durch Zerstörung eines an der späteren Öffnungsstelle herausdifferenzierten Gewebes. Die Pollenfächer können in Einzelfällen auch unregelmäßig aufplatzen. Bei manchen Araceen sind die Verdickungen der Faserzellen umgekehrt angeordnet, so daß sich die Pollensäcke beim Austrocknen zusammenziehen und die Pollenkörner herausgequetscht werden.

6.2.5. Pollenentwicklung und Pollenbau

Die Pollenentwicklung der Spermatophyten ist an das **Archespor** (Abb. 249 D—E, *az*) gebunden, das sich durch wiederholte Zellteilungen in ein sporogenes Gewebe umwandelt, dessen diploide Zellen durch Isolierung und Abrundung zu **Pollenmutterzellen** werden. Ihre Zellwände sind stark gequollen, da sie hauptsächlich aus Kallose bestehen. In den Pollenmutterzellen findet die Meiosis statt, die mit der Bildung der Pollentetraden beendet ist. Bei einer vollständigen Pollenentwicklung (Abb. 252 A, a—d) zerfallen die Tetraden zu einzelnen Pollenkörnern. Die Tetradenbildung erfolgt entweder **sukzedan** oder **simultan.** Bei der sukzedanen Tetradenbildung, die für die meisten Monokotyledonen typisch ist, schließt sich nach der ersten heterotypischen Teilung des Mutterzellkerns sofort eine Zellteilung an. Die Tochterkerne teilen sich abermals, und zwar so, daß die neuen Teilungsebenen senkrecht zu den ersten stehen. Die Form der Pollenkörner ist daher meist bohnenförmig. Die simultane Tetradenbildung, die für die Dikotyledonen charakteristisch ist, führt nach der Teilung des Mutterzellkerns keine Zellteilung durch, sondern erst dann, wenn sich die Tochterkerne erneut geteilt haben. Daher nehmen ihre Pollenkörner eine kugelförmige Gestalt an. Neben dieser sphärischen Anordnung der Pollenzellen in der Tetrade gibt es noch die seltene Form der serialen Tetradenbildung (z. B. *Typha*-Arten). Die Anordnung der Pollenzellen in den Tetraden kann zwischen den einzelnen Pflanzenarten, aber auch innerhalb einer Art variieren. Neben einer tetraedrischen Anordnung gibt es eine isobilaterale, dekussierte, T-förmige und lineare.

Wird die Pollenentwicklung nicht vollständig durchlaufen, sondern ist sie schon im Tetradenstadium beendet (Abb. 252 B, a—c), dann werden aus den reifen Pollensäcken statt der Einzelpollen Pollentetraden entlassen. Derartige **Tetradenpollen** sind z. B. bei *Rhododendron*-Arten (Abb. 255 A), *Calluna vulgaris* und *Erica tetralix* (B) zu finden. Bleiben mehrere Pollenkörner zusammen, werden sog. **Massulae** gebildet, die bei *Acacia*-Arten (C) vorkommen. Die kantig-kugelige bis polyedrische Masse besteht hier aus 16 Pollenkörnern. Von einem **Pollinium** spricht man, wenn sämtliche Körner eines Pollensackes bzw. einer Theka miteinander in Verbindung bleiben und auch als einheitliche Masse verbreitet werden (z. B. viele Orchideen und Asclepiadaceen).

Die Entwicklung des männlichen Gametophyten geht bei den Gymnospermen (z. B. *Pinus nigra*, Abb. 253) von dem einzelligen Pollenkorn aus (A). Als erstes werden ein oder zwei kleinere Zellen abgegliedert (B—D, *prz*), die meist nach einiger Zeit zugrunde gehen und als **Prothalliumzellen** gedeutet werden. In einzelnen Fällen können mehrere Prothalliumzellen abgegliedert werden (bis 40). Die Restzelle teilt sich in eine untere große Zelle, in die sog. **vegetative** Zelle (D, E), die man auch als **Pollenschlauchzelle** bezeichnet, und in eine kleinere Zelle (D, *gz*), die den Prothalliumzellen anliegt und von der vegetativen Zelle größtenteils umschlossen wird. Es handelt sich um die **generative** oder **antheridiale** Zelle. Nach der Bestäubung wächst die vegetative Zelle an einer dünnwandigen Stelle des Pollenkorns, die als Keimfalte bezeichnet wird, zum Pollenschlauch aus (E). Die generative Zelle spaltet nun weiter auf in eine **Stielzelle** (E, *stz*), die den obliterierten

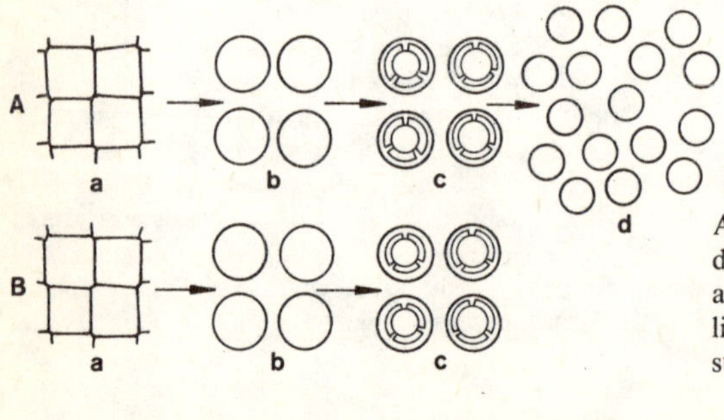

Abb. 252. A: Vollständiger Entwicklungsgang des Pollens. B: Entwicklung des Tetradenpollens. a—b Mutterzellstadium, in b Mutterzellen isoliert und abgerundet, c Tetradenstadium, d Endstadium. Nach TROLL 1959.

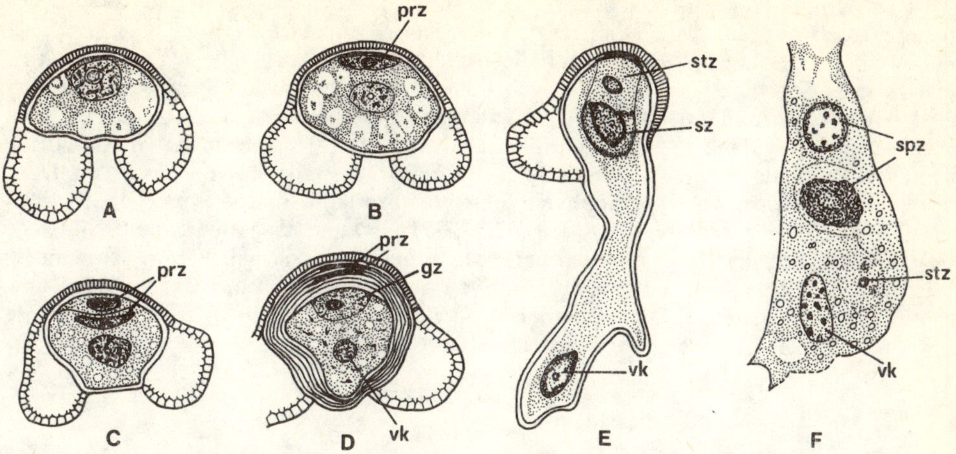

Abb. 253. Bildung des männlichen Gametophyten im Pollenkorn und Pollenschlauch von *Pinus nigra*. A—D: Pollenentwicklung. E—F: Auswachsen des Pollenschlauches. *prz* Prothalliumzellen, *vk* Kern der vegetativen Zelle, *gz* generative Zelle, *stz* Stielzelle, *sz* spermatogene Zelle, *spz* Spermazellen. Nach COULTER und CHAMBERLAIN 1917.

Prothalliumzellen anliegt, und in eine **spermatogene Zellle** (*sz*). Aus der spermatogenen Zelle entwickeln sich zwei Spermazellen (F, *spz*), die in den Pollenschlauch einwandern. Vereinzelt werden die beiden Spermazellen noch zu Spermatozoiden umgebildet (z. B. *Zamia floridana*, *Ginkgo biloba*). Da die generative Zelle wahrscheinlich mit einem Antheridium homologisiert werden kann, besteht der männliche Gametophyt aus wenigen Prothalliumzellen, zu denen auch die vegetative Zelle gezählt werden kann, und den stark reduzierten Antheridium. Die Stielzelle (Wandzelle, Dislokator) ist eine sterile Schwesterzelle des Antheridiums.

Der männliche Gametophyt der Angiospermen ist noch einfacher gebaut (Abb. 254). Der Kern des einzelligen haploiden Pollenkorns teilt sich bereits in den Lokulamenten. Es entsteht neben einer größeren, vegetativen (A, *vk*) eine kleinere, linsenförmige, generative oder antheridiale Zelle (A, *gz*), die zunächst der Wand des Pollenkorns anliegt. Später löst sie sich von der Wand ab und wird vom Plasma der vegetativen Zelle umgeben (B, *gz*).

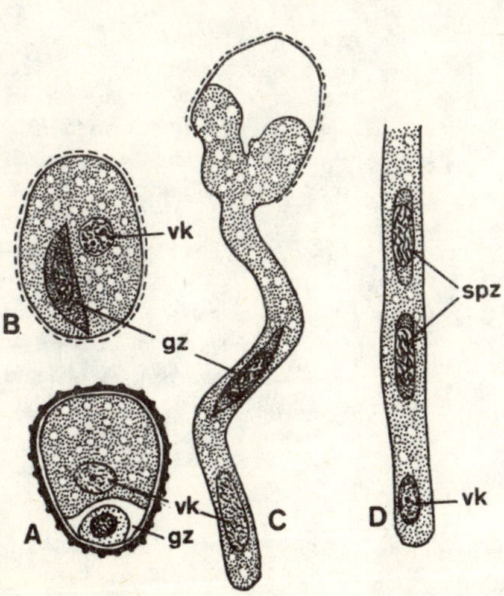

Abb. 254. Bildung des männlichen Gametophyten im Pollenkorn und Pollenschlauch von *Lilium martagon*. A—B: Pollenkornentwicklung. C—D: Pollenschlauchbildung. *vk* Kern der vegetativen Zelle, *gz* generative Zelle, *spz* die beiden Spermazellen. Nach STRASBURGER 1983.

In der Regel nimmt sie eine spindelförmige Gestalt an. Nach der Bestäubung wächst der Pollenschlauch aus, an dessen Spitze sich der Kern der vegetativen Zelle (C, *vk*) befindet. Im Pollenschlauch, in einzelnen Fällen schon im Pollenkorn, teilt sich die generative Zelle in zwei Spermazellen (D, *spz*). Dabei kann das Plasma der Spermazellen öfters schwinden, so daß man nur noch die Spermakerne wahrnehmen kann. Es bleibt aber eine äußerst dünne, selbständige Plasmahülle erhalten, in der bei manchen Arten Chondriosomen und Plastiden liegen, die bei der Befruchtung in die Eizelle übertragen werden. Dem männlichen Angiospermen-Gametophyten fehlen die Prothallium- und Stielzellen.

Reife Pollenkörner sind von der **Exine** (Abb. 255F, *ex*) und der **Intine** (*in*) umschlossen. Die Exine wird vor der Intine angelegt und besteht aus **Sporopollenin.** Vermutlich handelt es sich beim Sporopollenin um Polymerisate, die unter Oxidation aus Carotinoiden und Carotinoidestern entstehen. Die Exine der Dikotyledonen kann sehr mächtig sein und ist häufig mit Leisten, Kämmen oder Stacheln verziert (Abb. 255).

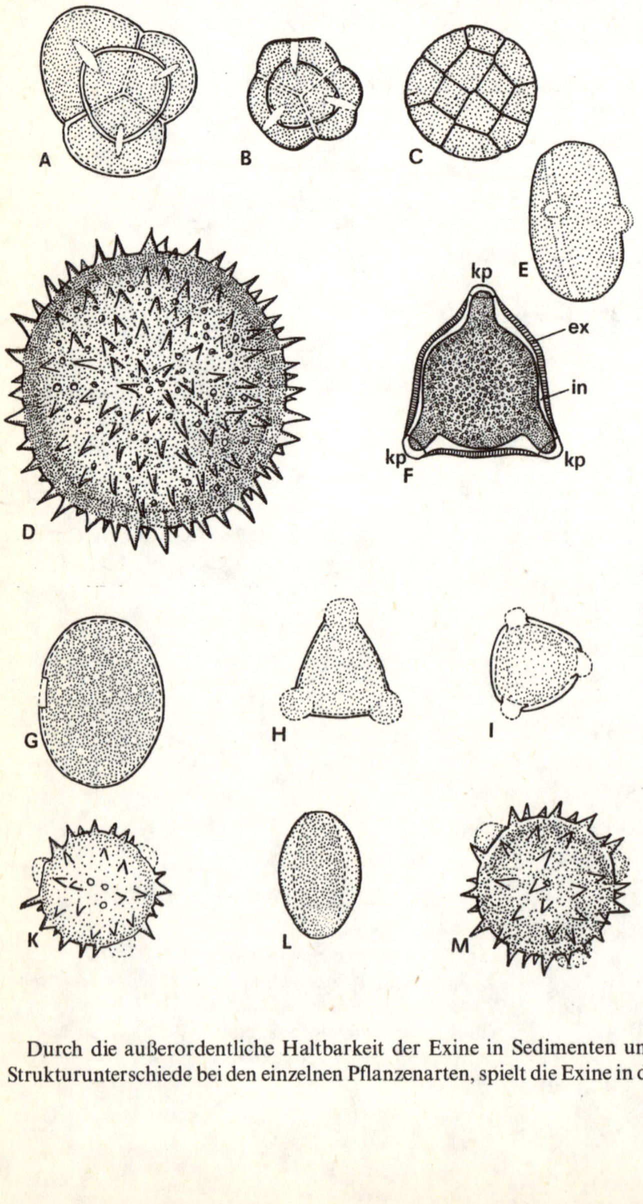

Abb. 255. A: *Rhododendron* spec., Tetradenpollen. B: *Erica tetralix*, Tetradenpollen. C: *Acacia* spec., Massulae. D: *Althaea rosea*, Einzelpollen. E: *Vicia faba*, Einzelpollen. F: *Epilobium* spec. Pollenkorn. *kp* Keimporen, *ex* Exine, *in* Intine. G: *Secale cereale*, Pollenkorn. H: *Malus sylvestris*. I: *Phaseolus vulgaris*. K: *Helianthus annuus*. L: *Fagopyrum esculentum*. M: *Cirsium arvense*. A—E und G—L nach GASSNER, F nach SACHS aus KAUSSMANN 1963.

Durch die außerordentliche Haltbarkeit der Exine in Sedimenten und Torfen sowie durch sehr spezielle Strukturunterschiede bei den einzelnen Pflanzenarten, spielt die Exine in der Palynologie eine wichtige Rolle.

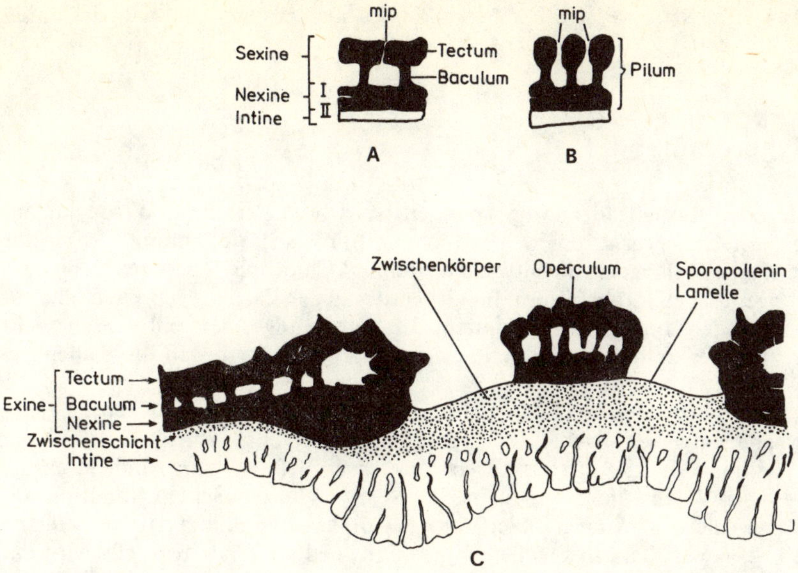

Abb. 256. Pollenwandstruktur. A: Tektate Exine. B: Pilate Exine. *mip* Mikropore. C: Öffnungsregion eines Poaceen-Pollens, zur Darstellung der Feinstruktur der Pollenwand. A und B nach HESLOP-HARRISON, C nach VITHANACE et al. 1984.

Die Differenzierung der Exine beginnt mit einem geringen Rückzug des Protoplasten junger Pollenkörner von der Kallosehülle. In den entstandenen Zwischenräumen wird eine zarte, elektronendichte Matrix abgeschieden. Während dieses Stadiums wird die Lage der zukünftigen Keimporen bzw. -falten festgelegt. In der übrigen Matrix bilden sich die Strukturen der Exine. Man unterscheidet zwischen einer skulpturierten **Extexine** (Sexine) und einer nicht skulpturierten **Endexine** (Nexine, Abb. 256). Dem Feinbau nach lassen sich zwei Exine-Typen unterscheiden. Bei dem tectaten (dachförmigen) Typ (A u. C) wird ein säulen- bzw. stabförmiges Baculum von einem dachförmigen Tectum, in dem sich kleine Poren befinden, bedeckt. Die laubengangartigen Höhlen des Baculums stehen untereinander in Verbindung. Die Nexine setzt sich aus zwei Lagen zusammen, die wenig strukturiert sind. Bei den Asteraceen sind diese beiden Lagen durch kleine Spalten bzw. Höhlen voneinander getrennt. Der pilate (pfahlartige) Typ (B) zeichnet sich durch eine offene Oberfläche aus, da die radial ausgerichteten Teile des Baculums (Pilum) pfahlartig gestaltet sind. Die Höhlen sind nach außen geöffnet. Die Zwischenschicht (C, *zs*) zwischen der Exine und Intine setzt sich aus Sporopollenin und Polysacchyriden zusammen. Unmittelbar unter den Keimsporen bzw. -spalten (C) bildet diese Schicht linsenförmige Gebilde, die als Zwischenkörper bezeichnet werden.

Die innere Wandschicht der reifen Pollenkörner (Endospor), d. h. die Intine, besteht aus Pektinen und Cellulose (Primärwandstruktur). Bei vielen Pollentypen bildet sie eine dicke Lage, die von radial oder tangential ausgerichteten Höhlen durchsetzt ist (C). Unter den Keimporen ist sie verdickt. Bei anderen Pollen setzt sie sich aus mehreren Lagen (Folientextur) zusammen, von denen die innere aus Cellulose besteht. Die Intine, die nach der Exine differenziert wird, nimmt vor den Keimporen am Spitzenwachstum des Pollenschlauches teil.

Die meisten Pollenkörner sind aperturat, d. h. sie sind mit **Keimporen** (porat, Abb. 255F, *kp*) oder **Keimfalten** (Keimscheiden, colpat) versehen. Durch die Keimporen der Dikotyledonen wächst bei der Pollenkeimung der Pollenschlauch aus. In ihrem Bereich kann die Exine völlig fehlen (Abb. 255F, H—K). Bei dem Kürbis (*Cucurbita pepo*) sind die Keimsporen mit einem Deckel verschlossen. Die Monokotyledonen besitzen an Stelle der Poren eine Keimfalte (Abb. 254C).

6.2.6. Das Gynoeceum

Die **Fruchtblätter** oder **Karpelle** der Angiospermen werden in der Regel akropetal angelegt und bilden das **Gynoeceum**, das den Gipfel der Blütenachse einnimmt (Abb. 222, 225, 230). Da die Karpelle flächenartig entwickelt sind und Chlorophyll besitzen, zeigen sie deutliche Beziehungen zu den Laubblättern. Im Gegensatz zu den flach ausgebreiteten Laubblättern sind sie entweder konduplikativ gefaltet oder, was häufiger der Fall ist, schlauchförmig. Die Fruchtblätter umhüllen die Samenanlagen (Abb. 257), so daß die Samen bedeckt sind.

Wie bei peltaten Blattorganen (5.3.2.) wird auch am Primordium der Karpelle frühzeitig eine Querzone entwickelt (Abb. 258). Da diese nach oben wächst entsteht ein Schlauchblatt (Ascidium). Durch das starke Heranwachsen der Querzone und durch die Förderung der radialen Wachstumskomponente der Spreite wird das Schlauchblatt bis auf einen **Ventralspalt** geschlossen. Wächst dieser Ventralspalt zu, dann besitzt das Karpell eine **Ventralnaht** (Abb. 257, *vn*). Bei einer vollständigen Entwicklung eines Karpells wird ein langer unifazialer Stiel gebildet (z. B. bei *Thalictrum aquilegifolium*, Abb. 260G). In der Regel treten jedoch im Entwicklungsgang eines Karpells Reduktionen ein, so daß starke Modifikationen den peltaten Charakter verwischen. Die letzte Entwicklungsphase kann ausfallen, und es entstehen ungestielte Karpelle. Diese sitzenden Karpelle sind für viele Ranunculaceen charakteristisch. Bei einer frühzeitigen Entwicklungshemmung wird nur noch die Querzone angelegt, die aber nicht auswächst. Auch dieses Stadium kann unterdrückt werden, und das Primordium geht direkt in den adulten Zustand über. Es liegen gefaltete Karpelle vor (z. B. *Butomus umbellatus*). Man unterscheidet daher zwischen **epeltaten** (nicht schildförmig) und **peltaten Karpellen** (schildförmig).

Da die epeltaten Fruchtblätter keine Querzone ausbilden, erscheinen sie an einem Querschnitt hufeisenförmig. Die Karpellränder sind auch an der Basis nicht miteinander verschmolzen, können aber postgenital miteinander verwachsen (z. B. Butomaceen, Hydrocharitaceen, Alismataceen, Aponogetonaceen). Diese konduplikativ gefalteten Karpelle werden entwicklungsgeschichtlich als primitiv angesehen, da solche Formen auch bei einigen Vertretern der holzigen Ranales gefunden worden sind. Die Fruchtblätter dieser primitiven Angiospermen setzen sich aus einem Stiel und einer dünnen, konduplikativ gefalteten Spreite zusammen und erinnern an die konduplikative Knospenlage junger Laubblätter. An der Spitze ist die Spreite ausgerandet und wird von drei Längsnerven (Medianus und Lateralia) durchzogen. Während sich der Medianus reich verzweigt, gehen von den Seitennerven nur kurze Äste ab. Der primitive Karpellbau zeigt sich in einigen Fällen auch dadurch, daß sie noch nicht geschlossen sind. Dies trifft besonders für *Degeneria vitiensis* zu, deren Karpellränder mit Ausnahme des basalen Abschnittes nicht miteinander verwachsen sind und sich auch nicht berühren. Ihre freien Ränder sind nach außen gebogen, und der Schutz der laminal angehefteten Samenanlagen wird durch die zwischen den Karpellrändern und den Plazenten gelegenen Spreitenteilen übernommen, die sich während der Blüte annähern und zahlreiche Drüsenhaare entwickeln. Erst während der Fruchtbildung tritt in diesen Zonen eine Verwachsung ein. Bei nahverwandten Sippen sind die Fruchtblätter bereits stärker geschlossen und weisen unterschiedliche Verwachsungsstadien auf (z. B. Winteraceen). Auch bei höherstehenden Angiospermensippen (z. B. *Paeonia*-, *Platanus*-Arten) sind die Karpellränder nicht vollständig miteinander verwachsen.

Die peltaten Karpelle gliedern sich in **manifest-peltate** und **latent-peltate** Formen. Bei den manifest-peltaten Fruchtblättern liegt ein vollständiger Entwicklungsgang vor, der die schlauchförmige Gestalt deutlich hervortreten läßt. Hält das Wachstum der ventralen

Schlauchwand mit dem der dorsalen Seite Schritt, entstehen sackartige Karpelle (z. B. *Cabomba-*, *Potamogeton*-Arten). Der Ventralspalt ist hier auf eine kleine, runde Öffnung in der Narbenregion beschränkt. Bei *Thalictrum-* und *Geum*-Arten wölbt sich die stärker wachsende Dorsalseite über den Spreitengrund. Auch hier tritt die Schlauchform deutlich hervor. Latent peltate Karpelle (z. B. *Helleborus-*, Abb. 260A—D, *Delphinium-*, Abb. 257A, *Aconitum-* und *Aquilegia*-Arten) zeichnen sich dadurch aus, daß zwar das Primordium peltat angelegt, die Entwicklung der Querzone aber unterdrückt wird. Beträchtliche Modifikationen ergeben sich, wenn die Dorsalseite des peltaten Primordiums besonders gefördert wird. Es bildet sich eine ringförmige Wandzone, die stark heranwächst und die allein den Narben- und Griffelteil ausdifferenziert (z. B. *Ranunculus arvensis*).

Sämtliche Formen des peltaten Einzelkarpells sind quantitative Abänderungen eines Grundtyps, der als **Balg** oder **Follikel** bezeichnet wird (Abb. 257B). An diesem Typ lassen sich grundsätzlich zwei Abschnitte unterscheiden, ein ascidiater und ein plikativer (Abb. 262A, *a* bzw. *p*). Der ascidiate Abschnitt ist durch das Emporwachsen der Querzone von Anfang an schlauchförmig, während der plikative obere Abschnitt gefalteten Spreitenteilen entspricht, die den Ventralspalt umschließen.

Eine neuere Hypothese versucht sowohl die epeltaten als auch die peltaten Karpelle auf einheitliche Primordien zurückzuführen. Danach entstehen beide Formen aus einheitlichen Anlagen. Sie unterscheiden sich lediglich durch den Zeitpunkt der Querzonenausbildung. So treten bei *Helleborus foetidus*, *Eranthis hyemalis*, *Cimicifuga americana* und *Grevillea thelemanniana* in ein- und demselben Gynoeceum nebeneinander manifest peltate, latent peltate und epeltate Karpelle auf. Tritt bei latent peltaten Karpellen die weitgehend unterdrückte Querzone nicht mehr in Erscheinung, dann resultieren epeltate Karpelle.

Ein normal gebautes Karpell gliedert sich in einen knotenförmigen Basalteil, den man als **Ovar** bezeichnet (Abb. 257), und in einen sterilen Endabschnitt, der **Griffel** genannt wird (Abb. 261, 260). Der Griffel ist meist stielartig verlängert und trägt an seinem Ende die **Narbe.** Diese Differenzierung eines Karpells ist zweifellos das Ergebnis einer phylogenetischen Modifikation, da die primitivsten Vertreter der Ranales noch keine derartige Gliederung aufweisen, aber innerhalb dieser Sippen die zunehmende Spezialisierung eindeutig verfolgt werden kann. Mit der Differenzierung eines konduplikativen Karpells bildet sich auch eine Narbe heraus, die der Aufnahme der Pollenkörner dient und die die Keimung der Pollen fördert. Bei *Degeneria vitiensis* erstreckt sich die Narbenfläche über die gesamte Länge des Karpellrandes (herablaufende Narbe) und reicht fast bis zu den Plazenten. Ähnlich verhalten sich auch die *Drymis*-Arten, während bei den *Wintera*-Spezies die Narbenfläche verkleinert wurde. Sie beschränkt sich auf den subapikalen Bereich des Fruchtblattes. Bei einer Lokalisierung der Narbe auf den oberen Karpellabschnitt ersteckt sich der apikale Teil des Fruchtblattes zu einem sterilen, dünnen Auswuchs (Griffel).

Wird der Griffel nur von einem Karpell gebildet, ist er **einkarpellig** (monomer). Als **mehrkarpellig** (di-, tri-, polymer) wird er bezeichnet, wenn mehrere Karpelle zu seiner Bildung beitragen. Beschränkt sich bei einem coenokarpen Gynoeceum die Verwachsung der Karpelle nur auf die basalen, fertilen Teile und bleiben die sterilen Karpellspitzen völlig frei, so entspricht die Anzahl der monomeren Griffel der der Karpelle, die am Aufbau des Fruchtknotens beteiligt sind. Bei einer vollständigen kongenitalen bzw. postgenitalen Vereinigung der Karpelle ist ein einheitlich gestalteter Griffel vorhanden (Abb. 261A). Andererseits können die sterilen Karpellenden nur im unteren Abschnitt vereinigt sein, während die Spitzen frei bleiben. Es liegen dann **Griffeläste** oder **Styloiden** vor. Bleibt nur die Narbenregion frei, so spricht man von **Narbenästen.**

Von den vielgestaltigen Narbenformen sollen nur die wichtigsten besprochen werden. Am einfachsten ist die **Follikelnarbe** gebaut, die bei einzelnen Karpellen und an den Griffelästen coenokarper Gynoeceen zu finden ist. Das Einzelkarpell von *Trollius europaeus* besitzt z. B. einen nur angedeuteten Griffelabschnitt, an dem die Karpellränder postgenital miteinander verwachsen sind. Diese weichen im Bereich der Narbe seitwärts auseinander, und ihre eingefalteten Randzonen sind dicht mit Papillen besetzt. Beide Narbenstreifen sind auf der medianen Seite durch eine tiefe „Bauchrinne" voneinander getrennt, an der Spitze aber durch einen Bogen miteinander verbunden. Die Ränder im Narbenbereich sind breiter entfaltet, so daß die Karpelloberseite frei hervortritt. Eine Verbreiterung der Griffelspitze führt zu einer nierenförmigen Narbe

(z. B. *Prunus spinosa*). Greift die Narbenfläche über die Griffeloberseite hinweg, entsteht eine pilzhutartige Narbe (z. B. *Cerasus avium*).

Die gleichen Narbenformen sind bei den Griffelästen coenokarper Gynoeceen entwickelt (z. B. *Philadelphus pubescens*) und treten auch bei den bis in den Narbenbereich verwachsenen Griffeln auf (z. B. *Eucharis grandiflora*, *Lilium candidum* Abb. 261 A).

Die Bauchrinne kann völlig verschwinden, so daß die beiden Narbenstreifen auf einer ebenen Fläche liegen, die von papillösem Narbengewebe bedeckt ist. Wölbt sich diese Fläche auf, dann bilden sich zungenförmige bzw. löffelartige Narbenlappen (z. B. *Epilobium dodonaei*).

Unifaziale (monomere) Griffel bzw. Narben sind in ihrer Entwicklung mit unifazialen Vorläuferspitzen der Laubblätter vergleichbar, da sie durch eine völlige Unterdrückung der Blattoberseite zustande kommen. So bilden *Armeria caespitosa* und *Coriaria japonica* lange schwanzförmige Narben, die allseitig mit Narbenpapillen besetzt sind. Sie gehen aus den rundlichen, einheitlichen, soliden Karpellspitzen hervor, die ein lang anhaltendes Längenwachstum zeigen.

Flächige Verbreiterungen von Griffelästen entstehen durch flügelartige Auswüchse der Blattunterseite, wie z. B. bei den petaloid gestalteten Griffelästen der Iridaceen. So trägt z. B. der lange Griffel von *Crocus albiflorus* drei zerteilte Griffeläste, von denen der stark zerschlitzte Randbereich als Narbe dient. Insgesamt stellt der Griffelast eine spitzenwärts trichterartig erweiterte, nach oben offene Rinne dar. Ein Querschnitt durch den unteren Teil zeigt, daß die Ränder des Griffelastes übereinandergreifen und die flügelartigen Auswüchse der Karpellunterseite entspringen. Der Griffelast bei den *Iris*-Arten ist breiter und besitzt zwei ausgerandete Endzipfel. Auf der Unterseite bildet die Narbe unterhalb der beiden Endzipfeln einen quer verlaufenden Hautlappen. Auch hier greifen die Ränder des Griffelastes übereinander und bilden auf der Oberseite eine dorsale Rinne. Die flügelartigen Auswüchse auf der Blattunterseite sind aber stärker gefördert.

Die Ausrandung der Narbenenden kann soweit gehen, daß diese durch eine Bauchrinne zweigeteilt werden (z. B. *Philadelphus pubescens*). Beide Narbenhälften können sich dadurch weitgehend voneinander trennen **(Carinalnarben)**. Andererseits besteht die Möglichkeit, daß sie sich mit der daneben liegenden Narbenhälfte des benachbarten Karpells vereinigen. Auf diese Weise entstehen Narbenlappen, die aus zwei nicht zusammengehörenden Narbenhälften bestehen. Sie liegen über der zwei benachbarte Karpelle verbindenden Kommissur **(Kommissuralnarben)**. Die Differenzierung von Kommissuralnarben ist z. B. für verschiedene Sippen der Papaveraceen (*Papaver rhoeas*) und für die Brassicaceen charakteristisch. Bei den Brassicaceen gibt es alle Übergänge zwischen Carinalnarben (z. B. *Hesperis matronalis*) und Kommissuralnarben (z. B. *Erucastrum gallicum*, *Cheiranthus cheiri*).

Querschnitte durch Karpelle (Abb. 257 A—C) zeigen eine von dem Medianus (*me*) durchzogene Mittelrippe. Gegenüber vom Mittelnerv liegt die Ventralnaht (Bauchnaht, *vn*), die der Blütenachse zugewandt ist (C). In der Ventralnaht sind die beiden Karpellränder postgenital miteinander verwachsen. An der Innenseite der Karpellränder sind die Samen-

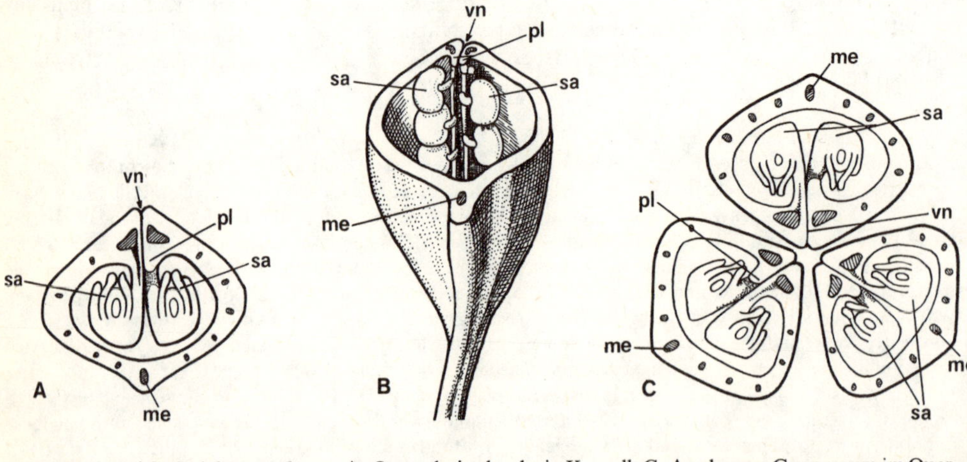

Abb. 257. A und C: *Delphinium elatum*. A: Querschnitt durch ein Karpell. C: Apokarpes Gynoeceum im Querschnitt. B: *Colutea arborescens*. Querschnitt durch das Karpell. *vn* Ventralnaht, *me* Medianus, *pl* Plazenta, *sa* Samenanlagen. Nach Troll 1959.

anlagen (*sa*) eingefügt, die an wulstartigen Verdickungsleisten sitzen und als **Plazenten** (Einzahl: **Plazenta**) bezeichnet werden.

In der Regel besitzt die Blüte mehrere Fruchtblätter, die entweder frei stehen (**apokarpes** bzw. **chorikarpes Gynoeceum**, C) oder miteinander vereinigt sind (**coenokarpes Gynoeceum**, Abb. 262).

Der Phyllomcharakter der Karpelle wird auch durch die Histogenese bewiesen, da die Primordienbildung und das Spitzen-, Rand- und Dickenwachstum wie bei den Laubblättern ablaufen. Die Spitzenentwicklung soll an einem peltaten Karpell (*Potamogeton alpinus*, Abb. 258 A—C) und für ein epeltates Fruchtblatt (Abb. 258 D, *Butomus umbellatus*)

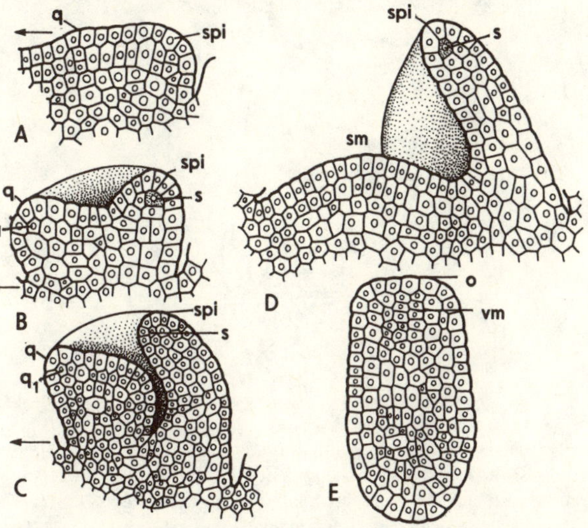

Abb. 258. A—C: *Potamogeton alpinus*. A: Medianer Längsschnitt durch ein junges Karpell. B—C: Zwei etwas ältere Stadien der Karpellentwicklung. Beide durch mediane Längsschnitte halbiert. D: *Butomus umbellatus*. Junges, durch einen Längsschnitt halbiertes Karpell. E: *Ranunculus arvensis*. Querschnitt durch die Narbenregion eines jungen Karpells. *o* Oberseite, *vm* Ventralmeristem, *spi* Karpellspitze, *s* subapikale Initiale, *q* Querzone, q_1 Initialzelle der Querzone, *sm* Spitzenmeristem der Blüte. Die Pfeile in A—C geben die Richtung an, in der das Scheitelmeristem liegt. Nach SPROTTE 1940.

geschildert werden. Die Ausgliederung des Karpellprimordiums beginnt mit periklinalen Teilungen in der subepidermalen Schicht (Abb. 258 A, *spi*). Da *Potamogeton* extrem schlauchförmige Karpelle besitzt, wird bereits in diesem Anfangsstadium die Querzone (*q*) herausdifferenziert. An einem etwas älteren Primordium (B) hat eine subapikale Initialzelle (*s*), die längere Zeit tätig ist (C, *s*) und deren Derivate im wesentlichen die Karpellspitze aufbauen, das Längenwachstum übernommen. Von besonderer Bedeutung ist es, daß sich die Querzone (*q*) etwa mit der gleichen Geschwindigkeit wie die Dorsalwand herausdifferenziert, emporwächst und die Ventralseite des Karpells aufbaut. Bei epeltaten Karpellen (Abb. 258 D) unterbleibt die Anlage einer Querzone. Ein medianer Längsschnitt durch ein junges Karpell zeigt das Spitzenwachstum mit Hilfe einer subapikalen Initialzelle (*s*), die in zweischneidiger Weise Segmente abgibt.

Das Randwachstum der Fruchtblätter geht von submarginalen Initialen aus, die entweder nach dem Periklinal-Antiklinal-Typus aufgliedern (z. B. *Rosa canina*, *Colutea arborescens*) oder dem zweischneidig segmentierenden Modus folgen (Abb. 259). Mit zweischneidig segmentierenden, submarginalen Initialen wachsen die Karpelle der *Anemone*-Arten (Abb. 259 A—G). Am Ende ihrer Tätigkeit gehen die Randzellen (F—G, *r*) in den Dauerzustand über. An Karpellquerschnitten ist ihre Form auch jetzt noch deutlich zu erkennen. Die Wachstumsdauer in den Karpellrändern ist in den einzelnen Abschnitten verschieden, da in der Griffelastregion das Randwachstum nur geringe Beträge erreicht, dagegen in den basalen Teilen länger anhält. In einzelnen Fällen kann das Randwachstum auch in ein marginales übergehen, so daß lange epidermale Säume entstehen.

Ein Dickenwachstum mit einem Ventralmeristem (Abb. 258 E, *vm*) findet offenbar nur in der Spitzenregion der Fruchtblätter statt.

An einzelnen Karpellen, die besonders breite Spreitenflügel entwickeln (z. B. *Colutea*

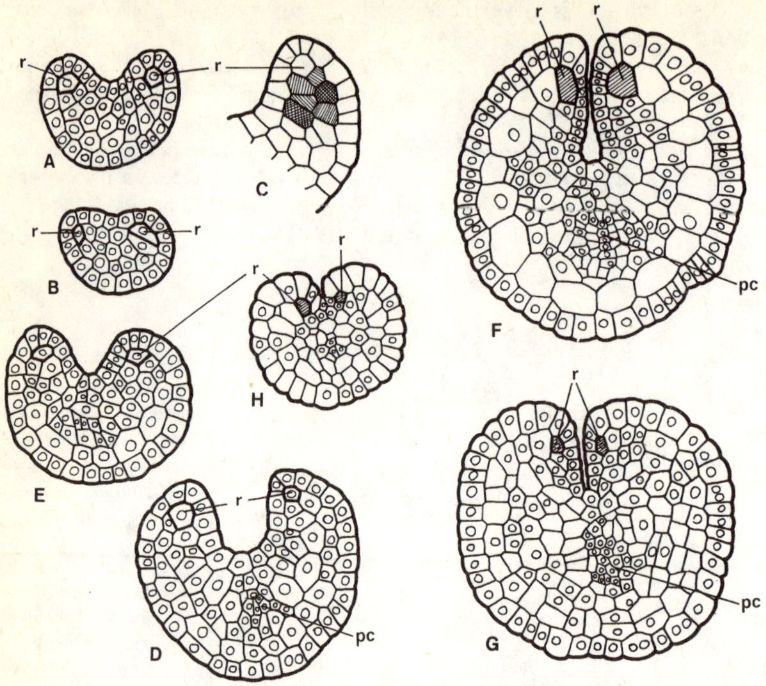

Abb. 259. A—C: *Anemone sylvestris*. A—B: Querschnitte durch ein junges Karpellprimordium in verschiedener Höhe mit den beiden submarginalen Randzellen (*r*). C: Schema des rechten Spreitenflügels in A. *r* zweischneidig segmentierende Randzelle mit den dazugehörigen Segmenten (schraffiert). D—H: *Anemone pulsatilla*. D—E: Querschnitte durch ein junges Karpell in verschiedener Höhe geführt. F—H: Querschnitte durch ein Karpell, das sein Randwachstum bereits abgeschlossen hat. Randzellen in A, B, D und E stärker umrandet, in F—H durch Schraffierung hervorgehoben. *pc* Prokambiumstränge. Nach SPROTTE 1940.

arborescens), trägt zusätzlich ein Flächenwachstum zu einer Verbreiterung der Laminahälften bei.

Der Blattcharakter der Karpelle kommt auch durch die Nervatur zum Ausdruck. Am vollständigsten ist der Nervenverlauf bei hülsenfrüchtigen Karpellen ausgeprägt. Sie sind trilakunär und entwickeln einen Dorsalmedianus, der bis zur Karpellspitze läuft, und zwei Plazentarnerven, die nicht ganz bis zur Narbe reichen. Die im erwachsenen Karpell maschenförmig verzweigten Transversalnerven differenzieren sich von den Plazentarnerven aus in Richtung Medianus und vereinigen sich mit den Transversalbündeln, die vom Medianus ausgehen. Bei balgfrüchtigen Karpellen werden in der Regel nur die plazentaren Transversalnerven angelegt, die, wie bei den *Helleborus*-Arten (Abb. 260 A—D), bis zum Dorsalmedianus vordringen können und sich mit ihm vereinigen. Eine vermittelnde Stellung zwischen den balgfrüchtigen und hülsenfrüchtigen Karpellen nimmt *Delphinium consolida* (= *Consolida regalis*) ein, da hier vom Medianus noch kurze Transversalnerven ausgehen. Die nußfrüchtigen Karpelle erweisen sich hinsichtlich ihrer Nervaturverhältnisse als Hemmungsformen der balgfrüchtigen, da die transversalen Nerven gänzlich fehlen oder nur noch andeutungsweise entwickelt werden. Auch die äußerlich abweichende Nervatur der *Thalictrum*-Arten (Abb. 260 E—G) läßt sich hier einordnen. Sie ist dadurch charakterisiert, daß nur längsorientierte Bündel angelegt werden. Es handelt sich jedoch nur teilweise um primäre Längsnerven. Aus den Jugendstadien (E—F) kann man entnehmen, daß die Leitbündel s_1 und s_2 aus den Plazentarbündeln abzweigen und von letzteren aus in basipetaler Richtung differenziert werden. Damit erweisen sie sich als

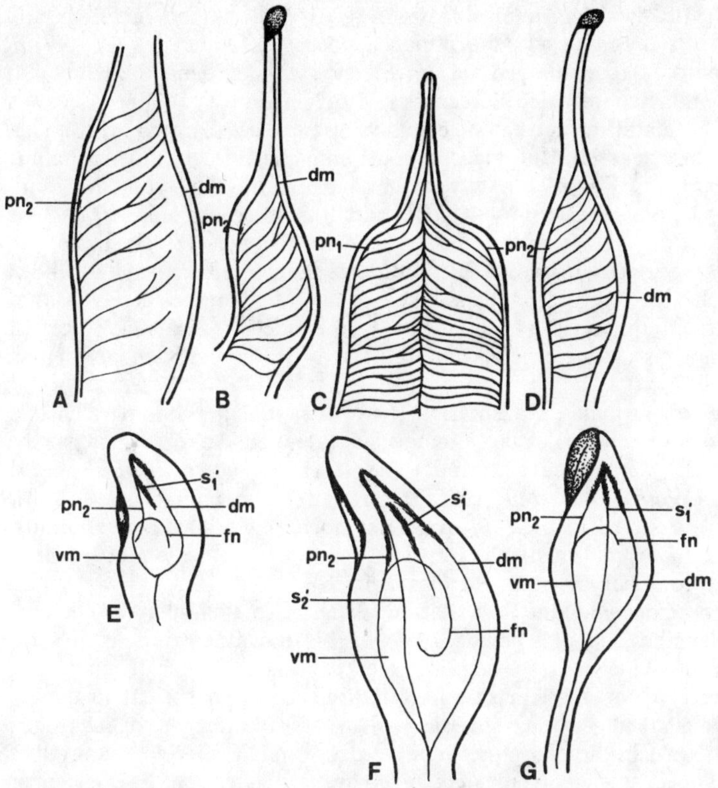

Abb. 260. *Helleborus foetidus.* A: Ausschnitt aus einem Karpell mit noch unvollständiger Nervatur. B—C: Entwickelte Karpelle in Seitenansicht (B) und nach Öffnung in der Bauchnaht ausgebreitet (C). D: *Helleborus niger.* Entwickeltes Karpell in der Seitenansicht. E—F: *Thalictrum flavum.* Verschiedene Entwicklungsstadien des Fruchtblattes. G: *Thalictrum aquilegifolium.* Adultes Karpell. *dm* Dorsalmedianus, *vm* Ventralmedianus, *fn* Funikularnerv, pn_1 bzw. pn_2 Plazentarnerven, s_1', s_2' longitudinal orientierte Nerven, die den Transversalnerven der Karpelle anderer Ranunculaceen homolog sind. Nach Sprotte 1940.

Transversalnerven, die durch die bevorzugten Längenwachstumskomponente der Karpelle längs angeordnet werden.

Wie bereits erwähnt sitzen die Samenanlagen an Plazenten. Die Plazenta bildet entweder nur eine einfache Schwellung des Karpellrandes oder tritt als deutlich differenzierter Körper hervor.

Bei dem chori- oder apokarpen Gynoeceum der Angiospermen unterscheidet man zwischen einer **laminalen (flächenständigen)** und einer häufig verbreiteten **marginalen (randständigen)** Plazentation. Im ersten Fall sitzen die Samenanlagen auf der Innenseite der Karpellspreiten, im zweiten an den Karpellrändern oder Suturen. Da bei einer suturalen Plazentation die Samenanlagen nicht genau am Rand stehen, sondern auf der adaxialen Seite in der Nähe des Karpellrandes, d. h. submarginal, ist es besser, zwischen einer **laminalen** und einer **submarginalen** (suturalen) Plazentation zu unterscheiden.

Die laminale Plazentation scheint die primitivere zu sein, da sie bei den primitiven Angiospermen (Degeneriaceen, Winteraceen) zu finden ist. Bei den Degeneriaceen und Winteraceen stehen die Samenanlagen mehr oder weniger weit von den Karpellrändern entfernt, d. h. laminal, so daß man diese Plazentation nicht als submarginal bezeichnen kann.

Die laminale Plazentation zeigt zwei Entwicklungsmöglichkeiten, da die Anheftung der Samenanlagen entweder **laminal-lateral** oder **laminal-median** erfolgen kann. Eine laminallaterale Plazentation ist z. B. bei *Degeneria vitiensis*, *Drymis*- und einigen *Bubbia*-Arten, bei den Nymphaeaceen, Butomaceen und den Limnocharitaceen zu finden. Bei *Degeneria*, *Drymis* und *Bubbia* sitzen die Samenanlagen auf der Fläche zwischen dem Medianus und den lateralen Seitennerven, lassen aber den Bereich des Mittelnerven frei. Während bei den genannten Pflanzen die Plazentation nur einen schmalen Streifen der Lamina erfaßt, sind die Plazenten bei den Nymphaeaceen, Butomaceen und Limnocharitaceen, mit Ausnahme der Medianzone, über die ganze Karpellspreite verteilt. Man spricht daher von einer laminal-diffusen Plazentation, die als Variante von der laminal-lateralen aufzufassen ist. Die laminal-mediane Plazentation, die bei einigen Angiospermensippen (z. B. *Cabomba*, *Nelumbo*, *Ceratophyllum*, Potamogetonaceen) mit reduzierter Samenanlagenzahl zu finden ist, zeichnet sich dadurch aus, daß die Samenanlagen in der Mediane des Fruchtblattes stehen, während die Karpellflanken frei von Samenanlagen bleiben. Wie aus dem Verlauf der Leitbündel zu entnehmen ist, kann diese Plazentation streng genommen nicht als median bezeichnet werden.

Die häufig verbreitete submarginale Plazentation tritt in der **submarginal-lateralen** und der **submarginal-medianen** Form auf. Bei der submarginal-lateralen Anheftung sitzen die Samenanlagen in der Nähe der Fruchtblattränder (z. B. *Pyrus communis*, *Delphinium elatum*, Abb. 257 A u. C; *Colutea arborescens*, B). Die Anzahl der Samenanlagen kann stark reduziert werden. So wird z. B. bei den *Geum*-Arten nur noch eine Samenanlage herausdifferenziert. Liegt eine submarginal-mediane Anheftung vor, dann geht die Samenanlage in der Regel aus der Querzone hervor (z. B. *Ranunculus*).

Im coenokarpen Gynoeceum sind die Plazentationsverhältnisse ebenfalls verschieden. Dringen die Karpellränder eines coenokarpen Gynoeceums bis in das Zentrum des Fruchtknotens vor, so stehen die Plazenten in den Winkeln der entstandenen Fächer. Die Anzahl der Fächer entspricht der der Karpelle (Abb. 261 C, B). Man spricht in diesem Fall von einer **zentral-winkelständigen Plazenta,** die als Ausgangstyp der phylogenetischen Reihe eines coenokarpen Fruchtknotens angesehen werden kann. Beim Übergang eines coenokarp-synkarpen Gynoeceums zu einem coenokarp-parakarpen tritt an die Stelle einer zentralwinkelständigen Plazenta die **parietale** oder **wandständige Plazenta** (Abb. 261 E, 263 C, b). Der Fruchtknoten ist dann einfächrig. In beiden Fällen stehen die Plazentarleisten submarginal. Bei dem coenokarp-parakarpen Gynoeceum der meisten Primulaceen ist eine freie **Zentralplazenta** (säulenförmige Plazenta) entwickelt, da vom Grund des Fruchtknotens aus ein freier Plazentarkörper, der an den Flanken die Samenanlagen trägt, in diesen hineinreicht (Abb. 261 F). An Querschnitten (Abb. 261 G, *pl*; 263 D, b) sieht man, daß keinerlei Verbindung zwischen der Plazenta (*pl*) und der Fruchtknotenwand besteht. Die Polygonaceen haben an Stelle der Zentralplazenta nur eine Samenanlage. Sind die Samenanlagen nur auf den basalen Teil des Fruchtknotens beschränkt (z. B. *Dionaea muscipula*, *Plumbago capensis*), dann kann man von einer **basilären Plazenta** sprechen.

Die Ableitung und der morphologische Wert der Zentralplazenta sowie der basilären Plazenta sind bis in die heutige Zeit diskutiert worden. Die frühere Ansicht, daß die freie Zentralplazenta (Abb. 263, 261 F—G) lediglich eine Verlängerung der Blütenachse (Receptaculum) sei, wurde im Zusammenhang mit den Phyllo- und Stachyosporie-Begriffen (6.2.) erneut verteidigt. Während die Samenanlagen der Angiospermen in der Regel karpellbürtig sind (Abb. 261 C u. E), d. h. phyllospor, soll die zentrale und basiläre Plazentation Stachyosporie anzeigen. Danach geht der Plazentarkörper aus der Blütenachse hervor, und die Samenanlagen sind achsenbürtig. Histogenetische Studien zur morphologischen Natur der Zentralplazenta bei den Primulaceen brachten das im Widerspruch zu älteren Befunden stehende Ergebnis, daß die Zentralplazenta der Primulaceen ein Achsenorgan sei, an dessen Aufbau kein Karpellgewebe beteiligt ist. Während auf der einen Seite angenommen wird, daß die Fruchtblattreste an der Zentralplazenta im Laufe der Phylogenese unterdrückt wurden, wird andererseits eine kongenitale Verwachsung der Karpelle mit der Blütenachse gänzlich abgelehnt und die Plazenta der Primulaceen als einheitliches Organ aufgefaßt. Histogenetische Beweisführungen für kongenitale Prozesse sind jedoch umstritten.

Umfassende morphologische und histogenetische Studien, die sich mit der freien Zentralplazenta und der basilären Plazenta einiger Angiospermensippen befaßten, prüften erneut die Fragen der Phyllo- bzw. Stachyosporie. So finden sich innerhalb der Centrospermae (Caryophyllales) alle Übergänge zwischen zentralwinkelständigen Plazenten (Abb. 261 C) mit zahlreichen Samenanlagen, Formen mit einer verringerten Anzahl von Samenanlagen und Formen, bei denen durch Zerreißen oder frühzeitige Auflösung der Septen zentrale Plazenten bzw. einfächerige Gynoeceen mit nur einer basalen Samenanlage entstehen. Der Schwund der Septen bei anfänglich noch vollkommen gefächerten Ovarien läßt sich bei der Fruchtknotenentwicklung der Silenoideae, Alsinoideae und Polycarpeae gut verfolgen. Auch die basiläre Plazentation vieler Caryophyllales ist phyllospor. Selbst stark reduzierte Typen (*Corrigiola litoralis*) sind phyllospor und schließen sich darin weniger stark abgeleiteten Gynoeceen (*Herniaria glabra*, *Scleranthus perennis*) an. Für die Lentibulariaceen, die eine ähnliche freie Zentralplazenta wie die Primulaceen besitzen, konnte der kongenitale Schwund der Septen an Hand der Plazentationsverhältnisse bei den eng verwandten Scrophulariaceen (z. B. *Limosella*) über eindeutige Zwischenformen nachgewiesen werden. Es kann daher angenommen werden, daß auch während der Phylogenese des Gynoeceums der Primulaceen in der ursprünglich synascidiaten Zone des Fruchtknotens die Karpellflanken unentwickelt blieben und allein die miteinander verbundenen Querzonen fertil sind und eine gemeinsame Plazenta bilden. Es entsteht ein primär aseptales Gynoeceum mit einer freien Zentralplazenta.

In einer Blüte sind in der Regel mehrere Karpelle entwickelt, die entweder zu einem **chorikarpen** (apokarpen) oder zu einem **coenokarpen Gynoeceum** vereinigt sind.

Das chorikarpe Gynoeceum besteht aus freien spiralig angeordneten Karpellen (Abb. 257 C, Abb. 262 A), deren Anzahl bei primitiveren Blütentypen sehr hoch sein kann (z. B. Magnoliaceen, Ranunculaceen). Im Zuge der Evolution verminderte sich die

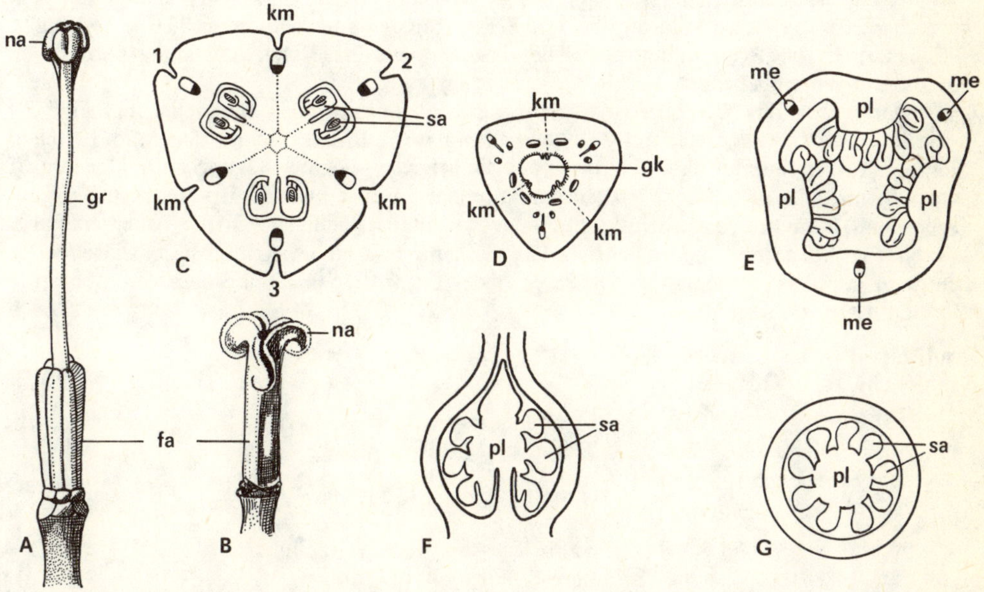

Abb. 261. Coenokarpes Gynoeceum. A: *Lilium candidum*. Blüte, an der sämtliche Blütenorgane bis auf die drei zu einem Pistill vereinigten Karpelle entfernt wurden. *fa* fertiler Abschnitt (Ovar), *gr* Griffel und *na* Narbe des Pistills. B: *Tulipa gesneriana*. Synkarper Bau wie in A. Das Pistill besitzt jedoch keinen Griffel. Die Narben (*na*) sitzen daher direkt dem Ovar (*fa*) auf. C—D: *Lilium candidum*. C: Querschnitt durch das Pistill im Bereich des Ovars (*fa*). *km* Kommissuren, in denen die drei Karpelle miteinander verwachsen sind (Nahtstellen punktiert). Außer den drei in die Kommissuren fallenden Leitbündeln sind drei weitere den Mittelnerven der Karpelle entsprechenden Bündel vorhanden. Infolge der Dreizahl der Karpelle (1—3) sind drei Fächer entwickelt, in denen beim Querschnitt je zwei Samenanlagen (*sa*) zu sehen sind. D: Querschnitt durch das Pistill im Griffelabschnitt. *gk* Griffelkanal, in den im Bereich der drei Kommissuren (*km*) drei sterile Plazentarleisten hineinragen. E: *Passiflora* spec. Ovarquerschnitt (parakarper Bau). Am Aufbau des Gynoeceums sind drei Karpelle beteiligt. *me* Medianus, *pl* Plazenta. F—G: *Lysimachia* spec. Längs- und Querschnitt durch das Pistill. *pl* Plazentarkörper (Zentralplazenta) ringsum von Samenanlagen (*sa*) besetzt. Nach TROLL 1959.

Anzahl der Karpelle. Während z. B. die meisten Ranunculaceen noch viele Karpelle besitzen, ist die Anzahl bei *Delphinium elatum* auf drei (Abb. 257 C) und bei *Consolida regalis* auf eins reduziert worden. Das gleiche gilt auch für die Fabales. So besitzen Vertreter der Mimosaceen noch mehrere Fruchtblätter (z. B. *Archidendron* 2—15 Karpelle, *Affonsea* 2—6 Karpelle), während die Fabaceen nur noch ein Karpell aufweisen.

Bei einem coenokarpen Gynoeceum sind sämtliche Fruchtblätter miteinander verwachsen (Abb. 261 B—C, Abb. 262). Die Formenmannigfaltigkeit der einzelnen Karpelle, der Verwachsungsgrad der Fruchtblätter, die Beteiligung der Blütenachse am Aufbau eines coenokarpen Gynoeceums und die Stellung der Fruchtblätter in der Blüte bedingen eine große Variabilität. Den verwachsenblättrigen Fruchtknoten bezeichnet man als **Stempel** oder **Pistill,** der gegliedert sein kann (z. B. *Lilium candidum*, Abb. 261 A). Der die Samenanlagen umschließende basalte Teil, das **Ovar** (*fa*), ist meistens knotenartig verdickt und wird nach oben in einen sterilen Teil fortgesetzt, der sich in den Griffel (*gr*) und die Narbe (*na*) gliedert. Fehlt der Griffel, wie z. B. bei *Tulipa gesneriana* (Abb. 261 B), dann sitzt die Narbe (*na*) direkt auf dem Ovarium. Bei den angeführten Beispielen liegen trimere Pistille vor, da sie sich aus drei Karpellen (Abb. 261 C, 1—3) zusammensetzen. Der trimere Bau des Fruchtknotens zeigt sich in einer Dreifächrigkeit und oft auch in einer dreikantigen Umrißform. Er kommt weiter in der Dreispaltigkeit der Narbenregion (*na*) und, wenn kein solider Griffel vorliegt, in der Dreizahl der Griffeläste zum Ausdruck. Die Wände, die die einzelnen Fächer voneinander trennen, werden als **Scheidewände (Septen)** bezeichnet. In der Regel sind dimere, trimere, tetramere und pentamere Pistille verbreitet, die also zwei, drei, vier und fünf Fächer besitzen, vorausgesetzt, daß keine sekundären Veränderungen eingetreten sind.

Früher wurde das freiblättrige Gynoeceum als apokarp, das verwachsenblättrige als **synkarp** bezeichnet. Auf Grund der Plazentationsverhältnisse unterschied man zwischen dem **parakarpen,** einfächrigen und dem mehrfächrigen synkarpen Gynoeceum. Der Begriff synkarp wird also in zweifacher Weise verstanden, da man als synkarp ein mehrfächriges Gynoeceum mit einer zentralwinkelständigen Plazenta bezeichnet, während bei einem parakarpen Fruchtknoten ein einfächriges Gynoeceum mit einer parietalen, basilären oder zentralen Plazenta vorliegt. Der Oberbegriff des coenokarpen Gynoeceums umfaßt beide Formen. Es ergibt sich also:

chori-(apo-)karpes Gynoeceum
(zahlreiche, freie Karpelle)

coenokarpes Gynoeceum
↙ ↘

synkarp
(Plazenta
zentral-
winkelständig)

parakarp
(Plazenta
parietal, basilär,
zentral)

Die Verbindung der einzelnen Karpelle kann bei einem coenokarpen (bzw. synkarpen) Gynoeceum sowohl durch eine kongenitale als auch durch eine postgenitale Verwachsung erfolgen. Zur Beurteilung, ob ein Gynoeceum chorikarp oder synkarp ist, wird die kongenitale Verwachsung herangezogen. Während der Blütenentwicklung können aber die postgenitalen Verwachsungen im Gynoeceum die Art der kongenitalen Vereinigungen nachahmen, so daß beide am adulten Gynoeceum nicht mehr auseinanderzuhalten sind. Es ist daher erforderlich, die gesamte Ontogenese des Gynoeceums zu vergleichen, in der die postgenitale Verwachsung noch nicht eingetreten bzw. erkennbar ist.

Da bei einem coenokarp-synkarpen Fruchtknoten neben einem syn-, para- und chorikarpen Abschnitt noch ein vierter plazentafreier, gefächerter Abschnitt, der dem synkarpen Teil vorausgeht, nachweisbar ist, kam man zu dem Schluß, daß dieser gefächerte, sterile Basalabschnitt auf die peltat-schlauchförmige Gestalt der Einzelkarpelle zurückzuführen ist. In diesem primär synkarpen Abschnitt, der auch in einem coenokarp-

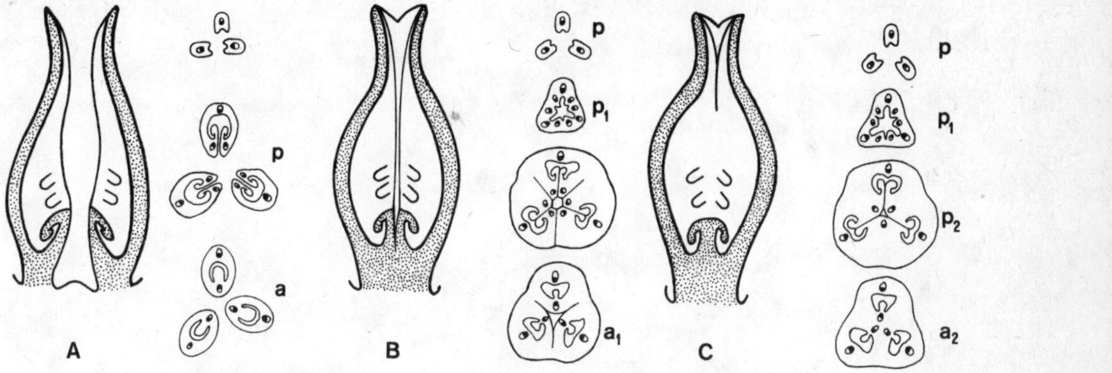

Abb. 262. Schematische Darstellung von Längs- und Querschnitten durch ein chorikarpes Gynoeceum (A) mit ascidiatem (*a*) und plikatem Abschnitt (*p*), durch ein hemisynkarpes Gynoeceum (B), das sich aus der hemisynascidiaten (a_1), der hemisymplikaten (p_1) und der asymplikaten (*p*) Zone zusammensetzt, und durch ein eusynkarpes Gynoeceum (C), das aus der synascidiaten (a_2), der symplikaten (p_2), der hemisymplikaten (p_1) und der asymplikaten Zone (*p*) besteht. Nach LEINFELLNER 1950.

parakarpen Fruchtknoten gefunden wurde, sind die Karpelle kongenital miteinander verwachsen.

An einem chorikarpen Gynoeceum (Abb. 262 A) ist ein zusammengefalteter (plikater) oberer Abschnitt (*p*), in dem der Ventralspalt liegt, und ein durch kongenitale Wachstumsprozesse schlauchförmiger (ascidiater) basaler Teil zu unterscheiden. Der verwachsenblättrige Fruchtknoten kann nach dem Grad der kongenitalen Verwachsung der Einzelkarpelle in einer **hemisynkarpen** (hemicoenokarpen, Abb. 262 B) Form auftreten. Bei einem **eusynkarpen** Gynoeceum vereinigen sich die ascidiaten Basalteile zu dem von vornherein gefächerten Grundabschnitt, während sich der plikate Teil, je nach dem Verwachsungsgrad der Karpellränder, in drei Zonen gliedert. Daher sind an einem typisch eusynkarpen Gynoeceum von der Basis her vier aufeinanderfolgende Abschnitte zu erkennen, ein **synascidiater** (C, a_1), ein **symplikater** (C, p_2), ein **hemisymplikater** (C, p_1) und ein **asymplikater** (C, *p*). Alle übrigen Fruchtknoten gehen unter Beibehaltung dieser Gliederung auf quantitative Schwankungen zurück. Beim hemisynkarpen Gynoeceum (Abb. 262 B) beschränkt sich die kongenitale Verwachsung auf die randlichen Teile der Karpellflanken. Es lassen sich hier drei vertikale Zonen nachweisen: eine hemisynascidiate (B, a_1), eine hemisymplikate (B, p_1) und eine asymplikate (B, *p*).

Die Phylogenie der Grundtypen des coenokarpen Gynoeceums ist offenbar vom coenokarp-synkarpen Fruchtknoten ausgegangen (Abb. 263 B), der sich vom chorikarpen Gynoeceum (A) ableitet. Dafür sprechen eine Reihe von Übergangstypen in den einzelnen Angiospermensippen (z. B. Aristolochiaceen, Phytolaccaceen). In vielen Entwicklungslinien der Monokotyledonensippen hat sich im Laufe der Evolution ein coenokarp-parakarper Fruchtknoten herausdifferenziert. Die weitere Entwicklung führte einmal zu einem einfächrigen Fruchtknoten mit einer parietalen Plazenta (C), zum anderen zu einem coenokarp-parakarpen Gynoeceum mit einer freien Zentralplazenta (D), das man auch als das lysikarpe Gynoeceum bezeichnet hat. Auch hierfür sprechen eine Reihe von Übergangsformen (C a, D a).

Bei einen chorikarpen Gynoeceum kann die Chorikarpie getarnt werden, da die einzelnen Karpelle mit der Blütenachse unterschiedlich stark verwachsen können. In diesen Fällen spricht man von einem scheinbar verwachsenen Fruchtknoten oder von einem **pseudocoenokarpen Gynoeceum.** Weit verbreitet ist diese Pseudocoenokarpie bei den Rosaceen, Hydrocharitaceen, Butomaceen, Phytolaccaceen und Nymphaeaceen. Während bei den Nymphaeaceen die Gattungen *Cabomba* und *Nelumbo* chorikarp sind, ist die Gattung *Nuphar*

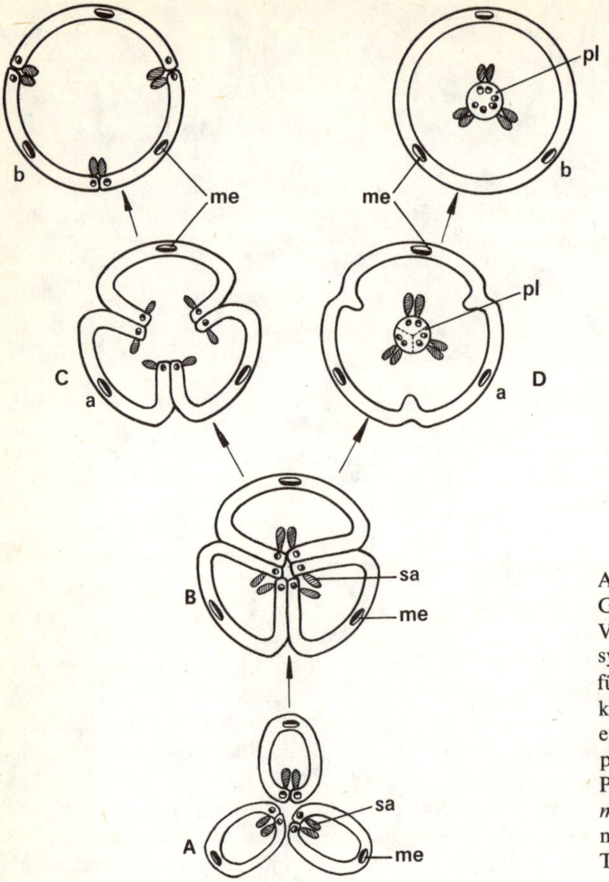

Abb. 263. Evolution der Grundtypen des Gynoeceums. A: Apokarpes Gynoeceum. Von diesem leitet sich das coenokarp-synkarpe Gynoeceum (B) ab. Von hier führt eine Entwicklungsreihe zum coenokarp-parakarpen Gynoeceum mit parietaler Plazenta (C) und zum coenokarp-parakarpen Gynoeceum mit zentraler Plazenta (D = lysikarpes Gynoeceum). *me* Medianus der drei Karpelle, *sa* Samenanlage, *pl* Plazentarkörper. Nach Takhtajan 1959.

pseudocoenokarp. Bei *Cabomba* besteht das Gynoeceum aus flaschenförmigen Karpellen, die frei auf der Blütenachse stehen. Dagegen werden bei *Nelumbo* die freien Fruchtblätter von der Blütenachse umwallt, so daß ein massiver Körper die Blütenmitte einnimmt. Die *Nuphar*-Arten besitzen ein pseudocoenokarpes Gynoeceum, da während der Ontogenese des Fruchtknotens die von der Blütenachse umwallten Karpelle mit dieser gemeinsam (kongenital) heranwachsen. Für die Pseudocoenokarpie sprechen die Anordnung der einzelnen Fächer und der Leitbündelverlauf sowie die Tatsache, daß bei der Reife das Gynoeceum in die einzelnen Karpelle zerfällt, da das Achsengewebe degeneriert. Außerdem sind bei 20% aller Blüten an der äußeren dem Achsengewebe entsprechenden Fruchtwand hochgewachsene Staubblätter zu beobachten.

Die Hydrocharitaceen besitzen ein unterständiges Gynoeceum. Bei *Stratiotes*, *Bootia*, *Ottelia* und *Enhalus* werden die Karpelle vom Achsenbecher umschlossen. Sie sind jedoch nur über ihre Dorsalseiten mit dem Achsenbecher verbunden und bleiben untereinander völlig frei. Da die ventrale Verwachsung der Karpellränder unterbleibt, ragen die Karpellspreiten frei in das Innere der Ovarhöhle. Dabei sind die Karpellspreiten benachbarter Karpelle paarig gestellt.

Die angebliche Pseudocoenokarpie bei *Nigella* (Ranunculaceen) hat sich als echte Coenokarpie erwiesen, da die Basen der jungen Karpelle mit ihren Rändern kongenital verwachsen sind. Daneben nimmt die postgenitale Verwachsung der Karpellseitenflächen bei *Nigella damascena* am vollentwickelten Gynoeceum einen großen Raum ein. Auch die Gynoeceen von *Helleborus* und *Aquilegia* besitzen einen kurzen coenokarpen Abschnitt.

Durch eine starke Reduktion eines mehrkarpelligen Gynoeceums kann ein scheinbar einfächriger Fruchtknoten oder ein **pseudomonomeres Gynoeceum** ausgebildet werden, das auch äußerlich einem einzelnen Fruchtblatt gleichen kann. In einem derartigen Fruchtknoten ist nur ein Karpell fertil und normal entwickelt. Verbreitet ist ein pseudomonomeres Gynoeceum bei den Ulmaceen, Moraceen, Urticaceen, Thymelaeaceen, Piperaceen, Globulariaceen, Cornaceen, Araceen, Liliaceen u. a. Familien. So gleicht z. B. der Fruchtknoten von *Daphne mezereum* in seiner äußeren Form einem einfachen Karpell, wie es bei vielen Ranunculaceen zu finden ist. Aus dem Leitbündelverlauf ist aber zu entnehmen, daß sich die Fruchtwand aus zwei Komponenten zusammensetzt, einem fertilen Karpell und einem kleinen sterilen Teil, der in das fertile Fruchtblatt eingeschmolzen ist. Der Fruchtknoten ist dimer. Die äußerste Reduktionsstufe führt zu sog. soliden Karpellen. Sie bestehen nur noch aus einem nicht differenzierten Parenchym, da auch die Ausgliederung eines Leitbündels unterbleibt (z. B. *Ulmus*).

Wie bereits gezeigt, kann der Fruchtknoten innerhalb der Blüte eine unterschiedliche Stellung einnehmen. Sitzt er an der Spitze der Blütenachse, bezeichnet man ihn als **oberständig** (Abb. 230 A). Verbreitert sich die Blütenachse (B, schraffiert) in seitlicher Richtung, so entsteht ein becher- oder krugförmiger Achsenbecher, der die Kelch-, Kron- und Staubblätter nach oben hebt. Von diesem **perigynen** Bau leitet sich der **unterständige Fruchtknoten** ab, wenn man annimmt, daß der Fruchtknoten in seinem fertilen Abschnitt

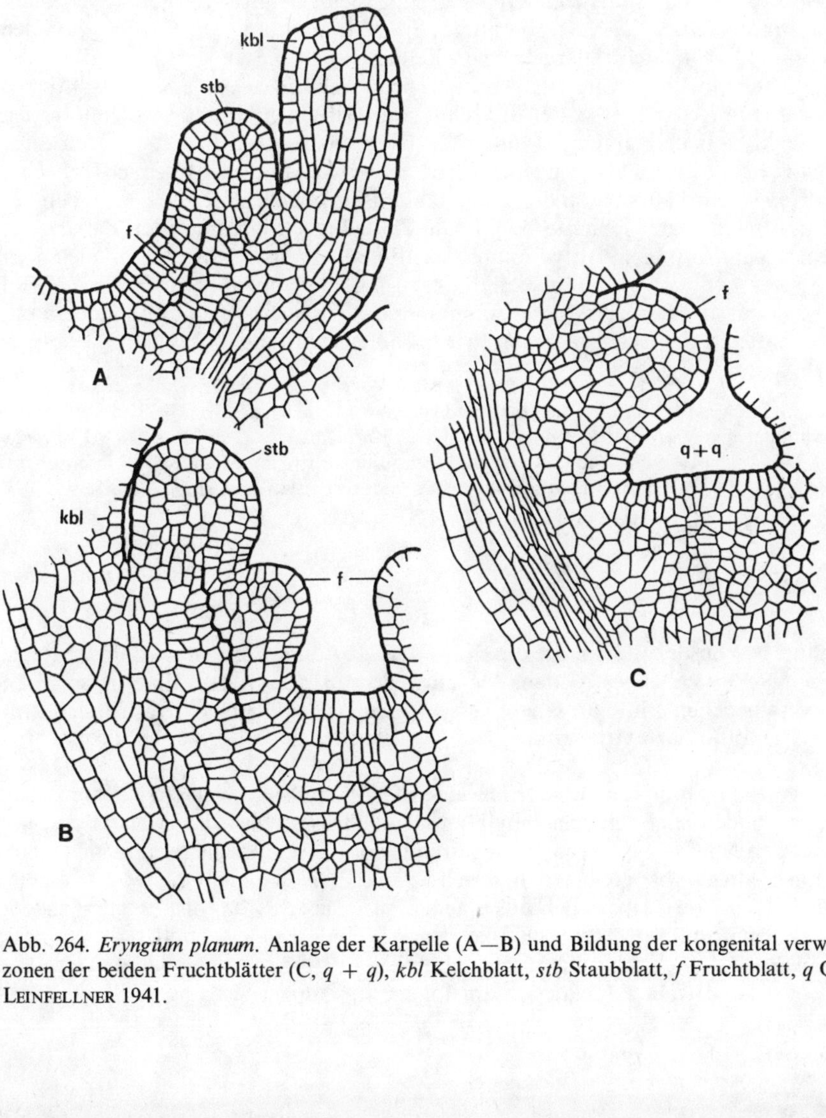

Abb. 264. *Eryngium planum.* Anlage der Karpelle (A—B) und Bildung der kongenital verwachsenen Querzonen der beiden Fruchtblätter (C, $q + q$), *kbl* Kelchblatt, *stb* Staubblatt, *f* Fruchtblatt, *q* Querzone. Nach LEINFELLNER 1941.

von vornherein mit dem Achsenbecher vereinigt wird (C). Das Ovar sitzt hier unterhalb der Insertionszone der übrigen Blütenorgane (z. B. *Galanthus nivalis*, *Iris germanica*).

Ontogenetische Studien an der Apiaceenblüte haben ergeben, daß die Karpellanlagen bei unterständigen Gynoeceen an der Innenseite einer mehr oder weniger stark vertieften Scheitelgrube angelegt werden. Ihre Dorsalseiten sind von vornherein, d. h. kongenital, mit der Innenwand dieser Scheitelgrube verbunden. Durch ein interkalares Wachstum des mit dem Rücken der beiden Karpelle vereinigten Blütenbechers entsteht der unterständige Fruchtknoten. Die gleiche Entwicklung ist auch für andere Angiospermen (z. B. *Pitcairnia xanthocalyx*, *Saxifraga aizoon*, *Canna indica*, *Eryngium planum* u. a.) beschrieben worden.

Bei der Blütenentwicklung von *Eryngium pianum* differenziert die flache, abgerundete Blütenanlage als erstes die Kelch- und Staubblätter heraus, wobei das Scheitelmeristem des Blütenprimordiums leicht eingedellt wird. Haben die Kelch- (Abb. 264 A, *kbl*) und Staubblätter (*stb*) eine gewisse Größe erreicht, beginnt die Ausgliederung der Karpelle (*f*). Die Karpellanlagen (*f*) entstehen an den Flanken der seitlichen Scheitelgrube, die oben von den Staubblättern (*stb*) begrenzt wird. Die Vorwölbung der Karpellanlagen beginnt durch periklinale Zellteilungen in der Lage unter dem Subprotoderm, denen sich später solche im Subprotoderm anschließen, deren Derivate sich ebenfalls an der Primordienbildung beteiligen (Abb. 264 A u. B, *f*). Ein kurzes Spitzenwachstum geht ebenfalls von den genannten Zellagen aus. In den tiefergelegenen Zellderivaten, die an der Ausbildung der Blütenorgane nicht teilnehmen und die offenbar dem Achsengewebe angehören, setzen nun lebhafte Zellteilungen ein, die zur Bildung von Zellreihen führen, die auf beiden Seiten schräg nach oben und unten verlaufen (B, links vom dicken Strich). Durch diese Teilungen erhält die Blütenanlage eine becherförmige Gestalt. Der Blütenachsenbecher von *Eryngium planum* wird außen von den Kelchblattbasen berindet. Im flachen Boden der Scheitelgrube (B) treten später lebhafte periklinale Zellteilungen in der dritten Zellage auf (C), die zu einer kegelförmigen Aufwölbung des Blütenbodens führen. Es handelt sich hier um die Querzonen der peltat gebauten Karpelle, die von vornherein kongenital miteinander verwachsen sind. Für diese Annahme spricht auch der Leitbündelverlauf. Die gesamte Innenfläche des unterständigen Fruchtknotens wird durch die Karpelle ausgekleidet.

Bei den Aizoaceen und Cactaceen sollen die unterständigen bzw. halbunterständigen Fruchtknoten durch ein gemeinsames interkalares Wachstum der Blütenachse und der Karpellbasen im Isertionsbereich der Fruchtblätter entstehen. Die interkalaren Wachstumsvorgänge führen zu einer Erweiterung der Karpellinsertion und zu einer Verlagerung der Plazenten aus primär zentralwinkelständiger Lage in eine parietale Stellung.

6.2.7. Nektarien

Der zuckerhaltige **Nektar** der Blüten, die durch Insekten bestäubt werden, wird in der Regel von besonderen **Nektarien** abgeschieden, die entweder an der Blütenachse entspringen oder an den verschiedenen Blütenorganen sitzen (6.2.). Außer diesen **floralen (nuptialen)** Nektarien gibt es **extraflorale (extranuptiale)** Honigdrüsen, die an Blättern oder Sproßachsen zu finden sind.

Histologisch gesehen kann man zwischen **mesophyllären, epithelialen** und **trichomatischen** Nektarien unterscheiden. Bei den mesophyllären Honigdrüsen wird das Mesophyll oder tiefer liegendes Achsengewebe drüsenartig ausdifferenziert. Die Ausscheidung des Nektars erfolgt durch **Saftspalten** (Abb. 265 A), d. h. durch Stomata, die sich nicht mehr verschließen können. Epitheliale Nektarien bestehen aus einem Drüsengewebe, das sich aus palisadenartigen, plasmareichen und mit großen Zellkernen versehene Epidermiszellen zusammensetzt (B). Häufig werden auch die subepidermalen Zellen drüsenartig ausgebildet. Trichomnektarien, die u. a. bei den Malvales, Caprifoliaceen, Adoxaceen und Valerianaceen

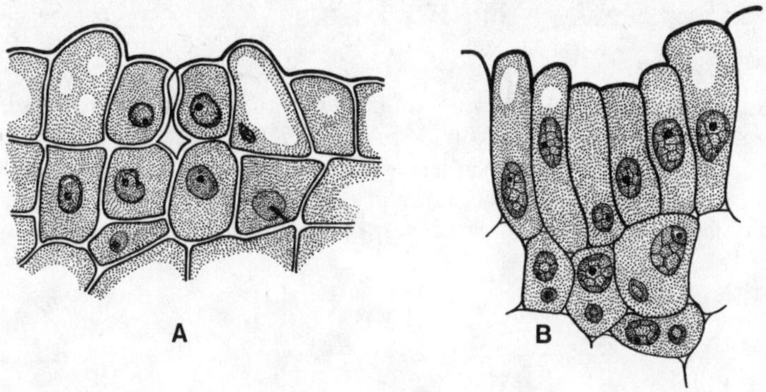

Abb. 265. A: *Ribes rubrum*. Querschnitt durch ein florales Nektarium mit einer Saftspalte. B: *Euphorbia splendens*. Querschnitt durch das Nektarium eines Hochblattes mit einer Saftgrube. Die Zellen der Saftgrube zeigen dünne Außenwände. Alle Zellen sind plasmareich und mit großen Zellkernen ausgestattet. Nach Radtke 1926.

vorkommen, sitzen z. B. bei *Abutilon striatum* dicht gedrängt auf der Kelchblattinnenseite. Die Nektarien besitzen selbst kein Leitgewebe, feine Verästelungen werden jedoch in ihrer Nähe herausdifferenziert.

Der Nektar wird von den drüsenartigen Nektarien als ein Protoplasmasekret oder Siebröhrensaft aktiv nach außen abgeschieden. Die Zellen beinhalten vor allem Reservesubstanzen (Stärke, Zucker). Sind die Außenwände der sekretorischen Zellen stark verdickt, dann treten Tüpfel auf (z. B. *Galanthus nivalis*). Die Außenwände besitzen außerdem eine Kutikula. Bei besonders hoch differenzierten Nektarien kann die Nektarausscheidung durch Saftspalten (Abb. 265 A) erfolgen, oder der Nektar entleert sich in eine Saftgrube (B). Im übrigen erfolgt eine Sekretion durch die kutikularisierte Außenwand der Drüsenzellen (z. B. *Lilium martagon*, *Ranunculus ficaria*) durch besonders feine Sekretionskanälchen, die sich in der Außenwand befinden (z. B. Euphorbiaceen) und durch die kutikularisierte Wand in den Raum zwischen Zellwand und Kutikula, wobei letztere abgehoben wird.

Neben den genannten Nektarienformen können auch Hydathoden (4.2.4.) zu Honigdrüsen umgewandelt werden. Ferner gibt es zwischen Nektarien und Hydathoden alle Übergänge (z. B. *Fritillaria*, *Ranunculus*).

Bei *Lilium*- und *Fritillaria*-Arten befinden sich die floralen Nektarien auf der Oberseite der Perigonblätter, und zwar in einer von Haaren bedeckten Rinne. Die Nektarien der Orchideen liegen auf der Unterlippe oder in deren Sporn. Bei *Malva*- und *Tilia*-Arten sind sie auf der Oberseite der Kelchblätter lokalisiert. Relativ häufig sind die Kronblätter der Sitz für Nektarien. Ringartige Honigdrüsen sind unterhalb der Staubblätter bei den Caryophyllaceen, Polygonaceen und Chenopodiaceen zu finden. Der Nektar kann auch von einem diskusförmigen Ring unterhalb des Gynoeceums ausgeschieden werden (z. B. bei Theaceen, Ericaceen, Polemoniaceen, Solanaceen, Lamiaceen). Bei den epigynen Blüten der Apiaceen sitzen die Nektarien an der Spitze des Fruchtknotens, während bei den Ranunculaceen die Honigdrüsen sich in kleineren Gruben befinden, die bei vielen Arten von einer Schuppe überdeckt werden (vgl. Honigblätter, 6.2.3.). Auch an der Basis von Staubblättern können deutlich abgegrenzte Nektarien angelegt werden (z. B. *Linum*- und *Geranium*-Arten). Bei vielen Liliaceen (*Polygonatum*, *Scilla*, *Ornithogalum*, *Muscari*, *Allium*) werden sog. **Septalnektarien** in den Scheidewänden der Fruchtknoten herausdifferenziert.

6.2.8. Entwicklung der Samenanlage und Befruchtung

Die Samenanlage der Angiospermen besteht wie bei den Gymnospermen aus einem **Embryosack,** der vom **Nuzellus** umschlossen ist (Abb. 266 A, *es* bzw. *nu*). Beide werden von den **Integumenten** (i_1, i_2) umhüllt. Bitegmische Samenanlagen besitzen zwei Integumente und sind bei den meisten Familien der Monokotyledonen (52 Fam.) und Dikotyledonen (152 Fam.) verbreitet. Aus diesem Typ, der als primitiv angesehen wird, hat sich während

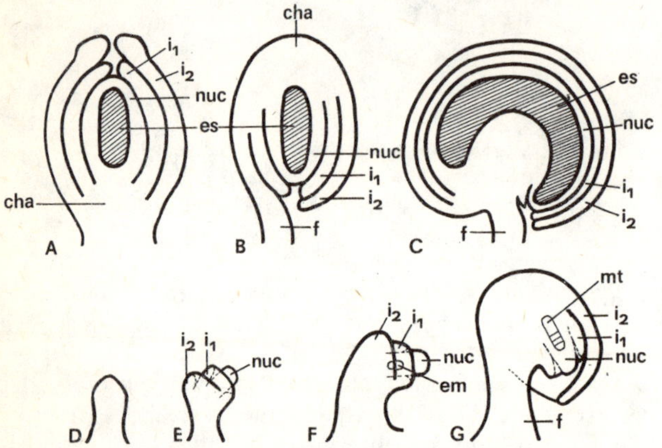

Abb. 266. A—C: Bau der Samenanlagen. A Atrop, B anatrop, C kampylotrop. D—G: Entwicklung einer anatropen Samenanlage. D: Atropes Anfangsstadium, E—G: Übergang zum anatropen Verhalten. *f* Funikulus, *cha* Chalaza bzw. chalazer Pol der Samenanlage, *nuc* Nuzellus, i_1, i_2 inneres bzw. äußeres Integument, *em* Embryosackmutterzelle, *mt* Makrosporentetrade, *es* Embryosack. Nach Troll 1959.

der Evolution offenbar die unitegmische Samenanlage entwickelt, die nur ein Integument ausdifferenziert. Unitegmische Samenanlagen findet man bei 91 Dikotyledonenfamilien, insbesonders in den Sippen mit verwachsenen Kronblättern. Beide Typen sind u. a. bei den Corylaceen, Fabaceen, Fagaceen, Menispermaceen, Myrtaceen, Piperaceen, Ranunculaceen, Rosaceen, Salicaceen, Saxifragaceen und bei den Poaceen, Amaryllidaceen und Orchidaceen beschrieben worden. Sehr selten treten ategmische Samenanlagen auf, bei denen die Integumente fehlen. Die Integumente entspringen am Grund der Samenanlage an der sog. **Chalaza** (*cha*). Diametral gegenüber befindet sich die **Mikropyle,** die den Zugang zum Nuzellus vermittelt. Häufig sind die Samenanlagen der Angiospermen gestielt (Abb. 266 A—C). Der Samenanlagenstiel wird als **Funikulus** (*f*) bezeichnet.

Nach der Lage der Mikropyle lassen sich bei den Samenanlagen vier Typen herausstellen. Liegt die Mikropyle genau gegenüber der Chalaza (Abb. 266 A), dann wird die Samenanlage als **atrop** (orthotrop) bezeichnet. Atrope Samenanlagen sind bei 20 Familien (z. B. Juglandaceen, Polygonaceen, Urticaceen, Najadaceen) beschrieben worden. Bei den meisten Angiospermen (204 Familien) dreht sich die Samenanlage während ihrer Entwicklung (D—G) um 180° (B), so daß die Mikropyle am Ende der Entwicklung in der Nähe des Funikulus liegt. Eine derartige Samenanlage wird **anatrop** genannt. Wie aus dem Entwicklungsgang einer anatropen Samenanlage zu entnehmen ist (Abb. 266 D—G), beginnt dieser mit der Ausgliederung des Nuzellus (D), der orthotrop ausgerichtet ist. Gleichzeitig mit der Anlage der beiden Integumente (E, i_1, i_2) beginnt auch die Krümmung des Primordiums, in deren Verlauf der Nuzellus (*nuc*) von den Integumenten überwallt wird (G). Bei dieser Drehung kann auch der Embryosack gekrümmt werden (Caryophyllales, Brassicaceen, Fabales, Alismataceen, Butomaceen u. a.), so daß eine gekrümmte oder **kampylotrope** Samenanlage (C) gebildet wird, bei der der Embryosack eine nieren-

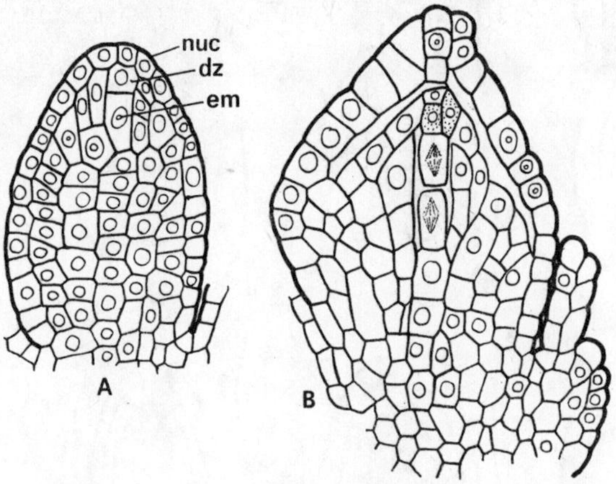

Abb. 267. A—B: *Polygonatum divaricatum.* A: Nuzellus (*nuc*) mit der Embryosackmutterzelle (*em*) und Deckzelle (*dz*). B: Teilung der Embryosackmutterzelle. Nach STRASBURGER aus KAUSSMANN 1963.

artige Form erhält. Eine noch größere Drehung führt zu einer **amphitropen** Samenanlage, bei der der Embryosack hufeisenförmig gestaltet wird. Sind die anatropen, kampylotropen und amphitropen Samenanlagen mit zwei Integumenten versehen (B, C, i_1, i_2), so wird die zweite Hülle nur auf der gegenüberliegenden Seite des Funikulus angelegt.

Der wichtigste Teil der Samenanlage ist der Embryosack, der eine sehr komplizierte Entwicklung durchläuft. Die Differenzierung des **Normaltyps,** der bei etwa 70% aller untersuchten Samenpflanzen verbreitet ist, beginnt in der Regel mit der Teilung einer unmittelbar unter der Nuzellusepidermis am mikropylaren Ende befindlichen Archesporzelle. Liegt die Makrosporenmutterzelle unmittelbar unter der Nuzellusepidermis, dann spricht man von einer **tenuinuzellaten** Samenanlage (z. B. *Lobelia cardinalis*, *Epipactis*-Arten). Bei einer **crassinuzellaten** Samenanlage (z. B. *Cercidiphyllum*) ist der Nuzellus massiv, da die Makrosporenmutterzelle tief im Nuzellusgewebe liegt. Zwischen beiden Typen gibt es Übergänge. Die Archesporzelle teilt sich durch eine periklinale Wand in die **Deckzelle** und in die **Embryosack- (Megasporen-)Mutterzelle** (Abb. 267 A, *dz*, *em*). Letztere besitzt einen diploiden Zellkern und zeichnet sich durch ihre Größe und ihren Plasmagehalt aus (Abb. 268 A, *em*). In ihr findet die Reduktionsteilung statt, die vier haploide zu einer serialen Tetrade angeordnete Zellen liefert (Abb. 268 B—E; Abb. 267 B). Von den vier haploiden Zellen bleibt nur eine einzige, der Chalaza genäherte Zelle erhalten, während die drei nach dem Mikropylarpol liegenden Zellen degenerieren (Abb. 268 E—H). Die übriggebliebene Embryosackzelle (Abb. 268 E, *es*) wächst stark heran und ihr **primärer Embryosackkern** teilt sich wiederholt. Nach dem ersten Teilungsschritt (Zweikernstadium, Abb. 268 G) wandern die beiden Kerne polwärts, so daß an jedem Ende des Embryosackes einer zu liegen kommt. Häufig ist im Plasma eine zentrale Vakuole vorhanden. Durch weitere Teilungen entsteht ein Vierkern- (Abb. 268 H—J) und ein Achtkernstadium (Abb. 268 K—L). Damit ist die Bildung des weiblichen Gametophyten eingeleitet. An jedem Pol ruhen vier Kerne. Während der Weiterentwicklung wandern zwei Polkerne in die Mitte des Embryosackes, wo sie vor oder nach dem Eindringen des Pollenschlauches zu einem diploiden **sekundären Embryosackkern** verschmelzen (Abb. 268 M—N). Die drei am mikropylaren Ende gelegenen Kerne entwickeln durch freie Zellbildung den Eiapparat, der sich aus der **Eizelle** (Abb. 268 M) und den beiden Gehilfinnen oder **Synergiden** (*sy*) zusammensetzt. Die drei dem Eiapparat gegenüberliegenden Kerne entwickeln sich auf die gleiche Weise zu den **Antipoden** (Gegenfüßler, *a*). In diesem Stadium kann die Befruchtung erfolgen.

Während bei den Gymnospermen der Gametophyt aus einem vielzelligen Prothallium mit deutlich erkennbaren Archegonien besteht, ist der weibliche Gametophyt der Angiospermen stark zurückgebildet. Beim Normaltyp der Angiospermen wird der Embryosack

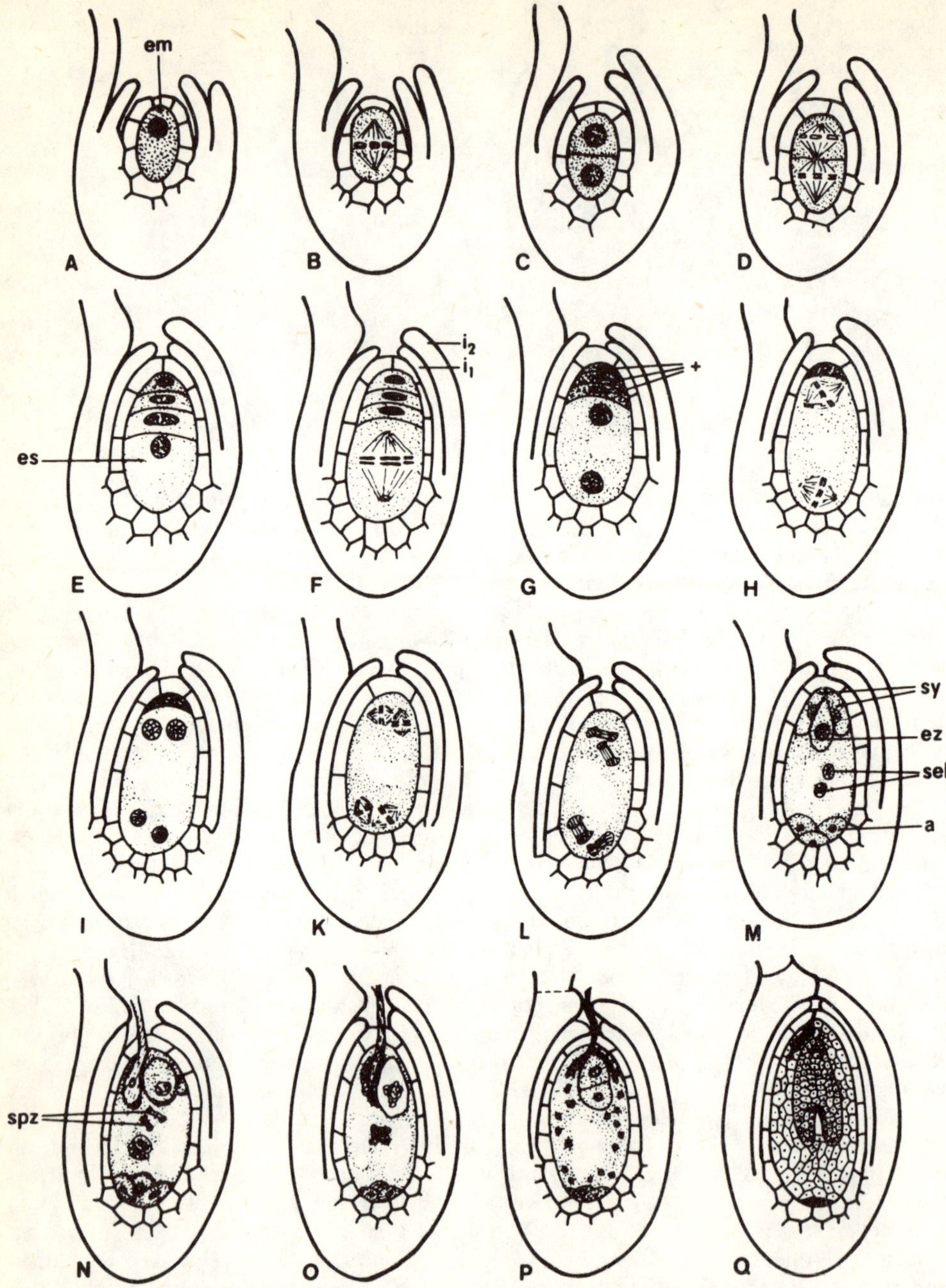

Abb. 268. A—M: Bildung des Embryosackes (Normal-Typ). N—O: Befruchtung und Embryoentwicklung (P—Q) der Angiospermen (schematisiert). A: Megasporenmutterzelle (*em*), die durch die Reifeteilung (B—D) zur Megasporentetrade (E) wird. Aus der Embryosackmutterzelle (*es*) entwickelt sich durch freie Kernbildung das Zweikern- (G), das Vierkern- (I), das Achtkernstadium (L) und der Embryosack (M). *ez* Eizelle, *sy* Synergiden, *a* Antipoden, *sek* Polkerne, die sich zum sekundären Embryosackkern vereinigen, i_1 inneres i_2 äußeres Integument, + degenerierende Tetradenzellen. Bei der Befruchtung (N—O) werden die beiden Spermazellen (*spz*) in das Embryosackplasma entleert, der eine verschmilzt mit der Eizelle, der andere mit den Polkernen. Nach SHARP 1942.

von sechs haploiden Zellen und einer Restzelle gebildet. Die Restzelle enthält anfangs zwei haploide Kerne und später einen diploiden Kern.

Im reifen Embryosack findet nach erfolgter Bestäubung die **Befruchtung** statt. Nachdem der Pollenschlauch durch das Leitungsgewebe des Griffels gewachsen ist (Abb. 222), dringt er meist auf dem Wege über die Mikropyle in die Samenanlage ein (Abb. 268 N). Er kann auch auf dem Umweg über die Plazenta und die Chalaza oder seitlich über die Inte-

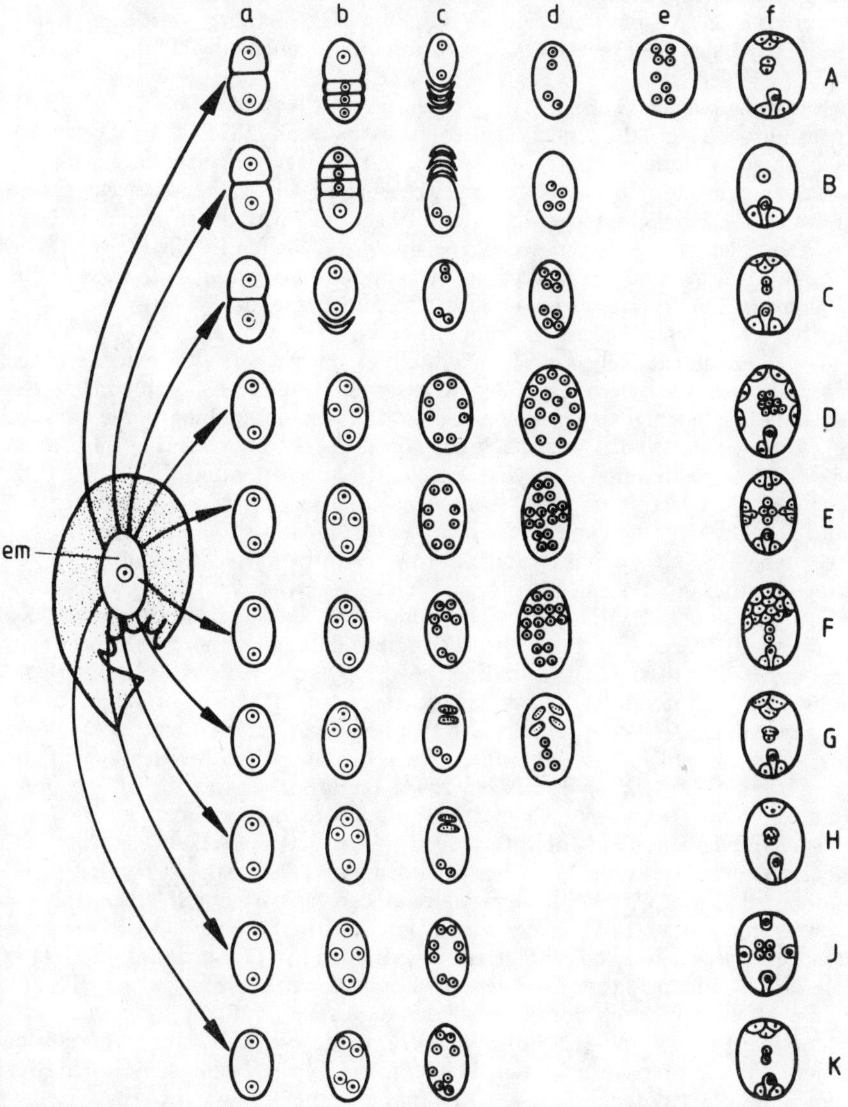

Abb. 269. Entwicklung der Haupttypen des Embryosacks bei den Angiospermen. Links Megasporenmutterzelle (*em*: diploid). a—b Megasporogenese, c—f Megagametogenese, die zum ausgewachsenen Embryosack (f) führt. A: Monosporer, 8kerniger *Polygonum*-Typ (Normal-Typ). B: Monosporer 4kerniger *Oenothera*-Typ. C: Bisporer, 8kerniger *Allium*-Typ. D: Tetrasporer, 16kerniger *Peperomia*-Typ. E: Tetrasporer, 16kerniger *Penaea*-Typ. F: Tetrasporer, 16kerniger *Drusa*-Typ. G: Tetrasporer, 8kerniger *Fritillaria*-Typ. H: Tetrasporer, 4kerniger *Plumbagella*-Typ. I: Tetrasporer, 8kerniger *Plumbago*-Typ. K: Tetrasporer, 8kerniger *Adoxa*-Typ. Nach MAHESHWARI 1950, etwas verändert.

gumente zum Embryosack gelangen. Nachdem der Pollenschlauch durch den Nuzellus zum Eiapparat gedrungen ist, öffnet er sich und entläßt seinen Inhalt. In den meisten Fällen wird er dabei von einer der Synergiden aufgenommen, die dann zugrunde geht (Abb. 268 N). Eine der beiden Spermazellen (*spz*) wandert zu der Eizelle und verschmilzt mit dieser zu einer **Zygote** (Abb. 268 O). Die zweite Spermazelle vereinigt sich mit dem sekundären Embryosackkern.

Die Angiospermen sind also durch eine **doppelte Befruchtung** ausgezeichnet. Da der sekundäre Embryosackkern diploid ist, wird er durch die Verschmelzung mit dem zweiten Spermakern zum **triploiden Endospermkern,** der während der Samenentwicklung das Endosperm bildet.

Ehe die Befruchtung bei den Gymnospermen eingeleitet wird, wächst die vegetative Zelle des Pollenkorns an der Keimfalte zum Pollenschlauch aus (Abb. 253 E u. F). Die in den Pollenschlauch eingewanderte spermatogene Zelle (*sz*) bildet zwei **Spermazellen** (*spz*). Der Pollenschlauch dringt durch das Nuzellusgewebe bis zu den Archegonien vor. Nach dem Eindringen in die Eizelle verschmilzt in der Regel ein Spermakern mit dem Kern der Eizelle, während der zweite zugrunde geht. Aus der befruchteten Eizelle (Zygote) wird über das Proembryonalstadium ein Embryo entwickelt, der von dem als Nährgewebe dienenden ♀ Megaprothallium **(primäres Endosperm)** umschlossen wird.

Der Normaltyp, der einen achtkernigen Embryosack besitzt, wird auch als *Polygonum*-Typ (Abb. 269 A) bezeichnet. Neben diesem Typ gibt es noch eine Reihe seltener Typen und Untertypen, die man nach der Anzahl der Megasporen bzw. Megasporenkerne, die an der Embryosackbildung beteiligt sind, nach der Gesamtzahl der Kernteilungen, die während der Megagametogenese stattfinden, und nach der Anzahl, Anordnung und den Chromosomenzahlen der Zellkerne im reifen Embryosack einteilt. Beim Normaltyp (Abb. 269 A) und *Oenothera*-Typ (Abb. 269 B) führt die Megasporogenese (a—b) zu vier abgegrenzten Megasporen (b), von denen eine zur Embryosackzelle wird. Man spricht daher auch von einem monosporen Typ. Diese Embryosackzelle liegt beim Normal-Typ am weitesten von der Mikropyle entfernt, jedoch der Chalaza genähert. Während der Megagametogenese (c—e) liegen an jedem Pol des Embryosackes vier Kerne, die zu dem Eiapparat, den Antipoden und den Polkernen werden. Eine Variante dieses monosporen Normal-Typs stellt der *Oenothera*-Typ dar (B). Hier bleibt die der Mikropyle am nächsten gelegene Megaspore funktionstüchtig, während die anderen drei degenerieren. Im Laufe der Megagametogenese (c—d) werden vier Zellkerne gebildet, die sich im ausgereiften Embryosack zu dem Eiapparat und dem einzigen Polkern anordnen. Nach der doppelten Befruchtung ist der Endospermkern diploid. Der *Allium*-Typ (Abb. 269 C) ist bispor, da sich die Megasporenmutterzelle nur in eine Dyade teilt, von denen die obere degeneriert. Der Zellkern der unteren Dyadenzelle durchläuft drei Teilungen (b—d) und entwickelt acht haploide Zellkerne, die einen normal gebauten Embryosack bilden (f). Alle tetrasporen Typen (D—K) haben gemeinsam, daß die Wandbildungen während der Meiosis unterbleiben und die vier Megasporenkerne an der Bildung des Embryosackes beteiligt sind. Der *Peperomia*-Typ (D) entwickelt durch zweimalige Megasporenkernteilungen 16 Kerne (d), die relativ gleichmäßig in den dichteren Plasmaschichten am Rande des Embryosackes verteilt sind. Zwei Kerne, die am mikropylaren Pol liegen, bilden die Eizelle und eine Synergide. Acht Kerne verschmelzen zum sekundären Embryosackkern und die restlichen sechs bleiben an der Peripherie des Embryosackes liegen. Beim *Penaea*-Typ (E) entstehen durch zweimalige Teilung der Megasporenkerne ebenfalls 16 Zellkerne (d), die sich in Gruppen zu vier anordnen. Drei von diesen Vierergruppen entwickeln sich zu Dreierzellgruppen, die am mikropylaren, chalazalen Pol und an den Seiten des Embryosackes angeordnet werden. Die restlichen vier Kerne bleiben frei und wandern in das Zentrum des Embryosackes. In der Regel funktioniert nur die am mikropylaren Pol gelegene Triade als Eiapparat. Der *Drusa*-Typ (F) bildet vier Megasporen, von denen nur eine am mikropylaren Zellpol liegen bleibt, während die anderen drei am entgegengesetzten Ende angeordnet werden (F, b), so daß sich später ein Stadium von vier und zwölf Kernen ergibt (d).

Im adulten Embryosack (f) werden drei Kerne am mikropylaren Pol zum Eiapparat, und einer wandert als Polkern zur Mitte des Embryosackes. Am chalazalen Pol bilden sich 11 Kerne zu Antipoden um, und einer wird als Polkern zur Mitte befördert. Der *Fritillaria*-Typ (G) zeigt zunächst die gleiche Anordnung der Megasporenkerne wie der *Drusa*-Typ (F, b). Die nächste Teilung führt jedoch zu einem Vierkernstadium (G, c). Die beiden am mikropylaren Ende befindlichen Zellkerne sind haploid, die gegenüberliegenden triploid, da diese erst miteinander verschmelzen und sich dann erneut teilen. Eine weitere Kernteilung entwickelt vier haploide, am mikropylaren Pol befindliche und vier triploide, diametral von der Mikropyle liegende Kerne (Achtkernstadium, d). Der adulte Embryosack (f) besteht aus einem haploiden Eiapparat, drei triploiden Antipodenzellen und aus einem tetraploiden sekundären Embryosackkern. Auch beim *Plumbagella*-Typ (H) verläuft die Megasporogenese wie bei *Fritillaria*. Die Megagametogenese durchläuft aber nur einen Teilungsschritt, der zu einem Vierkernstadium führt (H, c). Zwei Kerne sind haploid und zwei triploid, da letztere durch Vereinigung von drei haploiden Kernen zu einem Kern, der sich erneut teilt, entstehen. Im adulten Embryosack liegt an der Mikropyle eine haploide Eizelle (f), gegenüber eine Antipodenzelle und in der Mitte ein triploider und ein haploider Polkern. Beim *Plumbago*-Typ (I), der ebenfalls tetrasporig ist (a—b), wird in der Megagametogenese in einem Teilungsschritt (c) ein achtkerniger Embryosack gebildet, dessen Kerne paarweise kreuzartig angeordnet sind. Von jedem Kernpaar wandert ein haploider Kern in die Mitte des Embryosackes. Hier verschmelzen sie später zu einem tetraploiden sekundären Embryosackkern. Der am mikropylaren Ende gelegene Kern wird zur Eizelle, während die restlichen drei Kerne degenerieren. Gelegentlich können ein, zwei oder auch alle drei Kerne durch freie Zellbildung in eizellenähnliche Zellen umgewandelt werden (I, f). Der *Adoxa*-Typ (K) führt zwei meiotische und eine mitotische Kernteilung durch, so daß ein achtkerniger Embryosack gebildet wird (c). Drei Kerne entwickeln sich unter freier Zellbildung zu dem Eiapparat, drei zu den Antipoden, während zwei haploide Polkerne zu einem diploiden sekundären Embryosackkern verschmelzen.

6.2.9. Nährgewebe und Embryoentwicklung

Das **Nährgewebe** im Samen der Angiospermen wird entweder im Embryosack gebildet, oder es leitet sich vom Nuzellargewebe ab (albumine Samen). Man kann daher zwischen einem **Endosperm** (Abb. 270 A, *end*) und einem **Perisperm** (B, *pe*) unterscheiden.

Samen, die im adulten Zustand weder ein Peri- noch ein Endosperm besitzen, werden als exalbumine Samen bezeichnet. Ihre Embryonen sind relativ groß und werden nur von der Testa umhüllt (3.1.). Die Speicherung der Reservestoffe erfolgt hier meist in den Keimblättern (z. B. Fabaceen, Cucurbitaceen, Asterales).

Die Bildung des Endosperms, das seinen Ausgang vom befruchteten sekundären Embryosackkern **(primärer Endospermkern)** nimmt, kann auf dreierlei Weise erfolgen. Häufig findet eine **nichtzelluläre (nukleäre) Endospermbildung** statt. In diesem Fall entwickelt das Protoplasma im Embryosack einen dicken Wandbelag, der eine zentrale Vakuole umgibt und an dessen mikropylaren Ende die Zygote liegt. Die zahlreichen Tochterkerne, die durch Teilung des primären Endospermkerns hervorgehen, verteilen sich in diesem Plasmabelag (Kerntapete). Die Kernteilungen erfolgen synchron, da bei jeder Teilung eine Mitosewelle, am mikropylaren Ende beginnend, durch den ganzen Embryosack läuft. Durch freie Zellbildung kann eine **Zelltapete** entstehen. Lebhafte, radial ausgerichtete Zellteilungen in dieser Zelltapete füllen sukzessive den Embryosack mit dem Endosperm aus. Inzwischen entwickelt sich auch der Embryo, der im Normalfall mitten im Endosperm liegt (Abb. 270 A, *em*). Die Anzahl der freien Kernteilungen vor der einsetzenden Wandbildung ist in den einzelnen Pflanzensippen variabel. Das Endosperm kann auch durch unregelmäßig ausgerichtete Zellteilungen entstehen. In Ausnahmefällen unterbleibt die Zellbildung, und das aus freien Zellkernen bestehende Endosperm wird durch den heranwachsenden Embryo aufgebraucht (z. B. *Limnanthes*, *Oxyspora paniculata*).

Bei *Cocos nucifera*, die sich durch die außerordentliche Größe ihrer Samen auszeichnet, bleibt die Endospermbildung unvollständig, da die Tätigkeit der Zelltapete schon beendet wird, bevor der Embryosack ausgefüllt ist. Das Endosperm umschließt hier einen von einer Flüssigkeit (Kokosmilch) erfüllten Hohlraum, der der großen Embryosackvakuole entspricht.

Ist die Teilung des primären Endosperms von vornherein mit einer zellulären Aufgliederung des Embryosackes verknüpft, so spricht man von einer **zellulären Endospermentwicklung.** Diese Form ist vor allem bei Pflanzensippen mit verwachsenen Blütenblättern beschrieben worden.

Bei der **helobialen Endospermbildung** wird der Embryosack nach der ersten Mitose in zwei ungleich große Kammern geteilt. In dem größeren (chalazalen) Abschnitt entwickelt sich ein nicht zelluläres Endosperm, während der kleinere, mikropylare Teil sich abweichend verhält. Es konnten mehrere Typen ermittelt werden (Vorkommen: Monokotyledonen z. B. Helobiales).

Der Bau des entwickelten Endosperms ist vielfältig. Es kann sich aus dünnwandigen, stark vakuolisierten Zellen zusammensetzen, die keine Reservestoffe speichern. Dies ist vor allem dann der Fall, wenn das Endosperm durch den heranwachsenden Embryo weitgehend aufgebraucht wird. Bei den meisten Pflanzen ist das Endosperm als ein Speicherparenchym entwickelt, dessen Zellen entweder dünne oder kollenchymatisch verdickte Zellwände besitzen.

Ein ruminiertes Endosperm liegt dann vor, wenn Gewebepartien des Nuzellus oder der Testa in den Embryosack hineinwachsen (z. B. *Artabotrys odoratissimus*).

Wird die Reservestoffspeicherung vom Nuzellus übernommen, entwickelt sich ein Perisperm (Abb. 270 B, *pe*), das u. a. für die Samen von *Piper nigrum* charakteristisch ist. Wie aus einem schematischen Längsschnitt durch den Samen des Pfeffers hervorgeht, liegt zwar der Embryo (*em*) in einem kleinen Endosperm (*en*), das aber im Vergleich zum Perisperm (*pe*) rudimentären Charakter aufweist, so daß es als Nährgewebe nicht dient.

Die Embryoentwicklung geht von der Zygote aus und verläuft in einzelnen Angiospermensippen recht unterschiedlich. Es soll daher nur eine kurze Übersicht gegeben werden.

Die Differenzierung beginnt meist durch eine Querteilung der Zygote (Abb. 271 A), die eine Embryozelle (*emz*) oder terminale Zelle und eine Suspensorzelle (*suz*) bzw. basale Zelle liefert. Beide Zellen teilen sich weiter. Die folgenden Zellwände können verschieden orientiert sein (Abb. 271 B—C). Dadurch entsteht zunächst ein fadenförmig gebauter **Vorkeim** bzw. **Proembryo.** So spaltet sich beispielsweise bei *Capsella bursa-pastoris* die von der Mikropyle am entferntest liegende Embryozelle (A, *emz*) durch eine Längswand in zwei Zellen. Eine nochmalige Mitose, die senkrecht zu der vorigen liegt, führt zur Bildung eines Quadranten (C, *em*). Durch eine anschließende simultane Querteilung dieser vier Zellen entsteht ein Oktantenstadium (D), das durch weitere unregelmäßige Zellteilungen einen kugeligen Embryo aufbaut (E), an dem man mehrere Zellschichten unterscheiden kann. Der an der Embryogenese unbeteiligte rückwärtige Abschnitt des Proembryos verlängert sich durch querliegende Zellteilungen in ein stielartiges Gebilde (D—F), das die Embryoanlage in den Embryosack hineinschiebt. Dieser **Embryoträger** oder **Suspen-**

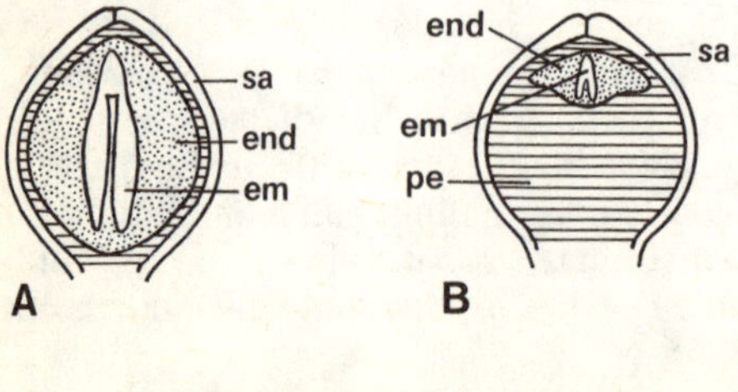

Abb. 270. A: Schematischer Längsschnitt durch einen Samen mit Endosperm (*end*). Das degenerierende Nuzellargewebe schraffiert. B: *Piper nigrum*. Schematischer Längsschnitt durch einen Samen mit Perisperm (*pe*). *sa* Samenschale, *em* Embryo, *end* Endosperm. Nach TROLL 1959, verändert.

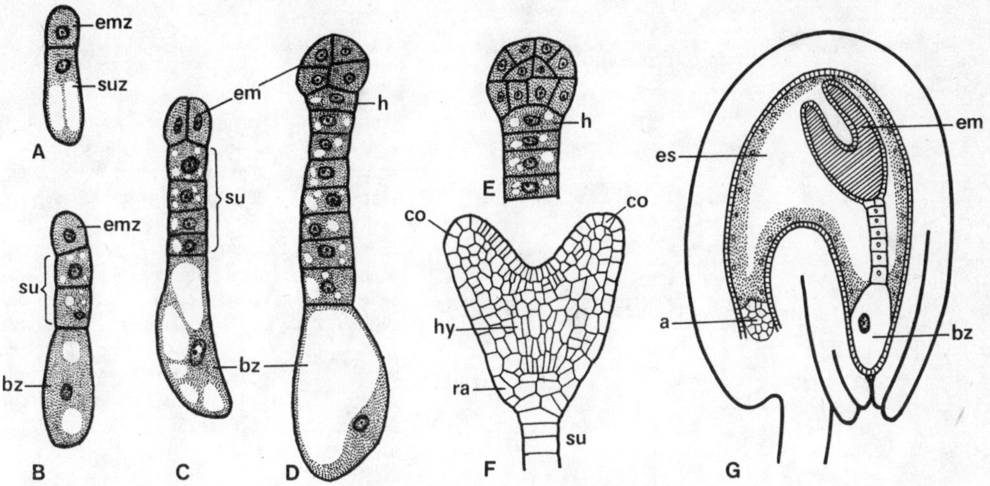

Abb. 271. *Capsella bursa-pastoris*. Embryoentwicklung. A: Teilung der Zygote in die Embryozelle (*emz*) und in die Suspensorzelle (*suz*). B: Teilung der Suspensorzelle in die Basalzelle (*bz*) und die den Suspensor aufbauenden Zellen (*su*). C—F: Bildung des Embryos (*em*) durch Teilung der Embryozelle (*emz* in A und B). An der Embryobildung nimmt auch die der Embryokugel benachbarte Zelle des Suspensors, die sog. Hypophyse (*h*), teil. F: Ausdifferenzierung der Kotyledonen (*co*) des Hypokotyls (*hy*) und der Radikula (*ra*). G: Samenanlage im medianen Längsschnitt. *es* Embryosack, *em* Embryo, *a* Antipoden, *bz* Basalzelle. A—F nach Hanstein und Soueges, G nach Holman und Robbins aus Kaussmann 1963.

sor kann unterschiedlich lang, ein- oder mehrreihig sein. Während der späteren Embryogenese gliedert der kugelförmige Embryo an seinem freien Pol die beiden Kotyledonen (F, *co*), zwischen denen die Plumula liegt, das Hypokotyl (*hy*) und die Keimwurzel (Radikula, *ra*) aus. Am Aufbau der Keimwurzel kann auch die an die Embryokugel angrenzende Suspensorzelle (Hypophyse, *h*) beteiligt sein. Später geht der Suspensor zugrunde, und es bleibt nur noch der wachsende Embryo erhalten, dessen Keimwurzel stets am mikropylaren Pol liegt (G).

Die Differenzierung des Protoderms, Prokambiums und des Grundmeristems setzt bereits ein, bevor der Embryo seine endgültige Größe erreicht hat. Die Entwicklung des Protoderms wird durch periklinale Teilungen an der Oberfläche des Embryos eingeleitet. Diese beginnen meist in den distalen Lagen und schreiten in Richtung des proximalen Pols fort. Das Protoderm tritt mit dem Scheitelmeristem der Radikula in Verbindung, erstreckt sich aber nicht auf den Suspensor. Sobald sich die Zellen des Grundmeristems vergrößern und Vakuolen bilden, verlängern sich die Elemente des Prokambiums. Im ausgewachsenen Embryo verbindet ein prokambiales System die Grundorgane des Keimlings miteinander.

Bei den meisten Angiospermen liegt die erste die Zygote teilende Zellwand quer zur Organachse. Jedoch gibt es auch Pflanzen (z. B. *Peperomia pellucida*, *Balanophora dioica*), bei denen die Zygote durch eine längs- bzw. schrägausgerichtete Wand geteilt wird. Diese Ausnahmen faßt man zu dem Piperaceen-Typ zusammen. Alle anderen Pflanzen, deren Zygote zuerst quer aufgliedert, sind in weitere fünf Typen eingeteilt worden (Abb. 272), die wiederum eine Reihe von Untertypen bzw. Variationen besitzen. Die fünf Haupttypen sind der Onagraceen-, Asteraceen-, Caryophyllaceen-, Solanaceen- und Chenopodiaceen-Typ. Bei den ersten beiden Typen (Abb. 272 B—C) teilt sich die terminale Zelle während der zweiten Zellgeneration durch eine longitudinale Wand. Während beim Onagraceen-Typ (B) die basale Zelle (A, *cb*) überhaupt nicht oder nur geringfügig an der Bildung des Embryos teilnimmt, sind beim Asteraceen-Typ (C) sowohl die terminale (*ca*) als auch die basale Zelle (*cb*) daran beteiligt. Bei den übrigen drei Typen (Caryophyllaceen-, Solanaceen-

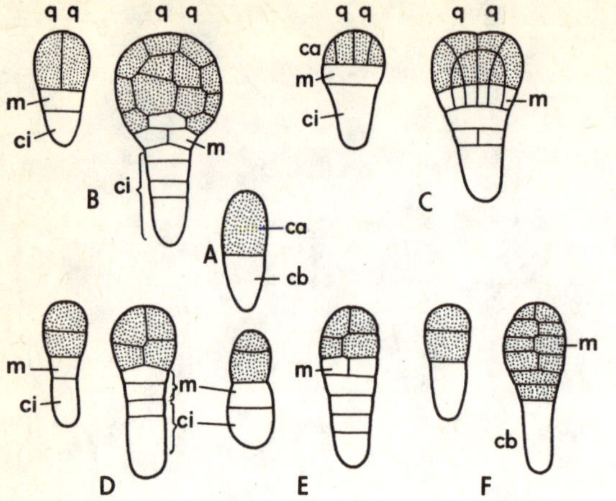

Abb. 272. A: Die verlängerte Zygote ist durch eine Basalwand in die terminale (*ca*) und basale Zelle (*cb*) geteilt worden. B—F: Schematische Darstellung der fünf wichtigsten Embryotypen. B: Onagraceen-Typ (Cruciferen-Typ). C: Asteraceen-Typ. D: Solanaceen-Typ. E: Chenopodiaceen-Typ. F: Caryophyllaceen-Typ. Bei einer Querteilung der basalen Zelle (A, *cb*) entstehen *ci* und *m*, die noch weiter aufgliedern können. Teilt die terminale Zelle (A, *ca*) durch zwei longitudinale Wände auf, so entsteht ein Quadrant (*q*). Nach WARDLAW 1955.

und Chenopodiaceen-Typ (D—F) gliedert sich die terminale Zelle (A, *ca*) der geteilten Zygote während der zweiten Zellgeneration horizontal auf. Bei dem Caryophyllaceen- (F) und Solanaceen-Typ (D) ist die basale Zelle (*cb*) kaum an der Herausbildung des Embryos beteiligt. Sie wird in die Embryogenese des Chenopodiaceen-Typs (E) mit einbezogen. Beim Caryophyllaceen-Typ gliedert sich die basale Zelle nicht weiter auf und bildet eine große Suspensorzelle (F, *cb*). In allen anderen Fällen dieses Typs, bei denen sich der Suspensor aus mehreren Zellen zusammensetzt, werden diese als Derivate von der terminalen Zelle abgegeben. Die basale Zelle des Solanaceen-Typs (D) entwickelt einen mehrzelligen Suspensor.

Manche Pflanzen entwickeln in den Samenanlagen auch ohne Befruchtung Embryonen **(Apomixis).** Diese Apomixis tritt als **Parthenogenese, Apogamie** und als **Adventivembryonenbildung** auf.

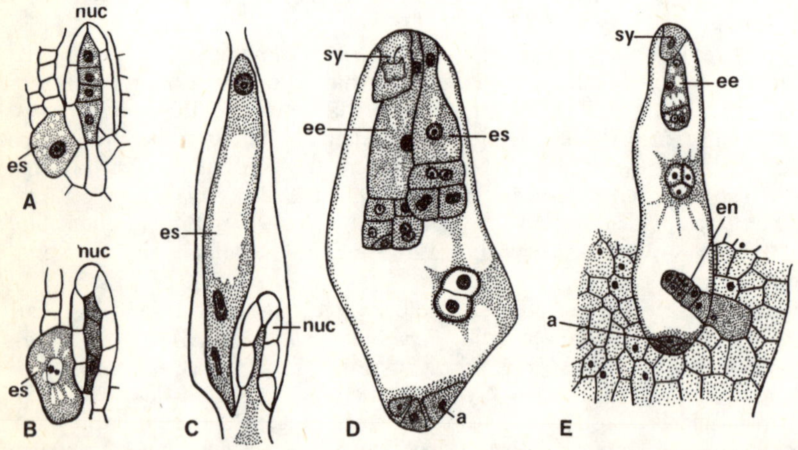

Abb. 273. A—C: *Hieracium flagellare.* Parthenogenetische Embryonenentwicklung. *nuc* Nuzellus mit degenerierender Makrosporentetrade. *es* Embryosack, der aus einer Integumentzelle hervorgeht. D: *Alchemilla sericata.* Embryonenentwicklung durch Parthenogenese und Apogamie. *sy* Synergidenzelle, *a* Antipoden, *ee* parthenogenetischer Embryo, *es* apogam aus einer Synergide gebildeter Embryo. E: *Alchemilla pastoralis. en* Adventivembryo, der aus einer Nuzelluszelle hervorgegangen ist. *sy* Synergide, *a* Antipoden, *ee* durch Parthenogenese gebildeter Embryo. Nach MURBECK und ROSENBERG, aus TROLL 1959.

Bei der Parthenogenese entwickelt sich der Embryo aus einer unbefruchteten Eizelle. Diese kann auch diploid sein, wenn sich der Embryosack aus einer vegetativen Zelle der Samenanlage herleitet, ohne daß eine Reduktionsteilung stattfindet. Bei *Hieracium flagellare* (Abb. 273A—C) beinhaltet der kleine Nuzellus (nuc) zwar eine seriale Tetrade (A), die jedoch degeneriert (B—C). Zum Embryosack differenziert sich eine bereits im frühen Entwicklungsstadium auffallend große Zelle des Integuments (es). Daher sind auch alle Kerne dieses falschen Embryosackes diploid. Ein ähnlicher Verlauf der Parthenogenese ist auch bei der Gattung *Taraxacum* zu beobachten.

Entwickelt sich der Embryo aus einer anderen Zelle des Megagametophyten, wie z. B. aus einer Synergide, dann spricht man von Apogamie. So findet man z. B. bei *Alchemilla sericata* (Abb. 273D) in einem Embryosack zwei Embryonen, von denen sich der eine (*es*) apogam aus einer Synergide entwickelt, der andere (*ee*) auf parthogenetischem Wege von der unbefruchteten Eizelle ableitet.

Adventivembryonen liegen vor, wenn eine vegetative Zelle der Samenanlage direkt zu einem Embryo heranwächst (Abb. 273E, *Alchemilla pastoralis*). In diesem Fall befindet sich im Embryosack, außer dem auf parthenogenetischem Wege gebildeten Eizellembryo (*ee*), noch ein Embryo, der sich aus einer Zelle des Nuzellusgewebe ableitet (*en*, Nuzellarembryo). Adventivembryonen können auch zu mehreren auftreten, wie z. B. bei *Citrus*-Arten. Neben einem normalen Embryo sind hier im Embryosack noch zwei weitere Embryonen zu finden, die aus Nuzelluszellen hervorgehen **(Polyembryonie).**

Die befruchtete Eizelle der Gymnospermen entwickelt zuerst einen Proembryo, aus dem ein oder mehrere Embryonen entstehen. Die Embryogenese verläuft in den einzelnen Sippen unterschiedlich. Als Beispiel soll die Gattung *Pinus* herangezogen werden (Abb. 274). Der befruchtete Eikern (A, *ek* und sp_1) teilt sich zunächst in vier Kerne, die an das basale Ende der Eizelle wandern und sich dort in einer Ebene anordnen. Sie teilen sich erneut und bilden acht Kerne (B), die in zwei Stockwerken angeordnet sind. Durch freie Zellbildung und weitere Aufspaltungen der einzelnen Lagen entstehen vier übereinander-

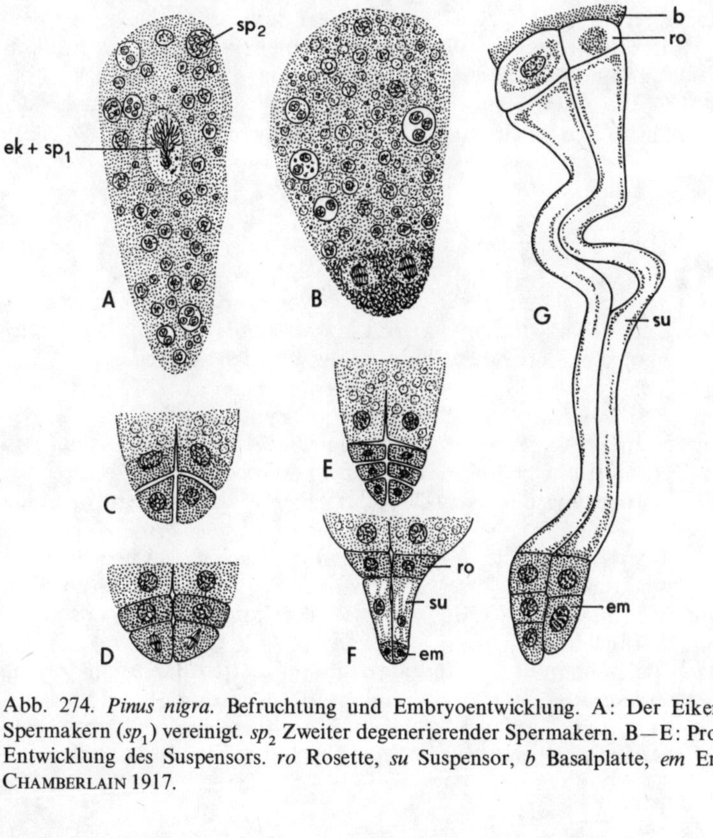

Abb. 274. *Pinus nigra*. Befruchtung und Embryoentwicklung. A: Der Eikern (*ek*) hat sich mit einem Spermakern (sp_1) vereinigt. sp_2 Zweiter degenerierender Spermakern. B—E: Proembryoentwicklung. F—G: Entwicklung des Suspensors. *ro* Rosette, *su* Suspensor, *b* Basalplatte, *em* Embryo. Nach Coulter und Chamberlain 1917.

liegende Etagen mit je vier Zellen (C—F). Von diesen Lagen wird die oberste gegen den Inhalt der Eizelle nicht durch Wände abgegrenzt. Die nächste als Rosette bezeichnete Zellage (F—G, ro) verbleibt ebenfalls in der Eizellwand. Diese wird während der weiteren Entwicklung durch eine dicke Wand, der „Basalplatte" (*b*), von dem obersten degenerierenden Stockwerk abgegrenzt. Die unter der Rosette liegenden vier Zellen entwickeln sich zum Embryoträger (F—G Suspensor, *s*). Durch ein starkes Längenwachstum schieben die Suspensorzellen die unterste Zelletage, aus der sich der Embryo entwickelt, in das primäre Endosperm. Vor der Embryodifferenzierung können noch sekundäre Suspensorzellen abgegeben werden, die den Suspensor verlängern. Bei der Gattung *Pinus* kann es auch zu einer Polyembryonie kommen, da durch eine Längsspaltung und Loslösung der Zellreihen vier gleiche Embryonen entstehen können. Eine andere Art von Polyembryonie wird bei *Pinus* durch die Befruchtung mehrerer Archegonien hervorgerufen, die alle einen Embryo herausbilden. Meist bleibt nur ein Embryo erhalten, und zwar derjenige, der mit Hilfe eines Suspensors am tiefsten ins Prothallium versenkt wird.

6.3. Regulation der Embryogenese

Die **Embryogenese** umfaßt den Zeitraum von der Verschmelzung des haploiden Spermakerns mit dem haploiden Eizellenkern zur Zygote bis zur Ausbildung des reifen Samens. Wesentliche Prozesse der Embryogenese sind die Entwicklung des Sproß-, Wurzelpols und der Kotyledonen, die Entwicklung des Endosperms und die Veränderung in der Samenschale. Über das triploide Endosperm gelangen alle notwendigen Substanzen, einschließlich der steuernden Phytohormone, zum Embryo. Die Samenschale geht aus dem Sporophytengewebe der Mutterpflanze hervor. Während der Samenentwicklung kontrolliert sie über die Assimilatentladung und die Zufuhr von O_2, H_2O und Phytohormonen in bestimmtem Umfang die Embryoentwicklung, bei einigen Arten auch die Dauer des Samenwachstums. Beim reifen Samen ist sie ein wichtiger Strukturschutz.

6.3.1. Allgemeiner Verlauf der Embryogenese

Die Abbildung 275 gibt in vereinfachter Form die Embryogenese von dikotyledonen Pflanzen wieder. Als Charakteristika wurden die Endosperm- und Embryoentwicklung ausgewählt. Im Entwicklungsverlauf können **3 Phasen** unterschieden werden:
— Phase der Zellteilung
— Phase der Zellstreckung, verbunden mit der Speicherproteinsynthese
— Phase der eigentlichen Samenreife mit Samenentwässerung und ABA-Anreicherung.
Von besonderem Interesse ist die Entwicklung der **Speichergewebe** der Samen, da Samen die wichtigste Basis für die Ernährung des Menschen darstellen (3.2.). Ihre Entwicklung läßt sich in 3 Stadien einteilen (Abb. 276):

Stadium 1: Es beginnt mit der Zygotenbildung. Die Zellen der Speichergewebe zeichnen sich durch eine hohe Mitoseaktivität aus. Ihre Größenzunahme verläuft noch langsam und beruht vorwiegend auf Zellteilung und nur begrenzter Zellstreckung. Speichersubstanzen werden in diesem Stadium nicht gebildet.

Stadium 2: Es setzt nach Beendigung der Mitoseaktivität ein und ist durch eine rasche Zellstreckung gekennzeichnet. Parallel dazu findet ein kräftiges Embryowachstum statt. In diesem Stadium werden die Zellen auf die Speicherstoffsynthese und -akkumulation spezialisiert. Gleichzeitig entstehen spezielle Speicherorganellen, wie z. B. die Aleuronkörner.

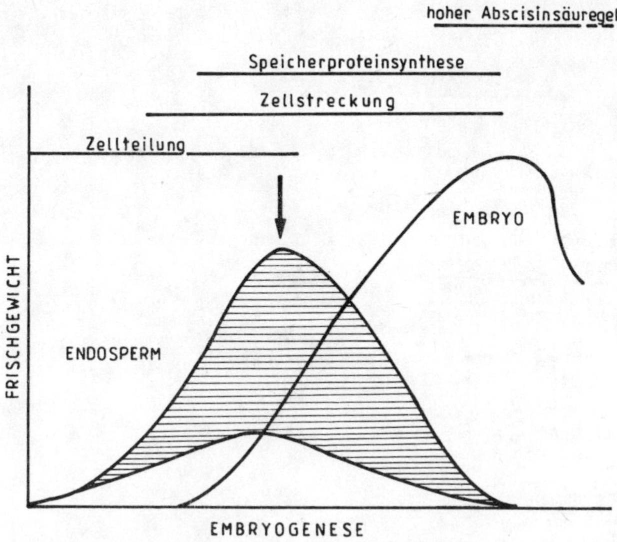

Abb. 275. Endosperm- und Embryowachstum während der Samenbildung dikotyledoner Pflanzen. Gestreift markierter Bereich: artspezifische relative Variationsbreite der Endospermgröße. Pfeil: Angabe des Endstadiums im Endosperm-/Embryogrößenverhältnis bei reifen Samen der Getreidepflanzen. Modifiziert nach CHLAN und DURE 1983.

Stadium 3: Es beginnt, wenn die Samen anfangen auszutrocknen. Dabei wird der Gefäßzustrom von der Mutterpflanze reduziert und später völlig unterbrochen. Nach der Unterbrechung trocknen die Embryonen sehr schnell bis auf einen Wassergehalt von 10% aus. Gleichzeitig wird die Samenschale ausdifferenziert. Verbunden mit dem abnehmenden Zustrom von Wasser und Assimilaten aus der Mutterpflanze ist eine starke Abnahme der Stoffwechselaktivität. Die Biosynthese und Speicherung von Reservestoffen wird eingestellt. Es kommt zur ABA-Synthese und -Anreicherung, offenbar ausgelöst durch den Wasserstreß.

Sehr artspezifisch ist die **Endospermentwicklung**. Bei manchen Arten finden wir in der frühen Embryogenese eine starke Endospermentwicklung (Abb. 275). Dieses massige Endosperm übernimmt dann ganz oder teilweise mit seinem Nährstoffgehalt die Absicherung des weiteren Embryowachstums. Das andere Extrem ist ein Endosperm, das, verglichen mit der Endgröße des Embryos, niemals sehr groß wird. In diesen Fällen vermittelt das Endosperm mit einer kurzen Übergangszeit die Nährstoffbewegung von der Mutterpflanze zum Embryo.

Unterschiede gibt es auch hinsichtlich des nachfolgenden Verbrauchs der **Endospermreserven** in der Embryogenese. Die Vielfalt reicht vom völligen Verbrauch des Endosperm, z. B. bei Leguminosen und Baumwolle, bis zur Langzeitspeicherung im Endosperm, z. B. bei *Ricinus communis*. Im letzteren Fall haben die Kotyledonen ihre Speicherfunktion verloren. Eventuell ist damit eine Energieersparnis verbunden, da die monomeren Abbauprodukte (Zucker, Aminosäuren) direkt zur reduzierten Wurzel-Sproßachse des Embryos gelangen. Auffallend bei den phylogenetisch jungen monokotylen Getreidearten ist die im Vergleich zum Embryo beträchtliche Endospermgröße (Abb. 29). Die Samenentwicklung wird bei ihnen offenbar bereits auf einem frühen Stadium unterbrochen. Diese verkürzte Embryogenese spart Energie ein. Außerdem wird evtl. die Zeit und der Feuchtigkeitsbedarf für die Erzeugung der neuen Generation verringert.

Viele dikotyledone Pflanzen stellen ihre Zellteilung lange vor dem Erreichen der Endgröße des Embryos ein. Bei Leguminosen und Baumwolle laufen anschließend mehrere DNA-Endoreduplikationen ab. Dadurch wird der Embryo polyploid. Der größte Teil der Stärke-, Öl- und Proteinsynthese für die Speicherung findet bei ihnen in den sich nicht mehr teilenden polyploiden Zellen statt.

Eine vertiefte Übersicht über die Vorgänge in den sich entwickelnden **Kotyledonen** von *Pisum* während und nach dem Verbrauch des Endosperms gibt Abbildung 276. Berück-

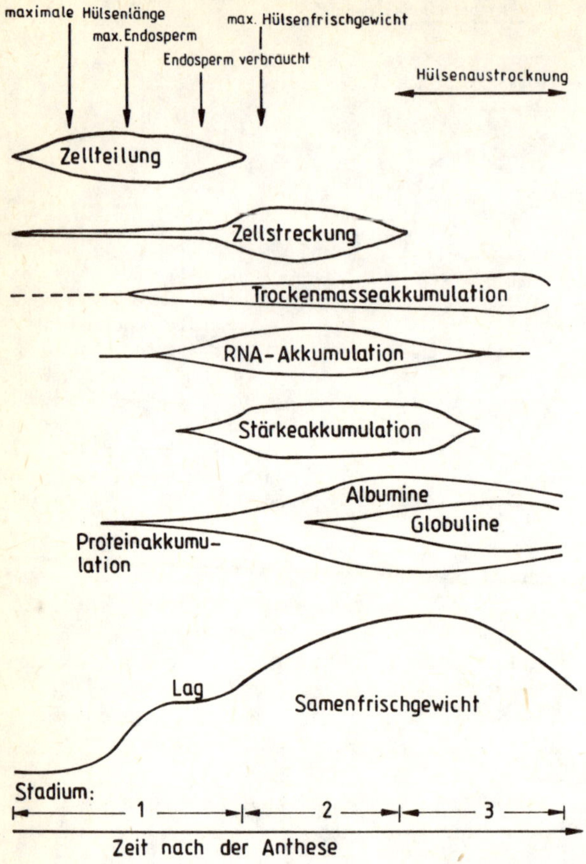

Abb. 276. Samenreife bei *Pisum*. Darstellung der Hauptereignisse und deren zeitliche Einordnung in die Wachstumskurve des Samenfrischgewichtes. Alle Ratenangaben beziehen sich auf die sich entwickelnden Kotyledonen. Divergierende Linien: Zeitbereiche der Zunahme; konvergierende Linien: Zeitbereiche der Abnahme dieser Raten. Nach PATE 1975.

sichtigt wurde hierbei auch die Hülsenentwicklung, da sie einen erheblichen Assimilatbeitrag für die Samen liefert. Die Substratversorgung durch die Hülse setzt allerdings erst ein, nachdem sie ihre maximale Frischmasse erreicht hat. Hervorzuheben ist die hohe PEP-Carboxylaseaktivität der Hülsenwand, die die Refixierung des durch die starke Samenatmung entstandenen CO_2 ermöglicht. Weitere C- und N-Quellen dieser Samen sind die Keimblätter.

6.3.2. C- und N-Versorgung der Samen

Die Verteilung von C- und N-Assimilaten zwischen vegetativen Pflanzenteilen und den Samen hat bei ökonomisch wichtigen Arten entscheidende Bedeutung für den Ertrag. Zwei Aspekte sollen näher besprochen werden: die Zulieferung der Assimilate und die Phloementladung. Am Beispiel der Proteine wird im nachfolgenden Abschnitt die Aufnahme und Verwertung bei der Speicherproduktbildung dargestellt werden.

6.3.2.1. Assimilatzulieferung

Die kritische Analyse der Rolle der Blätter bei der Assimilatversorgung der Samen hat gezeigt, daß vielfach nicht sie, sondern andere grüne Pflanzenteile den Großteil der **Assimilatbereitstellung** übernehmen. So beträgt der Anteil der Hülsen und der Blattranken

Tabelle 19. Anteilige Verteilung der einzelnen Organe am Kornertrag von Getreide in Prozent

Gesamte Pflanze	Blätter	Stengel	Ähre oder Rispe
100	37	39	24

Tabelle 20. Akkumulation bzw. Abgabe von Stickstoff in verschiedenen Pflanzenorganen von *Triticum aestivum* L. am 15. Tag nach der Anthese. Nach SIMPSON et al.

	Zu- bzw. Abnahme ($\mu g\ N \cdot d^{-1} \cdot Organ^{-1}$)
Körner	+850 ± 76
Ähre	−192 ± 50
„Fahnen"(Ober)blatt	−202 ± 29
Blatt 2	− 94 ± 10
Blatt 3	− 36 ± 6
andere Blätter	− 3
Stengel	−193 ± 54
Wurzel	−132 ± 26

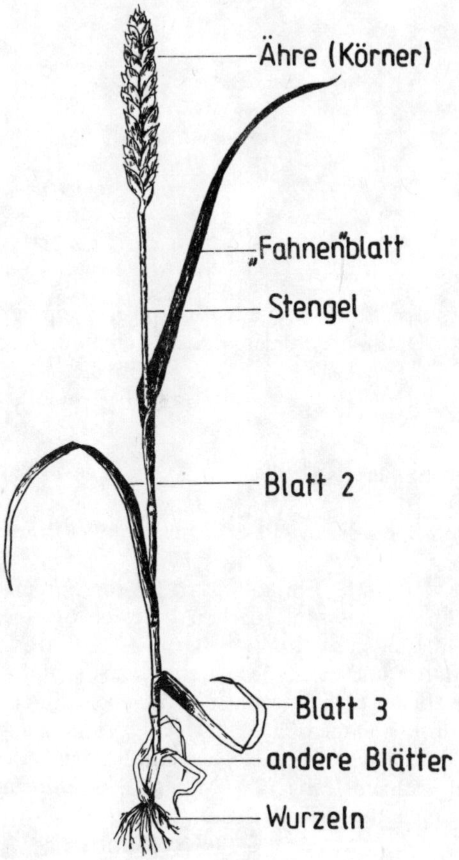

Abb. 277. Schematische Darstellung einer Weizenpflanze 15 Tage nach der Anthese. Ähre und „Fahnen"(Ober)blatt zu diesem Zeitpunkt grün, ohne sichtbare Seneszenzanzeichen. Blatt 2 an der Spitze gelb; Blatt 3 zur Hälfte bereits gelbbraun. Alle anderen Blätter völlig seneszent. Nach SIMPSON et al. 1983.

bei Erbsen bis zu 2/3 der Assimilatlieferung. Die folgende summarische Übersicht (Tab. 19) für Getreidearten (Roggen, Weizen, Hafer, Gerste) belegt das für Monokotyledonen.

Eine Differenzierung zeigt, daß beim Weizen und bei Triticale die Blätter und das „Fahnen"(Ober)blatt, beim Hafer die Ähre und beim Roggen der Stengel die Hauptbeiträge für den Kornertrag liefern. Die Abbildung 277 und die Tabelle 20 stellen die Verhältnisse am 15. Tag nach der Anthese beim Weizen anhand des N-Haushaltes dar.

Hauptlieferanten sind die Ähre, das „Fahnen"(Ober)blatt, der Stengel und die Wurzel.

Das Kohlenstoffgesamtbudget von Ähre und Wurzel am 15. Tag nach der Anthese gibt Tabelle 21 wieder.

Danach werden 95% des C-Einstroms in den Ähren akkumuliert, 5% gehen durch Respiration verloren. Der C-Einstrom aus der Nettophotosynthese der Ähre selbst beträgt 16%. Der überwiegende C-Anteil (84%) kommt aus anderen Pflanzenteilen. Hauptlieferanten sind die Blätter und das „Fahnen"(Ober)blatt. 63% werden über das Phloem, 21% über das Xylem geliefert. Die Wurzel erhält 86% dessen an C, was in die Ähre gelangt. Die geringe Speicherung der Wurzel beruht auf dem Verbrauch durch Wurzelwachstum, durch Respiration und einem hohen C-Export über das Xylem.

Tabelle 21. Kohlenstoffbudget der Ähre und der Wurzel einer Pflanze von *Triticum aestivum* L. am 15. Tag nach der Anthese. Alle Angaben in mg C · d^{-1}. Nach SIMPSON et al.

Parameter	Kohlenstoffwerte
Ähre	
1. Trockenmassezunahme	22,8
2. Respirationsverluste (6-h-Dunkelperiode)	1,1
3. Nettophotosynthese (11-h-Lichtperiode)	3,7
4. Gesamt-C-Import	19,7
5. C-Import über das Xylem	5,1
6. C-Import über das Phloem	14,4
Wurzeln	
7. Trockenmassezunahme	1,0
8. Respirationsverluste	3,4
9. C-Export über das Xylem	12,7
10. C-Export über das Phloem	17,1

Aus der Kenntnis dieser Zusammenhänge lassen sich praktische Schlußfolgerungen zur Züchtung von Morphotypen ableiten, die eine Optimierung der Bodenflächennutzung ermöglichen.

6.3.2.2. Phloementladung in sich entwickelnden Samen

Für die **Phloementladung** gibt es eine Vielzahl von Spezialisierungen. Gemeinsam ist ihnen allen:

1. Sie findet vollständig im mütterlichen Gewebe statt. Entladungsort ist die Samenschale. Die Entladung vollzieht sich zunächst über den symplastischen Weg, bevor eine apoplastische Aufnahme in die embryonalen Samenzellen stattfindet.

Zwischen den beiden Generationen (Mutterpflanze und Samen) existieren keine symplastischen Verbindungen. Ein Apoplast unterschiedlicher Größe trennt beide Generationen.

2. Die Entladung findet an den Gefäßenden in der Samenschale statt. Die Vernetzung der Gefäßenden variiert artabhängig stark. Ein extensives Gefäßnetzwerk am Phloemende ist nicht essentiell, manchmal genügt bereits ein Phloemstrang (*Vicia faba*). Das Phloem liefert zumindest den Leguminosenembryonen auch das erforderliche Wasser. Die vorhandenen Xylemteile sollen lediglich Wasserüberschüsse aus dem Samen entfernen.

3. Der aktuelle Entladungsort kann die vereinigten Membranen der Siebgefäße, der normalen oder modifizierten Geleitzellen und die verschiedenen Typen von Gefäßparenchymzellen einschließen. Bei manchen Arten können durch die Ausbildung von Transferzellen mit ihren fingerartigen Wandausbuchtungen 20fache Wandflächenvergrößerungen erreicht werden. Das führt zur Vergrößerung der Plasmalemmafläche und damit zu höheren ATPase- und sauren Phosphatasegehalten.

Die zeitliche und räumliche Trennung der Orte der **Phloementladung (Samenschale)** von den Orten der **Assimilatverwendung (Endosperm, Embryo)** stützt die auch experimentell belegte Ansicht, daß die Phloementladung relativ selbständig (autonom) ist. Enge Verbindungen zum Samen entstehen durch die Kombination von einmaligen Strukturspezialisierungen mit den Transportprozessen.

Tropische Getreide

Bei *Zea mays* und anderen tropischen Getreiden findet die Entladung an einer schmalen Fläche des Pedikels statt (Abb. 278). Die Endgefäße des Phloems enden symplastisch im Parenchym des Pedikels. Die Parenchymzellen sind dünnwandige Zellen mit einer großen Vakuole. Sie sind über zahlreiche Plasmodesmen mit den Phloemzellen verbunden. Der Übertritt in den Apoplasten findet an der Plazenta-Chalaza statt, die die beiden Generationen trennt. Im Apoplasten wird die Saccharose durch eine extrazelluläre Invertase gespalten (4.4.3.4.). Die zu Transferzellen umgewandelte äußere Zellschicht des Endosperms nimmt die Spaltprodukte auf.

Der eigentliche Entladungsvorgang ist nach experimentellen Befunden vom Vorhandensein des Embryos unabhängig. Die Abgaberate liegt bei *Zea mays* bei ca. 0,5 mg Trockenmasse $\cdot$ Korn^{-1} $\cdot$ h^{-1}. Damit wird ein Zuwachs von 8,6 mg Trockenmasse $\cdot$ Korn^{-1} $\cdot$ d^{-1} möglich.

Getreide der temperierten Vegetationszone

Die Entladung findet am Boden der Furche über das gesamte Gefäßbündel hin statt. Die eigentliche

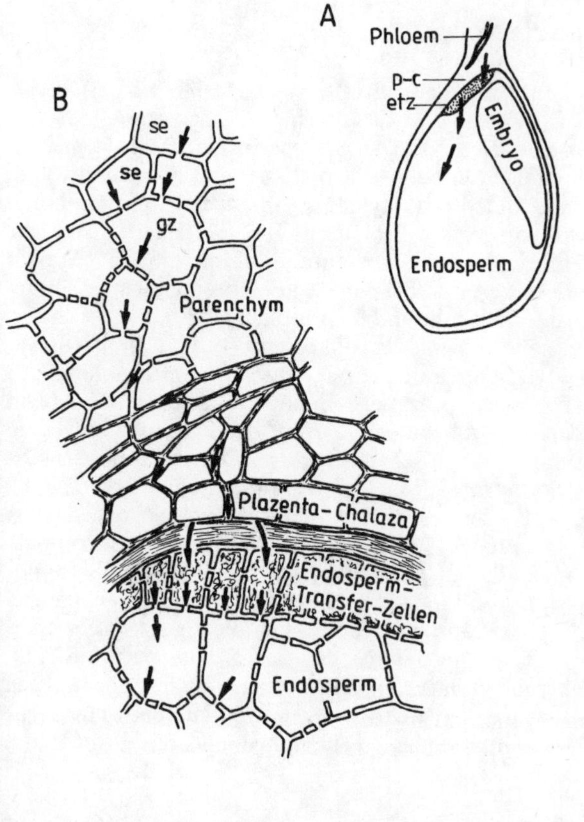

Abb. 278. Schema des Phloementladungsweges von Assimilaten bei sich entwickelnden Maiskaryopsen. A: Gesamtübersicht: *p-c* Plazenta-Chalaza, *etz* Endosperm-Transferzellen. B: Detaildarstellung: Pfeile in den Zellen kennzeichnen mögliche symplastische Transportwege über Plasmodesmata; Pfeile in den Zellwänden kennzeichnen den apoplastischen Transport. Gekrümmte Pfeile zum Endosperm symbolisieren einen „erleichterten" Transport. *se* Siebelement, *gz* Geleitzelle. Nach THORNE 1985.

Entladungsregion ist auch hier durch die Ausbildung eines symplastischen Kontinuums funktionell vergrößert. Der Übergang in den Apoplasten des Samengewebes findet im Aleurongewebe und Endosperm statt.

Fabales

Zwei Gefäßbündel des Phloems enden in den Hülsen, ein Gefäßbündel in der Samenschale. Die Assimilate werden über die gesamte Samenschale verteilt. Von dort kommt es zu einem radialen Transport zur Kotyledonenoberfläche. Die Kotyledonen akkumulieren die Assimilate aus dem Apoplasten. Aus der schnelleren Abgabe von Saccharose im Vergleich zu Aminosäuren resultiert bei Leguminosensamen ein C/N-Verhältnis von 17 bis 35 mg C pro mg N im Samen. Bei einigen Pflanzen, wie Gartenerbsen, können aber zeitweise bis zu 40% höhere Aminosäure- als Zuckeranteile abgegeben werden.

Am Abgabeort sind Modifikationen der transportierten Substanzen möglich, z. B. Saccharosespaltung in Glucose und Fructose durch die extrazelluläre Invertase beim Mais. Bei Leguminosen finden enzymatische Umwandlungen der N-Transportformen in der Samenschale statt. Dadurch wird eine gleichmäßige Zufuhr z. B. von Glutamin und Asparagin bei *Vicia faba*, bzw. von Alanin und Glutamin bei Erbsen, gesichert. Prozesse, die den Substanzimport in Samen fördern, sind:

— chemische Veränderungen der transportierten Substanzen (z. B. Saccharosehydrolyse)
— Kompartimentierungen der Substanz in symplastischen oder apoplastischen Pools
— Verwertung der Assimilate für das Embryowachstum bzw. zum Aufbau von Speicherprodukten.

Der Mechanismus der Phloementladung wurde bereits im Abschnitt 4.4.3.4. ausführlich besprochen. In Abhängigkeit von der jeweiligen Pflanzenart spielen offenbar carriervermittelte, turgorvermittelte, energieabhängige, hydrolyseabhängige Transporte oder die Kombination dieser Prozesse mit anderen eine Rolle. Strukturelle Spezialisierungen in sich entwickelnden Samen haben einen zusätzlichen Einfluß. Das gleiche gilt für die Phytohormone.

6.3.3. Proteinsynthese und -speicherung

Samen enthalten zwei Kategorien von Proteinen: **Stoffwechselproteine** zur Aufrechterhaltung des normalen Stoffwechsels (Vielzahl; relativ geringe Konzentrationen) und **Speicherproteine** (wenige; hohe Konzentrationen). Die Speicherproteine lassen sich in 4 Löslichkeitsklassen einteilen: Albumine, Globuline, Prolamine und Gluteline (3.2.). Das Hauptprotein der Leguminosen und anderer dikotyledoner Pflanzen ist das Globulin. Bei den Monokotyledonen finden wir vorwiegend Prolamine und Gluteline (Ausnahme Hafer: Globulin). Die Speicherproteine sind reich an Asparagin, Glutamin und Arginin oder Prolin. Unterrepräsentierte Aminosäuren sind bei den Leguminosen Cystein, Methionin und Tryptophan, bei Getreide Lysin, Threonin und Tryptophan.

Die **Proteinspeicherung** findet vorwiegend in den Aleuronkörnern (Protein Bodies) statt. Das sind kleine Organellen von 1 bis 20 μm Durchmesser. Sie sind von einer einschichtigen Membran umgeben, die sich vom Tonoplast oder dem Endoplasmatischen Retikulum ableitet. Durch diese Membran werden die Proteine dem Zugriff der Proteasen entzogen. Außerdem sind die Reserveproteine damit osmotisch unwirksam. Der intrazelluläre Ort der Speicherproteinsynthese und der kotranslationalen Modifikation ist das rauhe Endoplasmatische Retikulum (rER), wobei der universale Sekretionsweg eukaryoter Organismen gegangen wird (Abb. 279): rauhes ER → Golgi-Apparat → Sekretionsvesikel → Plasmamembran. Der genaue Verlauf, einschließlich der ablaufenden hypothetischen Biosynthesemechanismen, ist in Abbildung 280 dargestellt. Membran gebundene Polysomen synthetisieren mittels mRNA ein Präproglobulin. Es hat alle Eigenschaften eines Transportproteins, vor allem ist es gekennzeichnet durch den Besitz einer kurzen Signalfrequenz. Diese Signalfrequenz erleichtert die Verlagerung des Speicherproteins in das Lumen des rER. Dabei handelt es sich um den ersten Schritt des intrazellulären Transports. Während dieser Verlagerung wird die Signalfrequenz abgespalten und das Proglobulin

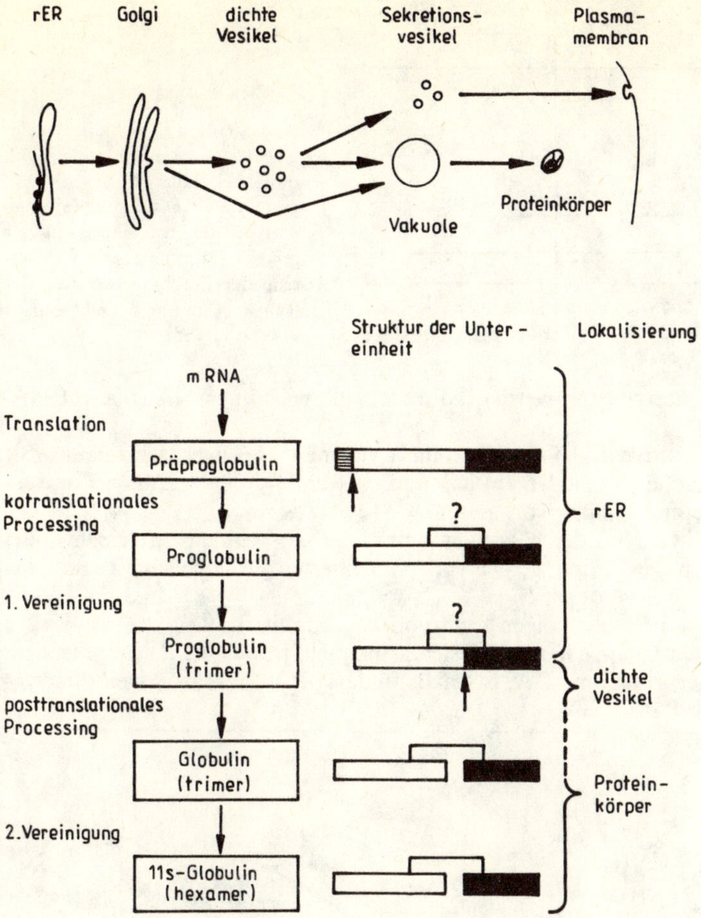

Abb. 279. Intrazellulärer Proteintransport und hypothetische Biosynthese des 11 S-Globulins in Kürbiskotyledonen. Nach AKAZAWA und HARA-NISHIMURA 1985.

gebildet. Einige Pflanzen lagern gleichzeitig eine Oligosaccharid-Seitenkette an (Glycolisierung). Es ist unklar, ob das für die Proteinstabilisierung bei der späteren Samenentwässerung von Bedeutung ist. Im rER wird das Proglobulin gespalten und damit für den Endzusammenbau in den Aleuronkörnern vorbereitet. Es liegen dann „dichte Vesikel" ($d = 1{,}24\ g \cdot cm^{-3}$) vor. Im sich anschließenden posttranslationalen Processing entsteht über das Präaleuronkorn das Aleuronkorn. Es wird in die Vakuole transportiert. Der sekundäre Zusammenbau ermöglicht wahrscheinlich die Ausbildung der günstigsten Speicherform.

Regulation der Speicherproteinsynthese

Die Reserveproteinbildung unterliegt einer Entwicklungs-, genetischen und Umweltregulation. Für jedes Speicherprotein treten differentielle Akkumulationsraten während der Samenentwicklung auf. Stets ist die Speicherung ein Ausdruck der Verschiebung des Gleichgewichtes zwischen Synthese und Abbaurate zugunsten der Syntheserate. Der Hauptfaktor, der die Speicherproteinakkumulation begrenzt, ist der mRNA-Spiegel. Die Abbildung 280 vermittelt eine Übersicht über die entwicklungsabhängige Regulation des Auftretens der Hauptuntergruppen der mRNA während der Embryogenese und der frühen Keimungs-

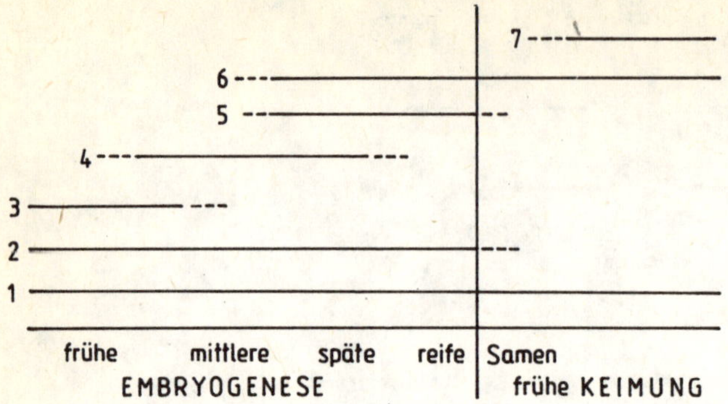

Abb. 280. Entwicklungsabhängige Regulation der mRNA-Bildung bei Baumwollsamen. Dargestellt ist der relative Zeitraum und die relative Häufigkeit der mRNA-Hauptuntergruppen während der Embryogenese und der frühen Keimung. Nach CHLAN und DURE 1983.

phase bei Baumwolle. Unterschieden werden konnten 7 entwicklungsabhängige mRNA-Untergruppen:

Untergruppe 1: Konstitutive mRNA, sie kodiert normale Stoffwechselproteine. Sie zeichnet sich durch eine hohe Mitgliederzahl aus und ist während der gesamten Embryogenese und der frühen Keimungsphase vorhanden.

Untergruppe 2: Sie ist während der gesamten Embryogenese vorhanden, verschwindet aber in den ersten Stunden der Keimung. Die von ihr kodierten Proteine sind 24 Stunden nach der Keimung noch häufig.

Untergruppe 3: Sie ist nur in sehr jungen Embryonen nachweisbar.

Untergruppe 4: Bei dieser Gruppe handelt es sich prinzipiell, jedoch nicht ausschließlich, um die eigentliche Speicherprotein-mRNA. Erstmals finden wir sie in sehr jungen Embryo-

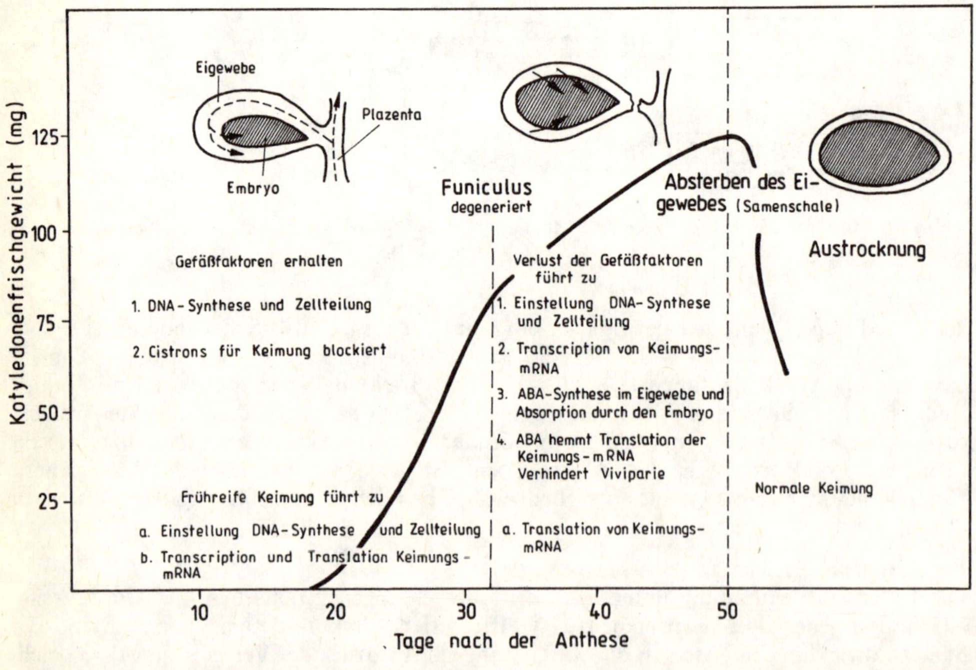

Abb. 281. Postulierte Entwicklungsschritte bei der Embryogenese der Baumwollkotyledonen. Darstellung der Samenentwicklung, der Wachstumskurve der Kotyledonenfrischmasse. Angabe der Veränderungen wichtiger Prozesse im Verlauf der Embryogenese und unter den Bedingungen einer künstlich erzeugten frühreifen Keimung. Nach IHLE und DURE 1972.

nen. Sie erreicht dann sehr schnell eine sehr hohe Häufigkeit, die bis einige Tage vor dem Ende des Embryowachstums erhalten bleibt. Danach findet innerhalb von 3 bis 4 Tagen ein Abfall um 2 Größenordnungen statt. Im reifen Samen ist sie nicht mehr nachweisbar. Die von ihr kodierten Proteine werden 5—6 Tage später abgebaut.

Untergruppe 5 und 6: Sie treten in der späten Phase der Embryogenese auf. Während die Untergruppe 5 bereits im reifen Samen wieder verschwindet (die von ihr kodierten Proteine 24 Stunden später), ist die Untergruppe 6 noch 24 Stunden nach Keimungsbeginn sehr häufig. Die Untergruppe 5 wird durch ABA induziert und steht damit im Zusammenhang mit der Keimhemmung. Es könnten aber auch Lectine sein (4.2.3.2.), deren Synthese zu diesem Zeitpunkt maximale Werte erreicht.

Untergruppe 7: Ihre Synthese setzt erst während der ersten 24 Stunden der Keimung ein. Es handelt sich also um mRNA, die mit der Entwicklung der Reservestoffmobilisierung im Zusammenhang stehen könnte.

Den Zusammenhang zwischen Samenentwicklung und -keimung bei Baumwolle vermittelt Abbildung 281.

Hinweise auf die **genetische Regulation** der Speicherproteinbildung ergeben sich aus den drastischen Veränderungen in der Qualität und Quantität der Proteine nach Mutationen. Hieran knüpfen sich die Hoffnungen, durch Züchtung oder Gentechnik eine verbessernde Wirkung auf die Aminosäurezusammensetzung der Proteine ausüben zu können. Bisherige züchterische Erfahrungen mit Gerste und Mais zeigen aber, daß eine verbesserte Aminosäurezusammensetzung mit Ertragsrückgängen gekoppelt ist.

Umweltregulationen werden vor allem durch die Faktoren Temperatur und Nährstoffe bedingt. So führt eine Stickstoffdüngung bei Getreide zu einer verstärkten Prolaminbildung. Auf Grund seines Lysinmangels ist das Prolamin aber ein ernährungsphysiologisch ausgesprochen unbalanciertes Protein. Unter Schwefelmangel entstehen bei Leguminosen Proteine mit einem verringerten Gehalt an SH-haltigen Aminosäuren (Methionin, Cystein). Dieser Mangel ist durch Düngung mit S-haltigen Substanzen nur geringfügig beeinflußbar.

6.3.4. Rolle der Phytohormone

Die genaue Analyse der **Hormonwirkung** in der **Embryogenese** steht bisher noch aus. Wir können 4 Gruppen von Wirkungen unterscheiden:

1. Akkumulation von Phytohormonen für die nachfolgende Kontrolle der Samenkeimung und des frühen Keimlingswachstums. Beispiele sind die Anreicherung von ABA und ihre Wirkung auf die Dormanz, oder die Freisetzung von IAA und Gibberellinen aus gebundenen und konjugierten Formen.

2. Die Kontrolle des Fruchtwachstums und der Fruchtentwicklung, z. B. bei vielen fleischigen Früchten.

3. Regulation des C- und N-Einstroms in den Samen. Weizenkörner besitzen ihren höchsten Auxingehalt zum Zeitpunkt der intensivsten Trockenmassezunahme. Vielfach wurde nachgewiesen, daß einfache Metabolite wie Zucker und Sulfat erhebliche Veränderungen bei der Samenproteinbildung veranlassen. Eine subtile Kontrolle von Veränderungen im Import dieser Substanzen durch Phytohormone könnte eine wichtige Rolle bei der Regulation der Samenproteinbildung spielen.

4. Hormonale Kontrolle von Wachstum und Entwicklung der Embryonen durch Phytohormone. Nachgewiesen wurde z. B. ein deutlicher Einfluß von Cytokininen auf das Embryo- und Endospermwachstum bei Felderbsen bzw. von Auxin und Gibberellin bei Gartenerbsen. Erwähnt wurde bereits die Wachstumshemmung durch ABA-Anreicherung und die damit verbundene Unterbindung der Viviparie.

6.4. Die Frucht

6.4.1. Fruchtentwicklung und Einteilung der Früchte

Da die Angiospermen einen besonderen Blütentypus entwickelt haben, der sich u. a. durch die Herausbildung der Karpelle, die zu chori- bzw. coenokarpen Gynoeceen (6.2.6.) zusammengefaßt sein können, auszeichnet, kann man die **Frucht** als **eine Blüte zur Zeit der Samenreife** definieren. Eine andere Auslegung faßt den Fruchtbegriff enger, da sie die Frucht als ein nach dem Abblühen (Postfloration) weiterwachsendes Gynoeceum deutet.

Die Fruchtbildung läuft Hand in Hand mit der Samenentwicklung. Zu Beginn der **Postfloration** werden in den meisten Fällen die Perianth- und Staubblätter abgeworfen. Erhalten bleibt das Gynoeceum, das sich zur Frucht weiterbildet. Als Ausnahme können auch die Blütenhülle oder Teile derselben während der Postfloration an der Frucht verbleiben.

Während der Fruchtdifferenzierung liefert das Ovar das **Samengehäuse (Seminar)**, dessen Wand als **Perikarp** oder **Fruchthülle** bezeichnet wird. Da die Gewebe des Perikarps unterschiedlich ausgebildet werden, kann man die Fruchthülle in ein **Exo-**, **Meso-** und **Endokarp** gliedern. Nach der Befruchtung setzt ein starkes Wachstum des Fruchtknotens ein, das sich im wesentlichen auf den fertilen Teil erstreckt, während Griffel und Narbe in der Regel absterben und vertrocknen. Über die Größenzunahme des heranwachsenden Fruchtknotens gibt eine Bohnenhülse Auskunft, die in relativ kurzer Zeit von einer Länge von nur wenigen Millimetern bis auf 20 cm heranwachsen kann. Es ist anzunehmen, daß für dieses Wachstum eine intensive Wuchsstoffproduktion verantwortlich zu machen ist, da es gelungen ist, durch eine künstliche Hormonzufuhr ähnlich starke Entwicklungen zu erreichen. Als Wuchsstoffquelle dürften die heranreifenden Samen in Betracht kommen. Jedoch gibt es auch Beispiele, bei denen die Fruchtbildung unabhängig von der Samenerzeugung abläuft **(Kenokarpie).** Die Samen sind in diesen Fällen taub bzw. völlig reduziert, so daß „kernlose Früchte" entstehen (z. B. Banane, manche Apfelsinensorten, Ananas). Im letzten Fruchtreifestadium wird das Chlorophyll der Fruchthülle abgebaut und durch gelbe bzw. rote Farbstoffe (Carotinoide, Anthocyane) ersetzt (Vorgang der **Verfärbung**).

Die Hauptformen der Angiospermenfrüchte sind die Einzel- und Sammelfrüchte sowie die Fruchtstände.

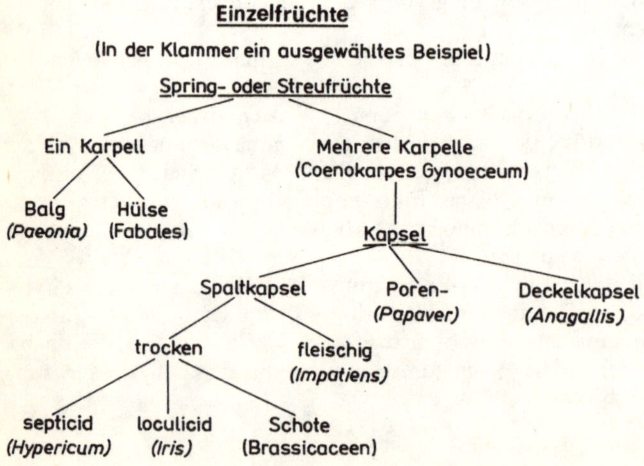

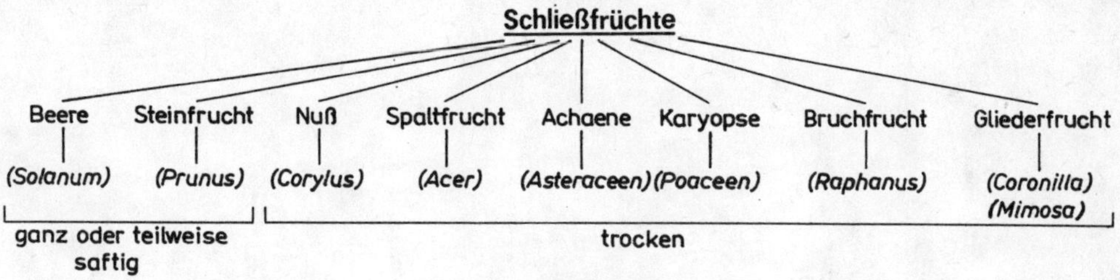

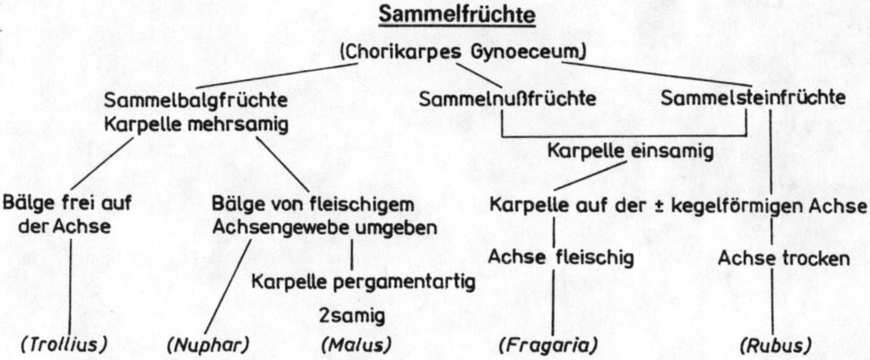

6.4.2. Fruchtformen

Nach der Fruchtreife werden bei den **Spring-** oder **Streufrüchten** die einzelnen Samen durch Öffnung der Fruchthülle frei, während sie bei den Schließfrüchten von der Fruchtwand bzw. Teilen der Fruchtwand umschlossen bleiben. Die Öffnung des Ovars erfolgt häufig durch hygroskopische Spannungen, die beim Austrocknen der Fruchtwand entstehen. Die Voraussetzung für die verschiedenen Öffnungsweisen sind die Dehiszenzen (6.4.2.1.).

Der **Balg** (Follikel, Abb. 282) besteht aus einem einzigen Fruchtblatt, das sich bei der Samenreife an der Bauchnaht öffnet. Es kann trockenhäutig, holzig oder fleischig sein.

Auch die **Hülse** (Legumen), die sich im Gegensatz zum Balg bei der Samenreife an der

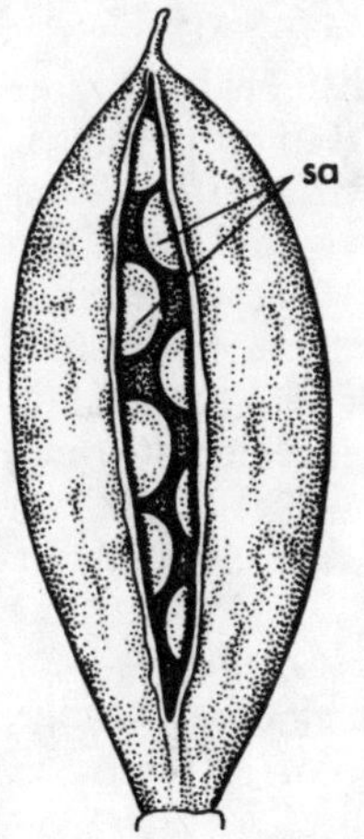

Abb. 282. *Paeonia officinalis.* Geöffnete Balgfrucht. *sa* Samen.

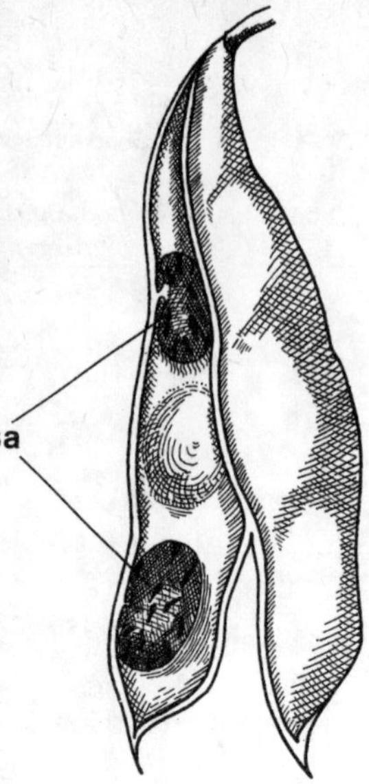

Abb. 283. *Phaseolus coccineus*. Geöffnete Hülse. *sa* Samen. Nach RAUH 1950.

Bauch- und Rückennaht öffnet, besteht nur aus einem Fruchtblatt (Abb. 283, z. B. *Phascolus coccineus*). Die Länge einer Hülse richtet sich nach der Größe und Anzahl der Samen und kann wenige Millimeter betragen, aber auch eine Länge bis zu 50 cm erreichen. Die Formen sind variabel. Bei *Colutea arborescens* (Abb. 257 B) ist die Hülse z. B. blasenförmig, bei *Medicago*-Arten schrauben- bzw. schneckenförmig gewunden. Die Öffnung einer Hülse erfolgt in der Regel von der Spitze nach der Basis (Abb. 283). Sie kann, wie bei *Vicia*-, *Lathyrus*- und *Lotus*-Arten, plötzlich vor sich gehen und mit einem gleichzeitigen Einrollen der Klappen gepaart sein.

Weit verbreitet ist die **Kapsel**, eine Frucht, an deren Aufbau sich mehrere miteinander verwachsene Karpelle beteiligen (coenokarpes Gynoeceum, 6.2.6.). Die Öffnungsweise ist unterschiedlich. Man kann zwischen **Spalt-, Poren-** und **Deckelkapseln** unterscheiden (Abb. 284). Spaltkapseln, die im reifen Zustand in der Regel ein trockenes, seltener ein fleischiges (z. B. *Impatiens*, *Schizocapsa plantaginea*) Perikarp besitzen, öffnen sich der Länge nach. Sie spalten sich entweder von der Spitze nach der Basis (absteigend, A, B, C) oder umgekehrt (aufsteigend, F). Tritt eine vollständige Spaltung ein, wie z. B. bei den zweikarpelligen Kapseln der Brassicaceen (*Brassica oleracea*, F), dann fallen beide Klappen ab. Bei diesen **Schoten** bleibt nach der Öffnung ein Plazentarrahmen (Replum) erhalten, da die samentragenden Plazenten submarginal sind. In vielen Fällen wird bei den Brassicaceen eine falsche Scheidewand entwickelt (F). Eine unvollständige Kapselöffnung führt bei absteigender Öffnungsweise zu Zahnkapseln (D, z. B. viele Caryophyllaceen; Primulaceen). Bei den Orchideen (G) bilden sich nur in der Mitte Ritzen, so daß die Klappen an der Basis und Spitze vereint bleiben. Nicht nur die Öffnungsart der Spaltkapseln ist verschieden, sondern auch der Ort der Öffnung. Trennen sich die einzelnen Karpelle in ihren Verwachsungsnähten, dann liegt eine scheidewandspaltige (septicide) Kapsel vor (A, *Hypericum perforatum*). Öffnen sich die Kapseln dagegen auf dem Fruchtblattrücken, so ist die Kapsel fach- oder rückenspaltig (lokulicid, B). Die **Poren-** oder **Löcherkapseln** bilden kleine Poren aus, wie z. B. bei *Papaver*- (C), *Campanula*- und *Antirrhinum*-Arten. Eine seltene Form ist die **Deckelkapsel,** bei der durch eine ringförmige, quergelagerte Trennungslinie ein Deckel abgehoben wird (z. B. *Anagallis arvensis*, E; *Hyoscyamus niger*).

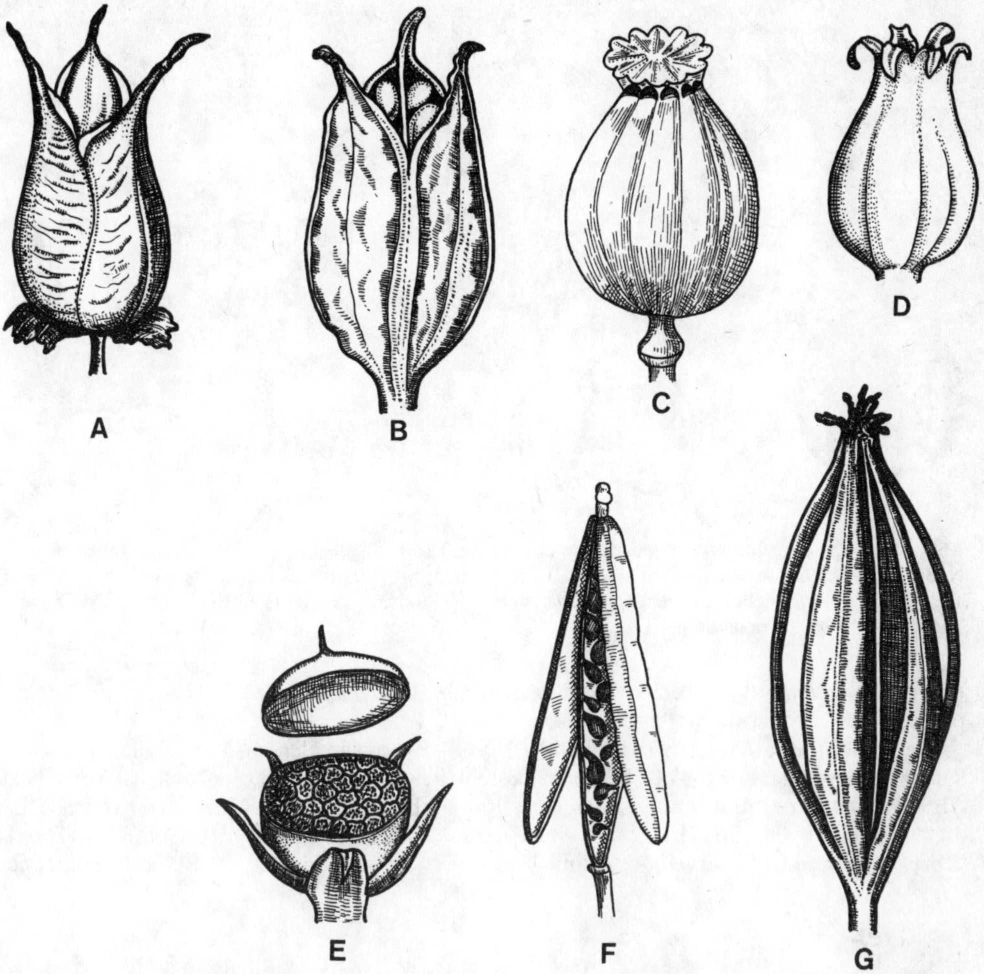

Abb. 284. Kapselformen. A: *Hypericum perforatum*, scheidewandspaltige Kapsel. B: *Iris germanica*, fach- oder rückenspaltige Kapsel. C: *Papaver somniferum*, Porenkapsel. D: Zahnkapsel einer Caryophyllaceae. E: *Anagallis arvensis*, Deckelkapsel mit abgehobenem Deckel. F: *Brassica oleracea*, geöffnete Schote. G: Spaltkapsel einer Orchidaceae. A aus STRASBURGER 1983, G nach TROLL 1959, sonst Original.

Im Gegensatz zu den Streufrüchten öffnen sich die **Schließfrüchte** nicht. Sie bestehen aus einem Karpell oder aus mehreren und stellen eine selbständige Verbreitungseinheit dar.

Wird das gesamte Perikarp fleischig entwickelt, liegt eine **Beere** vor (Abb. 285 B). Beispiele für Beeren liefern u. a. die *Ribes*-, *Solanum*-, *Vitis*- und *Citrus*-Arten. Auch der Paprika (*Capsicum annuum*) besitzt beerenartige Früchte mit einem derben, ledrigen, glänzenden Perikarp, das bei der Reife hart und brüchig wird (Trockenbeere). Die Cucurbitaceen bilden die größten Beeren aus (*Cucumis sativus*, *C. melo*, *Cucurbita pepo*) mit einem festen Perikarp **(Panzerbeeren).** Es gibt Beeren, an deren Bildung nur ein Karpell (z. B. Lauraceen), und solche, an denen mehrere beteiligt sind (z. B. *Solanum* 2, *Capsicum* 2, Araceen 3, *Paris quadrifolia* 4 Karpelle).

Bei einer **Steinfrucht** (Abb. 285 A) läßt die Fruchthülle eine Gliederung in ein fleischiges Exokarp (Abb. 286 E, *ex*) und ein hartes Endokarp (*en*) erkennen. Mit Nußfrüchten stimmen sie darin überein, daß in der Regel nur ein Same entwickelt wird (z. B.

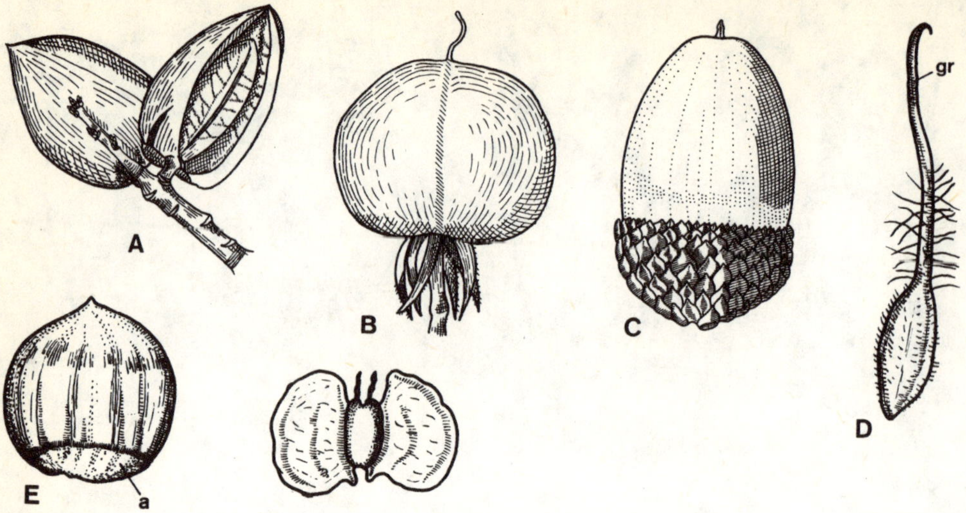

Abb. 285. Schließfrüchte. A: *Prunus amygdalus*, Steinfrucht. B: *Solanum lycopersicum*, Beere. C—F: Nußfrüchte. C: *Quercus robur*. D: *Geum rivale*, Nußfrucht mit persistierendem Griffelast (*gr*). E: *Corylus avellana* (*a* Abbruchstelle). F: *Betula pendula* mit Flügelbildung. A—B nach RAUH 1950, C—D nach TROLL 1959, E nach STRASBURGER 1983.

Amygdalus communis, Abb. 285 A; *Cerasus avium*, C. *mahaleb*, *Prunus domestica*, Juglans regia, Cocos nucifera).

Die **Nuß** ist eine Trockenfrucht (Abb. 285 C—F), die in den meisten Fällen nur eine Samenanlage umschließt. Das Perikarp besteht bei der Reife aus Steinzellen (Abb. 294, Abb. 286 D). In der morphologischen Gestaltung gibt es eine große Vielfalt. So sitzen z. B. die Nußfrüchte der Stiel-Eiche (*Quercus robur*, Abb. 285 C) und der Gemeinen Hasel (*Corylus avellana*, E) in einer Kupula, aus der sie sich nach der Reife lösen. Eine

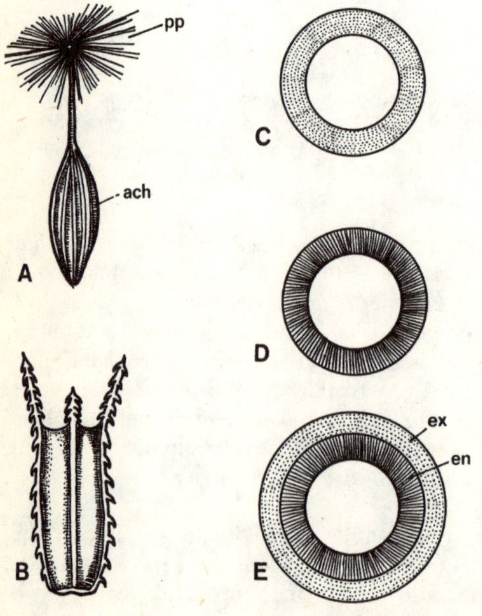

Abb. 286. A: *Lactuca sativa*. Achaene (*ach*) mit dem als Pappus (*pp*) entwickelten Kelch. B: *Bidens tripartita*. C: Schema einer Beerenfrucht, D: einer Nußfrucht und E: einer Steinfrucht. Die Samen wurden weggelassen. *ex* Exo-, *en* Endokarp. A nach RAUH 1950, sonst Original.

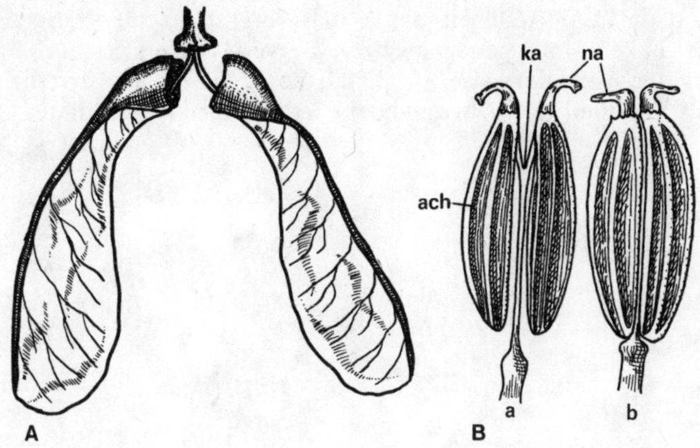

Abb. 287. A: *Acer* spec., Spaltfrucht. B: *Carum carvi*, Spaltfrucht im reifen (*a*) und unreifen Zustand (*b*). *na* Narben, *ach* Achaene, *ka* Karpophor. Nach Rauh 1950.

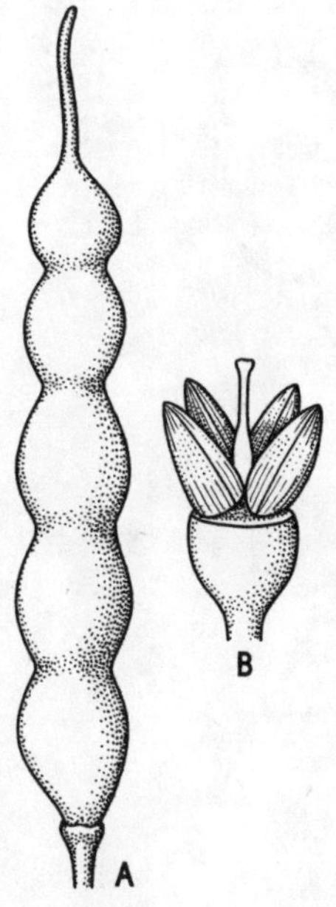

Abb. 288. Bruchfrüchte. A: *Raphanus raphanistrum*, Gliederschote. B: *Myosotis palustris*, Fruchtknoten in vier Klausen geteilt.

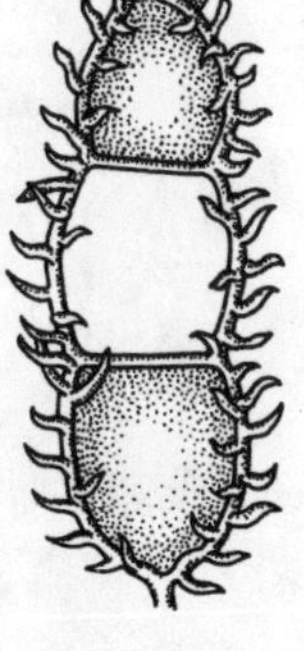

Abb. 289. *Mimosa pudica*, Rahmenhülse.

Nußfrucht kann beidseitig (F) oder einseitig geflügelt sein (Windverbreitung), oder sie trägt noch einen Teil des Griffels, der hakenförmig gebogen ist (D, Tierverbreitung).

Zu den Nußfrüchten gehört auch die **Karyopse** (Abb. 29) der Poaceen, bei der die zurückgebildete Samenschale mit der dünnen Fruchtwand des oberständigen Fruchtknotens verklebt.

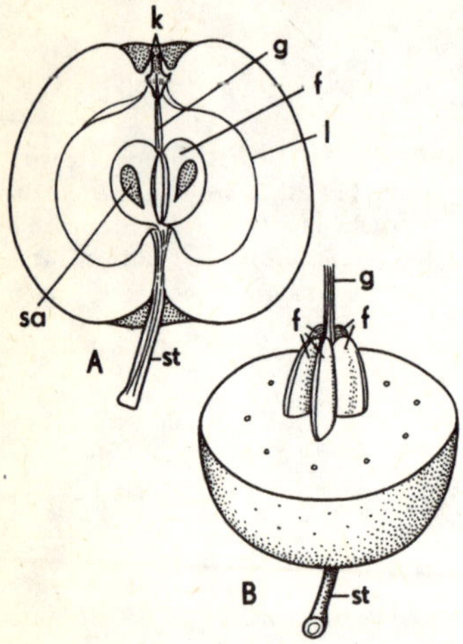

Abb. 290. *Malus domestica*, Sammelbalgfrucht. A: Median geschnitten, B: Karpelle zur Hälfte freipräpariert. *k* Kelch, *g* Griffel, *f* Karpelle, *sa* Samen, *l* Leitbündel, *st* Stiel. B nach RAUH 1950.

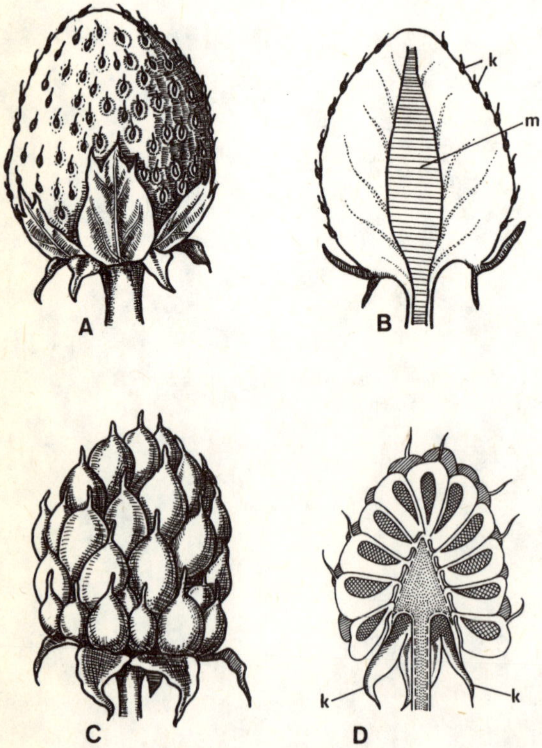

Abb. 291. A und B: *Fragaria* spec., Sammelnußfrucht. A: Totalansicht, B: medianer Längsschnitt. *m* Mark, *k* nußfrüchtige Karpelle. C—D: *Rubus idaeus*, Sammelsteinfrucht, C: Totalansicht, D: medianer Längsschnitt (Steinkerne doppelt schraffiert). *k* Kelch. D nach RAUH 1950, sonst Original.

Einen ähnlichen Bau zeigt auch die **Achaene** der Asteraceen (Abb. 286 A u. B), die aber aus einem unterständigen Fruchtknoten hervorgeht. Der Pappus der Achaenen kann aus zahlreichen Schuppen, Dornen, Borsten (B, Tierverbreitung) oder Haaren (A, Windverbreitung) bestehen.

Spaltfrüchte sind für die Aceraceen, Apiaceen, Malvaceen und Rubiaceen charakteristisch. Die Frucht leitet sich von einem coenokarpen Gynoeceum ab. Bei zahlreichen Karpellen lösen sich bei der Samenreife die Suturen. Die einzelnen Karpelle bilden daher einsamige Schließfrüchte (z. B. *Malva*-Arten, bis 50). Die Apiaceen (Abb. 287 B) besitzen unterständige Spaltfrüchte, deren Achaenen (*ach*) sich bei der Reife von den stehenbleibenden Fruchtträgern (Karpophor, ka) lösen. Ähnlich verhalten sich die Spaltfrüchte der Ahorn-Arten (A), bei denen die beiden Schließfrüchte noch einen flügelartigen Anhang besitzen.

Die **Bruchfrüchte** setzen sich aus zwei, selten aus mehreren Karpellen zusammen. Die reife Frucht zerbricht in einsamige, geschlossene Teile, Bruchfrüchte sind z. B. die Gliederschoten von *Raphanus raphanistrum* (Abb. 288 A) und die Klausen (B) der Boraginaceen und der Lamiaceen.

Gliederfrüchte bestehen aus einem Fruchtblatt und zerfallen bei der Fruchtreife durch Querteilungen in mehrere einsamige geschlossene Teile (z. B. *Coronilla*-Arten, Gliederhülse, *Mimosa pudica* Abb. 289, Rahmenhülse).

Sammelfrüchte begegnen uns vor allem bei den Ranunculaceen und Rosaceen. Sie leiten sich von einem chorikarpen Gynoeceum ab, bei dessen Reife die einzelnen Karpelle balg-, nuß- oder steinfruchtähnlich entwickelt werden. Bei den **Sammelbalgfrüchten**, deren Kar-

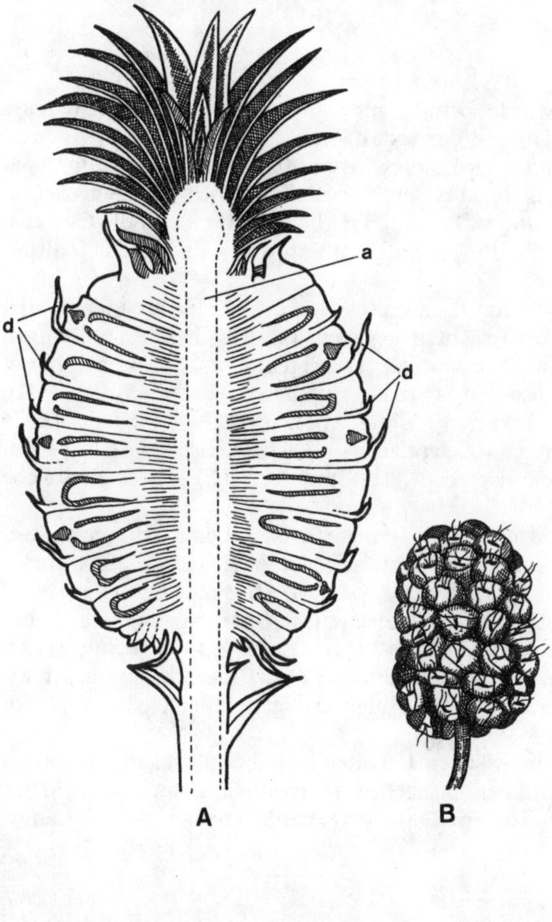

Abb. 292. A: *Ananas sativus*, Längsschnitt durch den Fruchtstand. *d* Deckblätter der Blüten, *a* Blütenstandsachse. B: *Morus nigra*, Fruchtstand. Nach RAUH 1950.

pelle mehrsamig sind, können die einzelnen Bälge frei an der Blütenachse inseriert sein (z. B. *Trollius europaeus*), oder die Bälge werden von fleischigem Achsengewebe umgeben (Apfelfrucht). So ist z. B. bei den *Malus*- und *Pyrus*-Arten (Abb. 290) das Fruchtgehäuse der einzelnen Früchte pergamentartig entwickelt (*f*) und verwächst mit der becherartigen, fleischig werdenden Blütenachse.

Die *Fragaria*-Arten (Abb. 291 A u. B) bilden **Sammelnußfrüchte** aus, bei denen zahlreiche einsamige Nüsse (B, *k*) auf einer fleischig differenzierten Blütenachse sitzen.

Eine **Sammelsteinfrucht** ist bei den *Rubus*-Arten (Abb. 291 C—D) zu finden. Die einzelnen Früchtchen, die auf einer kegelförmigen, trockenen Achse inseriert sind, haben ein fleischiges Exo- und ein sklerenchymatisches Endokarp.

Fruchtstände gehen aus Blütenständen hervor und bilden als Ganzes eine Verbreitungseinheit. Die einzelnen Früchte werden unter Beteiligung anderer Blütenorgane (Perianth, Blütenstandsachse, Brakteen) so fest miteinander verbunden, daß sie sich bei der Reife gemeinsam ablösen und eine Einzelfrucht vortäuschen. Ein Beispiel dafür ist *Ananas sativus* (Abb. 292 A), die einen ährig-kolbigen Blütenstand hervorbringt, dessen Achse (*a*) mit dicht gestellten Deckblättern (*d*) und Blüten besetzt ist. Im Bereich des unterständigen Fruchtknotens sind die einzelnen Blüten mit ihren Deckblättern verwachsen. Im Reifezustand werden diese und die Achse fleischig und zuckerhaltig (Beerenfruchtstände). Weitere Beispiele liefern die *Morus*-Arten (*Morus alba*, *M. nigra*, Abb. 292 B), die im Reifezustand Nußfruchtstände ausbilden. An den Nüssen bleibt das fleischig werdende Perianth erhalten. Auch bei *Ficus carica* werden Fruchtstände entwickelt. Die krugförmige Blütenstandsachse umschließt hier keine Blüten, aus denen sich langgrifflige Steinfrüchte bilden (Steinfruchtstände).

6.4.2.1. Dehiszenzformen

Bei den Spring- oder Streufrüchten wurde bereits auf die verschiedensten Dehiszenzformen (Öffnungsweisen) hingewiesen. Um die Vielgestaltigkeit der Erscheinungsformen zu systematisieren, haben sich vergleichend-morphologische Studien, insbesonders mit den Dehiszenzen der Kapselfrüchte, befaßt. Danach lassen sich zwei Gruppen von Dehiszenzen unterscheiden, die **Trennungen** und **Spaltungen.** Bei den Trennungen lösen sich die Gewebepartien verschiedener Karpelle oder Karpellränder an ihren Suturen, während die Spaltungen im Bereich der Karpellamina auftreten.

Die phylogenetisch ursprünglicheren Trennungen umfassen die **Septizidie** und die **Ventrizidie.** Septizidie ist nur bei coenokarpen Früchten gegeben, da es sich um Trennungen mehrerer miteinander verwachsener Karpelle handelt. Die Trennung kann sich nur auf kleine Partien beschränken, oder wie bei den septizidsynkarpen Kapseln (Abb. 293 A), bis zur Basis erstrecken. Auch bei parakarpen Früchten können sich während der Reife die einzelnen Karpelle voneinander trennen (C, septizid-parakarp). Zwischen der septizid-synkarpen Form (A) und der septizid-parakarpen Ausbildungsform (C) gibt es zahlreiche Übergänge (B, z. B. Orchidaceen).

Im Gegensatz zur Septizidie trennen sich bei der Ventrizidie die miteinander verwachsenen Ränder ein und desselben Fruchtblattes. Die Ventrizidie ist daher nur bei einkarpelligen chorikarpen und synkarpen Früchten zu finden. Öffnet sich ein Karpell an seiner Ventralnaht, liegt ein Balg vor (Abb. 293 D). Eine zusätzliche Spaltung im Bereich des Dorsalmedianus führt zur Öffnungsweise der Hülse (E). Synkarpe Kapselfrüchte weisen neben einer septiziden häufig auch eine ventrizide Trennung auf (F). Beide zusammen ermöglichen erst die Ausstreuung der Samen. Die Öffnung erfolgt stets sukzedan septizid-ventrizid.

Bei den Spaltungen unterscheidet man zwischen **Lokulizidie** und **Septifragie.** Lokulizide Spaltungen sind auf die freien, nach außen gelegenen Karpellteile einer coenokarpen Frucht beschränkt. In den meisten Fällen spalten die Karpelle median in der Längs-

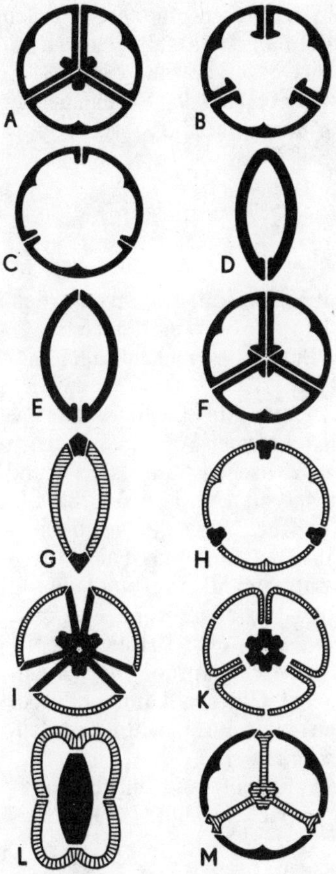

Abb. 293. Dehiszenzformen. A: Septizid-synkarpe, C: septizid-parakarpe Kapseln, B: Übergangsform zwischen beiden. D: Balgfrucht (ventrizid). E: Hülse von *Pisum*. F: Septizid-ventrizide Kapsel. G—L: Typen von Fensterkapseln, Fruchtquerschnitte (schematisch). G: *Carmichaelia australis*, H: *Cassbya candida*, I: *Cardiospermum* spec., K: *Euphorbia marginata*, L: *Catalpa* spec. M: *Cobaea scandens*. Die stehenbleibenden Teile sind schwarz, die abfallenden schraffiert gezeichnet. Nach Stopp 1958.

richtung auf (Abb. 293B). Dabei können die Spaltungen auf die basalen oder apikalen Teile der Fruchtblätter beschränkt bleiben oder sich über ihre ganze Länge erstrecken. Ist die Dehiszenzlinie zweipolig, dann springen die Früchte in Klappen oder Zähnen auf. Bei einer geschlossenen Dehiszenzlinie fallen einzelne Karpellteile von einem ausdauernden Replum ab. Liegt der Spalt genau in der Mediane des Fruchtblattes, so kann das median gelegene Leitbündel auffasern, so daß der Spalt durch die einzelnen Teile netzartig verbunden wird (z. B. *Fritillaria* spec.). Die Porizidie ist eine Sonderform der Lokulizidie, da beide in den wesentlichen Merkmalen übereinstimmen. Die Spaltungen finden in beiden Fällen in freien, nach außen gelegenen Karpellteilen (phanerothetisch) statt. Die Unterschiede bestehen nur in der Größe der Öffnungen.

Bei Septifragie finden die Spaltungen nicht in den phanerothetischen Karpellteilen, d. h. also in den Septen, statt. Diese Öffnungsweise ist nur an coenokarp-synkarpen Früchten möglich. Im Gegensatz zur lokuliziden Dehiszenzform, bei der nur eine Karpellwand gespalten wird, öffnen sich bei der Septifragie immer die verwachsenen Laminateile zweier Fruchtblätter. Je nach der Lage der Spaltungen ergeben sich unterschiedliche Öffnungsformen.

Die Dehiszenzen der Loch- und Fensterkapseln, der Rahmenhülsen und Bruchfrüchte lassen sich der Lokulizidie und Septifragie einordnen. Alle genannten Formen sind durch Übergänge miteinander verbunden. Sie besitzen das gemeinsame Merkmal, daß bei ihnen Teile des Perikarps abfallen (Abb. 293G—M). Während bei den Lochkapseln jeder abgelöste Teil des Gewebes für sich abgeworfen wird, verkleben bei den Rahmenhülsen

(Abb. 289) zwei mit den Rändern aufeinanderliegende Teile der Fruchtblätter und fallen gemeinsam ab. Sie umschließen einen Samen. Deckelkapseln und Bruchfrüchte haben quer zur Fruchtachse liegende Spaltungen. Während bei den Deckelkapseln (Abb. 284 E) durch diese Dehiszenzform die Samen freigelegt werden, umschließen bei den Bruchfrüchten dic abfallenden Teile einzelne Samen. Bei den Spaltfrüchten lösen sich die Karpelle einer Frucht voneinander und fallen als geschlossene Einheiten ab.

6.4.2.2. Bau des Perikarps

Die Fruchtwand kann parenchymatisch oder sklerenchymatisch ausdifferenziert werden. Bei den Steinfrüchten sind beide Möglichkeiten gegeben. Die Ausbildung der einzelnen Fruchtwandlagen ist oft noch heterogener. Es gibt viele Bautypen. Daher sollen nur einige charakteristische Beispiele besprochen werden.

Bei den Nüssen des Haselnußstrauches (*Corylus avellana*) umschließt eine steinartige Fruchtwand in der Regel einen, seltener zwei, von einer dünnen, braunen Schale umgebenen endospermlosen Samen mit großen fleischigen Kotyledonen. Zwischen Samenschale und Embryo liegt ein als Aleuronschicht ausgebildetes Restendosperm. Das Perikarp besteht aus Steinzellen (Abb. 294 A), die in den äußeren Teilen der Fruchtwand kleinzellig sind und nach außen von einer Epidermis (*e*) begrenzt werden. Die mittleren und inneren Steinzellen sind größer und durch zahlreiche Tüpfelkanäle untereinander verbunden.

Das parenchymatische Perikarp einer Beere besitzt im jugendlichen Zustand eine feste Konsistenz, das erst bei der Reife saftreich wird. Häufig tritt auch eine Verfärbung ein, da das Chlorophyll abgebaut wird und Carotinoide (Tomate) bzw. Anthocyane (*Ribes*-Arten) die Beeren gelb, rot oder blau färben. Das fleischige Gewebe kann entweder nur durch Zellvergrößerungen entstehen (manche *Ribes*-Arten) oder durch zahlreiche Zellteilungen, denen sich Zellstreckungen anschließen (z. B. *Cucurbita pepo*).

Die Beeren der Stachelbeere (*Ribes grossularia*) entwickeln sich aus einem unterständigen Fruchtknoten, an dem bei der Reife der vertrocknete Kelch erhalten bleibt. Das

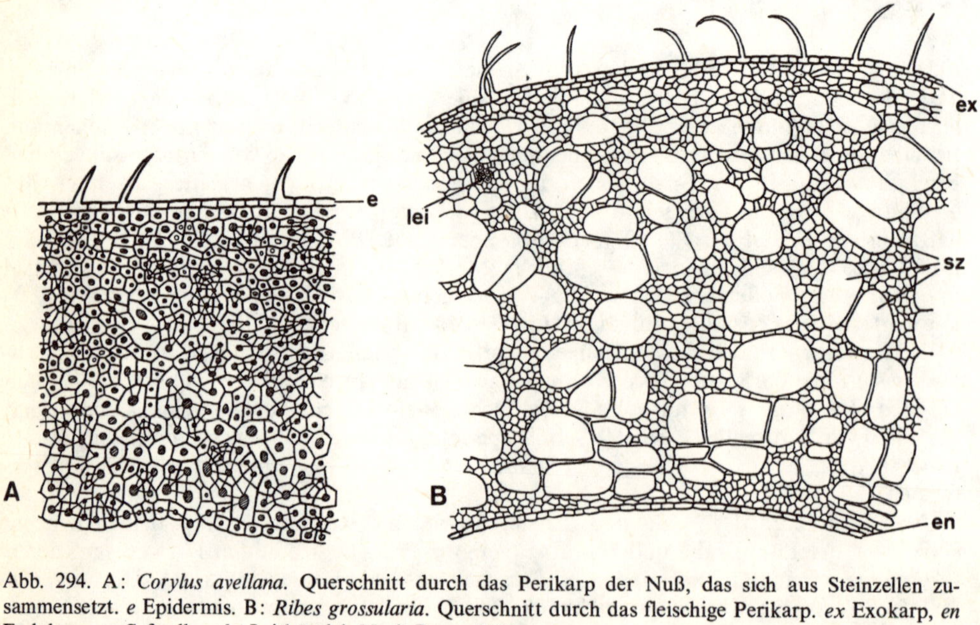

Abb. 294. A: *Corylus avellana*. Querschnitt durch das Perikarp der Nuß, das sich aus Steinzellen zusammensetzt. *e* Epidermis. B: *Ribes grossularia*. Querschnitt durch das fleischige Perikarp. *ex* Exokarp, *en* Endokarp, *sz* Saftzellen, *lei* Leitbündel. Nach RAUH 1950.

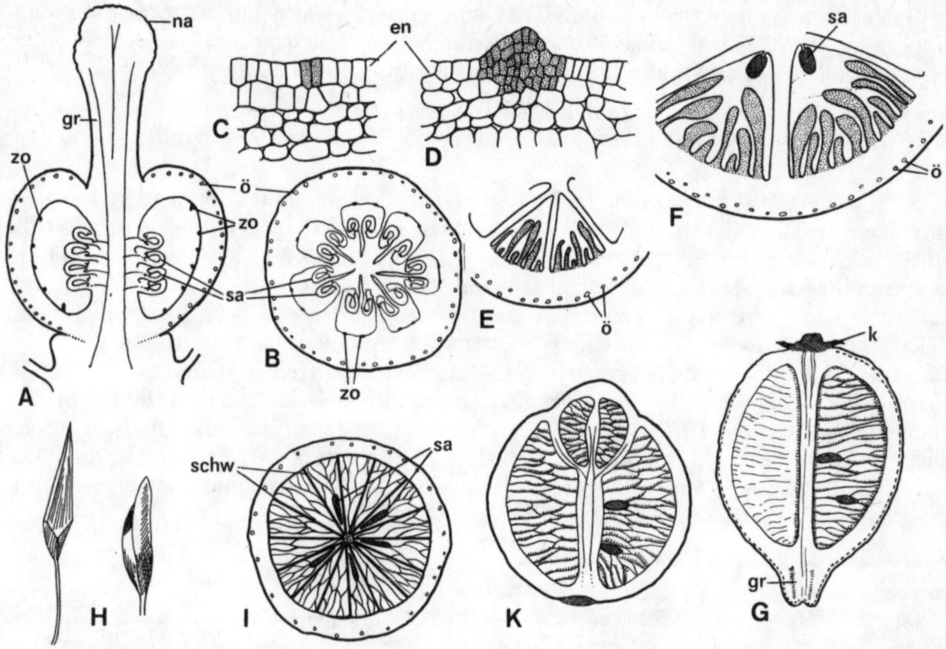

Abb. 295. A—G: *Citrus medica*. A Längs- und B Querschnitt durch eine junge Frucht. C—F: Entwicklung der Saftschläuche. G: Längsschnitt durch eine reife Frucht. Auf der rechten Seite ist die Scheidewand des Fruchtblattes entfernt worden. H—K: *Citrus aurantium* ssp. *sinensis*. H: Saftschläuche. I: Querschnitt durch eine reife Frucht. K: „Nabelapfelsine" mit „Zwillingsbildung" im Längsschnitt. *na* Narbe, *gr* Griffel, *ö* Öldrüsen, *sa* Samenanlagen, *zo* beginnende Zottenbildung, *en* Endokarp, *k* Kelch, *schw* Scheidewände. A—I nach RAUH 1950, K nach v. WETTSTEIN 1935.

saftreiche Perikarp (Abb. 294 B) wird außen von einer Epidermis (*e*) abgeschlossen, deren Zellen besonders stark verdickte Außenwände besitzen, die von einer grobkörnigen Kutikula überzogen werden. Außerdem ist die Epidermis mit zahlreichen borstenartigen Haaren besetzt. Für das Fruchtfleisch der Stachelbeere sind die mächtigen Riesen- oder Saftzellen (*sz*), die in ein kleinzelliges Parenchym eingebettet sind, charakteristisch. Im Grundgewebe liegen außerdem kleine Leitbündel (*lei*) mit zarten Ring- und Spiralgefäßen, seltener mit Tüpfelgefäßen.

Beerenfrüchte werden auch bei den *Citrus*-Arten entwickelt. Die reife Frucht stellt eine längliche, ovale, an der Spitze zitzenartig verlängerte Beere dar (z. B. *Citrus medica*, Abb. 295 G) und ist aus einem oberständigen coenokarp-synkarpen Gynoeceum hervorgegangen (Abb. 295 A—B). Sie besteht aus fünf bis zwölf miteinander verwachsenen Fruchtblättern. In jedem Fach stehen mehrere anatrope Samenanlagen (A u. B *sa*). Ein Quer- oder Längsschnitt durch eine reife Citrusfrucht (G, J) zeigt eine Gliederung in „Schale" und „Fleisch". Die Schale gliedert sich in ein Exo-, Meso- und Endokarp. Die dem Exokarp entsprechende Oberhaut der Fruchtwand wird von polygonalen, gelb bzw. orange gefärbten Zellen gebildet, zwischen denen vereinzelt kreisrunde Stomata eingestreut sind. Unter der Oberhaut befinden sich kollenchymatisch verdickte Zellagen, die sukzessive in ein weißes, lockeres Gewebe übergehen (Schwamm- oder Sternparenchym). Kollenchym und Schwammparenchym schließen sich zum Mesokarp zusammen. In den äußeren Schichten der Fruchtwand liegen zahlreiche Ölbehälter (Abb. 295 A, B, E, F, *ö*). Das Endokarp (C—D, *en*) umhüllt als zarte Haut die Karpellinnenseiten. Kurz nach der Befruchtung treten in einzelnen Zellen des Endokarps (C, punktiert) Zellteilungen ein, die zunächst zu kleineren Protuberanzen führen (D, punktiert). Diese wachsen in die Höhlen der Karpellfächer hinein (E—F, punktiert) und entwickelt sich durch fortgesetzte Zellteilungen zu Saftschläuchen oder Zotten (H), die bei der reifen Frucht (G—K) sämtliche Fächer ausfüllen. Unterhalb des Endokarps liegen häufig Kristallzellgruppen.

Bei Apfelsinen sind gelegentlich „Zwillingsbildungen" zu beobachten. In diesem Fall ist eine kleinere Frucht der größeren eingelagert (Abb. 295 K, „Nabelapfelsine"), da zwei Fruchtblattwirtel entwickelt werden.

Der Paprika (*Capsicum annuum*) bildet beerenartige Früchte mit einem derben, ledrigen, glänzenden Perikarp, das bei der Reife hart und brüchig wird (Trockenbeere). Form, Größe und Farbe der einzelnen Sorten variieren. Das gleiche gilt für den Gehalt und die Art des in ihnen enthaltenen Capsaicins, das den brennend scharfen Geschmack der Früchte erzeugt. Die Fruchtwand wird außen von einem der Epidermis (Abb. 296 A, *äe*) entsprechenden Exokarp begrenzt, dessen Zellen eine stark verdickte Außenwand besitzen. Die darunterliegenden hypodermalen Zellagen (*hy*) sind kollenchymatisch verdickt und gehen allmählich in parenchymatische, dünnwandigere Zellen über (Mittelschichten, *ms*). In den Mittelschichten liegen kleinere Leitbündel. Es folgt eine einfache Zellschicht mit auffallend großen Zellen (*gz*, Riesenzellen), zwischen denen kleine, kollabierte Zellen eingestreut sind. Die innere Schicht (*ie*) setzt sich aus parenchymatischen Zellen zusammen, zwischen denen

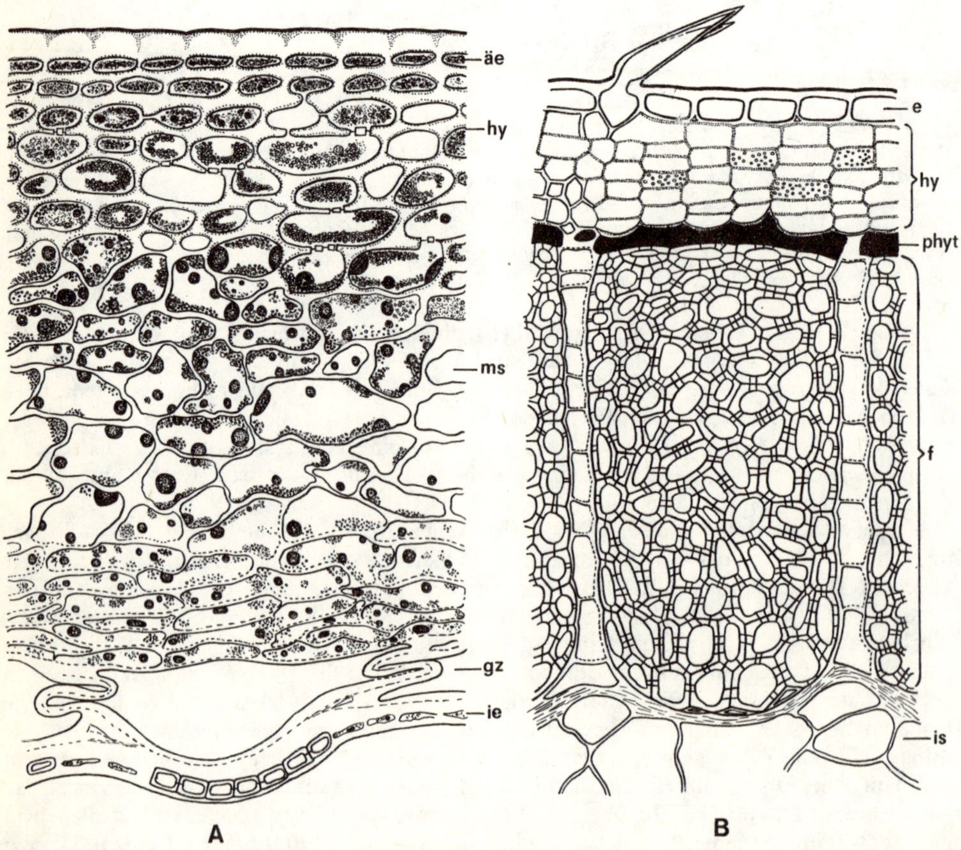

Abb. 296. A: *Capsicum annuum*. Querschnitt durch das Perikarp. *äe* äußere, *ie* innere Epidermis, *hy* Hypodermzellen, *ms* Mittelschichten, *gz* Großzellen. B: *Helianthus annuus*. Querschnitt durch die Fruchtwand. *e* Epidermis, *hy* Korkhypoderm, *phyt* Phytomelanschicht, *f* Faserschicht, *is* Innenschicht. Nach GASSNER 1951.

gruppenweise eingestreute, verholzte, mäßig verdickte Steinzellen liegen. Epidermis- und Hypodermzellen beinhalten kleine Chromoplasten und Öltropfen.

Die Früchte der Sonnenblume (*Helianthus annuus*) sind nußartige Schließfrüchte (Achaenen), deren trockene Fruchtwand mit der dünnen Samenschale des einzigen Samens eng verbunden ist (vgl. Karyopse, Abb. 29). Ein Querschnitt durch die Fruchtwand (Abb. 296 B) zeigt, daß die Frucht nach außen von einer großzelligen Epidermis (*e*) abgeschlossen wird, die in größeren Abständen Zwillingshaare ausgliedert. Darunter befindet sich ein mehrschichtiges, als Korkgewebe ausgebildetes Hypoderm (*hy*), dem bei grauen und schwarzen Achaenen eine einschichtige, schwarze Phytomelanschicht (*phyt*) folgt. Eine breite Schicht aus Sklerenchymfaserbündeln (*f*), die durch gelbliche, radial orientierte Zellreihen voneinander getrennt sind, bildet die Hauptmasse der Fruchtwand. Die Innenschichten des Perikarps (*is*) setzen sich aus parenchymatischen, dünnwandigen Zellen zusammen.

Während die Streu- und Springfrüchte ihre Samen ausstreuen, müssen die Schließfrüchte als Ganzes verbreitet werden. Dies kann auf unterschiedliche Weise geschehen.

Relativ selten ist die **Autochorie**, bei der Turgormechanismen das Öffnen der Früchte bewirken (z. B. *Impatiens*-Arten, *Ecballium elaterium*). Die Frucht des Springkrautes (*Impatiens*) besitzt ein unter Turgeszenz stehendes Außengewebe und ein inneres Widerstandsgewebe. Eine Berühung führt zum plötzlichen Zerreißen der Karpellfachränder. Gleichzeitig rollen sich die Fruchtblätter uhrfederartig ein, und die an der Mittelsäule inserierten Samen werden weggeschleudert. Bei der am Mittelmeer verbreiteten Spritzgurke (*Ecballium elaterium*) sitzt die grüne, mit weichen Stacheln besetzte Frucht an einem hakenförmigen Stiel. Das Stielende reicht mit einem pfropfenartigen Gebilde in die Frucht hinein. Bei einer Berührung der reifen Frucht wird dieser Pfropfen explosiv herausgeschleudert. Der Inhalt der abgeschleuderten Frucht wird durch den großen Druck ausgespritzt, wobei die Samen einige Meter fortfliegen.

In der Regel werden jedoch die Schließfrüchte passiv verbreitet, durch den Wind **(anemochor)**, durch Tiere **(zoochor)** oder durch das Wasser **(hydrochor).**

Zur besseren Windverbreitung sind bei den anemochoren Arten verschiedene Einrichtungen vorhanden. Bei vielen Asteraceen (Löwenzahn, Salat, Bocksbart, Habichtskräuter u. a.) wird der als Pappus bezeichnete Kelch zu haarartigen Bildungen augespalten (Abb. 286 A), so daß sie wie ein Fallschirm wirken. Die *Pulsatilla*-Arten entwickeln bei der Reife einen langen, mit Haaren besetzten Griffel. Beim Ahorn (Abb. 287 A), der Birke (Abb. 285 F) und der Esche bilden sich an den Fruchtblättern flügelartige Säume, mit deren Hilfe die Früchte propellerähnlich durch die Luft wirbeln. Die Linde bildet ein Vorblatt, das am Infloreszenzstiel emporwächst und als Flugorgan die ausgereifte Infloreszenz verbreitet.

Bei einer Fruchtverbreitung durch Tiere gibt es ebenfalls verschiedene Möglichkeiten. Die sog. **epizoochoren** Arten haben Früchte mit Widerhaken, die am Fell der Tiere oder an der Kleidung der Menschen hängen bleiben und an entfernteren Stellen abgestreift werden. Solche **Klettfrüchte** können hakenförmig gekrümmte, verhärtende Griffel sein (Abb. 285 D, *Geum rivale*). Die Wand des Perikarps ist auch häufig mit Widerhaken besetzt (z. B. *Ranunculus arvensis*, *Galium odoratum*, *G. aparine*). Bei vielen Asteraceen sind die Achaenen bzw. der Pappus mit Widerhaken versehen (Abb. 286 B) oder das Involukrum dient der Klettwirkung (z. B. Klette, Spitz-Klette).

Die Früchte der **synzoochoren** Arten werden durch Tiere (z. B. Eichhörnchen, Eichelhäher) verschleppt, vergraben und vergessen. Dadurch keimen sie an entlegenen Orten.

Endozoochore Arten, die beerenartige Früchte (z. B. Schwarzer Holunder, Mistel) besitzen, dienen Vögeln (z. B. Amseln, Drosseln, Staren, Rotkehlchen) als Nahrung. Da die Samen unverdaut mit den Exkrementen abgehen, werden sie verbreitet.

Die Früchte der **hydrochoren** Arten sind durch ihren Bau in der Lage, längere Zeit auf dem Wasser zu schwimmen und können dadurch verbreitet werden, wie z. B. der Europäische Meersenf (*Cakile maritima*). Es ist bekannt, daß die Kokosnuß auf entfernte Inseln treiben kann. Das harte wasserundurchlässige Exokarp und das luftreiche Mesokarp, das aus einer großen Anzahl von Fasersträngen besteht, ermöglichen die Schwimmfähigkeit.

6.5. Entwicklung und ernährungsphysiologische Korrelationen

Die Fruchtentwicklung setzt normalerweise die Bestäubung der Blüte voraus. Die zur Befruchtung zur Verfügung stehende Zeit beträgt z. B. beim Apfel maximal 6 Tage. Dabei ist die Narbe 8 Tage belegungsfähig und die Samenanlage 12 Tage befruchtungsfähig, während das Pollenschlauchwachstum durch den Griffel etwa 6 Tage beansprucht. Bleibt die Bestäubung aus, werden die Blüten in der Regel abgeworfen. Im Mittel gelangen nur ca. 10 % der angelegten Blüten zur vollen Fruchtentwicklung.

Die **Fruchtentwicklung** wird durch **Phytohormone** korrelativ gesteuert. Beteiligt sind vor allem Auxin, daneben Gibberelline und bei noch ablaufenden Zellteilungen auch Cytokinine. In der frühen Phase der Fruchtentwicklung (**„Fruchtansatz“**) ist der Pollen die Hauptauxinquelle. Seine Wirkung kann durch artfremde Pollen oder durch Zufuhr von synthetischen Auxinen ersetzt werden. Der wachsende Pollenschlauch veranlaßt anschließend das Griffelgewebe zur Auxinbildung. Nach der Befruchtung ist zunächst das Endosperm, später der Embryo die Phytohormonquelle. Viele Früchte, wie z. B. Apfel, Birne, Tomate, Johannisbeere, Weinbeere, weisen deshalb eine positive **Korrelation** zwischen Fruchtgröße und der Anzahl der sich entwickelnden Samen auf. Bei der Erdbeere unterbleibt z. B. das Fleischigwerden der Blütenachse, wenn die Nüßchen entfernt werden (Abb. 297). Diese Wirkung der Samen kann ebenfalls durch künstliche Auxingabe ersetzt werden. So entstehen durch Auxinzusatz zur Narbe samenlose reife Früchte **(Parthenokarpie)** bei Tomaten, Johannisbeeren, Tabak, Feigen u. a. Natürliche Parthenokarpie findet man u. a. bei Varietäten von Gurken, Tomaten, Feigen, Orangen, Bananen und Ananas.

Durch die kräftige Phytohormonproduktion werden **Samen** und **Früchte** zu dominierenden **Stoffattraktionszentren (Sinks)** der Pflanze (4.4.2.). Eine Vorstellung über die Relationen und die Veränderungen im Stickstoff-, Kohlenstoff- und Wasserimport und -export während der Fruchtentwicklung vermittelt die Abbildung 298 am Beispiel von *Vigna unguiculata*. Besonders auffällig sind die Umsteuerungen zwischen der frühen und späten Entwicklungsphase im Stickstoff- und Kohlenstoffimport und -export bei Hülse und Samen sowie in der Wasserzufuhr zur Frucht.

Die für die Fruchtentwicklung benötigten Substanzmengen sind beträchtlich. So werden für eine größere Zahl von Früchten bei der Pappel 25% der Jahrestrockenmasseproduktion, beim Apfel mehr als 30% der Jahresproduktion an Kohlenhydraten benötigt. Sie werden in erster Linie dem Astsystem entzogen, wo sie in den Zellen der Markstrahlen und des Marks gespeichert waren. Das bedingt eine deutliche Verringerung des vegetativen Wachstums. Eine frühzeitige Entfernung der Früchte verhindert das (Zunahme Blattfläche, -gewicht, Wurzelwachstum). Eine Teilentfernung der Früchte am jeweiligen

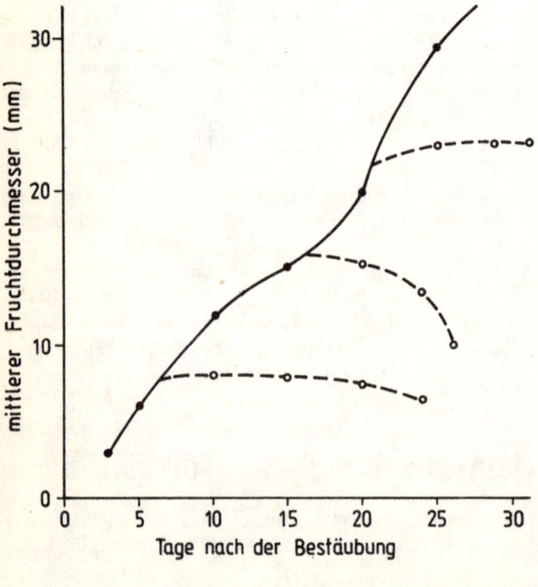

Abb. 297. Wachstum des Erdbeerfruchtknotens nach der Bestäubung. ●———● durchschnittliches Wachstum nach der Befruchtung. ○———○ Wachstum nach Entfernung aller Nüßchen zu verschiedenen Zeitpunkten nach der Bestäubung. Nach NITSCH 1952.

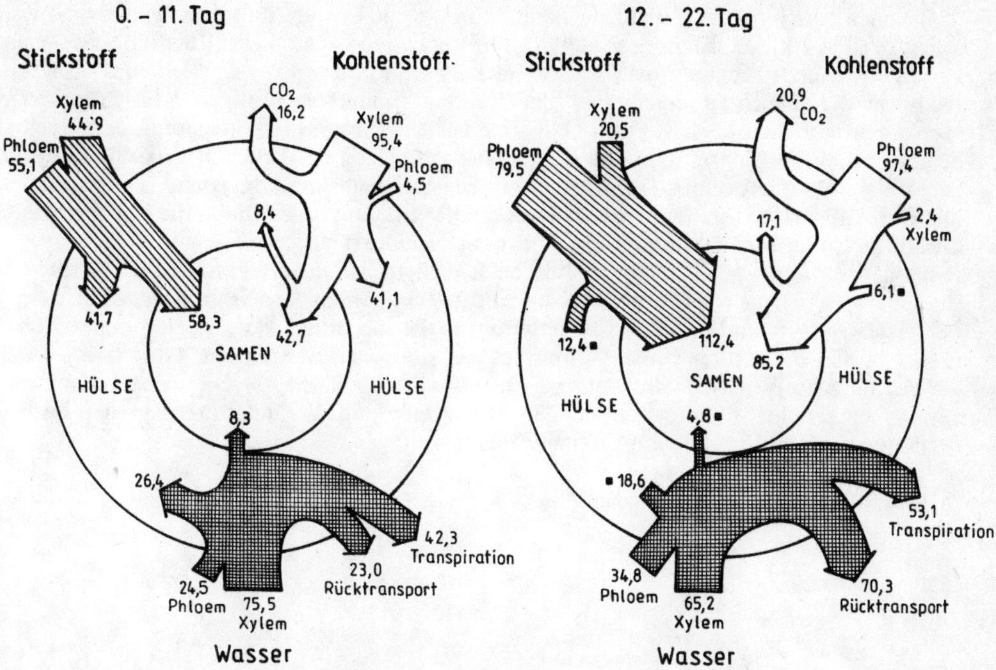

Abb. 298. Anteilige Aufnahme von Kohlenstoff, Stickstoff und Wasser während der Fruchtentwicklung von *Vigna unguiculata* L. aus dem Phloem und Xylem. Frühe Entwicklungsphase: 0.—11. Tag; späte Entwicklungsphase: 12.—22. Tag. Alle Angaben als relative Werte in % zur 100% gesetzten Nettoaufnahme. Verhältnisse des von den Früchten aufgenommenen Kohlenstoffs (C), Stickstoffs (N) und Wassers (H_2O) in absoluten Mengen auf Gewichtsbasis: 0.—11. Tag C:N:H_2O = 16:1:546; 12.—22. Tag C:N:H_2O = 13:1:130. = interne Mobilisierung. Nach PEOPLES et al. 1985.

Ast liefert größere Früchte. Der „Junifall" junger Früchte in unseren Breiten ist ein natürlicher Regulationsvorgang. Er kann durch rechtzeitiges Aufsprühen von Auxinlösungen verhindert oder reduziert werden. Bedingt durch den hohen Substanzverbrauch werden viele Bäume erst nach einer Reihe von Jahren blühfähig. Typisch ist auch ein Wechsel von Frucht- oder Samenjahren mit weitgehend vegetativen Jahren (Tab. 22).

Tabelle 22. Ungefähres Alter von Bäumen bei der 1. Blüte (I) und ungefährer Abstand von Samen- bzw. Mastjahren (II). Nach LORENZEN

Art	I	II
Kirsche, *Citrus*	5	
Apfel	6—12	
Corylus avellana	10	fast immer
Pfirsich	12—18	
Taxus baccata	20	
Larix decidua	20	5—8
Betula pendula	20	2—3
Abies alba	20	4—7
Carpinus betulus	30	fast immer
Castanea sativa	40	2—3
Fagus sylvatica	50	4—6
Quercus robur	60	4—6

Die nach Abschluß des Fruchtwachstums einsetzende **Fruchtreife** ist ein typischer Seneszenzprozeß (5.10.). Er beginnt an der Mutterpflanze und setzt sich in den abgeworfenen bzw. geernteten Früchten fort. Auslösendes Phytohormon ist vor allem das **Ethylen.** Es ist in den Früchten bereits vor der Reifung in unterschwelligen Konzentrationen vorhanden und wird noch vor der ,,klimakterischen" Respirationssteigerung der Früchte deutlich erhöht. Gleichzeitig nimmt die Reaktionsfähigkeit des Fruchtgewebes für Ethylen zu. Andere Organe beeinflussen korrelativ über die Lieferung von Auxin, Gibberellinen und Cytokininen die Ethylenwirkung. Pflücken der Früchte beschleunigt die Reifeprozesse, künstliche Zufuhr der genannten Phytohormone verzögert sie.

Ethylen bedingt vor allem die Induktion hydrolytischer Enzyme. Sie bauen Stärke zu Zucker ab, verringern den Cellulose- und Protopektinanteil in den Zellwänden u. a. m. Bei vielen Zellen und Zellorganellen wird die Permeabilität der Membranen erhöht. Dadurch geht die Kompartimentierung des Zellstoffwechsels verloren. Gleichzeitig wird der Atmungsstoffwechsel vom Pentosephosphatzyklus auf die Glycolyse und Säureveratmung umgestellt. Äußere Zeichen der Fruchtreife sind Veränderungen in der Farbe, der Konsistenz und im Geschmack der Früchte.

7. Die Wurzel

Neben Sproßachse und Laubblatt ist die **Wurzel** das dritte wichtige Organ der höheren Pflanzen. Die Wurzel dient nicht nur der Verankerung der Pflanzen im Boden, sondern erfüllt auch die Funktionen der Wasser- und Nährsalzaufnahme. Da nur die Pteridophyten und Spermatophyten Wurzeln besitzen, sind diese beiden Pflanzengruppen als **Rhizophyten** bezeichnet worden. Ihnen stehen die Thallophyten und Bryophyten als **Arhizophyten** gegenüber.

Bei den Samenpflanzen gibt es nur wenige Pflanzen, die wurzellos sind, wie z. B. die Gattungen *Ceratophyllum*, *Utricularia*, *Wolffia arrhiza* (Lemnaceen) und wenige Orchideen. Von den rezenten Farnpflanzen ist die Gattung *Salvinia* wurzellos.

Die Anordnung der Wurzeln **(Radikation)** zeigt bei den Pteridophyten und Spermatophyten Unterschiede, die bereits an den Embryonen hervortreten. Der Spermatophytenembryo ist bipolar gebaut, da an dem Achsenkörper ein Sproßpol und diametral gegenüber ein Wurzelpol (Radikula) angelegt wird (Abb. 12). Dagegen ist der Embryo der Pteridophyten unipolar gebaut, da ein Wurzelpol fehlt. Die erste Wurzel wird seitlich am Achsenkörper gebildet und verhält sich wie die Wurzelanlage einer sproßbürtigen Wurzel.

Die Wurzelprimordien werden exo- oder endogen angelegt. Beide Entwicklungsmöglichkeiten sind durch Übergangsformen miteinander verbunden. Exogen entsteht die Radikula der Samenpflanzen, da die Keimwurzel durch Zellteilungen in den äußeren Zellen des Wurzelpols gebildet wird. Eine Ausnahme scheinen die Poaceen und *Tropaeolum majus* zu machen, da hier das Wurzelprimordium von einer Scheide (Koleorhiza) bzw. einem ähnlichen Gebilde umgeben ist, das bei der Keimung durchbrochen wird (3.1.). Endogen werden die erste Wurzel des Pteridophytenembryos, die sproßbürtigen Wurzeln (7.1.) und die seitlichen Wurzelverzweigungen angelegt.

Die Wurzelanlage des bipolaren Spermatophytenembryos wächst bei der Keimung zur **Primärwurzel** bzw. **Hauptwurzel** aus. Der erste Begriff ist vorzuziehen, da häufig auch andere starke Wurzeln, die sich verzweigen, als Hauptwurzeln bezeichnet werden. Bei den Samenpflanzen entwickelt sich demnach aus dem Sproßpol der Primärsproß und aus dem Wurzelpol die Primärwurzel (Abb. 12 A). Bei einer Wurzelverzweigung bilden sich **Seiten-** oder **Nebenwurzeln,** wobei der Begriff Seitenwurzel, analog der Sproßverzweigung, besser ist. Als Nebenwurzel bezeichnet man nur die vereinzelt auftretenden akrogen-terminalen Verzweigungen der Primärwurzel. Derartige terminale Wurzelauszweigungen, die die Stärke des Mutterorgans erreichen können, sind z. B. bei *Podocarpus cupressinus*, *Taxus baccata* und *Juniperus communis* beschrieben worden.

Alle Wurzeln, die sich aus dem Achsenkörper entwickeln, heißen **sproßbürtige** oder **homorhize** Wurzeln (7.1.). Der Begriff Adventivwurzel gilt nur für indirekte Regenerationen, bei denen sich wirkliche Wurzelneubildungen abspielen.

Eine wachsende Wurzel zeigt in der Regel eine Gliederung in vier Zonen. Die erste Region, die **Wurzelspitze,** umfaßt das Spitzenmeristem und die Kalyptra (Abb. 307). An die Wurzelspitze schließt sich die wachsende Region oder die **Verlängerungszone** an, in der sich hauptsächlich das Längenwachstum abspielt. In der Verlängerungszone, die sich weder in proximaler noch distaler Richtung scharf begrenzen läßt, haben die Zellen ihre Teilungsfähigkeit verloren und sich in radialer Richtung gestreckt. In ihr findet hauptsächlich ein longitudinal ausgerichtetes Streckungswachstum statt. Die Verlängerungszone zeichnet sich durch ihre Kürze aus. Sie ist z. B. bei den Primärwurzeln von *Vicia faba*, *Phaseolus coccineus* und *Pisum sativum* 3 bis 8 mm lang, während sie bei Luftwurzeln Längen von 70 bis 100 mm erreichen kann. Bei *Cissus pubiflora* kann die Verlängerungszone sogar 300—1000 mm lang werden. Dringen die Luftwurzeln in den Boden ein, verringert sich das Wachstum. So beträgt z. B. die wachsende Region einer Luftwurzel von *Vanilla planifolia* 120 mm, der tägliche Wurzelzuwachs 20 mm. Beim Eindringen in den Boden sinkt der Wert auf 7 mm. An die Verlängerungszone schließt sich die **Region der Wurzelhaare** und der Rhizodermis (7.5.1.2.) an. In der vierten Region, der „entblößten" Zone **(Region der Seitenwurzeln)**, finden die Wurzelverzweigungen statt.

7.1. Allo- und Homorhizie

Zu der ersten sproßbürtigen Wurzel am unipolaren Pteridophytenembryo gesellen sich während der Entwicklung der Farnpflanze weitere seitlich aus dem Achsenkörper entspringende sproßbürtige Wurzeln **(primäre Homorhizie).** Im Gegensatz zu der homorhizen Bewurzelung der Pteridophyten entwickelt sich bei den Samenpflanzen aus der Radikula des bipolaren Embryos eine sich weiter verzweigende Primärwurzel (Abb. 12). Man spricht von einer **allorhizen** Bewurzelungsweise (Allorhizie). Viele Samenpflanzen sind jedoch auch zur homorhizen Radikation befähigt. Doch geht hier, soweit die Radikula nicht abortiert, immer ein allorhizes Jugendstadium voraus. Es liegt also im Gegensatz zu den Pteridophyten eine **sekundäre Homorhizie** vor, die besonders für die Monokotyledonen bezeichnend ist. Die Spermatophyten besitzen, zumindest der Anlage nach, eine Primärwurzel. Man hat sie daher als **Allorhizophyten** bezeichnet. Dagegen heißen die Pteridophyten, die schon primär homorhiz bewurzelt sind, **Homorhizophyten.**

Die sproßbürtigen Wurzeln werden häufig wie die Seitenwurzeln **endogen** angelegt. Bei den Pteridophyten entstehen sie aus der inneren Rindenschicht, der Endodermis (7.5.1.2.), bei den Samenpflanzen dagegen aus der äußeren Zellage des Zentralzylinders. Einige Brassicaceen, die zusätzlich sproßbürtig bewurzelt sind, bilden die homorhizen Wurzeln in unmittelbarer Nähe der Achselknospen aus (z. B. *Rorippa amphibia*). Die Wurzelentstehung ist **exogen**, da sie aus den äußersten Zellagen des Muttersprosses ihren Ausgang nimmt. Zwischen endogener und exogener Anlegungsweise vermitteln die sog. rindenbürtigen (mesogenen, phloeogenen) Wurzeln, die im äußeren Rindengewebe der Sproßachse entstehen (z. B. Nymphaeaceen).

Die Gliederung der Sproßachse in Nodien und Internodien spiegelt sich auch in der Anordnung der homorhizen Wurzeln wider. Bevorzugte Orte für die Bildung homorhizer Wurzeln sind die Nodien. Folgende Gruppen sind zu unterscheiden:

Hypokotylwurzler
Knotenwurzler < **Unterknotenwurzler** / **Überknotenwurzler**
Knospenwurzler
Internodienwurzler

Da das Hypokotyl zwischen Sproßachse und der Primärwurzel vermittelt, greift bei einer frühzeitigen Hemmung des primären Wurzelsystems die Wurzelbildung auf das Hypokotyl über. Beispiele für Hypokotylwurzler liefern u. a. *Cyclamen persicum* (Abb. 299 A), *Impatiens balsamina* (B), *Eranthis hyemalis*, *Sinningia* spec. *Myrmecodia echinata* und *Testudinaria elephantipes*. Die Radikation des Alpenveilchens (*Cyclamen persicum*) beginnt mit der Bildung einer Primärwurzel und vier Grenzwurzeln, von denen die Primärwurzel bald abstirbt. Mit zunehmender Verdickung der Hypokotylknolle (Abb. 299 A) werden weitere Hypokotylwurzeln gebildet, die bei den einzelnen *Cyclamen*-Arten

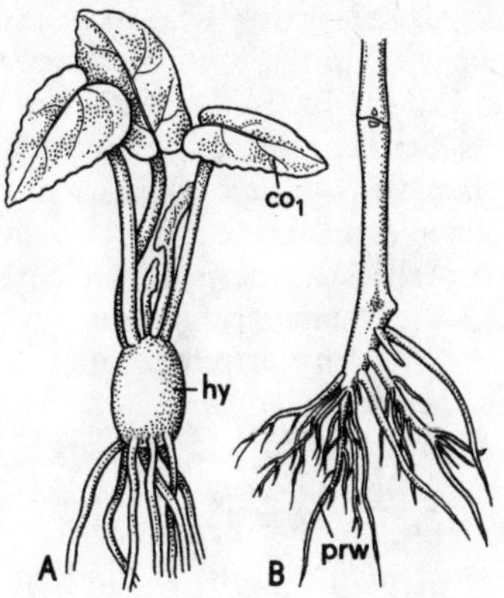

Abb. 299. A: *Cyclamen persicum.* Ältere Pflanze, bei der die Primärwurzel abgestorben ist. Zahlreiche Hypokotylwurzeln bereichern die Radikation. Das erste Keimblatt (co_1) hat laubblattartigen Charakter angenommen. *hy* Hypokotylknolle. B: *Impatiens balsamina.* Unterer Teil einer blühenden Pflanze mit zahlreichen verzweigten Hypokotylwurzeln. *prw* Primärwurzel, *hy* Hypokotyl. B nach Weber 1936.

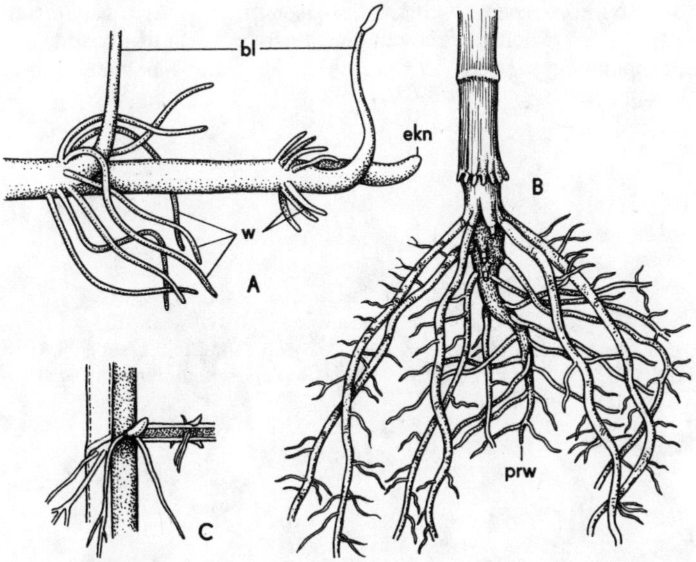

Abb. 300. A: *Ranunculus lingua.* Ausläuferende mit Endknospe (*ekn*) und Blättern (*bl*). Unter den Blattansätzen brechen zahlreiche Unterknotenwurzeln (*w*) hervor. B: *Zea mays.* Basaler Teil einer Pflanze, der die Erstarkung des Achsenkörpers zeigt. Über den Knoten sind viele Überknotenwurzeln gebildet worden. Die Primärwurzel (*prw*) ist bereits abgestorben. C: *Mentha arvensis.* Knoten aus der basalen Region mit Unter- und Überknotenwurzeln. A und C nach Weber 1936, B nach Rauh 1950.

unterschiedlich angeordnet sind. Auch bei den *Impatiens*-Arten wird bereits an der Keimpflanze die Primärwurzel stark gehemmt, so daß am unteren Hypokotyl die ersten sproßbürtigen Wurzeln entstehen. Am stark verdickten basalen Teil des Hypokotyls einer blühenden Pflanze (B) sind kräftige, reich verzweigte Hypokotylwurzeln entwickelt, die die Pflanze im Boden verankern.

Am weitesten sind bei den Samenpflanzen die Knotenwurzler verbreitet, da die Wurzeldifferenzierung aus den Nodien erfolgt. Oft lassen sich Beziehungen zu den Blattansätzen beobachten. Entstehen die Wurzeln unterhalb der Blattansätze, so spricht man von Unterknotenwurzlern (z. B. bei den Araceen, vielen Ranunculaceen, *Ranunculus lingua*, Abb. 300 A und Apiaceen). Brechen die sproßbürtigen Wurzeln oberhalb des Blattansatzes hervor, dann liegen Überknotenwurzler vor, wie sie z. B. bei vielen Monokotyledonen und Lamiaceen zu finden sind. Ein ausgesprochener Überknotenwurzler ist die Maispflanze

(*Zea mays*, Abb. 300 B), deren Primärwurzel (*prw*) zwar in den ersten Entwicklungsstadien noch erhalten ist, später aber abstirbt. Sie wird durch zahlreiche über den Knoten hervorbrechende sproßbürtige Wurzeln ersetzt, die die erstarkende Pflanze im Boden verankern und die Wasser- und Nährsalzversorgung übernehmen. Bei den Lamiaceen sind beide Möglichkeiten gegeben. So besitzen die plagiotropen Stolonen von *Mentha arvensis* nur Unterknotenwurzeln, während an den orthotropen Trieben neben den Unterknotenwurzeln auch oberhalb der Blattinsertion links und rechts neben der Achselknospe je eine Überknotenwurzel gebildet wird (Abb. 300 C). Andere Arten, wie *Scutellaria minor* und *Glechoma hederacea*, entwickeln nur Unterknotenwurzeln. Es gibt auch Vertreter, die reine Überknotenwurzler sind (z. B. *Mentha spicata*, *Lycopus europaeus*, *Lamium*-Arten) mit einer unterschiedlichen Anzahl von Überknotenwurzeln und verschiedener Anordnung.

Die homorhize Wurzelbildung kann auch an die jungen noch wenig differenzierten Achselknospen der Blattorgane gebunden sein (Knospenwurzler). Beispiele hierfür liefern u. a. die Crassulaceen, *Aconitum napellus*, *Equisetum*, *Adoxa moschatellina* und die Orchideen. Bei *Sedum acre* und *S. sexangulare* entstehen ein oder zwei Wurzeln an der Knospe, bei *S. lactea* mehrere, die, da die Achselknospen von den Blattbasen kragenartig umschlossen werden, durch die Tragblätter durchwachsen und an der Basis der Blattunterseite erscheinen. Treten, wie bei *Bryophyllum daigremontianum* (Abb. 301), die Knospenwurzeln

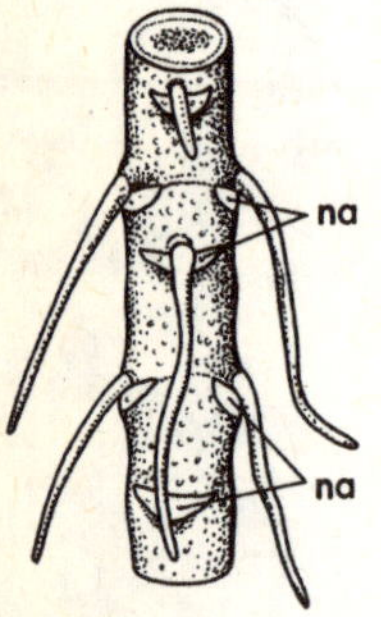

Abb. 301. *Bryophyllum daigremontianum*. Sproßabschnitt mit knospenbürtigen Wurzeln. Die Weiterentwicklung der Achselknospen ist unterbunden. *na* Blattnarben. Nach WEBER 1936.

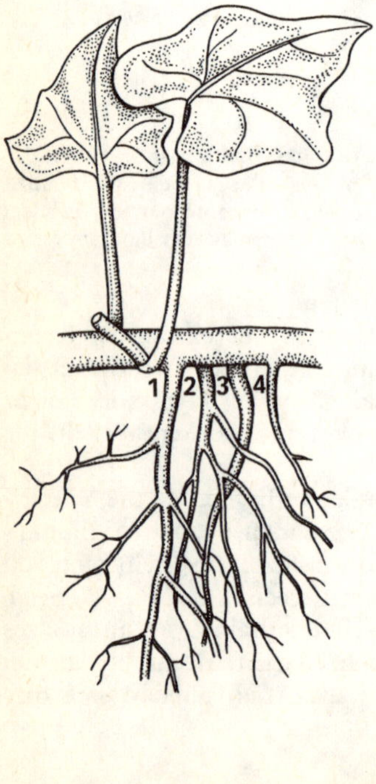

Abb. 302. *Hedera helix*. Teil eines Bodensprosses mit Internodienwurzeln (1—4).

schon zu einer Zeit auf, in der das Knospengewebe noch nicht differenziert ist, entsteht an der Stelle der Achselknospe eine einzelne größere, sproßbürtige Wurzel. Die Achselknospe wird stark zurückgebildet.

Bei den Internodienwurzlern sind die homorhizen Wurzeln scheinbar regellos an den Internodien verteilt. Beispiele liefern die Rhizome von *Iris*, *Acorus*, *Paris*, *Polygonatum* (Abb. 339) und *Petasites* sowie *Asarum*, *Pothos*, *Hedera helix* (Abb. 302) u. a. Bei vielen Internodienwurzlern bestehen enge Beziehungen zu den Nodien, da häufig auch an ihnen Wurzeln gebildet werden bzw. die Wurzeldifferenzierung vielfach von ihnen ausgeht und in basipetaler oder akropetaler Folge auf die Internodien übergreift. So tritt bei *Hedera helix* (Abb. 302) die erste Wurzel (1) unmittelbar unter der Blattinsertion auf, und zwar seitlich der Blattmediane. Die folgenden Wurzeln schließen sich basipetal an (2—4).

7.2. Wurzelsysteme

Die Wurzel bleibt in den seltensten Fällen unverzweigt. Bei einer Verzweigung bildet sich ein **Wurzelsystem.** Man versteht darunter die Gesamtheit aller Wurzeln, die durch Verzweigung aus einer einzigen Mutterwurzel hervorgehen. Ein Wurzelsystem kann also sowohl durch die Verzweigung einer Primärwurzel (**Hauptwurzelsystem**, Abb. 12) als auch einer beliebigen sproßbürtigen Wurzel gebildet werden. Die Auffassung, daß ein Wurzelsystem die Gesamtheit der Wurzeln einer Pflanze umfaßt, gleichgültig ob diese allorhiz oder homorhiz bewurzelt ist, muß als ungenau bezeichnet werden. Ist eine Pflanze allorhiz bewurzelt (Abb. 303), dann trifft die Bezeichnung eines einheitlichen Wurzelsystems zu. Treten aber zu der sich verzweigenden Primärwurzel noch homorhize Wurzeln, so spricht man von der Radikation einer Pflanze. Gemäß dieser Definition besteht die Radikation einer ausschließlich allorhiz bewurzelten Pflanze aus dem Hauptwurzelsystem, bei den Pteridophyten dagegen aus den sproßbürtigen Wurzeln. Die allorhizen Samenpflanzen und die Pteridophyten haben eine **homogene Radikation.** Werden außer der Primärwurzel noch sproßbürtige Wurzeln an einer Pflanze gebildet (Monokotyledonen, homorhiz bewurzelte Dikotyledonen, Gymnospermen), dann liegt eine **heterogene Radikation** vor.

Die Form des Hauptwurzelsystems, das sich von einer Primärwurzel ableitet (Abb. 12, Abb. 303 A), wird einmal durch das Verhalten der einzelnen Wurzeln während ihrer Entwicklung und zum anderen durch die unterschiedlichen Standortfaktoren bestimmt. So ist die Ausbildung des Wurzelsystems von den Bodenverhältnissen (mechanische, chemische Eigenschaften) abhängig. U. a. spielen die Verteilung der Nährsalze und des Wassers, der Gehalt an Humussubstanzen, die Durchlüftung, die Temperaturen und die pH-Verhältnisse eine Rolle.

Die Primärwurzel wächst durch die Schwerkraftwirkung senkrecht nach unten (Abb. 303 A, *prw*, Abb. 12 A). Die Seitenwurzeln 1. Ordnung bilden bestimmte Grenzwinkel zu ihr. Sie betragen am Wurzelhals etwa 90° und nehmen nach der Spitze zu ab (ca. 60 bis 45°) Alle weiteren Seitenwurzeln (2., 3., 4. ... Ordnung) stehen in der Regel senkrecht zum Mutterorgan. Auf diese Weise wird ein möglichst großer Erdraum nach allen Richtungen hin durchwurzelt.

Viele Dikotyledonen und Gymnospermen haben Primärwurzeln, die weit in die Tiefe wachsen, und da sie meist auch eine starke Verdickung aufweisen, bilden sie sog. **Pfahlwurzeln.** Es liegt ein einachsiges System vor, da die Primärwurzel die Seitenwurzel an Länge und Stärke übertrifft. So besitzen viele einheimische Bäume (Kiefer, Tanne, Eiche u. a.) ausgesprochene Pfahlwurzeln, die bei *Pinus sylvestris* 5—6 m lang werden können. Es werden fortlaufend Seitenwurzeln entwickelt, von denen die am Wurzelhals befindlichen, horizontal unter dem Boden entlang streichenden Seitenwurzeln besonders stark sind. Die bilden häufig Seitenwurzeln 2. Ordnung, die wiederum pfahlartig in die

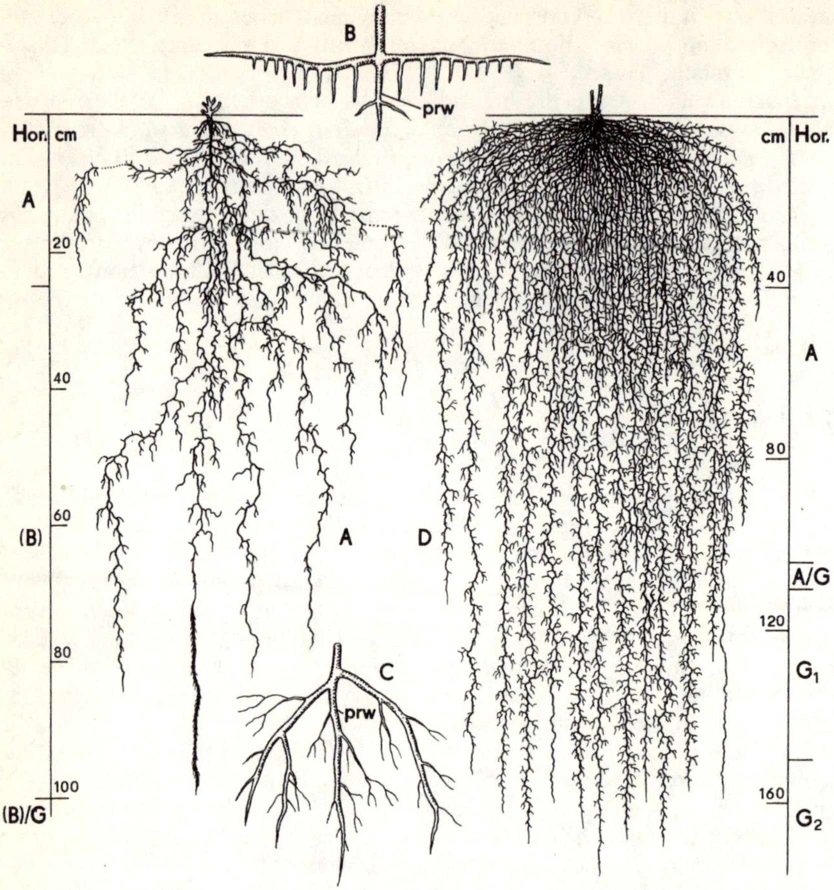

Abb. 303. A: *Papaver rhoeas.* Hauptwurzelsystem (Boden: mesotrophe Braunerde). B: Die Primärwurzel (*prw*) bleibt kurz, die flach ausladenden Seitenwurzeln 1. Ordnung bilden Abläufer (Flachwurzler). C: Mehrachsiges Wurzelsystem. D: *Triticum aestivum.* Wurzelsystem (Boden: Mullgley). A und D nach KUTSCHERA 1960.

Tiefe wachsen können (sog. Abläufer). Von den krautigen Gewächsen haben z. B. die Kohlarten und zahlreiche Fabales Pfahlwurzelsysteme. Bei der Saat-Luzerne (*Medicago sativa*) beträgt z. B. an einer zwei Monate alten Pflanze die Primärwurzellänge 0,5 m, nach zwei weiteren Monaten bereits 1,5 m.

Besonders lange Primärwurzeln entwickeln manche Wüstenpflanzen, die man als **Tiefwurzler** bezeichnet. Mit 15—20 m langen Pfahlwurzeln sind sie in der Lage, den Grundwasserspiegel zu erreichen. Tiefwurzelnde Pflanzen findet man auch in den Steppengebieten der Erde, wo der Boden zeitweise tief durchfeuchtet wird. In den sowjetischen Lehm- und Lößsteppen erreichen die Tiefwurzler Werte von 30 m, die zu den größten Wurzeltiefen gehören. Auch in unseren Breiten gibt es einige krautartige Tiefwurzler, wie z. B. die Sichelmöhre (*Falcaria vulgaris*) mit einer maximalen Pfahlwurzel von 5—6 m.

Viele Pflanzen besitzen keine Pfahlwurzeln, da die Primärwurzeln morphologisch den Seitenwurzeln 1. Ordnung gleicht (Abb. 303 A). Bei einigen Holzgewächsen, wie z. B. bei der Gemeinen Fichte (*Picea abies*), kann eine Verzweigungsförderung in der Wurzelhalsnähe erfolgen (Abb. 303 B). Die Entwicklung des Wurzelsystems beginnt wie bei pfahlartigen Primärwurzeln. In gut durchlüfteten, lockeren Böden kann die Primärwurzel eine Länge von 3—4 m erreichen. In der Regel bleibt sie jedoch kurz. Die unter der

Oberfläche entlangstreichenden Seitenwurzeln 1. Ordnung sind länger und kräftiger und bilden zahlreiche Abläufer, die ebenfalls kurz bleiben. Von den krautigen Gewächsen besitzen die Kakteen sehr kurze Primärwurzeln. In 5 cm Tiefe streichen zahlreiche Seitenwurzeln entlang, die Längen bis zu 7 m erreichen können.

Bei der Rot-Buche, Erle und Birke werden mehrachsige Wurzelsysteme ausgebildet (Abb. 303 C), da mehrere, dem Wurzelhals benachbarte Seitenwurzeln 1. Ordnung, die Dicke und Länge der Primärwurzel annehmen und schräg nach unten wachsen.

Die sproßbürtigen Wurzeln der Monokotyledonen, die an dem basalen gestauchten Sproßabschnitt gehäuft entstehen, dringen meist unverzweigt in den Boden ein und verzweigen sich in größerer Tiefe spitzenwärts. Sie besitzen zahlreiche Seitenwurzeln 1. Ordnung, die vereinzelt auch Seitenwurzeln 2. Ordnung, seltener höherer Ordnung ausgliedern (Abb. 303 D).

Die Tabelle 23 gibt einige Beispiele zu den Wurzellängen und den Gesamtlängen von einigen Wurzelsystemen.

Bei einer Drillsaat ist die Gesamtwurzellänge durch die wechselseitige Beeinflussung der Pflanzen erheblich verändert.

Tabelle 23. Wurzellänge von Gräsern in Metern. Nach PAVLYCHENKO

Pflanze	Pflanzen in 3 m Abstand		Pflanzen in 15 cm Abstand (Drillsaat)	
	Größte Tiefe [m]	Gesamtwurzellänge	Größte Tiefe	Gesamtwurzellänge
Flug-Hafer (*Avena fatua*)	1,60	86334,3	1,22	977,18
Saat-Roggen (*Secale cereale*)	1,57	79031,3	1,16	975,03
Saat-Weizen (*Triticum aestivum*)	1,60	71110,8	1,17	867,38

7.3. Hypokotyl- und Wurzelknospen

Bei einer Reihe von Kormophyten kann die Knospenbildung auf das Hypokotyl bzw. auf die Wurzeln übergreifen, so daß man von **Hypokotyl-** und **Wurzelknospen** sprechen kann. Im Gegensatz zu den Achselknospen entstehen diese Knospen endogen, d. h. im Zentralzylinder der Mutterwurzel. Hypokotylknospen können auch exogen angelegt werden. Die Wurzelknospenbildung steht zur Wurzelverzweigung in enger Beziehung, da sie vorwiegend in unmittelbarer Nachbarschaft einer Seitenwurzel erfolgt (Abb. 304 B, *k*). Zwischen der Ausbildung des Sproßsystems und der Entwicklung von Hypokotyl- und Wurzelknospen bzw. -sprossen bestehen enge Beziehungen, da nämlich bei einem kräftigen und reich verzweigten Hauptsproßsystem die Hypokotyl- bzw. Wurzelsprosse zurücktreten. Im umgekehrten Fall werden letztere gefördert und übernehmen die Funktionen des Sproßsystems

Beim Löwenmaul (*Antirrhinum majus*, Abb. 304 A) entstehen an der Basis des Hypokotyls (*hy*) Knospen, die frühzeitig zu belaubten Trieben (*hys*) auswachsen, und die die Größe des Primärsprosses (*prs*) erreichen können. Sie gehen dann ebenfalls zur Blüte über.

In anderen Fällen, wie bei dem Gemeinen Leinkraut (*Linaria vulgaris*), das mit dem Löwenmaul verwandt ist, bleibt der Primärsproß klein und stirbt später ab. Zu blühenden Trieben wachsen die Hypokotylsprosse aus, die mit den Funktionen des Primärsprosses betraut werden.

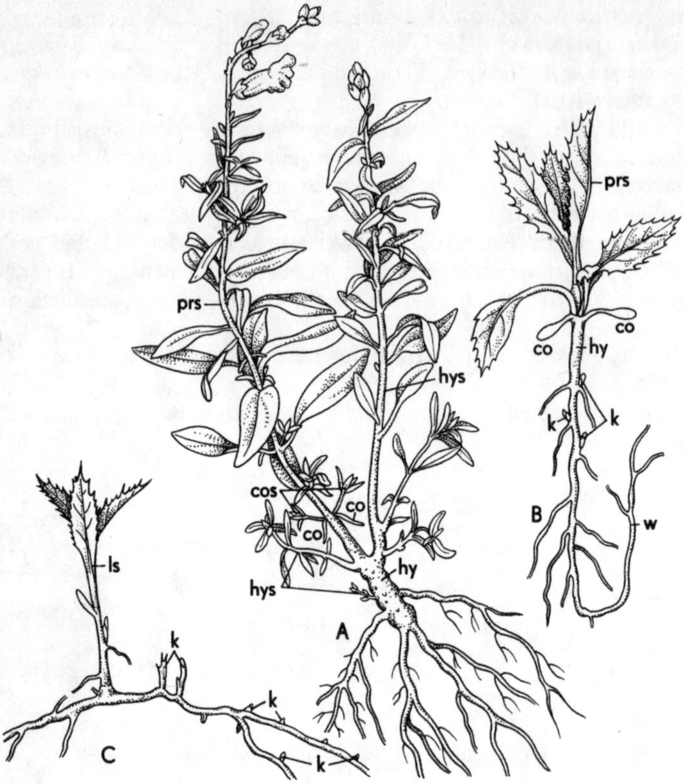

Abb. 304. A: *Antirrhinum majus*. Blühende Pflanze mit Hypokotylsprossen (*hys*). *prs* Primärsproß, *cos* Kotyledonarsprosse, *co* Kotyledonen, *hy* Hypokotyl. B—C: *Cirsium arvense*. B: Keimpflanze mit Wurzelknospen (*k*). C: Wurzelstück mit Knospen (*k*) und Laubsproß (*ls*), *w* Primärwurzel. Nach RAUH 1937.

Wurzelknospen bilden die Ackerwinde (*Convolvulus arvensis*) und die Acker-Kratzdistel (*Cirsium arvense*), Ackerunkräuter, die eine starke vegetative Vermehrung besitzen. Bereits an einer älteren Keimpflanze der Acker-Kratzdistel (Abb. 304 B) treten an der Primärwurzel (*w*) Wurzelknospen (*k*) auf, die unmittelbar über den Seitenwurzeln stehen. Im Herbst des ersten Jahres sterben die oberirdischen Teile ab, und es bleibt allein das Wurzelsystem mit den Wurzelknospen erhalten. Letztere treiben im nächsten Frühjahr zu Laubsprossen aus, die sich sproßbürtig bewurzeln können. Werden diese isoliert, dann bilden sie selbständige Pflanzen. Wird das Wurzelsystem durch das Pflügen in einzelne Stücke gerissen, kann jeder Wurzelabschnitt (Abb. 304 C) Knospen bzw. Sprosse entwickeln, die zu selbständigen Pflanzen auswachsen. Selbst in einer Tiefe von 1—1,5 m kann dieser Prozeß beobachtet werden.

Wurzelsprosse spielen bei der vegetativen Vermehrung der Nutzpflanzen eine wesentliche Rolle. So können viele Holzgewächse (Pappeln, Robinien, Haselnuß, Himbeeren, Brombeeren, Japanische Quitte, *Paulownia*, *Prunus*) durch Wurzelstecklinge vermehrt werden. Man schneidet die Wurzeln der genannten Pflanzen in 8—10 cm lange Stücke und legt sie in den Boden, wobei man darauf achten muß, daß das obere Ende etwas höher liegen muß als das untere. Die Stecklinge werden etwas 3—6 cm hoch mit Erde bedeckt. In ähnlicher Weise vermehrt man auch den Meerrettich (*Armoracia rusticana* und die Süße Kartoffel (*Ipomoea batatas*).

7.4. Regulation der Wurzelbildung und der Wurzelentwicklung

Pflanzenwurzeln haben gewöhnlich sehr kurze Wachstumszonen (Abb. 317). So wird z. B. bei *Phleum* der Bereich der maximalen Mitoseaktivität 0,2 mm und die Zone des maximalen Streckungswachstums 0,6 mm hinter der Spitze gefunden. In diesem Bereich liegt auch die Determinationszone. Die Differenzierungszone schließt sich an, beginnend mit der Trichoblastendifferenzierung.

Die **Entstehung** von **Primärwurzeln** am Embryo, von **Seitenwurzeln** an der Hauptwurzel, oder von **sproßbürtigen Wurzeln** an Sproßteilen wird hormonell gesteuert. Vor allem **Auxin** in hohen Konzentrationen ist ein wichtiger Bestandteil des wirksamen Hormonkomplexes. Untersuchungen an Gewebekulturen haben gezeigt, daß viel Auxin zusammen mit wenig Cytokinin die Wurzelbildung induziert, während viel Cytokinin zusammen mit wenig Auxin die Sproßbildung fördert. Wird gleichzeitig viel Gibberellin geboten, werden beide Prozesse gehemmt.

Aus Untersuchungen zur sproßbürtigen Wurzelbildung weiß man, daß die hohe Auxinkonzentration (10^{-7}—10^{-5} g · ml^{-1}) und die Anwesenheit von Cytokinin für die Dedifferenzierung, Remeristematisierung und für die Determination der Wurzelanlage im Gewebe notwendig sind. Ein und dasselbe Meristem kann in Abhängigkeit vom Auxin-/Cytokinin-Verhältnis entweder zur Wurzel- oder Sproßanlage determiniert werden.

Für das **Auswachsen** der **Wurzelanlage** und das **Wurzelwachstum** ist Auxin nur in geringen Konzentrationen erforderlich (ca. 10^{-10} g · ml^{-1}). Das sind Konzentrationen, die ca. 10^4mal geringer sind, als sie für das Streckungswachstum von Sproßzellen benötigt werden. Da in der Wurzel stets überoptimale Auxinkonzentrationen für das Wachstum vorliegen, nehmen einige Autoren an, daß Auxin überhaupt keinen Einfluß auf das Wurzelwachstum hat. Neuere Untersuchungen zeigen aber, daß Wechselwirkungen zwischen Auxin, Ethylen und ABA bedeutsam für die Regulation innerhalb der Wurzeln sind (z. B. korrelative Hemmungen).

Eine wichtige Rolle kommt dem **Ethylen** beim Wurzelwachstum zu. Wurzeln produzieren zwischen 1—8 nl · h^{-1} Ethylen pro g Frischmasse. Die höheren Werte gelten für die Dikotyledonen. In Konzentrationen von 0,02 bis 0,1 ppm fördert Ethylen das Wachstum der Seitenwurzeln, Konzentrationen $>0{,}1$ ppm hemmen. Nachgewiesen wurden signifikante Beziehungen zwischen den Ethylenproduktionsraten und den Wachstumsgeschwindigkeiten von Seitenwurzeln: hohe Ethylenproduktionsraten förderten. Auf Grund erheblicher Diffusionsraten stellt sich offenbar die optimale Konzentration von $<0{,}1$ ppm in der Wurzel ein.

Zum Verständnis der Regulation der Wurzelentwicklung in situ haben Untersuchungen über den Einfluß von Streßbedingungen (mechanische Behinderung, anaerobe Bedingungen, Lichtgabe) beigetragen. Sie zeigten, daß Wurzeln in ihrer Entwicklung sehr plastisch sind und auf eine Vielzahl von Umwelteinflüssen adaptiv reagieren. Eine besondere Rolle kommt dabei der **Wurzelhaube** zu. Sie ist nicht nur das Schutzorgan des Apikalmeristems der Wurzel, sondern hat auch regulatorische Funktionen bei der Wurzelentwicklung:

— Perzeption der Schwerkraft

Bei der **Schwerkraftperzeption** werden feste Körper (Statolithen, gewöhnlich Amyloplasten) in speziellen Zellen (Statozyten) im zentralen Teil der Wurzelhaube (Kolumella) unter dem Einfluß der Schwerkraft verlagert. Der von ihnen am ursprünglichen Ort ausgeübte differentielle Druck genügt wahrscheinlich bereits zur Perzeption des Schwerkraftreizes, da der Zeitbedarf der Perzeption nur Sekundenbruchteile beträgt. An der sich anschließenden geotropen Reaktion sind die **Querpolarisierung** der Zellen und der Auxin- und Abscisinsäurequertransport entsprechend der Cholodny-Went-Theorie beteiligt. Vor allem Abscisinsäureanreicherung an der unteren Flanke hemmt dort das Wurzelwachstum. Durch die Wachstumsunterschiede zwischen der oberen und unteren Organflanke kommt es zur positiven geotropen Krümmung.

— Perzeption des mechanischen Druckes
Die Wurzelhaubenzellen reagieren sehr empfindlich auf geringe Veränderungen im **Außendruck.** Selbst bei hohen Druckpotentialen der Wurzelzellen (z. B. $9 \cdot 10^{-2}$ kPa) können Außendruckveränderungen um 20 kPa die Ausdehnung der Wurzel um die Hälfte verringern. Offenbar besteht nur bei Außendruckveränderungen im Bereich von 0 bis 200 kPa eine lineare Abhängigkeit des Wurzelwachstums.

Die Reaktion der Wurzel auf diese Druckveränderungen sind sehr komplex. Sie umfassen Veränderungen in der Größe des Gefäßgewebes, der Zahl und Größe der Epidermiszellen, die Zunahme des Durchmessers und oft auch der Zahl der Rindenzellen, die Veränderung der Seitenwurzelbildung durch Reduktion der Gesamtzahl der Seitenwurzeln an der primären Wurzelachse, die Verdopplung der Wurzelanzahl pro Längeneinheit der Wurzel. Für die Ausprägung dieser Veränderungen soll vorwiegend Ethylen verantwortlich sein, seine Synthese wird durch die Außendruckerhöhung gefördert. Beteiligt ist offenbar auch Auxin, aber nicht ABA.

— Perzeption des Lichtreizes
Viele Wurzeln reagieren sehr empfindlich auf Licht. Für die **Lichtperzeption** sind offenbar Phytochrom und das Carotinoid Violaxanthin verantwortlich. Unklar ist, ob beide Pigmente an Organellen gebunden sind und wie die Reizweiterleitung und -realisierung abläuft. Licht hemmt die Zellteilung und -streckung der Wurzelzellen (Blaulicht beide Prozesse, Rot und Dunkelrot nur die Streckung). Vermutlich wird als Folge der Lichtwirkung in den Wurzelzellen ein Hemmstoff gebildet oder die Empfindlichkeit der Zellen gegenüber einem bereits vorhandenen Hemmstoff erhöht. Der Hemmstoff könnte ABA sein. Eine Beteiligung von IAA und Ethylen ist ebenfalls möglich.

Wird die Wurzelhaube experimentell entfernt, kommt es zu zeitweise erhöhten Zellteilungsraten in den Wurzelzellen, evtl. durch Entfernung eines Hemmstoffes. Für die Haubenneubildung sind 80 bis 100 Std. erforderlich. Die Fähigkeit des Wurzelmeristems zur Reaktion auf den Schwerkraftreiz kehrt bereits nach 10—12 Std. zurück. Unter natürlichen Bedingungen wird die Wurzelhaube je nach Pflanzenart alle 6—9 Tage erneuert.

Anaerobe Verhältnisse führen zur Ausbildung kurzer und gerader Wurzeln. Es entstehen außerdem mehr Seitenwurzeln pro Wurzellängeneinheit. Besonders charakteristisch ist die Entwicklung eines ausgedehnten **Rindenaerenchyms** durch lysigene Auflösung der Rindenzellen. Der Anteil des Luftraumes kann in der Querschnittszone kurz hinter dem Meristem bereits 12 % betragen. Bei der Wurzelverlängerung entstehen nachfolgend ausgedehnte Rindenlakunen.

Auslöser dieser Reaktion ist der O_2-Mangel. Ähnliche Wirkungen können aber auch durch NH_4- und NO_3-Mangel erzielt werden. Für die Reaktion selbst wird eine Ethylenanreicherung verantwortlich gemacht. Sie entsteht infolge des 10^4fach geringeren Diffusionskoeffizienten von Ethylen im Wasser gegenüber Luft. Dementsprechend wird bei Pflanzen mit hohen Ethylenproduktionsraten das Seitenwurzelwachstum unter anaeroben Bedingungen am stärksten gehemmt. Experimentelle Ethylenerhöhungen lösen die gleichen Reaktionen aus. Bei Reiswurzeln u. a. Pflanzen mit geringen Ethylenproduktionsraten kommt es unter anaeroben Bedingungen niemals zur Hemmung des Seitenwurzelwachstums. Nachgewiesen wurde, daß Ethylen die Synthese hydrolytischer Enzyme fördert. Unklar ist, warum diese Wirkung auf das Rindenparenchym begrenzt bleibt.

7.5. Anatomie der Wurzel

7.5.1. Primärer Wurzelbau

7.5.1.1. Wurzelspitze

Die **Wurzelspitze** besteht aus dem **Scheitelmeristem** und der **Wurzelhaube** (Kalyptra) und besitzt wie die Sproßspitze verschiedene Wachstumszonen. Während das Scheitelmeristem des Sprosses nur nach rückwärts Zellderivate abgibt, scheidet das Scheitelmeristem der Wurzel in der Regel auch in Richtung der Wurzelhaube Tochterzellen ab (Abb. 305). Das eigentliche Wurzelspitzenmeristem liegt also nicht terminal, sondern in einer gewissen Entfernung von der Haubenspitze. Da die Wurzel nicht in Nodien und Internodien gegliedert ist, wächst sie einheitlich in die Länge.

Das Scheitelmeristem umfaßt auch hier die Initialzellen und ihre unmittelbaren Abkömmlinge und kann wegen der fließenden Übergänge zwischen diesen und den tieferliegenden primären meristematischen Geweben nicht genau abgegrenzt werden. Die junge meristematische Wurzelspitze gliedert sich in **Protoderm, Grundmeristem** und **Prokambium.** Das Protoderm, das sich aus der peripheren Lage des Scheitelmeristems ableitet (Ausnahme: Gymnospermen), entwickelt sich später zur **Wurzelepidermis (Rhizodermis).** Es wird in einiger Entfernung vom Wurzelscheitel sichtbar und hat Beziehungen zur jungen Wurzelrinde bzw. zur Kalyptra. Aus dem Grundmeristem entsteht die **Wurzelrinde.** Das Prokambium differenziert den **Zentralzylinder** der Wurzel.

Häufig unterscheidet man auch an der jungen Wurzelspitze zwischen Dermatogen, Periblem und Plerom. Aus diesen drei Histogenen entwickeln sich die Rhizodermis, die Wurzelrinde und der Zentralzylinder. Andere Autoren, die von der differenzierten Wurzel ausgehen, unterscheiden zwischen junger Epidermis (oder Protoderm), junger Wurzelrinde und Zentralzylinder (oder Stele).

Vergleichend entwicklungsgeschichtliche Studien an der Radikula, an wachsenden Primär-, Seiten- und sproßbürtigen Wurzeln, haben zur Aufstellung verschiedener Wachstumstypen geführt.

Viele Pteridophyten (Leptosporangiaten, Ophioglossaceen, Equisetaceen) haben Wurzelspitzen, die mit einer tetraedrischen **Scheitelzelle** wachsen, deren Spitze dem Wurzelkörper und die der Spitze gegenüberliegende Fläche der Wurzelhaube zugekehrt ist. Diese Scheitelzelle (Abb. 305 A u. B, *s*) gibt nach vier Seiten Segmente ab (vierschneidige Scheitelzelle), wie z. B. bei *Equisetum palustre.* Drei der abgegebenen Segmente bauen den Wurzelkörper auf, während das vierte Segment (unterer Pfeil in A) der Wurzelhaube zugefügt wird. Die zum Wurzelkörper abgegliederten Derivate erfahren bereits in der Nähe der Scheitelzelle durch periklinale und antiklinale Wände eine Aufspaltung (B). Auf diese Weise entsteht ein Gewebe mit einer Gliederung in Protoderm (B, *prd*), Grundmeristem und Prokambium, aus dem sich die Rhizodermis (A, *rh*), die Wurzelrinde (A, *wr*) und der Zentralzylinder (A, *zz*) ableiten. Die Wurzelhaube ist vom Wurzelkörper (A u. B, *x x*) deutlich abgesetzt. Die einzelnen Haubensegmente (B, 1—5) teilen lebhaft auf.

Andere Pteridophyten (Maratiaceen) wachsen mit mehreren nebeneinander an der Spitze des Wurzelkörpers liegenden Initialen, die durch ihre besondere Größe auffallen. Unregelmäßig abgegebene Segmente bauen durch weitere Zellteilungen die junge Wurzel auf. Die Wurzelspitzen der Lycopsiden (*Lycopodium, Isoëtes*) wachsen ohne ausgezeichnete Initialen. Die Arten der Gattung *Selaginella* verhalten sich wie die Lycopsiden. Eine Ausnahme machen die Arten, deren Sproßspitze eine Scheitelzelle besitzt. Hier ist auch eine Scheitelzelle am Wurzelscheitel zu finden.

Die Wurzelspitzen der Gymnospermen differenzieren kein Protoderm aus. Sie besitzen einen Zentralzylinder, der von einem mächtig entwickelten Kappenteil umgeben wird. Letzterer liefert sowohl die Wurzelrinde als auch die Kalyptra (Abb. 306 A). Die Wurzelhaube geht daher kontinuierlich in die rückwärtigen Gewebe über. Das Wachstum wird

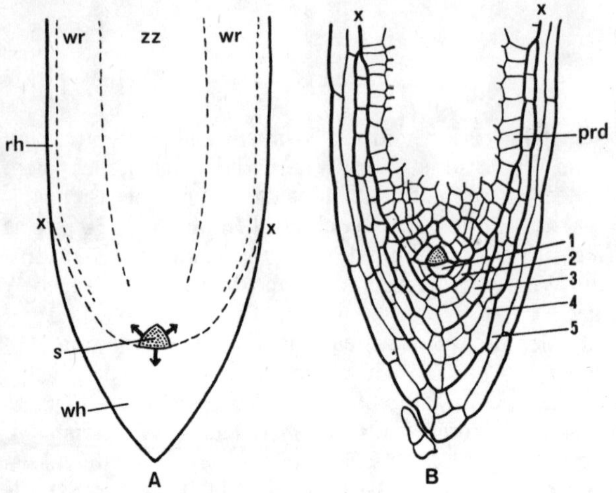

Abb. 305. A: Schema einer Farnwurzel, die mit einer Scheitelzelle (*s*) wächst und in den Pfeilrichtungen Zellderivate abscheidet. *wh* Wurzelhaube, *rh* Rhizodermis, die sich aus dem Protoderm entwickelt, *wr* Wurzelrinde, *zz* Zentralzylinder, *x x* Grenze zwischen Wurzelhaube und dem Wurzelkörper. B: *Equisetum palustre.* Axialer Längsschnitt durch die Wurzelspitze. Scheitelzelle punktiert. Die einzelnen Haubensegmente (1—5) sind durch eine starke Linie abgegrenzt. *x x* Grenze zwischen Wurzelhaube und Wurzelkörper, *prd* Protoderm. Nach WAGNER 1937, verändert.

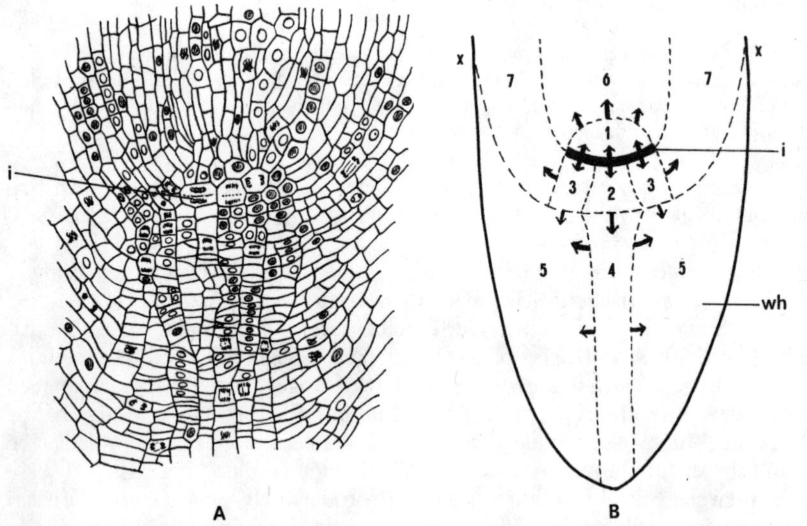

Abb. 306. A: *Pseudotsuga menziesii.* Medianer Längsschnitt durch die Wurzelspitze eines 5 Tage alten Keimlings. In der bogenartigen Initialzone (*i*) sind zahlreiche Mitosen zu beobachten. In distaler Richtung sind die Zellreihen der Kolumella sichtbar. B: Schematische Wiedergabe eines Wurzellängsschnittes. Die bogenförmige Initialzone *i* (schwarz gezeichnet) gibt in den Pfeilrichtungen Zellderivate ab, die den verschiedenen Mutterzellzonen zugefügt werden. *1* Mutterzellzone des Zentralzylinders, *2* Kolumella-Mutterzellzone, *3* Wurzelrinden-Mutterzellzone. Aus diesen werden der Zentralzylinder (*6*), die Wurzelrinde (*7*), die Kolumella (*4*) und die seitlichen Partien der Wurzelhaube *wh* (*5*) ergänzt (Pfeile). Teilungen an der Peripherie der Kolumella fügen der Zone *5* ebenfalls Zellmaterial zu. *x x* Grenze zwischen Wurzelhaube und Wurzelkörper. A nach ALLEN 1947, verändert.

von einer zentral gelegenen Initialzellgruppe (A) ausgeführt, die nach allen Richtungen, bevorzugt aber in der Achsenrichtung der Wurzelspitze, Zellmaterial produziert.

Um die Dynamik des Wurzelwachstums bei Gymnospermen zu klären, hat man versucht, die Homologien zwischen der Entwicklung der Sproß- und Wurzelspitze bei *Pseudotsuga menziesii* (Abb. 306 A u. B) aufzuzeigen. Danach fügen die bogenförmig gelagerten Intialzellen (B, *i*) nach innen der Zentralzylinder-Mutterzellzone (1) und nach außen den Mutterzellzonen der Rinde (3) und der Kolumella (2) Zellderivate hinzu. In der Mutterzellzone des Zentralzylinders teilen sich die Zellen in transversaler und longitudinaler Richtung. Durch interkalare Zellteilungen (Pfeile) und Zellstreckungen wird der Zentralzylinder (6) entwickelt. Die Mutterzellzone der Kolumella (2) stellt eine meristematische Säule dar (A), in der hauptsächlich transversale Wände eingezogen werden (Mitosen). Durch fortgesetzte Teilungen gibt die Mutterzellzone an die Kolumella (4) und auch an die seitliche Wurzelhaube (5) Zellmaterial ab. Longitudinale Aufspaltungen an der Kolumellaperipherie (4, Pfeile) geben ebenfalls Zellen zur Wurzelhaube ab. Die die Zone 2 hohlzylinderartig umfassende Mutterzellzone der Rinde wird aus den Initialen (A) und offenbar auch aus Zone 2 ergänzt. Zone 3 gibt zur Wurzelrinde (7) und Wurzelhaube (5) Zellen ab, die aber beide nicht gegeneinander abgegrenzt werden können.

Bei den Wurzelspitzen der Monokotyledonen lassen sich zwei Typen herausstellen, der **Gramineen-Typus** und der **Liliaceen-Typus.**

Das Scheitelmeristem des Gramineen-Typus besitzt drei selbständige Initialzellagen (Abb. 307). Die Wurzelhaube wird unabhängig vom Wurzelkörper aus einem **Kalyptrogen** (A u. B, *ka*) entwickelt. Protoderm (*prd*) und Wurzelrinde (*wr*) entspringen aus einer an der Spitze des Wurzelkörpers liegenden gemeinsamen Initialzelle (*ir*), die sich achsenparallel

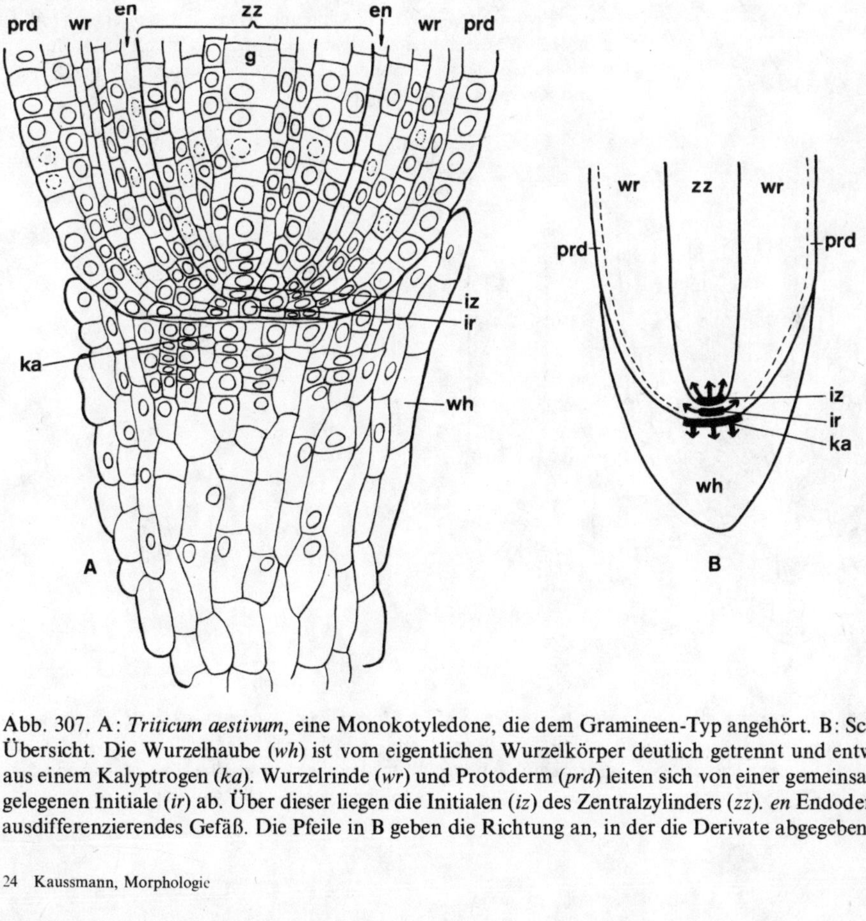

Abb. 307. A: *Triticum aestivum*, eine Monokotyledone, die dem Gramineen-Typ angehört. B: Schematische Übersicht. Die Wurzelhaube (*wh*) ist vom eigentlichen Wurzelkörper deutlich getrennt und entwickelt sich aus einem Kalyptrogen (*ka*). Wurzelrinde (*wr*) und Protoderm (*prd*) leiten sich von einer gemeinsamen apikal gelegenen Initiale (*ir*) ab. Über dieser liegen die Initialen (*iz*) des Zentralzylinders (*zz*). *en* Endodermis, *g* sich ausdifferenzierendes Gefäß. Die Pfeile in B geben die Richtung an, in der die Derivate abgegeben werden.

teilt und abwechselnd nach rechts und links (B, *ir*, Pfeile) Derivate abgibt. Durch wiederholte Teilungen bauen diese die Wurzelrinde auf. Relativ früh wird ein nur antiklinal aufspaltendes Protoderm (*prd*) herausdifferenziert. Der Zentralzylinder (*zz*) hat ebenfalls eigene Initialzellen (*iz*), die in der durch Pfeile (B) markierten Richtung Zellderivate abspalten. Zu diesem Typ gehören u. a. die Poaceen, Cyperaceen und Juncaceen.

Der Liliaceen-Typus (Normal-Typus) besitzt im Bildungsmittelpunkt eine Gruppe von Initialzellen (Abb. 308, *i*). Diese Initialzellen teilen sich einmal quer zur Organachse (Pfeile) und geben dabei Zellmaterial an die Kolumella (*ko*) und den Zentralzylinder (*zz*) ab, zum anderen werden von den gemeinsamen Initialzellen auch seitlich Zellderivate abgeschieden, die das Grundgewebe ergänzen. Das Protoderm (*prd*) kann als einheitliche Schicht bis in

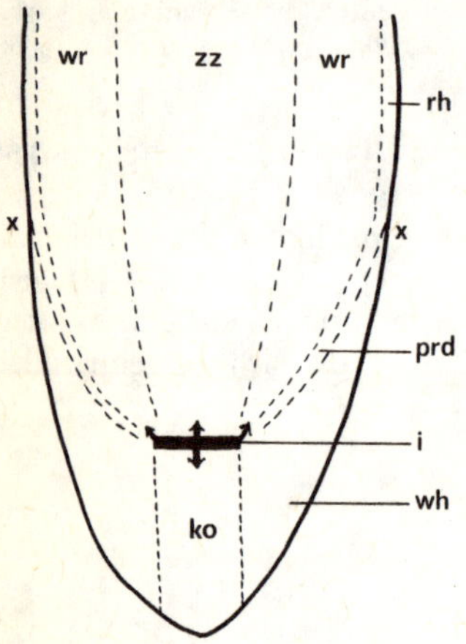

Abb. 308. Schematische Übersicht des Lilaceen-Typus. Im Zentrum der Wurzelspitze liegen mehrere Initialzellen (*i*), die in den Pfeilrichtungen Tochterzellen abgeben. Sie ergänzen das Grundgewebe (*wr*), das Prokambium (*zz*) und die Kolumella (*ko*). Das Protoderm (*prd*) kann als einheitliche Zellage bis in die Nähe der Initialzellen verfolgt werden. Ein selbständiges Kalyptrogen ist nur unterhalb des Protoderms in den peripheren Wurzelhaubenteilen (*wh*) zu finden. Wurzelhaube und Wurzelkörper sind durch die Kolumella (*ko*) miteinander verbunden. *x x* Grenze zwischen Wurzelkörper und Kalyptra, *rh* Rhizodermis.

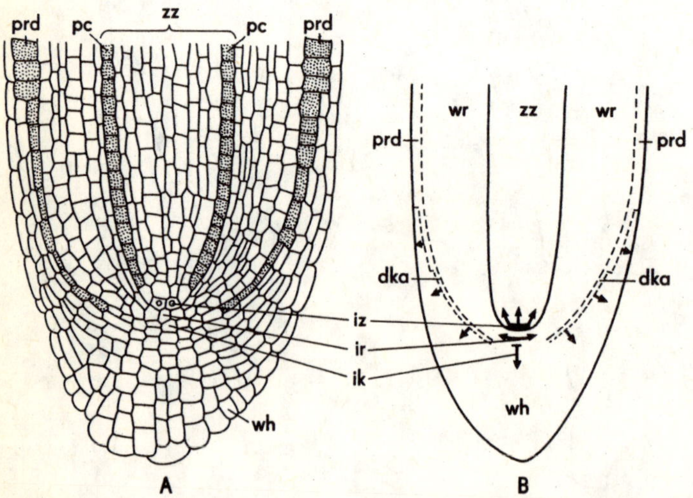

Abb. 309. A: Medianer Längsschnitt durch eine wachsende Wurzel von *Brassica napus*. B: Schematische Wiedergabe der Wachstumszonen einer Dikotyledonenwurzel. *wr* Wurzelrinde, *zz* Zentralzylinder, *prd* Protoderm, *dka* Dermokalyptrogen, *pc* Prokambium, *wh* Wurzelhaube, *iz* Initialen des Zentralzylinders, *ir* Initialen der Wurzelrinde, *ik* Initialen der Kolumella. Die Pfeile geben die Richtung an, in denen die Derivate abgeschieden werden.

die Nähe des Initialblockes verfolgt werden und trägt nicht zur Haubenbildung bei. Die Seitenteile der Wurzelhaube (*wh*) werden durch eine unter dem Protoderm liegende selbständige Bildungsschicht **(Kalyptrogen)** aufgebaut. Die Wurzelhaube ist durch die Kolumella mit dem Wurzelkörper verbunden.

Die sproßbürtigen Wurzeln von *Juncus balticus* und die jüngsten Seitenwurzeln von *Zea mays* sollen zwischen dem Gramineen- und Liliaceen-Typus vermitteln. Hier bestehen noch in den ersten Entwicklungsstadien genetische Beziehungen zwischen der mittleren Haubenreihe und der gemeinsamen Initialzelle des Protoderms und der Wurzelrinde, da letztere vorübergehend an der Haubenbildung beteiligt ist.

Die meisten Familien der Dikotyledonen besitzen einen eigenen Typus (Abb. 309 A u. B). Hier werden die seitlichen Teile der Wurzelhaube (*wh*) durch periklinale Aufspaltungen des Protoderms (*prd*) gebildet, während der zentrale Teil der Haube aus den Initialen der Kolumella (*ik*) hervorgeht. Man spricht von einem **Dermokalyptrogen,** da Haube und Protoderm genetisch zusammenhängen. Die Wurzelrinde (*wr*) entwickelt sich aus eigenen Initialen (*ir*), die meist in einer, seltener in mehreren Lagen angeordnet sind. Über diesen befinden sich die Initialen des Zentralzylinders (*iz*). Die Richtungen, in denen die Derivate abgegliedert werden, sind in der schematischen Übersicht (B) durch Pfeile markiert.

Die Entwicklungsmechanik der Wurzelhaube verläuft bei den einzelnen Wurzelspitzentypen unterschiedlich. Am übersichtlichsten ist die Haubenentwicklung bei den Farnen und Schachtelhalmen, die mit einer Scheitelzelle wachsen (Abb. 305 B, punktiert). Diese gliedert in distaler Richtung Segmente (1—5) ab, die die Kalyptra aufbauen. Die sich weiter aufspaltenden Segmente wachsen am Anfang nach allen Richtungen (1, 2), später hauptsächlich in der Längsrichtung, d. h. tangential zur Wurzelspitze (3—5).

Bei den Gymnospermen kann die Wurzelhaube als eine apikale Verstärkung der Wurzelrinde aufgefaßt werden, da sie sich aus der innersten, später die Endodermis (7.5.1.2.) liefernde Rindenschicht herleitet (Abb. 306 A).

An den Wurzelspitzen der Monokotyledonen wird ein Kalyptrogen herausdifferenziert, das beim Gramineen-Typus gänzlich vom Wurzelkörper getrennt ist (Abb. 307, *ka*). Seine Initialen teilen sich zuerst quer zur Wurzelachse und dann längs dazu. Die T-förmigen Wände liegen dann längs zur Protodermgrenze, d. h. in transversaler Richtung. Beim Liliaceen-Typus sind Haube und Wurzelkörper durch die Kolumella (Abb. 308, *ko*) miteinander verbunden. Während der zentrale Haubenteil laufend aus der Initialzone (*i*) ergänzt wird, ist ein selbständiges Kalyptrogen nur unterhalb des Protoderms in den peripheren Wurzelhaubenteilen (*wh*) zu finden.

Von der Haubenentwicklung der Dikotyledonenwurzeln mit Hilfe eines Dermokalyptrogen (Abb. 309, *dka*) war schon die Rede.

Haubenlose Wurzeln kommen bei einigen Wasserpflanzen vor. Die Wurzelspitze ist hier von einer Wurzeltasche (unechte Wurzelhaube) umgeben. Diese Wurzeltasche kann während der Ontogenie verloren gehen (z. B. *Hydrocharis morsus-ranae*), so daß die Wurzel hüllenlos wird.

Auch bei Parasiten und Saprophyten ist die Haubenlosigkeit weit verbreitet. Es liegt offenbar eine Reduktionserscheinung vor, die mit der Lebensweise dieser Pflanzen zusammenhängt. Zahlreiche Zwischenstufen, von einer normal entwickelten Kalyptra bis zu ihrem gänzlichen Fehlen, sprechen für diese Annahme.

7.5.1.2. Wurzelrinde

Wie bereits erwähnt, sind bei einer Wurzel die Leitgewebe zu einem axialen Strang im Zentralzylinder zusammengefaßt, der von einem parenchymatischen Gewebemantel, der Wurzelrinde (Abb. 309, 311, *wr*), umgeben ist. Den äußersten Abschluß der Wurzelrinde bildet die Wurzelepidermis oder Rhizodermis (Abb. 310, 311, *rh*). Ihre Zellen haben meist keine Kutikula und Stomata, dafür entwickelt die Wurzelepidermis zahlreiche Wurzelhaare. Die Wurzelhaarzone stellt die absorbierende Oberfläche der Wurzeln dar, die der Wasser- und Nährsalzaufnahme dient. Durch die Wurzelhaare wird die Wurzeloberfläche erheblich vergrößert.

So beträgt z. B. bei *Pisum sativum* und *Zea mays* die Oberfläche der behaarten Wurzel das 5- bis 12fache der unbehaarten. Bei einer Roggenpflanze (*Secale cereale*) mit ca. 13800000 Wurzeln errechnete man eine Oberfläche von 235 m^2, 14 Milliarden lebende Wurzelhaare hatten eine Gesamtoberfläche von 400 m^2. Die Oberfläche der Wurzeln und der Wurzelhaare betrug 635 m^2, die sich in etwa 1/22 m^3 Erde ausbreiteten.

Die meist unverzweigten Wurzelhaare sind Schlauchhaare. Länge und Durchmesser variieren sehr. So beträgt z. B. bei der Maispflanze (*Zea mays*) die Haarlänge 0,31 mm und der Durchmesser 0,011 mm, bei *Trianea bogotensis* dagegen 3,25 mm bzw. 0,05 mm. Die Wurzelhaarlänge liegt meist zwichen 0,15 und 8 mm.

Die Haarzellen sind stark vakuolisiert und besitzen zarte Zellwände, die aus Cellulose bestehen und außen von einer Pektinschicht, die bei jungen Wurzelhaaren als Pektinschleim erscheint, bedeckt sind.

Am Beginn der Wurzelhaarentwicklung wölben sich die haarbildenden Rhizodermiszellen an den Außenwänden papillenartig hervor (Abb. 310 A). Anschließend verlängern sich diese Ausstülpungen zu Schläuchen (B). Die Haarmutterzellen sind meist in longitudinaler Richtung gestreckt, und da der an der Spitze wachsende Haarschlauch eine lokale Ausbuchtung der Zellwand darstellt, beträgt der Haardurchmesser nur einen Bruchteil der Zellänge. Während der Entwicklung wandert der Zellkern und die Hauptmasse des Plasmas in die Haarspitze (B). In Kulturen (Wasser oder feuchter Luftraum) bleibt das Wurzelhaar gerade und besitzt abgerundete Enden, während im Boden die Haarspitzen den Bodenpartikelchen ausweichen bzw. ihr Spitzenwachstum zeitiger einstellen, und durch Bildung von Protuberanzen die Bodenteilchen umwallen.

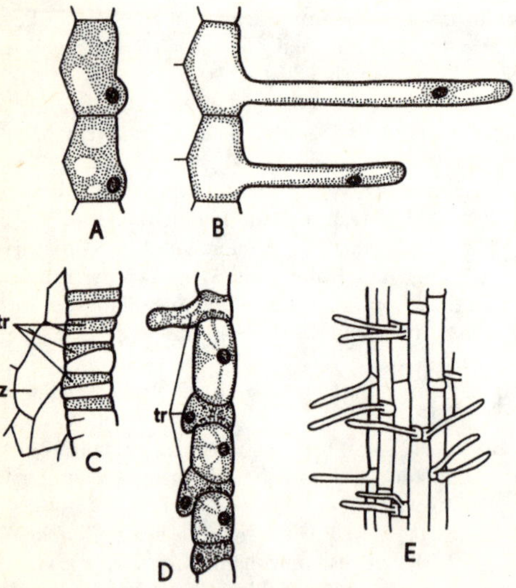

Abb. 310. A—B: Wurzelhaarbildung (radialer Längsschnitt). Aus Papillen (A) entwickeln sich die Schlauchhaare (B), in deren Spitze der Zellkern und die Masse des Plasmas verlagert werden. C—D: *Lycopodium inundatum*. Rhizodermis im radialen Längsschnitt. Junge Rhizodermis mit Trichoblasten (*tr*) und Atrichoblasten. *hz* Haubenzellen. E: *Angiozanthos pulcherrimus*. Flächenansicht der Rhizodermis mit teilweise gepaart stehenden Wurzelhaaren. A nach ROTHERT und JOST 1904, C—E nach LEAVITT aus KAUSSMANN 1963.

Seltener kann sich die Haarspitze durch seitliche Ausbuchtungen verzweigen (z. B. *Brassica rapa*, *B. napus*). Bei einigen Farnpflanzen (u. a. *Olandra-*, *Trichomanes*-Arten) und bei wenigen Angiospermen (Bromeliaceen) werden mehrzellige Wurzelhaare entwickelt. Durch eine Querwand zerfällt das Haar in zwei Zellen. Treten widerholte Querteilungen ein (z. B. *Chariesis*), dann besteht das Wurzelhaar aus 5—6 Zellen.

Viele Pflanzen bilden aus jeder Rhizodermiszelle ein Wurzelhaar aus. Die Entwicklung ist häufig von äußeren Bedingungen abhängig. In anderen Fällen entstehen die Wurzelhaare der Rhizodermis durch inäquale Zellteilung der jungen Rhizodermis. Sie stellt dann ein Zellmosaik dar, das sich aus kleineren, plasmareichen **Haarbildnern (Trichoblasten)** und gewöhnlichen Rhizodermiszellen **(Atrichoblasten)** zusammensetzt. Systematische Studien ergaben, daß dieser Typ bei den Pteridophyten, Monokotyledonen und auch bei den Nymphaceen und Brassicaceen verbreitet ist. An radialen Wurzellängsschnitten (z. B. *Lycopodium inundatum*, Abb. 310 C—D) kann man die Herausbildung der Trichoblasten (*tr*) durch inäquale Zellteilungen erkennen. Während die Trichoblasten plasmareich sind und zu Wurzelhaaren auswachsen, strecken sich die Atrichoblasten (*atr*) longitudinal und werden frühzeitig vakuolisiert.

Trichoblasten können, bevor sie zu Wurzelhaaren auswachsen, eine oder mehrere Teilungen erfahren. Dann stehen die Wurzelhaare gruppenweise beieinander (Abb. 310 E). Derartige Trichoblastenvermehrungen sind bei *Lycopodium*, den Juncaceen, Cyperaceen und Eriocaulonaceen beschrieben worden.

Die Wurzelhaare werden in akropetaler Richtung angelegt. Daher rückt die Wurzelhaarzone mit der Wurzelverlängerung in Richtung der Wurzelspitze vorwärts, während die rückwärts gelegenen Haare sukzessive absterben. Wurzelhaare haben eine begrenzte Lebensdauer und sterben schon nach wenigen Tagen ab. An die Stelle der absterbenden Rhizodermis tritt die darunterliegende Schicht **(Exodermis)**, deren Zellen mit verkorkten Wänden lückenlos aneinander schließen.

Die Wurzelrinde kann einfach gebaut sein oder eine Differenzierung in **Außen-** und **Innenrinde** erfahren (Abb. 311 A u. B). Die innerste, den Zentralzylinder umgebende Schicht, die **Endodermis,** weicht in ihrem Bau von dem der normalen Rindenzellagen ab. Der Differenzierungsgrad der Wurzelrinde ist von ihrer Lebensdauer abhängig. Bei Spermatophyten mit einem sekundären Dickenwachstum besteht die kurzlebige Wurzelrinde nur aus Parenchymzellen. Bleibt das Rindengewebe erhalten, werden außer den parenchymatischen Rindenzellen auch sklerenchymatische ausdifferenziert (z. B. Monokotyledonen).

Wurzelquerschnitte zeigen, daß die Rindenzellen entweder in radialen Reihen (Abb. 311 B; Abb. 312) oder in konzentrischen Ringen mit einander alternierenden Zellen (Abb. 311 A) angeordnet sind. Bei der Entwicklung einer Außen- und Innenrinde (viele Wasserpflanzen) sind beide Anordnungen möglich. Diese Zellmusterbildungen hängen mit unterschiedlichen Entwicklungstendenzen im jungen Rindengewebe zusammen. So geht bei vielen Angiospermen die Entwicklung der Innenrinde in zentripetaler Weise vor sich (Abb. 311 B, *iri*; Abb. 312), da sich die innerste Zellage der Wurzelrinde mehrfach periklinal teilt. Es entstehen nach außen hin radial angeordnete genetische Zellketten. Erfolgen die Periklinalteilungen in der innersten Rindenzellage gleichzeitig, dann liegen

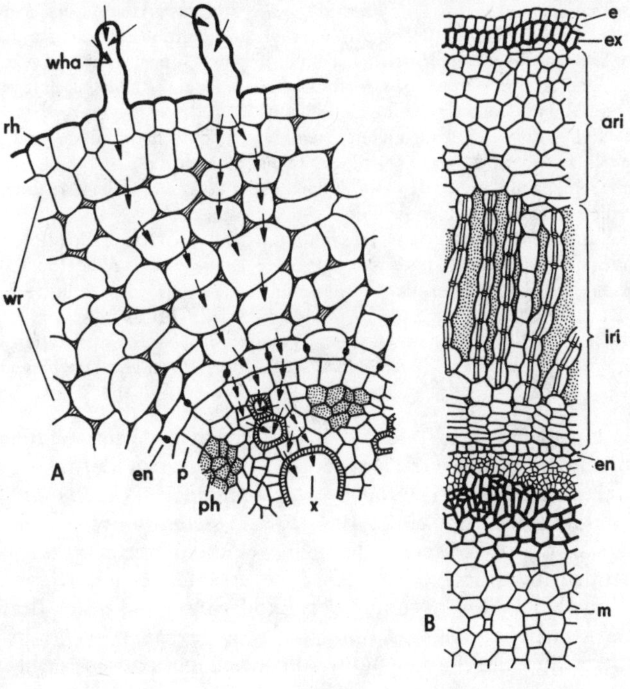

Abb. 311. A: *Triticum aestivum.* Querschnitt durch einen Teil der Wurzelrinde (*wr*) und des Zentralzylinders einer jungen Wurzel in der Wurzelhaarzone. *wha* Wurzelhaare, *rh* Rhizodermis, *en* Endodermis im primären Zustand mit Casparyschen Streifen, *p* Perikambium, *ph* Phloem, *x* Xylem. Wasserweg durch Pfeile markiert. B: *Bruguiera parviflora.* Wurzelquerschnitt, die Differenzierung der Wurzelrinde zeigend. *e* Wurzelepidermis, *ex* Exodermis, *ari* äußere und *iri* innere Rinde, *en* Endodermis, *m* Mark. In der Innenrinde sind lakunenähnliche interzellulare Spalten (punktiert) entstanden. B nach TROLL 1937/1939.

die abgegebenen Derivate in konzentrischen Kreisen. Nach Beendigung dieser Teilungstätigkeit wird die innerste, dem Zentralzylinder anliegende Zellage zur Endodermis (Abb. 311 B, *en*). Da bei der Außenrinde die Zellteilungen unregelmäßig verlaufen, entsteht kein geordnetes Zellmuster (Abb. 311 B, *ari*). Die radiale Struktur der Innenrinde kann durch die während der Entwicklung gebildeten Lakunen, die radiär angeordnet sind, noch verstärkt werden (wie bei *Bruguiera parviflora*, B).

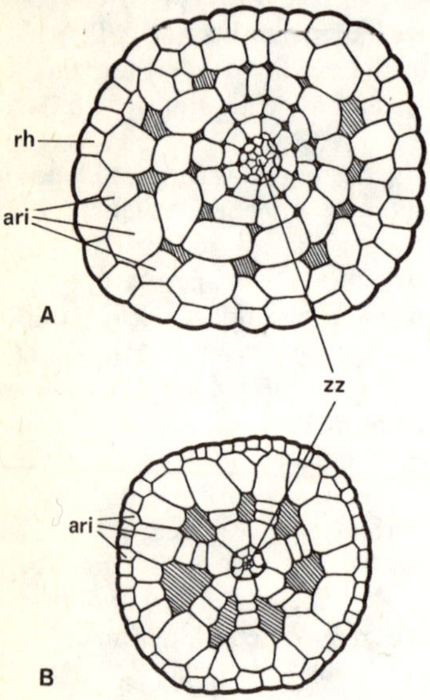

Abb. 312. Wurzelquerschnitte durch *Vallisneria spiralis* (A) und *Spirodela polyrhiza* (B). Der Zentralzylinder (*zz*) ist stark reduziert. *rh* Rhizodermis in B fehlend. *ari* Außenrinde. Zwischen Zentralzylinder (*zz*) und der Außenrinde liegt die Innenrinde, die von größeren Interzellularräumen durchsetzt ist. A nach SCHENCK, B nach HEGELMAIER aus TROLL 1937/39.

Einen ähnlichen vereinfachten Bau zeigen die Wurzeln von *Vallisneria spiralis* (Abb. 312 A) und *Spirodela polyrhiza* (B). Die radial ausgerichteten Rindenzellen von *Vallisneria spiralis* sind nur fünf Zellagen stark, von denen die äußerste offenbar der Außenrinde (*ari*) entspricht, die übrigen der Innenrinde. Da sich die Rindenzellen nach außen hin stark tangential strecken, bleiben die Interzellularen klein. Anders verhalten sich die Wurzeln von *Spirodela polyrhiza* (B), bei denen die innere Zellschicht der äußeren Rinde (*ari*) eine erhebliche Vergrößerung erfährt, der die Zellen der Innenrinde nicht folgen können. Zwischen ihnen werden daher größere Lakunen gebildet. In beiden Fällen ist der Zentralzylinder (*zz*) stark reduziert.

Die Interzellularräume entstehen meist schizogen und können zu Lakunen erweitert werden. Bei manchen Poaceen und Cyperaceen werden zusätzlich lysigene Lakunen gebildet.

Die Parenchymzellen der primären Wurzelrinde haben reich getüpfelte und mäßig verdickte Cellulosewände, die später verändert werden können, wandständige, zarte Protoplasten, große, zellsaftreiche Vakuolen und Leukoplasten. Die Wurzeln mancher Wasserpflanzen und die Luftwurzeln vieler Epiphyten besitzen Chloroplasten. Während der Ruheperiode speichern viele Erdwurzeln Stärke, oft auch fette Öle. Exkrete in Form von Calciumoxylatdrüsen und -raphiden sind in den Wurzelrinden häufig anzutreffen. Eine Reihe von Pflanzen bildet in der Wurzelrinde Gerbstoffzellen und -schläuche, ätherische Ölbehälter und Milchröhren.

Bleibt die primäre Wurzelrinde länger erhalten, bildet sich unter der Exodermis häufig ein Korkgewebe. An älteren Wurzeln können die Zellen der Außenrinde metadermisiert (Suberineinlagerungen) werden (z. B. *Aconitum*-, *Helleborus*-, *Delphinium*-, *Centaurea*-, *Achillea*-Arten) bzw. es tritt eine Metakutinisierung ein (z. B. *Urtica*-, *Mentha*-, *Physostegia*-Arten). In den Erdwurzeln vieler Monokotyledonen, die nicht sekundär verdickt sind, bilden sich in der Innen- und Außenrinde mechanische Gewebe aus. Dabei handelt es sich entweder um ein peripheres Kollenchym, das unter der Exodermis bzw. unter der Rhizodermis entsteht (z. B. *Anthericum*-Arten, *Acorus calamus*, *Agave glauca*, *Colchicum autumnale*) oder häufiger um sklerenchymatische Elemente, die einen peripheren Hohlzylinder in der Wurzelrinde bilden (z. B. Poaceen, Cyperaceen, Bromeliaceen, Commelinaceen, Palmaceen).

Andere Monokotyledonen (Juncaceen, Alismataceen, Cyperaceen, Poaceen) differenzieren auch in der Innenrinde unmittelbar an der Endodermis einen Hohlzylinder aus, dessen Zellen aus Sklerenchymfasern oder langgestreckten, stark verdickten und verholzten Parenchymzellen bestehen.

Viele Dikotyledonen (z. B. Gentianaceen) verlieren die primäre Wurzelrinde frühzeitig, die Endodermis bildet dann nach außen den Abschluß. Die Endodermiszellen strecken sich tangential und teilen mehrfach antiklinal. Andererseits können sich auch aus dem Perikambium (7.5.1.3.) des Zentralzylinders Korklagen entwickeln, so daß alle außerhalb liegenden Rindenzellen absterben.

Die Wurzelrinde bei den Gymnospermen zeigt einen relativ gleichmäßigen Bau, da Außen- und Innenrinde weniger scharf voneinander getrennt sind. Viele Sippen differenzieren in der Wurzelrinde sog. Φ-Scheiden aus, da die Zellen in einzelnen oder mehreren Lagen in der Mitte ihrer radialen und transversalen Wände ringförmig verdickt sind. Die Ränder benachbarter Zellen korrespondieren miteinander, dadurch erscheint der Querschnitt Φ-förmig.

Bei den Filicales und Equisetaceen ist die Wurzelrinde ebenfalls in eine Außen- und Innenrinde gegliedert. Während die Außenrinde meist einreihig bleibt, teilt sich die Innenrinde mehrfach periklinal auf. Unterschiedliche Zellmuster entstehen durch zahlreiche kleinere oder größere Interzellularräume, die auch lakunenartig werden können.

Wie erwähnt, tritt an die Stelle der absterbenden Rhizodermis eine hypodermale Schutzschicht, die Exodermis. Die typischen Exodermiszellen lagern früher oder später eine Suberinlamelle an. Sie sterben nicht ab. Die Exodermis stellt ein Zwischenstadium zwischen dem undurchlässigen Korkgewebe und der durchlässigen Rhizodermis dar. Ihre Durchlässigkeit ist nicht allein an das Vorhandensein von **Durchlaßzellen** (Abb. 313 A u. B, *d*)

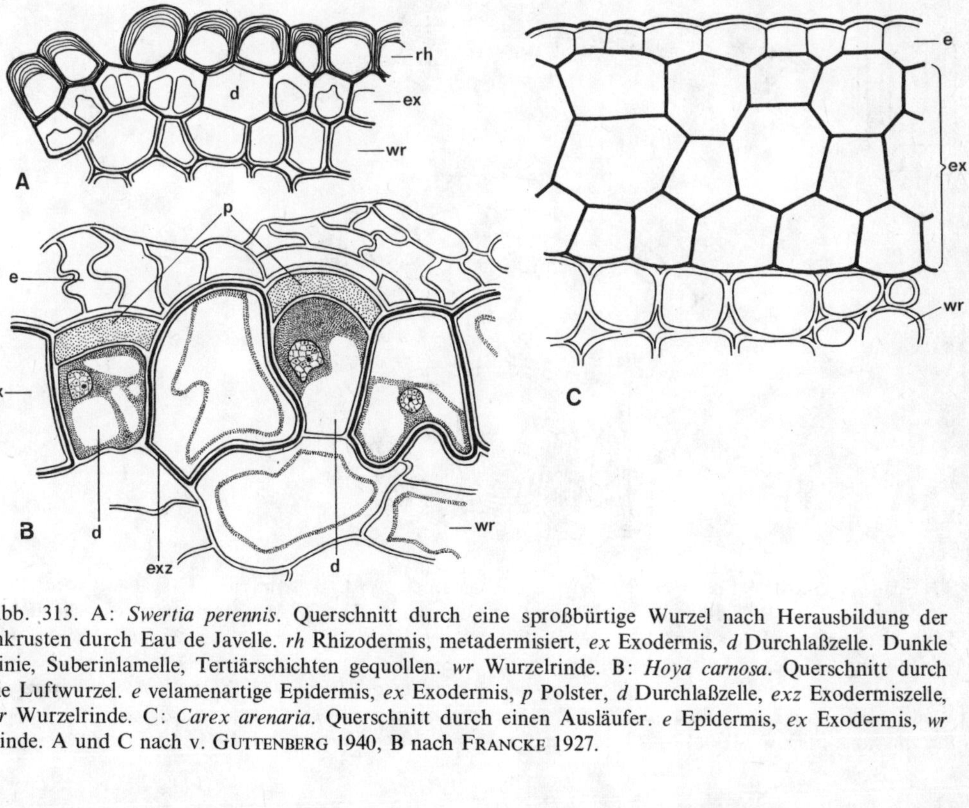

Abb. 313. A: *Swertia perennis*. Querschnitt durch eine sproßbürtige Wurzel nach Herausbildung der Inkrusten durch Eau de Javelle. *rh* Rhizodermis, metadermisiert, *ex* Exodermis, *d* Durchlaßzelle. Dunkle Linie, Suberinlamelle, Tertiärschichten gequollen. *wr* Wurzelrinde. B: *Hoya carnosa*. Querschnitt durch die Luftwurzel. *e* velamenartige Epidermis, *ex* Exodermis, *p* Polster, *d* Durchlaßzelle, *exz* Exodermiszelle, *wr* Wurzelrinde. C: *Carex arenaria*. Querschnitt durch einen Ausläufer. *e* Epidermis, *ex* Exodermis, *wr* Rinde. A und C nach v. GUTTENBERG 1940, B nach FRANCKE 1927.

gebunden. Die lebenden Protoplasten, die in der Regel in den Exodermiszellen erhalten bleiben (B, *ex*), besitzen offenbar durchlässige Suberinlamellen, so daß sie an dem Austausch beteiligt sind.

Exodermen sind vor allem in den Wurzeln zu finden, ähnliche Bildungen in den Rhizomen mancher Monokotyledonen. Die Wurzeln der Monokotyledonen haben alle eine Exodermis. Eine Ausnahme machen nur einige autotrophe Orchideen und die *Dioscorea*-Arten, bei denen als Ersatz die Rhizodermiszellen kutinisiert werden. Es können auch subepidermale Korklagen entstehen.

Bei den Dikotyledonen gibt es auch exodermislose Wurzeln (z. B. *Phaseolus coccineus*, *Lupinus*-Arten, *Brassica rapa*, *Althaea*-, *Cardamine*-, *Carpinus*-, *Urtica*-, *Papaver*-Arten). Als Ersatz erfahren die äußeren Zellagen eine Metadermatisierung, so daß ihre Zellwände undurchlässiger werden. Es gibt auch Wurzeln, die trotz einer Metadermisierung eine Exodermis besitzen (z. B. *Achillea*-, *Lappa*-Arten, *Trollius europaeus*). Bei *Swertia perennis* (Abb. 313 A) liegt z. B. unter einer metadermatisierten Rhizodermis (*rh*) eine tertiär verdickte Kurzzellenexodermis (*ex*).

Während den Wurzeln der Pteridophyten eine Exodermis fehlt (Ausnahme: einige *Selaginella*-Arten), ist sie bei den meisten Gymnospermensippen vorhanden. Eine Ausnahme bilden die Gnetales und die Pinaceen.

An Rhizomen und Ausläufern einiger Monokotyledonen sind mehrschichtige (z. B. *Luzula campestris*, *Typha angustifolia*, *Heleocharis*-Arten, *Carex arenaria*, Abb. 313 C, *ex*, u. a. *Carex*-Arten) bzw. einschichtige Exodermen (z. B. *Paris quadrifolia*) beschrieben worden.

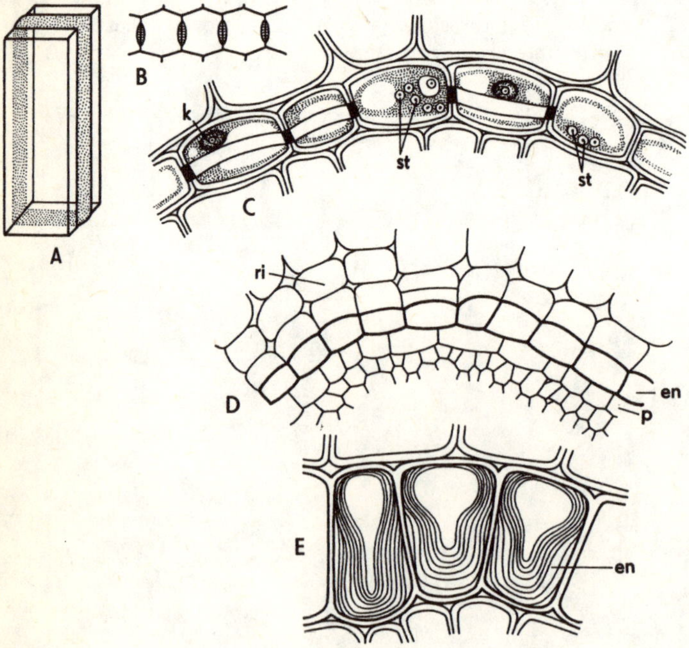

Abb. 314. A und B: Struktur der Endodermis, schematisch. A: Endodermis mit Casparyschen Streifen (punktiert) in den Radial- und Querwänden. B: Querschnitt. Der Casparysche Streifen erscheint als Verdickung in den Radialwänden. C: *Ranunculus ficaria*. Querschnitt durch ein Wurzelknöllchen mit einer Primärendodermis. Protoplasten punktiert. *st* Stärkekörner, *k* Zellkern. D: *Mentha aquatica*. Querschnitt durch eine sproßbürtige Wurzel mit Sekundärendodermis (*en*). Suberinlamelle schwarz, *ri* Rinde. *p* Perikambium. E: *Iris gueldenstaedtiana*. Querschnitt durch eine Tertiärendodermis. A—B nach Strasburger 1983, C—D nach v. Guttenberg 1943, E nach van Wisselingh 1924.

Die Exodermis wird bereits in der Nähe der Wurzelspitze angelegt. Teilt sich die Mutterschicht der Exodermis nur antiklinal, wird eine einschichtige Scheide entwickelt. Finden aber noch periklinale Zellteilungen in ihr statt, so entsteht eine zwei- bis mehrschichtige Exodermis. Bei einer einschichtigen Exodermis können die antiklinalen Aufspaltungen in der Mutterschicht auch inäqual erfolgen. Das größere Derivat bildet dann eine Exodermiszelle (Langzelle), das kleinere eine Durchlaßzelle (Kurzzelle), wie z. B. bei *Hoya carnosa* (Abb. 313 B).

Typische Exodermiszellen sind lange, achsenparallel gestreckte, lückenlos aneinanderschließende, parenchymatische Zellen. Auf die Cellulosewände werden in einiger Entfernung von der Wurzelhaube Suberinlamellen aufgelagert. Die Durchlaßzellen dagegen bleiben auch im adulten Zustand kurz, ihren Wänden fehlt die Suberinlamelle (Abb. 313 B, *d*). Den Wänden werden Stoffe eingelagert, u. a. auch Lignin. Bei einigen Pflanzenfamilien, wie z. B. bei den Asclepiadaceen, wird die Außenwand der Durchlaßzellen stark verdickt. Diese Verdickungspolster (Abb. 313 B, *p*) besitzen eine Feinstruktur, da der Verdickungsstreifen von radial angeordneten, kugelförmigen Hohlräumen durchsetzt wird. Dadurch wirkt das Verdickungspolster wie ein Filter.

Aus der innersten Schicht der Wurzelrinde leitet sich eine weitere physiologische Scheide, die **Endodermis,** ab. In den Endodermiszellen der Wurzeln bilden sich hochdifferenzierte Zellwände aus, bei deren Entwicklung man drei Stadien, **Primär-, Sekundär-** und **Tertiärstadium** unterscheiden kann (Primär-, Sekundär-, Tertiärendodermen).

Die jungen Zellwände der Primärendodermis bestehen aus Cellulose. An den Radial- und Querwänden der Endodermiszellen wird ein durch Imprägnierung chemisch veränderter, verdickter Streifen angelegt, der in der einzelnen Zelle einen kontinuierlichen Ring bildet (Abb. 314 A u. C). Diese sog. Casparyschen Streifen benachbarter Zellen korrespondieren miteinander und sind daher an Querschnitten (Abb. 314 B—C) auf Grund ihrer unterschiedlichen Lichtbrechung als Striche bzw. Punkte zu erkennen, die meist der inneren Tangentialwand der Zelle genähert sind (C).

Die Mittellamelle des Casparyschen Streifens scheint aus einem Pektin-Proteinkomplex zu bestehen, es tritt frühzeitig eine Verholzung ein, und außerdem konnte eine suberinartige Lipoidsubstanz (Endodermin) nachgewiesen werden. Durch diese Substanzeinlagerungen wird der Casparysche Streifen spröde, so daß er bei einem erneuten Wachstum der Zelle zerbricht. Die Stücke werden jedoch durch Einlagerungen der gleichen Stoffe in die entstandenen Lücken wieder zusammengekittet.

Der Protoplast der Endodermiszellen, der auch in den Sekundär- und Tertiärendodermen erhalten bleibt, ist relativ fest an den Casparyschen Streifen gebunden, was besonders bei der Plasmolyse der Zellen sichtbar wird. Diese Erscheinung wird einmal durch den Lipoidcharakter des Casparyschen Streifens, der ein Eindringen des Zytoplasmas in den Streifen ermöglichen soll, zum anderen mit der hohen Viskosität des Protoplasmas in den Endodermiszellen erklärt.

In den Wurzeln der Gymnospermen und Angiospermen, die ein sekundäres Dickenwachstum besitzen, wird meist nur eine Primärendodermis herausdifferenziert, die bei einer Perikambiumkorkbildung mit der Rinde abgeworfen wird. Bleibt die Rinde erhalten, da sich ein subepidermales Korkgewebe bildet, so kann mit zunehmendem Umfangswachstum des Zentralzylinders die Endodermis obliterieren oder erweitert werden.

Viele Monokotyledonen und einige Dikotyledonen, deren Wurzeln keine sekundäre Verdickung erfahren, bilden Sekundär- bzw. Tertiärendodermen. Im Sekundärstadium wird die Wand der Endodermiszellen mit einer Suberinlamelle ausgekleidet (Abb. 314 D). Häufig werden unverkorkte Durchlaßzellen ausgespart, in denen der Casparysche Streifen erhalten bleibt. Auch sekundäre Endodermen sind noch in der Lage, dem Dickenwachstum der Wurzeln zu folgen, da sich ihre Zellen tangential strecken und antiklinal aufspalten können. Während in den Wurzeln vieler Dikotyledonen und der meisten Monokotyledonen die Endodermiszellen sich zu Tertiärendodermen weiterentwickeln, bleiben in den Wurzeln der Pteridophyten und Gymnospermen die Sekundärendodermen erhalten.

Die Protoplasten der Zellen einer Tertiärendodermis lagern auf die bereits vorhandenen Suberinlamellen starke Celluloselamellen auf, die zu einer erheblichen Wandverdickung führen (Abb. 314E, *en*). In den Wurzeln der Monokotyledonen (z. B. *Iris germanica*) werden durch das Appositionswachstum mächtige verholzte Verdickungsschichten aufgelagert, so daß die Endodermis zu einer Schutzscheide wird. Die Schichten füllen entweder den größten Teil der Zellen aus oder die tangentiale Außenwand bleibt unverdickt. Im ersten Fall (Abb. 315, *en*) spricht man von O-Endodermen, im zweiten von U-Endodermen (Abb. 314E, *en*) bzw. C-Endodermen.

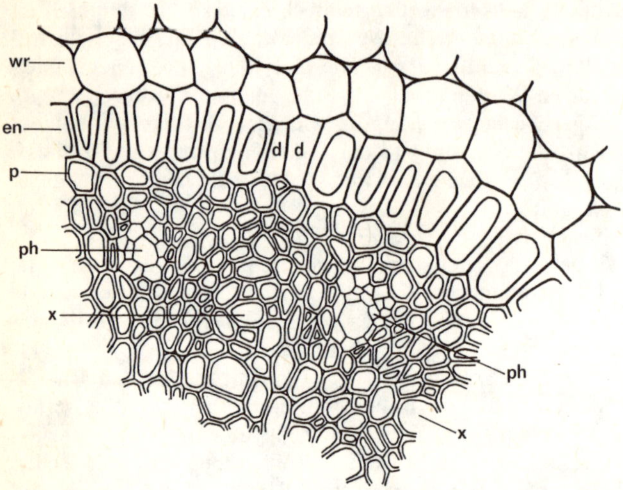

Abb. 315. *Phalaenopsis* spec. Querschnitt durch eine Luftwurzel mit einer 0-Endodermis (*en*). *d* Durchlaßzellen, *wr* Wurzelrinde, *p* Perikambium, *ph* Phloem, *x* Xylem. Original.

An den ausdifferenzierten Endodermiswänden lassen sich fünf verschiedene Lagen unterscheiden. Auf die Mittellamelle folgt eine erste Zwischenlamelle, die mit der Suberinlamelle bedeckt ist. Letztere schließt mit einer zweiten Zwischenlamelle ab, der die deutlich lamellierte Verdickungsschicht aufgelagert ist (Abb. 314E).

Auch in den Tertiärendodermen befinden sich Durchlaßzellen (Abb. 315, *d*), die in der Regel über den Xylemteilen (*x*) liegen. In den Wurzeln der Dikotyledonen kommen stärkere tertiäre Verdickungen seltener vor. Die Grenze zwischen dem Sekundär- und Tertiärstadium ist nicht immer deutlich zu ziehen. Der inhaltsarme Protoplast bleibt auch in den Zellen der Tertiärendodermen erhalten. In den Wurzeln homorhiz bewurzelter dikotyler Pflanzen (z. B. *Alchemilla vulgaris*) sind in den Zellen der Tertiärendodermen Zellteilungen beobachtet worden.

7.5.1.3. Zentralzylinder

Im **Zentralzylinder**, der von der Wurzelrinde bzw. der Endodermis umgeben wird (Abb. 311A; 315, 316), liegen die Phloem- und Xylemstränge (Abb. 316A u. B), die bis in die Verlängerungszone reichen. Zwischen dem Leitgewebe, das in einem Parenchym liegt, und der Endodermis (Abb. 316, *en*) ist das **Perikambium** oder der **Perizykel** (*p*) eingeschaltet. Das Perikambium ist eine lückenlos geschlossene, abgegrenzte, meist einfache Zellschicht, deren Zellen mit den benachbarten Zellagen alternieren.

Perikambium und Perizykel sind Begriffe gleichen Inhalts. Gelegentlich versteht man unter dem Perikambium nur die junge noch teilungsfähige Schicht, während man die ausgewachsene Zellschicht, deren Zellen nicht mehr teilungsfähig sind und die einen veränderten Bau zeigen, als Perizykel bezeichnet. Da es eine Reihe von Grenzfällen gibt, ist es zweckmäßig, beide Begriffe im gleichen Sinne zu verwenden.

Die parenchymatischen Zellen des Wurzelperikambiums sind in der Längsrichtung der Wurzel gestreckt, plasmareicher als die benachbarten Zellagen und enthalten oft Reservestoffe. Bei den Gymnospermen und den Angiospermen geht die Seitenwurzelbildung (7.6.)

vom Perikambium aus. Erfahren die Wurzeln eine sekundäre Verdickung, dann nimmt die Phellogenbildung vom Perikambium seinen Ausgang bzw. es werden Teile des Kambiumringes (7.5.2.) durch das Perikambium differenziert.

Verschiedene Monokotyledonen können ein zwei-, drei- oder vielschichtiges Perikambium entwickeln (z. B. Poaceen, Palmaceen, Zingiberaceen, Bromeliaceen, Araceen, *Vanilla*, *Vanda*, *Smilax*-Arten, bis 12). Unter den Dikotyledonen sind mehrschichtige Perikambien viel seltener (z. B. *Castanea sativa*, *Celtis australis*, *Salix*-Arten, *Calycanthus floridus*). In den Gymnospermenwurzeln ist das Perikambium in der Regel mehrschichtig. Einschichtige Perikambien besitzen u. a. *Pinus sylvestris*, *Ephedra altissima*, *E. distachya* und *E. campylopoda*. Vielfach kann das Perikambium nur lokal verstärkt werden, und zwar entweder vor den Phloem- oder häufiger vor den Xylemteilen. So ist z. B. bei *Tilia platyphyllos* das sonst einschichtige Perikambium über den Xylemteilen vier-, bei *Aesculus hippocastanum* fünf-, sechs- oder siebenschichtig. Eine Verdoppelung des Perikambiums über den Phloemteilen findet bei *Hypericum*-Arten statt.

Bei den Pteridophyten wird zwar eine topographisch den Wurzeln der Spermatophyten entsprechende Schicht angelegt, die aber keinen kambialen Charakter zeigt. Die Wurzelverzweigungen gehen hier von der embryonalen Endodermis aus (Ausnahme: Equisetales).

Perikambienlose Wurzeln sind bei einigen Wasserpflanzen (z. B. *Eichhornia crassipes*, *Lemna minor*, *Vallisneria spiralis*, Abb. 312 A; Podostemonaceen), bei manchen Saprophyten und Parasiten beschrieben worden. Soweit bei diesen Pflanzen keine exo- bzw. mesogene Wurzelverzweigung vorliegt, bleiben die Wurzeln unverzweigt.

Das Perikambium bildet meist eine geschlossene Zellschicht. In den Wurzeln einiger Pflanzen ist das Perikambium über den Xylemteilen (z. B. viele Poaceen, Cyperaceen, manche Eriocaulaceen) bzw. Phloemteilen (Potamogetonaceen) unterbrochen. Die leitenden Elemente reichen bis an die Endodermis.

Bei den Monokotyledonen kann das Perikambium sekundär verändert werden (Abb. 315, *p*). Die Zellwände erfahren dann starke, rasch verholzende sekundäre Auflagerungen, die allseits von Tüpfelkanälen durchsetzt sind. Bei mehrschichtigen Perikambien entsteht auf diese Weise ein mechanischer Hohlzylinder (z. B. Restionaceen). Sklerotisierte Perizykel besitzen u. a. *Saccharum*-, *Andropogon*-, *Agave*-, *Smilax*-, *Dracaena*-Arten und die Palmen. In manchen Fällen behalten einzelne Zellgruppen über den Xylemteilen ihren ursprünglichen Bau bei, so daß Durchlaßzellen entstehen, die mit denen der Endodermis korrespondieren.

Die **radiale Struktur** des Zentralzylinders ist durch die strahlenförmige Anordnung der Phloem- (Abb. 316, *ph*) und Xylemstränge (*x*), die regelmäßig miteinander abwechseln, gegeben. Die Xylemteile bilden entweder deutlich isolierte Stränge an der Peripherie des

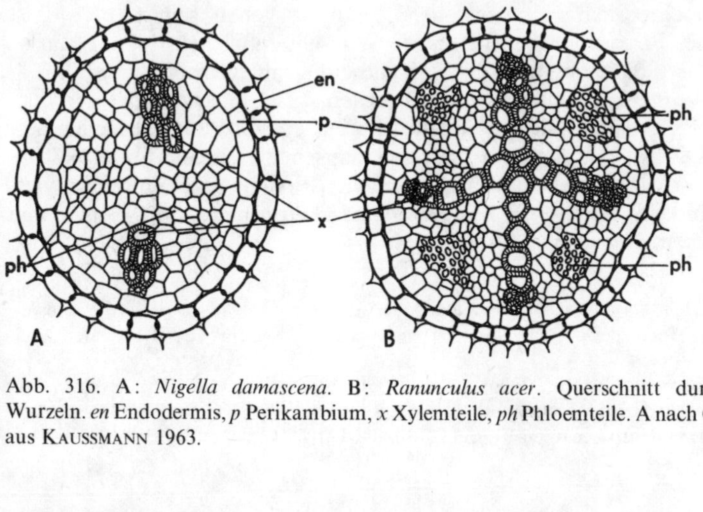

Abb. 316. A: *Nigella damascena*. B: *Ranunculus acer*. Querschnitt durch den Zentralzylinder der Wurzeln. *en* Endodermis, *p* Perikambium, *x* Xylemteile, *ph* Phloemteile. A nach GERARD, B nach STRASBURGER aus KAUSSMANN 1963.

Zentralzylinders (A, *x*) oder sind im Zentrum miteinander verbunden (B, *x*). Liegen die Xylemstränge an der Peripherie, so befindet sich in der Mitte des Zentralzylinders ein Markgewebe.

Da die Xylementwicklung der Wurzel exarch erfolgt, liegt das Protoxylem an der Peripherie des Zentralzylinders (Abb. 316, englumige Zellen), das später gebildete Metaxylem weiter innen. Auch die Phloemteile werden in zentripetaler Weise herausdifferenziert, das Protophloem liegt dabei ebenfalls in der Nähe des Perikambiums (Abb. 316, *ph*). Die Orte, an denen die Differenzierung der leitenden Elemente ihren Ausgang nimmt, heißen auch Protoxylem- bzw. Protophloempole (Xylem- bzw. Phloempole). Ist die Anzahl der Xylemteile groß, so bezeichnet man die Wurzel als vielstrahlig oder **polyarch.** Bei geringer Anzahl nennt man die Wurzel wenigstrahlig oder **oligarch**. Die Anzahl der Xylemteile ist für größere systematische Gruppen charakteristisch, aber nicht immer konstant, und hängt mit dem Durchmesser des Zentralzylinders zusammen. Bei einem großen Durchmesser des Zentralzylinders ist die Anzahl der Xylemstrahlen größer als bei einem kleinen. Dieses trifft sogar innerhalb einer Pflanzenart zu. Sehr häufig ist die Anzahl der Xylemstrahlen im proximalen Wurzelbereich größer als im distalen. So beträgt z. B. bei *Acorus calamus* die Anzahl der Xylemteile im proximalen Bereich der sproßbürtigen Wurzeln acht bis sieben Stränge, im distalen dagegen nur fünf. Während bei monokotylen Pflanzen (z. B. *Iris germanica*), besonders bei den homorhizen Wurzeln, ein polyarcher Bau vorliegt, sind die Wurzeln der Dikotyledonen, Koniferen und der meisten Pteridophyten oligarch gebaut (Abb. 316). In extremen Fällen, wie z. B. in den sproßbürtigen Wurzeln der Palmen und Pandanaceen, sind 100 und mehr Xylemstrahlen angelegt. Bei oligarchem Wurzelbau können im einfachsten Fall nur zwei Xylem- (Abb. 316 A, *x*) und Phloemteile (*ph*) entwickelt werden. Dieser **diarche** Bau ist für zahlreiche Farne, Gymnospermen und Dikotyledonen charakteristisch. Die Xylemstränge können auch in Drei-, Vier-, Fünfzahl usw. auftreten, so daß man entsprechend dem diarchen Bau von einem **triarchen, tetrarchen** (Abb. 316 B), **pentarchen** usw. Wurzelbau sprechen kann.

Durch die exarche Xylementwicklung bedingt, liegt das englumige Protoxylem am Rande des Zentralzylinders, das weitlumige Metaxylem ist dem Zentrum genähert (Abb. 316). Da die Wurzeln eine gewisse Zugfestigkeit besitzen müssen, weisen sie eine deutliche Kabelstruktur auf, d. h. die festigenden Elemente sind in den zentralen Teilen der Wurzeln lokalisiert. Eine solche Kabelstruktur wird bereits durch die zentrale Verbindung der ebenfalls festigenden Xylemstrahlen erzielt. Im einfachsten Fall (z. B. *Allium ascalonicum*, *Erythronium americanum* und *Commelina diffusa*) werden die Xylemstrahlen durch ein zentral gelegenes großes Gefäß miteinander verbunden. Häufiger vereinigen mehrere größere axiale Gefäße die Xylemstrahlen (*Ranunculus acer*, Abb. 316 B, *Vicia faba*, *Foeniculum vulgare*). Die Xylemstrahlen können bei jugendlichen, häufig auch bei adulten Wurzeln seitlich von zartwandigen, längs gestreckten parenchymatischen Zellen umgeben sein (Abb. 316). Besonders mächtig ist dieses Parenchym bei fleischigen Wurzeln entwickelt. Ist ein Markgewebe differenziert, geht das Parenchymgewebe von diesem strahlenförmig ab.

Die Kabelstruktur der Wurzel kann noch verstärkt werden, wenn innerhalb des von den Xylemstrahlen gebildeten Ringes Sklerenchym herausdifferenziert wird und die Zellen des Markgewebes verholzen. Die Ausbildung derartiger mechanischer Elemente findet besonders bei den Luft- und Stützwurzeln, aber auch bei manchen Bodenwurzeln monokotyler Pflanzen statt (z. B. Orchideen, Abb. 315; *Iris germanica*, *Veratrum album*, Palmaceen, Musaceen, Araceen, Poaceen, *Agave* und *Dracaena*).

Zwischen Proto- und Metaxylem der Wurzeln ist keine genaue Grenze zu ziehen, da beide fließend ineinander übergehen. Bei den Angiospermenwurzeln setzt sich das Metaxylem aus Tracheiden und Tracheen zusammen.

In den Wurzeln der Angiospermen bilden die Elemente des Protophloems keine Geleitzellen aus. Ihre Anzahl ist variabel. Die Phloemelemente des Metaphloems werden in zentripetaler Richtung ausdifferenziert und besitzen in der Regel Geleitzellen. In kleineren Wurzeln kann die Entwicklung des Metaphloems unterdrückt werden. Bei den Fabaceen und Malvaceen können in den Wurzeln primäre Phloemfasern entwickelt werden.

Bei einem fehlenden Mark wird der größte Teil des Zentralzylinders zu Leitgeweben differenziert. Man bezeichnet dann den gesamten Zentralzylinder als Prokambium (Initialstrang). Andererseits spricht man auch von Prokambienbündeln, die an der Peripherie des jungen Zentralzylinders liegen.

Der zentrale Teil des jungen Zentralzylinders kann entweder ein Grundmeristem sein, das später das Mark bildet, oder prokambialen Charakter besitzen. Seine Zellen werden dann zu mechanischen Elementen. Bei den Monokotyledonen fallen im jungen Zentralzylinder zentrale Zellreihen auf, die aus sich rasch vergrößernden Zellen mit senkrecht zur Organachse ausgerichteten Zellwänden bestehen und große, runde Zellkerne besitzen. Es handelt sich um die Mutterzelle, die durch Fusion die ersten großen Tracheen liefern.

Die Differenzierung der Xylem- und Phloemprokambien erfolgt in akropetaler Weise (Abb. 317, Pfeile). Die Siebröhrenmutterzellen entstehen dabei **nach** den Gefäßmutterzellen, die Differenzierung der Siebröhren setzt aber **vor** der Differenzierung der Gefäße ein. In der Primärwurzel von *Foeniculum vulgare* entwickeln sich z. B. die Gefäßmutterzellen bereits in einer Entfernung zwischen 40 und 80 μm über der Wurzelspitze, aber erst in 600 μm Entfernung von der Wurzelspitze beginnen die ersten Wandverdickungen (vgl. auch Abb. 317). Die ersten Teilungen der Siebröhrenmutterzellen können in einer Entfernung von 120—180 μm von der Wurzelspitze festgestellt werden, die Ausdifferenzierung der Siebröhren bereits in einem Abstand von 250—260 μm.

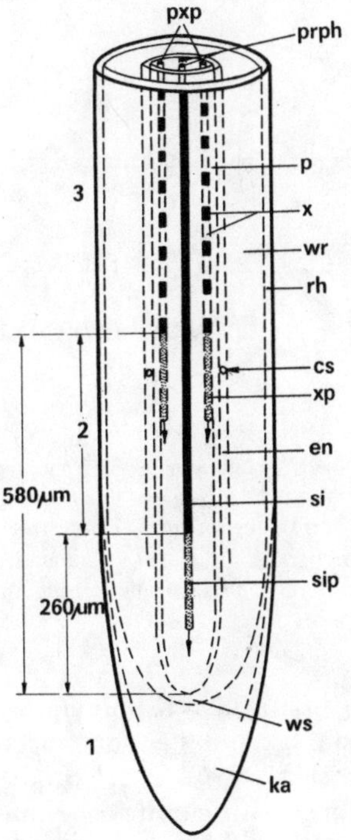

Abb. 317. Schematischer Längsschnitt durch die Wurzelspitze einer Tabakpflanze mit der Leitbündeldifferenzierung. Das Perikambium (*p*) reicht fast bis zur Wurzelspitze (*ws*). Von den Leitelementen werden die Siebröhren zuerst differenziert (*si*). *1* Wurzelspitze, *2* Verlängerungszone, *3* Region der Wurzelhaare (Wurzelhaare weggelassen). *ka* Kalyptra, *sip* Siebröhrenprimordien, *en* Endodermis, *o* Beginn des Casparyschen Streifens (*cs*), *xp* Xylemprimanen, *rh* Rhizodermis, *wr* Wurzelrinde, *x* fertige Gefäße, *pxp* Protoxylempole, *prph* Protophloempole. Nach ESAU 1953, verändert.

7.5.2. Sekundärer Wurzelbau

Bei den Pteridophyten und den meisten Monokotyledonen (Ausnahme: *Dracaena*) findet keine sekundäre Wurzelverdickung statt. Während bei den Gymnospermen und den dikotylen Holzgewächsen in der Regel das sekundäre Dickenwachstum der Wurzeln am stärksten ausgebildet wurde und erhebliche sekundäre Xylemmassen erzeugt werden können, verhalten sich die krautigen Dikotyledonen unterschiedlich. Einige krautige Dikotyledonen besitzen nur eine primäre Verdickung, andere zeigen einen geringen sekundären Zuwachs (z. B. *Ranunculus-*, *Vicia*-Arten), und wenige Pflanzen (z. B. *Medicago sativa*, *Foeniculum vulgare*) haben ein relativ starkes sekundäres Dickenwachstum.

Die Voraussetzung für ein sekundäres Dickenwachstum der Wurzeln ist die Bildung eines Kambiumringes. Die Kambiumdifferenzierung wird bei den tetrarchen und diarchen Wurzeln eingeleitet, in dem die an das Metaxylem angrenzenden parenchymatischen Zellen des Zentralzylinders plasmareich werden und sich tangential aufspalten. Dadurch entstehen kambiale Zonen, die den Faszikularkambien der Achsenbündel vergleichbar sind. Sie erstrecken sich in den Wurzeln zwischen den Phloemteilen und den sie flankierenden Xylemsträngen und sind beiderseits vom Perikambium begrenzt. Ein Kambiumring wird gebildet, wenn die über den Protoxylemteilen gelegenen Perikambiumabschnitte sich zu teilen beginnen. Durch Einziehen von Tangentialwänden in den einzelnen Zellen bilden sich Kambiumzellen, die den Interfaszikularkambien der Sproßachse entsprechen. Damit ist der Kambiumring geschlossen.

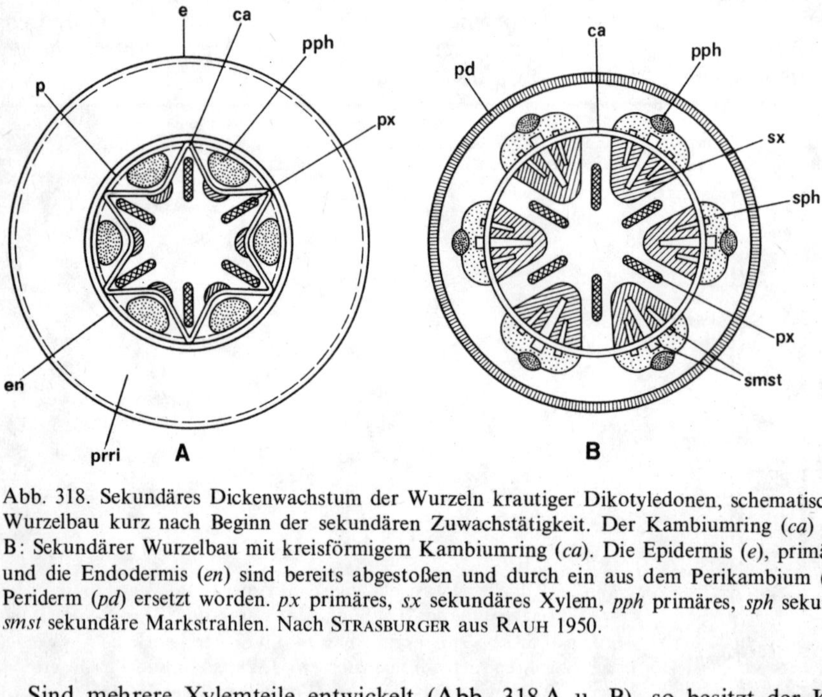

Abb. 318. Sekundäres Dickenwachstum der Wurzeln krautiger Dikotyledonen, schematisch. A: Primärer Wurzelbau kurz nach Beginn der sekundären Zuwachstätigkeit. Der Kambiumring (*ca*) ist sternförmig. B: Sekundärer Wurzelbau mit kreisförmigem Kambiumring (*ca*). Die Epidermis (*e*), primäre Rinde (*prri*) und die Endodermis (*en*) sind bereits abgestoßen und durch ein aus dem Perikambium (*p*) stammendes Periderm (*pd*) ersetzt worden. *px* primäres, *sx* sekundäres Xylem, *pph* primäres, *sph* sekundäres Phloem, *smst* sekundäre Markstrahlen. Nach STRASBURGER aus RAUH 1950.

Sind mehrere Xylemteile entwickelt (Abb. 318 A u. B), so besitzt der Kambiumring (A, *ca*) zunächst eine sternförmige Gestalt. Da aber die Teilungsfähigkeit des Kambiumringes in den faszikularen Abschnitten früher beginnt und intensiv sekundäres Xylem produziert, nimmt er eine kreisförmige Gestalt an (B, *ca*). Die perikambialen Abschnitte des Kambiumringes erzeugen parenchymatische Zellelemente und verlängern auf diese Weise die primären Markstrahlen. Von den faszikulären Kambiumteilen werden sekundäre Markstrahlen ausdifferenziert (Abb. 318 B, *smst*), die im sekundären Xylem (*sx*) und Phloem (*sph*) blind enden. Nach einem längeren sekundären Zuwachs nimmt das sekundäre Xylem die Form eines Hohlzylinders an, der das Mark und das primäre Xylem einschließt. Die Elemente des primären Phloems obliterieren, oder es können einige Zellelemente zu primären Phloemfasern werden (z. B. bei *Vicia faba*, *Pyrus communis*).

Den größten sekundären Zuwachs erfahren die Wurzeln der Holzgewächse, bei denen, vor allem bei Bäumen, ansehnliche Holzkörper entwickelt werden, die in ihrer Struktur den Holzkörpern der Sproßachsen ähneln. Der kompaktere Bau des Wurzelholzes ist auf die unterschiedliche Markstrahlenentwicklung zurückzuführen, da diese sowohl in longitudinaler als auch in seitlicher Richtung eingeengt werden. In der Regel wird der radiärsymmetrische Bau der Wurzel auch während des sekundären Dickenwachstums beibehalten, da ein regelmäßiger Holzkörper und ein sekundärer Phloemhohlzylinder herausdifferenziert werden.

Stellt sich während des sekundären Dickenwachstums eine starke Dorsiventralität ein, dann entstehen **Brettwurzeln** (z. B. *Ficus variegata, F. cordifolia, Parkia africana*). Diese kommen durch eine starke epitone Förderung des Holzkörpers zustande. So betrug z. B. der mediane Durchmesser einer Brettwurzel bei *Parkia africana* 104 cm. Das Mark, also das Zentrum des dorsiventralen Holzkörpers, lag von der unteren Wurzelkante nur 12 cm, von der oberen Kante dagegen 92 cm entfernt.

Während des sekundären Dickenwachstums der Wurzeln, besonders bei Holzgewächsen, sterben die Rhizodermis und die primäre Rinde ab. Den Abschluß bildet vorübergehend die Endodermis, die dem Umfangswachstum der Wurzel durch Dilatation folgen kann. In den seitlichen Abschnitten des Perikambiums, die nicht in den Kambiumring einbezogen werden, setzt eine Korkbildung ein. Das Phellogen ist dipleurisch und scheidet nach außen Phellem, nach innen Phelloderm ab. Bei den Holzgewächsen wird das Periderm durch eine Borke (4.9.7.) ersetzt.

Manche Rosaceen, Myrtaceen, Oenotheraceen, Melastomataceen und Lythraceen bilden in den Wurzeln ein **Polyderm** aus. Die Bildung des Polyderms geht vom Perikambium aus, dessen Zellen sich nach einer radialen Streckung tangential teilen und so radial angeordnete Zellreihen liefern. Die zweite Schicht von innen wird zur Folgeendodermis mit einem Casparyschen Streifen, während die Zellen der beiden äußeren Schichten verdicken und verholzen. Die innerste Schicht bildet nach einem Ruhestadium wiederum vier neue Schichten, die sich wie die vorigen verhalten. Dieser Vorgang wiederholt sich. Nach der Differenzierung von zwei bis drei Folgeendodermen stirbt die Außenrinde ab. Die erste Endodermis übernimmt den Abschluß nach außen. Sie wird später gesprengt und durch Polydermschichten ersetzt.

7.5.2.1. Speicherwurzeln

Die Rüben (8.3.5.) zeigen ein anormales sekundäres Dickenwachstum, da sie ein Holzgewebe bilden, das vorwiegend aus parenchymatischen Zellen besteht. Beim Rettich (*Raphanus sativus*) werden durch die parenchymatische Konsistenz des Holzkörpers die Grenzen

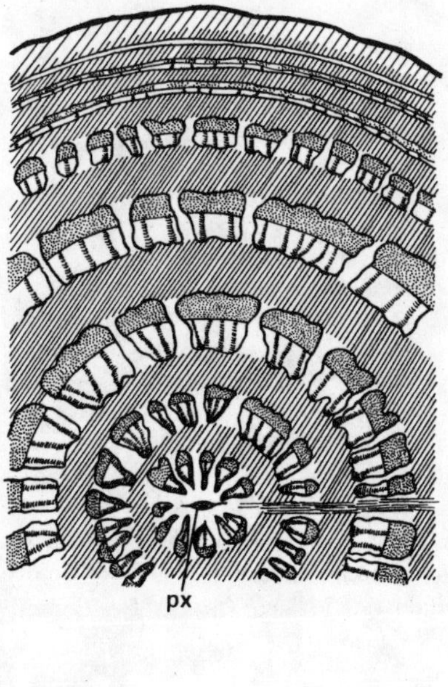

Abb. 319. *Beta vulgaris*. Querschnitt durch die rübenartige Primärwurzel (schematisiert). Phloem punktiert, verholzte Xylemelemente in radialen Reihen, Xylemparenchym und sekundäres interfaszikulares Gewebe nicht schraffiert. Die zwischen den Leitbündeln liegenden Schichten schraffiert. *px* Protoxylem. Nach EAMES und MAC DANIELS 1947, etwas verändert.

zwischen dem sekundären Xylem und den Markstrahlen verwischt. Rüben von *Daucus carota* und *Taraxacum officinale* entwickeln noch eine starke, fleischige sekundäre Rinde, die einen saftigen parenchymatischen Holzkörper umgibt. Die Rüben von *Beta vulgaris* (Abb. 319), an deren Bildung die Primärwurzel, das Hypokotyl und einige stark gestauchte epikotyle Glieder beteiligt sind, differenzieren einen Kambiumring aus. Dieser entwickelt einen Leitbündelkranz, der das primäre Xylem (*prx*) ringförmig umgibt. Kurz danach wird im Perikambium ein zweiter Kambiumring angelegt, dem in rascher Folge weitere Kambiumringe nach außen folgen. Alle bleiben funktionstüchtig und differenzieren getrennte sekundäre Leitgewebe mit dazwischen liegenden, radial ausgerichteten Parenchymstreifen (weiß ausgespart) aus. Mit den Leitgeweberingen wechseln regelmäßig ringförmige Lagen ab (schräg schraffiert), die ein Speicherparenchym bilden.

7.5.2.2. Velamen

Die Samenpflanzen mit epiphytischer und kletternder Lebensweise (Orchideen, Araceen) entwickeln an den Luftwurzeln, aber auch an Haft- und Erdwurzeln, ein **Velamen** aus. Bei typischen Nähr- und Speicherwurzeln ist in der Regel ein mehrschichtiges Velamen vorhanden, das durch wiederholte periklinale Zellteilungen der jungen Rhizodermis (= multiple Epidermis) hervorgeht (Abb. 320, *ve*). Die Wurzeln sind dadurch in der Lage, das Niederschlagswasser festzuhalten und aufzusaugen.

Bei kleineren Orchideen, die nur Haftwurzeln entwickeln (z. B. *Bulbophyllum*, *Cirrhopetalum*), und bei Wurzelrankern (z. B. *Vanilla*-Arten) ist das Velamen einschichtig. Die Anzahl der Velamenschichten kann sehr groß sein (z. B. *Cyrtopodium*, 19), häufig sind aber zwei bis acht Schichten vorhanden.

Das Velamen besteht im typischen Fall aus toten Zellen, deren Wände netzartige oder spiralige Verdickungen aufweisen. Die Wandverdickungen können sich auch nur auf die inneren Tangentialwände beschränken. Die Zellen sind in der Organrichtung gestreckt, ihre Querwände liegen gewöhnlich horizontal. Seltener sind Wände schräg angeordnet, so daß die Zellen einen prosenchymatischen Charakter annehmen. Die abgestorbenen Velamenzellen zeigen oft lokale Wandverdickungen. Meist stellen diese zarte, spiralige Verdickungsleisten dar, die die Zellen in der Längsrichtung durchlaufen (z. B. *Dendrobium*-,

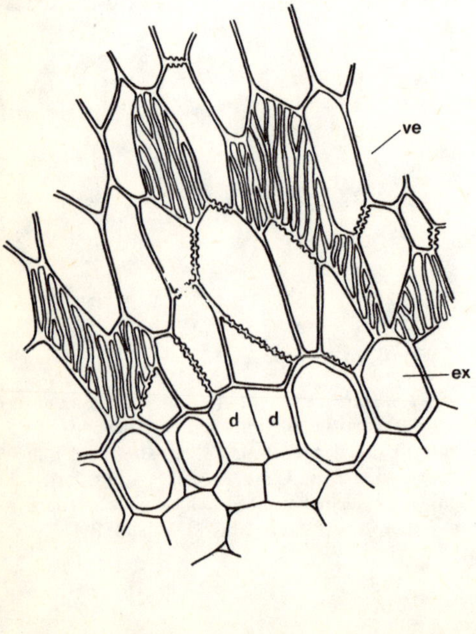

Abb. 320. *Phalaenopsis* spec. Querschnitt durch eine Luftwurzel mit dem Velamen (*ve*) und der Exodermis (*ex*), *d* Durchlaßzellen.

Cattleya-, *Cymbidium-*, *Catasetum-*, *Epidendron-* und *Stanhopea*-Arten). Durch unregelmäßige Wandverstärkungen und Verschmelzungen benachbarter Leisten bilden sich netzartige Verstärkungssysteme, wie z. B. in den Velamen von *Renanthera-*, *Phalaenopsis-* (Abb. 320, *ve*) und *Angraecum*-Arten. Die inneren Tangentialwände der Velamenzellen, die an die Exodermis grenzen, sind häufig verstärkt, da die vorhandenen Spiralbänder bzw. Verdickungsmaschen dichter angelegt werden und untereinander in Verbindung treten.

Häufig ist die Exodermis der Orchideenluftwurzeln (Abb. 320, *ex*) eine einschichtige Kurzzellenexodermis mit regelmäßig abwechselnden Lang- und Kurzzellen. Langzellen besitzen eine dünne, oft gewellte Suberinlamelle, der sekundäre Wandschichten in verschiedener Stärke und Verteilung aufgelagert werden (*ex*). Die Durchlaßzellen (*d*) sind Kurzzellen und bleiben dünnwandig und plasmareich.

Die Wasseraufnahme durch das Velamen erfolgt auf kapillarem Wege. Das Wasser tritt durch präformierte Löcher in das Gewebe ein und breitet sich durch solche im ganzen Gewebe aus. Dabei wird die Luft in den abgestorbenen Zellen verdrängt, und sie füllen sich mit Wasser. Fehlen diese präformierten Löcher, dann saugen sich zunächst die trockenen Wände voll Wasser. An den Innenwänden der Zellen bilden sich Wasserfilme, die sich infolge ihrer Oberflächenspannung kontrahieren und gleichzeitig Wasser von außen nachziehen (Kohäsionskräfte). Der Weitertransport des Wassers erfolgt durch die Durchlaßzellen der Kurzendodermis, wobei ein sog. Stabkörper als Saugorgan eingeschaltet wird.

7.6. Wurzelverzweigung

Bei der Wurzelverzweigung kann man ebenfalls zwischen einer **gabeligen** oder **dichotomen Verzweigung (Dichotomie)** und einer **seitlichen Verzweigung** unterscheiden. Erstere ist durch das Fehlen einer das Wurzelsystem beherrschenden Hauptachse charakterisiert, da sich während des Wachstums die Wurzelspitze in zwei neue Wurzelspitzen aufteilt. Dagegen bilden sich bei der seitlichen Verzweigung die Seitenwurzeln 1. Ordnung in einiger Entfernung von der Wurzelspitze (Region der Seitenwurzeln). Sie nehmen eine seitliche Stellung an der einheitlich fortwachsenden Hauptwurzel ein.

Eine dichotome Wurzelverzweigung ist für die Lycopsida (*Lycopodium*, *Selaginella*, *Isoëtes*) charakteristisch. Ferner ist diese bei eusporangiaten Farnen, namentlich bei den Ophioglossaceen, verbreitet.

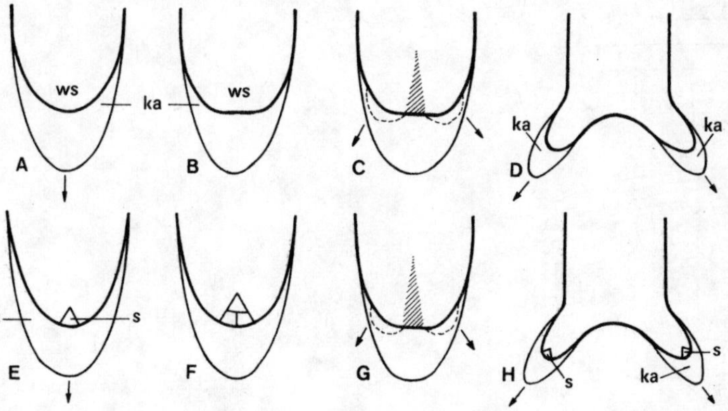

Abb. 321. Wurzelgabelung bei Wurzeln mit Initialenwachstum (A—D) und Scheitelwachstum (E—H), schematisch. Die Pfeile geben jeweils die Wachstumsrichtung an. *ka* Kalyptra, *ws* Wurzelspitze, *s* Scheitelzelle. Die in C und G durch Schraffur hervorgehobenen Gewebepartien der Wurzelspitze haben ihren embryonalen Charakter aufgegeben. Die Scheitelaktivität wird von zwei neuen Wurzelspitzen (gestrichelte Linien) übernommen. Nach Troll 1937/39.

Bei den *Lycopodium*-Arten, deren Wurzelspitzen keine ausgezeichneten Initialen besitzen, aber eine deutliche Gliederung in Kalyptra, junge Wurzelrinde und jungen Zentralzylinder zeigen, nimmt die Gabelung vom jungen Zentralzylinder (Phloem) ihren Ausgang. Die meristematischen Zellen des jungen Zentralzylinders teilen sich mehrmals radial, so daß der zentrale Spitzenteil verbreitert wird. Anschließend stellen die zentralgelegenen Zellen ihre Teilungen ein und geben ihr Wachstum auf. Die Aktivität geht auf zwei benachbarte Stellen über (Abb. 321 A—C). Die junge Rinde folgt diesen Wachstumsänderungen durch Verbreiterung in der zukünftigen Gabelungsebene, wobei auch hier die apikal gelegenen Initialzellen ihre Funktion aufgeben (C, schraffierte Teile). Es bilden sich zwei neue Wurzelspitzen aus (Pfeilrichtungen in C). Zum Schluß teilt sich auch die Kalyptra (ka), und zwei neue Gabeläste (D) übernehmen die weitere Wurzelverlängerung. Ganz ähnlich verhalten sich die Gattungen *Selaginella* und *Isoëtes*. Die Wurzelspitzen der *Ophioglossum*-Arten wachsen mit einer Scheitelzelle (E, *s*). Vor der Wurzelgabelung scheint sich die Scheitelzelle offenbar vorübergehend in eine Initialzellgruppe umzuwandeln (F). Die Bildung der beiden neuen Wurzelspitzen (G) erfolgt ähnlich wie bei *Lycopodium*. In den neu gebildeten Spitzen der Gabeläste entstehen neue Scheitelzellen (H, *s*).

Bei der Wurzelgabelung kann man ebenfalls zwischen Iso- und Anisotomie (4.9.8.) unterscheiden. Entwickeln sich die Gabeläste in gleicher Stärke (*Ophioglossum*-, *Isoëtes*- und verschiedene *Selaginella*-Arten) liegt ein isotomes Verhalten vor. Anisotom verzweigt sind die Wurzeln von *Selaginella lyallii* u. a., da die Gabeläste verschieden stark und lang entwickelt sind.

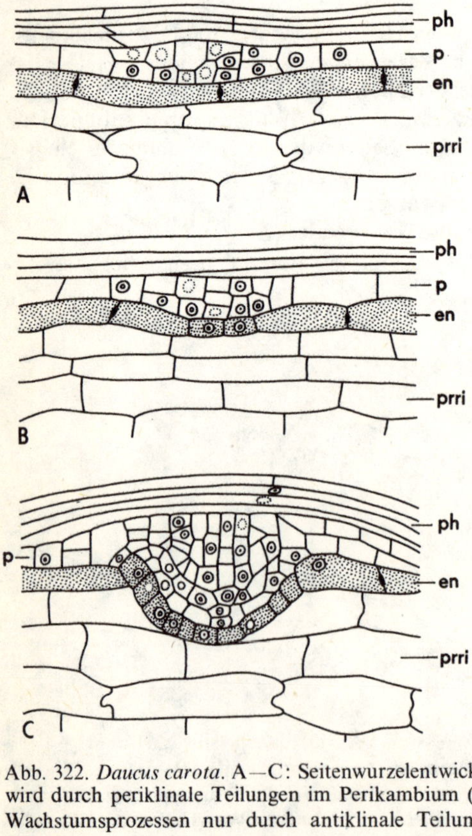

Abb. 322. *Daucus carota*. A—C: Seitenwurzelentwicklung an der Pfahlwurzel. Die Seitenwurzelentwicklung wird durch periklinale Teilungen im Perikambium (*p*) eingeleitet. Die Endodermis (*en*) folgt den weiteren Wachstumsprozessen nur durch antiklinale Teilungen (B—C). *ph* Phloem, *prri* primäre Rinde. Nach Esau 1953.

Die Wurzeldichotomie bei den Samenpflanzen gehört zu den Ausnahmen und ist bei den Wurzelknollen (8.3.4.) der Orchideen verbreitet. Bei einigen Pflanzen können durch die Bakterien-, Algen- und Pilzsymbiosen dichotome Wurzelverzweigungen als sog. **Rhizothamnien** entwickelt werden. Bei anderen Samenpflanzen (z. B. Cycadeen, *Alnus*-, *Pinus*-Arten, *Casuarina*, *Myrica*, *Hippophaë rhamnoides*) treten neben den normal verzweigten Seitenwurzeln gabelig verzweigte auf. In der Regel sind sie in der Längenentwicklung stark gehemmt und bilden daher Rhizothamnien.

Die seitliche Verzweigung der Wurzel erfolgt meist akropetal und findet erst in einiger Entfernung von der Wurzelspitze statt. Da die Seitenwurzeln **endogen** angelegt werden, müssen sie das Rindengewebe durchbrechen, um an die Oberfläche zu gelangen. Die Seitenwurzelanlagen entstehen bei den Gymno- und Angiospermen im Perikambium, bei den Pteropsida und Equisetales in der Endodermis.

Die Differenzierung des Seitenwurzelprimordiums beginnt mit periklinalen und antiklinalen Aufspaltungen in einer Gruppe von Perikambiumzellen (Abb. 322 A, *p*). Weitere Teilungen führen zur Bildung eines meristematischen Gewebehöckers (B—C), der sich in Richtung der Wurzelrinde (*wr*) ausdehnt. Das wachsende Primordium dringt in die Wurzelrinde ein, durchbricht diese und tritt an die Oberfläche des Mutterorgans. Bevor dies geschieht, erfährt der junge Wurzelkörper eine Gliederung. Der innere Gewebeteil wird zum jungen Zentralzylinder, der mittlere zur jungen Wurzelrinde, und die äußere Lage liefert das Protoderm bzw. die neue Kalyptra der Seitenwurzel. Häufig nimmt die Endodermis der Mutterwurzel Anteil an dem Primordialwachstum des Tochterorgans. Im einfachsten Fall (*Daucus carota*, B—C, *en*) teilt sie sich antiklinal und folgt damit dem Volumenwachstum der Anlage. Die Endodermis kann sich auch antiklinal und periklinal aufgliedern, so daß eine mehrschichtige Endodermistasche entsteht (z. B. *Allium giganteum*). Kurz vor dem Durchbruch der Anlage bzw. beim Austritt aus der Wurzelrinde wird die Endodermistasche abgestoßen.

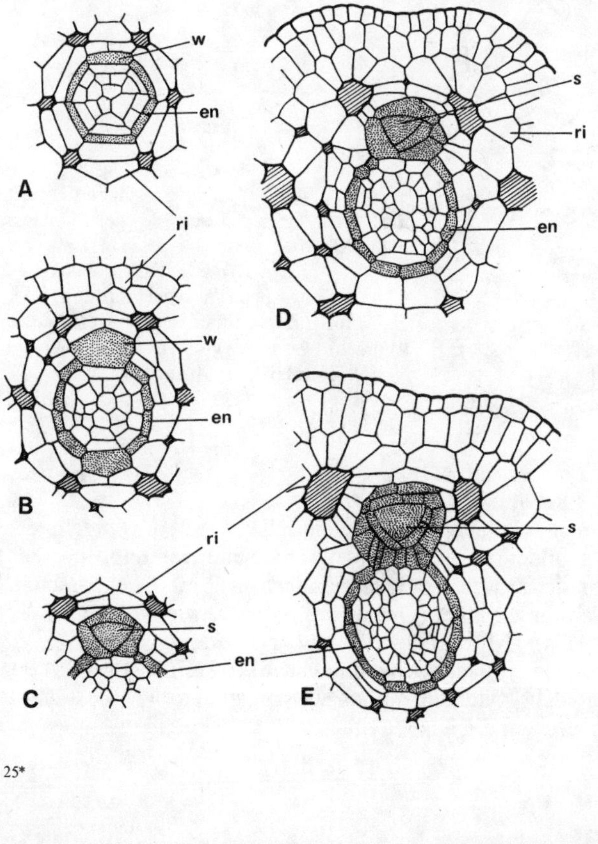

Abb. 323. *Ceratopteris thalictroides*. A—E: Wurzelquerschnitte, die die Bildung der Seitenwurzeln zeigen. Endodermis (*en*) und das Seitenwurzelprimordium punktiert. Interzellularräume in der Rinde (*ri*) stärker umrissen und schraffiert. *w* einzelliges Stadium der Seitenwurzel, *s* Scheitelzelle eines älteren Primordiums. Nach LACHMANN 1907, verändert.

Die Abgrenzung der leitenden Elemente von Mutter- und Tochterwurzel erfolgt unabhängig voneinander. Beide werden durch eine Reihe von Zwischenzellen miteinander verbunden, da die Entfernung zwischen beiden Bündelsträngen nur gering ist. Die dazwischenliegenden Zellelemente, die sich z. T. vom Perikambium herleiten, differenzieren sich zu kurzen trachealen Elementen und Siebelementen und verbinden so die beiden leitenden Systeme.

Als Beispiel für die endodermale Herkunft der Seitenwurzeln sei die Primordienbildung bei *Ceratopteris thalictroides* (Abb. 323) herangezogen. In den ersten Entwicklungsstadien (A u. B) wird eine Zelle der Endodermis (*w*) wesentlich vergrößert. Diese Mutterzelle einer Seitenwurzel schneidet durch mehrere Teilungen eine tetraedrische Scheitelzelle (C, *s*) heraus. Die Scheitelzelle gliedert in vierschneidiger Weise Segmente ab (D u. E), die sowohl den Wurzelkörper als auch die Kalyptra der jungen Seitenwurzel auf-aufbauen.

Die Anordnung der Seitenwurzeln an der Hauptwurzel, die **Rhizotaxie,** folgt bestimmten Gesetzmäßigkeiten (Abb. 324). Alle Seitenwurzeln sind am Mutterorgan in zwei oder mehreren Längszeilen **(Rhizostichen)** angeordnet, die einen bestimmten seitlichen Abstand besitzen. In der Regel bilden sich aus den Perikambiumzellen, die vor den Xylemteilen liegen, Seitenwurzelprimordien (Abb. 324 A u. B, *w*), so daß die Rhizostichen enge Beziehungen zu den Xylemsträngen der Mutterwurzel aufweisen. Bei diarchem Wurzelbau (A, viele Farne) sind daher zwei Rhizostichen entwickelt, die in der Mediane der beiden Xylemstränge (*x*) liegen. Die Dikotyledonen, deren Wurzeln häufig einen tetrarchen Bau besitzen, differenzieren über den Xylemsträngen vier Wurzelzeilen heraus (B), die einen seitlichen Abstand von 90° besitzen (z. B. *Phaseolus vulgaris*, *Ph. coccineus*, *Ricinus communis*). Daneben kommen bei den Dikotyledonen noch drei-, fünf- und sechszeilige (tri-, penta-, hexastiche) Wurzeln vor (*Pisum sativum*, 3, *Vicia faba* 5, *Aesculus hippocastanum* 6).

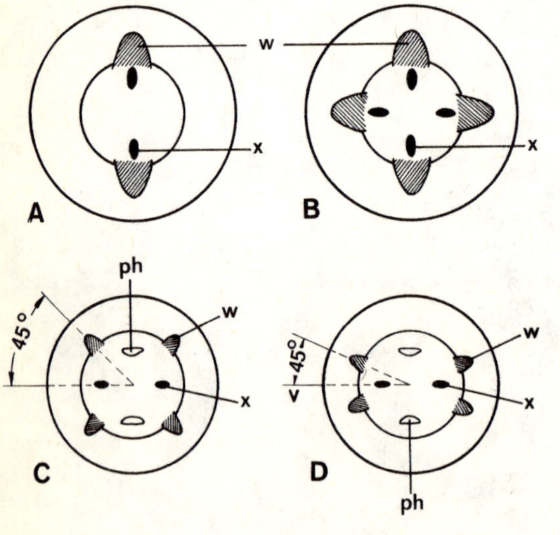

Abb. 324. A—D: Wurzelverzweigung in schematischen Querschnitten. A: Bei diarchem Bau der Mutterwurzel entstehen zwei, bei tetrarchem Bau (B) vier Rhizostichen (*w*). C—D: Tetrastiche Wurzelanordnung der Samenpflanzen bei diarchem Wurzelbau. Die Wurzeln werden zwischen den Xylem-(*x*) und Phloemteilen (*ph*) angelegt, wobei die Deviation in C 45°, in D $<$ 45° beträgt. Nach Troll 1959.

Es gibt eine Reihe von Ausnahmen, da besonders bei diarch gebauten Wurzeln der Samenpflanzen vier Rhizostichen gebildet werden können. Die Seitenwurzelprimordien entstehen in diesen Fällen nicht vor den Xylemsträngen, sondern in ihrer Nachbarschaft (Abb. 324 C u. D). Beträgt der Ablenkungswinkel (Deviation) 45° (C), wie das häufig der Fall ist, stehen die vier Rhizostichen am Mutterorgan in einem Abstand von 90° (z. B. Apiaceen, Solanaceen, Scrophulariaceen). Ist der Ablenkungswinkel kleiner als 45° (D), dann sind die beiden Rhizostichen den Xylemteilen paarweise genähert (Diplostichie). Beispiele hierfür liefern die Brassicaceen und Caryophyllaceen.

Bei den Samenpflanzen setzt sich der Primärsproß unmittelbar in die Primärwurzel fort (Abb. 12). Da beide Organe eine unterschiedliche Leitbündelanordnung besitzen, erfolgt in einer **Übergangszone** die Umgruppierung der radialen Leitbündel der Wurzel mit getrennten Xylem- und Phloemsträngen zu den kollateralen Leitbündeln der Sproßachse. Diese Umlagerung findet in der Regel in der Region des Wurzelhalses statt. Häufig erstreckt sich die Übergangszone weit in das Hypokotyl hinein. In der Übergangszone bildet sich ein Mark heraus, der Zentralzylinder wird verbreitert und die Leitstränge erfahren Veränderungen, jedoch in unterschiedlicher Weise (Abb. 325 A—D).

An einer tetrarchen Wurzel (A) gabeln sich die vier Xylemstränge radial (Ab, *x*), so daß an einem höher geführten Querschnitt (Ac) acht Gefäßstränge erscheinen. Die genetisch zusammengehörenden Paare wenden sich seitlich um, der eine Strang nach rechts, der andere nach links. Nach einer Drehung von 180° (Ad) legen sich je zwei Xylemstränge an die Phloeminnenseite an und verbinden sich mit ihr. Die Phloemstränge (*ph*) behalten während dieser Veränderungen des Xylems ihre Lage bei und verlaufen geradlinig von unten nach oben. Nach seitlicher Verschmelzung der Xylemhälften befinden sich in der basalen Sproßachse vier kollaterale, endarche Leitbündel (Beispiele: *Dipsacus*-, *Fumaria*- und *Mirabilis*-Arten).

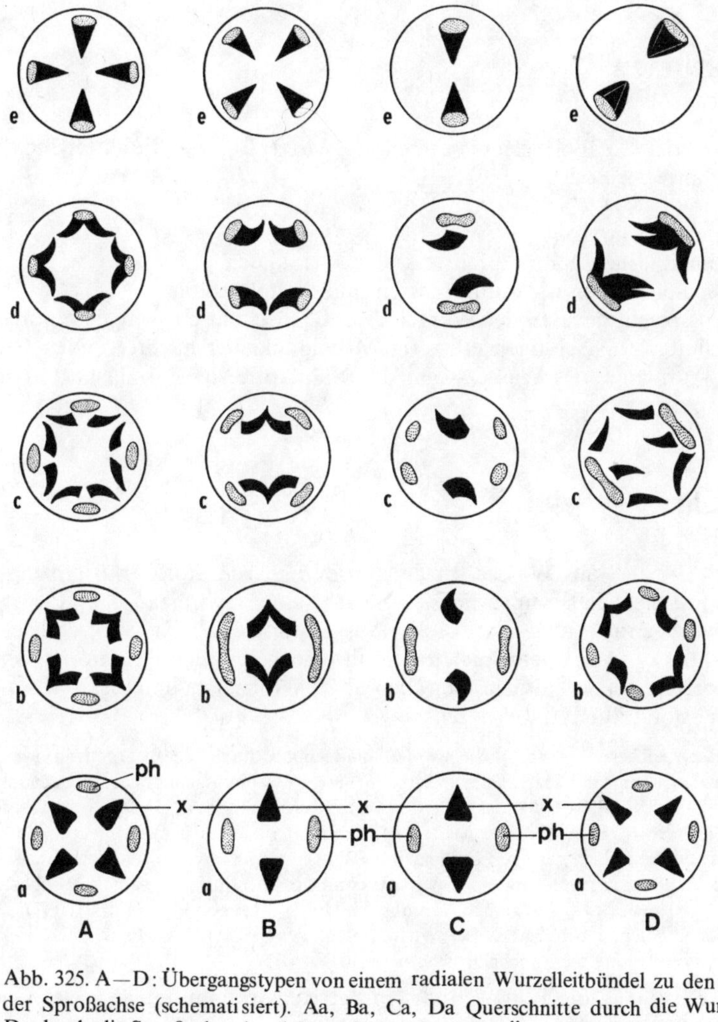

Abb. 325. A—D: Übergangstypen von einem radialen Wurzelleitbündel zu den kollateralen Leitbündeln der Sproßachse (schematisiert). Aa, Ba, Ca, Da Querschnitte durch die Wurzelregion, Ae, Be, Ce und De durch die Sproßachse. b—d Querschnitte durch die Übergangsregionen. *ph* Phloem, *x* Xylem. Nach Eames und Mac Daniels 1947, etwas verändert.

An einer diarchen Wurzel (B a) gabeln sich in der Übergangszone sowohl die Xylem- als auch die Phloemstränge (B b). Die einzelnen Teile werden seitlich verlagert und weiter oben paarweise in den Lücken zwischen den Phloem- und Xylemsträngen der Wurzel angeordnet (B c). Während sich die einzelnen Xylemteile um annähernd 180° drehen, behalten die Phloemzweige ihre Lage bei (B d). Nach Vereinigung beider sind vier kollaterale Leitbündel entstanden (B e), die den basalen Achsenteil durchziehen (Beispiele: *Phaseolus*-, *Cucurbita*- und *Acer*-Arten).

Es können sich auch nur die Phloemstränge teilen (C b—c), während die ungespaltenen Xylemstränge bei einer Drehung von 180° ihre Lage beibehalten. Die vier Phloemteile wenden sich seitlich um, verschmelzen paarweise miteinander (C d) und vereinigen sich mit den Außenseiten der Xylemteile (C e). Es bilden sich zwei kollaterale Leitbündel (z. B. Fabaceen).

Seltener erfolgen die Veränderungen in der Übergangszone wie in Abbildung 325 D a—e (wenige Monokotyledonen). Von den vier Xylemsträngen einer tetrarchen Wurzel gabeln sich nur zwei gegenüberliegende Xylemelemente (D b), deren Äste sich seitlich drehen und mit je einem ungeteilten Xylemstrang, der sich umwendet, verschmelzen. Die Phloemteile vereinigen sich paarweise (D c) und verbinden sich mit je drei Xylemsträngen zu zwei Leitsträngen (D d—e).

7.7. Wurzelfunktionen

Als unterirdischem Organ der Gefäßpflanzen kommen der Wurzel folgende Funktionen zu:
— Verankerung der Pflanze im Boden
— Wasseraufnahme
— Aufnahme mineralischer Nährstoffe
— Speicherung von mineralischen Nährstoffen und von Assimilaten
— Synthese organischer Substanzen wie Aminosäuren und Phytohormone.

Diesen Funktionen entspricht der Bau der Wurzel. Auf die mechanischen Eigenschaften wurde bereits im Abschnitt 4.2.3.2. hingewiesen. Im Mittelpunkt der nachfolgenden Betrachtungen sollen die Aufnahme des Wassers und der Nährstoffe sowie Teilaspekte der Synthese und des Transportes stehen.

7.7.1. Wasseraufnahme

Die Pflanze besteht zu 80—90% aus Wasser. In ihm werden gelöste Stoffe transportiert, es bewirkt in den vakuolisierten Zellen unverholzter Gewebe einen hydrostatischen Druck (Turgor), der die Gewebe strafft, und es ist das Ausgangsmaterial für Stoffwechselprozesse (z. B. Photosynthese). Außerdem spielen sich alle biochemischen Reaktionen der Pflanze in mehr oder weniger wasserhaltigen Geweben ab. Die Sicherstellung des Wasserbedarfs aus dem Boden erfolgt durch die Wurzel.

Wasserführung und Wasserspeicherung des Bodens werden maßgeblich durch die Bodenstruktur bestimmt. Für die Pflanze nutzbar ist nur das **Haftwasser** (Abb. 326). Hygroskopisch gebundenes Wasser mit einem Wasserpotential von $>5 \cdot 10^3$ kPa kann nicht mehr verwertet werden. Der Anteil des Haftwassers in Böden ist umso höher, je mehr Ton im Boden enthalten ist. Sandböden weisen dementsprechend den geringsten Anteil auf. Da sie auch nur eine geringe **Feldkapazität** (Wassermenge, die nicht im Grundwasser versickert) von 20 bis 25 Vol.-% besitzen, ist ihr Speichervermögen ebenfalls gering. Das höchste Speichervermögen für verfügbares Bodenwasser haben Lehmböden. In Trockenperioden muß die Pflanze vom verfügbaren Bodenwasser leben. Doch bereits bei Wasserpotentialen von > -80 kPa können viele Pflanzen die optimale Wasserversorgung nicht mehr absichern.

Der schnellste **Wassereintritt** in die Wurzel findet in der Region unmittelbar hinter der Streckungszone statt, bedingt durch die dort fehlende Kutikula und das gleichzeitige Vorliegen von ausgebildeten Xylemgefäßen. Diese Zone liegt bei Weizen- und Bohnenwur-

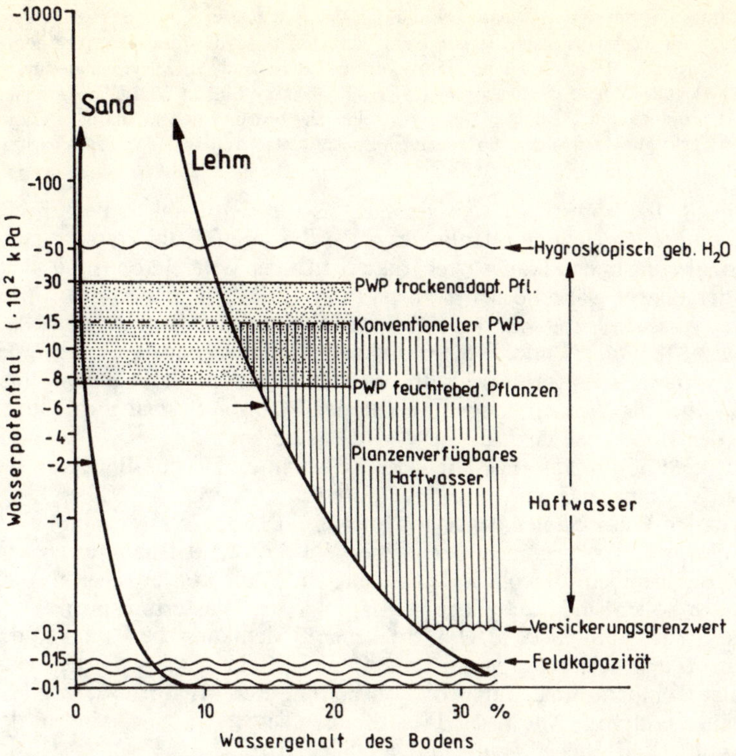

Abb. 326. Zusammenhang zwischen Wasserpotential eines Sand- und eines Lehmbodens und dem Wassergehalt des Bodens. PWP = permanenter Welkungspunkt, als konventioneller Grenzwert bei einem Wasserpotential des Bodens von $1{,}5 \cdot 10^3$ kPa festgelegt. Feldkapazität = Wassergehalt des Bodens bei einem Wasserpotential von —15 kPa und Versickerungsgrenzwert konventionell mit —30 kPa festgelegt. Die von der Pflanze ausschöpfbare Haftwassermenge hängt vom spezifischen PWP der auf dem Boden wachsenden Pflanzen ab. Er liegt bei feuchtebedürftigen Pflanzen zwischen —6 bis $-8 \cdot 10^2$ kPa, bei dürrebeständigen kann er bis auf über $-3 \cdot 10^3$ kPa ansteigen. Pfeile = 2/3 des im Sandboden, bzw. 1/2 des im Lehmboden speicherbaren Wassers sind bei entsprechenden Wasserpotentialwerten in den Wurzeln von ihnen aufgenommen. Nach LARCHER 1973.

zeln etwa 2 cm hinter der Wurzelspitze und kann bis zum 6. cm ausgedehnt sein. Außerhalb dieser 4-cm-Zone nimmt die Leitfähigkeit stark ab. Auf Grund des großen Anteils an älteren, meist sekundär verdickten und verkorkten Wurzelzonen gelangt trotz deren verringerter Durchlässigkeit noch ein beträchtlicher Anteil des Wassers über diese Bereiche in die Wurzelgefäße.

Bis zur Wurzeloberfläche verläuft der **Wassertransport** im Boden, bei geringem Matrixpotential des Bodens auch durch die Wurzelhaare. Der Radialtransport in der Wurzel bis zu den Xylemgefäßen des Zentralzylinders kann apoplastisch oder symplastisch sein. Er folgt stets dem Weg des geringsten Widerstandes. Im Bereich der Endodermiszellen muß er den Symplasten durchqueren (4.6.2.1.). Wie bereits im Abschnitt 4.6.2.2. besprochen, ist bei hoher Transpiration die Wasserspannung im Xylem entscheidend für die Wasseraufnahme. Triebkraft der Wasseraufnahme ist die Differenz des Wasserpotentials zwischen dem Wurzelmedium und der Xylemflüssigkeit. Bei niedriger Transpiration wird der Wassereintritt in die Wurzel über das osmotische Potential geregelt. Dadurch kann ein **Wurzeldruck** entstehen (4.6.2.1.). Während die Aufnahme gelöster Substanzen in die Wurzel Stoffwechselenergie erfordert, ist die Wasseraufnahme stets ein passiver Prozeß.

Wasseraufnahme und -transport der Wurzel werden bei ausreichender Wasserversorgung im Boden vor allem durch Veränderungen im Wurzelwachstum reguliert, in geringerem Maße durch eine veränderte Leitfähigkeit pro Einheit Oberfläche. Bei wachsenden Pflanzen nehmen Blatt- und Wurzelsystem gleichartig zu. Damit steigt die Leitfähigkeit des Wurzelsystems, die Wurzelleitfähigkeit pro Einheit Blattfläche verändert sich dagegen kaum. Diese proportionale Ausbildung von Wurzelleitgeweben und neuem Blattgewebe gilt jedoch nur bei guter Wasserversorgung der Böden. Im trockenen Boden wird vorrangig das Wurzelwachstum verstärkt.

Die **Wasserleitfähigkeit** der Wurzel ist stets geringer als die Leitfähigkeit des Sproßgefäßsystems. Sie ist somit eine wichtige ratenbegrenzende Barriere für die Wasserversorgung der Pflanze. Veränderungen der Transportcharakteristika der Wurzel können deshalb das Wasserpotential der Blätter während der Transpiration verändern. Bei Abnahme des Bodenwassers wird der Wassertransport in den Sproß verringert. Eine Ursache ist die Abnahme des Boden-Wurzel-Kontaktes infolge Schrumpfens von Boden und Wurzel. Da die Wasserleitfähigkeit der Pflanze stets geringer als die des Bodens ist, unabhängig vom Wassergehalt des Bodens, wird die Wasserbewegung im Boden-Pflanzen-System mehr durch die Pflanze als durch den Boden begrenzt. Erreicht wird das durch:
- Veränderungen in der Endodermis (Passieren der Zellwand-Zellplasma-Barriere)
- Veränderungen des Xylemparenchyms
- Unterbrechungen in den Wassersäulen des Xylems bei ansteigenden Wasserspannungen im Xylem. Die Wassersäulen beginnen bereits bei Wasserpotentialspannungen von 8 bis $15 \cdot 10^2$ kPa zu zerreißen, obwohl im Labor bis zu $3 \cdot 10^4$ kPa ertragen werden können. Diese Gasembolien sind zusätzliche Widerstände des Wassertransportes.

Ein vorangegangenes Wachstum der Wurzel in trockenen Böden kann die Fähigkeit der Wurzel zur Wasserversorgung nachhaltig verändern. Ähnlich starke Einflüsse gehen vom Vorliegen suboptimaler Temperaturen, durch die Ausbildung der Mykorrhiza, vom N- und P-Status der Pflanze und vom Altern der Pflanze aus. Diese Wirkungen sind in der Regel kaum mit einer unterschiedlichen Wurzelgröße korrelierbar.

7.7.2. Nährstoffaufnahme

Die effektive Verfügbarkeit von **Nährstoffen** im Boden hängt u. a. vom Wurzelwachstum, der Bodendurchfeuchtung und der Tätigkeit der Mikroorganismen ab. Direkt verfügbare Nährstoffe der Bodenlösung gelangen entweder durch **Diffusion** oder durch **Massenfluß** mit dem Wasserstrom passiv zur Wurzeloberfläche. Hohe Transpiration und die damit

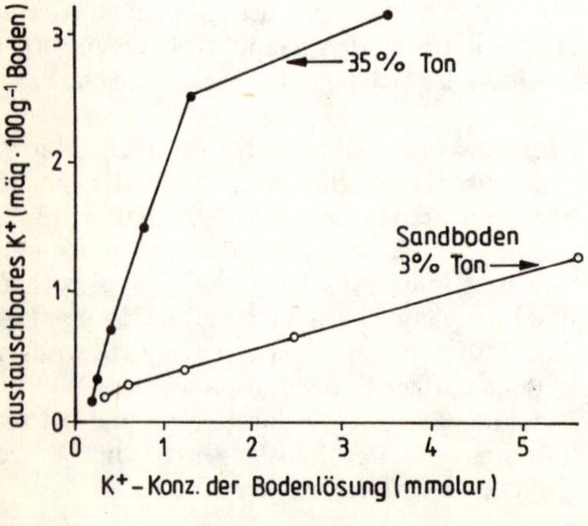

Abb. 327. K^+-Pufferkurven für einen Sand- (3% Tongehalt) und einen Lehmboden (35% Tongehalt). Nach GRIMME et al. aus MENGEL 1984.

verbundene hohe Wasseraufnahmerate der Wurzel begünstigen den Massenfluß und umgekehrt.

Die Nachlieferung der verbrauchten Nährstoffe wird durch das **Puffervermögen** des Bodens bestimmt. Es wird definiert als die Menge an einem nachlieferbaren Nährstoff, die auf eine Konzentrationseinheit des betreffenden Nährstoffes entfällt. Sie ist z. B. bei Sandböden gering, bei einem schweren Boden hoch (Abb. 327).

Der Nettozustrom von Nährstoffen in die Wurzel kann berechnet werden aus

$$I_n = \frac{I_{max}(C_s - C_{min})}{k_m + (C_s - C_{min})}$$

I_n = Nettoeinstrom bei gegebener Nährstoffkonzentration, I_{max} = maximaler Einstrom bei hohem C_s-Niveau, C_s = Nährstoffkonzentration an der Wurzeloberfläche, C_{min} = Nährstoffkonzentration, bei der keine weitere Aufnahme mehr erfolgt, d. h. $I_n = 0$, $k_m = C_s - C_{min}$, wo $I_n = 1/2\ I_{max}$ ist.

Sensitivitätsanalysen belegen, daß vor allem das Wurzelwachstum, die Wurzelhaarbildung und die Modifikationen der Rhizosphäre durch die Wurzel die Nettoaufnahme beeinflussen.

Den größten Einfluß hat die **Wurzelwachstumsrate,** da die Hauptmasse der Nährstoffe durch die Apikalzone der Wurzeln aufgenommen wird. Die Aufnahmerate beträgt hier nahezu I_{max}. Der **„Einzugsbereich“** der Wurzel für Nährstoffe ist aber begrenzt, vor allem für Phosphat (Abb. 328). Ursache ist die geringe Diffusionsrate des Phosphats. K^+ und NO_3^- legen unter sonst gleichartigen Bedingungen 10- bzw. 50fach längere Diffusionsstrecken pro Zeiteinheit zurück als Phosphat. Entsprechend größer ist der „Einzugsbereich“ um die Wurzelspitze.

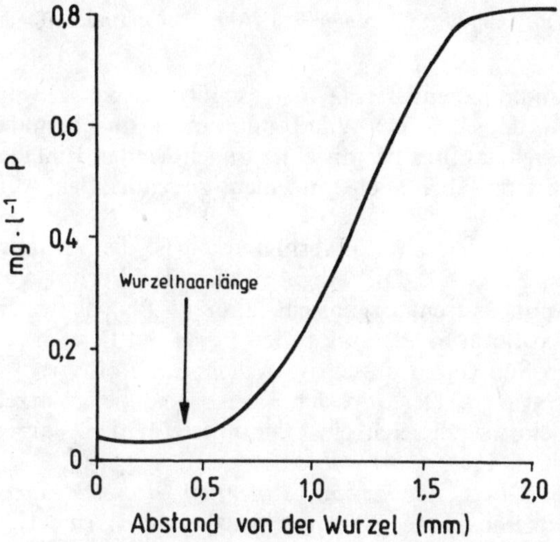

Abb. 328. Phosphatverarmung in der Nähe von Maiswurzeln. Gleichmäßige Verarmung in ca. 1 mm Abstand; in ca. 1,5 mm Abstand wird bereits das Ausgangsniveau erreicht. Bei Pflanzen mit längeren Wurzelhaaren (z. B. Raps) sind diese Zonen deutlich ausgedehnter. Nach HENDRIKS et al. aus MENGEL 1984.

Tabelle 24. Wurzelausbildung beim Rot-Klee und Weidelgras. Angaben der Wurzelparameter beziehen sich auf $1 m^2$ Bodenfläche. Nach STEFFENS

Wurzelparameter	*Trifolium pratense*	*Lolium perenne*
Wurzelfrischgewicht (kg)	10,4	34,8
Wurzellänge (m)	8200	55 500
Wurzeloberfläche (m^2)	14,0	50,0
Wurzeltiefe (cm)	82	70

Durch das Wurzelwachstum, das mehr als 5 mm pro Tag betragen kann, werden ständig neue Bodenbereiche erschlossen. In den meisten Fällen verfügen die Monokotyledonen über ein dichteres Wurzelwerk als die Dikotyledonen (Tab. 24).

Im gewählten Beispiel hat das zur Folge, daß Rot-Klee pro Meter Wurzellänge zur Bedarfsdeckung z. B. 3fach mehr K^+ aufnehmen muß als Weidelgras. Weidelgras kommt mit einem relativ niedrigen Gehalt an verfügbarem K^+ im Boden aus. Es wächst dadurch auch dort noch, wo Rot-Klee bereits infolge K^+-Mangels verschwindet.

Neben dem Längenwachstum ist die Vergrößerung des Wurzeldurchmessers sehr bedeutsam. Der effektivste Weg ist die **Wurzelhaarbildung.** Sie erlaubt die Vergrößerung der absorbierenden Oberfläche bei geringstem Einsatz von Pflanzentrockenmasse.

Wurzelhaare entstehen und verlängern sich gewöhnlich in einer Zone wenige Millimeter hinter der Wurzelspitze. Zum Zeitpunkt ihres Entstehens sind in einem Bereich von 100 bis 200 µm um die Wurzelspitze herum die Phosphatvorräte bereits stark reduziert. Wichtig für die Wirksamkeit der Wurzelhaare bei der Phosphataufnahme ist deshalb ihre Gestaltung. So hat z. B. *Salsola kali* eine Wurzelhaarlänge von 600 µm. Sie werden an Wurzeln ausgebildet, die nur einen Radius von 56 µm haben. Das Wurzelhaar-/Wurzeloberflächen-Verhältnis liegt bei 3,8. Verglichen mit Weizen (Wurzelhaarlänge 290 µm; Wurzelradius am Entstehungsort 110 µm; Wurzelhaar-/Wurzeloberflächen-Verhältnis $<3{,}8$) ergibt sich dadurch ein sehr günstiger Einsatz von Pflanzentrockenmasse. Er beträgt bei *Salsola* 16% gegenüber 34% beim Weizen.

Die Wurzelhaarlänge steht unter genetischer Kontrolle. Sie ist positiv korreliert mit der Wachstumsrate der Wurzelspitze und evtl. mit dem Kohlenhydratstatus der Wurzel. Die Wurzelhaare sind mit den benachbarten Zellen über eine Vielzahl von Plasmodesmen verbunden. Das ist ein Ausdruck für die große Bedeutung, die die Wurzelhaare bei der Nährstoffaufnahme haben. Die Wirksamkeit der Nährstoffaufnahme ist am Beispiel des Phosphatentzugs in Abbildung 328 dargestellt. Ähnliches gilt auch für die NO_3^-- und NH_4^+-Aufnahme.

Wurzelhaare sind vor der Wirkung wandabbauender Enzyme geschützt. Dazu sind die Zwischenstücke der Cellulosefibrillen in der äußeren Wand mit einem unbekannten Material imprägniert. Zunehmendes Wurzelhaaralter ist mit einer zunehmenden Einlagerung dieser Substanz, zunehmender Resistenz, aber auch mit einem zunehmenden Aufnahmewiderstand gegenüber Wasser korreliert.

Eine weitere effektive Form der Erhöhung der Nährstoffverfügbarkeit ist die Veränderung des **Wurzelmilieus** durch die Pflanzenwurzel. Die Abgabe oder der Verlust von **organischen Substanzen,** wie Zucker, Aminosäuren, organische Säuren, Phosphatester, erlaubt die Ausbildung einer reichen Mikroflora. Sie verändert den Boden im Bereich der Rhizosphäre. Der Verlust an organischen Substraten durch die Wurzel kann bis zu 20% der Gesamtphotosynthese der Pflanze betragen. Der von der Primärwand der Wurzelhaarzellen abgegebene Polysaccharidschleim ist zugleich ein Gleitmittel für die Wurzelspitze und verbessert den Wurzel-Boden-Kontakt.

Einige Pflanzenarten, wie z. B. *Lupinus albus*, *Fagopyrum esculentum*, *Brassica napus*, entnehmen dem Boden besonders effektiv Phosphate. Sie erreichen das durch eine **H^+-Exkretion** in den Boden. Diese Bodenansäuerung erhöht die Phosphatlöslichkeit. *Brassica* erniedrigt selbst in Gegenwart von NO_3^- den pH-Wert des Bodens von 6,5 auf 4,1. Die H^+-Abgabe wird durch P-Mangel induziert. Sie dient vermutlich zur Kompensation der gegenüber der Anionenaufnahme unbalancierten Kationenaufnahme. Offen ist, wie die H^+-ATPase im Plasmalemma durch den P-Mangel aktiviert wird.

Unter dem Einfluß von P-Mangel geben die Mangelzellen auch **Phosphatasen** in das Medium ab. Sie setzen Phosphate aus Phosphatestern des Bodens frei.

Spezielle Formen der Wurzel-Pilz- bzw. -Bakterien-Beziehungen sind die Ausbildung der **Mykorrhiza** bzw. der **Wurzelknöllchen** (Symbiose). Bei der Mykorrhiza übernimmt der Pilz die Wasser- und Nährstoffbereitstellung für die Pflanze, die Pflanze versorgt den

Pilz mit den erforderlichen organischen Nährstoffen. Im Falle der Wurzelknöllchen fixieren modifizierte Knöllchenbakterien Luftstickstoff, der den Pflanzen zugute kommt.

7.7.2.1. Regulation der Nährstoffaufnahme

Die Nährstoffe liegen im Boden als verdünnte Lösung vor. Die Hauptelemente erreichen Konzentrationen von ca. 10^{-6} bis 10^{-3} M (Tab. 25).

Für die Aufnahme sind Systeme mit hoher Aktivität erforderlich. Sie versagen z. B. für die Kaliumaufnahme erst, wenn kritische Konzentrationen von 1 bis 2 µmol erreicht werden.

Tabelle 25. Konzentration der Bodenlösungen an Nährionen. Angaben in mmol. Nach MENGEL

Ion	Konz.-Bereich	saure Böden	kalkhaltige Böden
Ca	0,5 – 38	3,4	14
Mg	0,7 –100	1,9	7
K	0,2 – 10	0,7	1
Na	0,4 –150	1,0	29
N	0,16 – 55	12,1	13
P	0,001 – 1	0,007	0,03
S	0,1 –150	0,5	24
Cl	0,2 –230	1,1	20

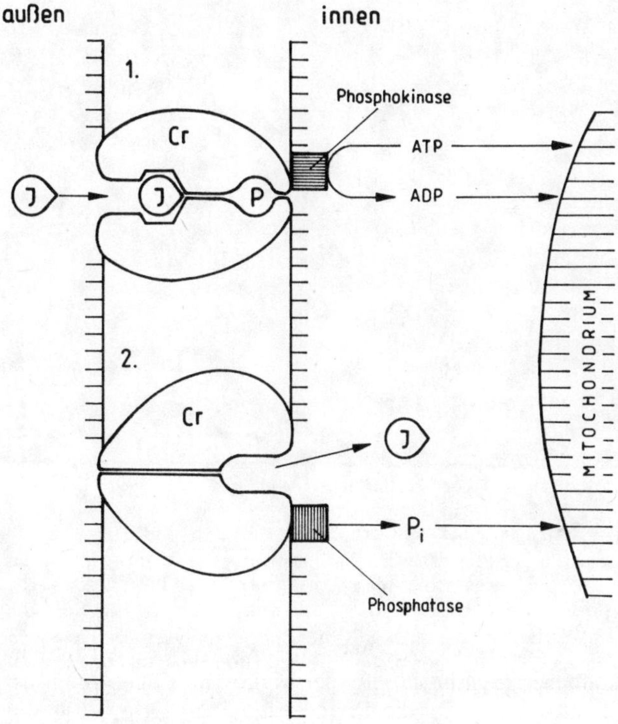

Abb. 329. Schema des Carriertransportes in der Wurzel unter ATP-Verbrauch. Carrier sind Membranproteine bzw. -lipoproteide, die sich quer über die Membran erstrecken. Konformationsänderungen unter ATP-Spaltung und intermediärer Trägerphosphorylierung verlagern die Substratbindungsstelle von einer Membranseite zur anderen. 1. Phosphorylierung und Ionenbindung an den Carrier. 2. Dephosphorylierung und Ionenabgabe ins Zytoplasma. Cr = Carrier, I = transportiertes Ion, P_i = anorganisches Phosphat, Cr-I-P = phosphorylierter Carrier-Ion-Komplex.

Die Pflanzennährstoffe des Bodens gelangen zunächst passiv mit dem Bodenwasser in den Apoplasten des Rindenparenchyms. Von hier dringen sie auf dem apoplastischen Weg durch unspezifische Vorgänge (Diffusion oder Massenstrom) bis zur **Endodermis** vor. In den Endodermiszellen trennt der **Casparysche Streifen** (4.6.2.1.) den Apoplasten der Rinde von dem des Zentralzylinders. Die harzartige Lipidschicht des Casparyschen Streifens ist eine nahezu unüberwindliche Barriere für Wasser und in ihm gelöste Substanzen. Nur im Bereich der Wurzelspitzen fehlen Endodermis und Casparyscher Streifen bzw. sind sie unvollständig ausgebildet. In diesem Bereich ist der apoplastische Transportweg bis in die Zentralzylinder und damit bis zum Xylem und Phloem intakt. Er hat besondere Bedeutung für die Ca^{2+}-Aufnahme, in geringerem Maße auch für Mg^{2+} und Fe^{2+}.

Die **Aufnahme** in den **Symplasten** ist ein aktiver, selektiver Vorgang (Abb. 329). Der im Plasmalemma lokalisierte Aufnahmemechanismus basiert auf **Protonenpumpen.** Er ist weitgehend für den aktiven und indirekt auch für den passiven Austausch zuständig. Das Prinzip der Protonenpumpe beruht auf einer Spaltung von ATP in ADP und organisches Phosphat. Diese Spaltung führt zu einer Protonentrennung beiderseits des Plasmamembran, indem H^+ nach außen abgegeben wird (Abb. 329). Dadurch wird das Zellinnere gegenüber dem Außenmedium negativ aufgeladen, es entsteht ein **elektrochemischer Gradient.** Dieser Gradient ist die Triebkraft für den sekundär aktiven Transport über Symport oder Antiport. Beim **Symport** führt der Rücktransport der aktiv verlagerten Protonen sekundär zur Aufnahme anderer Substanzen (Anionen, Zucker u. a.). Beim **Antiport** werden in entgegengesetzter Richtung zum Protonentransport Kationen aufgenommen bzw.

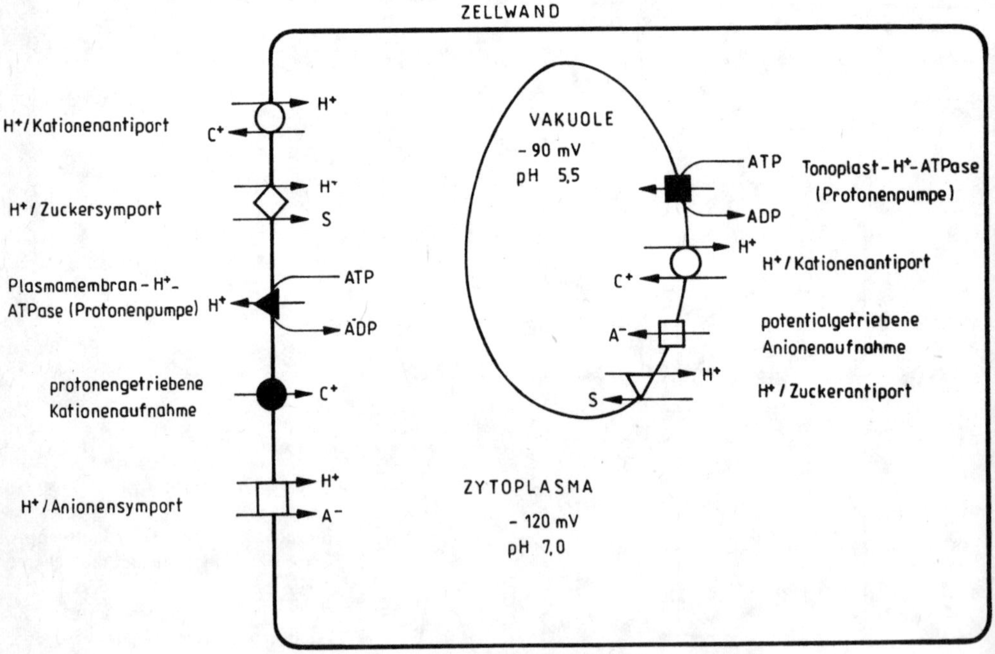

Abb. 330. Protonenpumpen. Modellvorstellungen über H^+-verlagernde ATPasen und H^+-gekoppelte Transportsysteme für gelöste Verbindungen in der Pflanzenzelle. Protonenpumpen (Plasmamembran- und Tonoplast-H^+-ATPase) liefern den Gradienten des elektrochemischen Potentials der Protonen zwischen 2 durch eine Membran getrennte wäßrige Phasen. Dieser aktive Protonentransport ist die Triebkraft für den sekundär aktiven Transport anorganischer und organischer Kationen (C^+) und Anionen (A^-) sowie Zucker (S) durch Symport oder Antiport bzw. über die potentialgetriebene Aufnahme von Anionen. Die „arbeitsfähige" Potentialdifferenz eines Protonengradienten wird als „protonentreibende Kraft" ($\Delta\varphi_{H^+}$) bezeichnet. Nach Sze 1985.

beim Protonenrückstrom Kationen abgegeben. Nach bisherigen Ergebnissen sind die Protonenpumpen im Plasmalemma von denen des Tonoplasten und anderer subzellulärer Membranen unterscheidbar. Eine Übersicht ihrer Leistungen gibt die Abbildung 330.

Die primär aktive Komponente, d. h. die „bewegende Kraft" des Stofftransportes, ist die durch die Hydrolyse von ATP beiderseits der Membran bewirkte **Potentialdifferenz.** Sie ist ähnlich dem ATP eine universelle Energieform, deren Höhe von der Differenz der H^+-Konzentrationen und der elektrischen Ladung beiderseits der Membran abhängt. Sie läßt sich mit folgender Gleichung beschreiben:

$$\Delta\Psi_{H+} = \Delta\Phi - 0{,}059\ \Delta pH$$

$\Delta\Psi_{H+}$ = „Protonentreibende Kraft" in Volt; $\Delta\Phi$ = Unterschied zwischen den elektrischen Ladungen (Membranpotential); ΔpH = H^+-Konzentrationsunterschied.

Protonenpumpen, bei denen die mit dem Protonentransport gekoppelte energieliefernde chemische Reaktion die Hydrolyse von ATP ist, werden als **Transport-ATPasen** bezeichnet. Sind Protonenpumpen an Elektronentransportketten in Mitochondrien- oder Thylakoidmembranen gebunden, liefern sie ATP (Phosphorylierung).

Durch die Tätigkeit der Protonenpumpen sind lebende Pflanzenzellen negativ aufgeladen. Die Potentialdifferenz liegt bei 80—150 mV. Sie ist umso höher, je besser die Membran mit Energie in Form von ATP versorgt wird.

Unklar ist, welche Ionen aktiv transportiert werden können. Die bisherigen Hinweise sprechen für K^+, Cl^-, NO_3^- und Phosphat. Für diese Ionen werden stets hohe Aufnahmeraten in den Symplasten gefunden.

Die maximale **Aufnahmegeschwindigkeit** der Nährstoffe (V_{max}) verändert sich mit der Wachstumsrate und dem Sproß/Wurzel-Verhältnis, bedingt durch eine veränderte Bedarfsintensität. Auch **Luxusakkumulationen** sind möglich.

Die zytoplasmatische Nährstoffkonzentration ist in der Regel gut gegen Veränderungen über Nährstoffspeicherungs- und -freisetzungsprozesse in der Vakuole abgepuffert. Erst wenn die Nährstoffkonzentration in der Vakuole eine kritische Grenze erreicht, kommt es zu Störungen im Proteinstoffwechsel und im Wachstum.

Modulationen in der Aufnahmekinetik sind frühe Reaktionen auf den Nährstoffmangel. Da diese auch in Gegenwart von Hemmstoffen der Proteinsynthese auftreten, sind Carrier-Neusynthesen dazu nicht erforderlich. Speziell beim Nitrat spielt die Regulierung der Balance von Influx und Efflux eine wichtige Rolle für die Nettoaufnahme, da erhebliche Nitratmengen auch die Zelle verlassen.

Die Carriersysteme des Nährstofftransportes der Pflanze werden erst bei **Langzeitumstellungen** direkt beeinflußt. Das geschieht bei mildem Streß über verstärkte Carrier-Neusynthesen oder durch Veränderungen der V_{max}- bzw. der K_m-Werte. Unter den Bedingungen absinkender Nährstoffkonzentrationen vereinfacht sich die Michaelis-Menten-Gleichung

$$V = \frac{(V_{max}/K_m)}{C_{WO}}$$

C_{WO} = Nährstoffkonzentration an der Wurzeloberfläche

Verändert werden auch die Wechselbeziehungen zwischen dem Wurzel-Sproß-Symplasten und der Tonoplastenflux. So reguliert der Symplastentransport zum Xylem den zytoplasmatischen Gehalt. Wenn die Nährstoffe, vor allem P und N, das Pflanzenwachstum begrenzen, werden Wurzeln zu relativ stärkeren Sinks für Kohlenhydrate als die Sprosse. Kulturpflanzen reduzieren das Sproßwachstum eher als das Wurzelwachstum. Dadurch kommt es zur relativen Vergrößerung des Wurzelsystems. „Streßtolerante", langsam wachsende Pflanzen zeigen diese Erscheinungen nicht. Sie reduzieren vielmehr die Nährstoffminimumkonzentration, die für die Aufrechterhaltung des Wachstums erforderlich ist.

Tabelle 26. Nährstoffentzug durch Kulturpflanzen während einer Vegetationsperiode. Angaben in kg · ha^{-1}. Nach MENGEL

Pflanze	N	P	K	Mg
Roggen	90	26	83	15
Winterweizen	130	26	115	18
Sommerweizen	110	20	83	15
Wintergerste	120	20	115	27
Sommergerste	100	20	100	13
Hafer	110	30	130	12
Winterraps	130	26	170	27
Zuckerrüben	300	44	400	45
Kartoffel	140	33	200	9
Pflückerbsen	240	30	160	18
Weiß-Klee	250	40	300	45
Luzerne (3 Schnitte)	300	35	330	36
Wiese (3—4 Schnitte)	270	40	220	30

Der **Nährstoffentzug** aus dem Boden durch die Kulturpflanzen während einer Vegetationsperiode ist beträchtlich (Tab. 26).

Zusätzliche Verluste durch Auswaschung, Festlegungen im Boden und gasförmiges Entweichen von Stickstoffverbindungen wurden dabei nicht berücksichtigt. In jedem Falle sollte eine ausgeglichene Bilanz durch die entsprechende Zufuhr an mineralischem oder organischem Dünger angestrebt werden.

7.7.2.2. Energiebedarf der Mineralstoffernährung

Unterschieden werden

— Kosten im weiteren Sinne. Sie umfassen die **Atmungsverluste** für das Wachstum und die Erhaltung des Wurzelsystems, die Nährstoffaufnahme, die Abgabe organischer Substanzen in die Rhizosphäre bzw. den direkten Stofftransport zu den Mykorrhiza-Pilzen.

— Kosten im engeren Sinne: Sie umfassen die **Erhaltungsatmung** sowie den direkten Verbrauch für die Ionenaufnahmeprozesse, die Nährstoffbewegung im Symplasten und die Nährstoffabgabe ins Xylem.

Während die Kosten im weiteren Sinne öfter bestimmt wurden, sind solche Bestimmungen für die Kosten im engeren Sinne selten.

An Kosten im weiteren Sinne müssen bei Pflanzen wie *Vicia faba* 37%, bei *Allium porrum* 30% der Gesamtphotosynthese aufgewendet werden. Dabei geht etwa die Hälfte der Kohlenhydrate in Form von Wurzelexsudaten verloren. Dieser Anteil steigt z. B. unter Wasserstreßbedingungen deutlich an. Bei der Ausbildung einer Mykorrhiza erhöht sich der Anteil am Verbrauch des Gesamtphotosyntheseproduktes bei *Vicia* auf 48%, bei *Allium* auf 37%. Im Durchschnitt werden 10% mehr benötigt.

Berechnungen der Kosten im engeren Sinne ergaben, daß von der Erhaltungsatmung der Wurzel ca. 20% für den **Ionentransport** eingesetzt werden. Nach Berechnungen für *Senecio aquatilis* sind für die Aufnahme von 1 mol NO_3^- 4 mol ATP erforderlich. Ein Vergleich der Erhaltungsatmung von Wurzel und Sproß zeigt, daß sie bei der Wurzel ca. 3,5fach höher liegt.

7.7.3. Stickstoffumsatz der Wurzel

Der einzige Reduktionsprozeß von Bedeutung im Wurzelgewebe ist die NO_3-Reduktion. Der Gesamtprozeß, einschließlich der Ureidsynthese ist in Abbildung 331 dargestellt.

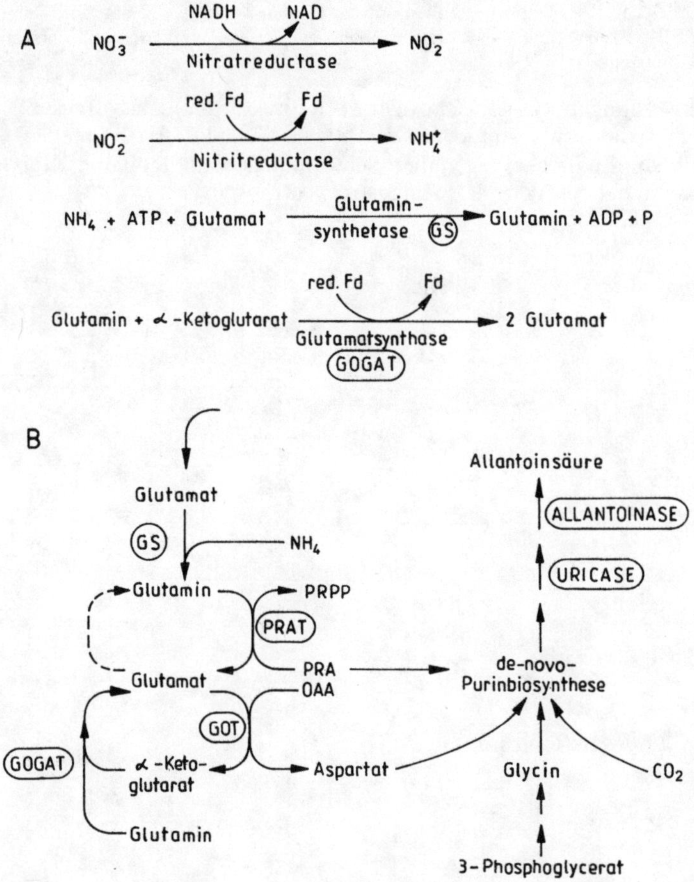

Abb. 331. Assimilation von Nitrat (A) und Synthese der Ureide (B) in der Wurzel. GS = Glutaminsynthetase, GOGAT = Glutamatsynthase, GOT = Glutamat-Oxalacetat-Aminotransferase, PRAT = 5-Phosphoribosylpyrophosphat-Amidotransferase; red. Fd = reduziertes Ferredoxin, PRPP = α-5-Phosphoribosyl-Pyrophosphat, PRA = 5-Phospho-β-D-Ribosyl-1-Amin, OAA = Oxalacetat. Modifiziert nach Oaks und Hirel 1985.

Die **Nitratreduktion** ist im Zytosol lokalisiert. Sie ist substratinduzierbar, NADH-bedürftig und zeichnet sich durch einen schnellen Turnover aus. Die in den Plastiden lokalisierte Nitritreduktase benötigt reduziertes Ferredoxin. Es entsteht in der Wurzel durch e-Transfer von NADH oder NADPH. Die weitere Umsetzung zum Glutamin führt die Glutaminsynthetase im Zytosol aus. Das erforderliche ATP kommt aus der Glycolyse oder den Mitochondrien. Die Glutaminsynthetase ist mit der Glutamatsynthase (GOGAT) verknüpft. Der ebenfalls vorhandenen Glutamatdehydrogenase kommt offenbar nur Bedeutung bei der Glutamatoxidation zu. Die weiteren Umsetzungen führen bei den **„Ureid-Pflanzen“** (z. B. *Aesculus hippocastanum*, *Symphytum*-Arten) zur Allantoinsäure. Sie ist bei diesen Pflanzen die Speicher- und Transportform des Stickstoffs.

Die **Aminosäuresynthesen** der Wurzel dienen dem Wachstum bzw. dem Export. Positiv korreliert ist eine geringe Kapazität zur NO_3-Reduktion mit einem geringen Aminosäureexport (z. B. bei *Xanthium*) und umgekehrt. Die als C- und Energielieferanten benötigten Kohlenhydrate gelangen aus den Blättern in die Wurzeln. Das zur Nachlieferung der exportierten Aminosäuren benötigte Oxalacetat wird aus Phosphoenolpyruvat durch die PEP-Carboxylase in der Wurzel symthetisiert. Bei einigen Pflanzen wird auch Malat direkt in die Wurzeln transportiert.

Stets ist ein hohes Kohlenstoffangebot (viel Licht oder auch direkter Kohlenstoffzusatz) mit einer relativ hohen NO_3^--Reduktion verbunden. Die aktuelle NO_3^--Reduktion reagiert dementsprechend auch weit empfindlicher gegenüber Schwankungen im Kohlenhydratangebot als die NO_3^--Aufnahme oder der NO_3^--Langstreckentransport.

8. Die Gestaltung der Pflanze

8.1. Hapaxanthe und pollakanthe Gewächse

Bei den Samenpflanzen lassen sich Beziehungen zwischen der Gestaltung und Lebensdauer aufzeigen, da diese von der Blütenbildung abhängig sein kann. Man unterscheidet zwischen **hapaxanthen** (einmalig blühend) und **pollakanthen** (häufig blühend) **Gewächsen.**

Die hapaxanthen Gewächse sterben nach einmaliger Blüte und Fruchtreife ab und erneuern sich durch Samen. Nach ihrer Lebensdauer kann man drei Gruppen unterscheiden.

— **Einjährige** (Annuelle) — Zeichen: ⊙ ①
— **Zweijährige** (Bienne) — Zeichen: ⊙
— **Mehrjährige** (Plurienne) — Zeichen: ∞

Die Lebensdauer der Einjährigen erstreckt sich über eine Vegetationsperiode. Sie werden in **Sommer-** ⊙ und **Winterannuelle** ① gegliedert. Die Sommerannuellen keimen im Frühjahr, blühen und fruchten im gleichen Jahr und beenden im Laufe des Sommers ihren Lebenszyklus. Beispiele sind die Sommergetreidearten, der Schlaf-Mohn (*Papaver somniferum*) und viele Unkräuter, von denen die Vogelmiere (*Stellaria media*) und das Gemeine Kreuzkraut (*Senecio vulgaris*) in einem Kalenderjahr mehrere Generationen entwickeln können. Die Wintereinjährigen keimen im Herbst und blühen und fruchten in der folgenden Vegetationsperiode. Beispiele hierfür liefern die Wintergetreidearten, manche Raps- und Rübsensorten und verschiedene Unkräuter. Zahlreiche Annuelle können sowohl als Sommer- als auch als Winterannuelle gedeihen (z. B. Hirtentäschel).

Die Biennen benötigen für ihren Lebenszyklus zwei volle Vegetationsperioden. Sie keimen im Frühjahr und durchlaufen im ersten Jahr ihre vegetative Phase. Bei Halbrosettenpflanzen (4.1.2.) wird eine Rosette entwickelt. Nach der Überwinterung treten sie in die reproduktive Phase ein, blühen, fruchten und sterben ab. Beispiele hierfür liefern die Formen von *Beta vulgaris*, die Petersilie (*Petroselinum crispum*), der Sellerie (*Apium graveolens*) und die Gemüsekohlvarianten (*Brassica oleracea*).

Bei den pluriennen Gewächsen tritt die Blütenbildung erst nach mehreren Jahren ein, und nach der Samenreife sterben die Pflanzen ab. Zu diesen mehrjährigen Gewächsen gehören die mit einem endständigen Blütenstand versehenen Palmen und die Agaven. Die vegetative Phase beträgt bei den Agaven 10—100 Jahre. Eine agavenähnliche, in Mexiko beheimatete Pflanze (*Fourcroya longaeva*) soll sogar rund 400 Jahre alt werden.

Die Lebensdauer der pollakanthen Gewächse wird nicht durch die Blütenbildung begrenzt. Sie erneuern sich in jedem Jahr, da sie außer vegetativen Organen auch Blüten bilden. Diese ausdauernde Lebensweise führte zu der Bezeichnung **ausdauernde** bzw. **perennierende Pflanzen.** Pollakanthe Gewächse bilden **Erneuerungs-** oder **Innovationsknospen** aus und haben die Fähigkeit, Reservestoffe (Stärke, Zucker, Öle, schleimige Substanzen u. a.) zu speichern. Dadurch sind sie in der Lage zu überdauern. Zu Beginn der neuen Vegetationsperiode werden die Reservestoffe mobilisiert und so der Austrieb ermöglicht.

Nach der Lage der Erneuerungsknospen werden die ausdauernden Gewächse in zwei Gruppen, die durch Übergänge miteinander verbunden sind, gegliedert.

Phanerophyten — Bäume ♄ / Sträucher ♄ / Polsterpflanzen

Kryptophyten — **(Geophyten, Stauden, ♃)**

8.2. Phanerophyten

Die Phanerophyten breiten ihr Sproßsystem über dem Boden aus, und somit werden die Erneuerungsknospen ebenfalls oberirdisch angelegt. Es fehlen besondere Speicherorgane, und die Reservestoffe für den Austrieb werden diffus im gesamten Vegetationskörper verteilt. In diese Gruppe gehören die Holzgewächse **(Bäume, Sträucher, Halbsträucher)** und die **Polsterpflanzen.** Bei den Holzpflanzen bezeichnet man die sich aus den Erneuerungsknospen entwickelnden Triebe als **Fortsetzungstriebe.**

8.2.1. Bäume

Bereits an der Keimpflanze eines Baumes ist eine deutliche Akrotonie (4.9.8.4.) zu erkennen (Abb. 332 A_1). Die Endknospe und die ihr unmittelbar benachbarten Seitenknospen sind die größten, während die basalwärts am Primärsproß inserierten Knospen

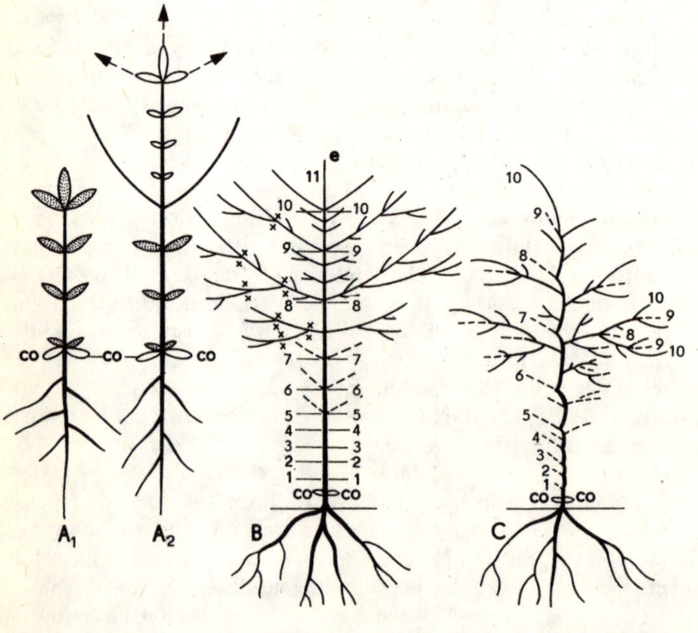

Abb. 332. A—C: Schemata zur Erläuterung des baumförmigen Wuchses. A_1 Keimpflanze mit akroton geförderten Knospen. A_2 Akrotone Förderung der Triebe (Fortsetzungssprosse) in der nächsten Vegetationsperiode. B Monopodialer und C sympodialer Baum. *co* Kotyledonen, *e* Gipfeltrieb, 1 1, 2 2, ... aufeinanderfolgende Jahrgänge. Man beachte die übergreifende Akrotonie. A und C nach Troll 1959, B nach Rauh 1950.

rasch an Größe verlieren. Diese akrotone Förderung wiederholt sich an den Fortsetzungstrieben des nächsten Jahres (A_2). Bei vielen Bäumen unterbleibt jedoch in den ersten Entwicklungsjahren die Verzweigung, da nur die Endknospe einen Fortsetzungstrieb bildet, der die Hauptachse fortführt (Abb. 332 B, 1—4). Beginnt die Verzweigung, dann ist eine **übergreifende Akrotonie** zu beobachten, da die jeweils folgenden Jahrgänge längere und kräftigere Seitenäste entwickeln als die vorherigen (Abb. 332 B). Die übergreifende Akrotonie fördert auch die **Stammbildung,** da infolge Lichtmangels die unteren schwächeren Äste vertrocknen und abgeworfen werden (Stammreinigung). Setzt die Endknospe (B, *e*) ihr Wachstum fort, so entsteht ein **monopodialer Baum.** Die **Kronenbildung** des Baumes setzt dann ein, wenn die ersten Seitenäste erhalten bleiben und sich weiter verzweigen. Dabei spielt ebenfalls die Akrotonie eine Rolle, die mit einer hypotonen Förderung gepaart ist, d. h. die unteren Astglieder sind stärker entwickelt als die oberen (B). Diese Rhythmik führt zur Füllung der Krone. Beispiele für monopodiale Bäume liefern die Ahorn- (*Acer*), Eschen- (*Fraxinus*), Eichen-Arten (*Quercus*) und die Nadelbäume.

Die Entwicklung **sympodialer Bäume** verläuft im Prinzip ähnlich (C). Der sympodiale Wuchs setzt bereits nach dem ersten Jahr ein, da die Endknospe (C, 1) abstirbt und durch einen Fortsetzungssproß (monochasial, 4.9.8.5.) ersetzt wird, der sich in Richtung der Primärachse stellt. Er übernimmt die Fortführung des Verzweigungssystems. Diese Vorgänge wiederholen sich in den folgenden Jahren (2—10). Die übergreifende Akrotonie führt auch hier zu einer Stammbildung. Sobald die ersten Seitenäste erhalten bleiben, setzt der Kronenaufbau ein. Durch das sekundäre Dickenwachstum (4.9.1.) werden die Grenzen der einzelnen Sympodialglieder verwischt.

8.2.2. Sträucher

Bei der Entwicklung eines Strauches herrscht bereits in früher Jugend eine basitone Förderung vor (4.9.8.4.), so daß die Stammbildung unterbleibt. An der Keimpflanze (Abb. 333 A) sind die basalen Knospen des Primärsprosses stark gefördert, die bereits

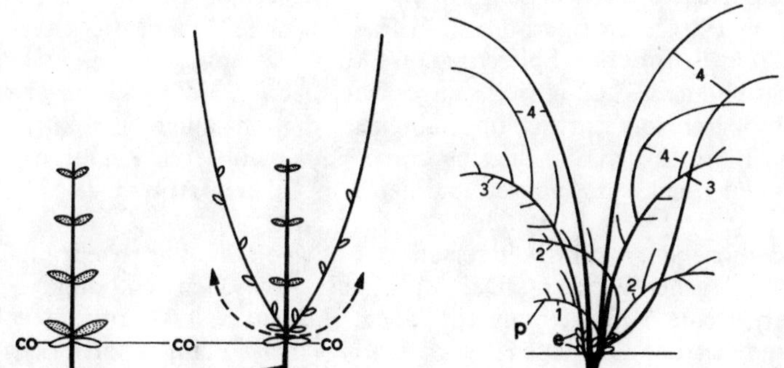

Abb. 333. A—C: Schematische Darstellung des strauchförmigen Wuchses. A: Keimpflanze mit basiton geförderten Knospen. B: Einjährige Pflanze mit Fortsetzungssprossen, an denen sich die Basitonie wiederholt. C: *Sambucus nigra.* 1 Primärsproß (*p*), 2, 3, 4 die folgenden Triebgenerationen. *co* Kotyledonen, *hy* Hypokotyl, *e* Erneuerungsknospen. **A** und **B** nach Troll 159, **C** nach Rauh 1950.

im ersten Jahr austreiben (B) und kräftige, die Hauptachse überragende Schößlinge (Langtriebe) bilden. Diese basitone Verzweigungsart wird auch in den nächsten Jahren beibehalten (C), wobei die in den einzelnen Jahrgängen aufeinanderfolgenden Langtriebe (2—4) an Länge und Stärke gewinnen. Da sich diese Prozesse alljährlich wiederholen, ist eine Stammbildung ausgeschlossen. Die basalen Teile des Strauches und die Primärwurzel werden verdickt und verholzen, so daß ein Grundstock **(Xylopodium)** entsteht.

Bei der Verzweigung der Schößlinge kann man zwei Strauchtypen unterscheiden.

Der erste Typ zeichnet sich durch eine spitzenwärts geförderte Verzweigung seiner Schößlinge aus (z. B. *Corylus avellana*). Auch hier liegt eine monochasiale Verzweigung vor.

Die zweite Form (Abb. 333C) besitzt Langtriebe mit einem bogenartigen Wachstum (2—4). Die schwächeren, oft nur wenig verholzten Triebenden sterben ab. Die Verzweigung der Schößlinge ist epiton gefördert, so daß sich die stärksten Seitenäste auf der Oberseite befinden (Beispiele: *Sambucus nigra*, *Rosa*-Arten).

Bei beiden Typen steht jedoch die basitone Förderung im Vordergrund, da in jedem Jahr aus dem Xylopodium neue Schößlinge (4) hervortreiben.

Bei sympodial gebauten Bäumen gibt es gelegentlich Übergänge zu strauchartigem Wuchs. Auch **Baumsträucher** gelten als Übergangsformen, die u. a. bei *Prunus*-, *Crataegus*- und *Rhamnus*-Arten vorkommen.

Die **Halbsträucher** vermitteln in ihrer Wuchsform zwischen Sträuchern und Stauden, da ihre Triebspitzen krautig sind und absterben. Nur die basalen, verholzten Teile bleiben erhalten, an denen die Erneuerungsknospen angelegt werden (z. B. Lavendel, Salbei).

Das Sproßsystem der **Zwergsträucher** erhebt sich nur 20—50 cm über den Erdboden (Beispiele: *Calluna vulgaris*, Alpenrose).

Ist das Sproßsystem flach auf der Erde ausgebreitet und erhebt es sich nur wenige Zentimeter über dem Boden, liegen sog. **Spaliersträucher** vor (z. B. alpine Gletscherweiden, Krähenbeere, Moosbeere).

Schließlich seien auch noch die **ausläuferbildenden Sträucher** erwähnt, die entweder unterirdische Ausläufer (Heidel- und Preiselbeere) oder oberirdische „Wandersprosse" (*Rubus*-Arten) besitzen.

8.2.3. Lang- und Kurztriebe

An den Bäumen und Sträuchern entwickeln sich die austreibenden Erneuerungsknospen recht unterschiedlich. Es entstehen entweder **Lang-** oder **Kurztriebe.** Als Langtriebe bezeichnet man Sprosse mit langgestreckten Internodien, die besonders bei baumartigen Gewächsen verbreitet sind und der geförderten Spitzenregion (Abb. 332) angehören. Bei den Sträuchern werden die Schößlinge als Langtriebe angesehen (Abb. 333C). Kurztriebe dagegen sind Sprosse von begrenzter Entwicklungsfähigkeit, die oft auch eine kurze Lebensdauer haben. Bei den Bäumen befinden sie sich immer in der mittleren Region der Jahrestriebe, d. h. zwischen den ruhenden Knospen und den Langtrieben (Abb. 332, Abb. 130).

Es gibt zwei Typen von Kurztrieben. Der erste unterscheidet sich von den Langtrieben lediglich durch eine gehemmte Längenentwicklung. Daher nehmen sie zwischen den Langtrieben und extremen Kurztrieben eine Mittelstellung ein, wie z. B. beim Spitz-Ahorn (*Acer platanoides*, Abb. 130B) und bei der Gemeinen Fichte (*Picea abies*). Beim zweiten Typ unterbleibt die Internodienstreckung. Die Blätter sind dadurch rosettenartig angeordnet, die Blattanzahl geringer und die Blätter kleiner als an den Langtrieben („Stauchling"). Die Endknospe setzt das Wachstum des Stauchlings fort.

Eine besondere Rolle spielen die Kurztriebe bei den Kern- und Steinobstgewächsen (Malaceae, Amygdalaceae), da sie das **Fruchtholz** bilden. Die Langtriebe (Abb. 334B, *ltr*) tragen ausschließlich Laubblätter, während die Kurztriebe Blüten und Früchte hervorbringen (B, *ktr*). An dem Schema eines zwei Jahrgänge umfassenden Triebes der Kirsche ist die Blütenbildung auf die Kurztriebe (*ktr*) beschränkt, die aus den Seitenknospen des vorjährigen Langtriebes entstanden sind. Letzterer ist in diesem Jahr (bei *x*) aus der Endknospe langtriebartig fortgesetzt worden. Aus seinen Seitenknospen differenzieren sich

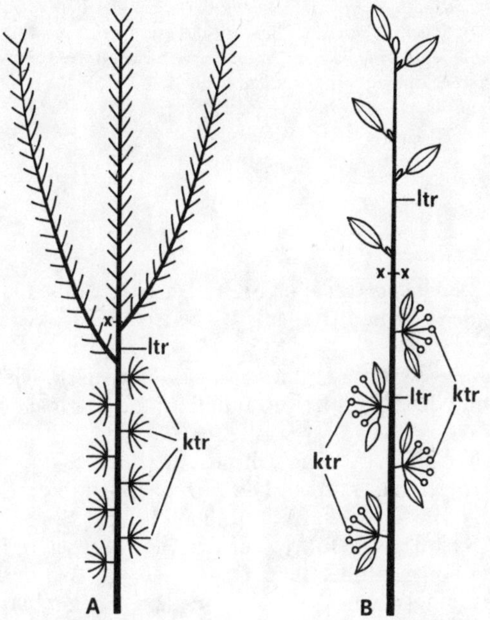

Abb. 334. A: *Larix decidua.* Zwei Jahrgänge umfassender Trieb. *ltr* Langtrieb des Vorjahres, der mit einjährigen Kurztrieben (*ktr*) besetzt ist, die in diesem Jahr gebildet wurden. Bei *x* setzt sich dieser Sproß langtriebartig fort. Begleitet wird er von Langtrieben, die aus gipfelnahen Knospen hervorgegangen sind. B: Kirsche. Zwei Jahrgänge umfassender Trieb. Die Blütenbildung ist auf die Kurztriebe (*ktr*) beschränkt, die aus den Seitenknospen des vorjährigen Langtriebes (*ltr*) entstanden sind. Letzterer ist in diesem Jahre (bei *x*) langtriebartig fortgesetzt worden. Aus seinen Knospen werden im nächsten Jahr teilweise Kurztriebe entwickelt. A und B schematisiert. Nach TROLL 1959.

im nächsten Jahr teilweise Kurztriebe. Die am vorjährigen Triebabschnitt sitzenden Stauchlinge sind nun zwei Jahre alt.

Ein sehr instruktives Beispiel für die Lang- und Kurztriebbildung liefert die Europäische Lärche (*Larix decidua*, Abb. 334 A). An einem zwei Jahresperioden umfassenden Trieb ist die Endknospe des vorjährigen Triebes (bei *x*) zu einem beblätterten Langtrieb ausgewachsen, während aus den Achselknospen bereits abgefallener Blätter einjährige Kurztriebe (*ktr*) mit verminderten Blattzahlen entstanden sind. Die Blätter der Kurztriebe sind kürzer und rosettenartig angeordnet. In der Nachbarschaft des Triebendes haben sich zwei Achselknospen ebenfalls zu Langtrieben differenziert.

Extreme Kurztriebe kommen bei den *Pinus*-Arten vor. Da die Nadelblätter sämtlicher Langtriebe vertrocknet sind, übernehmen die Kurztriebe die Aufgabe der CO_2-Assimilation. Die Keimpflanzen der Wald-Kiefer (*Pinus sylvestris*) tragen grüne Nadelblätter. An den Langtrieben des zweiten Jahres vertrocknen diese bereits. Aus ihren Achseln entwickeln sich im gleichen Jahr (proleptisch) zweinadelige Kurztriebe (Abb. 335 A—B), deren Lebensdauer ebenfalls beschränkt ist. An der Basis tragen sie einige schuppenartige Niederblätter, die die Nadelscheide (*nbl*) bilden. In der Nadelscheide sitzen zwei grüne Nadelblätter (*lbl*), die eine nicht mehr entwicklungsfähige Sproßspitze einschließen. Andere Kiefern-Arten tragen auf den Kurztrieben mehrere Nadeln (Zirbel- und Weymouths-Kiefer, 5).

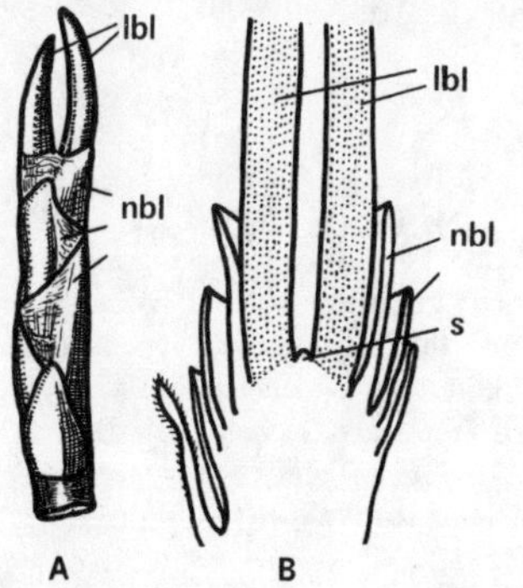

Abb. 335. *Pinus sylvestris.* A: Junger Kurztrieb. *nbl* Niederblätter, die eine Hülle um die beiden sich entwickelnden, nadelförmigen Laubblätter (*lbl*) bilden. B: Längsschnitt durch einen Kurztrieb. *s* Spitzenmeristem. A nach RAUH 1950.

Die Kurztriebe der Spargel-Arten (*Asparagus officinalis*, *A. sprengeri*, *A. plumosus* u. a.) gleichen völlig den Blättern und übernehmen auch ihre Funktion. Die eigentlichen Laubblätter sind rudimentär und als unscheinbare Schuppen entwickelt. Aus ihren Achseln entspringen die blattartigen, büschelförmig verzweigten Kurztriebe **(Phyllokladien)**, die in ihren ersten Entwicklungsstadien noch den Sproßcharakter zeigen.

8.2.4. Sproßranken und -dornen

Manche Pflanzen besitzen **Sproßranken**, die entweder vegetativen Kurztrieben (sog. rankende Zweige) entsprechen oder sich von Blütenständen ableiten (Faden-, Uhrfeder- und Hakenranken).

Fadenranken sind besonders für die Weinrebengewächse (Vitaceen) charakteristisch, wie z. B. die Ranken der Weinrebe (*Vitis vinifera*) und der Dreispitzigen Jungfernrebe (*Parthenocissus tricuspidata*).

Die Triebe der Weinrebe (*Vitis vinifera*, Abb. 336 A) setzen sich aus einzelnen Sympodien (4.9.8.5.), die dem monochasialen Typus folgen, zusammen. Die einzelnen Sympodialglieder schließen mit einer zweiästigen Ranke (Abb. 336 A—B) ab und sind daher Sproßranken. Die Verzweigung wird von einem Sproß fortgeführt, der aus der Achsel des Laubblattes entspringt, das der jeweiligen Ranke gegenübersteht. Der zweiästige Bau der Weinrebenranke kann nur durch einen morphologischen Vergleich mit dem Rankenbau

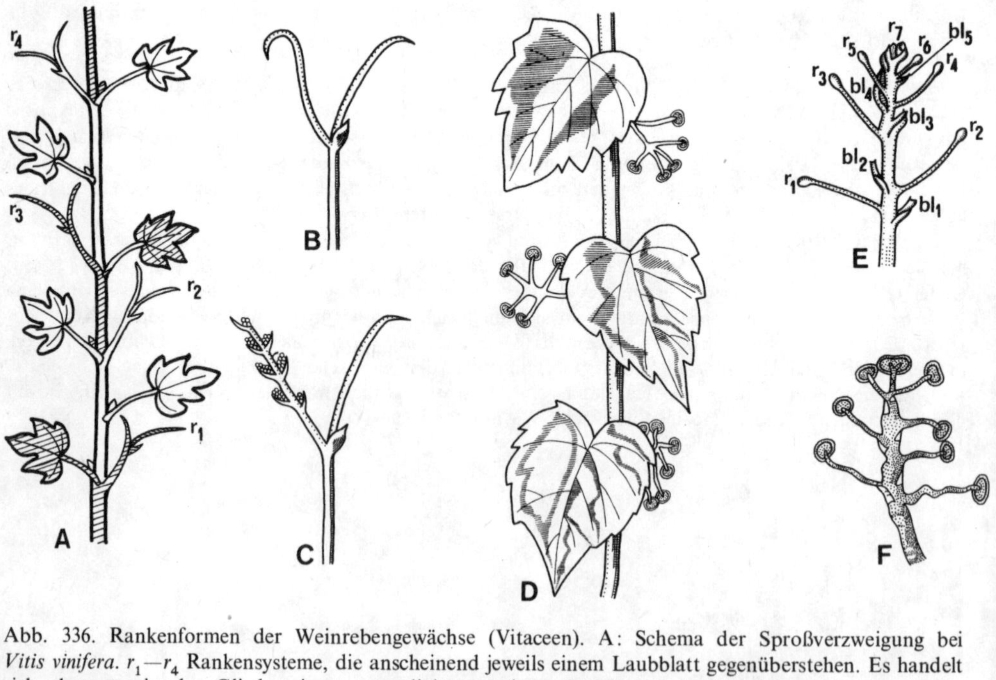

Abb. 336. Rankenformen der Weinrebengewächse (Vitaceen). A: Schema der Sproßverzweigung bei *Vitis vinifera*. r_1—r_4 Rankensysteme, die anscheinend jeweils einem Laubblatt gegenüberstehen. Es handelt sich aber um einzelne Glieder eines sympodial verzweigten Sproßsystems, die zeichnerisch verschieden stark markiert wurden. B—C: Ranken der Weinrebe (*Vitis vinifera*). C gibt eine Zwischenform wieder, bei der der linke Rankenarm noch als Blütenstand ausgegliedert ist. D—F: *Parthenocissus tricuspidata*. D Sproßabschnitt, der sich mit Rankensystemen an einer Mauer befestigt hat. E Jugendliches, F ausgewachsenes Rankensystem. Die Haftscheiben werden bereits an den jugendlichen Ranken (r_1—r_2) angelegt. bl_1, bl_2 . . . Vorblätter. A nach EICHLER, verändert, B—F nach TROLL 1959.

der Dreispitzigen Jungfernrebe (Abb. 336 D—F) verstanden werden. Hier, wie auch bei anderen Weinrebengewächsen, bilden sich durch Verzweigung **Rankensysteme.** An den jungen Rankensystemen (E) sind die einzelnen Rankenäste (r_1 — r_7) zweizeilig angeordnet und erscheinen als Seitenäste einer einheitlichen Achse. Es liegen jedoch sympodial monochasiale Verzweigungssysteme vor. Das basale Sproßglied endet mit dem Rankenast r_1. Die Ranke r_2 ist aus der Blattachsel des darunterliegenden Schuppenblattes bl_1 hervorgegangen. Dieser Achselsproß trägt ein schuppenförmiges Vorblatt (bl_2), aus dessen Achsel der Rankentrieb r_3 gebildet wird, der ebenfalls ein Vorblatt (bl_3) herausdifferenziert. Die folgenden Ranken setzen sich in gleicher Weise fort. Die Ranken der Weinrebe zeigen einen ähnlichen Bau (A—C). Der basale Teil ist jedoch stielartig entwickelt, und das Rankensystem besteht nur aus zwei Ranken. Die Ableitung der Ranken von Blütenständen kann durch zahlreiche Zwischenformen bewiesen werden. Häufig trägt bei den Blütenständen der Weinrebe der eine Rankenast Blüten (C), während der andere als Ranke funktioniert. Werden alle Blüten unterdrückt, so erhält man ein zweiachsiges Rankensystem (B).

Bei *Parthenocissus tricuspidata* (D—F), einer Pflanze, die häufig an Mauern gezogen wird, bilden sich die Ranken zu sog. **Haftscheibenranken** um. Diese übernehmen die Befestigung an der Unterlage. Die Anlage der Haftscheiben erfolgt an jugendlichen Rankensystemen (E). Da sich alle Ranken vom Lichteinfall abwenden, wachsen sie der von den Laubblättern beschatteten Mauer entgegen. Sobald die jungen Haftscheiben die Mauer berühren, wachsen sie unter Veränderung des Zellgefüges heran und scheiden einen Klebstoff (Kontaktsekret) aus. Es entsteht eine feste Verbindung zwischen den Haftscheiben und der Unterlage (D, F). Nach der Anheftung verholzen die Ranken, und durch Krümmung der ,,Rankenstiele" wird die Pflanze an die Mauer gezogen. Bei einer verwandten Art (*Parthenocissus inserta*) werden diese Haftscheiben erst bei einer Berührung mit der Unterlage herausdifferenziert.

Auch die **Sproßdornen** leiten sich von Kurztrieben ab, die im Gegensatz zu den Stauchlingen der Obstbäume ihre Weiterentwicklung völlig einstellen. Sie sind vor allem bei den dikotylen Holzgewächsen verbreitet.

Bei manchen Pflanzen (*Genista*-Arten, *Ulex europaeus*) verdornen fast alle Achselsprosse, ohne daß eine bestimmte Region gefördert wird. Die Schlehe (*Prunus spinosa*), der Sanddorn (*Hippophaë rhamnoides*) und die Weißdorn-Arten (z. B. *Crataegus oxyacantha*, Abb. 337) tragen die kurztriebartigen Sproßdornen in der mittleren Region der Langtriebe (C). In ihren Laubblattachseln werden Knospen angelegt, von denen die mittleren proleptisch, d. h. noch im Entstehungsjahr der Langtriebe, zu Dornensprossen auswachsen. Der Endabschnitt und die basale Region bleiben dornenlos. Durch die Begrenzung des Spitzenwachstums und ein vermindertes Dickenwachstum nehmen die Dornen eine zuge-

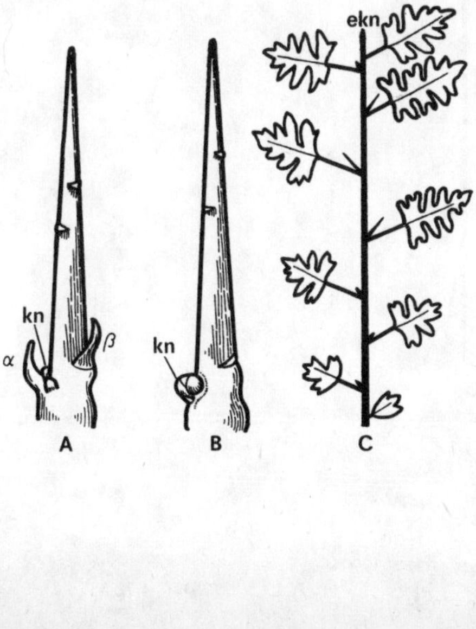

Abb. 337. *Crataegus oxyacantha*. A—B: Dornen. Von den unscheinbaren Schuppenblättern sind in A nur die beiden Vorblätter (α, β) erhalten, von denen in der Achsel von α eine Knospe (*kn*) sitzt. Diese ist in B herangewachsen. C: Belaubter Langtrieb. *ekn* Endknospe. Von den Seitenknospen haben sich die mittleren zu Dornen entwickelt, die an der Basis wieder eine Knospe tragen. Nach TROLL 1934.

spitzte Form an (A u. B). Die Dornen entwickeln unscheinbare Schuppenblätter, von denen in A nur noch die beiden Vorblätter (α, *β*) erhalten sind. In der Achsel des einen Vorblattes (α) befindet sich eine Knospe (*kn*).

Endständige Sproßdornen (Terminaldornen) sitzen im oberen Sproßabschnitt. Sie können entweder vegetativer Herkunft (*Rhamnus cathartica*) sein oder leiten sich von Blütenständen (sukkulente Euphorbien) ab. Neben einfachen Dornen gibt es auch verzweigte Dornen (z. B. *Gleditsia triacanthos*).

8.2.5. Polsterpflanzen

Als **Polsterpflanzen** bezeichnet man ausdauernde, immergrüne Gewächse mit einem polsterförmigen Wuchs (Abb. 338). Bei dieser Wuchsform tritt die Hauptachse nicht hervor, da sie frühzeitig ihr Wachstum einstellt. Die oberen Knospen des Primärsprosses setzen die Entwicklung durch sympodiale Verzweigung fort und wiederholen den Entwicklungsrhythmus des Primärsprosses. Daher sind alle Sprosse etagenförmig angeordnet. Da alle Triebenden dicht beblättert sind (A u. B), bilden sie eine geschlossene assimilierende Oberfläche. Die Polster sind allorhiz bewurzelt.

Diese Wuchsformen stellen einen Schutz gegen die Einwirkung extremer klimatischer Verhältnisse (Kälte- und Dürreperioden) dar. Polsterpflanzen sind daher in den höheren Regionen fast aller Hochgebirge der Erde, in den Wüsten und polnahen Gebieten (Tundra) verbreitet. Die größte Anzahl beherbergt Südamerika mit ca. 50% aller Polsterpflanzen der Welt. Sie wachsen in den Anden in einer Höhe von etwa 4000 m bis zur Schneegrenze, ferner in den Gebirgen, Steppen und Küstengebieten Patagoniens und Feuerlands.

Bei den Polsterpflanzen gibt es viele Varianten, deren Bau teilweise von den Umweltbedingungen beeinflußt wird. Die Haupttypen sind die **Hohlkugelpolster** (Abb. 338 A) und die **Vollkugelpolster** (B). Bei ersteren sind die Sympodialglieder relativ lang (z. B. *Draba aizodes*). Ihre Blätter, die nur eine Vegetationsperiode ausdauern, fallen ab, und

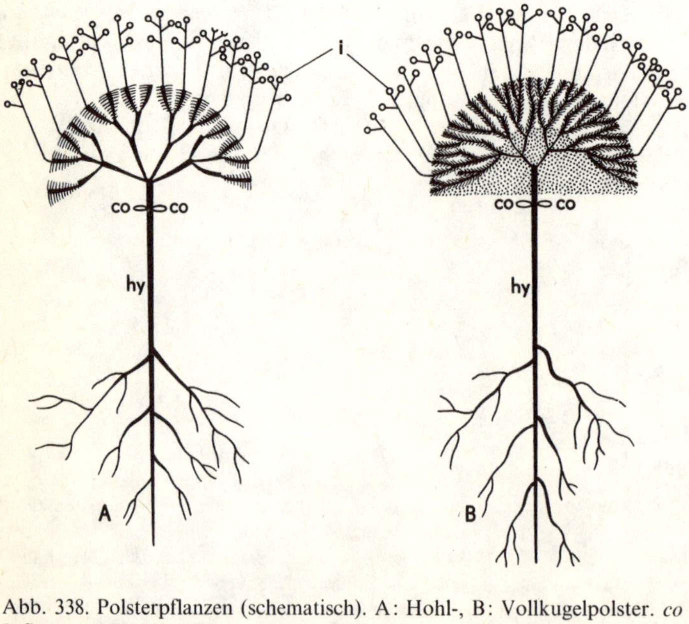

Abb. 338. Polsterpflanzen (schematisch). A: Hohl-, B: Vollkugelpolster. *co* Kotyledonen, *hy* Hypokotyl, *i* Infloreszenzen. Nach RAUH 1940, verändert.

das Polster bleibt innen hohl. Die Vollkugelpolster, wie z. B. *Saxifraga*-Arten, zeichnen sich durch eine extreme Internodienstauchung und eine größere Verzweigungsdichte aus. Die abgestorbenen, torfartig verrotteten Laubblätter bilden eine Füllmasse, die das Innere des Polsters ausfüllt.

8.3. Kryptophyten

Die **Kryptophyten** oder **Stauden** sind ausdauernde, krautige, Pflanzen, die ihr Sproßsystem teilweise unter der Erde entwickeln. Man spricht daher auch von **Geophyten.** Im Gegensatz zu den Holzgewächsen „ziehen" sie am Ende der Vegetationsperiode ein, d. h. ihre oberirdischen Teile sterben bei Beginn der Kälte- oder Trockenperiode ab. Ihre Erneuerungsknospen befinden sich an den ausdauernden unterirdischen Teilen, die gegen Witterungseinflüsse geschützt sind. Bei den **Hemikryptophyten** liegen die Erneuerungsknospen dicht über dem Boden. Hierher gehören die Windestauden (z. B. Hopfen), Rosettenstauden (z. B. Wegerich, Löwenzahn), Ausläuferstauden (z. B. Erdbeere), die ausdauernden Gräser und die Knollenstauden (z. B. Alpenveilchen). Die unterirdischen Teile dienen auch der Reservestoffspeicherung. Diese erstreckt sich entweder gleichmäßig über die Sproßachsen, Blätter und Wurzeln, oder sie ist auf bestimmte Organe lokalisiert. Je nach den Orten der Reservestoffspeicherung kann man zwischen **Rhizomen, Zwiebeln, Knollen** und **Rüben** unterscheiden. Daher werden die Kryptophyten in Rhizom-, Zwiebel-, Knollen- und Rübengeophyten eingeteilt.

Das Wachstum und Gedeihen dieser Pflanzen ist von einer bestimmten Tiefenlage der ausdauernden Teile abhängig, die beibehalten werden muß. Da die Stauden meist an der Bodenoberfläche keimen, werden sie durch Wurzelkontraktion in die entsprechende Tiefe gebracht. Häufig spielen dabei sog. **Zugwurzeln** (Abb. 344 A u. B, *z*) eine Rolle, die in den Boden wachsen, sich verankern und durch eine Kontraktion der rückwärtigen Wurzelabschnitte in der Längsrichtung sich verkürzen. Dadurch wird der Vegetationskörper (z. B. Knolle, Abb. 344) ebenfalls ein Stück in den Boden gezogen.

8.3.1. Rhizomgeophyten

Rhizome sind unterirdisch oder in der Nähe der Bodenoberfläche lebende Sproßachsen, die zur Reservestoffspeicherung verdickt sind. Die meisten Rhizome haben einen plagiotropen Wuchs (Abb. 339). Ihre Internodien sind stark verdickt, bleiben aber kurz, so daß die Laubblätter, wie z. B. bei den *Iris*-Arten, dicht beieinander stehen. Während die Sproßspitze eines Rhizoms neue Achsenteile anlegt, sterben die rückwärtigen Abschnitte unter Abbau der dort gespeicherten Reservestoffe allmählich ab. Daher besitzen die Rhizome kein Hauptwurzelsystem, sondern sie sind homorhiz bewurzelt (Wurzelstock). Nur der Keimling besitzt eine Hauptwurzel. Da die Rhizome häufig dorsiventral gebaut sind, tragen sie entweder nur auf ihrer Unterseite homorhize Wurzeln (z. B. *Asparagus officinalis*, *Iris*-Arten), oder die sproßbürtigen Wurzeln der Rhizomunterseite sind länger und stärker als auf der Oberseite (Abb. 339A; Anisorhizie). Häufig treten Übergangsformen zwischen **Ausläufern** und Rhizomen auf, d. h. Sprosse, die mit verlängerten Internodien (ausläuferartig) ihr Wachstum beginnen, und später mit verkürzten, verdickten Internodien wachsen, so daß eine Ähnlichkeit mit Sproßknollen (8.3.4.) zustande kommt.

Die für die Sproßachse bekannten Verzweigungstypen (4.9.8.) gelten auch für Rhizome. Es kann zwischen monopodialen und sympodialen Rhizomen unterschieden werden. Monopodiale Rhizome sind selten, wie z. B. bei der Einbeere (*Paris quadrifolia*), die eine einheitlich durchgehende Hauptachse besitzt mit einer ständig weiterwachsenden Endknospe.

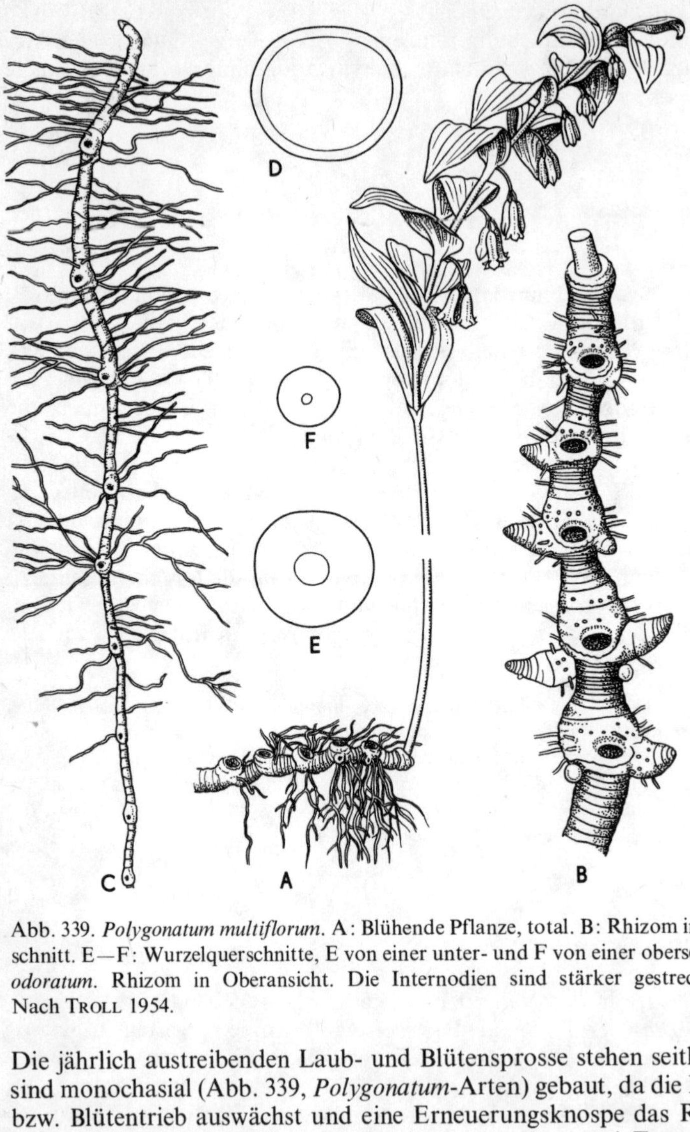

Abb. 339. *Polygonatum multiflorum.* A: Blühende Pflanze, total. B: Rhizom in Oberansicht. D: Rhizomquerschnitt. E—F: Wurzelquerschnitte, E von einer unter- und F von einer oberseitigen Wurzel. C: *Polygonatum odoratum.* Rhizom in Oberansicht. Die Internodien sind stärker gestreckt als bei *P. multiflorum*, B. Nach Troll 1954.

Die jährlich austreibenden Laub- und Blütensprosse stehen seitlich. Die meisten Rhizome sind monochasial (Abb. 339, *Polygonatum*-Arten) gebaut, da die Endknospe in einem Laub- bzw. Blütentrieb auswächst und eine Erneuerungsknospe das Rhizom fortsetzt. Bei einer dichasialen Verzweigung (z. B. *Iris*-Arten) werden zwei Fortsetzungssprosse entwickelt.

Beispiele für sympodial-monochasiale Rhizome liefern die Weißwurz-Arten (Abb. 339, *Polygonatum multiflorum* und *P. odoratum*). Im Frühjahr entsteht aus der Endknospe des Rhizoms ein aufrechter Blütentrieb, der zweizeilig angeordnete Laubblätter trägt (A), während die jüngsten Glieder des Rhizoms mit hinfälligen, scheidenförmigen Niederblättern besetzt sind. Unterhalb dieses Blütentriebes entwickelt sich eine Erneuerungsknospe, die zunächst einen Rhizomzuwachs liefert, sich im nächsten Frühjahr aufrichtet und wiederum einen beblätterten Blütentrieb liefert. Diese Vorgänge wiederholen sich alljährlich (monochasiale Verzweigung). Die Blütentriebe sterben ab und hinterlassen eine auffallende Narbe (A—C), die mit einem Siegel vergleichbar ist (daher auch Salomonssiegel). Durch diese Narben wird die Gliederung des Rhizoms nach Jahrgängen angezeigt. Die einzelnen Rhizomabschnitte lassen auch eine deutliche Dickenperiode erkennen. Bei *Polygonatum odoratum* (C) sind die einzelnen Jahrgänge gestreckt und weniger verdickt. An stärkeren

Rhizomen können neben der Erneuerungsknospe noch zwei bis drei Seitenknospen austreiben (B), die nur langsam heranwachsen und gelegentlich oberirdisch Laubtriebe entwickeln. Die Bewurzelung ist anisorhiz (A), da die oberseitigen Wurzeln kürzer und schwächer sind als die Wurzeln der Unterseite.

Nach dem gleichen Modus verzweigt sich auch das Rhizom des Spargels (*Asparagus officinalis*). Im Gegensatz zu *Polygonatum* entwickelt der Spargel bereits im ersten Jahr nach der Keimung außer dem Primärsproß noch weitere Fortsetzungstriebe, die insgesamt einen monochasial-sympodialen Aufbau erkennen lassen. Die einzelnen Sprosse durchlaufen ein Erstarkungswachstum (4.1.3.), so daß die neuen Triebe ständig an Länge und Stärke zunehmen. Die gleichen Wachstumsvorgänge wiederholen sich im zweiten und dritten Jahr. Gleichzeitig wird das Rhizom durch die Wurzelkontraktion in die spezifische Tiefenlage gebracht. Erst im dritten oder vierten Jahr kann die Pflanze Blüten hervorbringen. Während das Rhizom hinten langsam abstirbt, entwickelt es sich an der Spitze laufend weiter.

Dieser Entwicklungsrhythmus muß bei der Reihenkultur des Spargels beachtet werden, da ein falsches Einsetzen der Rhizome ein Herauswachsen aus dem Beet bedingt. Nicht alle Triebe dürfen gestochen werden, da durch die CO_2-Assimilation der restlichen Triebe die Reservestoffe für den nächsten Austrieb gebildet werden.

Dichasial verzweigte Rhizome besitzen die *Iris*-Arten, die ähnlich wie beim Flieder (Abb. 130) zwei Fortsetzungstriebe entwickeln. Auch hier beschließt jedes Sympodialglied sein Wachstum mit einem aufrechten Blütenstand, der am Ende der Vegetationsperiode abstirbt und eine Narbe hinterläßt.

Die Wuchsrichtung der Rhizomsprosse kann von der gewöhnlichen plagiotropen Richtung abweichen. Es gibt sog. **Vertikalrhizome**, die orthotrop wachsen (z. B. *Cicuta virosa*, *Succisa pratensis*, *Plantago major*). Ansehnliche Vertikalrhizome bildet der Wasserschierling (*Cicuta virosa*), bei dem die Reservestoffe in der stark verdickten Rinde gespeichert werden, da das Markgewebe in den Internodien degeneriert. Das Rhizom erscheint daher an einem Längsschnitt gekammert. Da es ebenfalls am hinteren Ende abstirbt, entsteht eine deutliche Narbe (sog. „abgebissene" Wurzelstöcke). Durch Wurzelkontraktion wird die spezifische Tiefenlage beibehalten.

Schuppenrhizome sind Speichersprosse mit stark verkürzten Internodien, bei denen die Reservestoffe hauptsächlich in dicht stehenden, fleischigen Niederblättern gespeichert werden (Beispiele: *Lathraea squamaria*, *Dentaria pentaphyllos*).

Bei den **Zwiebelrhizomen** sitzt auf einem rhizomartigen Sproßabschnitt eine Zwiebel auf (z. B. *Allium montanum*, *Lilium canadense*, *L. superbum*). So wächst z. B. daß Rhizom von *Allium montanum* plagiotrop und entwickelt einen terminalen Blütensproß, an dessen Basis eine Erneuerungsknospe gebildet wird. Später verdicken sich die röhrig geschlossenen Blattscheiden der Erneuerungsknospen, so daß sie einer Küchenzwiebel (8.3.3.) gleicht.

Im allgemeinen sind die Rhizome nur wenig verzweigt. Eine Ausnahme machen die Rhizome gewisser saprophytischer Orchideen (z. B. *Epipogium*, *Corallorhiza*). Bei diesen Pflanzen treiben sämtliche Achselknospen aus, die sich zu flachen Rhizomästen entwickeln. Die Form der Wurzelstöcke erinnert an Korallen. Diese Pflanzen besitzen auch keine Wurzeln. Bei *Corallorhiza* werden sie durch Büschel von Rhizoiden ersetzt, die an den Rhizomästen inseriert sind.

8.3.2. Stolonen

Für die Ausläuferbildung ist es charakteristisch, daß sich die Internodien einer austreibenden Seitenknospe strecken. Alle **Ausläufer** oder **Stolonen** sind daher fädige Gebilde, die sich entweder über dem Boden ausbreiten (photophile Ausläufer, Abb. 340) oder unterirdisch wachsen (geophile Ausläufer). In der Regel tragen die Ausläufer sproßbürtige Wurzeln, die an den Knospen entstehen und diese von der Ernährung des Hauptwurzelsystems unabhängig machen. Daher dienen die Ausläufer der vegetativen Vermehrung. Werden die

Knospen von den Internodien getrennt, dann entwickeln sich die bewurzelten Knospen zu selbständigen Pflanzen.

Alle Ausläufer wachsen am Anfang mit plagiotropen, verlängerten Internodien. Es folgen kürzere Internodien und schließlich völlig gestauchte Achsenglieder. Gleichzeitig findet ein Erstarkungswachstum statt, das zur Aufrichtung der Knospe führt. Nach dieser Entwicklungsphase bildet die Ausläuferachse erneut verlängerte Internodien aus und geht zur Blütenbildung über. Die Erstarkung der Ausläuferachse spiegelt sich auch in der Ausbildung der Seitenorgane (Blätter, Knospen, homorhize Wurzeln) wider.

Die Erdbeerpflanze (*Fragaria vesca* var. *hortensis*, Abb. 340), ein Hemikryptophyt, besitzt oberirdische Ausläufer und bringt neben Schuppenblättern auch Laubblätter hervor. Das kurze Rhizom (*rh*) der Mutterpflanze ist mit zahlreichen homorhizen Wurzeln besetzt und trägt am vorderen Ende eine Laubblattrosette, die zur Blütenbildung übergegangen ist. Die beiden Ausläufer stammen aus den Achseln von Rosettenblättern und entsprechen den ausgetriebenen Seitenknospen. Die beiden ersten Blattorgane, die Vorblätter, sind niederblattartig entwickelt und durch die Streckung der Internodien (in_1, in_2) weit auseinandergerückt (nbl_1, nbl_2). Vom zweiten Vorblatt an wächst der Ausläufer mit gestauchten Internodien. Es folgt eine Achsenerstarkung, das Ausläuferende richtet sich auf und bildet eine bewurzelte Blattrosette. Die Rosette, die sich von der Mutterpflanze ablöst, blüht in der nächsten Vegetationsperiode.

Die Ausläufer verzweigen sich bereits während ihrer Entwicklung weiter. Aus der Achsel des zweiten Vorblattes (nbl_2) am Ausläufer a_1 entwickelt sich ein sekundärer Ausläufer

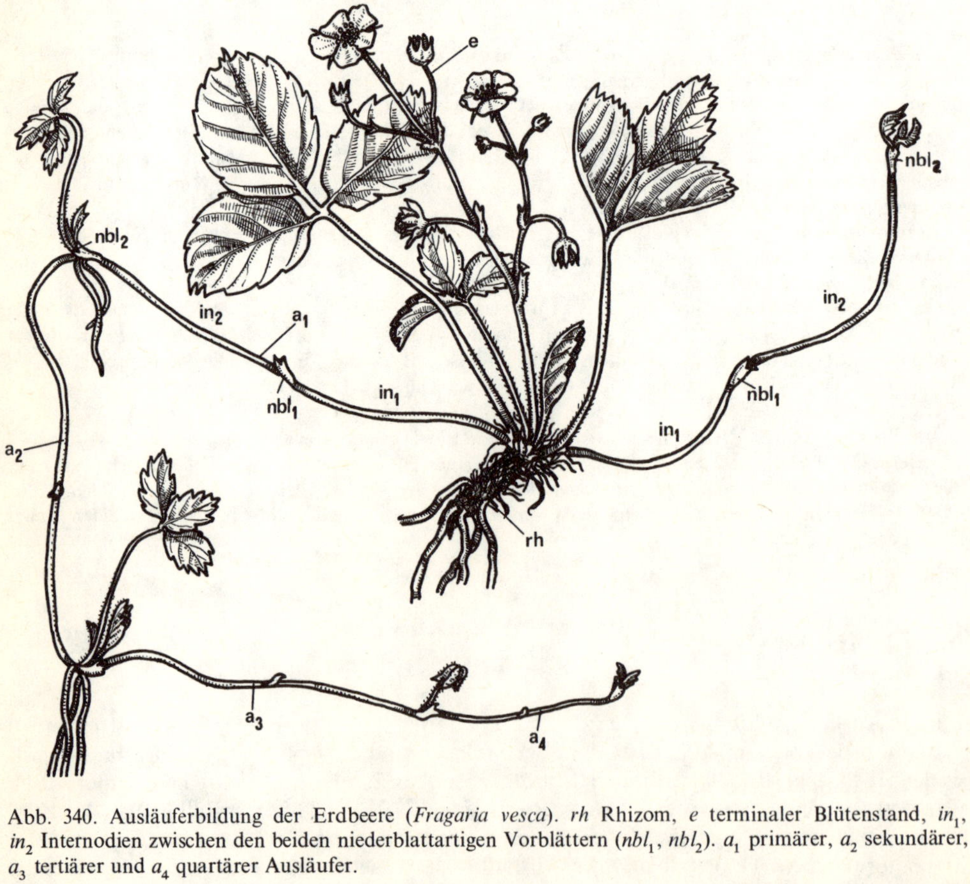

Abb. 340. Ausläuferbildung der Erdbeere (*Fragaria vesca*). *rh* Rhizom, *e* terminaler Blütenstand, in_1, in_2 Internodien zwischen den beiden niederblattartigen Vorblättern (nbl_1, nbl_2). a_1 primärer, a_2 sekundärer, a_3 tertiärer und a_4 quartärer Ausläufer.

(a_2), der sich in der gleichen Weise weiter verzweigt. Außerdem können auch aus der Achsel des ersten Vorblattes (nbl_1 an a_1) und des ersten Laubblattes weitere Ausläufer hervorgehen. Knospen werden auch in den Achseln der oberen, den Blütenstand umgebenden Rosettenblätter angelegt. Diese treiben erst gemeinsam mit dem Blütenstand in der nächsten Vegetationsperiode zu Blattrosetten aus. Bei Wildformen treten diese Rosettentriebe meist in Einzahl auf. Die Laubblätter in unmittelbarer Nähe des Blütenstandes (Abb. 340) gehören dem diesjährigen Seitensproß an, während die Laubblattrosette des Blütenstandes bereits abgestorben ist.

Geophile Ausläufer sind mit bleichen, leicht vergänglichen Niederblättern besetzt, Laubblätter bilden sich nur an den aufrechten, photophilen Abschnitten. Beispiele für unterirdische Stolonen liefern u. a. der Giersch (*Aegopodium podagraria*), die Gemeine Quecke (*Elytrigia repens*) und die Zaun-Winde (*Calystegia sepium*).

8.3.3. Zwiebelgeophyten

Zwiebeln sind Speichersprosse, bei denen die Reservestoffe nicht im Achsenkörper, sondern in den Blattorganen gespeichert werden (Zwiebelgeophyten). Sie sind vor allem bei den Monokotyledonen, besonders bei den Liliengewächsen zu finden.

Während der vegetativen Entwicklung wachsen die Zwiebeln mit gestauchten Internodien, so daß die Sproßachse eine flache und verbreitete Form annimmt (Zwiebelscheibe, Abb. 341 B, *zsch*). Die reservestoffspeichernden Blattorgane (*si*) stehen dicht gedrängt an der Zwiebelscheibe, die an der Unterseite zahlreiche sproßbürtige Wurzeln (*w*) trägt.

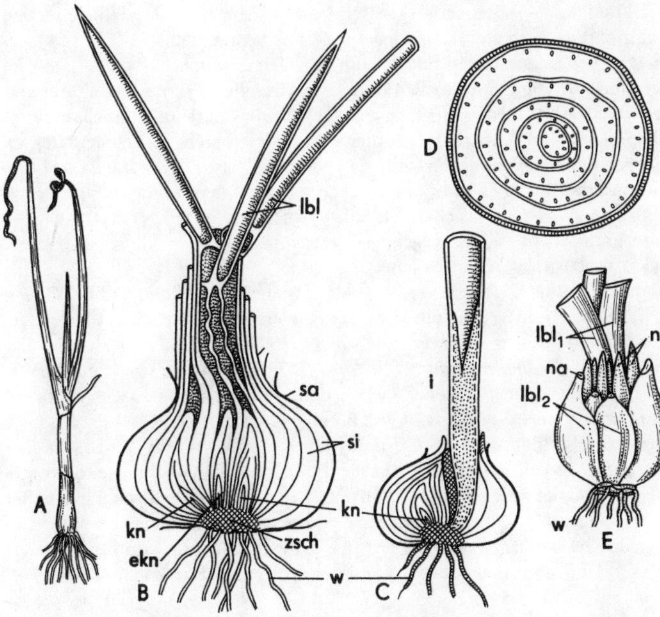

Abb. 341. *Allium cepa*. A: Junge Pflanze. B: Längsschnitt durch eine einjährige Pflanze im Herbst. C: Teil einer blühenden Pflanze. D: Querschnitt durch eine Zwiebel. *lbl* Laubblätter, *zsch* Zwiebelscheibe, *w* sproßbürtige Wurzeln, *i* Infloreszenzschaft, *kn* Erneuerungsknospen, *ekn* Endknospe, *sa* äußere, abgestorbene, trockene Zwiebelschalen, *si* innere, reservestoffspeichernde Blattbasen. E: *Lilium candidum*. Schuppenzwiebel. nbl_1 Nieder-, lb_1 Laubblätter des neuen Jahrganges, lb_2 Blattbasen des vorjährigen Triebes, *na* Narben. A—D nach RAUH 1950, E nach IRMISCH 1850.

Bei zahlreichen Zwiebelpflanzen beteiligen sich am Aufbau der Zwiebel außer den Laubblättern (z. B. *Hyacinthus orientalis*) auch die Niederblätter, wie z. B. bei der Küchenzwiebel (*Allium cepa*, Abb. 341), beim Kleinen Schneeglöckchen (*Galanthus nivalis*) und bei der Weißen Lilie (*Lilium candidum*, Abb. 341 E). Bei *Allium cepa* gehören die Niederblätter den Erneuerungsknospen an (B, *kn*). Im Herbst des ersten Jahres (B) sterben bei der Küchenzwiebel die röhrenartigen Oberblätter (*lbl*) und die sproßbürtigen Wurzeln (*w*) an der Zwiebelscheibe ab. Zu Beginn der zweiten Vegetationsperiode bilden sich neue sproßbürtige Wurzeln, und die Endknospe (*ekn*) treibt zu einem Blütenstand aus, der von einem mächtigen Schaft getragen wird. Dabei werden die Reservestoffe (Zucker) der äußeren Blattbasen mobilisiert, die anschließend vertrocknen. Nach der Samenreife trocknen auch der Infloreszenzschaft und die Oberblätter ab (C). Eine oder zwei Erneuerungsknospen, die in den Achseln der obersten Laubblätter sitzen, übernehmen die Fortführung des Sproßsystems.

Da die Blattbasen und die Niederblätter der Küchenzwiebel röhrenartig geschlossen sind und die Achse umfassen (D), bezeichnet man diese Formen als **Schalenzwiebeln.** Dagegen ist bei den **Schuppenzwiebeln** der Blattgrund der einzelnen Blätter schuppenförmig entwickelt (z. B. *Lilium martagon*, *L. candidum*). Entfernt man bei der Zwiebel der Weißen Lilie (*L. candidum*, E) die äußeren vertrockneten Schalen, werden drei Blatttypen sichtbar. Die äußeren Blattschuppen (lb_2), die an ihrem oberen Ende eine Narbe (na) tragen, sind die stehengebliebenen, speichernden Blattbasen der vorjährigen Laubblätter. Sie umschließen den Rest des vorjährigen Blütenschaftes. Die Niederblätter (nbl_1), die dem fleischig verdickten Blattgrund entsprechen, und Laubblätter (lbl_1) gehören dem diesjährigen Trieb an.

Monopodiale Zwiebelpflanzen sind besonders in der Familie der Amaryllidaceen (z. B. *Crinum moorei*, *Galanthus nivalis*) zu finden. Die Blüten bzw. Blütenstände dieser Formen stehen stets seitlich in den Achseln einzelner Zwiebelblätter, während der Scheitel der Zwiebel vegetativ weiterwächst.

Auch **sympodiale Zwiebelpflanzen** wachsen in den ersten Entwicklungsstadien monopodial. Gehen sie zum sympodialen Wachstum über, kann man zwischen einer **reellen** und einer **virtuellen** Sympodienbildung unterscheiden. Im ersten Fall bleiben wie bei Rhizomen (8.3.1.) an der Zwiebelachse mehrere Jahrgänge erhalten (z. B. *Lilium martagon*, *Allium ursinum*). Äußerlich tritt diese Wuchsform nicht in Erscheinung, da die Schuppen vorangegangener Triebperioden stehenbleiben und erst später absterben. Bei *Lilium martagon* umfaßt ein solcher sympodialer Achsenkörper vier Jahrgänge. Eine virtuelle Sympodienbildung liegt dann vor, wenn der Zwiebelsproß zwar sympodial wächst, die einzelnen Jahrgänge aber verrotten, so daß nur ein Jahrgang mit der Erneuerungsknospe für die folgende Vegetationsperiode erhalten bleibt (z. B. *Fritillaria imperialis*). Zwischen beiden Wuchsformen gibt es Übergänge.

Zwiebelausläufer sind stolonenartige Fortsätze, die an ihrem Ende Zwiebeln ausbilden (z. B. *Tulipa*-Arten). Sie entsprechen Sproßachsen, die in ihrem Wachstum von dem gewöhnlichen Verhalten abweichen. Diese Ausläufer kommen entweder nur an jungen Pflanzen vor (*Tulipa sylvestris*, *T. gesneriana*), oder sie treten erst an blühenden Individuen auf (*Tulipa montana*, *T. biflora*). Am Ende des Zwiebelausläufers, der röhrenförmig gestaltet ist, sitzt die Anlage einer neuen Zwiebel, deren Entwicklung zu einer keulenartigen Anschwellung führt. Sie nehmen an jungen, noch nicht zur Blüte gelangten Pflanzen eine terminale Stellung ein. Bereits an der Keimpflanze bildet sich am Grunde des Keimblattes ein Wulst, da der Kotyledonarknoten gemeinsam mit der Kotyledonarscheide, die die Endknospe umgibt, einseitig vorgewölbt werden. Während der weiteren Entwicklung bleibt die Öffnung der Kotyledonarscheide an der gleichen Stelle liegen. Der unter ihr liegende Teil der Keimblattscheide wächst gemeinsam mit dem einseitig vorgestülpten Teil des Kotyledonarknotens zu einer Röhre aus, in deren Ende die Sproßknospe verlagert wird. Seitliche Zwiebelausläufer sind an blühenden Exemplaren von *Tulipa montana* beobachtet worden.

Achselknospen können ebenfalls zwiebelartig entwickelt werden und dienen der vegetativen Vermehrung. Derartige Beispiele sind die Feuer-Lilie (*Lilium bulbiferum*) und die Zwiebel-Zahnwurz (*Dentaria bulbifera*). Erstere trägt in sämtlichen Hochblattachseln **Brutzwiebeln**, die aus dickfleischigen, der Stoffspeicherung dienenden Niederblättern bestehen. Abfallende Brutzwiebeln bewurzeln sich und wachsen zu selbständigen Pflanzen aus.

Bei den Dikotyledonen ist eine Zwiebelbildung seltener. Beispiele hierfür liefern *Oxalis deppei*, *Dicentra canadensis*, *D. cucullaria* und *Pinguicula caudata*.

8.3.4. Knollengeophyten

Knollen sind rundliche bzw. längliche, verdickte Teile des Vegetationskörpers, die der Ablagerung von Reservestoffen dienen. Man unterscheidet daher zwischen **Sproß-** und **Wurzelknollen,** je nach dem, ob sie knollig angeschwollenen Achsenteilen entsprechen oder sich von Wurzeln ableiten lassen.

Die Sproßknollen zeigen eine große Formenmannigfaltigkeit. Ein häufig verbreiteter Typ entwickelt die Knollen an Ausläufern **(Ausläuferknollen).** Das bekannteste Beispiel ist die Kartoffelpflanze (*Solanum tuberosum*, Abb. 342, Abb. 343). Die im Frühjahr gesteckten Kartoffelknollen (Abb. 342 A u. B) entwickeln kräftige Laubtriebe, die diese völlig aufbrauchen. An den basalen, unterirdischen Abschnitten treiben die Achselknospen der abgestorbenen Blätter zu langen, unterirdischen Stolonen aus, an deren Knoten unscheinbare Niederblätter (Abb. 343, *nbl*) sitzen. Die Enden aller Ausläufer schwellen erneut zu Knollen an.

Eine Entwicklungsreihe zeigt (Abb. 343), daß das Ausläuferende eine von Niederblättern eingehüllte Endknospe (A—C, *ekn*) trägt und sein Längenwachstum gehemmt ist. Hand in Hand mit der Internodienstauchung werden die spitzennahen Gewebe knollig verdickt (C—E). Eine ausgereifte Kartoffelknolle (Abb. 342 A; Abb. 343 E—F) läßt eine deutliche Differenzierung in einen vorderen und hinteren Abschnitt erkennen (Polarität). Während das hintere Knollenende ein kurzes, vertrocknetes Stück des Ausläufers trägt (*a*) wächst die Endknospe (*ekn*) in der neuen Vegetationsperiode zu einem Laubtrieb aus. Die meisten seitlichen Knospen (Augen, *kn*) verharren im Ruhezustand,

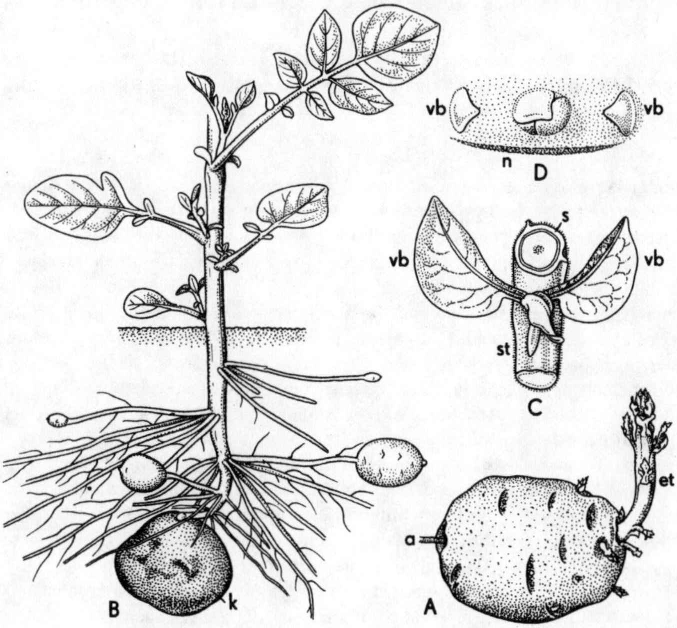

Abb. 342. *Solanum tuberosum* (Kartoffel). A: Am Licht austreibende Knolle. B: Junge Pflanze, die sich aus einer Knolle (*k*) entwickelt hat. Während der oberirdische Abschnitt Laubblätter trägt, haben sich aus den Achseln der Niederblätter des unterirdischen Achsenteils Stolonen gebildet, die am Ende zu neuen Knollen anschwellen. Aus den Knoten bilden sich sproßbürtige Wurzeln. C: Sproßstück (*s*) mit Laubblattstiel (*st*) und Achselknospe, *vb* Vorblätter der Achselknospe. D: Achselknospe der Knollenoberfläche, *n* Narbe des Schuppenblattes, *a* Ausläuferrest, *et* Endtrieb. Nach Troll 1954.

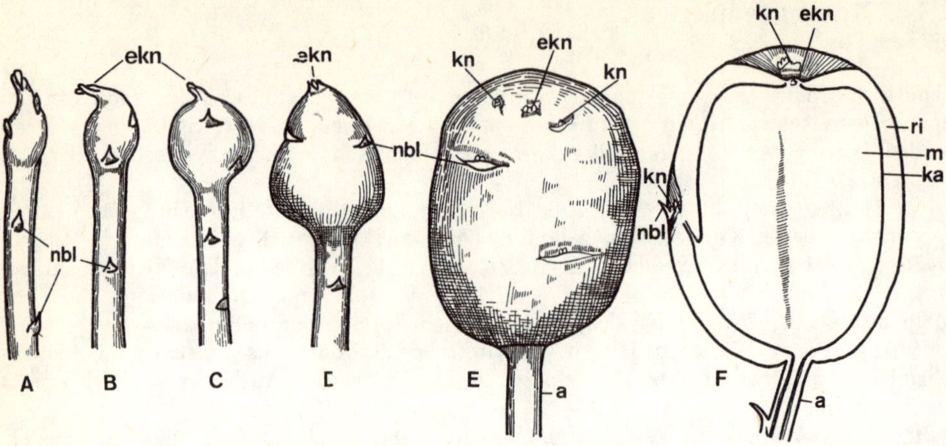

Abb. 343. *Solanum tuberosum.* A—F: Knollenentwicklung. *a* Ausläuferrest, *ekn* Endknospe, *kn* Achselknospen, *nbl* Niederblätter, *ri* Rinde, *m* Mark, *ka* Kambium. Nach RAUH 1950.

treiben aber bei einer Verletzung der Knolle aus (Zerschneiden der Kartoffeln vor dem Auslegen). An den reifen, stärkespeichernden Knollen sind von den niederblattartigen Tragblättern der Augen nur noch die Narben vorhanden. Durch die starke Knollenverdickung sind sie in die Breite gezogen. In der Heimat der Kartoffelpflanze (Südamerika) überwintern die Knollen im Boden, nachdem die Mutterpflanze und die Ausläufer abgestorben sind.

Der Samen von *Solanum tuberosum* keimt epigäisch (3.3.), die Keimpflanze entwickelt aus den Achseln der Keim- und Primärblätter Stolonen, die in den Boden eindringen und an ihren Enden Knollen erzeugen.

Die Sproßknollen der in Nordamerika beheimateten Topinambur (*Helianthus tuberosus*, Erdbirne) haben einen ähnlichen Aufbau wie die Kartoffel. Auch hier liegen Ausläuferknollen vor, die aber dekussiert beblättert sind. Die Topinambur stellt keine hohen Ansprüche an Klima und Boden, und ihre Knollen sind frosthart. Da sich die Ausläuferknollen sehr spät entwickeln, kann die Ernte erst im November erfolgen. Je länger die Knollen im Boden bleiben, desto besser wird ihr Geschmack. Da die Knollen im Boden haltbar sind, erntet man sie nach Bedarf. Die Knollen dienen auch zur Herstellung von Inulin.

Weitere Beispiele für Ausläuferknollen liefern die *Stachys*-Arten, *Cyperus esculentus*, *Scirpus sylvaticus* und saprophytische Orchideen (z. B. *Nervilia*-Arten).

Rhizomknollen entsprechen in der Dickenentwicklung ihrer Internodien knollentragenden Ausläufern. Jedoch sind die Achsenglieder im nicht verdickten Abschnitt stark gestaucht. Stellt man sich vor, daß bei einem Rhizom jeder folgende Jahreszuwachs den vorhergehenden völlig aussaugt und damit zum Absterben bringt, erhalten wir einen knollenartigen Rhizomast (Rhizomknolle). Die Rhizomknollen können plagiotrop oder orthotrop orientiert sein. Beispiele für plagiotrope Knollenbildung liefern *Arum maculatum*, eine Pflanze, die in der Jugendentwicklung monopodial und ab Blütenreife sympodial wächst, *Hermodactylus tuberosus* und *Romulea bulbocodium* (Iridaceae). Orthotrope Knollen sind u. a. in den Gattungen *Sauromatum*, *Amorphophallus* (Araceen) und bei *Crocus*-Arten (Iridaceen) zu finden (Abb. 344).

Die orthotrope Knolle von *Crocus albiflorus* (A) stammt aus der letzten Vegetationsperiode und stellt die knollig verdickte Basis des vorjährigen Laub- und Blütentriebes dar (sog. Nachläuferknolle). Der Laub- und Blütentrieb bildete sich aus der Seitenknospe, die in der Achsel des obersten Laubblattes des Vorjahres angelegt wurde. Nach der Blüte entwickelt sich aus den basalen Abschnitten eine neue Knolle, die durch die Zugwurzel (B, *z*) in die spezifische Tiefenlage gebracht wird. Die alte Knolle verrottet. Bei *Crocus vernus* bleiben die abgestorbenen vertorften Knollen früherer Jahrgänge an der lebenden Knolle erhalten.

Schuppenknollen sind Speicherorgane, die mit Ausläuferknollen übereinstimmen, von diesen aber dadurch abweichen, daß die Reservestoffspeicherung nicht im Achsenkörper, sondern in fleischigen Blattschuppen,

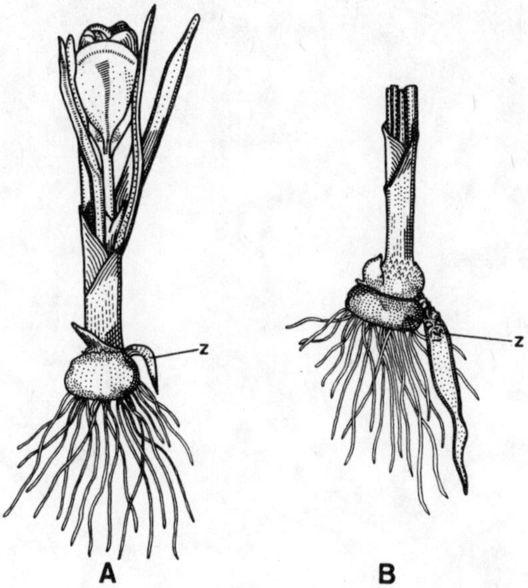

Abb. 344. *Crocus albiflorus*. A: Blühende Pflanze mit der Knolle, an deren Basis zahlreiche Nährwurzeln inseriert sind. Die Zugwurzel (*z*) gehört der neu sich bildenden Knolle an. B: Pflanze während der Postfloration. Durch die einsetzende Wurzelkontraktion der Zugwurzel wird die neue Knolle schräg abwärts gezogen. Nach TROLL 1937/39.

mit denen dieser besetzt ist, stattfindet. Darin sind sie Schuppenrhizomen (8.3.1.) vergleichbar. Im Gegensatz zu diesen bestehen sie nicht aus mehreren Jahrgängen, da Schuppenknollen alljährlich absterben. Ihre Funktion wird von Schuppenknollen übernommen, die in der Vegetationsperiode von Ausläufern gebildet werden. Beispiele liefern u. a. *Oxalis acetosella*, *Adoxa moschatellina* und *Epilobium palustre*.

Hypokotylknollen sind orthotrope Sproßknollen, an deren Verdickung hauptsächlich das Hypokotyl beteiligt ist. Epikotyle Abschnitte werden häufig in die Knollenbildung einbezogen. Die kurzlebige Primärwurzel wird durch sproßbürtige Wurzeln (Hypokotylwurzeln, 7.1.) ersetzt. Beim Alpenveilchen (*Cyclamen persicum*, Abb. 299 A) gliedert die Keimpflanze nur ein Keimblatt aus, das später stark heranwächst und sich, bis auf die geringere Größe, nicht von den Laubblättern unterscheidet (A, co_1). Besonders auffällig ist die frühzeitige starke Verdickung des Hypokotyls (*hy*) und die Wurzelbildung am Wurzelhals. Neben der absterbenden Primärwurzel werden an der Keimpflanze sog. Grenzwurzeln herausdifferenziert, denen weitere Hypokotylwurzeln folgen. Im Gegensatz zu Rhizom- und Ausläuferknollen sind die Hypokotylknollen ausdauernd. Das Speichergewebe, das nur einmal Reservestoffe speichern kann, wird durch sekundäre Wachstumsprozesse ergänzt. Die Knolle kann nach Verrotten der alten Speichergewebe hohl werden (z. B. *Corydalis cava*). Weitere Beispiele für Hypokotylknollen liefern *Sinningia speciosa*, *Tropaeolum brachyceras*, *Myrmecodia*-Arten, *Tamus communis* und *Testudinaria elephantipes*.

Bei den zweijährigen hapaxanthen Pflanzen bildet der Kohlrabi (*Brassica oleracea* var. *gongyloides*) eine Sproßknolle (Abb. 345). Bei der epigäisch keimenden Pflanze verlängern sich nur die ersten 3—4 Internodien, während alle folgenden in ihrer Längenentwicklung stark gehemmt werden. Durch ein anhaltendes primäres Dickenwachstum (4.1.4.) werden die Internodien verbreitert und ein mächtiger Markkörper entwickelt. Da die verlängerten unteren Internodien nur wenig verdickt werden, entsteht eine Art „Stiel" (*st*), der die Knolle emporhebt. Während die Laubblätter in diesem Abschnitt bald abfallen, bleiben sie an der Sproßknolle (*kn*) erhalten. Ihre Blattbasen sind durch die Verdickungsvorgänge in die Breite gezogen. Im zweiten Jahr bildet die Knolle eine Infloreszenz und stirbt danach ab.

Wurzelknollen sind rundliche oder keulenförmige Gebilde, die der Reservestoffspeicherung dienen. Sie leiten sich von sproßbürtigen Wurzeln ab und sind blatt- und in den meisten Fällen auch knospenlos (Ausnahmen: *Ipomoea batatas*, *Thladiantha dubia* u. a.). Man unterscheidet zwischen **Speicherwurzeln** und **Wurzelknollen.**

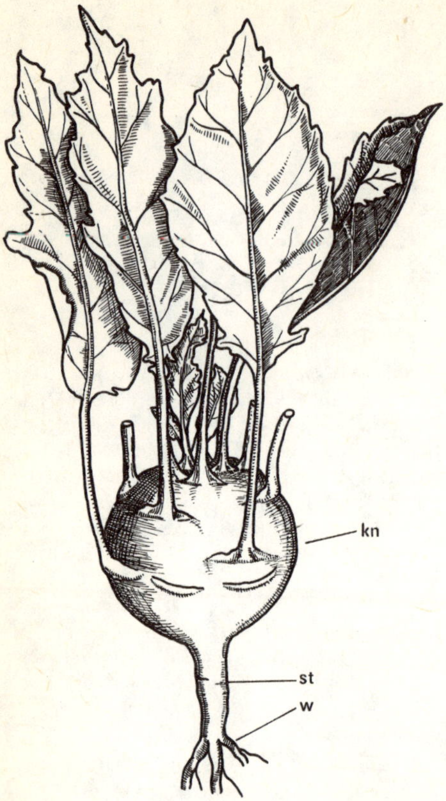

Abb. 345. Kohlrabi (*Brassica oleracea* var. *gongyloides*). Adulte Pflanze. *kn* Knolle, *st* „Stiel", *w* Wurzeln.

Speicherwurzeln behalten ihre typische Wurzelgestalt und ihre Funktionen bei und dienen zusätzlich der Reservestoffspeicherung. Die Speicherung der Reservesubstanzen wird auf bestimmte Wurzelabschnitte beschränkt (Abb. 346). Die Verdickungsformen sind vielfach artspezifisch. Es gibt aber auch Übergänge, die an verschiedenen Wurzeln ein und derselben Pflanze auftreten können. Vielfach entwickelt eine Speicherwurzel an ihrer gesamten Länge Seitenwurzeln, die jedoch in den unverdickten Abschnitten reichlicher sind. Oft fehlen auch den verdickten Teilen die Seitenwurzeln. Verdickungen im proximalen Wurzelbereich (A) sind bei *Campanula rapunculoides*, *Lathyrus tuberosus*, *Manihot utilissima*, *Ipomoea purga* und *Oenanthe fistulosa*, im mittleren Bereich (B) bei *Asparagus*-, *Chlorophytum*- und *Dahlia*-Arten beschrieben worden. Bei einer interrupten Wurzelverdickung (C) treten an einer Speicherwurzel mehrere durch dünne Zwischenstücke voneinander getrennte Verdickungen auf (z. B. *Ophiopogon japonicus*, *Opuntia pottaii*, *Trachymene deflexa*). Schließlich gibt es noch gliederartige Verdickungen (D), wie bei *Pelargonium triste* und *Sedum telephium*, sowie distale Verdickungen (E—F; z. B. *Curcuma longa*, *Hemerocallis fulva*, *Oenanthe lachenalii*).

Die echten Wurzelknollen sind verdickte sproßbürtige Wurzeln, die ausschließlich der Reservespeicherung dienen (G). Sie erfahren eine erhebliche Verdickung und ihr Längenwachstum ist stark gehemmt. Wurzelknollen sind daher weder in der Lage, die Pflanze im Boden zu verankern noch mit Wasser und Nährsalzen zu versorgen. Es werden zusätzliche **Nährwurzeln** (G—J, *nä*) herausdifferenziert, die diese Funktionen übernehmen (Heterorhizie).

Besonders zu erwähnen sind die Wurzelknollen der Orchideen (*Orchis*, *Ophrys*, *Gymnadenia*, *Coeloglossum*, *Platanthera*, *Herminium*), die außer Wurzelknollen ebenfalls Nährwurzeln bilden (H—J, *nä*). Es lassen sich einfache (H) und verzweigte (I) Knollenformen

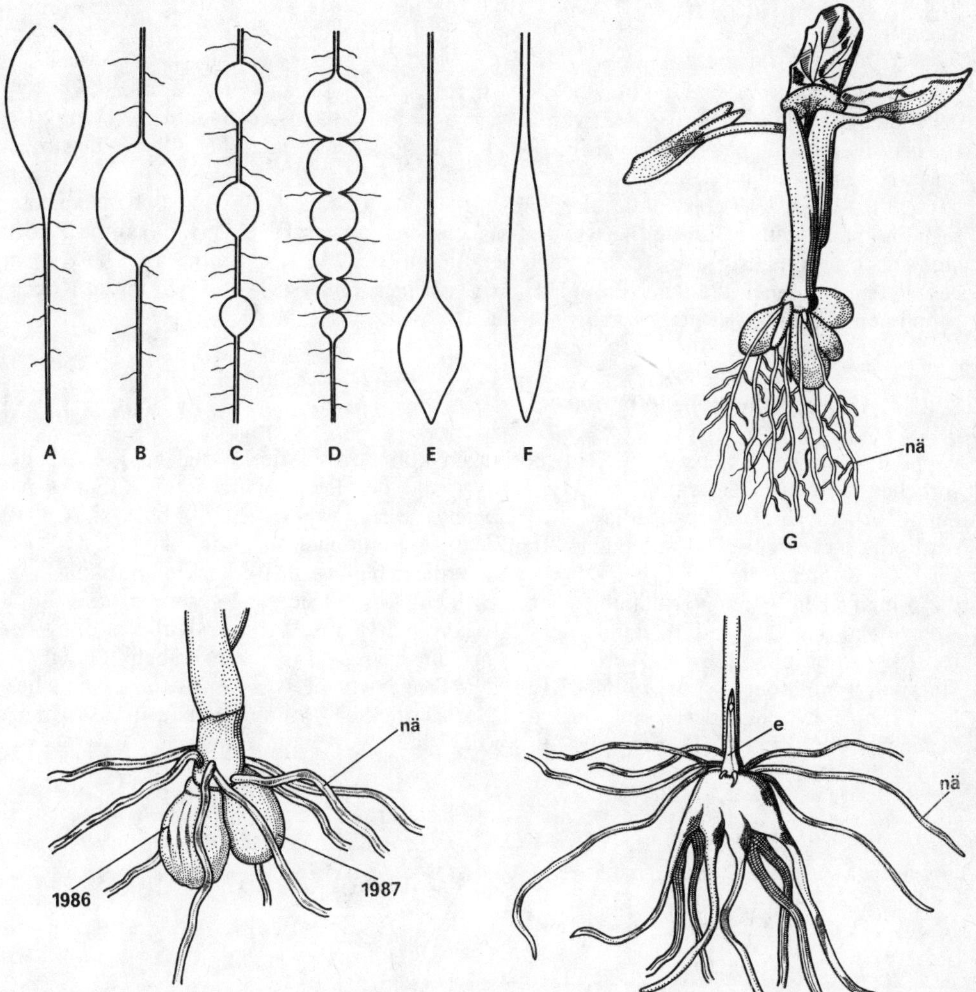

Abb. 346. A—F: Formen der Speicherwurzeln (schematisch). A Verdickungen im proximalen, B mittleren, E—F distalen Bereich. C: Interrupte Wurzelverdickung. D: Gliederartige Verdickungen. G: *Ficaria verna*. Pflanze im Frühjahr mit Wurzelknollen und Nährwurzeln. H: *Orchis morio*. Neben der vorjährigen einfachen, im Verschrumpfen befindlichen Wurzelknolle ist eine neue entstanden. *nä* Nährwurzeln. I: *Orchis latifolius*. Alte und neue verzweigte Wurzelknolle und Nährwurzeln. *e* Erneuerungsknospen. Nach Troll 1937/39.

unterscheiden. Da bei den einfachen Wurzelknollen die Längenentwicklung gehemmt wird, besitzen sie eine ovale bzw. runde Gestalt (z. B. *Orchis militaris*, *O. morio*). Die gabelförmig verzweigten Wurzelknollen haben eine handförmige Gestalt (I). Es gibt zwei- (*Orchis incarnatus*), drei-, vier- (*Orchis latifolius*), fünf- (*Coeloglossum viride*) und auch achtzipfelige Formen (*Gymnadenia conopsea*).

8.3.5. Rübenpflanzen

Im Gegensatz zu den Wurzelknollen, die sich von sproßbürtigen Wurzeln ableiten lassen, geht die **Rübe** aus einer Primärwurzel hervor, die gemeinsam mit dem Hypokotyl für die Reservestoffspeicherung verdickt wird. Rübenpflanzen sind daher allorhiz bewurzelt und nur bei den Dikotylen zu finden.

Geht man von der Lebensdauer der Rübenpflanzen aus, so kann man zwischen **hapaxanthen** und **pollakanthen Rübenpflanzen (Rübengeophyten)** unterscheiden. Hapaxanthe Rüben sind ein- bis zweijährig und sterben nach der Blüten- bzw. Fruchtbildung ab. Die Rübengeophyten, bei denen die Rübe ein mehrjähriges Dauerorgan ist, lassen sich in die Rübengeophyten und **Rübenphanerophyten** gliedern.

8.3.5.1. Hapaxanthe Rübenpflanzen

Aus der Fülle der hapaxanthen Rübenpflanzen können nur die häufigsten Formen besprochen werden. Der Anteil des Hypokotyls und der Primärwurzel am Rübenkörper kann stark variieren. Beim Radieschen (*Raphanus sativus* var. *radicula*, Abb. 347 A u. B) wird an der epigäisch keimenden Pflanze im wesentlichen nur das Hypokotyl (*hy*) verdickt, während die Primärwurzel (*prw*) unverdickt bleibt. Im Entwicklungsablauf kann die primäre Rinde den Verdickungsprozessen nicht folgen. Sie wird gesprengt und durch eine rotgefärbte „sekundäre Rinde" ersetzt (Hypokotylrübe). An der Rübenbildung des Rettichs (*Raphanus sativus*, Abb. 347C—D) dagegen sind an der Rübenbildung das Hypokotyl und der hypokotylnahe Teil der Primärwurzel (C—D, *hy*, *prw*) beteiligt. Die Grenze zwischen der Keimachse und der verdickten Primärwurzel wird durch die Seitenwurzeln markiert (D, *prw*), die nur an der Hauptwurzel auftreten.

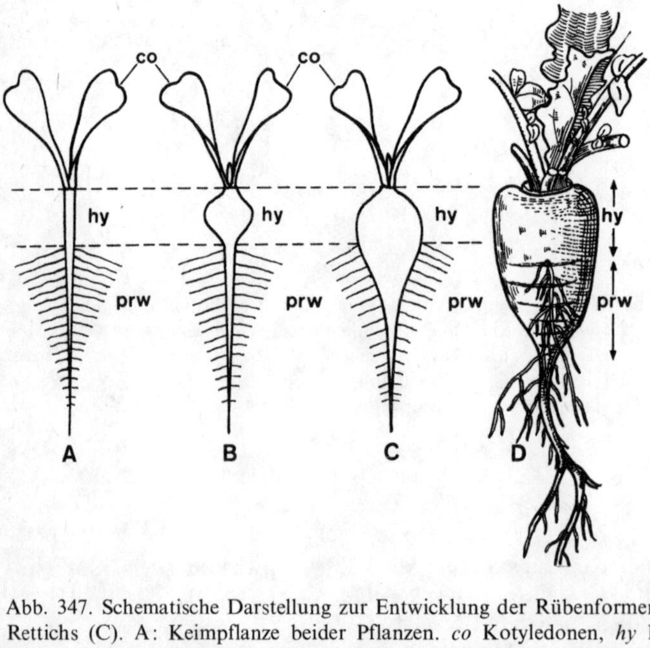

Abb. 347. Schematische Darstellung zur Entwicklung der Rübenformen des Radieschens (A—B) und des Rettichs (C). A: Keimpflanze beider Pflanzen. *co* Kotyledonen, *hy* Hypokotyl, *prw* Primärwurzel. D: Ausgewachsene Pflanze des Rettichs. An der Rübe ist ein oberer seitenwurzelfreier (*hy*) und der mit Seitenwurzeln versehene Wurzelanteil (*prw*) zu unterscheiden. Nach Troll 1937/39.

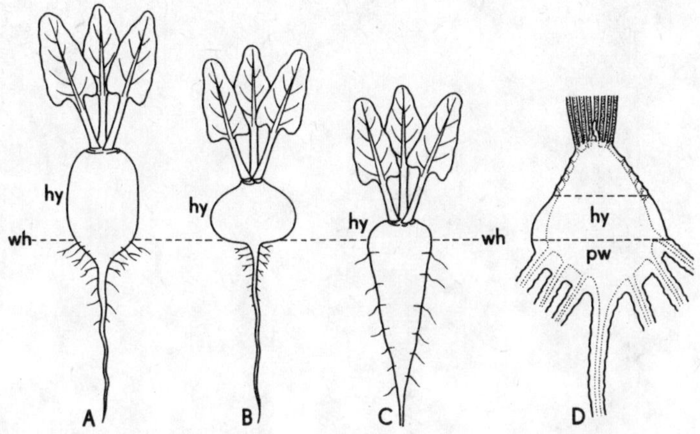

Abb. 348. A—C: Rübenformen von *Beta vulgaris*. A: ssp. *rapa*, B: ssp. *esculenta*, C: ssp. *altissima*. D: *Apium graveolens*. Rübe im Längsschnitt. Der epikotyle verdickte Abschnitt ist durch die Blattnarben erkenntlich. *pw* Primärwurzel, *hy* Hypokotyl, *wh* Wurzelhals. Nach RAUH 1950, verändert.

Die Rübenformen der verschiedenen Varietäten von *Beta vulgaris* (Abb. 348 A—C) sind ähnlich gebaut. So gleicht die Gestalt der Roten Rübe (*Beta vulgaris* ssp. *esculenta*, B) etwa der des Radieschens, da auch hier im wesentlichen das Hypokotyl (*hy*) verdickt wird. Bei der Runkel- oder Futterrübe (*B. vulgaris* ssp. *rapa*, A) ist etwa die Form des Rettichs realisiert, da das untere Drittel der verdickten Primärwurzel entspricht und die oberen zwei Drittel dem Hypokotyl angehören. Die Zuckerrübe (*B. vulgaris* ssp. *altissima*, C) zeichnet sich dadurch aus, daß der größte Teil des Rübenkörpers aus der verdickten Primärwurzel besteht und eine schmale Kopfregion (*hy*) dem Hypokotyl angehört. Von allen Rübenvarietäten steht die Zuckerrübe im morphologischen Bau der Wildform am nächsten. Da die Reservesubstanzen (im wesentlichen Rohrzucker) hauptsächlich in der Wurzel gespeichert werden, ist der Zuckergehalt dieser Rübenform besonders hoch (12—17%). Als zweijährige Pflanze bildet sie im ersten Jahr den Rübenkörper und die Blattrosette. Erst im zweiten Jahr entwickelt sich die Sproßachse, da die Internodien gestreckt und die Blattrosette aufgelöst wird (Abb. 349 A). Der Blütenstand erreicht eine Höhe bis zu 1,50 m.

Ähnlich gebaute Rübenformen besitzen auch die Garten-Möhre (*Daucus carota*) und der Pastinak (*Pastinaca sativa*).

In den Rübenkörper des „Knollen"sellerie (*Apium graveolens* var. *rapaceum*, Abb. 348 D) werden auch verdickte epikotyle Teile einbezogen. Die nur z. T. verstärkte Primärwurzel (*pw*) tritt wenig hervor, da die Seitenwurzeln gleichartig entwickelt werden. Nach oben folgen der mittlere, dem Hypokotyl (*hy*) angehörende Abschnitt und der obere epikotyle Anteil, der mit zahlreichen Blattnarben besetzt ist.

Die Stammpflanze von *Apium graveolens* besaß eine unverdickte Primärwurzel. Aus dieser sind drei Rassen herausgezüchtet worden: der Schnittsellerie (var. *secalinum*), von dem die Blätter als Küchengewürz dienen, der Bleichsellerie (var. *dulce*), dessen Blattstiele ein schmackhaftes Gemüse liefern, und der Knollensellerie (var. *rapaceum*).

8.3.5.2. Pollakanthe Rübenpflanzen

Für die Rübengeophyten ist es charakteristisch, daß die Rübe ein Dauerorgan bildet und basale Teile des Achsenkörpers in die Rübenbildung einbezogen werden (Abb. 349 B—C). Auf diese Weise gelangen die Innovationsknospen (C, *k*) in den ausdauernden

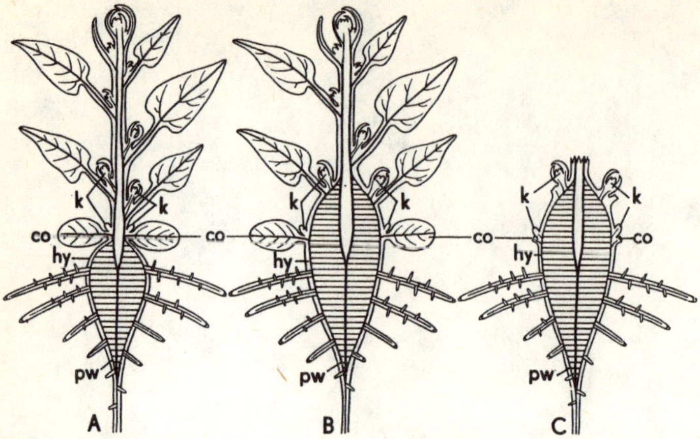

Abb. 349. Schematische Darstellung von hapaxanthen Rübenpflanzen (A) und Rübengeophyten (B—C). In C hat die Rübe eingezogen. Achsen- und Wurzelverdickungen schraffiert. *co* Kotyledonen, *hy* Hypokotyl, *k* Achselknospen, *pw* Primärwurzel. Nach TROLL 1954.

Abschnitt. Nachdem die oberirdischen Teile im Herbst abgestorben sind, überwintern sie gemeinsam mit der Rübe und entwickeln im Frühjahr die neuen Sprosse. Beispiele hierfür sind die Kermesbeere (*Phytolacca americana*), der Gelbe Enzian (*Gentiana lutea*), der Gemeine Rhabarber (*Rheum officinale*) und der Meerrettich (*Armoracia rusticana*). Durch Wurzelkontraktion werden die Erneuerungsknospen jeweils ein Stück in den Boden gezogen. Dadurch wird das Auswintern verhindert.

Der Rübenkörper mancher Rübengeophyten kann sich verzweigen, da Seitenwurzeln den Umfang der Primärwurzel annehmen können (*Bryonia alba*, *Medicago sativa*, *Gentiana lutea*, *Hablitzia tamoides*, *Paeonia*-Arten). Alte Rübenkörper erfahren oft eine starke Zerklüftung, da bestimmte Gewebebezirke absterben.

Ausdauernde Rübenpflanzen, bei denen auch oberirdische Sproßteile erhalten bleiben, bezeichnet man als Rübenphanerophyten, da sie in ihrem Verhalten den Holzpflanzen ähneln. Daher gibt es bei ihnen auch Vertreter, die einen strauchigen bzw. halbstrauchartigen Wuchs haben.

Einige Rübenphanerophyten sind Wurzelsukkulente, da sie in der Rübe als Xerophyten Wasser speichern (z. B. *Othonna*-Arten, *Euphorbia squarrosa*, *Pachypodium bispinosum*, *Fockea capensis*).

Zu den Rübenphanerophyten gehören auch eine Reihe von Kakteen, die eine rübenartige Primärwurzel besitzen (z. B. *Pterocactus tuberosus*, *Peniocereus greggii*, *Malacocarpus napinus*, *Opuntia subterranea*, *Neomamillaria dawsonii*). Bei diesen Pflanzen findet die Wasserspeicherung hauptsächlich im verdickten Wurzelabschnitt statt.

Weiterführende Literatur

I. Phylogenie und Bauprinzipien der Pflanzen

ENCKE, F., BUCHHEIM, G., SEYBOLD S., und ZANDER, R.: Handwörterbuch der Pflanzennamen. 12. Aufl. VEB Deutscher Landwirtschaftsverlag, Berlin 1980.

ENGLER, A.: Syllabus der Pflanzenfamilien T. 12. Aufl. Hrsg.: H. MELCHIOR und E. WERDERMANN Borntraeger, Berlin-Nikolassee 1954.

— Syllabus der Pflanzenfamilien II. 12. Aufl. Hrsg.: H. MELCHIOR. Borntraeger, Berlin-Nikolassee 1964.

HAGEMANN, W.: Zur Phylogenese der terminalen Sproßmeristeme. Ber. Deutsch. Bot. Ges. **91** (1978): 699 bis 716.

HEBERER, G.: Die Evolution der Organismen. Fischer, Stuttgart 1954/59.

LAM, H.: Stachyspory and Phyllospory as factors in the natural system of the Cormophyta. Svensk Bot. Tidskr. **44** (1950): 517—534.

MÄGDEFRAU, K.: Palaeobiologie der Pflanzen. 2. Aufl. Fischer, Jena 1953.

OPARIN, A. J.: Die Entstehung des Lebens auf der Erde. 3. Aufl. DVW, Berlin 1957.

ROHWEDER, O.: Angiospermen-Morphologie. Ergebnis oder Ausgangspunkt phylogenetischer Hypothesen? Bot. Jahrb. Syst. **93** (1973): 372—403.

SATTLER, R.: A new conception of the shoot of higher plants. J. theor. Biol. **47** (1974): 367—382.

— Axioms and principles of plant constructions. Nijhoff, Hague, Boston, London 1982.

SCHUBERT, R., WERNER, K., und MEUSEL, H.; Begr. von ROTHMALER, W.: Exkursionsflora (für die Gebiete der DDR und der BRD). Bd. 2. Gefäßpflanzen. Volk und Wissen, Berlin 1984.

STRASBURGER, E.: Lehrbuch der Botanik. Neubearbeitet von D. v. DENFFER, H. ZIEGLER, F. EHRENDORFER u. A. BRESINSKY. 32. Aufl. Fischer, Stuttgart 1983.

TAKHTAJAN, A.: Die Evolution der Angiospermen. Fischer, Jena 1959.

TROLL, W.: Vergleichende Morphologie der höheren Pflanzen. 1. Teil 1. Borntraeger, Berlin 1937.

— Zur Klärung der Polaritätsverhältnisse des Pteridophytenembryos. Abh. Akad. Wiss. u. Lit. Mainz, Math. Nat. Kl. (1950): 295—318.

WARDLAW, C. W.: Phylogeny and Morphogenesis. Macmillan, London 1952.

WILSON, C. L.: The telome theory. Bot. Rev. **19** (1953): 417—437.

ZIMMERMANN, W.: Die Phylogenie der Pflanzen. Fischer, Stuttgart 1959.

— Die Telomtheorie. Fischer, Stuttgart 1965.

II. Morphologie

BAUM, H.: Der einheitliche Bauplan der Angiospermen-Gynözeen und die Homologie ihrer fertilen Abschnitte. Österr. bot. Zschr. **96** (1949): 64—82.

BECK, G. v., PASCHER, A., und POHL, F.: Frucht und Same. In Handwörterb. Naturwiss. Bd. 4. 2. Aufl. Fischer, Jena 1934.

GASSNER, G.: Mikroskopische Untersuchungen pflanzlicher Nahrungs- und Genußmittel. 2. Aufl., Fischer, Jena 1951.

GLÜCK, H.: Blatt- und blütenmorphologische Studien. Fischer, Jena 1919.

GOEBEL, K.: Organographie der Pflanzen. 1.—3. Teil, 3. Aufl., Fischer, Jena 1933.

HAGEMANN, W.: Studien zur Entwicklungsgeschichte der Angiospermenblätter. Bot. Jb. **90** (1970): 297—413.

JANCHEN, E.: Die Herkunft der Angiospermen-Blüte und die systematische Stellung der Apetalen. Österr. bot. Zschr. **97** (1950): 129—167.

KAUSSMANN, B.: Botanik für Landwirte. Fischer, Jena 1969.

KUGLER, H.: Einführung in die Blütenökologie. Fischer, Jena 1955.

KUTSCHERA, L.: Wurzelatlas mitteleuropäischer Ackerunkräuter und Kulturpflanzen. DLG-Verlag-GmbH, Frankfurt/Main 1960.
— Über das geotrope Wachstum der Wurzel. Beitr. Biol. Pfl. **47** (1971): 371—436.
— Erklärung des geotropen Wachstums aus Standort und Bau der Pflanzen. Land- und forstw. Forsch. Österr. **5** (1972): 35—89.
— und LICHTENEGGER, E.: Wurzelatlas mitteleuropäischer Grünlandpflanzen. Bd. I. Monocotyledonae. Fischer, Stuttgart, New York 1982.
LEINFELNER, W.: Der Bau des synkarpen Gynözeums. Österr. bot. Zschr. **97** (1950): 403—436.
OLTMANNS, F.: Morphologie und Biologie der Algen. 2. Aufl. Fischer, Jena 1922/23.
PLANTEFOL, L.: La théorie des hélices foliaires multiples. Paris 1948.
RAUH, W.: Die Bildung von Hypokotyl- und Wurzelsprossen und ihre Bedeutung für die Wuchsformen der Pflanzen. Nova Acta Leopoldina, N. F. **4**, Nr. 24 (1937).
— Über polsterförmigen Wuchs. Ein Beitrag zur Kenntnis der Wuchsformen der höheren Pflanzen. Nova Acta Leopoldina, N. F. **7** (1939), Halle.
— Morphologie der Nutzpflanzen. Quelle und Meyer, Heidelberg 1950.
SCHOUTE, J. C.: Die Stelär-Theorie. Fischer, Jena 1903.
TROLL, W.: Organisation und Gestalt im Bereich der Blüte. Monographien aus dem Gesamtgebiet der Botanik. Bd. 1, Berlin, 1928.
— Vergleichende Morphologie der Fiederblätter. Nova Acta Leopoldina. N. F. **2** Halle (1935): 315—455.
— Vergleichende Morphologie der höheren Pflanzen. Bd. 1, 1.—3. Teil. Borntraeger, Berlin 1937/43.
— Praktische Einführung in die Pflanzenmorphologie. 1. und 2. Teil, Fischer, Jena 1954 u. 1957.
— Die Infloreszenzen. Bd. 1. Fischer, Jena 1964. Bd. 2. Teil 1. Fischer, Jena 1969.
— und MEYER, H. J.: Entwicklungsgeschichtliche Untersuchungen über das Zustandekommen unifazialer Blattstrukturen. Planta **46** (1955): 286—360.
WARDLAW, C. W.: Essays on Form in Plants. Barnes u. Noble, New York 1968.
WEBER, H.: Vergleichend-morphologische Studien über die sproßbürtige Bewurzelung. Nova Acta Leopoldina, N. F. **4** Halle (1936).
— Die Bewurzelungsverhältnisse der Pflanzen. Herder, Freiburg 1953.
WEBERLING, F.: Morphologie der Blüten und der Blütenstände. Ulmer, Stuttgart 1981.

III. Anatomie und Histogenese

AYENSU, E. S.: Anatomy of the Monocotyledons. VI Dioscoreales. Clarendon, Oxford 1972.
BIEBL, C. R., u. GERM, H.: Praktikum der Pflanzenanatomie. Springer, Wien 1950.
BRAUN, H. J.: Beiträge zur Entwicklungsgeschichte der Markstrahlen. Bot. Studien H. 4 (1955): 73—131.
— Die Organisation des Stammes von Bäumen und Sträuchern. Fischer, Stuttgart 1963.
BRAUNE, W., LEMAN, A., und TAUBERT, H.: Pflanzenanatomisches Praktikum I. 5. Aufl. Fischer, Jena 1987.
— Pflanzenanatomisches Praktikum II. 2. Aufl. Fischer, Jena 1982.
BRUCH, H.: Beiträge zur Morphologie und Entwicklungsgeschichte der Fenchelwurzel (*Foeniculum vulgare* MILL.) Beitr. Biol. Pflanzen **32** (1955): 1—26.
BUDER, J.: Über den Bau des phanerogamen Sproßvegetationspunktes und seine Bedeutung für die Chimärentheorie. Ber. Dtsch. Bot. Ges. **46** (1928): 20—21.
BÜNNING, E.: Entwicklungs- und Bewegungsphysiologie der Pflanze. 3. Aufl. Springer, Berlin 1953.
BUXBAUM, F.: Untersuchungen zur Morphologie der Kakteenblüte. I. Das Gynoeceum. Bot. Arch. **45** (1944): 190—247.
CHALK, L.: The phylogenetic value of certain anatomical features of dicotyledonous woods. Ann. Bot. **1** (1937): 409—428.
CHEADLE, V. S.: Research on Xylem and Phloem — Progress in fifty years. Amer. J. Bot. **43** (1956): 719—731.
CUTLER, D. F.: Anatomy of the Monocotyledons. IV. Juncales. Clarendon, Oxford 1969.
EAMES, A. J., und MCDANIELS, L. M.: An Introduction to Plant Anatomy. N. Y. McGraw-Hill Book Company, London 1951.
ECKARDT, TH.: Untersuchungen über Morphologie, Entwicklungsgeschichte und systematische Bedeutung des pseudomonomeren Gynoeceums. Nova Acta Leopoldina **5** Halle (1937): 1—112.
— Kritische Untersuchungen über das primäre Dickenwachstum bei Monocotylen, mit Ausblick auf dessen Verhältnis zur sekundären Verdickung. Bot. Arch. **42** (1941): 289—334.
— Nachweis der Blattbürtigkeit („Phyllosporie") grundständiger Samenanlagen bei Centrospermen. Ber. Dtsch. bot. Ges. **68** (1955): 167—182.

— Vergleichende Studie über die morphologischen Beziehungen zwischen Fruchtblatt, Samenanlage und Blütenachse bei einigen Angiospermen. In: Neue Hefte z. Morphol. **3** (1957): 11—91.

Esau, K.: Development and structure of the phloem tissue. Bot. Rev. **5** (1939): 373—432.

— Origin and development of primary vascular tissues in seed-plants. Bot. Rev. **9** (1943): 125—206.

— Phloem structure in the grapevine and it seasonal changes. Hilgardia **18** (1948): 217—296.

— Development and structure of the phloem tissue. II. Bot. Rev. **16** (1950): 67—114.

— Plant Anatomy. John Wiley & Sons, New York, Chapman & Hall, London 1953.

— Primary vascular differentiation in plants. Biol. Rev. **29** (1954): 46—86.

— The Phloem. Handbuch d. Pflanzenanatomie. Borntraeger, Berlin, Stuttgart 1969.

— Anatomy of Seed Plants. 2nd. Edn. Wiley and Sons, New York 1977.

— Pflanzenanatomie. Fischer, Stuttgart 1969.

Florin, R.: Untersuchungen zur Stammesgeschichte der Coniferales und Cordaitales. Kgl. Sv. Vetensk. Akad. Handb. III Ser. 5, **10**, Nr. 1 (1931): 1—588.

Foster, A. S.: Practical Plant Anatomy. D. van Nostrand Company. Toronto, N. Y., London 1949.

Frey-Wyssling, A.: The Plant Cell Wall. Handbuch d. Pflanzenanatomie. Bd. III, 4. Teil. Borntraeger, Berlin, Stuttgart 1976.

Greguss, F.: Xylotomische Bestimmung der heute lebenden Gymnospermen. Akad. Kiado, Budapest 1955.

Guttenberg, H. v.: Die Bewegungsgewebe. Handbuch d. Pflanzenanatomie. Bd. V, 1. Abt. 2. Teil. Borntraeger, Berlin 1926.

— Der primäre Bau der Angiospermenwurzel. Handbuch d. Pflanzenanatomie, Samenpflanzen. Bd. 8. Borntraeger, Berlin 1940.

— Der primäre Bau der Gymnospermenwurzel. Handbuch d. Pflanzenanatomie, Samenpflanzen. Bd. VIII, 2. Abt. 3. Teil. Borntraeger, Berlin 1941.

— Die physiologischen Scheiden. Handbuch d. Pflanzenanatomie. Bd. V, 1. Abt. 2. Teil, Borntraeger, Berlin 1943.

— Grundzüge der Histogenese höherer Pflanzen I. Die Angiospermen. Handbuch d. Pflanzenanatomie. Bd. VIII, Teil 5, Borntraeger, Berlin, Stuttgart 1960.

— Grundzüge der Histogenese höherer Pflanzen II. Die Gymnospermen. Handbuch d. Pflanzenanatomie. Bd. VIII, Teil 4, Borntraeger, Berlin, Stuttgart 1961.

— Der primäre Bau der Angiospermenwurzel. Handbuch d. Pflanzenanatomie. Bd. VIII, Teil 5. Borntraeger, Berlin, Stuttgart 1968.

— Bewegungsgewebe und Perzeptionsorgane. Handbuch d. Pflanzenanatomie. Bd. VIII. Borntraeger, Berlin, Stuttgart 1971.

Haberlandt, G.: Physiologische Pflanzenanatomie. 6. Aufl. W. Engelmann, Leipzig 1924.

Helm, J.: Untersuchungen über die Differenzierung der Sproßscheitelmeristeme von Dicotylen unter besonderer Berücksichtigung des Procambiums. Planta **27** (1931): 105—191.

Hirsch, G. Ch., Ruska, H., und Sitte, P.: Grundlagen der Cytologie. Fischer, Jena 1973.

Huber, B.: Das Siebröhrensystem unserer Bäume und seine jahreszeitlichen Veränderungen. Jb. wiss. Bot. **88** (1939): 176—242.

— Die Saftströme der Pflanzen. Berlin 1956.

Hummel, K.; und Staesche, K.: Die Verbreitung der Haartypen in den natürlichen Verwandschaftsgruppen. Handbuch d. Pflanzenanatomie Bd. XII Borntraeger, Berlin Stuttgart 1962.

Janchen, E.: Die Herkunft der Angiospermen-Blüte und die systematische Stellung der Apetalen. Österr. bot. Zschr. **97** (1950): 129—167.

Johansen, D. A.: Plant Embryology. Waltham, Mass. (USA) 1950.

Johri, B. M.: Embryology of Angiosperms. Springer, Berlin, Heidelberg, New York, Tokyo 1984.

Kaussmann, B.: Vergleichende Untersuchungen über die Blattnatur der Kelch-, Blumen- und Staubblätter. Bot. Arch. **42** (1941): 503—572.

— Histogenetische Untersuchungen zum Flachsproßproblem. Bot. Studien, H. 3, Fischer, Jena 1955.

— Pflanzenanatomie. Fischer, Jena 1963.

— Botanik für Landwirte. Fischer, Jena 1969.

Lederer, B.: Vergleichende Untersuchungen über das Transfusionsgewebe einiger rezenter Gymnospermen. Bot. Studien, H. 4, Fischer, Jena 1955.

Leinfellner, W.: Über den unterständigen Fruchtknoten und einige Bemerkungen über den Bauplan des verwachsenblättrigen Gynoeceums an sich. Bot. Arch. **42** (1941): 1—43.

— Inwieweit kommt der peltat-diplophylle Bau des Angiospermenstaubblattes in dessen Leitbündelanordnung zum Ausdruck? Österr. bot. Zschr. **103** (1956): 381—399.

Luhan, M.: Zur Wurzelanatomie unserer Alpenpflanzen. I. Primulaceae. Sitz. Ber. Österr. Akad. Wiss. Wien, Math. Nat. Kl. Abt. I, **160** (1951): 481

— Zur Wurzelanatomie unserer Alpenpflanzen. II. Saxifragaceae. dgl. **161** (1952): 199—237.

— Zur Wurzelanatomie unserer Alpenpflanzen. III. Gentianaceen. dgl. **163** (1954): 89—107.

Maheshwari, P.: An Introduction to the Embryology of Angiosperms. Mac Graw — Hill Book Company, New York 1950.

Metcalfe, C. R.: Anatomy of the Monocotyledons. I. Gramineae. Clarendon, Oxford 1960.

Meyer, F. J.: Das trophische Parenchym. A. Assimilationsgewebe. Handbuch d. Pflanzenanatomie. Bd. IV Lief. 9. Borntraeger, Berlin 1923.
(Neuauflage: Borntraeger, Berlin, Stuttgart, 1962.)

Molisch, H., und Höfler, K.: Anatomie der Pflanze. 8. Aufl. Fischer, Jena 1965.

Müller-Hoefs, E.: Die Nervatur der Nieder- und Hochblätter. Bot. Arch. **45** (1944): 1—92.

Napp-Zinn, K.: Anatomie des Blattes. I. Blattanatomie der Gymnospermen. Handbuch d. Pflanzenanatomie, VIII, Teil 1, Borntraeger, Berlin, Stuttgart 1966.

— Anatomie des Blattes. II. Blattanatomie der Angiospermen. A. Entwicklungsgeschichte und topographische Anatomie des Angiospermenblattes. Handbuch d. Pflanzenanatomie, VIII, Teil 2 A. Borntraeger, Berlin, Stuttgart 1973.

— Anatomie des Blattes. II. Blattanatomie der Angiospermen. B. Experimentelle und ökologische Anatomie des Angiospermenblattes. VIII, Teil 2 B. Handbuch d. Pflanzenanatomie, Borntraeger, Berlin, Stuttgart, 1984.

Netolitzky, F.: Anatomie der Angiospermen-Samen. Handbuch d. Pflanzenanatomie. Bd. X, Lief. 14. Borntraeger, Berlin 1926.

— Das trophische Parenchym. C. Speichergewebe. Handbuch d. Pflanzenanatomie Bd. IV, Lief. 31. Borntraeger, Berlin 1935.

Ogura, Y.: Comparative Anatomy of Vegetative Organs of the Pteridophytes. Handbuch d. Pflanzenanatomie. VIII, Borntraeger, Berlin, Stuttgart 1972.

Pfeiffer, H.: Die pflanzlichen Trennungsgewebe. Handbuch d. Pflanzenanatomie. Bd. V, Borntraeger, Berlin 1928.

Rauh, W., und Rappert, F.: Über das Vorkommen und die Histogenese von Scheitelgruben bei krautigen Dicotylen mit besonderer Berücksichtigung der Ganz- und Halbrosettenpflanzen. Planta **43** (1954): 325—360.

— Reznik, H.: Histogenetische Untersuchungen an Blüten- und Infloreszenzachsen. I. Teil: Die Histogenese becherförmiger Blüten- und Infloreszenzachsen sowie der Blütenachsen einiger Rosoideen. Sitz. Ber. Heidelb. Akad. Wiss. Math. Nat. Kl. **3** (1951): 139—207.

— Histogenetische Untersuchungen an Blüten- und Infloreszenzachsen. II. Teil: Die Histogenese der Achsen köpfchenförmiger Infloreszenzen. Beitr. Biol. Pflanzen **29** (1953): 233—296.

Roth, J.: Beiträge zur Entwicklungsgeschichte der Schildblätter. Planta **37** (1952): 350—376.

— Zur Entwicklungsgeschichte und Histogenese der Schlauchblätter von *Nepenthes*. Planta **42** (1953 a): 177—208.

— Entwicklungsgeschichtliche und histogenetische Studien an *Sarracenia*-Schlauchblättern. Planta **43** (1953 b): 133—162.

— Fruits of Angiosperms. Handbuch d. Pflanzenanatomie. X, Teil 1. Borntraeger, Berlin, Stuttgart 1977.

— Structural Patterns of Topical Barks. Handbuch d. Pflanzenanatomie. IX, Teil 3. Borntraeger, Berlin, Stuttgart 1981.

Schade, Ch., und Guttenberg, H. v.: Über die Entwicklung des Wurzelvegetationspunktes der Monocotyledonen. Planta **40** (1951): 170—198.

Sharman, B. C.: Leaf and bud initation in the Gramineae. Bot. Gaz. **106** (1945): 269—289.

Sifton, H. B.: Air-space tissue in plants. Bot. Rev. **11** (1945): 108—143.

Singh, H.: Embryology of Gymnosperms. Handbuch d. Pflanzenanatomie. X, Teil 2. Borntraeger, Berlin, Stuttgart 1978.

Snow, M., and Snow, R.: The interpretation of Phyllotaxis. Biol. Rev. **9** (1934): 132—137.

Sperlich, A.: Exkretionsgewebe. Handbuch d. Pflanzenanatomie. Bd. IV. Borntraeger, Berlin 1939.

Sprotte, K.: Untersuchungen über Wachstum und Nervatur der Fruchtblätter. Bot. Arch. **40** (1940): 463—506.

Tobler, F.: Die mechanischen Elemente und das mechanische System. Handbuch d. Pflanzenanatomie. IV, Teil 6. Borntraeger, Berlin, Stuttgart 1957.

Tomlinson, P. B.: Anatomy of the Monocotyledons. III. Commelinales — Zingiberales. Clarendon, Oxford 1969.

Troll, W., und Rauh, W.: Das Erstarkungswachstum krautiger Dikotylen mit besonderer Berücksichtigung der primären Verdickungsvorgänge. Sitz. Ber. Heidelb. Akad. Wiss. Math.-Nat. Kl. I (1950): 3—86.

Uphof, J. C. Th.: Plant Hairs. Handbuch d. Pflanzenanatomie. **IV.** Borntraeger, Berlin, Stuttgart 1962.

Wardlaw, C. W.: The shoot apex in pteridophytes. Biol. Rev. **20** (1945): 100—114.

Weber, H.: Gramineen-Studien. I. Über das Verhalten des Gramineen-Vegetationskegels beim Übergang zur Infloreszenzbildung. Planta **28** (1938): 275—289.

Wetter, R., und Wetter, C.: Studien über das Erstarkungswachstum und das primäre Dickenwachstum bei leptosporangiaten Farnen. Flora **141** (1954): 589—631.

Wutz, A.: Anatomische Untersuchungen über System und periodische Veränderungen der Lenticellen. Bot. Studien 4 (1955): 43—72.

IV. Physiologie und Ökologie

Annual Review Plant Physiology, Palo Alto, 1950ff.

Bannister, P.: Introduction to Physiological Plant Ecology. Blackwell, Oxford 1976.

Bewley, J. D., and Black, M.: Physiology and Biochemistry of Seeds in Relation to Germination. Vol. 1 and 2. Springer, Berlin, Heidelberg, New York 1983, 1982.

Borriss, H.: Die Umbildung von Mesophyllzellen in Tracheiden — ein Modellsystem für die Analyse der Zelldifferenzierung bei höheren Pflanzen. Biol. Rdsch. **20** (1982): 217—223.

— und Libbert, E. (Hrsg.): Wörterbücher der Biologie: Pflanzenphysiologie. Fischer, Jena 1984.

Braun, H. J.: Zur Dynamik des Wassertransportes in Bäumen. Ber. Dtsch. Bot. Ges. **96** (1983): 29—47.

Chailakhyan, M. Kh., and Khrianin, V. H.: Sex of Plants and its Hormonal Regulation. Nauka, Moscow 1982.

Chlan, C. A., and Dure, L. S. III: Plant seed embryogenesis as a tool for molecular biology. Mol. Cell. Biochem. **55** (1983): 5—15.

Cocksburn, N.: Variation in photosynthetic acid metabolism in vascular plants: CAM and related phenomena. New. Phytol. **101** (1985): 3—24.

Durand, R., and Durand, B.: Sexual differentiation in higher plants. Physiol. Plant. **60** (1984): 267—274.

Ernst, W. H. O.: Ökologische Anpassungsstrategien an Bodenfaktoren. Ber. Dtsch. Bot. Ges. **96** (1983): 49—71.

Eschrich, W.: Untersuchungen zur Regulation des Assimilattransports. Ber. Dtsch. Bot. Ges. **97** (1984): 5—14.

Etherington, J. R.: Environment and Plant Ecology. J. Wiley & Sons, London, New York, Sydney, Toronto 1975.

Fortschritte der Botanik (FdB)/Progress in Botany (PB). Springer, Berlin, Heidelberg, New York 1931ff.

Goldstein, S., and Shmookler Reis, R. J.: Genetic modification during cellular aging. Mol. Cell. Biochem. **64** (1984): 15—30.

Grimm, E.: Gegenwärtige Vorstellungen zum Mechanismus der Phloembeladung. Biol. Rdsch. **20** (1982): 257—269.

Günther, E.. Grundriß der Genetik 4 Aufl Fischer. Jena 1983.

Gunning, B. E. S., and Overall, R.: Plasmodesmata and cell-to-cell transports in plants. BioScience **33** (1983): 260—265.

Hall, M. A. (Ed.): Plant Structure, Function and Adaptation. Macmillan Press Ltd, London, Besingstoke 1976.

Hall, J. L., Flowers, T. J., and Roberts, R. M.: Plant Cell Structure and Metabolism. 2nd ed. Longman, London, New York 1982.

Harley, J. L., and Smith, S. E.: Mycorrhizal Symbiosis. Acad. Press, New York 1983.

Haupt, W.: Bewegungsphysiologie der Pflanzen. Thieme, Stuttgart 1977.

Hess, D.: Biochemische Genetik. Springer, Berlin, Heidelberg, New York 1968.

— Pflanzenphysiologie. 5. Aufl. Ulmer, Stuttgart 1977.

Hoffmann, P.: Photosynthese. Akad-Verl., Berlin 1975.

Hofmann, E.: Dynamische Biochemie. Teil I—IV, 4. Aufl. Akad.-Verl., Berlin 1979—1981.

Jentsch, K.-D.: Regulation des Wachstums und der Zellvermehrung. Akad.-Verl., Berlin 1983.

Johri, B. M. (Hrsg.): Experimental Embryology of Vascular Plants. Springer, Berlin, Heidelberg, New York 1982.

KEFELI, V. I.: Plant Growth. Kolos, Moscow 1973.
KOMOR, E.: Phloem loading and unloading. Prog. Bot. **45** (1983): 68—75.
KRAMER, D.: The possible role of transfer cells in the adaptation of plants to salinity. Physiol. Plant. **58** (1983): 549—555.
KREEB, K. H.: Ökophysiologie der Pflanzen. Fischer, Jena 1974.
— Methoden der Pflanzenökologie. Fischer, Jena 1977.
KURSANOV, A. L.: Assimilate Transport in Plants. Nauka, Moscow 1976.
LANG, A.: Die photoperiodische Regulation von Förderung und Hemmung der Blütenbildung. Ber. Dtsch. Bot. Ges. **97** (1984): 293—314.
LARCHER, W.: Ökologie der Pflanzen. 3. Aufl. Ulmer, Stuttgart 1980.
LEHMANN, J., und PARTHIER, B.: Ribulose-1,5-bisphosphat-Carboxylase/Oxygenase — Schlüsselenzym der Kohlenstoffassimilation. Biol. Rdsch. **23** (1985): 207—224.
LEIGH, R. H.: Methods, progress and potential for the use of isolated vacuoles in studies solute transport in higher plant cells. Physiol. Plant. **57** (1983): 390—396.
LERCH, G.: Pflanzenökologie. I und II. 3. Aufl. Akad.-Verl., Berlin 1980.
LEVITT, J.: Responses of Plants to Environmental Stresses. Acad. Press, New York 1972.
LIBBERT, E.: Lehrbuch der Pflanzenphysiologie. 3. Aufl. Fischer, Jena 1979.
— (Hrsg.): Kompendium der Allgemeinen Biologie. 4. Aufl. Fischer, Jena 1982.
LORENZEN, H.: Physiologische Morphologie der höheren Pflanzen. Ulmer, Stuttgart 1972.
LÜTTGE, U.: Stofftransport der Pflanzen. Springer, Berlin 1973.
MCNEIL, M., DARVILL, A. G., FRY, S. C., and ALBERSHEIM, P.: Structure and function of the primary cell walls of plants. Ann. Rev. Biochem. **53** (1984): 625—663.
MENGEL, K.: Ernährung und Stoffwechsel der Pflanze. 6. Aufl. Fischer, Jena 1984.
METZNER, H. (Hrsg.): Die Zelle: Struktur und Funktion. 3. Aufl. Wiss. Verlagsges. mbH, Stuttgart 1981.
— Pflanzenphysiologische Versuche. Fischer, Stuttgart, New York 1982.
MIFLIN, B. J., WALLSGROVE, R. M., and LEA, P.: Glutamin metabolism in higher plants. Curr. Topics Cell. Regul. **20** (1981): 1—43.
MOHR, H., und SCHOPFER, P.: Lehrbuch der Pflanzenphysiologie. 3. Aufl. Springer, Berlin, Heidelberg, New York 1978.
MÜNTZ, K.: Stoffwechsel der Pflanzen. 2. Aufl. Volk und Wissen, Berlin 1973.
— BÄUMLEIN, H., BASSUNER, R., MANTEUFFEL, R., PÜCHEL, M., SCHMIDT, P., und WOBUS, U.: Regulation von Biosynthese und Akkumulation der Reserveproteine während der Entwicklung pflanzlicher Samen. Biochem. Physiol. Pflanzen **176** (1981): 401—422.
NOVER, L., LUCKNER, M., and PARTHIER, B.: Cell Differentiation. Molecular Basis and Problems. Fischer, Jena 1982.
OUTLAW, W. H.: Current concepts of the role of potassium in stomatal movements. Physiol. Plant. **59** (1983): 302—311.
PATE, J. S., and ATKINS, C. A.: Xylem and phloem transport and the functional economy of carbon and nitrogen of a legume leaf. Plant Physiol. **71** (1983): 835—840.
PEOPLES, M. B., PATE, J. S., ATKINS, C. A., and MURRAY, D. R.: Economy of water, carbon, and nitrogen in the developing cowpea fruit. Plant Physiol. **77** (1985): 142—147.
PIRSON, A., and ZIMMERMANN, M. H. (Eds.): Encyclopedia of Plant Physiology. New Series. Springer, Berlin, Heidelberg, New York 1975ff.
RAPOPORT, S. M.: Medizinische Biochemie. 8. Aufl. Volk und Gesundheit, Berlin 1983.
ROBINSON, N., and PREISS, J.: Biochemical phenomena associated with stomatal function. Physiol. Plant. **64** (1985): 141—146.
RUGE, U.: Angewandte Pflanzenphysiologie als Grundlage für den Pflanzenbau. Ulmer, Stuttgart 1966.
RUHLAND, W. (Hrsg.): Handbuch der Pflanzenphysiologie. Bd. 1—18. Springer, Berlin, Göttingen, Heidelberg 1955—1967.
SAUTER, J. J.: Transport in Markstrahlen. Ber. Dtsch. Bot. Ges. **95** (1982): 593—618.
SCHILDKNECHT, H.: Turgorine, Hormone der endogenen Tagesrhythmik höher organisierter Pflanzen — Nachweis, Isolierung, Strukturaufklärung, Synthese und Wirkung. Angewandte Chemie **95** (1983): 889—705.
SCHILLING, G.: Pflanzenernährung und Düngung. Teil I, Dtsch. Landwirtschaftsverl., Berlin 1982.
SCHUBERT, R. (Hrsg.): Lehrbuch der Ökologie. 2. Aufl. Fischer, Jena 1986.
SEMBDNER, G., und KLOSE, Ch.: (—)-Jasmonsäure — ein neues Phytohormon? Biol. Rdsch. **23** (1985): 29—40.
SEQUEIRA, L.: Mechanism of induced resistance in plants. Ann. Rev. Microbiol. **37** (1983).

SMITH, H., and GRIERSON, D.: The Molecular Biology of Plant Development. Bot. Monogr. Vol. 18. Blackwell, Oxford 1982.

STADEN, J. VAN: Seeds and cytokinins. Physiol. Plant. **58** (1983): 340—346.

STINISSEN, H. M., and PEUMANS, W. J.: Recent advances in biochemistry, cell biology, physiology, biosynthesis and genetics of Gramineae lectins. Biochem. Physiol. Pflanzen **180** (1985): 85—106.

STRASBURGER, E.: Lehrbuch der Botanik. Neubearbeitet von DENFFER, D. V., ZIEGLER, H., EHRENDORFER, F., und BRESINSKY, A. 32. Aufl. Fischer, Stuttgart 1983.

STREET, H. E., and ÖPIK, H.: The Physiology of Flowering Plants: Their Growth and Development. 3rd. Edn. Arnold Publ. Ltd., London 1984.

STUGREN, B.: Grundlagen der Allgemeinen Ökologie. 3. Aufl. Fischer, Jena 1978.

SYBESMA, C. (Ed.): Advances in Photosynthesis Research, Vol. IV. Nijhoff/Junk Publ., The Hague, Boston, Lancaster 1984.

TAKIMOTO, A., and SAJI, H.: A role of phytochrome in photoperiodic induction: two-phytochrome-pool theory. Physiol. Plant. **61** (1984): 675—682.

WAREING, P. T., and PHILLIPS, I. D. J.: The Control of Growth and Differentiation in Plants. Pergamon, Oxford 1971.

WILD, A.: Physiologie der Photosynthese höherer Pflanzen. Ber. Dtsch. Bot. Ges. **92** (1979): 341—364.

WILKINS, M. E. (Ed.): The Physiology of Plant Growth and Development. McGraw-Hill,

Pflanzen- und Sachregister

Die fettgedruckten Seitenzahlen bezeichnen die Stellen, an denen die Begriffe ausführlich erläutert werden. Ein Stern (*) nach der Seitenzahl bedeutet eine Abbildung.

B

F

L

S

X